VERGLEICHENDE NEUROPATHOLOGIE
DES MENSCHEN UND DER TIERE

VON

E. FRAUCHIGER
DR. MED., PROFESSOR
FÜR VERGLEICHENDE NEUROLOGIE

R. FANKHAUSER
DR. MED. VET., PROFESSOR
FÜR NEUROPATHOLOGIE DER HAUSTIERE

MIT 271 ABBILDUNGEN

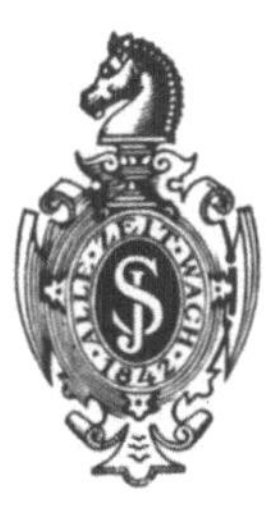

SPRINGER-VERLAG BERLIN HEIDELBERG GMBH

Professor Dr. E. FRAUCHIGER, Bern/Schweiz, Elfenstr. 17

Professor Dr. R. FANKHAUSER, Bern/Schweiz, Neubrückstr. 10

ISBN 978-3-642-49259-4   ISBN 978-3-642-49258-7 (eBook)
DOI 10.1007/978-3-642-49258-7

Geleitwort

„Ich habe vor kurzem auf die bedauerliche Thatsache hingewiesen, daß comparativ-pathologisch-anatomische Kenntnisse fast vollständig mangeln, und zwar zum größten Theile deshalb, weil viele Erkrankungen des Nervensystems, denen wir beim Menschen so häufig begegnen, die Thiere vollständig verschonen. Sicher sind solche Erkrankungen auf dem Gebiet des Nervensystems bei Thieren selten, aber vielleicht weniger selten, als wir geneigt sind anzunehmen; es ist eben in dieser Hinsicht zu wenig Fleiß aufgewendet worden.

In der letzten Zeit macht sich ein sehr erfreulicher wissenschaftlicher Aufschwung in den Veterinärinstituten bemerkbar, und unsere Kenntnisse von den Nervenkrankheiten der Thiere und deren anatomischem Substrat haben dadurch angefangen — aber eben nur angefangen — sich in erwünschter Weise zu erweitern. Wenn wir aber auch die neuesten Lehrbücher über die Pathologie der Hausthiere durchmustern, so ist die Ausbeute an pathologisch-anatomischem Material bezüglich der Nervenkrankheiten immer noch eine sehr unbefriedigende, namentlich dann, wenn wir etwa gar eine feinere mikroskopische Untersuchung erwarten."

Diese Zeilen, die OBERSTEINER in einer Übersichtsarbeit zur Methodologie in der neurologischen Forschung im 2. Heft der „Arbeiten aus dem Neurologischen Institut Wien" schrieb, haben leider auch heute noch Geltung.

Es brauchte mehr als 50 Jahre, bis diese Lücke ausgefüllt wurde. Sie wurde es nun durch die prächtige Monographie, welche uns heute die Professoren FRAUCHIGER und FANKHAUSER vorlegen. Für diesen Rückstand im Ausbau unserer pathologisch-anatomischen und klinischen Kenntnisse der tierischen Nervenkrankheiten gibt es übrigens zahlreiche Gründe und Entschuldigungen.

Die Humanneurologie hätte in den letzten 50 Jahren nicht jenen großartigen Aufschwung genommen, wenn nicht ein Teil der pathologisch-anatomischen Ergebnisse die unentbehrliche Grundlage des Fortschrittes von Hirnanatomie und -physiologie gewesen wäre. Umgekehrt war es gerade die Entwicklung dieser Basiswissenschaften, welche die Entfaltung der Neurologie und Neuropathologie bewirkten. Diese Grundlagenforschung konzentrierte sich auf die Analyse des menschlichen Gehirns. Bei den Tieren waren allein die üblichen Laboratoriumstiere Objekte eingehender Studien über die normale Anatomie und Physiologie.

Es fehlen uns Vergleichsmöglichkeiten für eine große Reihe weiterer Tierarten.

Die normalen anatomischen Verhältnisse des Nervensystems der Tiere sind überdies nur sehr lückenhaft erforscht. Das Material, das von kranken Tieren entnommen wird, erfährt vielfach nur eine routinemäßige histologische Verarbeitung. Die Entnahme selbst ist oft schwierig oder bleibt unvollständig wegen der mühsamen Eröffnung von Schädel und Wirbelsäule, aber besonders, weil die Entnahme den materiellen Wert des geschlachteten Tieres gefährden kann; was für den Besitzer ausschlaggebend ist, solange es sich nicht um eine Krankheit handelt, die das Fleisch genußuntauglich macht.

Die tierärztliche Neurologie und Neuropathologie sehen sich also gezwungenermaßen Problemen gegenübergestellt, die von jenen der Humanpathologie verschieden sind. Wenn sich außerdem die Humanmedizin um das Verständnis von

Störungen bemüht, die unsere höchsten menschlichen Funktionen in Mitleidenschaft ziehen können, so ist dagegen die Veterinärmedizin bestrebt, Tiere guten Gesundheitszustandes so lange zu erhalten, als sie Arbeitskräfte oder Quellen der menschlichen Ernährung darstellen. Der Tierarzt wird oft erst alarmiert, wenn eine Krankheit den Tierbestand dezimiert, für dauernd entwertet oder unverkäuflich macht.

Die tierische Neurologie ist überdies so schwierig durch den rein objektiven Charakter ihrer Symptomatologie.

Es gibt keine persönliche Anamnese, wogegen oft — und manchmal sogar in größerem Maße als jene beim Menschen — die Anamnese von seiten des Besitzers sehr wertvoll sein kann. Was die instrumentellen und biologischen Untersuchungsmethoden betrifft, so gibt es, außer wirtschaftlichen, keine triftigen Gründe, sie in der Tierneurologie nicht in breitestem Maße anzuwenden; nur unter dieser Voraussetzung wird es möglich sein, den Abgrund zu überbrücken, welcher zwischen Funktionsstörung und Organläsion klafft; ein Abgrund, der in der Tierneurologie größer zu sein scheint als beim Menschen.

Die Nomenklatur in der Tiermedizin, ein Gewebe alter und oft rein örtlicher Traditionen oder geschaffen aus bloßen Analogien, erhöht noch die Schwierigkeit zu verstehen, auf welche Art Krankheit sich ein Autor bezieht.

Und doch, welch wunderbares Gebiet ist diese tierische Neuropathologie und Neurologie!

Das Tier kann in jedem beliebigen Zeitpunkt der experimentellen oder spontanen Krankheit getötet werden und die Symptomatologie läßt sich so jederzeit durch die biologische Analyse der Läsion kontrollieren. Man kann den Krankheitscyclus unterbrechen, wo man will, oder ihn seinen natürlichen Lauf nehmen lassen. Ich denke hier an die entmarkenden und degenerativen Erkrankungen.

Die Krankheitserreger verhalten sich unterschiedlich von einem Wirt zum andern: Das ganze Spektrum der immunologischen Reaktionen, mögen sie sich in den Säften oder an den Geweben äußern, kann derart vergleichend erforscht werden. Die Therapie läßt sich in ihrer ganzen experimentellen Vielfalt in jeder Phase einsetzen.

Ohne Zweifel ist das Gebiet der tierischen Nervenkrankheiten unermeßlich, und es bedeutet ein Wagnis, die Bilanz dessen aufzustellen, was wir zur Zeit wissen.

Neurologen, Neuropathologen, vergleichende Pathologen werden derart erfahren, was erarbeitet ist und wo man die entsprechenden Dokumente findet. Unter diesem Gesichtswinkel der vergleichenden Neurologie und Neuropathologie mußten die Probleme angegangen werden; denn nur auf diese Weise können wir hoffen, Equipen zusammenzubringen, in denen Ärzte und Tierärzte Hand in Hand arbeiten werden.

In der Tat ist es unumgänglich, diese Krankheiten innerhalb eines Gesamtplanes zu betrachten: Es beginnt eine Veterinär-Neurologie für die Haustiere zu entstehen, eine andere für die Laboratoriumstiere, eine dritte für die Wildtiere. Doch wäre es ein biologischer Irrtum, die Gebiete der Tierpathologie derart aufteilen zu wollen. Eine solche Abtrennung hat vielleicht einen Sinn in praktisch-beruflicher Hinsicht; sie hat aber keinen im Hinblick auf die Forschung. Ich wäre stolz gewesen, mich an diesem Werk zu beteiligen. Die Zeit hat es mir nicht erlaubt: Ich muß mich damit begnügen zu sagen, wie willkommen und wertvoll ich es für uns alle halte.

Antwerpen, Institut Bunge, 31. Dezember 1956.

Dr. Ludo van Bogaert

Inhaltsverzeichnis

Allgemeiner Teil

I. Einleitung

Auf dem festen Boden der Naturwissenschaften stehend, von weitem wissenschaftlichem Horizont beseelt und von den führenden Enzyklopädisten angeregt, haben vor mehr als einem Jahrhundert französische Forscher (CUVIER, SAINT-HILAIRE, MAGENDIE, CLAUDE BERNARD, PIERQUIN u. a.) eine *vergleichende Anatomie, Physiologie und Psychopathologie* angebahnt und teilweise auch für dauernd begründet. Zu gleicher Zeit hat in Deutschland BURDACH, nach dem der Fasciculus cuneatus im Rückenmark benannt ist, in seinem schon 1819 erschienenen Buch „Vom Bau und Leben des Gehirns" die folgenden, auch für Zweck- und Zielsetzung dieses Buches wichtigen Sätze geschrieben:

„Das Sammeln einzelner Baustoffe ist es doch nicht allein, was nottut. In jedem Zeitraume, wo eine neue Masse derselben gewonnen worden ist, mögen wir von neuem daran gehen, sie zum Gebäude zu fügen. Durch solche Gestaltgebung wird das Fortschreiten des Forschungsgeistes zu neuen Entdeckungen keineswegs gehemmt, vielmehr erfahren wir gerade erst, wenn wir das Ganze überschauen, die Lücken unserer Kenntnisse und lernen einsehen, welche Richtungen die Forschung künftig nehmen muß. Möge der Versuch eines solchen Baues sich immer wiederholen. Keiner geht vorüber, ohne dem Wissen förderlich gewesen zu sein."

Solche Männer haben die leitenden Ideen und die Neuerkenntnisse, die sich aus ihren komparativen Forschungen ergaben, dargetan. Rückschauend dürfen wir erkennen, wie ein- und weitsichtig sie in ihren Anschauungen und Handlungen waren und wie sehr ihnen die sich anschließenden wissenschaftlichen Erfolge in der Zukunft recht gegeben haben.

Da sich Neurologie und Neuropathologie erst nachfolgend auskristallisierten, ist es begreiflich, daß die vergleichende Forschung auf diesen Spezialgebieten erst später einsetzte. Auch hier war es zuerst ein führender Kopf, nämlich LUDWIG EDINGER, der den neuen Weg einschlug. Als er in den Jahren 1883/84 zum erstenmal seine „Vorlesungen über den Bau der Nervösen Zentralorgane des Menschen und der Tiere" hielt, ging er von der Anschauung aus, daß der komplizierte Bau des menschlichen Gehirns von dem einfacheren der Tiere her besser zu erfassen sei und daß zum Studium eines bestimmten Abschnittes dasjenige Tier zu suchen und zu finden sei, bei dem dieser Teil anatomisch oder funktionell besonders ausgeprägt und dadurch sein Mechanismus am besten verstanden werden könne. — Bald haben sich andere Forscher und ihre Schulen, wie VON MONAKOW in Zürich oder OBERSTEINER in Wien, dieser vergleichenden Methode bei ihren neuroanatomischen und neuropathologischen Untersuchungen bedient. Aber noch 1894 klagte OBERSTEINER:

„Relativ wenig Beachtung hat bisher die Combination der pathologisch-anatomischen mit der comparativen Untersuchungsmethode gefunden, obwohl ich überzeugt bin, daß wir auf diesem Wege manchen Aufschluß über den Aufbau des normalen menschlichen Nervensystems, sowie insbesondere über die Natur der zahlreichen Krankheiten, von denen es ergriffen werden kann, erhoffen dürfen." Im Abschnitt „Historisches" wird sich zeigen, welche Forscher neue Bausteine beigebracht haben, und aus dem ganzen Buch sollte hervorgehen, wieweit die ursprünglichen Gedanken und Hoffnungen auf eine vergleichende Neuropathologie sich zu Taten und Neuerkenntnissen gestaltet haben.

Wollen wir im folgenden die *Prinzipien und die Wichtigkeit einer vergleichenden Betrachtung* schildern, so ist es notwendig, etwas im Buch der Geschichte zurückzublättern, um zu sehen, wie sich die jeweiligen Untersuchungen am Menschen und bei Tieren gegenseitig abgelöst, ergänzt oder zuweilen auch behindert und falsch beeinflußt haben. Im Altertum und im Mittelalter, wo das Sezieren menschlicher Leichen meistenorts verboten war, wurde aus tierischen Befunden auf die Anatomie des Menschen geschlossen. Die derart genährten Lehren eines GALEN (131—201) wurden dogmatisch verfochten, bis der geniale VESAL (1514 bis 1564) an Hand menschlicher Autopsien seine „De corporis humani fabrica" (1543) veröffentlichen und damit die neue anatomische Forschung begründen konnte. In ihrem Geiste wurde in den kommenden Jahrhunderten die grobe Anatomie des menschlichen Gehirns geschaffen, bis dann in der zweiten Hälfte des 19. Jahrhunderts die feinere Neuro-Anatomie, -Histologie, -Physiologie und -Pathologie mit der Verselbständigung der Neurologie aufblühten. Nun wurden auch nosologische Abgrenzungen vorgenommen und die heute noch geltenden neurologischen menschlichen Krankheitsbilder aufgestellt. Die auf diesem Gebiet zurückbleibende Veterinärmedizin hat sich die humanen Krankheitsbilder zum Vorbild genommen, oft ohne Bedenken und meist noch ohne genauere Kenntnisse von den anatomischen und funktionellen Verschiedenheiten zwischen menschlichem und tierischem Zentralnervensystem. Wenn dabei die Übernahme menschlicher Gegebenheiten auf tierische Verhältnisse des öftern zu Trugschlüssen führte, so ist in der experimentellen Neurophysiologie nicht so selten der umgekehrte Weg beschritten worden, indem man etwas voreilig am Tier gewonnene Ergebnisse ohne weiteres auf den Menschen übertrug — meist nicht zum Vorteil wahren Fortschrittes.

Schon OBERSTEINER wollte den Begriff der „vergleichenden" Untersuchungen etwas weiter fassen, als nur „die einzelnen Thierspecies untereinander, respective mit dem Menschen zu vergleichen". Er meinte, daß man innerhalb derselben Tierfamilie oder -species und auch innerhalb der Species Mensch Unterschiede machen und individualisieren sollte.

Wenn ein Humanneurologe sich aus irgendeinem Grunde darüber unterrichtet, ob eine menschliche Nervenkrankheit bei einer Tierart vorkommt, so ist das noch keine vergleichende Betrachtung im eigentlichen Sinne, sondern Orientierung und Kenntnisnahme. Erst im Nachdenken über die Gründe des Vorkommens oder Nichtvorkommens, erst bei Reflexionen über die Ähnlichkeit oder sogar Gleichheit der ursächlichen Faktoren, bewegt er sich gegen eine vergleichende Betrachtung. Ist er persönlich und aus äußeren Gründen befähigt, forschend den Gründen nachzugehen, dann treibt er vergleichende Neuropathologie. *Ein solches Vergleichen und Suchen nach einem übergeordneten Prinzip oder einem Tertium comparationis schenkt neue Ideen und regt zu dauerndem Wechsel der Blickrichtung an.* Kaum dürfte es heute noch einem einzelnen möglich sein, hüben und drüben, d.h. im Gebiete der menschlichen und der tierischen Neuropathologie derart beheimatet zu sein, daß er allein fruchtbringend vergleichend arbeiten kann. Hier wie auf manchem anderen Gebiet muß das vielgeforderte Team-work einsetzen, wobei allerdings nicht vergessen werden darf, daß neue Gedanken und Impulse jeweils nur einem oder wenigen Köpfen entspringen. *Die Verfasser dieses Buches zählen es zu den glückhaften Zufällen ihres Lebens, daß es ihnen vergönnt war, nun seit Jahren in gemeinsamer Arbeit ihrem Ziele zustreben zu können, gegenseitig schenkend und nehmend.* Außer den bisher erwähnten Gründen für eine vergleichende Neuropathologie gibt es noch andere: Die entsprechende Literatur muß gesucht, gesichtet und eingereiht werden. Die Veterinär-Neurologie hat noch keine speziellen Publikationsorgane und die Literatur, selbst wichtige, findet sich in allen möglichen Zeitschriften, größeren bis kleinsten Formates, und nach Ländern und Sprachen verstreut. Die Bemerkung sei ferner nicht unterdrückt, daß weder die klinische Untersuchung, noch die neurohistologische Verarbeitung des tierischen Materials bis in die allerletzten Jahre den zu fordernden wissenschaftlichen Prämissen entsprach, was die bestehende Tendenz unterstützte, mit vielfach leichter Hand Gleichheits- oder Ähnlichkeitsschlüsse zu menschlichen Krankheitsbildern aufzustellen. Darin ordnend zu wirken ist eine weitere, nicht zu unterschätzende Aufgabe der kritisch vergleichenden Arbeit. Der *Homologie*-Begriff (morphologische Gleichwertigkeit nach Hervorgehen aus stammesgeschichtlich gleicher Grundlage) hat sich in der vergleichenden Anatomie als sehr fruchtbar erwiesen. Weniger Bedeutung kommt ihm bisher in der vergleichenden Pathologie und damit der vergleichenden Neuropathologie zu. Wenn wir hier vergleichen, so muß klar gesagt werden, ob man Ähnlichkeiten oder Gleichheiten in der klinischen Erscheinung, im pathologisch-anatomischen Bild, in der Pathogenese oder in der Ätiologie meint. Die gesichertsten Vergleiche ergeben sich in jenen Fällen, wo die gleiche Verursachung zugrunde liegt, z.B. eine Tuberkulose oder ein Parasit.

Die anfängliche Skepsis der vergleichenden Neurologie und Neuropathologie gegenüber ist meist einer stillen oder mithelfenden Anteilnahme gewichen, seitdem praktische Gründe zusehends deren Notwendigkeit erweisen. Im Vordergrund stehen dabei die Viruskrankheiten, speziell die Virus-Encephalomyelitiden, unter denen neben der altbekannten Lyssa andere Formen die heutige Forschung beherrschen und Ärzte und Tierärzte zu gemeinsamer Arbeit nötigen. Aus den bakteriellen Infektionen mit gegenseitigen Tier-Mensch-Beziehungen seien beispielsweise die Tuberkulose, die Brucellosen und die Leptospirosen herausgegriffen.

Die Kriegs- und Nachkriegsjahre mit den gewaltigen Verschiebungen von Menschen und Tieren und die enorme Zunahme des Verkehrs haben bewirkt, daß die von Tieren auf den Menschen, seltener auch umgekehrt, übertragbaren Krankheiten ständig an Bedeutung gewannen. VIRCHOW verstand noch unter *Zoonosen* alle Erkrankungen der Tiere schlechthin. Dieser Begriff erlitt später einen Bedeutungswandel in dem Sinne, daß man darunter nun Krankheiten des Menschen verstand, die durch ein Kontagium von Tieren auf ihn übertragen wurden. Um ethymologisch und damit auch begrifflich klarer zu sein, haben wir schon vor Jahren vorgeschlagen von *Anthropozoonosen* zu reden bei den von Tieren auf den Menschen übertragbaren Krankheiten, geschehe dies durch ein Virus, Bacterium, Parasiten oder ein anderes kontagiöses Agens. Wenn in den letzten Jahren die Anthropozoonosen zugenommen haben oder, um in solchen Aussagen vorsichtig zu sein, sicherlich besser und vermehrt erkannt worden sind, so betrifft dies vor allem diejenigen, die das Nervensystem befallen.

Ätiologisch gleiche infektiöse Erkrankungen des Nervensystems lassen schon jetzt mancherlei Unterschiede in klinischer und pathologisch-anatomischer Hinsicht zwischen dem Menschen und den Tieren und wiederum unter den verschiedenen Tierarten erkennen (Tuberkulose, AUJESZKY-Krankheit u. a.). Gerade in der vergleichenden Neuropathologie hat man die mehrfach von SPIELMEYER vertretenen Thesen zu beachten: Das gleiche Agens kann beim Menschen und bei verschiedenen Tierarten ganz ungleiche histologische Veränderungen bewirken und, gleiche morphologische Bilder beweisen noch nicht eine gemeinsame Ursache. — Die gleiche Noxe kann bei verschiedenen Menschen unterschiedliche Reaktionsverschiebungen machen, so auch bei Tieren, wozu aber noch artspezifische Unterschiede kommen. Den Reaktionsverschiedenheiten mögen wenigstens teilweise *biochemische Unterschiede* im nervösen Gewebe zugrunde liegen. Als vorläufige Beispiele sei auf die nur dem menschlichen Gehirn zukommenden senilen Plaques, die ALZHEIMERschen Fibrillenveränderungen oder die Corpora amylacea hingewiesen.

Für die Probleme der *geographischen Pathologie* sei zunächst nur auf die Erscheinung verwiesen, daß die Bornasche Krankheit der Pferde zwar in Süddeutschland heimisch ist, noch nie aber bisher mit Sicherheit in der Schweiz beobachtet wurde. Als Beispiel der Wanderung und Wandlung einer Krankheit wird in der Humanmedizin gerne die Poliomyelitis anterior acuta angeführt (Wanderung von Norden und Osten nach Westen durch Europa, Altersverschiebung des Befallenwerdens, den Lähmungen vorausgehende Prodromi, vermehrte bulbär-cerebrale Formen). Auch die Tierpathologie kennt Beispiele einer solchen *Pathomorphose.* Es hat sich bei der Schweinepest, der Newcastle-Krankheit des

Geflügels und der Hundestaupe in den letzten Jahren ein vermehrtes Befallensein des Nervensystems feststellen lassen.

Die komparative Forschungsrichtung wird ständig bemüht sein, die Neuerkenntnisse der eigenständigen humanen und animalen Neuropathologie zu verwerten, aber umgekehrt wird sie den beiden als Gegenleistung etwa das Folgende vermitteln: Der Humanmedizin, die sich in verschiedenen Zweigen und besonders in der Neurologie auf das Tierexperiment stützt und stützen muß, werden erforderliche anatomische und pathologische Grundlagen gegeben. Es kann ihr auch gezeigt werden, an welcher Tierart diese oder jene Fragestellung am besten studiert wird. Da man heute weiß, daß besonders der Hund zu Entmarkungskrankheiten neigt, scheint es sinnvoll, bei ihm darüber zu forschen. Die Erfahrungstatsache, daß eine spastische Hemiplegie, eine spastische Spinalparalyse oder eine amyotrophische Lateralsklerose bei Tieren nicht vorkommt, half im Verband mit theoretischen Erwägungen unsere Aufmerksamkeit auf die Frage des Vorhandenseins der Pyramidenbahnen bei Tieren zu lenken, eine Frage, die wir schließlich mit Nein beantworten.

Der hochdifferenzierten und spezialisierten Humanneurologie drohen heute durch die Aufsplitterung in wichtige und selbständig gewordene Teilgebiete gewisse Gefahren, vor allem hinsichtlich einer zielbewußten und von einheitlicher Leitidee getragenen Forschungsrichtung. Unter den vom Mutterboden sich lösenden „Kindern" sind zu nennen: Die Neurochirurgie, die Neuropathologie und die Elektroencephalographie. Die vergleichend neurologische Forschung in unserem Sinne könnte mitberufen sein zur Sammlung und Verwirklichung einer neuen „Ganzheitsauffassung" in der Neurologie.

Für die *Veterinär-Neurologie* bedeutet die vergleichende Methode einen dauernden Anreiz, ihr Gebiet zu pflegen zum Wohle der nervenkranken Tiere. Noch haben wir keine sicheren Belege für die Häufigkeit der Nervenkrankheiten bei Tieren. Gesichert ist nur, daß diese weit häufiger sind, als wir noch zu Beginn unserer Untersuchungen vermuteten. Damit ist auch das Urteil gefällt über gewisse Aussagen vom Vorkommen oder Nichtvorkommen bei Tieren von scheinbar nur dem Menschen eigenen Nervenleiden. Über solche und ähnliche Fragen soll dieses Buch an Hand belegter Feststellungen Auskunft geben. Die Veterinär-Neurologie wird sich angelegen sein lassen, die erprobten neurohistologischen Techniken zu übernehmen, soweit diese am tierischen Material gehen oder sie dann durch Modifikation anzupassen versuchen. Man kann z. B. nicht behaupten, daß die HOLZER-Färbung am menschlichen Material immer gut gehe, aber am tierischen geht sie sehr oft schlecht. Die in früheren Jahren oft und kritiklos geübte Übernahme von Termini und Krankheitsbezeichnungen aus der Humanneurologie muß wie gesagt einer gründlichen Überlegung weichen. Bevor beim Tier das Vorkommen einer echten, genuinen Epilepsie bewiesen ist, sollte nur von epileptiformen Anfällen geredet werden; desgleichen auch nur von poliomyelitisähnlichen Erkrankungen bei Haustieren, da trotz einigen, allerdings wichtigen Vergleichspunkten, die Gleichheit des Virus oder der Vira nicht bewiesen ist. Dem Nachteil des weitgehenden Ausfalles von Beobachtungen chronischer Zustände, da die Tiere vor allem aus pekuniären Gründen bei vermeintlich oder sicher unheilbaren Leiden getötet werden, steht der Vorteil gegenüber, daß bei diesen von uns der Zeitpunkt der Tötung bestimmt werden kann und dadurch Stadien des Krankheitsablaufes erfaßt werden können, die beim Menschen nur ausnahmsweise zur Beobachtung kommen. *Die Tierpathologie ist deshalb in hervorragendem Maße zum Studium der Pathogenese berufen.*

Die „Bilder", die der Humanpathologe und speziell der Neuropathologe zu sehen bekommt, haben sich in den letzten Jahren durch den Einbruch der

Chemie, der Strahlenbehandlung und der Neurochirurgie geändert. Vielfach liegen nicht mehr die früheren „natürlichen" Befunde vor. Man denke z.B. an die durch Sulfonamide und Antibiotica behandelte Meningitis tuberculosa. In der Tierpathologie liegen die Dinge großenteils noch anders, obschon auch hier sich Verschiebungen einstellen, etwa durch systematische Ausmerzung und Abschlachtung bis zur teilweisen oder ganzen Ausrottung einer Krankheit.

Dieses Buch richtet sich in erster Linie an Neuropathologen, Neurologen, Human- und Veterinärpathologen, an Ärzte und Tierärzte und weiterhin an alle jene Kreise, die sich für das krankhafte Verhalten des Nervensystems interessieren und, zum Wohle der nervenkranken Menschen und Tiere, am fortschreitenden Ausbau einer vergleichenden Neuropathologie irgendwie mithelfen möchten.

Es ist eine schöne, Geber und Nehmer ehrende Gepflogenheit, am Schlusse der Einleitung all jenen den Dank auszusprechen, die an der Verwirklichung des Werkes in irgendeiner Weise beteiligt waren. Und wir haben vielen zu danken. Es möge dies zur Hauptsache jeweils dort, wo diese Mithilfe besonders hervorgeht, geschehen. Die wichtigsten Dankespflichten seien aber schon hier erfüllt. Die erste an Herrn Prof. Dr. W. HOFMANN, Direktor der Veterinärambulatorischen Klinik in Bern, der früh die Bedeutung der vergleichenden Neurologie erkannte, mitwirkte und uns an seiner Klinik eine Arbeitsstätte erschaffen half unter dauernder Hilfsbereitschaft und Unterstützung. Dann an Herrn Prof. Dr. EB. ACKERKNECHT, ehemaligen Direktor der Veterinär-anatomischen Institute in Zürich, Leipzig und Berlin-West, für die wertvollen Hinweise bei der Durcharbeitung des Manuskripts und an den *Schweizerischen Nationalfonds zur Förderung der Wissenschaftlichen Forschung*, mit dessen großzügigen Subsidien weitere Laboratoriumshilfen angestellt werden konnten, die uns das Schaffen auf breiterer Basis ermöglichten; endlich insbesondere an den *Springer-Verlag*, der uns um die Inangriffnahme dieses Buches anging, uns die größtmögliche Freiheit der Darstellung und der Bebilderung gewährte und die Ausstattung seinem Rufe entsprechend vornahm.

II. Historisches

Noch immer sind einzelne Gebilde am menschlichen Gehirn mit Namen früherer Anatomen bezeichnet, so z.B. der Aquaeductus SYLVII, die Insula REILII oder die Fissura centralis ROLANDI. Hier muß die Bemerkung eingefügt werden, daß bei den Haustieren keine der menschlichen gleiche Insel besteht, da die Überlappung durch den Frontal-, Temporal- und Parietallappen nur gering ist. Auch eine Fissura centralis ist nicht nachzuweisen.

Im Buch „The Founders of Neurology" von HAYMAKER sind in biographischen Skizzen das Leben und Werk von 133 Männern zusammengestellt, die die neurologische Wissenschaft zu dem gemacht haben, was sie heute ist. Unter ihnen interessieren uns vorerst die *Neuropathologen*, von denen 20 aufgezählt sind. Wir geben die Namen derjenigen wieder, die für die vergleichende Forschung und damit für dieses Buch von besonderer Bedeutung sind: ALZHEIMER, BIELSCHOWSKY, CRUVEILHIER, v. ECONOMO, MINGAZZINI, NISSL, OBERSTEINER, SPIELMEYER, VIRCHOW, WEIGERT. Auch unter den später anzuführenden Neuroanatomen, Neurophysiologen und klinischen Neurologen finden sich Namen, die oben hingesetzt werden könnten, da die meisten früheren Forscher auf mehreren Gebieten tätig waren. Nur aus der Gruppe der Neurochirurgen sei noch HORSLEY

herausgegriffen, weniger weil er 1887 zum erstenmal erfolgreich einen intraspinalen Tumor operierte, sondern weil er in jungen Jahren Professor an der Veterinär-Schule in London war und wohl in dieser Zeit sich die Grundlagen für seine weitblickenden, allgemeinbiologischen und neurologischen Kenntnisse erwarb.

Wenn wir noch die Namen ALBRECHT VON HALLER, AUGUST FOREL **und** CONSTANTIN VON MONAKOW **anfügen, so vor allem, um an diesen großen Vorbildern zu zeigen, daß wir in der vergleichenden neurologischen Forschung ein altes schweizerisches Erbgut zu hüten haben.**

HALLER (1708—1777) ist einer der Begründer der experimentellen Physiologie, besonders der Physiologie des Gehirns. Neuzeitlich mutet es an, wenn er zur Erforschung des psychischen Verhaltens auf die ventrikelnahen Hirngebiete hinweist. Als erster sprach er von der Sensibilitas des Nervensystems und der Irritabilitas der Muskeln. Auch FOREL (1848—1931) war auf verschiedenen Wissensgebieten beheimatet. Aus seinem neurologischen Wirken bleiben bedeutungsvoll sein fundiertes Eintreten für die Neuronentheorie, seine Beschreibung von tegmentalen Feldern, die nun seinen Namen tragen, und seine Mithilfe bei der Konstruktion des ersten Mikrotoms. Obgleich MONAKOW (1853—1930) ein Jahr vor FOREL gestorben ist, ist er doch als Persönlichkeit und Lehrer und vor allem in seinen Forschungen den Neurologen der ganzen Welt noch derart gegenwärtig, daß sich das Eingehen auf Einzelheiten hier erübrigt. An verschiedenen Orten dieses Buches werden wir auf sein Werk stoßen. Er und seine Schule (MINKOWSKI, BRUN u. a.) haben ständig das vergleichende, Mensch und Tier insichschließende Prinzip in der Neurobiologie hochgehalten.

Während die erwähnten Forschungsrichtungen meistenteils dahin gingen, das Tier nur zu benutzen, um Befunde am Menschen zu erhellen, so traten nun um die Jahrhundertwende gleich zwei Männer auf, diesmal Tierärzte, die erkannten, daß vorerst die Veterinär-Neurologie zu fördern war, und zwar nach dem Vorbilde der Human-Neurologie. Sie hießen DEXLER und ARUCH.

HERMANN DEXLER (1866—1931), eine Vollnatur, war Professor an der Deutschen Universität zu Prag und in den letzten Lebensjahren Dekan der Medizinischen Fakultät. Er hat als erster den Bandscheibenvorfall beim Hund erkannt und die Dackellähmung als Enchondrosis intervertebralis beschrieben, lange bevor die Humanmedizin den kranken Zwischenwirbelscheiben die gebührende Beachtung schenkte. Bei der Beschreibung der Pachymeningitis spinalis ossificans, der rassegebundenen Hydrocephalie der Hunde und bei den Nervenkrankheiten der Pferde (Neuritis caudae equinae, Dummkoller) werden wir seinem Namen wieder begegnen. Auch mit psychologischen und psychopathologischen Fragen hat er sich immer wieder beschäftigt. Sein neurologisches Rüstzeug hatte er sich am Hirnforschungsinstitut in Wien unter OBERSTEINER geholt, was ihn befähigte, schon 1899 ein Buch über ,,Die Nervenkrankheiten des Pferdes" zu schreiben. (Ein kurzer Lebensabriß bei FRAUCHIGER 1951.)

EUGENIO ARUCH (1853—1937) war Professor für Veterinär-Pathologie an der Universität Perugia. Merkwürdigerweise ist sein Buch ,,Malattie del sistema nervoso", das schon 1900 in erster Auflage erschien, wenig bekanntgeworden, obschon es an Hand der damaligen Literatur und nach reichen eigenen Erfahrungen wohl fast alles enthält, was damals über Nervenkrankheiten der Tiere bekannt war.

Zu gleicher Zeit arbeitete während 25 Jahre in Frankreich der Neuro-Psychiater L. MARCHAND mit der Veterinär-Schule Alfort-Paris zusammen und eine große Zahl von Arbeiten über tierische Nervenleiden ist von ihm und seinen Mitarbeitern erschienen, in denen leider zu oft unbewiesene Beziehungen oder gar Gleichsetzungen zu menschlichen Erkrankungen ausgesprochen werden.

In OSKAR SEIFRIED (1896—1947) besaß die Veterinär-Pathologie und die vergleichende Forschung einen der begabtesten Vertreter. Sein Wirken als Associate am Rockefeller-Institut, Department for Animal Pathology, hatte ihm den Horizont für die Tier-Mensch-Beziehungen in der Pathologie und Bakteriologie erschlossen. Als er allzufrüh starb, war er Professor für Allgemeine Pathologie und pathologische Anatomie an der tierärztlichen Fakultät in München. Bei den Virus-Encephalitiden (Einteilungsversuch nach vergleichend morphologischen Gesichtspunkten, Bornasche Krankheit der Pferde) und bei den Avitaminosen wird SEIFRIED zu erwähnen sein. Sein Buch ,,Die Krankheiten des Kaninchens" verdient einen speziellen Hinweis.

Mit dem Werk ,,Vergleichende Pathologie des Nervensystems der Säugetiere" (1944) von H. J. SCHERER **erreichte die komparative Neuropathologie ihren bis-**

herigen Höhepunkt. Der vielseitig durchgebildete Humanneurologe SCHERER wurde zu dieser außergewöhnlichen Leistung befähigt durch seine Mitarbeit am Institut Bunge (Dr. LUDO VAN BOGAERT) in Antwerpen und seine Untersuchungen in Zoologischen Gärten. Es trägt denn auch sein Buch den Untertitel „Unter besonderer Berücksichtigung der Primaten". Fast die Hälfte dieses Buches wird von der Neuropathologie der Affen eingenommen, was vorzugsweise heißt, daß dieses Spezialgebiet in souveräner Weise behandelt ist, was nachteiligerweise heißt, daß die Behandlung der übrigen Säuger und speziell unserer Haustiere zu kurz gekommen ist. Die damalige Neuropathologie der Haustiere kannte er zum größten Teil nur aus der Literatur, weshalb man um so mehr erstaunt ist über seine oft heftig kritisierende und apodiktische Ablehnung der Befunde anderer Autoren. Durch Herbeibringen von neuem Beobachtungsmaterial und durch die Herausarbeitung von klaren Prinzipien wollte er die vergleichende Forschung entwickeln helfen. Seine im erwähnten Buch niedergelegten wissenschaftlichen Bestrebungen nannte er einen Versuch oder eine Vorarbeit. Unsere Bestrebungen, die unter dem Leitmotiv eines Rechenschaftsberichtes über den jetzigen Stand der Vergleichenden Neuropathologie stehen, werden immer wieder auf die Befunde von SCHERER zurückgelenkt sein, sei es sie bestätigend, sie widerlegend oder durch neue Tatsachen erweiternd. Noch viel hätte unsere Forschungsrichtung von SCHERER zu erwarten gehabt. Aber bald nach dem Erscheinen des Buches ist er einem Luftangriff zum Opfer gefallen und mit ihm ist eine der tragenden Säulen der Vergleichenden Neuropathologie dahingegangen.

Der Abschnitt „Historisches" handelte von den Leistungen früherer Forscher. Von den noch lebenden und tätigen wäre über viele und vieles hier schon zu berichten. Doch davon soll ja das ganze Buch erfüllt sein. Als ein Symptom der zunehmenden Geltung der vergleichenden Mensch-Tier-Betrachtung kann die Tatsache gelten, daß F. HENSCHEN (Stockholm) in seiner großangelegten Bearbeitung der „Tumoren des Zentralnervensystems und seiner Hüllen" im Handbuch der speziellen pathologischen Anatomie und Histologie (1955) mehreren Kapiteln einen Abschnitt „Komparatives" beigefügt hat.

Da sich in verschiedenen Ländern bedeutende Forscher für eine vergleichende Neuropathologie einsetzen, ist zu erwarten, daß sich dieser frische Zweig bald als kräftiger Trieb in den Baum der übrigen Wissenschaften einfügen werde.

III. Prinzipielles zur normalen Anatomie und Physiologie

Bei keinem anderen Organsystem wie gerade beim ZNS sind eingehende normalanatomische Kenntnisse zur Beurteilung krankhafter Veränderungen derart unerläßlich. Es sind denn auch bedeutende Neuropathologen zugleich namhafte Neuroanatomen gewesen und umgekehrt. Im historischen Rückblick wurden bereits hervorragende Neuropathologen erwähnt; hier noch einige Namen, die in der vergleichenden Anatomie des Nervensystems erste Stellen einnehmen: BRODMANN, EDINGER, FLECHSIG, FOREL, VAN GEHUCHTEN, GOLGI, KAPPERS, MARCHI, PURKINJE, RAMON Y CAJAL, DEL RIO HORTEGA, TÜRCK, WINKLER.

Diese Aufzählung der Toten ist notgedrungen unvollständig. Die nachfolgende der noch Lebenden ist es noch mehr: BECCARI, CROSBY, KUHLENBECK, SCHARRER, C. und O. VOGT.

Führende Lehrbücher der Anatomie des menschlichen Nervensystems, wie diejenigen von BRODAL, CLARA oder RANSON-CLARK ziehen des öfteren zur Verdeutlichung tierische Verhältnisse heran. Bekannte *Lehrbücher der Veterinäranatomie*, etwa diejenigen von ELLENBERGER-BAUM, worin das Nervensystem von ACKERKNECHT behandelt ist, von MARTINSCHAUDER oder NICKELS-SCHUMMER-SEIFERLE bringen auch die Neuroanatomie, bisher meist am Pferde exemplifiziert. Das „Journal of comparative Neurology" ist eine Fundgrube für vergleichend neuroanatomische Fragen, nicht aber, wie der Name vermuten ließe, für klinische oder neuropathologische Belange.

In diesem Kapitel sollen und können nur einzelne prinzipielle Hinweise zum Verständnis der späteren Ausführungen gegeben werden. Weitere notwendige anatomische Bemerkungen werden den einzelnen Kapiteln beigefügt.

Eine neuere Forschungsrichtung — die *Paläoneurologie* — sucht mit Hilfe von Schädelausgüssen ausgestorbener Arten Gestaltungsprinzipien für die Phylogenie herauszubringen (ARIËNS KAPPERS, TILLY EDINGER, die Tochter von LUDWIG EDINGER, die Schule von H. SPATZ). „Nur die Paläoneurologie hat ja Zugang zu den Dokumenten der Gehirn*geschichte*" (T. EDINGER). An Hand von Ausgüssen an einigen mehr oder weniger zeitlich gesicherten, frühgeschichtlichen Pferdeschädeln oder von Teilen davon, versucht diese Autorin eine Art Rassengeschichte des Pferdehirns aufzubauen. Der Arbeit von HOFER (1954), der verschiedentlich die Paläoneurologie als einen Zweig der vergleichenden Neurologie bezeichnet, entnehmen wir die folgenden Angaben:

„Bei primitiven Säugern wird die Hirnbasis ausschließlich von palaeocorticalen Endhirnanteilen gebildet, während der Neocortex ein relativ kleines Gebiet an der Parietalfläche des Hirnes einnimmt. In diesem Zustand liegt die Fissura rhinica lateralis (palaeo-neocorticalis SPATZ) hoch an der Parietalfläche des Gehirnes (Insectivora, primitive Marsupialia). Der im Laufe der Säugerevolution sich mächtig entwickelnde Neocortex wölbt sich nach frontal, lateral und occipital über die ursprünglichen Teile des Endhirnes drüber. Dadurch werden die Bulbi olfactorii und das Cerebellum unter den Neocortex verlagert und die basialen Teile des Rhinencephalon, sowie des Zwischen- und Mittelhirnes bei weiterem Übergreifen des Neocortex nach basial in das ‚Hirninnere' verlagert, ‚supprimiert' (SPATZ 1948), so daß die Basialansicht des Gehirnes fast nur Neocortex zeigt (Mensch)."

Die Paläoneurologie ist ein Teilgebiet der *Paläopathologie*, der H. E. KAISER eingehende Studien besonders bei Sauropoden gewidmet hat (1954/55; briefl. Mitteilung). Bei diesen Tierarten des Mesozoicums führe die phylogenetische Entwicklung zu einer enormen Größenzunahme. Dabei bleibe das Gehirn, nach Schädelausgüssen, infolge einer oral-caudalen Kompression klein. „Es handelt sich hierbei um das Mißverhältnis des kleinen Hirns zu dem enorm erweiterten 10. Nerven und der von ihm zu innervierenden, stark ausgedehnten Peripherie." Einen solchen Tatbestand nennt KAISER *Dezentralisation*, worunter er eine Enthemmung der Korrelationsorgane (Nervensystem, Blutkreislauf) in der Phylogenie versteht und worin er den Grund für das Aussterben solcher Typen sieht. Obschon bei einigen Sauropoden eine vergrößerte Sella gefunden wurde, lehnt er die Theorie, daß die Dinosaurier Akromegale waren, ab und außerdem auch die Bezeichnung „*Sacralgehirn*", da niemals Sacralteile des Rückenmarks Hirnleistungen übernehmen könnten und man nicht wisse, wie die anatomischen Verhältnisse in der Lumbalintumescenz waren. Der Hirnstamm bei Dinosauriern von mehreren Metern Länge und Höhe soll etwa gleich groß wie der des Menschen gewesen sein. Die Entwicklung der Sauropoden trage somit eine konstitutionell-neurologische Disharmonie in sich.

Eine zukünftige Vergleichende Neuropathologie wird, eingedenk der bedeutenden tierpsychologischen und innersekretorischen *Forschungen bei Arthropoden*, das Studium des Nervensystems und seiner krankhaften Veränderungen besonders bei Bienen, Ameisen und Termiten mit in seinen Arbeitsplan aufnehmen müssen. Zur Illustration des schon viel bearbeiteten, normalen Bienengehirns geben wir die für uns von Herrn FYG gezeichnete Abb. 1.

Da die experimentelle Forschung eingehende anatomische Grundlagen zur Verfügung haben mußte, entstanden solche vor allem für die meistbenutzten Tiere wie Affen, Katzen und Kaninchen (MONNIER, WINKLER-POTTER), wobei entsprechend den neueren physiologischen Zielsetzungen besonders der Thalamus,

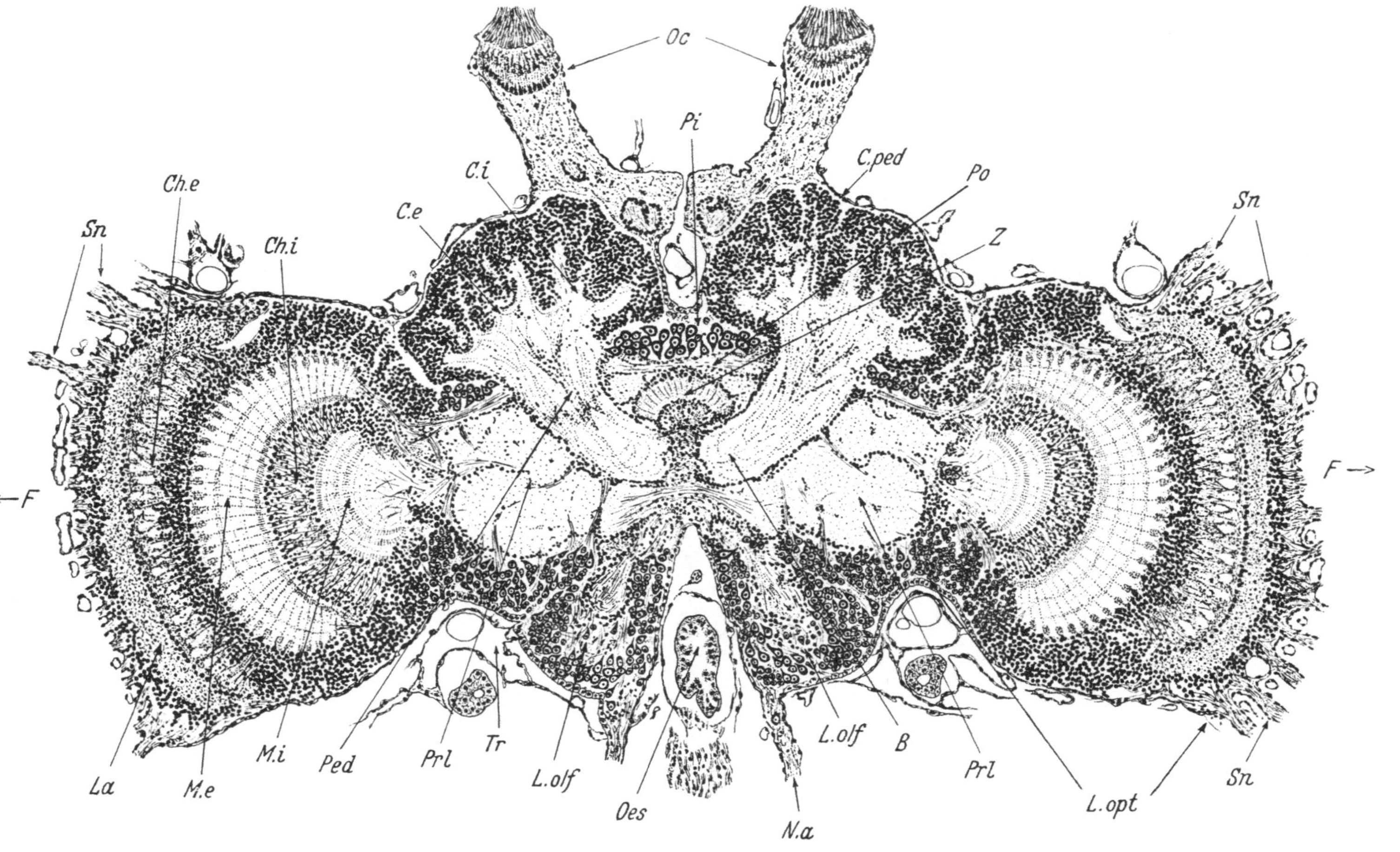

Abb. 1. Bienenkönigin. Frontalschnitt durch das Cerebralganglion. Nach Originalzeichnung von Herrn Fyg. *Oc* Ocellen; *C.ped.* Corpora pedunculata; *C.e.* Calix externus; *C.i.* Calix internus; *Ped* Pedunculus; *B* Balken; *Pi* Pars intercerebralis; *Po* Protocerebralbrücke; *Z* Zentralkörper; *Prl* Protocerebralloben; *L.opt.* Lobus opticus; *M.i.* Medulla interna; *M.e.* Medulla externa; *La* Lamina ganglionaris; *Ch.i.* Chiasma internum; *Ch.e.* Chiasma externum; *Sn* subretinale Nervenbündelschicht; *F* angedeutete Lage der Facettenaugen; *L.olf.* Lobus olfactorius; *N.a.* Nervus antennalis; *Oes* Oesophagus; *Tr* Tracheen

Hypothalamus, der rote Kern u. a. genauer bearbeitet und dargestellt wurden. Es kann deshalb auch gesagt werden, daß einzelne Gehirnregionen bei solchen Tieren sogar intensiver und eingehender erforscht sind als die entsprechenden beim Menschen. Aus verschiedenen „menschlichen" Gründen aber ist dennoch das Gehirn des Homo sapiens in seiner Gesamtheit als das bestdurchforschte anzusehen. Was aber noch fehlt, ist eine zusammenfassende Darstellung des ganzen Gehirns für einzelne Tierarten oder etwa die Durchführung einer bestimmten Fragestellung durch mehrere Tierarten. Als Beispiel sei „The Cerebellum" von Cornwall und Mitarbeitern erwähnt, worin die Beschreibung des äußeren Aspektes des Kleinhirns bei den verschiedensten Tieren gegeben ist.

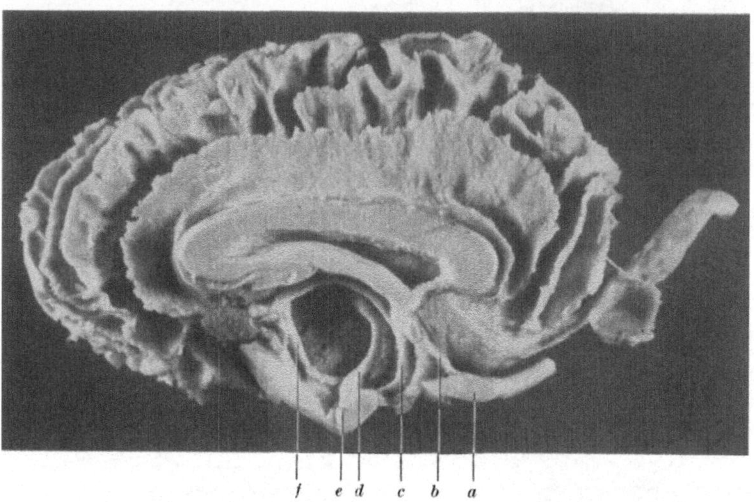

Abb. 2. Pferd. Medianseite der linken Großhirnhälfte. Abfaserungspräparat nach der Methode Klingler, Basel. *a* Chiasma; *b* Lamina terminalis; *c* Fornixsäule; *d* Fasciculus Vicq d'Azyr; *e* Corpus mamillare; *f* Fasciculus Meynert

Es folgen einige vergleichend-anatomische Besonderheiten am Zwischenhirn und Ventrikelsystem:

Die Commissurenplatte des Zwischenhirndaches trägt an der dem Ventrikelhohlraum zugekehrten Fläche bei allen Wirbeltieren mit Ausnahme des Delphins und des erwachsenen Menschen an Stelle der gewöhnlichen Ependymauskleidung einen Bezirk von hohen, schlanken Ependymzellen, das sog. *subcommissurale Organ*, das vielleicht ein Sinnesorgan darstellt. Bei denjenigen Wirbeltierarten, bei denen das subcommissurale Organ rudimentär ist (Igel) oder ganz fehlt (Delphin, Mensch), fehlt auch der Reissnersche Faden, der die ganze Länge des Zentralkanals im Rückenmark durchsetzt (nach Clara). Bei niedrigen Wirbeltieren finden sich am Zwischenhirndach, noch als unpaare Ausstülpungen, die *Paraphyse* mit unbekannter Funktion, der *Dorsalsack*, die *Epiphyse* und bei manchen Wirbeltieren bleibt das *Parietalorgan* als rudimentäres Sehorgan *(Scheitelauge)* erhalten. Bei den Fischen, besonders den Seefischen, bildet der *Saccus vasculosus* an der Hinterfläche des Infundibulums einen gefalteten, dünnwandigen Sack (Dorn). Bei den Tieren ist das *Infundibulum* im Gegensatz zum Menschen caudalwärts gerichtet. Mit dem für einzelne Tierarten spezifischen „*Oralsinn*" hat sich besonders Edinger beschäftigt und er hat dessen zentrale Repräsentation im *Lobus parolfactorius* vermutet, der der gering entwickelten Substantia perforata anterior beim Menschen entspricht.

Um die Erfassung und Deutung von *Domestikationsveränderungen* haben sich unter anderen Klatt und Vermeulen bemüht. Bei den Caniden sollen sich zwischen den Wildformen und den Haustierrassen etwa die folgenden Unterschiede am Gehirn ergeben: Das Hirngewicht soll bei wilden Caniden niedriger sein, wobei der Ausfall auf Kosten des Stirn- und Scheitelhirns gehe. Das Furchenbild sei bei den Wildformen konstant und an beiden Hemisphären nahezu identisch, im Gegensatz zu der Variabilität bei Haushunden. Auch sollen gewisse Kerne im verlängerten Mark bei Haushunden weiter kranialwärts sich erstrecken, was als Ausdruck höherer Organisation gewertet wird. Im berechtigten Bestreben nach besserer Erforschung der Nervenkrankheiten von Wildtieren, wäre es notwendig, auch die anatomischen Unterschiede zu den verwandten Haustieren genauer zu kennen. STEPHAN scheint die von KLATT belegte Abnahme des Hirngewichts bei Gefangenschaftsfüchsen zu bestätigen. Die Gehirne von in Gefangenschaft lebenden Tieren sollen schlanker werden. Als Ursache der Hirnverkleinerung soll eine veränderte funktionelle Beanspruchung verschiedener Hirnzentren anzusehen sein. Bei Wildtierformen sollen die Furchen am Großhirn länger und tiefer sein.

Weitere vergleichend-anatomische Untersuchungen an Hirnen von Wild- und Haustieren verdankt man STEPHAN (1954). Auch er sieht in der Abnahme der Projektions- und der Zunahme der Assoziationsgebiete vom Wild- zum Haustier echte Domestikationserscheinungen.

Gegen die Annahme, daß Krankheiten durch Domestikation und Kultur bedingt seien, wehrt sich DOBBERSTEIN (1951). Wenn eine Krankheit eine Tierart überhaupt befalle, so bestehe kein wesentlicher Unterschied zwischen wilden und domestizierten Formen. „Wenn Infektions- und Invasionskrankheiten bei Kulturrassen häufiger und verlustreicher, dann nicht wegen anderer Empfänglichkeit, sondern weil gesteigerte Ansteckungsmöglichkeit."

Die weitere Darstellung vergleichend-anatomischer Besonderheiten geschehe nun unter Hervorstellung einiger bekannter Prinzipien oder Gesetze, die das Nervensystem beherrschen.

1. Die Neuronenlehre

Die Neuronenlehre, die besagt, daß die Nervenzelle und ihre Ausläufer eine morphologische und funktionelle, in sich geschlossene Einheit bilden, hat in ihrer Einfachheit und Klarheit etwas Bestechendes und allen Widersachern bisher Trotzendes. Sie gilt für das tierische und menschliche Nervensystem. Auf ihrem Boden hat sich auch die *Cytoarchitektonik*, die Lehre vom Zellaufbau, besonders der Großhirnrinde, entwickelt und es ist nicht das kleinste Verdienst von BRODMANN, daß er von Anfang an auch die Bearbeitung des Cortex einiger Säuger in seine Arbeiten aufnahm. Im Unterschied zu den Tieren zeigt der Mensch eine kolossale Entwicklung des homotypischen oder sechsschichtigen Isocortex. Es finden sich Schichtenanordnungen, die keines der Tiere aufweist. Wegen der geringeren Größe der meisten tierischen Gehirne lassen sich bei diesen nie die gleiche Zahl und gleich gut unterscheidbare Areae zu Hirnkarten abgrenzen, wie solche von CAMPBELL, ECONOMO oder VOGT für den Menschen geschaffen wurden. Beim Pferd z.B. scheint eine gewisse Monotonie in der Schichtenanordnung zu herrschen.

Die Cytoarchitektonik des Rautenhirns des Kaninchens ist von MEESSEN-OLSZEWSKI eingehend bearbeitet worden und die Topographie und Cytologie der Medulla oblongata von Schwein, Hund und Meerschweinchen durch G. HOFFMANN.

Die Neuronentheorie hat nie allgemeine Anerkennung gefunden und bedeutende Forscher wie APÁTHY, BETHE oder HELD sind dagegen aufgetreten. In neuerer Zeit verlangen gerade vom vergleichenden Standpunkt aus die Untersuchungen von K. F. BAUER und seiner Schule (HAUG) vermehrtes Interesse. Nach BAUER steht der *Neurencytiumbegriff* in diametralem Gegensatz zur Neuronentheorie.

„Gleichgroße und entsprechende Rindengebiete beim erwachsenen Menschen sind also zellärmer und neuronärmer als solche des Neugeborenen oder jungen Kindes, zellärmer als solche tierischer Gehirne. — Die funktionelle Vervollkommnung der Hirnrinde des Menschen im Laufe der Entwicklung gegenüber derjenigen niedrigstehender Tiere beruht also nicht in erster Linie und ausschließlich auf nachweisbaren Besonderheiten der Neurone oder Nervenzellen, sondern vielmehr auf solchen der zwischenzelligen Organisation, des zwischenzelligen, außerneuronalen Raumes. — In gewissem Sinne kann also Neuronenschwund als Charakterisierung und Kennzeichen höherer Entwicklung im Sinne funktioneller Vervollkommnung betrachtet werden. Es steckt somit ein antineuronistisches Prinzip in der Entwicklung."

Soweit K. F. BAUER. Rein erfahrungsgemäß und somit ohne Anwendung der Technik der BAUERschen Schule haben wir den Eindruck, daß in den obigen Aussagen etwas nicht stimmt, in dem Sinne, daß uns die Rinde bei den Haustieren zellärmer erscheint als beim Menschen. Wenn man dann in der Arbeit von HAUG liest, daß er für seine Untersuchungen aus der vorderen Hälfte des Stirnhirns von nur *einem* Pferd, *einem* Schaf, *einem* Kaninchen und von *zwei* Menschen Hirnrindenpartien zum Vergleich entnahm, so kann uns weder die ungenaue topographische Angabe, noch sein spärliches Material überzeugen. Es scheint uns nicht angängig, auf derart kleinem Boden mit nachherigem Aufwand von statistischen Methoden Prinzipien herauszuschälen, die dem bisherigen Wissen „diametral" gegenüberstehen. Sollten sich jedoch zukünftig die Ergebnisse der Erlanger Anatomenschule bewahrheiten, so käme ihnen in der vergleichenden Hirnforschung eine hervorragende Bedeutung zu.

Die normalen Nervenzellen des Menschen sind stets einkernig. Doppelkernigkeit dagegen ist beim Tier nicht selten. Bei Vögeln sind die Ganglienzellen des Cortex oft mehrkernig und fast immer von mehreren Satellitenzellen begleitet.

2. Die Neurobiotaxis

Die Lehre von der Neurobiotaxis von ARIËNS KAPPERS ist einer der bedeutendsten Versuche zu einer morphogenetischen Theorie des ZNS. Zur Begründung hat KAPPERS vor allem die verschiedene Lage der motorischen Oblongatakerne zu den sie erregenden Faserbahnen in der phylogenetischen Reihe herangezogen. Die Neurobiotaxis wird als eine Art Galvanotaxis aufgefaßt. Ein Hauptsatz dieser Theorie lautet: „Wenn in dem Nervensystem mehrere Reizladungen auftreten, findet das Auswachsen der Hauptdendriten und eventuell die Verlagerung des Zellkörpers nach derjenigen Richtung statt, von welcher die größte Zahl der Reize zu der Stelle geht." Der Autor findet in seiner Lehre Übereinstimmungen zu der der Assoziationen auf psychischem Gebiet.

Gegen eine solche Ausweitung und gegen die Lehre an sich wehrt sich ROTHSCHILD mit folgenden Argumenten: „Nun wissen wir, daß elektrische Ströme wohl alle Lebensvorgänge im Nervensystem begleiten, und es ist auch sehr wohl denkbar, daß elektrische Spannungen das Wachstum von Dendriten und Neuriten beeinflussen. Trotzdem ist es ein grundsätzlich ungangbarer Weg, an die Stelle von Lebensvorgängen die elektrischen Ströme zu setzen, die sich neben vielen anderen Tatbeständen eventuell dabei feststellen lassen, und auf sie nun die Gestaltbildung kausal zurückzuführen, statt sie aus den Lebensphänomenen im ganzen zu verstehen."

3. Die progressive Cerebration

Über den stammesgeschichtlich alten Teil des nervösen Zentralorgans (Palaeoencephalon), der allen Wirbeltieren gemeinsam und im wesentlichen gleich gebaut ist, entwickelt sich das Neuhirn (Neo-encephalon), das vor allem das Pallium (Hirnmantel) in sich schließt. „Die Ausbildung des Neuhirns erfolgt nicht nach Art eines einfachen Anbaues zu dem bereits vorhandenen, sondern nach Art eines harmonischen Erweiterungsbaues" (CLARA). Auch von zoologischer Seite hat man sich mit dieser Frage beschäftigt und nach VERSLUYS soll E. DUBOIS durch seine Gehirngewichtsbestimmungen und Neuronenzählungen gezeigt haben, daß sich in der Tierreihe die Weiterentwicklung sprungweise vollzogen habe, durch plötzlich entstandene Verdoppelung der Zellzahl am Großhirn. DUBOIS vertritt also mit seiner Theorie der sprungweise stattgehabten Entwicklung des Gehirns, eine der ECONOMOschen „progressiven Cerebration" entgegengesetzte Ansicht. Auch die Basler Zoologen-Schule unter PORTMANN versucht durch Ermittlung eines Cerebralisationsgrades eine Klärung der Rangordnung zu erreichen.

Hier sei eine Zwischenbemerkung eingeschaltet: Die Stammesgeschichte im Tierreich wird in den Zoologiebüchern ziemlich einheitlich dargestellt. Zu Schwierigkeiten besonderer Art hat die „Abstammung" des Menschen Anlaß gegeben. Eine Rangordnung nach psychischer Differenzierung dürfte nämlich im einzelnen recht schwer fallen. Welches sind dafür die Kriterien? Eine Rangeinteilung z.B. von Pferd und Hund scheint uns ebenso müßig wie diejenige von Goethe und Schiller oder umgekehrt. Gleich bedenklich und ungenau

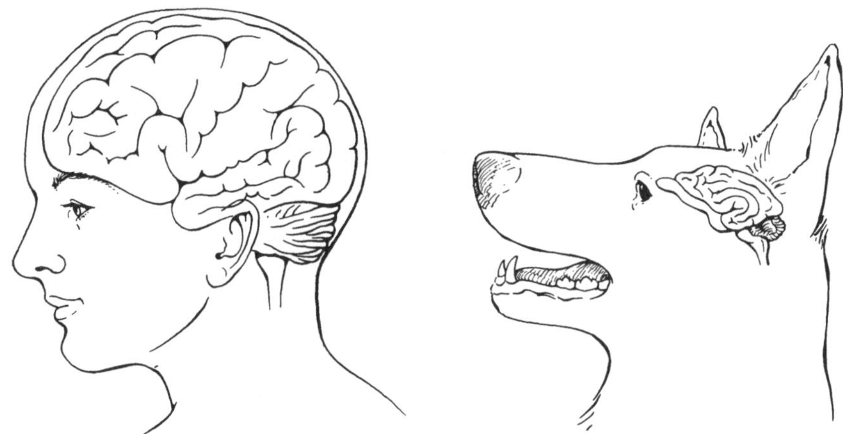

Abb. 3. Lage des Gehirns im Schädel bei Mensch und Hund

sind die in der vergleichenden Pathologie öfters anzutreffenden Bezeichnungen wie „höhere" oder „niedrige" Säuger oder „lower animals", wohinein dann etwa Kaninchen, Katzen oder sogar Hunde eingereiht werden. Warum kann nicht die zoologische Einteilung nach Ordnung und Gattung gebraucht werden oder die exakte Artbezeichnung?

Zum Thema der Cerebration ist von SCHOLZ im Lehrbuch der Nerven- und Geisteskrankheiten (1952) folgendes zu lesen:

„*Vergleichend anatomisch* ist bemerkenswert, daß die Großhirnhemisphären bei den niederen Wirbeltieren entweder noch gar nicht angelegt oder nur als unscheinbares Gebilde vorhanden sind und erst bei den höheren Säugern eine zunehmende Entfaltung und Furchung erfahren, während die übrigen Teile des Gehirns bei allen Vertebraten in jeweils der Funktion entsprechender Größenentwicklung verfolgbar sind. Man spricht deshalb von stammesgeschichtlich älteren und jüngeren Hirnanteilen (Paläencephalon bzw. Neencephalon). Der Entwicklung neuer Hirnteile entsprechen nun nicht nur neue Funktionen, sondern es wandern auch stammesgeschichtlich alte Funktionen in die neuen Hirnteile ab, bzw. sie werden unter Beibehaltung ihrer paläencephalen Vertretung an neencephale Anteile gebunden. Die verbliebene paläencephale Vertretung kann bei Verlust neencephaler Anteile bis zu einem gewissen Grade die Funktion aufrechterhalten. So kann ein Hund, dem beide Großhirnhemisphären entfernt sind, sich noch weitgehend im Raum orientieren und sich auch verhältnismäßig wenig behindert bewegen, was beim Menschen unter entsprechenden Umständen nicht mehr der Fall ist. Auf der anderen Seite ist die Verkümmerung gewisser Funktionen, z.B. des Geruchssinnes, beim Menschen mit einer rudimentären Ausbildung des paläencephalen Riechhirnanteils verbunden."

Die progressive Cerebration und die damit verbundene Vorwölbung und Aufstockung des Gehirnschädels birgt beim Menschen Gefahren in sich, von denen zunächst nur auf die größere Möglichkeit traumatischer Schädigung verwiesen sei (vgl. Kap. X). Bei den meisten Tieren ruht das an sich schon kleinere Gehirn tiefer und geborgener im Schädel drin, wie dies die Abb. 3 veranschaulicht.

Das menschliche Gehirn hat sein Größerwerden und Aufsteigen aus der Tiefe des schützenden Schädels mit einer gefährdenden Preisgabe an die Mächte und Kräfte der Außenwelt erkauft, was sich nicht unbedingt zu seinem Frommen auszuwirken braucht.

In der Kynologie sucht die morphologische Richtung im weitesten Sinne Beziehungen zwischen Körperform, Schädelgestaltung und Hirnausbildung aufzudecken. Diese Relationen sind am auffallendsten beim Vorgange der *Verzwergung*, die sich im Laufe der Domestikation bei allen Rassen bemerkbar ge-

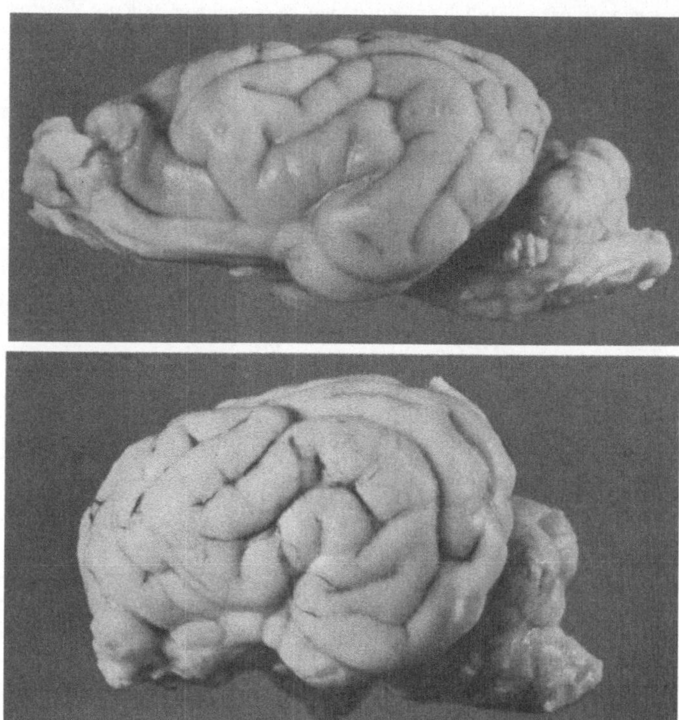

Abb. 4. Dolichocephales Gehirn eines Schäferhundes (oben), brachycephales Gehirn eines Pekinesenhundes (unten)

macht hat. Je kleiner und zwerghafter der Körperbau, um so größer wird verhältnismäßig der Schädel, der aber in seiner Form auf einem frühjugendlichen Stadium der Entwicklung stehenbleibt, d.h., der Hirnschädel überwiegt immer mehr den Gesichtsschädel. So bleibt bei den Zwerghunderassen der kurzschädlige (brachycephale) Typ vorherrschend, während bei den ursprünglichen Hunderassen der ausgeprägte Langschädel (Dolichocephalie) überwiegt. Parallel mit dieser Schädelveränderung wird auch das Gehirn kürzer, höher und kugeliger. Die Riechkolben liegen nun unter statt vor dem Stirnhirn, das zwar verkürzt, infolge des Höherwerdens aber nicht verkleinert erscheint. Die Schläfenlappen wölben sich basalwärts vor und überdecken dadurch vermehrt das Riechhirn. Es steigt auch das relative Hirngewicht an. Hand in Hand mit dieser „Verzwergung" gehen auch endokrine Störungen, die unter anderem zu Zahnanomalien, Makroglossie und Kryptorchismus führen. Die auffallende Gliomanfälligkeit solcher Typen mit Embryonalcharakteren wird im Kapitel der Hirntumoren behandelt.

4. Das Prinzip der Wanderung der Funktionen nach dem Frontalpol

Vorgängig haben wir von Scholz vernommen, daß der Entwicklung neuer Hirnteile auch neue Funktionen und die teilweise Vertretung von alten entsprechen. Dieses Prinzip ist vor allem auch von v. Monakow entwickelt und studiert worden. „Vom phylogenetischen Gesichtspunkte aus gehorcht die gestufte Lokalisation der Bewegungen dem Gesetz eines biologischen Generalverhaltens: dem Prinzip der Wanderung gegen den Frontalpol" (1930). Bei der verwirrenden Fülle der kinetischen Entwicklungsphasen und um dem Überborden einer strengen Lokalisationslehre zu steuern, hat v. Monakow noch ergänzend den Begriff der „chronogenen Lokalisation" eingeführt. Für die Neuropathologie ist in diesem Zusammenhang der folgende Satz aus „Die Lokalisation im Großhirn" beachtenswert:

„Man darf eben nicht vergessen, daß die Felder, von denen aus gewisse krankhafte Symptome erzeugt werden können, unter keinen Umständen zusammenzufallen brauchen mit Hirnabschnitten, in denen die gestörten Funktionen sich abspielen. Die Mehrzahl der psychischen Symptome beruht zweifellos auf enorm verwickelter Diaschisiswirkung."

Diese Wanderung der Funktionen nach dem Frontalpol, von v. Monakow besonders für die senso-motorischen und die viscero-motorischen Zentren und Bahnen aufgefaßt, stellt wohl ein phylogenetisches Grundprinzip dar. Es sagt noch nichts aus über die genauere Lokalisation von einzelnen Funktionen bei den verschiedenen Tiergattungen. Je nach der Entwicklungshöhe einer Gattung ist eine bestimmte Funktion in morphologisch verschiedenen „Zentren" lokalisiert, oft auch nur „vertretungsweise" nach weiter vorn abgegeben und ohne vollständigen Verlust im alten „Zentrum". Daraus resultiert mit aller Deutlichkeit, daß es nicht angeht, den für eine Tierart festgelegten Lokalisationsbefund nun gleich für andere Arten als gesichert anzunehmen. Dasselbe gilt auch für neuropathologische Erhebungen.

Die beiden nachfolgenden Hinweise mögen das Gesagte unterstreichen. Nach Untersuchungen über das Vorderhirn der Vögel schreibt L. Edinger (1905): „Die Grundlinien des Großhirns sind zwar überall die gleichen; aber es kommen solche Differenzen in der Ausbildung vor, daß man wohl sagen kann, sie seien nicht geringer als bei den Säugern. Das Gehirn der Taube ist von dem der Gans mindestens so unterschieden, wie dasjenige des Kaninchens von dem des Hundes; ja von dem des Papageien steht das Gehirn der Taube reichlich soweit ab wie etwa das Hundegehirn vom Affenhirn."

Über „Der Flächeninhalt und die laterale Ausdehnung des Sehfeldes — Area striata — in der Säugetierreihe" sagt Patzig (1939):

„Die Topographie des Sehfeldes ist durch die leichte Abgrenzbarkeit, die durchgehende Konstanz und durch die große Variabilität nach Lage und Flächenumfang ausgezeichnet. — Im allgemeinen ähneln sich die Mammalier insofern, als die Area striata durchweg am Occipitalpol und in seiner Umgebung lokalisiert ist, während sich hinsichtlich der Verteilung auf die mediale und laterale Hemisphärenfläche weitgehende Unterschiede bei den einzelnen Tierarten und nicht selten auch bei nächstverwandten Sippen finden. — Beim Menschen (Europäer) ist die Area striata fast ganz auf die Medianseite beschränkt, während sich bei den Affen, besonders bei den Anthropoiden, die weitaus größte Ausdehnung an der lateralen Konvexität findet. — Ganz allgemein findet sich bei den makroptischen Tieren im Bereich des Occipitallappens ein stärkeres Oberflächenwachstum der Area striata. Bei manchen Tieren hat das Sehfeld einen nahezu 10mal größeren prozentualen Anteil an der Hemisphärenoberfläche als beim Menschen. Die relativ größte corticale Sehfläche besitzen die Affen und der Seehund, die weitaus kleinste besitzt der Mensch mit nur 2,6—3,6% der Gesamtrinde. Hier ist aber zu sagen, daß die absolute Flächengröße des Sehfeldes auch beim Menschen beträchtlich ist und zum Teil fast so hohe Zahlen aufweist wie bei den Tierarten, die hinsichtlich der prozentualen Größe an erster Stelle stehen. Besonders auffallend ist beim Menschen die starke individuelle Größenvariation der Sehrinde, die wir bei keiner Tiergruppe wiederfinden."

5. Vom „Nurmenschlichen" am Gehirn

Dieses Problem, das immer wieder den vergleichenden Anatomen, aber auch den Zoologen, Psychologen und Psychopathologen beschäftigt hat, soll hier nur kurz angegangen werden, muß es aber, weil in der Neuropathologie des Menschen artspezifische Krankheitsbilder bekannt sind, die zur Hauptsache durch die nur menschliche Struktur des ZNS bedingt sind.

Die Fetalisationstheorie von Bolk, die den Menschen als „geschlechtsreif gewordenen Affenfet" ansah, ist oft diskutiert worden; auch Portmann z.B. legt dem ersten Lebensjahr beim Menschen eine besondere biologische Bedeutung bei. „Aber trotzdem der Mensch ein schwereres Gehirn bei der Geburt hat als der Affe, ist er doch hilfloser als irgendein Primatenneugeborenes. In dieser Tatsache müssen wir wohl einen Ausdruck für den hohen Grad der Komplikation des menschlichen Nervensystems sehen." Auf der Suche nach der „Eigenform" des menschlichen Gehirns kommt H. Jacob zur Feststellung, daß „Lappengliederung, Grundplan des Furchenwindungsreliefs und Fixpunkte der cytoarchitektonischen Karte früh fetal festgelegt sind — und daß gerade in der ‚Eigenform' das Gehirn als ‚das' höchst individuelle Organ des menschlichen Körpers erscheine". Bei seinen Studien über das eigentlich Menschliche am Gehirn hat Grünthal nachgewiesen, daß sich in der aufsteigenden Säugetierreihe ein abgestuftes Abnehmen der relativen Größe des Thalamus findet und daß im Hypothalamus des Menschen beim Tier vorkommende Kerne fehlen.

Weder im absoluten noch im relativen Hirngewicht, noch in der Hirngröße oder im Windungsreichtum hat sich etwas Typisches für das Menschenhirn erkennen lassen. Man muß gestehen, daß es der bisherigen vergleichenden Anatomie und feineren Morphologie nicht gelungen ist, eines oder einzelne nur das menschliche Gehirn charakterisierende Zeichen namhaft zu machen, oder besser gesagt, das den Menschen als Person Kennzeichnende zu erfassen. Wohl gibt es auch Befunde, wie die oben vermerkte Thalamuskernzahl oder cytoarchitektonische Unterschiede in der Rinde, die man nur beim Menschen findet, aber mit gleichem Recht ließen sich für jede Tierart nur bei ihr vorkommende Besonderheiten nachweisen.

Es sei für dieses Buch ein für allemal festgehalten, daß, wenn wir von *Unterschieden zwischen Mensch und Tier* reden, wir die Säugetiere und speziell die Haustiere meinen, über die wir eine reichliche eigene Erfahrung besitzen. Geringeres Vergleichsmaterial haben wir über exotische Wildtiere und über die Affen, besonders die Anthropoiden, die ohnehin eine Sonderstellung einnehmen, als ob sie in der Stammesentwicklung auf ein ausgeloses „Nebengeleise" geschoben worden wären.

Einen neuen und wie uns scheint erfolgversprechenden Weg hat Rothschild in seiner „*Symbolik des Hirnbaus*" eingeschlagen. Als Unterlage dienen ihm die seelenkundlichen Forschungsergebnisse von Klages und Palágyi. „Auf Grund der Überzeugung, daß die Hirnforschung entweder den Weg einer Erscheinungswissenschaft einschlagen oder auf eine entscheidende Weiterentwicklung verzichten müsse, wurde die Frage für uns von größter Bedeutung, ob in dem Zusammenhang zwischen Bau und Funktion im Zentralnervensystem ein erscheinungswissenschaftliches Prinzip oder Gesetz aufzuzeigen sei, das uns ähnlich wie auf seinem Gebiet das Ausdrucksgesetz gestatten würde, die Forschungen methodischer zu betreiben." Nach Rothschild lautet dieses Gesetz: „Der Bau des Zentralnervensystems im ganzen wie die Form und Lage seiner Einzelgebilde spiegeln die von den betreffenden Zentren vermittelten Körpererlebnisse wider." Damit diese Aussage nicht wie mit sieben Siegeln verschlossen bleibe, müssen das ganze Buch und einige Werke von Klages verarbeitet werden, die uns, im Gegensatz zu allen bisherigen vitalistischen Theorien, die Wesensverschiedenheiten zwischen Seelischem und Geistigem im Menschen und nur in ihm, wissenschaftlich fundiert darbieten.

Ebenfalls durch die Lebenslehre von Klages geleitet, hat Frauchiger die folgenden, für die vergleichende Neuropathologie und Psychopathologie wichtigen Befunde herausgearbeitet: Bei seinen Untersuchungen über das *Links-Rechts-Problem* und die *Händigkeit* stieß er unter anderem auch auf die Angaben von Morel, daß die Massa intermedia beim menschlichen Gehirn fehlen könne. Sich dem Thalamus und Hypothalamus der Tiere zuwendend wird von Frauchiger betont, daß der Hypothalamus am unzerlegten Gehirn nur in der Gegend der Hypophyse und der Corpora mamillaria zugänglich sei. „Es ist wohl zu wenig bekannt, daß nur der Mensch und die Anthropoiden zwei Corpora mamillaria haben und die anderen Säugetiere nur eines, wobei noch zu vermerken ist, daß bei den Fleischfressern eine mediane Furche am Markkügelchen sich erkennen läßt. — Bei den Säugetieren imponieren die beiden Sehhügelgebiete als *eine* Masse, während beim Menschen nur eine schmalste Brücke als Massa intermedia die beiden Thalami miteinander verbindet, in jenen Fällen, wo sie überhaupt vorhanden ist. — Als Schlußfolgerung aus den vergleichend anatomischen und physiologischen Befunden läßt sich sagen, daß sich in der aufsteigenden Säugetierreihe ein zunehmendes Auseinander-streben der beiden Hälften der Sehhügel ankündigt und daß sich das menschliche Gehirn durch eine weitestgehende Lockerung zwischen den beiden Thalamushälften von allen Tiergehirnen unterscheidet. Für das menschliche Gehirn spezifisch ist eine Gabelung oder *Dichotomie des Thalamus*, eine Gegebenheit, die ich als *Thalamoschisis* zu bezeichnen vorschlage" (FRAUCHIGER 1953). Es ist hier nicht der Ort, auf die sich daran anschließenden seelenkundlichen Erörterungen näher einzugehen. Nur die beiden Abb. 5 und 6 sollen die Ausführungen belegen.

Durch die Willenslehre und das Schema über die Bewegungsarten von KLAGES angeregt und durch ausgedehnte, vergleichend neurologische Untersuchungen von ihrer Wichtigkeit überzeugt, vertritt FRAUCHIGER die Ansicht, daß *bei den Tieren die langen corticospinalen oder Pyramidenbahnen fehlen und daß nur dem menschlichen ZNS Pyramidenbahnfunktionen zukommen.* Er stimmt mit der allgemeinen Ansicht überein, wonach die Pyramidenbahnen stammesgeschichtlich spät auftreten, aber er anerkennt diesen phylo-genetischen Neuerwerb nur für den Menschen.

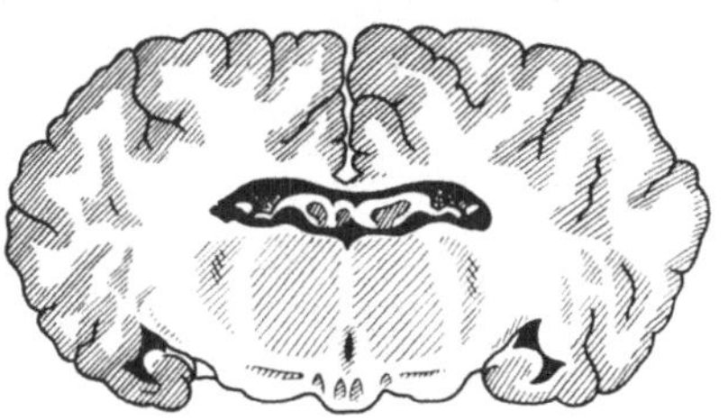

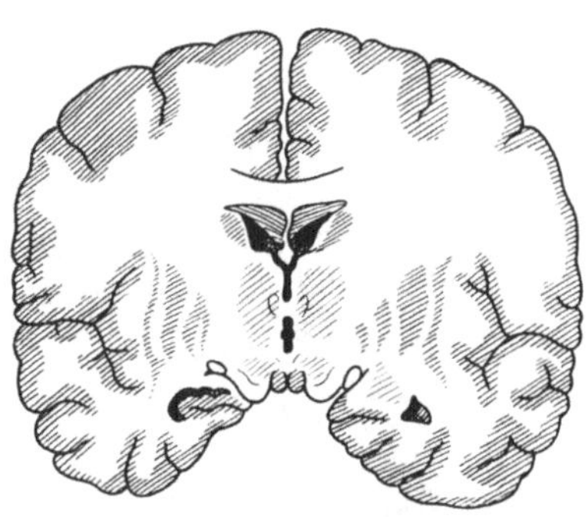

Abb. 5. Darstellung der Massa intermedia auf Frontalschnitten beim Pferd (oben) und beim Menschen (unten). Zeichnung

Auf dem tierischen Rückenmark werden die motorischen Impulse durch das rubro-spinale Bündel MONAKOW (oder wohl zum größten Teil von Segment zu Segment) weitergegeben. Bei GLEES (1953) findet sich die Bemerkung, daß eine andere, diesmal zentripetale, lange Bahn sich nur beim Menschen und den Primaten finde, der Tractus spino-thalamicus. FRAUCHIGER ist sich klar darüber, daß er mit seiner Ansicht gegen eine bisher angenommene, klassische Auffassung angeht. Denen, die noch an das Vorhandensein, auch in geringer Längs- und Querausdehnung, der Pyramidenbahnen beim Tier glauben, gibt er jedoch folgende Punkte zu bedenken:

1. Auf welchen Bahnen läuft denn der fragliche willkürliche Bewegungsimpuls in den mittleren und unteren Abschnitten des Pferderückenmarks, da bei diesem Tier die Pyramidenbahn nach DEXLER nur bis ins 4. Halsmarksegment wahrscheinlich gemacht ist?

2. Warum ist bei Haussäugetieren der beim Menschen wohlbekannte und durch Pyramidenbahnschädigung hervorgerufene Zustand der spastischen Hemiplegie noch nie sicher als Spontanerkrankung gesehen und beschrieben worden? Man vergleiche auch die Angaben über Hirnblutungen S. 284. Nun hat SCHERER in seinem bekannten Buch gegen diese Ansicht Stellung genommen und zwar mit der Anführung einer Ponsblutung bei einer Löwin im

Zoologischen Garten London. Nach SCHERER soll diese Löwin eine linksseitige Hemiplegie gezeigt haben. FRAUCHIGER hat sich nun im Herbst 1955 die Mühe genommen, mit Erlaubnis des jetzigen Chefpathologen, Prof. O. HILL, das Protokoll dieses wichtigen Falles aus dem Jahre 1934 nachzusehen, das noch von HAMERTON gemacht worden war. Es handelte sich wirklich um eine 13jährige Löwin, die plötzlich Symptome einer rechtsseitigen Facialisparese

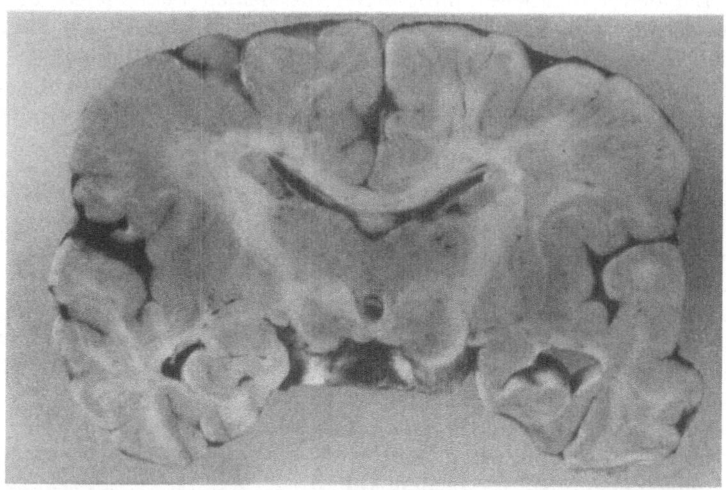

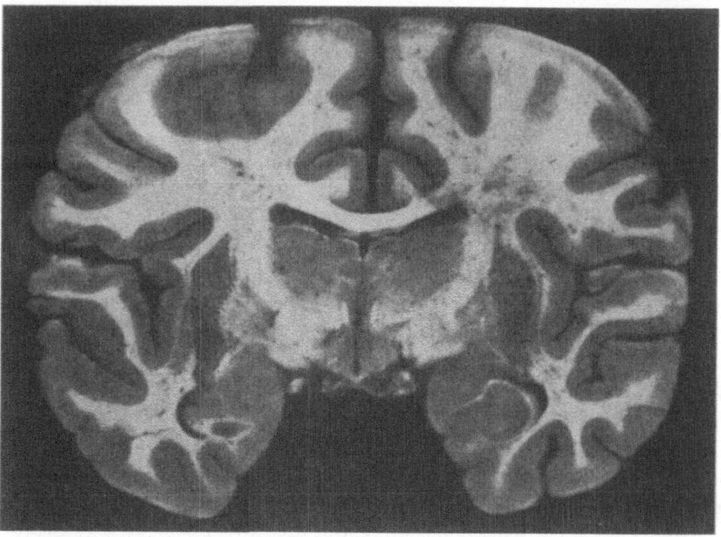

Abb. 6. Oben: Mensch, 18jährige Idiotin. Breite Massa intermedia wie bei einem Tiergehirn. Unten: Schimpanse; wenig gegliedertes Windungsrelief und normale, breite Massa intermedia. (Aus SCHERER 1944)

zeigte, daneben eine Schwäche der linksseitigen Extremitäten. Von einer Hemiparese oder Hemiplegie steht nichts im Protokoll und schon gar nichts von spastisch. Auch ist nichts über den Tonus oder die Reflexe erwähnt. Leider wurde das Tier schon am folgenden Tage nach Auftreten der ersten Krankheitszeichen getötet. Die klinische Diagnose lautete Apoplexie. Nach der Sektion wurden als Hauptdiagnosen gestellt: 1. Putride Bronchitis, Lungengangrän und 2. Hirnblutung (Cerebral hemorrhage). Die Blutung reichte von der rechten Hälfte der Pons bis weit hinunter in die Oblongata. Das ZNS wurde nicht weiter untersucht. Auf einem Schnitt, der noch vorgelegt werden konnte, war nichts als ein Blutkoagulum in der Ponsgegend zu sehen. Es dürfte sich um einen metastatischen Erweichungsherd mit Blutungen gehandelt haben. SCHERER hat diese „Typische Ponsapoplexie bei einer Löwin mit linksseitiger Hemiplegie" als besonderes Argument gegen die Auffassung von FRAUCHIGER benutzt. Wie oben angegeben, fällt nach eigener sorgfältiger Nachprüfung auch dieses Argument dahin. Die etwas breite Schilderung dieses Falles soll uns noch zu einer allgemeinen Bemerkung Anlaß geben: Es ist uns mehrfach aufgefallen, wie in bekannten und sonst zuverlässigen Lehrbüchern Einzelfälle oder Beobachtungen ungenau oder entstellt wiedergegeben werden, in der Hauptsache deshalb, weil die Autoren nicht selber nachgeprüft haben und die Zitate von Hand zu Hand, sich wandelnd, weitergelaufen sind.

3. Auf Pyramidenausfall beruhende Systemerkrankungen wie die Spastische Spinalparalyse oder die Amyotrophische Lateralsklerose sind in der Tierpathologie bisher nicht bekannt.

4. Wenn es stimmen sollte, daß die gekreuzte Pyramidenbahn bei Raubtieren und Primaten in den Seitensträngen wie beim Menschen verläuft, bei den Nagern aber in den Hintersträngen und bei Schaf, Ziege und Pferd in den Vordersträngen, müßte dann nicht mit der Möglichkeit gerechnet werden, daß entsprechend der verschiedenen Lage auf dem Rückenmarksquerschnitt auch ganz verschiedene funktionelle Bedeutungen vorliegen?

5. Die für Pyramidenbahnschädigung charakteristischen Reflexe, z. B. den Babinski, gibt es sonst nicht bei Tieren. Dagegen konnten wir bei einem 5jährigen Schimpansen, der an cerebralen Krampfanfällen litt, beidseits einen positiven Babinski mit Dorsalflexion der Großzehen und Fächerform der übrigen Zehen auslösen.

6. Warum zeigen beispielsweise Hunde nach weitgehender experimenteller Zerstörung der sog. motorischen Rindenregion als Dauerschaden kaum faßbare Bewegungsstörungen? Gleich sei hierzu bemerkt, daß man trotz vielen Experimenten sich nicht einig ist, was alles zur motorischen Region beim Hund zu rechnen ist. Auch aus der Pathologie ist bekannt, daß Hunde mit schwerem Hydrocephalus internus oder mit groben porencephalischen Defekten unter Zerstörung des Centrum ovale keine oder nur geringe Bewegungsanomalien erkennen lassen. Solche und andere Feststellungen lassen sich nicht kurzerhand mit der „chronogenen Lokalisation der Lokomotion" (v. MONAKOW) oder mit der Ansicht vom stellvertretenden Einspringen anderer Zentren und Bahnen abtun.

7. Wie könnte man sonst erklären, um ein Beispiel unter anderen aus unserer Beobachtung zu erwähnen, daß die S. 382 beschriebene Kuh mit der dazu gehörenden Abb. 267, wo multiple subdurale Tuberkulome das Rückenmark an verschiedenen Stellen und besonders auch die dorsalen Seitenstrangfelder komprimierten, nur einen steifen Gang und Schmerzsymptome, nicht aber Lähmungen zeigte?

8. Auch MARCHAND-PETIT (1907) war ein ähnliches, „regelwidriges" Verhalten aufgefallen, ohne daß sie Schlüsse daraus zogen. Ein Pferd mit schwerem Hydrocephalus internus, Atrophie des Thalamus und fehlender Capsula interna(!) hatte keine Lähmungserscheinungen gezeigt. „Il n'y a, en particulier, aucune trace de capsules internes. Malgré cela, il n'existe aucune dégénérescence du système pyramidal, qu'on la cherche dans le bulbe ou la moëlle. Ce fait paraît de prime abord en contradiction absolue avec les données classiques, qui enseignent à juste titre, que toute lésion profonde des régions motrices entraîne une dégénérescence des faisceaux pyramidaux."

9. Schon 1923 hat MINGAZZINI bei einem Küken konvulsivische Krämpfe vom JACKSON-Typ im rechten Flügel, dann auf der ganzen rechten Seite beschrieben, die während Wochen andauerten. Man fand ebenfalls eine Ponsblutung rechts, wie bei der unter 2. erwähnten Löwin, aber der Vogel wurde 5 Monate lang beobachtet. Es wird nichts von spastischen Lähmungen oder Hemiplegie berichtet. Vielmehr gibt MINGAZZINI an, daß eine Zerstörung des rechten Tractus tecto-bulbospinalis cruciatus vorlag und dieser Tractus dürfe nicht mit dem Tractus cortico-spinalis der höheren Säuger identifiziert werden. Halten wir von diesem Autor somit fest, daß er klar und deutlich das Bestehen von Pyramidenbahnen und pyramidaler Funktion bei den Vögeln ablehnt.

10. Da man gerne die kindliche Hirntätigkeit zu der tierischen in Parallele setzt (s. S. 21), sei unserem Thema eingefügt, was PEIPER im Kapitel „Schichtbau der Hirntätigkeit" sagt: „Das System der Pyramidenbahnen, ein stammesgeschichtlich jüngerer Erwerb, von dem die Massenbewegungen des Pallidum gehemmt werden und die gezielten Einzelbewegungen abhängen, hat bei den Neugeborenen noch keinen Einfluß auf die Bewegungen; diese sind daher noch ungehemmt und ziellos. Das Großhirn ist an ihrem Zustandekommen unbeteiligt." Wenn auch hierin die Phylogenese eine abgekürzte Ontogenese sein sollte, so tauchte die Frage auf, bis wie weit hinauf am Stammbaum der Tiere das Großhirn und damit die Pyramidenbahnen noch keinen Einfluß auf die tiefer unten gesteuerten Massenbewegungen haben?

Mit unseren 10 Punkten sollte ein kritisches Besinnen zu dieser Fragenbeantwortung angeregt werden. Unsere wohlüberlegte Antwort ist gegeben: Erst beim Menschen setzt die Pyramidenbahnfunktion ein.

Die Befunde von FRAUCHIGER wurden auch deshalb ausführlicher hingesetzt, um zu zeigen, wie neue Konzeptionen zu neuen Untersuchungen und neuen Ergebnissen führen und daß die Diskussionen um „pyramidal" oder „extrapyramidal" bei Tieren fruchtlos sind; ferner daß der andersartigen tierischen Motorik andere anatomische Verhältnisse zugrunde liegen müssen als der menschlichen und daß der Erforschung der Anatomie des ZNS bei Tieren noch ein weites Feld offenliegt. Wir verkennen natürlich nicht, daß auch in der Humanneurologie die Akten über die Abgrenzung von „Pyramidal" und „Extrapyramidal" noch nicht geschlossen sind. Die englische Neurologenschule z.B. rechnet Spastizität und gesteigerte Reflexe zu den extrapyramidalen Störungen. „Die Pyramidenbahn ist eine der wichtigsten Leitungsbahnen überhaupt. Ihre große Bedeutung beruht auf einer doppelten Funktion: Sie leitet einerseits die willkürlichen Bewegungsimpulse für die Körpermuskulatur und wirkt andererseits ..dämpfend bzw. hemmend auf die den motorischen Wurzelzellen von anderen Quellen her ständig zufließenden Erregungen" (CLARA).

Zum Abschluß sei noch eine Besonderheit des Vogelrückenmarks angeführt: Der *Lumbalwulst* oder glycogen body. Auf der Höhe des Abganges der Ischiadicuswurzeln sind die Dorsalstränge durch ein eiförmiges, gelatinöses Gebilde (Lumbalwulst) auseinandergedrängt, wie es die Abb. 7 veranschaulicht.

Embryologisch werden z.B. beim Huhn vom 9.Bebrütungstag an im Lumbalabschnitt gewisse Umwandlungen in den Zellen der Deckplatte beobachtet.Das sicherste Kriterium dieser Zellumwandlung ist das Einlagern und der Nachweis von Glykogen. Beim weiteren Wachstum wird der Zentralkanal in den Lumbalwulst eingeschlossen (FRAUCHIGER 1952). Man hat nachgewiesen, daß 60—80% der Trockensubstanz des Wulstes Glykogen ist,was 5—10% des Gesamtglykogens des Körpers ausmacht (WATTERSON). Die Funktionen des Lumbalwulstes am Rückenmark der Vögel, und er kommt nur bei ihnen vor, sind noch gänzlich unbekannt.

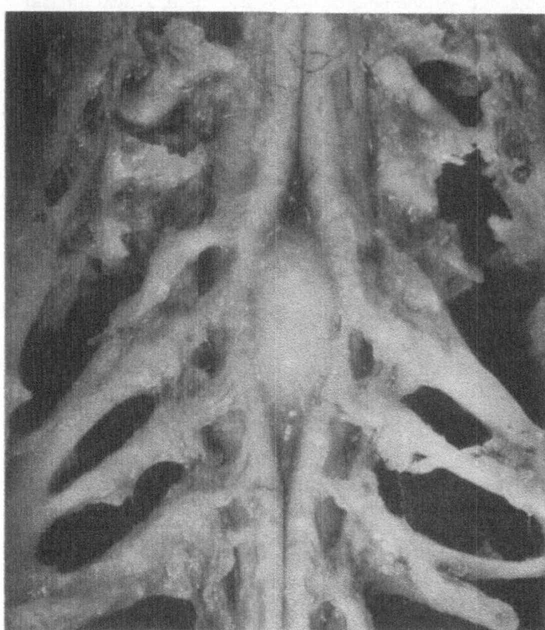

Abb. 7. Gans. Dorsal freigelegtes Rückenmark mit Lumbalwulst (Glycogen body)

ROTHSCHILD äußerte die Hypothese, daß der Lumbalwulst ein Organ für das Ferneerlebnis, für die Entfernung vom Erdboden und damit nicht ohne Bedeutung für den Wanderflug wäre. Etwas mystisch gefärbt scheint uns heute die früher etwa geäußerte Ansicht vom Erbstück der Dinosauriervorfahren (Sacralgehirn) und unhaltbar die mechanistische Neurobiotaxistheorie von KAPPERS, wonach der Zug der Hinterwurzeln den Sinus lumbosacralis bewirke. Selbst wenn die Höhlung, der Sinus, auf diese Weise entstanden wäre, wie müßte man sich dann die Ausbildung des „Positivums", nämlich des Lumbalwulstes vorstellen?

IV. Notwendiges zur Klinik

Wie die Neuropathologie den Befunden der allgemeinen Sektion nicht entraten kann, so muß sie auch vorgängig von den Ergebnissen der klinischen Untersuchung Kenntnis nehmen, wie denn auch die Klinik rückläufig aus den neuropathologischen Feststellungen Schlüsse zieht. Unter den „Begründern der Neurologie" zählt HAYMAKER 57 klinische Neurologen auf. Hier nur einige wenige Namen, die vom vergleichenden Standpunkt besonders wichtig sind: BABINSKI, BROWN-SÉQUARD, CHARCOT, DEJERINE, ERB, FRIEDREICH, HEAD, HUNTINGTON, JACKSON, PIERRE MARIE, OPPENHEIM, QUINCKE, ROMBERG, WAGNER VON JAUREGG, WERNICKE, WILSON.

Für die Veterinärmedizin sind im Abschnitt „Historisches" bedeutende Namen schon erwähnt. Klinische Angaben über Nervenkrankheiten der Tiere enthalten die gebräuchlichen Lehrbücher; besonders das bekannte Werk von HUTYRA-MAREK-MANNINGER. In neuester Zeit sind der Untersuchungsgang und die hauptsächlichsten Symptome bei nervösen Störungen der Haustiere von MONTI dargestellt worden.

Da wir seit Jahren darauf bedacht sind, unsere Fälle auch klinisch selber zu untersuchen, was aber nur in einem gewissen Prozentsatz möglich wurde, verfügen wir über ein klinisches Beobachtungsgut auch bei Tieren, das uns erlaubt, zu den entsprechenden Fragen aus eigener Erfahrung Stellung zu nehmen.

Die Untersuchungsmethoden und die klinischen Symptome wechseln von Tierart zu Tierart und unterscheiden sich von denen beim Menschen. Bei keiner Tierart liegen derart günstige Bedingungen für eine gründliche klinische Untersuchung vor wie beim Menschen: Meist persönlich gegebene Anamnese, sprachliche Mitteilung über Sensibilitätsstörungen und über Art und Sitz der Schmerzen, Mithilfe und nicht Abwehr bei der Untersuchung, topographisch richtungweisende Reflexe (Babinski) und leichter zu beurteilende Gangstörungen. Einige diagnostische neuro- und psychopathologische Merkmale vermißt man bei Tieren: z.B. das psychoorganische Syndrom mit Affektlabilität, Gedächtnisausfällen für Frischerlebtes, Denkstörungen, dann auch Aphasien, Agnosien, Apraxien.

Da es sich beim Menschen um die unbedingte Erhaltung des Lebens und womögliche Heilung seiner Leiden handelt, sind für ihn passende Methoden erfunden worden und am Einzelfall werden selbst kostspielige Untersuchungen nicht gescheut: Röntgen in verschiedenen Anwendungsformen, Elektroencephalographie, neurochirurgische Eingriffe. Alles, was nur einigermaßen Erfolg verspricht, wird angewendet, selbst wenn keine Restitutio ad integrum zu erwarten ist — und wie oft ist sie es bei Nervenleiden nicht!

Bei Tieren dagegen bedeutet die vermeintliche oder sichere Annahme einer Defektheilung fast immer das Todesurteil. Einige der eben erwähnten Untersuchungsmethoden lassen sich jedoch nicht nur aus finanziellen, sondern auch aus anatomisch-physiologischen Gründen nicht ohne weiteres bei Tieren anwenden. Es ist eine der Aufgaben der zukünftigen Veterinärneurologie, für die Haupttierarten speziell angepaßte klinische Untersuchungstechniken auszubauen. Am umgänglichsten ist wohl der Hund, wenigstens in seinen größeren Rassen, gefolgt von Rind und Pferd. Die üblichen Laboratoriumstiere (Mäuse, Ratten, Meerschweinchen) sind für eine eingehende klinische Untersuchung zu klein und von den Wildtieren stehen nur hier und da einige Exemplare in zoologischen Gärten zur Verfügung, wobei allerdings große Vorsicht bei der Untersuchung geboten ist. Dem allem steht als Vorteil gegenüber, daß wir in einem gewissen Zeitpunkt, wo wichtige klinische Zeichen das Bild beherrschen, das Tier töten lassen können, um so pathologische Prozesse zu erfassen, die für die Genese einer Krankheit von entscheidender Bedeutung sein können.

Die Neuropathologie des menschlichen Säuglings und Kleinkindes unterscheidet sich in mehreren Punkten von der des Erwachsenen und sie hat einer vermehrten Beachtung werte Berührungspunkte zur animalen.

„Im Säugling hat uns die Natur unversehrte Entwicklungsstufen geschenkt, auf denen die höheren Zentren infolge ihrer Unreife noch nicht arbeiten. In den Bewegungen, der statischen Entwicklung, der Reflexerregbarkeit und der Atmung entsprechen die Kinder vielfach den Stufen, die in den Tierversuchen der Physiologen durch Ausschaltung höherer Hirnteile entstehen" (PEIPER). Bei unseren Ausführungen über die Pyramidenbahnen wurde betont, daß die Hirnrinde beim Säugling noch keinen Einfluß auf die Massenbewegungen des Pallidum ausübe. — Bei Mensch und Tier ist die Myelinisation der Faserbündel zeitlich gestuft, wobei stammesgeschichtlich jüngere später reifen. Früh myelinisiert soll der Nervus vestibularis sein (MINKOWSKI).

Sofern die Angabe von SCHLACK richtig ist, daß das Gehirn des Neugeborenen enger vom Schädel umschlossen ist als später, so hätte man eine weitere, allgemeine Parallele zum Tiergehirn, denn wir haben den Eindruck, daß der Spielraum zwischen Gehirn und Schädelinnenseite bei Tieren sehr gering ist. Das kindliche wie das tierische Gehirn scheinen noch als Ganzes auf Reize zu reagieren und zwar besonders gern mit allgemeinen Krämpfen. Die Bemerkung von SCHERER, daß man bei Tiersektionen, ähnlich wie in der Säuglingspathologie, viel häufiger als beim erwachsenen Menschen einen den Tod erklärenden Befund vermisse, mag ihre teilweise Berechtigung haben. Es ist durchaus möglich, daß systematische histologische und bakteriologische Untersuchungen des ZNS hier noch weitere Klärung bringen werden. Die Arbeit von ROBACK-SCHERER „Über die feinere Morphologie des frühkindlichen Gehirns" bildet in vergleichender Hinsicht einen Ansatz dazu. Der viel zitierte Ausspruch von OTFRIED FÖRSTER, das neugeborene Kind sei noch ein Thalamus-Pallidum-Wesen, stimmt auch für das Tier; mit der Einschränkung allerdings, daß dem Kinderhirn noch ganz andere prospektive Potenzen innewohnen.

Für die **topische Diagnostik** gibt es beim Tier viel weniger Lokalzeichen als beim erwachsenen Menschen. Es ist heute noch unmöglich und wird es vielleicht immer bleiben, z.B. ein Syndrom des Stirnhirns oder des Schläfen- und Scheitellappens bei Tieren herauszuarbeiten. Eher zu erfassen ist ein Syndrom der Hirnhäute (Erregungszustände, Opisthotonus, Liquor), des Kleinhirns (Ataxie) oder der Hypophyse und des Stammhirns (endokrine —, Stoffwechselstörungen). Gelegentlich werden auch bei Tieren mit Erfolg differentialdiagnostische Abwägungen zur Abgrenzung von spinalen oder cerebralen Prozessen, von Erkrankungen des Groß- oder Kleinhirns und zwischen rechts und links gemacht, wofür Beispiele bei den einzelnen Kapiteln gegeben werden. Für die *artliche Diagnose* ist zu bedenken, daß die Tiere in ihrer Gesamtheit wohl allen Erkrankungen (mit Ausschluß der Syphilis, gewisser Heredodegenerationen und Intoxikationen) ausgesetzt sind wie der Mensch. Dagegen hat es der Tierpathologe mit einer Großzahl von Species zu tun, deren jede eine Prädilektion für diese oder jene Krankheit hat, so das Rind für die Tuberkulose, der Hund für Virusencephalitiden. Die Meningitis cerebrospinalis epidemica ist jedoch nurmenschlich.

Die **Anamnese** kann bei Tieren nie direkt, sondern nur von dritter Seite aufgenommen werden, wie etwa bei Kindern, bewußtlosen oder geisteskranken Erwachsenen. Dies kann Vorteile bieten hinsichtlich objektiver Beobachtung, aber auch Nachteile, wenn etwa bestehende Mängel aus irgendwelchen Gründen verborgen bleiben sollen. Bei Zuchttieren (Pferden, Rindern, Hunden) sind oft sorgfältig geführte Zuchtbücher und Stammbäume vorhanden, die für die Erforschung der Erbverhältnisse wichtig sein können.

Für den **Status präsens** muß auch bei Tieren neben dem systematisch vorgenommenen neurologischen Status eine allgemeine Durchuntersuchung gefordert werden hinsichtlich Temperatur, Puls, innere Organe, Blut- und Urinbefunde. Wir verkennen nicht die mannigfachen Schwierigkeiten, die einer solchen Forderung sich entgegensetzen: Das kranke Tier hilft nicht mit, die

Untersuchungen zu erleichtern, im Gegenteil; es stehen dafür in der Regel kein sauberes und helles Krankenzimmer oder gar eine bis in alle Einzelheiten ausgerüstete Klinik zur Verfügung.

Bei der Beurteilung des *psychischen Zustandes* der verschiedenen Tiere hat man es nicht mit einem Einheitsmodell zu tun, sondern mit großen art- und rassegebundenen Unterschieden der seelischen Struktur. Das Erkennen von kleineren Abwegigkeiten verlangt ein weitgehendes Vertrautsein mit dem normalen psychischen Verhalten der betreffenden Tierart.

Da für uns im Sinne von KLAGES *Bewußtsein* die Fähigkeit zu begrifflichem Denken, verbunden mit Willensakten oder kurz Reflexionsvermögen bedeutet, kann es bei Tieren nicht vorkommen. Deshalb erachten wir die Anwendung der Bezeichnungen Bewußtsein und Bewußtseinsstörungen für die animale Psychopathologie als unangebracht. Man spricht bei Tieren folgerichtiger von normalem psychischem Verhalten, von freiem Sensorium, von Wachheit des Erlebens und deren mehr oder weniger tiefgehenden Störungen. Bewußtlosigkeit entspricht bei Tieren einem Verlust der Sinnesfunktionen. Natürlich werden in praxi auch die Termini Apathie, Somnolenz, Torpor oder Koma verwendet.

Für die Erfassung der möglichen **Bewegungsarten** (Motorik) bei Mensch und Tier scheint uns wiederum die von KLAGES gegebene Einteilung in 5 Gruppen die treffendste. Er unterscheidet: Reflexbewegungen, automatische Bewegungen, Triebantriebsbewegungen, Ausdrucksbewegungen und die nur menschliche Willkürbewegung.

In der tierischen Neurologie ist die Beurteilung der **Motilität** und ihrer Störungen wohl das Wichtigste zur Stellung einer Diagnose. Zweckmäßig werden dabei folgende Untergruppen abgeteilt: *Motorische Reizerscheinungen* (Hyperkinesien, Krämpfe, Roll-, Wälz- und Drehbewegungen, Tremor). *Motorische Ausfallserscheinungen* (Hypo- und Akinesien, Lähmungen verschiedener Art). Da die Tiere nicht auf unseren Wunsch hin entspannen, ist die Abgrenzung einer spastischen Lähmung von der Rigidität fast immer sehr schwer. Daß es bei Tieren keine spastische Hemiparese oder Hemiplegie gibt, wurde schon erwähnt. *Motorische Fehlleistungen* (Koordinationsstörungen, Ataxien).

Die in der humanen Neurologie so wichtige Prüfung der **Sensibilität** und ihrer Störungen verliert in der animalen durch Wegfall der sprachlichen Mitteilung viel an praktischer Bedeutung. Fast nur die Untersuchung auf Schmerzempfindung oder deren Wegfall (Analgesie) ist klinisch verwertbar.

Der Prüfung der **Reflexe** kommt auch bei Tieren eine erhebliche Wichtigkeit zu, wenn auch nicht die gleiche wie beim Menschen, und zwar aus folgenden Gründen: Ablenkung und Entspannung werden nur schwer erreicht; die Tiere müssen hie und da zwangsweise zur Untersuchung umgelegt werden. Der Bauchdeckenreflex ist nicht vorhanden, da die Säuger bis hinauf zu den Primaten eine Areflexie der Bauchdecken haben. Gelegentlich auftretende Hautmuskelreflexe dürfen nicht damit verwechselt werden. Der so wichtige Babinskireflex (Dorsalflexion der Großzehe und Fächerform der übrigen Zehen bei Bestreichen der Fußsohle) ist nicht vorhanden, weil er ein Pyramidenzeichen wäre (s. S. 19) und der tierische Fuß anders gebaut ist (Ausnahme der Affenfuß). Klinisch wichtig sind auch bei Tieren der Corneal-, Patellar-, Achilles- und Analreflex, sowie die Blasen-, Mastdarm- und Sexualreflexe. Die bisherige Besprechung handelte nur von „unbedingten Reflexen", die auf den entsprechenden Reiz hin eintreten müssen. Nach zahllosen Experimenten an Hunden hat der russische Physiologe PAWLOW seine Theorie von den „*bedingten Reflexen*" aufgestellt, die auch psychische genannt werden, indem ihr Reflexbogen durch die Hirnrinde gehen soll. Obschon diese Theorie experimentell an Tieren gewonnen wurde und für die experimentelle Erzeugung von Neurosen weitergehandhabt wird (MASSERMANN u. a.), hat sie in der Veterinärmedizin keine nennenswerte praktische Bedeutung erlangt. Anders in der Humanmedizin und besonders in der Psychopathologie, wo ihre Bedeutung, wie uns scheint, oft weit überschätzt worden ist, von ihrer Geltung als Weltanschauung gar nicht zu reden. *Haltungs-* und *Stellreflexe* sind vor allem von MAGNUS und DE KLEIJN ebenfalls an Tieren studiert worden. Es handelt sich um eine reflektorische Beeinflussung des Tonus der Körpermuskulatur durch die Stellung des Kopfes und seine Lage im Raum. Bei manchen Tieren sind solche Reflexe unter physiologischen Verhältnissen nachweisbar, beim Menschen jedoch nur unter pathologischen, vorwiegend bei Großhirnschädigungen. Nach den Beschreibungen und Abbildungen im Buch von McGRATH lassen sich solche tonischen Stellreflexe mit Vorteil auch in der Hundeneurologie prüfen und verwerten.

Notwendige Bemerkungen über die Sinnestätigkeiten finden sich im Kapitel „Peripheres Nervensystem" bei den einzelnen Hirnnerven.

Leider ist die Untersuchung des **Liquor cerebrospinalis** in der Veterinärmedizin noch nicht Allgemeingut geworden, obschon nur mit ihr in einzelnen Fällen eine sichere Diagnose ermöglicht wird und in vielen Fällen richtungsweisende Befunde geliefert werden. Einigermaßen verständlich wird diese Feststellung, wenn man bedenkt, daß die Gewinnung der Rückenmarksflüssigkeit bei gewissen Tierarten (Pferd, Schwein, Kleintiere) mit erheblichen Schwierigkeiten verbunden ist. In der Arbeit „Der Liquor cerebrospinalis in der Veterinärmedizin" von R. FANKHAUSER (1953) sind an Hand eigener Erfahrung an mehreren Hundert untersuchten normalen und pathologischen Liquores bei Haustieren und durch Sichtung der bis dahin reichenden Literatur die bisherigen Kenntnisse über Gewinnung und Eigenschaften des Tierliquors zusammengestellt worden. Ein weitreichendes Schrifttumsverzeichnis mag dem speziell Interessierten gute Dienste leisten. Aus dieser Arbeit, also unseren eigenen Erfahrungen, zitieren wir einige wichtige Punkte.

Beim Pferd ist nur die Suboccipitalpunktion befriedigend. Die Werte sind besonders von BEHRENS bearbeitet worden. Bei der Zelldifferenzierung finden sich neben Lymphocyten, Histiocyten auch große, blasse, konzentrisch geschichtete Elemente, über deren Natur noch keine Klarheit herrscht. Die Normomastix- und Goldsolreaktionen geben schon normalerweise ziemlich tiefe Links- oder Mittelkurven, weshalb es gerade beim Pferd schwierig ist, nicht ausgesprochen pathologische Ausfälle zu beurteilen. Wertvoll ist die Untersuchung bei der BORNAschen Krankheit und bei anderen Encephalitiden mit dem Nachweis der entzündlichen Reaktion oder beim Dummkoller mit meist in die Norm fallenden Werten.

Beim *Rind* ist die Methode der Wahl für die Liquorgewinnung die Lumbalpunktion, die am stehenden, nicht anaesthesierten Tier ins Foramen lumbosacrale vorgenommen wird. Nach KOLB-HIEPE soll allerdings die lumbosacrale Punktion beim schwarzbunten Niederungsvieh für klinische Zwecke unbrauchbar sein; warum wird nicht gesagt. Es wird deshalb bei dieser Rasse die „postoccipitale" Methode empfohlen.

Zur Widerlegung der da und dort zu findenden Aussage, es sei kein tierischer Liquor dem menschlichen in seinen biologischen Eigenschaften gleich, seien nachstehend die Liquorbefunde bei Rind und Mensch in Tabelle 1 zusammengestellt.

Unter Berücksichtigung der bei verschiedenen Autoren sowohl für den Menschen wie auch für das Rind angegebenen Schwankungsbreiten einzelner Befunde, läßt sich aus der Tabelle entnehmen, daß zwischen beiden Liquores kein nennenswerter Unterschied besteht. Was die cellulären Elemente betrifft, so können wir ROEDER-REHM beipflichten, daß neben den Lymphocyten sich im Gegensatz

Tabelle 1

	Normaler Liquor	
	beim Rind	beim Menschen
Aussehen	wasserklar	wasserklar
Druck	unter 200 mm H_2O	unter 200 mm H_2O
Zellen	0—10/3	0—10/3
Gesamteiweiß	20—33 mg-%	20—33 mg-%
Globulin	2—8 mg-%	2,5—9 mg-%
Albumin	10—22 mg-%	15—25 mg-%
Eiweißquotient	0,11—0,25	0,2—0,45
Zucker	35—70 mg-%	45—75 mg-%
Chloride	650—725 mg-%	720—750 mg-%
Kalium	11,2—13,8 mg-%	10,5—16,9 mg-%
Calcium	5,1—6,3 mg-%	4,4—6,8 mg-%
Spezifisches Gewicht	1005—1008	1006—1009
Viscosität	1,019—1,029	1,01—1,06
Gefrierpunkterniedrigung . . .	—0,54 bis —0,55°	—0,56 bis —0,57°

zum menschlichen Liquor fast immer zahlreiche Histiocyten und Gitter- bzw. Freßzellen im Rinderliquor finden. Auch die gebräuchlichen Globulinreaktionen (NONNE-APELT, PANDY, WEICHBRODT) fallen im Rinderliquor negativ bis gelegentlich schwach positiv aus. Es stimmen ferner die Kolloidkurven im wesentlichen mit denen des Menschen überein.

Bei den bisher doch recht häufigen tuberkulösen Erkrankungen des ZNS beim Rind leistet die Liquoruntersuchung rasche und entscheidende Dienste für die Diagnosestellung (Strumpfbildung durch Fibrinausfällung, Bacillennachweis).

Leider bietet beim *Schwein*, das man gerne für experimentelle Zwecke der Virusübertragung (Teschenerkrankheit) gebrauchen möchte, sowohl die Suboccipital- wie die Lumbalpunktion Schwierigkeiten (ungebärdige Tiere, dickes Fettpolster, tiefe Lage der Membrana atlantooccipitalis).

Über den Liquor des *Hundes* ist recht viel gearbeitet worden. Nur die Suboccipitalpunktion führt bei ihm mit großer Regelmäßigkeit zum Erfolg und liefert genügend Flüssigkeit zur Untersuchung. Am besten wird der Eingriff in Narkose vorgenommen. Gerade bei den recht häufigen Virusencephalitiden (Staupekreis) gehört die Liquoruntersuchung als ein wichtiges Glied in die Kette der diagnostischen Befunde. Da das *Kaninchen* in großem Ausmaß für experimentelle Studien (Neurosyphilis, Virusencephalitiden) gebraucht wurde, ist auch sein Liquor ausgedehnt kontrolliert worden. Bei den *Affen* soll nach MOLLARET der Unterschied zwischen cisternalem und lumbalem Liquor größer sein als beim Menschen. Bisherige elektrophoretische Untersuchungen an tierischem Liquor haben noch keine praktisch verwertbaren Resultate ergeben (SCHLUEP).

Die Untersuchungen mit dem **elektrischen Strom** (Prüfung der faradischen und galvanischen Erregbarkeit) haben sich in der Veterinärmedizin aus verschiedenen Gründen nie recht eingebürgert. Hauptgründe sind, daß Stellen des Felles geschoren werden müssen, was nicht immer angeht, und daß ziemlich hohe Stromstärken verwendet werden müssen, bis Schmerz- und Abwehrreaktionen ausgelöst werden. Gleiche Schwierigkeiten gelten für die *Chronaxiebestimmung*, wozu überdies eine kostspielige Apparatur kommt. Nach BOURGUIGNON (mündliche Mitteilung) sind die Werte z.B. beim Hund sehr wenig homogen, so daß sich keine allgemein gültigen, klinisch verwertbaren Regeln finden ließen.

Obgleich schon BERGER, der Begründer der *Elektroencephalographie*, auch Tiere bei seinen Studien verwendet hat, so hat sich doch das EEG mit wenigen Ausnahmen noch nicht in der tierischen Neuropathologie durchgesetzt. Dagegen leistet die Darstellung des Skelets von Schädel und Wirbelsäule durch *Röntgenstrahlen* (Frakturen, Luxationen, Arthronosen) auch bei Tieren wertvolle Dienste. Auch die *Myelographie* wird gelegentlich speziell bei

Hunden mit fraglicher Discushernie herangezogen (eigene Erfahrung, BROOK, HOERLEIN, v. MOENNING, OLSSON). Der Anwendung der beim Menschen so aufschlußreichen *Encephalographie* durch Lufteinbringung (lumbal, cisternal, in die Ventrikel) und nachfolgender Röntgenaufnahme stehen beim Tier neben anderen auch anatomische Gründe entgegen: Kleines Gehirn und damit kleine Ventrikel, tief im Schädel geborgene Lage mit Darstellungsschwierigkeiten für Röntgenstrahlen, Narkose zur Ruhigstellung). Desgleichen wird die ursprünglich von MONIZ an Hunden herausgearbeitete Methode der *arteriellen Encephalographie*, beim Menschen oft unerläßlich zur Diagnostik von Gefäßerkrankungen und Tumoren, beim Tier in der Klinik kaum verwendet.

An der Wiener Tierärztlichen Hochschule (UEBERREITER, POMMER) macht man die ersten Schritte zum Ausbau und der Anwendung der eben skizzierten Methoden für die Haustiere mit dem Ziel, an geeigneten Einzelfällen *neurochirurgisch* vorzugehen. Hirnoperationen sind bisher bei Tieren mit Ausnahme solcher zu experimentellen Zwecken fast nur bei der Coenurose der Wiederkäuer vorgenommen worden.

Nach diesem Hinweis auf die Laboratoriumsuntersuchungen und die weiteren technischen Hilfsmethoden, wollen wir doch unterstreichen, daß einer von Wissen getragenen, guten klinischen Durchuntersuchung die Führung in der Diagnosestellung zukommt, was in letzter Zeit besonders von WARTENBERG betont wurde, der in seinen „Neurologischen Untersuchungsmethoden in der Sprechstunde" unter anderem schreibt: „Je mehr wir von der klinischen Neurologie wissen, um so weniger brauchen wir Laboratoriumsuntersuchungen anzuwenden und um so wertvoller werden uns diese Maßnahmen, wenn sie notwendig sind." Diese Feststellung eines Humanneurologen ist erfreulich für die tierische Neurologie, wo die verschiedenen Hilfsmethoden aus mannigfachen Gründen, besonders aber ihrer Kostspieligkeit wegen, viel seltener als beim Menschen in Anwendung kommen können. Betrüblich ist es dann aber festzustellen, daß die Großzahl der feineren, klinischen Zeichen, Handgriffe und Tests, die in der menschlichen Neurologie zum Rüstzeug gehören, bei Tieren nicht erkannt oder angewendet werden können. Aus dem eben erwähnten Buch seien nur einige namhaft gemacht, auf die nicht schon vorher ein Hinweis fiel: Verschiedene Tests an der Hand für die einzelnen Armnerven, Pendelbewegung der Arme und Beine, Positionsversuch der Glieder, Kopffalltest, Schreibstörungen, stereognostischer Sinn, ROMBERGsches Zeichen, Dermographismus). Aufgabe der Veterinärneurologie wird es sein, für die wichtigsten Tierarten, die ihrem Wesen und ihren häufigsten Nervenkrankheiten entsprechenden klinischen Untersuchungsmethoden herauszuarbeiten.

Eben sind einige Untersuchungshandgriffe oder -tests der Humanneurologie erwähnt worden, die keine einfachen Reflexe sind. Wenn in der Veterinärmedizin noch vielfach bei der Behandlung von Haut- und Schleimhautreflexen etwa ein Ohrreflex (bei Greifen in die Ohren als Antwort ein Kopfschütteln) oder ein Kronreflex (bei Treten auf die Hufkrone als Reaktion ein Wegziehen des Hufes) beschrieben werden, so handelt es sich auch hierbei um keine einfachen Reflexe, sondern um ein von vielen Bedingungen abhängiges, kompliziertes Verhalten.

Auch bei bestem Willen der Berufenen wird sich die klinische Untersuchung am Tier nie derart verfeinern können wie am Menschen und somit zur Erkennung und Abgrenzung von Krankheitsbildern nie auch nur annähernd Ebenbürtiges leisten. Fortschritte in der animalen Neurologie müssen daher vorwiegend von der pathologischen Anatomie und Histologie herkommen, eine Erkenntnis, die mit ein Grund zur Abfassung dieses Buches war. Andererseits läßt gerade die Verschiedenheit der menschlichen und tierischen neurologischen Klinik das Bedürfnis erkennen, es möchten die angehenden Ärzte und Tierärzte gegenseitig in ihre Sparten eingeführt werden zur gegenseitigen Bereicherung, ein Wunsch, dem wir des öftern — aber wohl noch lange vergebens — Ausdruck gegeben haben. Statt propädeutisch nur durch physiologische Experimente an Tieren, meist an solchen, die dem menschlichen Organismus recht ferne liegen, in die Geheimnisse der Funktionen des Nervensystems eingeführt zu werden, dürfte der zukünftige Arzt durch Einführung in die Veterinärneurologie ebenso reichen wissenschaftlichen und ärztlichen Gewinn ziehen. Aus ähnlichen

Überlegungen stellt auch GROBER-Jena das Postulat auf: „Vertiefte Erkenntnis und moderne Entwicklung fordern einen weit engeren Zusammenschluß der Veterinär- und der Humanmedizin. Nicht nur gilt das für wissenschaftliche Forschung, also für vergleichende Anatomie, Physiologie und die anatomische wie physiologische Pathologie, sondern erst recht für die Klinik."

V. Material, Verarbeitung und Darstellung
1. Material

Der Außenstehende macht sich schwerlich eine richtige Vorstellung von den Schwierigkeiten, mit denen eine Sammlung tierischen neuropathologischen Materials verbunden ist. Besonders mühsam ist dies, wenn es sich darum handelt, nicht nur zufällige, wenn auch interessante Einzelbefunde zu erheben oder einer bestimmten Fragestellung bei einer einzelnen Tierart nachzugehen, sondern auf möglichst breiter Basis sich einen Überblick und ein eigenes Urteil zu erarbeiten. Wollte man sich darauf beschränken — was der an einer Klinik oder Prosektur tätige Forscher tun kann — zu warten, daß das Material von selbst einläuft, so müßte unter unseren hiesigen Verhältnissen das Ergebnis recht dürftig ausfallen. (Dies ist vielleicht anders in den großen Tierkliniken der USA.)

Es sind etwa die nachfolgend genannten Schwierigkeiten — neben manchen anderen —, mit denen man sich auseinanderzusetzen hat oder durch welche man behindert ist:

1. Viele nervöse Störungen bei Tieren werden nicht richtig erkannt oder gedeutet, so daß eine Untersuchung des ZNS von den Außenstehenden gar nicht in Betracht gezogen und veranlaßt wird.

2. Abgesehen von einem gewissen Prozentsatz aus städtischen Verhältnissen werden Hunde und Katzen kaum einer Sektion zugeführt.

3. Bei den landwirtschaftlichen Nutztieren kommt es, wenigstens unter unseren intensiven Wirtschaftsverhältnissen, nur ganz ausnahmsweise zu einem natürlichen Ableben der Tiere. Bei der Schlachtung wird aber infolge des Betäubungszwanges das Gehirn durch Schuß oder Schlag stets schwer geschädigt. Will man dies verhindern, so muß man persönlich bei der Tötung zugegen sein, eine Tiefnarkose vornehmen, die Schlachtung überwachen und das Material sicherstellen. Dies alles spielt sich nicht in der relativen Abgeschlossenheit einer Klinik oder eines pathologischen Institutes, sondern meist in aller Öffentlichkeit ab. Neben technischen Schwierigkeiten hat man allerhand Vorurteile und passiven Widerstand von seiten der beteiligten Laien zu überwinden. Daß man unter solchen Voraussetzungen für die Gewinnung eines einzigen Falles — der sich zudem bei der histologischen Untersuchung als nicht lohnend herausstellen kann — leicht einen ganzen Tag versäumt, sei nur nebenher bemerkt.

4. Eine von vornherein gezielte Untersuchung ist selten möglich, da wir nur ausnahmsweise über erschöpfende Krankengeschichten verfügen, wie dies bei den menschlichen Fällen die Regel darstellt.

5. Das Herauspräparieren des Gehirns ist, insbesondere beim erwachsenen Rind, eine recht mühsame und zeitraubende Arbeit, kann aber kaum ungeschulten Hilfskräften überlassen werden, da sonst mancherlei übersehen wird.

6. Die Erfordernisse der Fleischverwertung und die Schlachtgewohnheiten verunmöglichen manche oft dringend erwünschte Untersuchungen. So ist z. B. das periphere Nervensystem nur selten zugänglich, da man die Muskulatur nicht zerstückeln darf. Großtiere werden mitten durch die Wirbelsäule längsgespalten, und nicht alle Schlächter haben die Geschicklichkeit oder den guten Willen, dabei das Rückenmark möglichst zu schonen.

7. Allen diesen Schwierigkeiten muß man persönlich begegnen. Eingesandtes Material wird sehr oft durch unzweckmäßige Behandlung oder wegen ganz mangelhafter Angaben weitgehend entwertet. Es ist deshalb eine wichtige Nebenaufgabe, die jeder Veterinärpathologe und -bakteriologe zur Genüge kennt, aufklärend und erzieherisch zu wirken, damit die praktizierenden Tierärzte, aber auch andere „Lieferanten", dem Material möglichst viel Sorgfalt angedeihen lassen.

Wir empfehlen, nebst einem möglichst eingehenden Vor- und Sektionsbericht, die uneröffnete Schädelkapsel und je ein kleines Stück der wichtigsten inneren Organe (Herz, Lungen, Leber, Milz, Nieren, Nebennieren, Pankreas) und selbstverständlich alle makroskopisch veränderten Teile einzuschicken. Bei der Notwendigkeit einer bakteriologischen Untersuchung sind die Organstücke größer zu entnehmen. Bei entsprechenden klinischen Befunden ist das ganze Rückenmark oder eventuell ein Stück Wirbelsäule mit der fraglichen Läsion beizulegen. Hunde, Katzen und andere Kleintiere werden zweckmäßig als ganze Kadaver eingeschickt. — Es versteht sich von selbst, daß dies auf dem raschest möglichen Weg zu geschehen hat, besonders in der warmen Jahreszeit.

In unserer Sammlung befinden sich nun (mit Abschluß auf September 1956) *2900 in Krankengeschichten registrierte Fälle*, welche in über 20jähriger Tätigkeit zusammengetragen wurden. Weitaus die meisten von ihnen sind in unserem Laboratorium histopathologisch untersucht worden. Bei einem großen, wenn auch nicht zahlenmäßig genau vermerkten Teil wurde die Gesamtsektion, bei sehr vielen auch die klinische Untersuchung und oft längere Beobachtung durch uns selber vorgenommen.

Neben dem vielen Material, welches von der uns Gastrecht gewährenden Veterinär-ambulatorischen Klinik stammt, sind wir für die Überlassung zahlreicher Fälle und für manche anderen Hilfeleistungen vor allem folgenden Instituten verpflichtet: Dem Vet.-pathologischen Institut (Prof. Dr. HAUSER), dem Vet.-bakteriologischen Institut (Prof. Dr. SCHMID), der Kleintierklinik (früherer Leiter: Dr. BACHMANN, jetzt Priv.-Doz. Dr. FREUDIGER) und dem Vet.-anatomischen Institut (Prof. Dr. ZIEGLER, Priv.-Doz. Dr. MOSIMANN). Manches wertvolle Pferdematerial erhielten wir von der Vet.-Medizinischen (Prof. Dr. STECK) und Chirurgischen (Prof. Dr. LEUTHOLD) Klinik sowie aus den Kuranstalten der Eidg. Militärpferdeanstalt (Oberstlt. EGLI, Major LÖHRER). Schließlich erfreuten wir uns auch der Mitarbeit zahlreicher Kollegen aus der Praxis, unter denen nur Priv.-Doz. Dr. MESSERLI namentlich erwähnt sei.

Die gerade in den letzten Jahren erfreulich angewachsenen Wildtieruntersuchungen wären nicht möglich gewesen ohne die Mitarbeit des Institut vétérinaire Galli-Valerio in Lausanne (Dr. BOUVIER), von Priv.-Doz. Dr. KLINGLER, Bern, und Dr. LANG, Direktor des Zoologischen Gartens in Basel.

Leider erlaubten materielle Hemmnisse bisher nicht, an virologische Probleme heranzutreten, die gerade in der Tierneurologie eine große Rolle spielen würden. Hier blieb uns nur das Hoffen auf die Zukunft.

Obschon unser Material eine Auslese darstellt und zu gewissen Zeiten in seiner Zusammensetzung durch bestimmte zu bearbeitende Fragen stark beeinflußt wurde, mag es doch einen Hinweis auf die Bedeutung der einzelnen Arten für unsere Problemstellungen geben. Die nachfolgende Liste gibt eine vereinfachte Zusammenstellung nach Tierarten. (Da die Prozentzahlen aufgerundet sind, übersteigt die Gesamtsumme 100 um etwas.)

Tabelle 2

Tierart	Anzahl der Fälle	Prozentanteil	Tierart	Anzahl der Fälle	Prozentanteil
Hund.....	790	27,2	Katze	122	4
Rind	461	16	Schaf	36	1,2
Geflügel ...	267	9,2	Ziege	11	0,4
Schwein ...	252	8,7	Wildtiere...	496	17
Pferd.....	183	6,3	Affen	16	0,6
Labortiere...	133	4,6	Mensch ...	134	4,6

Geflügel: Hühner, Truthühner, Enten, Gänse, Pfau, Tauben, Ziervögel.
Labortiere: Kaninchen, Meerschweinchen, Ratte, weiße Maus, Hamster.
Wildtiere: Kamel, Elch, Hirsch, Damhirsch, Steinbock, Mufflon, Gemse, Reh, Wildschwein; Tiger, Panther, Gepard, Serval, Fuchs, Fischotter, Iltis, Edelmarder, Nerz; Murmeltier, Nutria, Hase, Eichhörnchen, Maulwurf, Mäuse; Igel, Fledermaus; Mäusebussard, Falke, Waldohreule, Schleiereule, Schwan, Wildente, Wendehals, Kardinal, Fasan, Rebhuhn, Steinhuhn, Krähe, Amsel, Specht, Mauerschwalbe, Triel; Fische, Schlangen, Eidechsen, Schildkröten. (Es wurden systematisch alle erreichbaren Wildtiere untersucht; nicht alle genannten zeigten neuropathologische Befunde.)

Wenn man bedenkt, ein wie kleiner Prozentsatz aller Tiere überhaupt auf Veränderungen des ZNS hin untersucht wird, muß man davon absehen, bindende Aussagen über die Häufigkeit bestimmter Nervenkrankheiten bei ihnen machen zu wollen. Dies gilt schon für die Haustiere, in vermehrtem Maße aber für alle wildlebenden Arten. Breitere Erfahrung, auf die wir in unserem Fall doch Anspruch erheben dürften, gibt lediglich einen Eindruck der zahlenmäßigen Bedeutung einiger besser bekannten Krankheiten vor allem bei den Haustieren. Stets ist aber an die sehr großen geographischen Unterschiede zu denken, so daß unsere Befunde hinsichtlich Häufigkeit von Nervenkrankheiten nur für die Verhältnisse unseres Landes Gültigkeit haben.

Es sei hier eingeschoben, daß auch das Studium der Fachliteratur diese Lücken nicht zu schließen vermag. Wenn in irgendeinem Land oder an einem bestimmten Ort viel über gewisse tierische Nervenkrankheiten bekannt ist, so heißt dies zumeist nur, daß sich dort jemand mit entsprechenden Untersuchungen abgibt. Es bedeutet aber noch nicht, daß diese Krankheiten dort besonders häufig sind, oder daß sie anderswo nicht vorkommen. Die Angaben über Wildtiere stammen zum größten Teil aus zoologischen Gärten, sind also für die Verhältnisse in der freien Natur nicht verbindlich. Leider ist auch vieles sicher interessante Material so unzureichend beschrieben, daß sich nichts damit anfangen läßt. Wir haben dies feststellen müssen bei der Durchsicht mancher Arbeiten, welche in der Liste von O'CONNOR HALLORAN angeführt sind. Wir haben solche Angaben deshalb auch nicht in unsere Literaturverzeichnisse aufgenommen.

Wenn die Zahl der tierischen Nervenkrankheiten klein scheint im Vergleich zu den menschlichen, so darf nicht vergessen werden, daß die Bevölkerungszahl in den meisten europäischen Nichtagrarländern die jeweilige Gesamtzahl der großen Haustiere zusammengenommen bedeutend übertrifft. Es sollen nach DOBBERSTEIN (1955) in Deutschland auf 19 Menschen erst 1 Pferd bzw. 1 Hund oder 1 Schaf kommen. Vor dem 2. Weltkrieg soll die Zahl der Pferde, Rinder, Schafe, Schweine und Hunde zusammen noch nicht die Zahl der Menschen erreicht haben. In den USA dagegen soll es allein etwa 22 Millionen Hunde und 26 Millionen Katzen geben, was unter anderem ein Zeichen dafür sein mag, daß der Städter in seinem technisierten Leben immer stärker das Bedürfnis empfindet, ein lebendes Tierwesen als Hausgenossen bei sich zu halten. Die Unterschiede zwischen einem Industrie- und einem Agrarland mögen aus der nachfolgenden Gegenüberstellung von Angaben aus der Schweiz (die wir dem Eidg. Statistischen und dem Eidg. Veterinäramt verdanken) und aus Jugoslawien deutlich werden:

Tabelle 3

	Schweiz	Jugoslawien
Gesamteinwohnerzahl	4 950 000	17 000 000
Gesamtzahl der Großtiere	3 369 800	über 22 000 000
nämlich: Rinder	1 583 000	4 800 000
Schweine	1 038 000	4 000 000
Hunde, etwa	300 000	?
Schafe	191 400	10 500 000
Ziegen	147 400	1 500 000
Pferde	110 000	1 100 000
Geflügel (Hühner)	etwa 5 500 000	über 20 000 000

Nun ist zu bemerken, daß gerade in den Agrarländern mit extensiver Wirtschaftsweise die prophylaktischen Probleme in der Tiermedizin die weitaus größte Rolle spielen, während dem Einzelwesen weniger Aufmerksamkeit geschenkt wird. Neuropathologische Untersuchungen sind deshalb dort noch weniger an der Tagesordnung als bei uns.

Bei den in unserem Land je Jahr verstorbenen etwa 50000 Menschen ist die Todesursache in 25—28% der Fälle durch Operation oder Sektion genauer festgestellt. Da bei Tieren Operationen in diesem Sinne weniger eine Rolle spielen, wäre es um so wichtiger, möglichst viele Gehirnsektionen auch bei klinisch unverdächtigen Tieren durchzuführen (vgl. S. 123, Meningitis tuberculosa). Dem stehen aber die Gepflogenheiten der Schlachtung (Betäubungszwang, keine Notwendigkeit der Schädelöffnung nach Fleischschaugesetz, Brühen der Köpfe bei Kalb und Schwein) hindernd entgegen, so daß gerade in den Schlachthöfen sicher ein großes Material verlorengeht.

Die Todesursachen beim Menschen aus Krankheiten des Nervensystems dürften in diesem Zusammenhang interessieren. (Die Hirntumoren sind hier nicht eingerechnet; siehe dort S. 297.) Nach dem Eidg. Statistischen Amt sind 1953 durch solche Krankheiten 2214 Menschen gestorben. An erster Stelle stehen die Erkrankungen der Hirngefäße (Apoplexia cerebri usw.) mit 1287. In weitem Abstand folgen: nicht genauer bezeichnete Hirnkrankheiten 149; multiple Sklerose 114; Paralysis agitans 78; Epilepsie 74; Meningitis non epidemica et non tuberculosa 69; Poliomyelitis und -encephalitis acuta (einschließlich Spätfolgen) 63; heredodegenerative Erkrankungen 55; Psychosen 51; Encephalitis epidemica (einschließlich Spätfolgen) 51; Encephalitis non epidemica 40; Meningitis tuberculosa 40; Abscessus cerebri 10; Meningitis cerebrospinalis epidemica 9; Meningokokkensepsis 8; Myelitis 6; Encephalomyelitis und -meningitis 0.

Es werden allerdings auch Stimmen gehört, die selbst beim Menschen diesen Statistiken geringen Wert beimessen. Wenn man bedenkt, daß nur bei rund $^1/_4$ der Gestorbenen die Todesursache mit wünschenswerter Genauigkeit festgelegt werden kann, so scheint diese Skepsis begreiflich.

Unser menschliches Material, das wir zu Vergleichszwecken herangezogen haben, wurde uns zum weitaus größten Teil vom Pathologischen Institut des Kantonsspitals St. Gallen (früher unter der Direktion von Prof. UEHLINGER, jetzt unter derjenigen von Prof. ZOLLINGER) zur Verfügung gestellt, wofür wir auch hier bestens danken.

Über die Neuropathologie bei Wirbellosen, die über erste zaghafte Ansätze bisher nicht herauskam, besitzen wir keine eigene Erfahrung. Einzig in die Fragen der Normalanatomie und der senilen Veränderungen des Bienengehirns konnten wir uns durch Herrn FYG (Bienenabteilung der Eidg. landwirtschaftlichen Versuchsanstalt Liebefeld bei Bern) etwas einführen lassen. Von ihm stammen auch die mustergültigen Handzeichnungen der Abb. 1 und 51.

Die Nachteile, welche unserem kleinen Institut mit geringen Hilfsmitteln und bescheidenem Personalbestand anhaften, mußten dadurch ausgeglichen werden, daß wir mit Fachleuten — Ärzten und Tierärzten — des In- und Auslandes Kontakt suchten und fanden, womit uns nicht nur in fachlicher Hinsicht viel geholfen wurde. Über die fachlichen Probleme hinaus ergaben sich persönliche Beziehungen, deren Wert nicht überschätzt werden kann.

2. Verarbeitung

Eine Untersuchungsstelle wie die unsrige läßt sich nach Voraussetzungen und Zielen nicht einfach mit einem neuropathologischen Laboratorium vergleichen, wie es viele, teilweise sehr berühmte und mit alter Tradition, gibt. Wir blicken heute auf eine — wenn auch mehr als 2 Dezennien umfassende — Anfangszeit mit breitangelegter, extensiver Forschung zurück, obschon, wo immer es angezeigt und möglich erschien, Einzelfragen gründlicher in Angriff genommen wurden.

In technischer Hinsicht hatten wir uns den Gegebenheiten des Materials anzupassen; ein schematisches Vorgehen ist ausgeschlossen, wenn die verschiedensten Objekte vom Menschen- bis zum Mäusegehirn verarbeitet werden müssen. Die kleineren Gehirne leiden durch das Zerlegen im frischen Zustand zu sehr. Sie werden am besten ganz fixiert und nachher — zertrennt oder als Ganzes — geschnitten, sei es im Gefrier- oder im Einbettungsverfahren (Paraffin, Celloidin). Für die mittleren und großen Gehirne mit Einschluß des menschlichen schien uns für unsere Zwecke die Zerlegung in frontale Scheiben von etwa 2 cm Dicke — nach Fixation von einem bis zu mehreren Tagen — am geeignetsten. Sie erlaubt die beste Orientierung und ermöglicht vor allem stets eine Rekonstruktion.

Alles, was festgehalten werden sollte, wurde vor und/oder nach der Zerlegung photographiert. Es braucht kaum gesagt zu werden, daß, wo immer es nötig oder möglich war, auch andere Organe histologisch untersucht wurden.

Den Großteil unseres Materials fixieren wir in neutralem Formol 1:9, in genügend großen Gefäßen aus Glas oder Ton und auf Watteunterlage. Nur in Einzelfällen oder für besondere Zwecke werden andere Fixierungsmittel verwendet (Alkohol, BOUINsches Gemisch usw.); Formol verbindet mit Einfachheit der Handhabung und Billigkeit den Vorzug, Färbungen für alle wünschbaren Zwecke zu erlauben.

Für die verschiedenen histologischen Darstellungsmethoden, die wir sehr viel an Gefrierschnitten und Paraffinmaterial, weniger regelmäßig nach Celloidineinbettung verwenden, hielten wir uns an Vorschriften, wie sie in allen gangbaren Handbüchern der histologischen Technik angeführt sind (ROMEIS, ROULET, SPIELMEYER, SEIFRIED, HEIDEGGER, ANDERSON). Wir verzichteten darauf und mußten dies aus Zeitgründen, zu experimentieren und eigene Modifikationen gewisser Methoden zu suchen, obschon dies manchmal — gerade für die Darstellung der gliösen Elemente — am Tiermaterial wünschenswert wäre. Wir dürften auch heute noch nicht behaupten, für jeden Zweck Methoden herausgefunden zu haben, die im pathologisch-histologischen Betrieb mit Regelmäßigkeit befriedigen.

Da in unserem Material sehr viele Fälle unterlaufen, welche eine Weiterverarbeitung nicht lohnen, oder bei denen aus zeitlichen und materiellen Gründen darauf verzichtet werden muß, und weil oft die makroskopischen Befunde nichtssagend sind, mußten wir ein eigenes System finden. Wir können nicht, wie meist die humanneuropathologischen Institute, von vornherein die nötigen Färbungen festlegen. Nach verschiedenartigen Versuchen sind wir darauf zurückgekommen, zur ersten Orientierung lediglich Gefrier- oder Paraffinschnitte mit Hämalaun-Eosin zu färben und je nach den damit feststellbaren Veränderungen alsdann die weiteren Techniken auszuwählen oder den Fall zu erledigen. Zwar gehen wir nicht so weit wie DUBLIN, der die NISSL-Färbung und ihre Modifikationen als „although traditionally important, contributing nothing" bezeichnet. Doch ist zu sagen, daß in jenen Fällen, wo der Geübte im einfachen hämalaun- (oder hämatoxylin-) eosin- oder nach van. GIESON gefärbten Schnitt nichts findet, auch mit Spezialfärbungen kaum erheblich mehr herauszubringen ist. (Dies gilt nicht für die histochemischen Methoden, die aber am Sektionsmaterial oft wenig zuverlässige Resultate geben.) Man befindet sich mit dieser Auffassung übrigens nicht unbedingt in schlechter Gesellschaft; viele grundlegende Befunde der Neuropathologie sind an der einfachen, alten Carminfärbung erhoben worden.

Unter den alsdann von Fall zu Fall ausgewählten und regelmäßiger angewendeten Methoden seien erwähnt die VAN GIESONsche, die Fettfärbungen (meist Scharlachrot), Markscheidendarstellungen (SPIELMEYER, SCHRÖDER, WOELKER), Modifikationen der NISSLschen Färbung (Cresylviolett) sowie verschiedene Silbermethoden (BIELSCHOWSKY, GLOBUS usw.). Als zuverlässige und an tierischem Material konstante Resultate ergebende Silbermethode zur Darstellung der Neurofibrillen (praktisch der Nervenzellen und ihrer Fortsätze) betrachten wir diejenige von REUMONT. In Einzelfällen und für besondere Zwecke wurden schließlich verschiedene Methoden verwendet, die hier nicht aufgezählt zu werden brauchen. Ein noch nicht befriedigend gelöstes Problem scheint uns — für die routinemäßige Verwendung in der pathologischen Diagnostik, bei der Einfachheit, Zuverlässigkeit und Konstanz der Ergebnisse ausschlaggebend sind — die Darstellung der gliösen Elemente (Zellen und besonders Fasern), am wechselnden tierischen Material.

Bei der Untersuchung (auch in technischer Hinsicht), Interpretation und Einreihung einzelner Krankheiten und Krankheitsgruppen erfreuten wir uns der Hilfsbereitschaft hervorragender Kenner, so beim Kleinhirn von Dr. L. VAN

Bogaert, Antwerpen, beim peripheren Nervensystem von Prof. Krücke, Frankfurt a. M., bei den senilen Erkrankungen von Prof. Morel, Genf, bei der Hirnschwellungsfrage von Prof. Wilke, Gießen, und bei den Tumoren von Prof. Zülch, Köln, und Prof. Lüthy, Zürich.

Unsere Laborantinnen, von denen Frl. Inna Dauwalder besonders erwähnt sei, durften wir zur Weiterausbildung an die Institute von Prof. Morel, Genf, und Prof. Scholz, München, schicken.

Die Verfasser dieses Buches selbst konnten durch kürzere Aufenthalte an verschiedenen Instituten des In- und Auslands sich über Spezialfragen unterrichten und sind überall mit der größten Zuvorkommenheit aufgenommen worden.

Endlich haben wir von verschiedenen Instituten, in- und ausländischen, Material, meist histologische Schnitte, erhalten. An entsprechender Stelle im Text oder bei den Abbildungen wird darauf hinzuweisen sein. Hier seien nur Prof. K. F. Meyer, San Francisco und das Armed Forces Institute of Pathology (Col. Jones) in Washington DC erwähnt.

Allen, die uns in irgendeiner Form unterstützten, sei auch hier unsere dankbare Anerkennung ausgesprochen.

3. Darstellung

In der Verarbeitung unseres Materials hatten wir uns an die herkömmlichen Methoden zu halten; in der Darstellung jedoch mußten wir eigene Wege gehen. Wenn auch versucht wurde, nichts Wesentliches zu übergehen, so konnte es sich doch nicht um eine handbuchartige Aneinanderreihung von selbstbeobachteten und der Fachliteratur entnommenen Tatsachen handeln. Auf der anderen Seite hatten wir auch nicht vor, einfach eine detaillierte Beschreibung unserer interessanteren Fälle zu geben und alles andere mehr nur am Rande oder überhaupt nicht zu erwähnen, wie das z.B. Scherer in seiner wertvollen Monographie getan hat. Vielmehr schwebte uns vor, einen Rechenschaftsbericht über den heutigen Stand der Tierneuropathologie abzulegen und diese — unter Hervorhebung sowohl des Gleichen und Ähnlichen wie des Unterschiedlichen — in den Rahmen der menschlichen Neuropathologie hineinzustellen (aber nicht hineinzuzwingen!). So wurde eine freie Darstellungsweise gewählt mit öfterem Wechsel des Blickwinkels. Bald wird der Mensch oder eine menschliche Erkrankung, dann wiederum eine Tierart oder eine Tierkrankheit den Mittelpunkt bilden, von dem aus die vergleichenden Verknüpfungen erläutert werden. In einem Kapitel kann eine Erkrankungsgruppe, in einem anderen die Klinik, im dritten ein bestimmtes Organsystem thematisch den Leitfaden abgeben.

Im *Allgemeinen Teil* wird, nach einer kurzen historischen Einführung, auf eine Reihe anatomischer und funktioneller Besonderheiten hingewiesen, welche für die vergleichende Betrachtung von grundsätzlicher Bedeutung sind oder sich erst aus ihr ergeben haben.

Im *Speziellen Teil* wurden die 12 Kapitel — von wechselndem Umfang — nach Möglichkeit durch eigene Erfahrungen und eigenes Material belebt. Aus unserer in die Tausende gehenden Sammlung von Photographien haben wir die instruktivsten und passendsten ausgewählt, und von den die 271 Abbildungen zusammensetzenden 448 Einzelaufnahmen sind 414 eigene. Die Mikroaufnahmen sind dem Können von Tierarzt H. R. Luginbühl zu verdanken. Da bei der Drucklegung noch manche Größenveränderungen vorgenommen werden, wurde auf die Angabe genauer Vergrößerungsmaßstäbe bei den histologischen Bildern oft verzichtet und lediglich vermerkt: schwache (10—80 ×), mittlere (100—500 ×) oder starke (über 500 ×) Vergrößerung.

Über experimentelle Untersuchungen in der Neuropathologie gibt es eine kaum mehr zu überschauende Literatur. Im Buche von HAYMAKER finden sich Kurzbiographien einer Reihe bekannter Neurophysiologen; hier seien nur nochmals die richtunggebenden Arbeiten eines SHERRINGTON und PAWLOW erwähnt. Über die heute die Diskussion belebenden Theorien und Ergebnisse eines SPERANSKY sind die Akten noch nicht geschlossen. Das Experimentelle wurde von uns nur dort herangezogen, wo es unbedingt notwendig schien, so bei den Avitaminosen, den Entmarkungskrankheiten, den Tumoren. Grundsätzlich aber schien uns wichtiger, zu erfassen und zu verarbeiten, was die größte Experimentatorin, die Natur, bei Mensch und Tier zustande bringt. Über den oft gemachten Einwand, daß dabei nicht „reine" Versuchsbedingungen vorlägen, ließe sich des langen diskutieren; auffallend ist nur, daß sich bei fast allen Ergebnissen und Interpretationen der neurophysiologischen Experimentatoren allsobald widersprechende Auffassungen finden. Noch hat sich niemand der dankbaren, aber mühevollen Aufgabe unterzogen, herauszuarbeiten, was an unumstößlichen tierexperimentellen Befunden über das Nervensystem vorliegt und somit als gesichertes Gut betrachtet werden darf. Gerade an den Spontankrankheiten müssen sich die experimentellen Befunde bewähren oder korrigieren lassen. CHARCOT, der große klinische Neurologe, dem Tierexperiment abhold, hat angeblich über seine Türe den Satz hinschreiben lassen: «Vous ne trouverez pas une clinique des chiens chez moi.» Nun — die Zeit der bedeutenden Systematiker und nosologischen Beschreiber von menschlichen Nervenkrankheiten scheint vorüber zu sein. Heute gilt es, aus einer Synthese sinnvollen und verantwortungsbewußten Experimentierens, chirurgischer Eingriffe und fortschreitender Erforschung tierischer Nervenkrankheiten der Neuropathologie neue Impulse zu verleihen.

Mit reichlicher Mühe haben wir die *Literatur* aus verschiedenen Sprachgebieten und aus oft etwas abgelegenen Publikationsorganen zusammengesucht. Bei deren Beschaffung wurden wir von Frl. H. STAUB, Sekretärin der Klinik, in unermüdlicher Weise unterstützt. Am Schlusse des Buches findet sich, nach Kapiteln geordnet, das Literaturverzeichnis. Vor demjenigen zum Allgemeinen Teil ist eine Reihe von Werken genannt, auf die immer wieder zurückzukommen sein wird, oder denen grundsätzlich eine besondere Bedeutung zukommt.

Zumeist wird durch Nennung der Autorennamen im Text die Beziehung hergestellt. Hier wie bei der Abfassung dieses Buches im ganzen kam es uns zustatten, daß manche Einzelfragen durch uns schon in einer Reihe früherer Veröffentlichungen behandelt worden waren. So wurden die Arbeiten, die sich dort zitiert finden, zumeist nicht wieder aufgeführt. Von Autoren, die mehrfach über das gleiche Thema schrieben, wurde gewöhnlich nur die neueste Arbeit oder diejenige mit der umfangreichsten Dokumentation übernommen. Wenn Publikationen sich durch besonders reichhaltige Literaturverzeichnisse auszeichnen, wurde dies vermerkt. Wer sich eingehender über Spezialfragen der Humanneuropathologie orientieren und auch literarisch dokumentieren will, sei auf die schon erschienenen und noch folgenden Bände des Handbuches der speziellen pathologischen Anatomie und Histologie von HENKE-LUBARSCH-RÖSSLE (Springer-Verlag) hingewiesen, woraus wir einzelne Arbeiten mitverwerten und in den entsprechenden Literaturangaben aufführen.

Als Quelle für die sehr weitverstreute tierische Kasuistik seien die Jahresberichte der Veterinärmedizin von ELLENBERGER-SCHÜTZ (bis 1944), der Index Veterinarius und das Veterinary Bulletin genannt. Unsere Literaturangaben stellen also nur eine Auswahl des von uns Verwerteten dar, mit deren Hilfe sich aber der an Spezialfragen Interessierte jederzeit in das einschlägige Schrifttum hereinfinden kann.

Von den über 1500 Werken und Einzelarbeiten unseres Literaturnachweises sind rund 860 in deutscher, 430 in englischer, 160 in französischer und 50 in anderen Sprachen abgefaßt, was unter anderem zeigt, daß außer im deutschen besonders im angelsächsischen Sprachbereich das Interesse an vergleichenden und tier-neuropathologischen Problemen sehr wach ist.

Spezieller Teil

I. Erbpathologie und Mißbildungen

A. Zur Erbpathologie

Nachdem GREGOR MENDEL (1822—1884) durch seine systematischen Bastardanalysen mit Hilfe des Züchtungsexperimentes neue Wege gewiesen hatte, entfaltete sich die neuere Genetik in ungeahnter Weise, wobei sie vorerst die Domäne der Botaniker und der Zoologen blieb. Das bevorzugte Objekt der Zoologie

wurde die Taufliege Drosophila melanogaster. Bald zeigte sich aber, daß das
MENDELsche ABC der Vererbungsgesetze von der Human- und der Veterinärmedizin nicht einfach übernommen werden konnte. Die Methode der eingehenden
Analyse des Genotypus vermittels des Kreuzungsversuches war beim Menschen
und den größeren Säugetieren nicht anzuwenden. Man ging hier neue Wege
und entwickelte die *Zwillings-* und *Familienforschung*. Gerade unter den Nervenkrankheiten erwiesen sich viele als erbbedingt, und so mußten sich die
Neuropathologie und die Psychopathologie in speziellem Maße mit den Erb-
fragen beschäftigen. Da, wie oben gesagt, das Experiment und die Erb-
gesetze der Genetik in der Medizin und speziell der Erbpsychiatrie nicht
ohne weiteres anwendbar waren, konnte M. BLEULER (1942) schreiben: „ … daß
die Ehe zwischen Erbklinik und Erbbiologie bisher keine ungetrübt glück-
liche gewesen ist, daß sich jeder der Partner in seinen Hoffnungen ent-
täuscht und mißverstanden fühlt und eigenwillig seine besonderen Wege geht,
obschon ihn das Schicksal unlösbar mit dem andern verbunden hat“. Auch
SORSBY bemerkt, daß der Mensch ein schwieriges Objekt für die genetische
Forschung sei.

So blickt denn die Humanmedizin mit besonderem Interesse auf die Untersuchungen an Tieren, da bei einzelnen Arten mit einfacher gebautem Nervensystem, mit großer Wurfzahl und rascher Vermehrung eher schlüssige Resultate
zu erhalten sind. Doch auch in der Tiergenetik sollten vorerst das Sammeln
von Fällen, das Anlegen von Stammbäumen und ausgedehnte Züchtungsversuche im Vordergrund stehen und nicht das mathematisch ausgeklügelte Be-
rechnen auf Grund eines noch geringen Tatsachenmaterials. Und Material, besonders auch bei den Haustieren, gäbe es genug, würden nicht zu oft mißgestaltete Feten aus wissenschaftlich zu verpönenden Gründen einfach beiseite
geschafft.

Bei den bisherigen Forschungen auf dem Gebiete der tierischen Nervenkrankheiten sind die folgenden Punkte vielfach zu wenig beachtet worden: Zu
gewissen Zeiten gebrauchte Krankheitsbezeichnungen sind wandelbar, nicht
immer scharf umrissenen Begriffsbildungen und nur ganz ausnahmsweise reinen
Erbmerkmalen entsprechend. Je früher embryonal das Nervensystem von erblichen Störungen getroffen wird, desto ausgedehnter werden die Folgen sein, so
daß sich bei äußerer Betrachtung nicht entscheiden läßt, „ … wie weit der
direkte Wirkungskreis der Erbfaktoren reicht und was als sekundäre Folgen
ihrer Wirkung zu betrachten wäre“ (K. BONNEVIE 1935). Solche komplizierten
Erbeigenschaften lassen sich nach der zitierten norwegischen Genetikerin nur
durch embryologische Untersuchungen unserem Verständnis näher bringen. Auf
keinem anderen Gebiet der Pathologie ist das Suchen nach *Rudimentär-* und
Abortivformen so wichtig wie bei den erblichen Nervenkrankheiten. Diese
Abortivformen müssen in den Familien des Probanden gesucht werden, so z.B.
bei FRIEDREICHscher Ataxie nach isoliertem Hohlfuß, bei der RECKLINGHAUSEN-
schen Krankheit nach Pigmentflecken oder Fibromen oder bei der WILSONschen
Krankheit nach isoliertem Cornealring und nach Lebercirrhosen.

Da unsere Ausführungen nicht der allgemeinen Genetik, sondern deren möglicher Anwendung auf eine vergleichende Mensch-Tierbetrachtung in bezug auf
Nervenkrankheiten gelten, fußen sie weitgehend auf den Forschungen von
H. NACHTSHEIM, dem bekannten Bearbeiter dieses Gebietes, dem wir auch
durch persönliche Mitteilungen zu diesem Buch verpflichtet sind. Die nachfolgenden, in Anführungszeichen gesetzten Sätze sind seiner Arbeit „Der Modellversuch am Tier in seiner Bedeutung für das Verständnis menschlicher Erbleiden“ (1954) entnommen.

Zuerst sei die Frage beantwortet, ob es überhaupt einer berechtigten Annahme entspricht, bei Mensch und Tier gleiche Erbkrankheiten zu erwarten:

„Pflanze, Tier und Mensch sind indessen gleichen Erbgesetzen unterworfen, und nicht nur dies, es entstehen bei Tier und Mensch durch die gleiche Mutation oftmals die gleichen Veränderungen. Gewiß hat jede Art, jede Rasse, ja jedes einzelne Individuum Besonderheiten im Genotypus, aber ein gewisser Grundstock von Genen ist bei nach dem gleichen Bauplan — wie dem Bauplan „Säuger" — gebauten Lebewesen doch der gleiche, und wir stellen immer wieder fest, daß die Mutabilität homologer Gene sich bei den verschiedensten Säugern in gleichen Bahnen bewegt. — Bei einer vergleichenden Betrachtung menschlicher und tierischer Erbleiden ist man immer wieder überrascht über die vielfältige Parallelität der Erscheinungen. Das aber gibt uns die Möglichkeit, Fragen, die wir mit Hilfe der Methoden menschlicher Erbforschung nicht oder nur unbefriedigend beantworten können, am Tier experimentell zu prüfen und so die bestehenden Lücken zu schließen. Wir können den Modellversuch am Tier in den Dienst der Humangenetik stellen. — Für diese Modellversuche eignen sich in erster Linie die sprichwörtlich gewordenen Versuchstiere, die kleinen Nager, Kaninchen, Meerschweinchen, Ratte und Maus, zu denen neuerdings noch der Goldhamster gekommen ist. — Im Gegensatz zum Tier sind weitaus die meisten für den Menschen bekannten Erbkrankheiten — mit Ausnahme der geschlechtsgebunden vererbten — dominant erblich. Hierin liegt indessen kein prinzipieller Unterschied zwischen Mensch und Tier. Der Unterschied ist nur dadurch gegeben, daß sich recessive Erbleiden beim Menschen schwerer erfassen lassen. — Es ist selbstverständlich, daß bei der vergleichenden Betrachtung der Erbleiden von Mensch und Tier die Organisationsunterschiede zwischen im System immerhin weit voneinander entfernten Säugern nicht außer acht gelassen werden dürfen. Das Nervensystem eines Kaninchens z.B. ist einfacher organisiert, als das eines Menschen. Daraus resultieren Unterschiede in der Entstehung und Entwicklung von Erbleiden, selbst wenn homologe Gene im Spiele sind. Die einfachere Organisation kann bei der experimentellen Analyse von Vorteil sein." NACHTSHEIM verweist hier auf die Krampfanfälligkeit gewisser Kaninchenarten und sagt weiter: „Der Mensch als höchststehender Organismus bietet nun aber keineswegs immer kompliziertere Verhältnisse dar als das Tier. Artspezifische Merkmale können bedingen, daß eine beim Mensch harmlose Mutation sich beim Tier letal auswirkt."

Eine neuzeitliche Darstellung über „Letalfaktoren in ihrer Bedeutung für Erbpathologie und Genphysiologie der Entwicklung" bietet das diesen Titel tragende Buch des Zoologen HADORN (1955). Auch Beispiele für die vergleichende Neuropathologie werden darin angeführt. Schon 1942 hat der Berner Zoologe BALTZER Erfahrungen der Erbforschung für die Veterinärmedizin auszuwerten versucht. Mit den erblichen Störungen des ZNS bei den Haustieren und mit Letalfaktoren beschäftigt sich eingehend HILDEGUND SCHUMANN am Institut für Tierzucht und Erbpathologie der Freien Universität Berlin. Als Letalfaktoren bezeichnet sie Erbanlagen, die im Zustand der Homozygotie derart eingreifende Veränderungen in der chromosomalen Erbsubstanz bewirken, daß die Lebensfähigkeit des betreffenden Individuums aufgehoben wird. Die Zahl der bekannten Letal- und Semiletalfaktoren bei Hund und Katze soll relativ gering sein. Ohne genauere Angaben, aber mit Literaturhinweisen erwähnt SCHUMANN beim Hund Paralysen bei Welpen und die Bluterkrankheit (Hämophilie), die analog der menschlichen sein soll. Mehr kann die Autorin für das Geflügel, speziell für das Haushuhn angeben: Kükenataxie, angeborenes Zittern, als „shaker" und „jittery" beschrieben, Mikrophthalmie, Mikromelie, Polydaktylie, Schlafsucht, Wirbelsäulenverkürzung, Hernia cerebralis.

Bei unseren weiteren Aussagen stützen wir uns auf CURTIUS, GRÜNEBERG, INNES, NACHTSHEIM, SAUNDERS, SORSBY und eigene Erfahrungen.

Die nachfolgende *Übersicht* möge als eine Art Einführung dienen, zum Erkennen, wo Gleichheit, Analogie oder nur Vermutung eines Zusammenhanges zwischen menschlichen und tierischen Erbkrankheiten des Nervensystems besteht. Die eingehendere Besprechung der einzelnen Krankheiten folgt in den entsprechenden Kapiteln, zu deren Auffindung Seitenangaben beigefügt sind.

a) Gruppe von gleichen Erbkrankheiten des Nervensystems

<table>
<tr><td align="center">Mensch</td><td align="center">Tier</td></tr>
<tr><td>Hydrocephalus cong.</td><td>s. S. 44</td></tr>
<tr><td>Kleinhirnhypoplasien</td><td>s. S. 220</td></tr>
</table>

b) Gruppe mit Analogien zu menschlichen Krankheitsbildern

Erbliches Zittern	Hund (Airedaleterrier) (KOLLARITS)
	Küken, kong. Tremor (HUTT-CHILD)
	Kälber, Zitterkrampf s. S. 211
Erbliche Ataxien	Hund (Foxterrier) (MOLLARET)
	Kälber (SAUNDERS, INNES)
	Pferd, Oldenburger Fohlenataxie s. S. 219
	Kaninchen (ANDERS)
Genuine Epilepsie	Kaninchen, Weiße Wiener s. S. 206 (NACHTSHEIM)
	Maus, Peromyscus (DICE)

c) Gruppe mit vermuteten Zusammenhängen

Hepatolenticuläre Degeneration	Kaninchen, Schüttellähmung des Deutschen Widderkaninchens s. S. 219 (NACHTSHEIM)
	Pferd, Leberkoller s. S. 218 (DOBBERSTEIN)
Neurofibromatosis	Rind s. S. 255
Chorea Huntington	Mäuse, Tanzmäuse s. S. 208
Erbliche Sehnervenatrophie (LEBER)	Rind s. S. 247 (SCHWEINITZ)
	Hund s. S. 248 (SAUNDERS, PARRY)
Myotonia congenita (THOMSEN)	Ziegen, „Fainting goats" (CLARK, KOLB)
Amaurotische Idiotie	Hund (Engl. Setter) s. S. 84 (HAGEN)

d) Gruppe der nurmenschlichen Erbkrankheiten

Muskelatrophien, neurale und spinale	Diffuse Hirnsklerose
Dystrophia musculorum progressiva	Tuberöse Sklerose (Epiloia)
Dystrophia myotonica	PICKsche Krankheit
Myasthenia gravis pseudoparalytica	HALLERVORDEN-SPATZsche Krankheit
Spastische Spinalparalyse	Syringomyelie
Amyotrophische Lateralsklerose	Myoklonus-Epilepsie

Die in der Literatur immer wieder angeführten Beispiele von Spastischer Spinalparalyse und Amyotrophischer Lateralsklerose beim Kaninchen (NACHTSHEIM) und beim Rind (GÖTZE-ROSENBERGER) sollten, weil widerlegt, daraus verschwinden. Vergleiche nochmals die Angaben über Pyramidenbahnen S. 17 und über Muskelerkrankungen S. 261. Die sog. vererbbare Syringomyelie des Kaninchens (NACHTSHEIM-OSTERTAG) wird S. 66 besprochen. Eine Art „Spinale Muskelatrophie" hat STOCKARD bei Kreuzungsversuchen an Hunden erzeugt, die S. 261 Erwähnung finden.

Die obige Einteilung stellt nur einen Versuch dar. Sie ist sowohl für die menschlichen wie auch für die tierischen Erbstörungen des Nervensystems unvollständig und bei weiter fortgeschrittener Erforschung werden Umgruppierungen vorzunehmen sein. Die erwähnten Autorennamen sollen vor allem als Marken zum Auffinden der Literatur dienen. Die Seitenangaben lassen die eingehenderen Beschreibungen leicht finden. Eine schematische Übersicht möglichst aller vererbbaren Nervenkrankheiten nach rein pathologisch-anatomischen Gesichtspunkten ließe sich nicht einmal für den Menschen geben, da nicht so selten makroskopische und mikroskopische Spezialbefunde fehlen oder mehrdeutig sind. Auch halten sich die erblichen Degenerationsprozesse nicht an bestimmte Systeme im Gehirn oder Rückenmark, weshalb sich eine Einteilung in Erkrankungen des pyramidalen, extrapyramidalen und spinocerebellären Systems ebenfalls nicht konsequent durchführen läßt. Schließlich ist auch eine Einordnung nach dem Erbgang noch nicht möglich. In allerletzter Zeit zeichnet sich von der chemischen Seite her eine Richtung ab, die es vielleicht einmal erlauben wird, die Heredodegenerationen bei Mensch und Tier als Enzymstörungen zu charakterisieren und zu unterteilen (JERVIS 1952).

Die Lehre von der Erbbedingtheit einiger Nervenkrankheiten, die eine Zeitlang stark gestützt schien, hat von verschiedenen Seiten her eine Korrektur erfahren: durch die Erkennung der Embryopathien (Rubeolen, Toxoplasmose, Cytomegalie, Torulosis), durch die experimentelle Erzeugung von Mißbildungen durch exogene Einflüsse (Sauerstoffmangel durch BÜCHNER und seine Schule, Strahlenschädigungen durch PAULA HERTWIG, Vitaminmangel durch RANDOIN-FOURNIER usw.). Der Begriff der Phänokopie, der hier anzubringen wäre, wird später noch erläutert. Vielleicht haben in diesen bedeutungsvollen Fragen die gegen den westlichen Mendelismus sturmlaufenden Lehren eines MITSCHURIN und LYSSENKO in Rußland mit dem ihrerseits überbordenden Hervorheben der Umweltfaktoren zu einer Besinnung auf den richtigen Mittelweg gerufen. Einem solchen Mittelweg entsprechend haben die Zürcher Pädiater FANCONI-ZELLWEGER die Ätiologie der kongenitalen Mißbildungen zusammengestellt und ihr Schema sei hier wiedergegeben:

Schema aus FANCONI-ZELLWEGER
(In der Humanpathologie ist die ätiologische Bedeutung jener Faktoren, die unterstrichen sind, erwiesen)

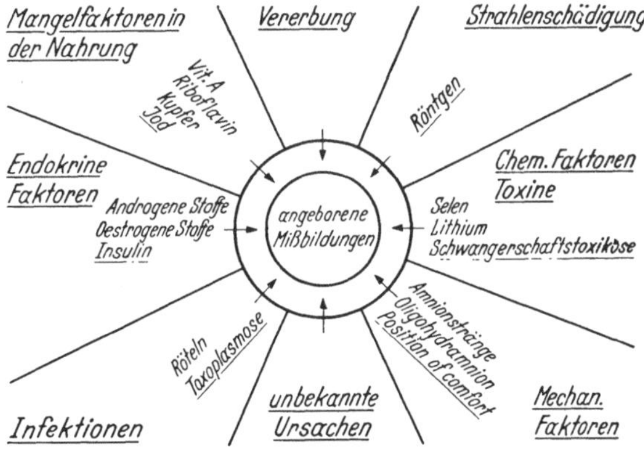

Dieses Schema gibt in groben Umrissen Auskunft über die Ätiologiemöglichkeiten für kongenitale Mißbildungen. In der Praxis aber muß sich der Arzt und der Tierarzt beim Vorliegen von chronischen neurologischen Störungen immer wieder die Frage vorlegen: Liegt ein erworbenes oder ein konstitutionell hereditäres Leiden vor? Auch zu dieser Frage hat FANCONI mit seinem Schüler ISLER ein Schema entworfen, das den Abschluß zu den Ausführungen über Erbpathologie bilden soll. Weitere Angaben über „geburtstraumatische Schädigungen" finden sich S. 352 ff.

Allgemeine Ätiologie und Prognose chronischer neurologischer Störungen im Kindesalter
(aus FANCONI-ISLER)

Allgemeine Prognose

I. Altersbedingte funktionelle Störungen (Wackelkopf, Trotzalterreaktionen, psychoreaktive Störungen usw.) — Gut

II. Verlangsamte psychosomatische Reifung — Gut

III. Definitive Ausschaltung bestimmter Partien des Zentralnervensystems. Ursache:
  1. Agenesie:
    a) erbbedingte mangelhafte Anlage;
    b) Schädigung im frühembryonalen Leben, besonders verhängnisvoll im Zeitpunkt der intensivsten Differenzierung (organogenetische Periode des betreffenden Hirnteiles)
  2. Traumatische Zerstörung in der Gravidität, bei der Geburt oder postnatal
  3. Endogene vasculäre Schäden:
    a) Blutung bei Blutungsübel (Hypoprothrombinämie des Neugeborenen;
    b) Embolie (z.B. bei Herzfehler);
    c) Thrombosen (z.B. bei septischen Erkrankungen)
  4. Entzündliche Prozesse:
    a) pränatale: Röteln oder andere Viruskrankheiten in den ersten Wochen der Gravidität, Toxoplasmose, Lues congenita;
    b) postnatale Encephalomyelitiden
  5. Toxische Schädigungen: CO-Vergiftung, Arsenintoxikation
  6. Antigen-Antikörperreaktion, z.B. bei Morbus haemolyticus neonatorum (Kernikterus)

    Stationär oder besserungsfähig durch Einspringen anderer Hirnpartien

IV. Raumbeschränkende Prozesse (z.B. langsamwachsende Tumoren, Abscesse, Gummata, Tuberkulome) — Progredient

V. Heredodegenerative Erkrankungen, meist Aufbrauchkrankheiten — Progredient

B. Über Mißbildungen (Teratologie)

Wenn SCHERER 1944 schrieb, daß über Mißbildungen des ZNS bei Tieren unverhältnismäßig wenig bekannt sei, so stimmt diese Aussage nach den Angaben der Literatur und nach unseren Untersuchungen nicht. So ist z.B. der Hydrocephalus internus congenitus des Rindes keine ausgesprochene Rarität. Es stimmt allerdings, daß man nur bei den Haustieren auf einigermaßen brauchbare Angaben über Anzahl und Arten von Mißbildungen rechnen kann. Aber auch bei diesen muß bedacht werden, daß mißgebildete Feten weggeschafft

Tabelle 4.

	Rind	Mensch	Hund	Katze	Schwein	Pferd	Kaninchen	Total
Hydrocephalus cong. . . .	5	6	5	1	1			18
Kleinhirnatrophien	9		4	8				21
Meningoencephalocele . .	5				1		1	7
Spina bifida	1							1
Balkenmangel	3	1				2		6
Arhinencephalien	4				1			5
Mikrophthalmie	5							5
Anencephalie.	1		2					3
Arnold-Chiari	1	1			1			3
Syringomyelie		2						2
Kernikterus		3						3
Doppelbildungen	4		1		1			6
Mikrocephalien		3						3
Lipodystrophie		2						2
Porencephalie			1	1				2
	38	18	13	10	5	2	1	87

werden, da man nicht gerne über solche „Unliebsamkeiten" im Stall oder in den Zuchtlinien berichtet.

Um zu zeigen, was alles im Laufe von Jahren in einer „Sammelstelle", gemeint ist unser Institut, zusammenkommt, sei *eine Zusammenstellung unserer Fälle* gegeben, bei deren Lesen bedacht sein will, daß sie eine Auslese darstellt und somit weder nach Formenreichtum noch nach der Anzahl Rückschlüsse auf das tatsächliche Vorkommen gestattet. Verschiebungen wären möglich, da einzelne Tiere verschiedene Mißbildungen zeigten, aber nur bei der uns am wichtigsten scheinenden eingereiht wurden (Tabelle 4).

Auch W. WEBER fand in seiner Aufstellung eine dominierende Stellung des Rindes, die er aber wohl mit Recht eine zufällige nennt. Er errechnete die Genfrequenz für Mißbildungen beim Rind von 1,2—1,6% ; nur die Fehlbildungen am Gehirn sollen beim Rind 16% aller Mißbildungen ausmachen (1949).

In unserer Sammlung stellen die Mißbildungsfälle 3,3% des Materials dar.

Abgesehen von Beschreibungen im Altertum begann die eigentliche wissenschaftliche Beschäftigung mit Mißbildungen bei Mensch und Tier als eine Art „Kuriositätenkabinett". GEOFFROY DE SAINT-HILAIRE hat vor mehr als 100 Jahren an Hand seiner reichen Sammlung die folgende Reihenfolge über die Häufigkeit aufgestellt: Mensch, Schwein, Rind, Katze, Schaf und in größerem Abstand Huhn, Hund, Pferd und Ziege. Wenn der Mensch in einer solchen Aufstellung an der Spitze steht, so heißt das vorerst nur, daß bei ihm aus verschiedenen Gründen ziemlich alle Mißgestaltungen bekannt und untersucht werden. Von Land zu Land wechseln außerdem die einzelnen Zahlen über die Tiergattungen und damit auch die Mißbildungen. Wenn in unserer Zusammenstellung das Schaf z.B. nicht figuriert, so ist die bei uns geringe Schafzucht vorerst schuld daran.

In dieser ersten Phase des Sammelns, an der auch der Berner Universalgelehrte ALBRECHT V. HALLER beteiligt war und der Mißbildungen durch ein Zuviel oder

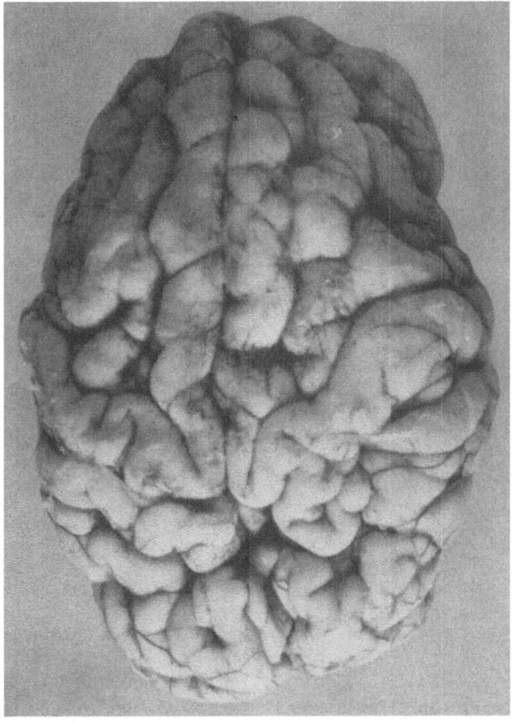

Abb. 8. Mensch. 3 Monate alter Säugling mit Gargoylismus. Gehirn mit Windungsanomalien (Pachy-, Makrogyrie), das in der Gesamtform an ein Rindergehirn erinnert

Zuwenig an Keimmaterial (monstra per excessum und monstra per defectum) beschrieb, war der Begriff des *Atavismus* für eine vergleichende Betrachtung von Bedeutung. Nach dem „Biogenetischen Grundgesetz" (HÄCKEL) soll sich in der Entwicklung des Einzelwesens die Stammesgeschichte gekürzt wiederholen. Bleibt die Entwicklung des Individuums aus irgendeinem Grunde stecken, so müssen atavistische Erscheinungen oder Formen niederer Tierarten auftreten, so auch im Gehirn. „Prägt sich der Artcharakter nicht aus, so erscheinen uns niedrigere Formen als *Atavismus*, z.B. bedingt der Balkenmangel einen Marsupialiertypus der Randwindungen oder bei fehlender Faltung der konvexen Gehirnrinde tritt eine bilaterale Längsfurche als Fissura rhinalis post. auf, die an Ungulaten oder Carnivoren gemahnt" (ERNST).

Da ein in allen Teilen gleichmäßig „zurückgeschlagenes" Gehirn beim Menschen nicht bekanntgeworden ist, kann es nur in einzelnen Teilen zur Anlehnung an Tierformen oder zu lokalem Atavismus kommen. Für ein „zurückgeschlagenes" menschliches Gehirn bietet die Abb. 8 ein Beispiel, wo die Gesamtform und der Windungstyp des Großhirns an ein Rindergehirn gemahnen. Vergleiche auch

die Ausführungen über die Massa intermedia S. 16/17. Betrachtet man in Abb. 9
nur die Größe und Differenzierung der Großhirnhemisphäre dieses Katzengehirns,
so kann es sich nicht um eine *Palingenese*, um einen atavistischen Rückschlag
auf eine niedrigere Stufe handeln, sondern um das Gegenteil. Man könnte
glauben, ein Hundegehirn vor sich zu haben. Auch das Fohlengehirn der Abb. 39
mit der Makrocephalie, abnorm reichen Windungen und Überdachung des
Kleinhirns zeigt ähnliche prospektive Tendenzen. Damit berühren wir eine noch
wenig behandelte Frage, diejenige um die Möglichkeit einer mutativen Form-
veränderung in Richtung phylogenetisch höherer Arten. In Abb. 10 dagegen ist
ein echtes atavistisches Katzengehirn abgebildet.

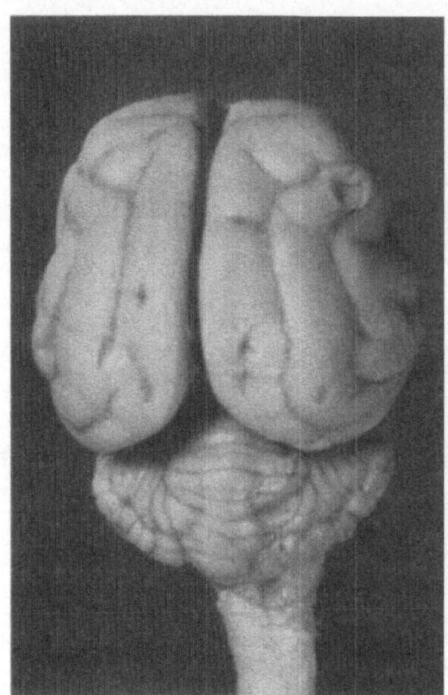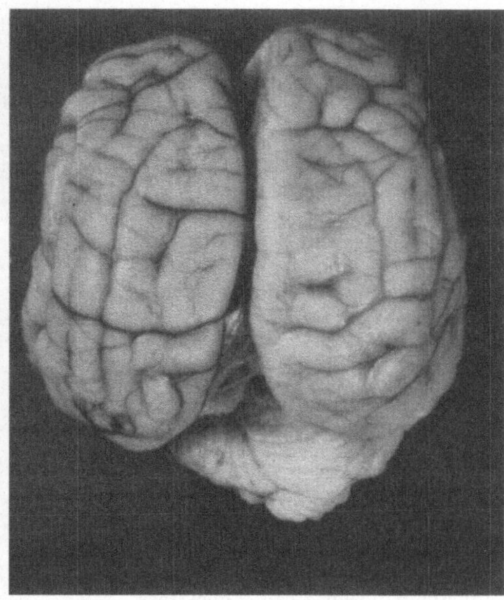

Abb. 9. Rechts: Katze, 4 Wochen alt. Stark vergrößertes Gehirn (Megalencephalon) mit Pachygyrie, atypisches
Bild der vermehrten Windungen, Hydrocephalus internus und Kleinhirnhypoplasie. Links: normales Gehirn
einer gleichalten Katze

Es liegt aber die Bedeutung der neueren Teratologie nicht mehr in der Heraus-
stellung atavistischer Merkmale oder „Theriomorphien" (Ther = Wildtier).

Wer sich über das Sammeln und Sichten von Mißbildungen literarisch orientieren will,
greift immer wieder nutzbringend zum Handbuch von E. SCHWALBE, worin die Mißbildungen
des Nervensystems von P. ERNST beschrieben sind, oder er konsultiert v. MONAKOW, in
dessen Institut der Tierarzt SCHELLENBERG und außerdem VERAGUTH und MINKOWSKI
über Mißbildungen des Tiergehirns gearbeitet haben. In französischer Sprache orientiert
man sich über die Teratologie bei Mensch und Haustier bei LESBRE. In zuvorkommender
Weise hat uns Prof. B. OSTERTAG die Fahnenabzüge seines Handbuchbeitrages zur Verfügung gestellt, der nach Erscheinen die breiteste und neueste Darstellung dieses Gebietes
sein dürfte, und worin sich auch Hinweise auf die Mißbildungen des Nervensystems der Tiere
finden. Nicht nur über Mißbildungen, sondern über das ganze Gebiet der vergleichenden
Neuropathologie finden sich Angaben, besonders aus der Literatur, bei SINGER.

Die nachfolgende Phase ist durch *Erbstudien* und *experimentelle Forschungen*
gekennzeichnet. Es sei nur der Hinweis auf *Phänokopien* rekapituliert. Mit
diesem von GOLDSCHMIDT eingeführten Terminus bezeichnet man eine durch
Außenfaktoren bewirkte Veränderung in der Merkmalsbildung (Phänogenese)
eines Genotypus, die zu einer Nachbildung des Manifestationsmusters eines
anderen Genotypus führt. Rechnet man zu den echten Mißbildungen nur die

„Bildungshemmung" und die „Fehlbildung", so wird verständlich, daß einige Autoren die Embryopathien nicht zu den eigentlichen Entwicklungsstörungen gerechnet wissen wollen. Bei der „Bildungshemmung" erfährt eine anfangs normale Organbildung später einen Stillstand oder eine abnorme Weiterentwicklung, bei der „Fehlbildung" aber liegt von Anbeginn ein abnormer Entwicklungsgang vor (THALHAMMER). Deshalb sollen die „konnatalen Gewebsschäden" nicht zu den Mißbildungen zu rechnen sein.

„Für die Beurteilung der kausalen Genese einer Mißbildung sind auch die neuesten Ergebnisse der Entwicklungsphysiologie maßgebend. Danach existieren in der Embryonal-

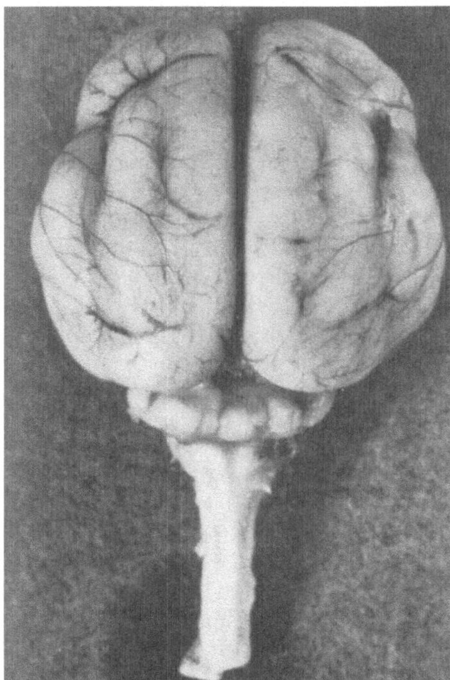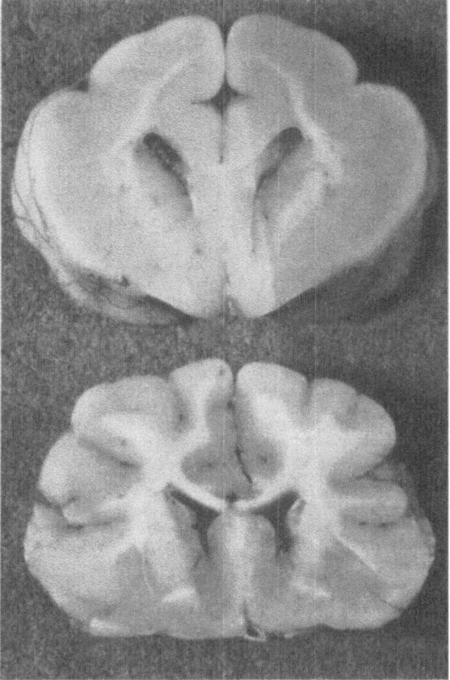

Abb. 10. Links: Katze, 4 Wochen alt. Stark ausgeprägte Lissencephalie mit Kleinhirnhypoplasie. Rechts oben: der dazugehörige Frontalschnitt auf der Höhe des Caput nuclei caudati. Rechts unten: entsprechender Schnitt einer gleichaltrigen normalen Katze

entwicklung Stadien, in welchen sich grundlegende Vorgänge abspielen und die gegen endogene und exogene Faktoren gleichermaßen empfindlich sind. Auch für die embryonale Entwicklung des Menschen wird es sich darum handeln, solchen empfindlichen Stadien nachzuspüren, sie genau zu untersuchen und mit den Ergebnissen der Laboratoriumstiere zu vergleichen. Das ist gleichzeitig der einzige Weg, der für die Klärung der Entstehung menschlicher Mißbildungen erfolgversprechend ist."

Dieser Passus weist auf die Zukunft, auf die Wichtigkeit der Forschungen am Tier, und er stammt von BIVETTI aus der Schule TÖNDURY, die mit anderen, großen Wert auf die Bestimmung des „teratogenetischen Determinationspunktes" legt.

Die bisher letzte Phase der Teratologie könnte als die *biochemische* bezeichnet werden, worauf schon Hinweise bei der Erbpathologie gegeben wurden und bei den Stoffwechselstörungen nochmals zurückzukommen sein wird. Die Biochemie scheint berufen zu sein, etwas mehr Licht in die „Mental Deficiencies" oder in die psychischen Entwicklungshemmungen bringen zu können. Es ist wahrscheinlich, daß jedes Individuum seine Stoffwechseleigentümlichkeiten hat, die von genetisch bestimmten Enzymen abhängen (JERVIS).

Eine *Unterteilung der Mißbildungen* kann bei der Vielgestaltigkeit der Formen und der Variabilität des Zeitpunktes der Schädigung nach ganz verschiedenen Gesichtspunkten gemacht werden. Man versucht *antenatale* (pränatale, kongenitale), *paranatale* und *postnatale* abzugrenzen, was hie und da sicher gelingt, in vielen Fällen aber in suspenso bleibt. Um in der vergleichenden Betrachtung begrifflich etwas klarer zu sein, möge noch folgendes beigefügt werden: Beim Menschen spricht man häufig bis zum 2. Schwangerschaftsmonat von Embryo, ab 3. Monat der intrauterinen Entwicklung von Fetus. Bei den verschiedenen Tragzeiten der Tiere — bei der Maus 22—24 Tage, beim Rind 280—285 Tage, beim Pferd 336 Tage und beim Elefanten 20—22 Monate — läßt sich die für den Menschen gewählte Zäsur nicht übernehmen. Statt diese für die verschiedenen Tiergattungen festzulegen, was keinen ersichtlichen Vorteil brächte, pflegt man in der Tiermedizin, noch mehr als in der Menschenmedizin, die Bezeichnung Embryo und Fetus wechselweise zu gebrauchen. Die schon vorgeschlagene und einfach erscheinende Unterteilung in *intrauterine* und *extrauterine* Schädigungen, kann auch nicht immer befriedigen. Eine intrauterine Schädigung braucht bei der Geburt noch nicht

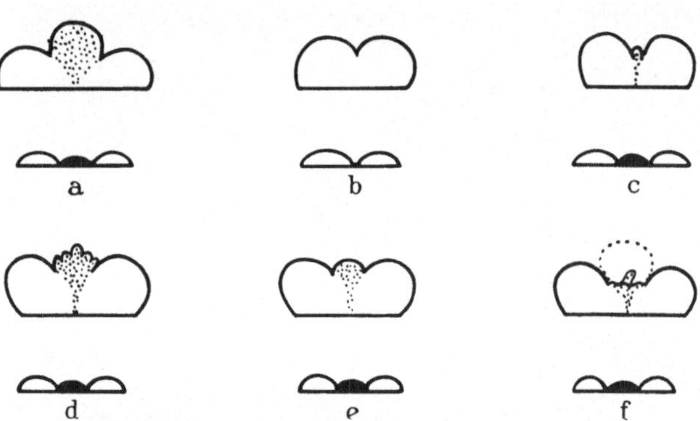

Abb. 11a—f. Schematische Darstellung der verschiedenen Möglichkeiten für Entwicklungsstörungen eines beliebigen Organs. a Normale Anlage — normale Entwicklung; b fehlende Anlage; c Entwicklungshemmung der normalen Anlage durch genetische, endogene und exogene Faktoren; d Fehlentwicklung der normalen Anlage durch endogene und exogene Faktoren oder genetisch bedingte qualitative Anlagestörung; e mangelhafte Entwicklung (Entwicklungsstillstand) der Anlage, durch genetische oder andere Faktoren bedingt; f Rückbildung nach mehr oder weniger vollständiger Entwicklung aus normaler Anlage; prä- oder postmortal (Ursachen, endo- oder exogen)

erkennbar zu sein, und tritt sie erst später in Erscheinung, so könnte man fälschlich an eine extrauterine Schädigung denken. Nicht wenig Kopfzerbrechen macht in gewissen Fällen die Unterscheidung, ob einzelne Organteile oder Systeme sich zurückgebildet haben, oder ob sie nie angelegt waren (Agenesie, Aplasie, Atrophie). Im IV. Kapitel wird diese Frage besonders zu erörtern sein.

In einer schematischen Darstellung (Abb. 11) versuchen wir das eben über die verschiedenen Möglichkeiten zu Fehlbildungen Gesagte zu veranschaulichen, was theoretisch recht gut gelingt, bei der Analyse des Einzelfalles aber in der Praxis erhebliche Schwierigkeiten bieten kann.

Mehr in medias res führt der Einteilungsversuch von DE MORSIER (1952), worin die Mißbildungen des Gehirns aus Verschluß- und vasculären Störungen erklärt und aufgezählt werden. Wir geben seine Zusammenstellung in Übersetzung wieder, weil sie Anregungen bietet, und obschon sie nicht unwidersprochen geblieben ist.

Zusammenstellung der Hirnmißbildungen
(Nach DE MORSIER, aus dem Französischen übersetzt)

A. Mißbildungen durch Verschlußstörungen (Neuroschisis)

1. Telencephaloschisis; teilweise:	Agenesie des Balkens, Arhinencephalie
2. Telencephaloschisis; total:	Diencephale Anencephalie
3. Diencephaloschisis:	Mesocephale Anencephalie
4. Mesencephaloschisis:	Pontine Anencephalie
5. Rhomboschisis:	Agenesie des Kleinhirnwurms
6. Myeloschisis	

B. Entwicklungshemmung durch embryonale vasculäre Störungen

1. Arteria cerebri anterior: Agenesie des Balkens, frontale Mißbildungen
2. Arteria cerebri media: LITTLEsches Syndrom, kongenitale Aphasie
3. Arteria cerebri posterior: Hemianopsie, kongenitale Blindheit
4. Arteria carotis interna: Globale Hemiatrophie (?)
5. Arteriae cerebellares: Agenesie oder Mißbildungen des Kleinhirns

C. Zerstörungen aufgetreten kurz vor, während oder nach der Geburt (Hydranencephalie und Etat kystique)

1. Arteria cerebri anterior
2. Arteria cerebri media, corticale Äste: LITTLEsches Syndrom
3. Arteria cerebri media, striäre Äste: Etat marbré des Striatum
4. Arteria cerebri posterior: Hemianopsie, kongenitale Blindheit
5. Arteria carotis interna: Totale Hydranencephalie

Für die Bedürfnisse dieses Buches haben wir, wie sich bald zeigen wird, eine andere Anordnung und Einteilung getroffen, die mehr dem vergleichenden Moment Rechnung trägt und den praktischen Anforderungen entspricht. Einschlägige Fälle der Literatur und der eigenen Sammlung sind derart häufig, daß man ein ganzes Buch füllen könnte. Wir hatten uns aber textlich und illustrativ zu beschränken.

1. Allgemeine Schädigung zu bestimmter Zeit

In diesem Abschnitt hat man es zu tun mit: Anencephalie, Mikrencephalie, Cyclopie, Anophthalmie, Mikrophthalmie, Doppelbildungen (Diprosopus, Dicephalus, Kraniopagus). Das andersartige Verhältnis von Gehirnschädel zu

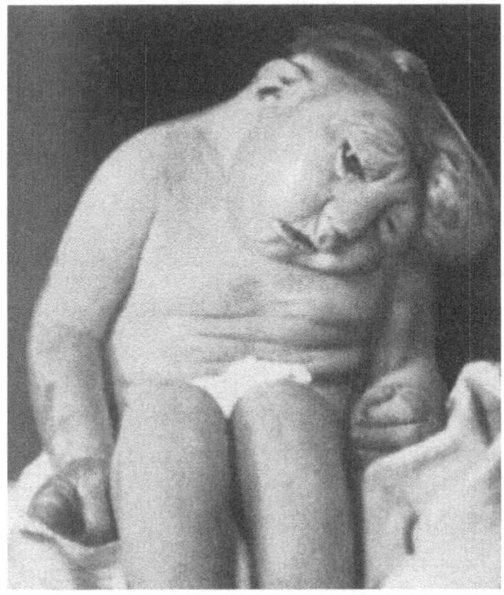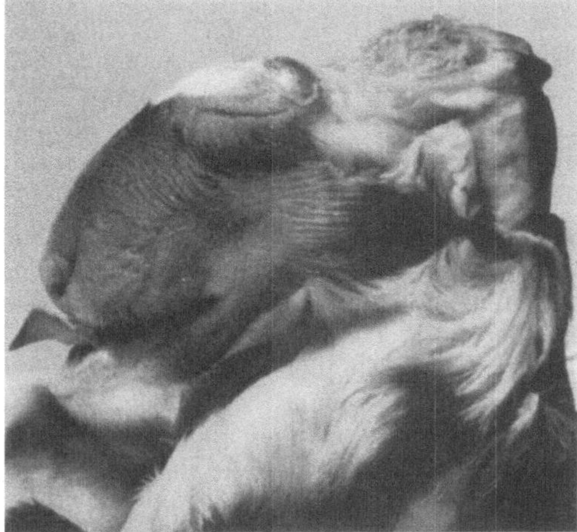

Abb. 12. Hund, neugeborener Collie. Anencephalie (rechts); menschlicher Anencephalus (aus SOKOLANSKY) (links)

Gesichtsschädel bringt es mit sich, daß Mißgestaltungen des Schädels (Caput quadratum, Turricephalie) bei Tieren wahrscheinlich selten sind und nur schwer erkannt werden.

Nach dem Gesetz „der Wanderung der Funktionen nach dem Großhirn" müßte man schließen, daß bei fehlendem Großhirn (Anencephalie) beim Menschen weitreichendere Ausfallserscheinungen auftreten als beim Tier. Nach unserer Erfahrung sind aber tierische Anencephale gleichermaßen lebensuntaugliche Mißgestaltete wie der Mensch, weil fast stets andere schwere Mißbildungen damit vergesellschaftet und für die Lebensuntauglichkeit mitbeteiligt sind. Es haben

denn auch MONNIER-WILLI an Hand ihres mesorhombencephalen, menschlichen
Anencephalus Betrachtungen zu den Leistungen des enthirnten Tieres angestellt.
Sie fanden: „Mit dem dekortizierten Tier (Thalamuswesen) hat unser Anencephalus nur wenig gemeinsame Eigenschaften." Dabei wurden jedoch experimentelle Ausschaltungen (Dezerebrierung, Dekortizierung beim Affen) und nicht
natürlich entstandene Verhältnisse zum Vergleich herangezogen.

Für den in Abb. 12 dargestellten Anencephalen neigt SOKOLANSKY zur An-
nahme der Entstehung durch mütterliche Infektion. HOFFMANN erwähnt bei
Besprechung eines Acephalus acardius biceps einer Ziege, daß eine „herzlose"
Fehlbildung nur möglich sei, wenn sie von einem zweiten normalen Feten mit

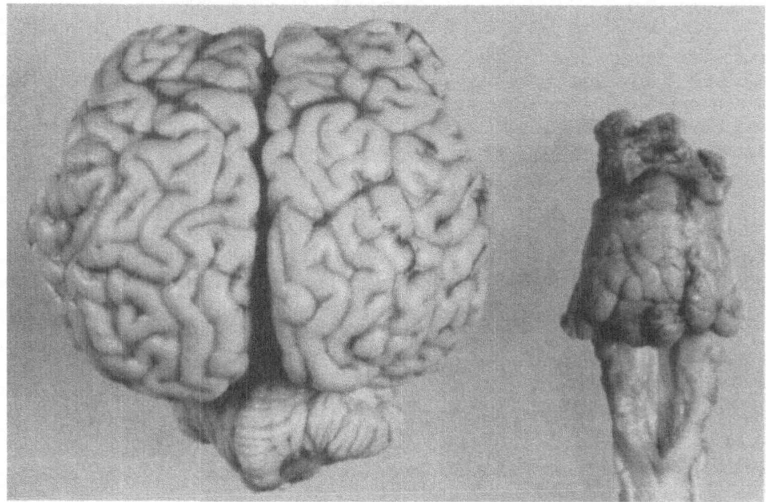

Abb. 13. Kalb, neugeboren. Meningocele fronto-parietalis; an Stelle des Großhirns nur Area cerebro-vasculosa.
Kleinhirn deformiert, IV. Ventrikel offen. Links normales Kalbsgehirn

Blut versorgt werde. Diese Mißbildung soll früher bei Lämmern häufig gewesen
sein, jetzt eher bei Ziegen, selten bei Fleischfressern und Mensch vorkommen
und nie bei Rind, Einhufern und Schwein beobachtet worden sein. Partielle
Anencephalie kann auch als Merencephalie bezeichnet werden (SCHULZ). Nach
ROBERTS sollen Fällen von Mikrophthalmie beim Schwein wahrscheinlich durch
ein dominantes Gen mit schwacher Penetranz bedingt sein. Bei der Anencephalie
kann die Destruktion so weit gehen, daß nur noch, wie in Abb. 12, 13 die Area
cerebro-vasculosa an Stelle des Großhirns übrigbleibt.

a) Der Hydrocephalus internus congenitus

Von allen Hirnmißbildungen ist der Hydrocephalus internus, der Wasserkopf,
wohl die bekannteste. Nicht nur die mehr oder weniger stark erweiterten Seitenventrikel mit der vermehrten Liquoransammlung mußten schon immer den
Untersuchern auffallen, sondern noch eher die damit einhergehende, zuweilen
enorme Umfangsvermehrung des Schädels (Makrocephalie): kugelig, ballonartig
aufgetriebener Gehirnschädel, bei klein und eingedrückt erscheinendem Gesicht,
wie dies Abb. 14 zeigt.

Der mächtige Kopf kann bei Mensch und Tier zum Geburtshindernis werden,
weshalb in beiden Disziplinen die Geburtshelfer damit zu tun haben. Unter
den Tieren kommt der Hydrocephalus cong. am häufigsten bei Kälbern und
Fohlen vor (BUCHLI). Einen solchen beim Hund zeigt die Abb. 15.

Für die menschlichen Verhältnisse in dieser Frage dürften die „Observations on the Pathology of Hydrocephalus" von DOROTHY RUSSEL als die entscheidenden angesehen werden. Nach dieser Autorin liegt allen Formen irgendein Hindernis in den Abfluß- wegen des Liquors zugrunde (Meningitis, Tumoren). In der Gruppe der Entwicklungsmiß- bildungen soll in den meisten Fällen eine Verengung des Aquaeductus zu finden sein (Atresia, Forking of the Aque- duct). Dieses Forking (Gabe- lung, Zickzackbildung) soll sich von der Gliosis des Aquädukts unterscheiden. Bei Tieren kennt man diese fetale Gliose nicht. Eine solche komprimierende Abknickung der Wasserleitung kann sekundär durch Alkoholis- mus, Lues, Tuberkulose, Toxo- plasmose, Hämorrhagien be-

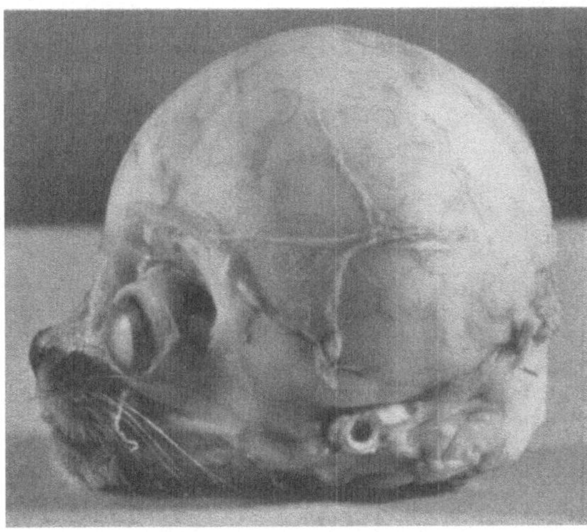

Abb. 14. Katze, 10 Tage alt, mit starkem Hydrocephalus internus; Seitenansicht des ballonartigen Gehirnschädels

dingt sein. Die beiden ersten Ursachen fallen beim Tier weg, für die Verur- sachung durch tuberkulöses Gewebe bietet die Abb. 16 einen Beleg.

Da aber auch andere Engpässe der Liquorwege für den Verschluß in Frage kommen, sei erwähnt, daß bei Tieren ein Foramen Magendii nicht sicher nachgewiesen ist und, daß

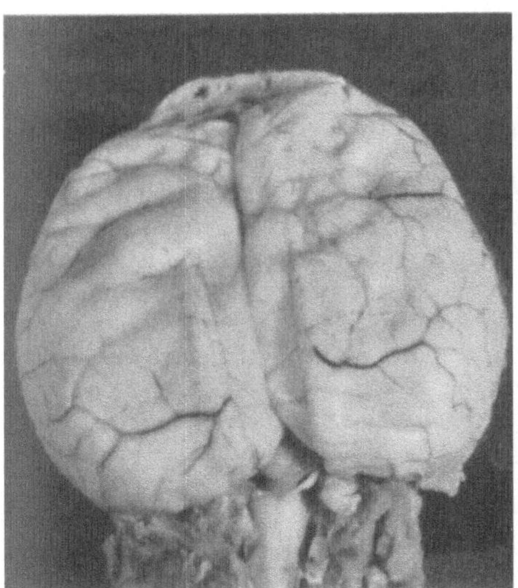
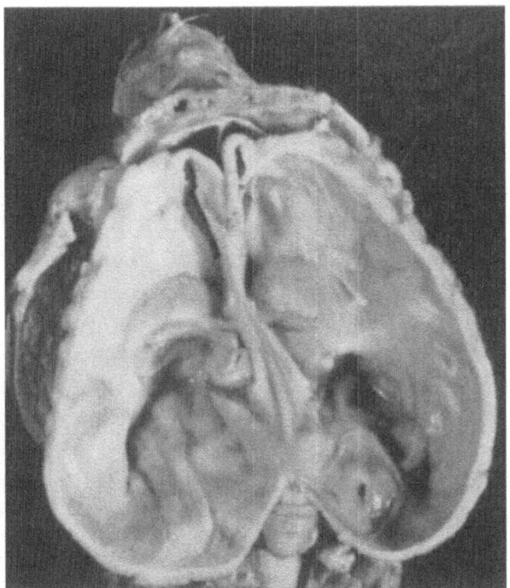

Abb. 15. Hund, 6 Monate alter Pudel. Hochgradiger kongenitaler Hydrocephalus internus. Klinisch Drangwandern, Manegebewegungen und Idiotie

die PACCHIONIschen Granulationen bei Tieren geringer an Zahl als beim Menschen und meist nur in der Falxgegend zu finden sind, wofern sie nicht ganz fehlen (Kaninchen) oder inkonstant sind (Pferd). Blockierung der Liquorzirkulation in den PACCHIONIschen Granula- tionen z.B. kann beim Menschen zum „kommunizierenden" Hydrocephalus führen, wozu wir in der Tierpathologie noch kein Beispiel kennen.

Wenn auch für den Menschen einige Fälle bekannt sind, wo Erbfaktoren mitspielen, so denkt man in der Menschenpathologie doch eher an exogene Faktoren. Umgekehrt beim Tier, wo die nicht geringe Literatur über den Hydrocephalus cong. meist in der Richtung Erbkrankheit mit Letalfaktoren weist (BLUNN-HUGHES), ohne immer schlüssig zu sein. BONE vermutet zu geringen Carotingehalt bei zwei hydrocephalen Kälbern. In der experimentellen Forschung nehmen die hypo- und avitaminotischen Einflüsse einen breiten Raum ein (MILLEN und Mitarbeiter).

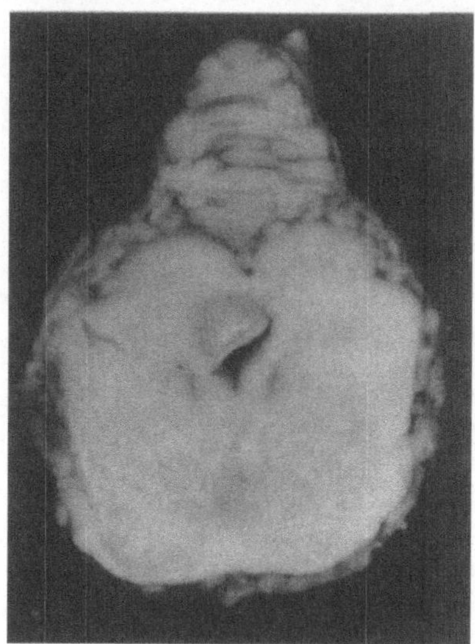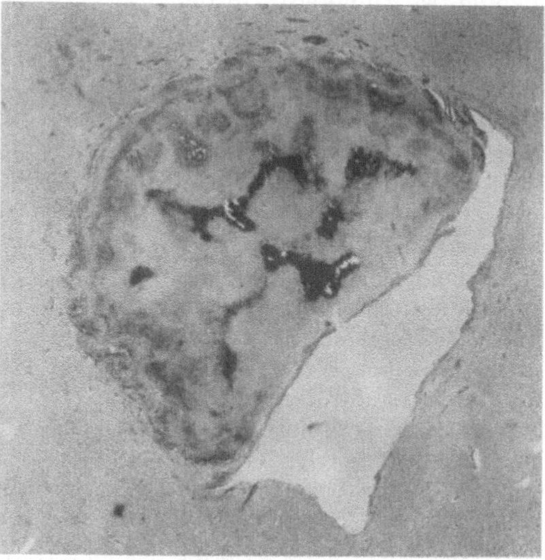

Abb. 16. Rind. Meningitis tuberculosa. Teilweiser Verschluß des Aquäduktes durch tuberkulöses Granulationsgewebe. Links: makroskopischer Schnitt. Rechts: tuberkulöses Granulationsgewebe mit Verkalkungen. HE

Die konstitutionelle Hydrocephalie der Zwerghunderassen
(brachycephale Hunderassen)

Um die Jahrhundertwende, als man besonders um Heredodegenerationen bemüht war, hat DEXLER die obige spezielle Form bei Zwerghunderassen beschrieben. Die folgenden Merkmale hat er noch mit der Hydrocephalie in Parallele gesetzt: Am ZNS die sekundäre Abknickung des oberen Halsmarkes, am Skelet eine starke Fensterung der caudalen Kalotte, eine Erweiterung des Foramen occipitale und des Spatium atlanto-occipitale mit Usur des dorsalen Atlasbogens, die Schnauzenverkürzung, die Beckenenge und die Schwanzverkümmerung. Von ZEITLINGER (1925) sind diese Angaben scheinbar bestätigt worden, und die „Konstitutionelle Hydrocephalie der Zwerghunde" ist als gesichertes Gut in fast alle Lehrbücher der Veterinärmedizin und der Erbforschung übergegangen. Wir hegen vorerst einige Zweifel über die Berechtigung, da wir jene nur bei brachycephalen Zwerghunden beobachtet haben. ZEITLINGER gibt selber an, daß nur in 38% seiner 42 untersuchten Fälle eine Ventrikelerweiterung bestanden habe, wogegen DEXLER seinen Ausführungen beifügt, der Hydrocephalus lasse sich erst in höherem Alter richtig erkennen, eine Bemerkung, die die Rassenzugehörigkeit nicht ausschließt, aber stark entkräftet, da nun andere Momente, besonders das Alter, schuld sein können. Manche Zwerghunde gehören zu den brachycephalen Hunderassen, unter diesen nun scheint der Hydrocephalus vermehrt vorzukommen, weshalb wir nach den heutigen Kenntnissen eher von einer *konstitutionellen Hydrocephalie bei brachycephalen Hunderassen* zu reden vorschlagen (vgl. Abb. 17).

Als Symptom eines innersekretorisch bedingten Zwergwuchses beschrieb NACHTSHEIM einen *Hydrocephalus beim Kaninchen*, der stets letal sei. Der Oberkiefer sei stark verkürzt, so daß die Zwerge nur schwer saugen können. Der Hydrocephalus soll von Tag zu Tag zunehmen bis zum Tod, der spätestens mit 3 Wochen eintrete. Anatomische Untersuchungen stehen noch aus.

Als ein einfach mendelndes Merkmal ist der *Hydrocephalus der Hausmaus* erkannt worden. Nach EATON sollen alle bisher beobachteten Formen einen recessiven Erbgang haben, und es sollen mehr weibliche Tiere befallen sein. In Fortsetzung der Arbeiten von GRÜNEBERG haben die norwegische Genetikerin BONNEVIE und ihre Schule sich um die Klärung dieser Frage verdient gemacht in Verbindung mit Studien über Pseudencephalie nach Röntgenbestrahlungen und Encephalocelen bei der Hausmaus. Eine ähnliche Hydrocephalie ist auch für die Ratte beschrieben.

Die auch von VIRCHOW übernommene Bemerkung, daß es sich bei den Haubenhühnern um eine Encephalocele handle, wird von KRAUTWALD abgelehnt, denn nur bei den Haubenenten soll es eine Encephalocele occipitalis congenita sein, während bei den Hauben- oder

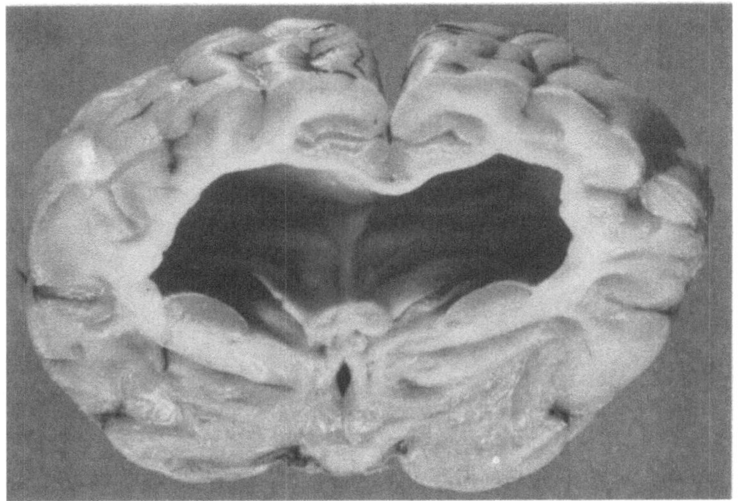

Abb. 17. Hund, 4jährige Bulldogge. Mittelgradiger Hydrocephalus internus

Schopfhühnern ein Hydrocephalus internus congenitus als konstantes Merkmal der Hausrassen vorliege.

Die Vergesellschaftung des Hydrocephalus mit Hydromyelie dürfte bei Tieren äußerst selten sein. Wir haben dies nie gesehen. COHRS erwähnt allerdings eine Beobachtung beim Kalb.

Auf die *sekundäre Hydrocephalie* braucht nicht des längern eingegangen zu werden, da sie bei verschiedenen Prozessen vorkommt und bei den entzündlichen Erkrankungen (bakteriellen, virusbedingten) und als mechanisch bedingtes Ereignis (Tumoren, Pseudotumoren) Erwähnung findet. In Japan sind 1949 viele Hydrocephaliefälle bei neugeborenen Kälbern vorgekommen, wofür man das Encephalitis japonica-Virus verantwortlich macht im Sinne einer Embryopathie (TABUCHI).

In der Veterinärliteratur wird in diesem Zusammenhang gewöhnlich der Hydrocephalus internus acquisitus des Pferdes (Dummkoller) abgehandelt, den wir als eine Hirnschwellung betrachten und gemäß seinem klinischen Erscheinungsbild bei den Akinesien S. 211 besprechen.

b) Die Balkenagenesie

Stammesgeschichtlich tritt der Balken erst bei den untersten Säugern auf; er soll bei den Monotremen und Marsupialiern noch fehlen. Aus ERNST (1909) ist zu entnehmen, daß schon bei den Ameisenbären und Beuteltieren Ansätze zur Balkenbildung sich finden. Es fehlt mithin z.B. den Vögeln ein Corpus callosum, und die corticocorticalen Verbindungen sollen über die Commissura rostralis gehen. Diese phylogenetischen Feststellungen könnten

die Fragen aufdrängen, warum die Natur es erst bei den Säugern nötig fand, die große
Commissur herzustellen, da doch auch die Vögel schon respektable Hemisphären haben,
und außerdem, ob es einer eingehenden Untersuchung gelingen könnte, funktionelle, psycho-
motorische Differenzen zwischen den Tierklassen mit und ohne Balken herauszulesen,
die auf diese mächtige Verbindungsbahn zurückzuführen sind. Damit könnte vielleicht von
der vergleichenden Anatomie und Physiologie her ein Beitrag zur Erhellung des Dunkels
geleistet werden, das noch über die Funktionen des Corpus callosum herrscht. Auf Grund
tierexperimenteller Studien und unter Berücksichtigung humanpathologischer Befunde vertreten BREMER und Mitarbeiter (1955) die folgenden Ansichten über die funktionelle Bedeutung des Balkens: Seine Fasern sollen sich quasi-ubiquitär in beiden Hemisphären verbreiten. Mit homotoper Präzision sollen homologe Punkte des Neocortex miteinander verbunden sein. Einer der physiologischen Aspekte des Balkens wäre die reziproke Dynamo-
genese symmetrischer corticaler Areae. Aber die bedeutendste Funktion wäre, den Aus-
tausch mnemischer Erwerbungen von einer Hemisphäre zur anderen zu sichern.

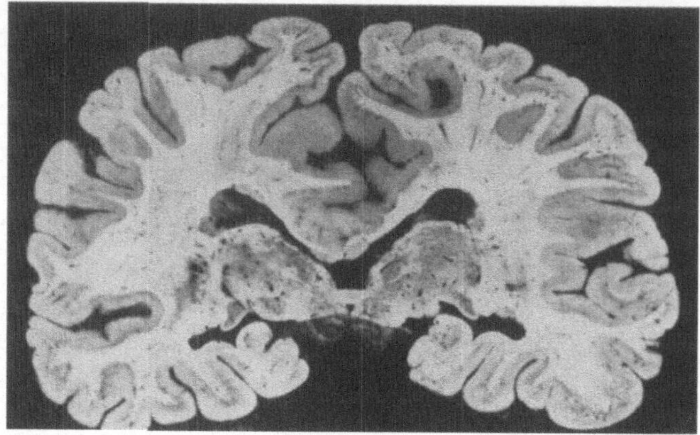

Abb. 18. Mensch. Gehirn mit Balkenagenesie. (Photo Prof. JACOB, Hamburg)

Nach DE MORSIER (1935) waren bis zu diesem Datum gegen 100 menschliche
Fälle von Agenesie des Corpus callosum beschrieben. Auf der Suche nach primären Läsionen für die große Zahl und Variabilität der Großhirnmißbildungen
stieß dieser Autor auf die „Syndromes vasculaires embryonnaires". Terato-
genetisch wird von DE MORSIER die Agenesie des Balkens als „Syndrome em-
bryonnaire précoce de l'artère cérébrale antérieure" aufgefaßt mit einer Störung
im mittleren Segment der Lamina terminalis vor dem 3. Monat beim Menschen.
Auch KIRSCHBAUM nimmt einen im 3. Embryonalmonat wirkenden äußeren
Faktor an. Die Abb. 18 zeigt eine Balkenagenesie beim Menschen.

Bei Tieren scheint die Balkenagenesie ein ganz seltenes Vorkommnis zu sein.
In der Veterinärliteratur wird immer der Fall von KISSELEWA bei einer Katze
erwähnt, und bei SCHERER wird ein Fall bei einem Cebusaffen zitiert. In unserer
Sammlung finden sich fünf totale Balkenagenesien (2 Pferde, 3 Kälber) und eine
partielle (Katze). Bei einem unserer Pferde, das bis zum Alter von 5 Jahren
immer gesund gewesen war und eines Morgens tot im Stall gefunden wurde,
bildete die Balkenagenesie eine Sektionsüberraschung, wie dies auch bei menschlichen Fällen vorkommt. Die Abb. 19 zeigt das entsprechende Gehirnpräparat.
Eine die Todesursache klärende Organerkrankung wurde nicht gefunden. Eventuell war eine Ruptur der dünnwandigen Ventrikelausstülpung schuld am plötzlichen Exitus.

Gleich wie bei den meisten menschlichen Fällen waren auch bei unseren
6 Präparaten andere Fehlbildungen mit dem Balkenmangel vergesellschaftet:
Hydrocephalus, Mikrocephalie, Porencephalie und 3mal eine Dysraphie des
Kleinhirns. Unsere Sammlung besitzt ein menschliches Gehirn mit teilweisem

Balkenmangel, Mikrocephalie und Windungsanomalien. Die Schnitte in Abb. 18 demonstrieren die Verhältnisse beim Menschen und in Abb. 28 bei einem Pferd mit weitreichenden anderen Verschlußstörungen und groben Ausfällen in den Parietallappen. Bei einem Kälbergehirn gesellte sich zu dem Balkenmangel eine Agenesie des Kleinhirnwurmes und eine occipitale Meningocele.

In solchen über die Balkenagenesie hinausgehenden Fällen muß doch ein anderer als nur ein lokaler, vasculärer Prozeß das bedingende Moment sein, nämlich ein medianer Verschlußhemmungsfaktor. Bei unseren Fällen konnten wir nichts zur Frage eines Erbleidens beibringen. Dagegen hat die Genetik, und zwar wie so oft die Mäusegenetik, wichtige Beiträge zur Vererbung des

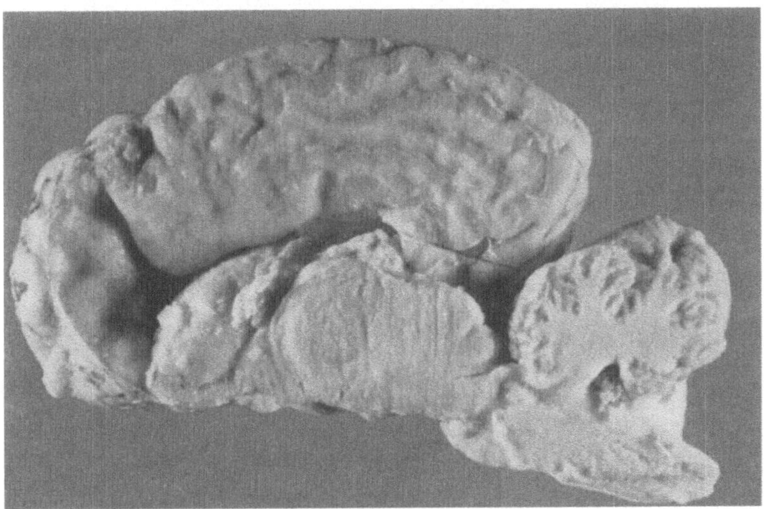

Abb. 19. Pferd, 5jährig. Balkenagenesie und Ventrikelausstülpung im Frontalhirn rechts

Balkenmangels geliefert. Unter den vielfältigen Erbstörungen bei Mäusen steht in der Zusammenstellung von LAW das Fehlen des Corpus callosum an erster Stelle. Bei der Züchtung eines Stammes von Hausmäusen mit Retinaanomalien (Fehlen der Stäbchen) fanden KEELER und KING-KEELER als Sektionsüberraschung auch eine Balkenagenesie. Die Tiere hatten sich in ihrem Verhalten nicht von normalen unterschieden. Das Corpus callosum fehlte vollständig. Es soll sich um ein familiäres, nicht geschlechtsgebundenes Auftreten handeln mit einem einzelnen recessiv mendelnden Gen, das keine Bindung an das Gen für das Fehlen der Stäbchen in der Retina habe.

Neben der Agenesie gehören zur Pathologie des Balkens beim Menschen noch die Tumoren (Lipome, eigentliche Hirntumoren) und die MARCHIAFAVAsche *Krankheit*. Auch bei unseren tierischen Hirntumoren finden sich nur wenige Fälle, wo der Balken durch Einwachsen in Mitleidenschaft gezogen wurde, ohne daß es aber gelingen würde, irgendein klinisches Syndrom für ihn herauszuschälen. Da die MARCHIAFAVAsche Krankheit beim Menschen auf dem Boden eines chronischen Alkoholismus entsteht, kann beim Tier darüber nichts bekannt sein. Man vergleiche die Angaben S. 387.

Die Fehlbildungen (Dysplasien) des Kleinhirns werden aus Darstellungsgründen mit menschlichen Systemerkrankungen S. 220 zusammen behandelt, aber auch noch deshalb hier weggelassen, weil es sich dabei in vielen Fällen nicht um eigentliche Mißbildungen handelt.

c) Die Agenesie der Lobi olfactorii (Arhinencephalie)

Wiederum greifen wir zur Beschreibung der menschlichen Verhältnisse auf eine Arbeit von DE MORSIER (1954) zurück. Es sollen nur um 30 Fälle von isolierter Agenesie der Lobi olfactorii bekannt sein. Das männliche Geschlecht ist vorherrschend. Andere Mißbildungen auf Grund eines Verschlußhindernisses

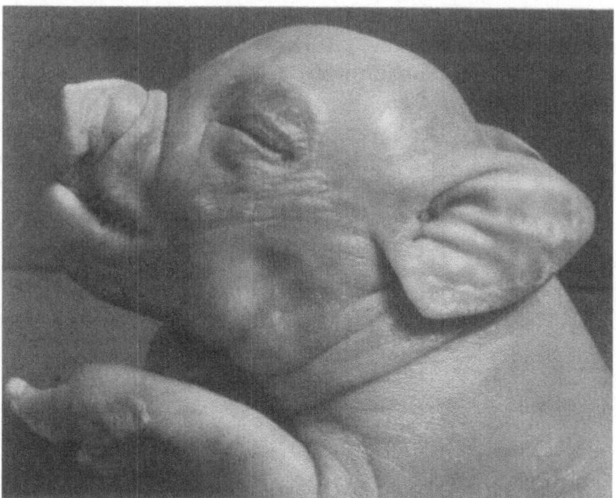

Abb. 20. Ferkel. Rüsselförmige Nase. Zugehöriges Gehirn auf Abb. 21

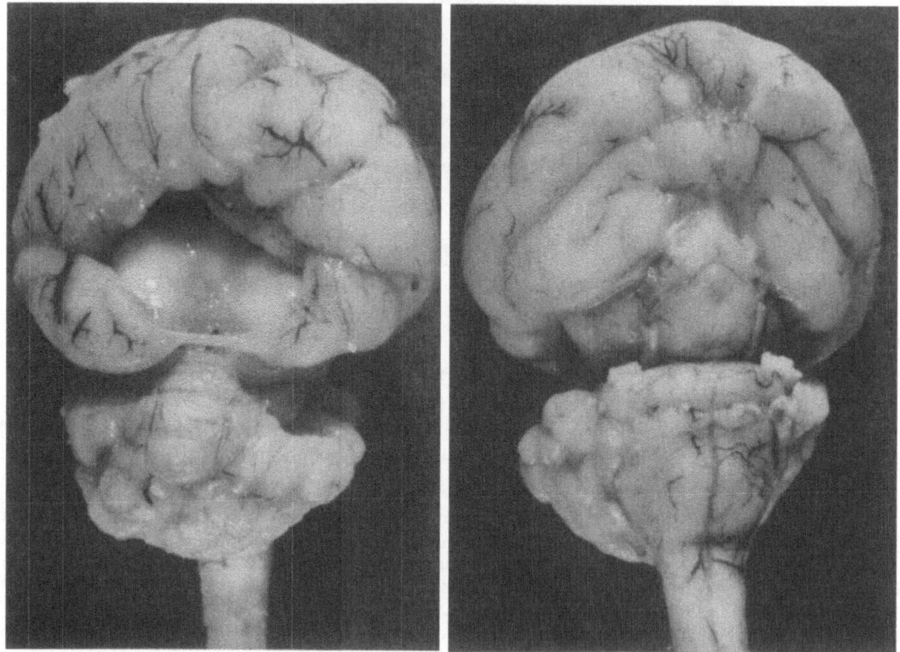

Abb. 21. Ferkel, von Abb. 20. Links: Dorsalansicht des Gehirns. Fehlende Trennung der Großhirnhemisphären mit großem symmetrischem Defekt in der Parietooccipitalgegend. Rechts: Ventralansicht zeigt ebenfalls die ungetrennten beiden Hemisphären mit Fehlen der Bulbi und Tractus olfactorii

sind oft damit vergesellschaftet: Hasenscharten, Wolfsrachen, Falx- und Sellaveränderungen, teilweiser Balkenmangel, Mikrophthalmie u. a. Oft soll Eunuchoidismus mit vorkommen, weshalb von einer olfactogenitalen Dysplasie gesprochen wird. Auffallend ist, daß das hintere Rhinencephalon (Ammonshorn,

Gyrus dentatus, Nucleus amygdalae) wenig affiziert ist, weshalb von DE MORSIER vorgeschlagen wird, den Ausdruck „Arhinencephalie" zu verlassen. BRODAL

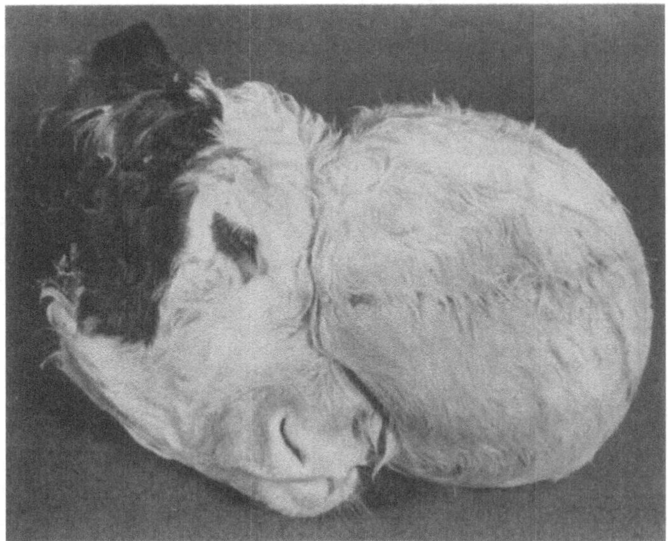

Abb. 22. Kalb. Große frontale Meningoencephalocele

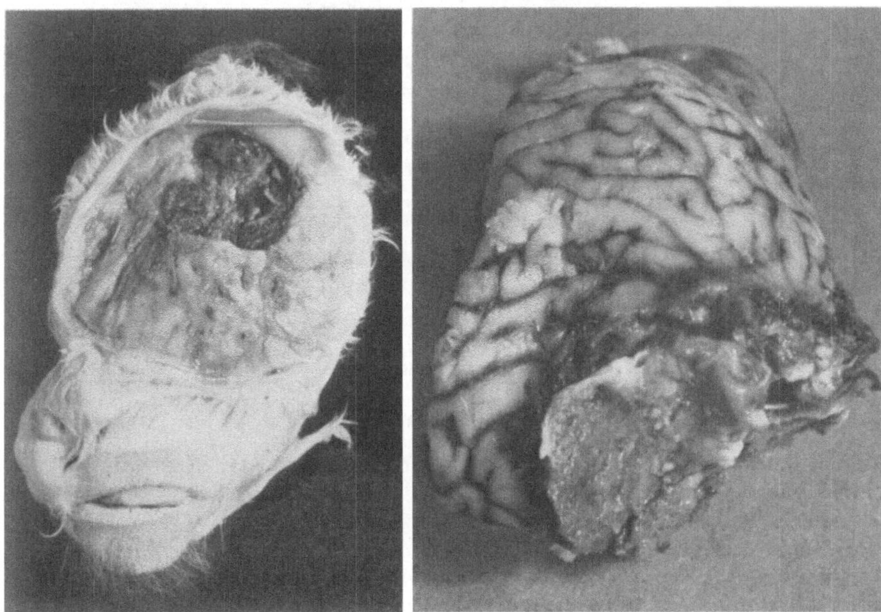

Abb. 23. Kalb der Abb. 22. Nach Abtragen der Meningocele kommt der Schädeldefekt mit Area vasculosa zum Vorschein (links); walzenförmiges Gehirn mit Area vasculosa und Ansatzrand der Meningocele an Stelle des linken Bulbus olfactorius

lehnt übrigens die Annahme ab, daß am Hippocampus ein wichtiges „Geruchszentrum" sei.

In der Veterinärliteratur sind nach DOBBERSTEIN (im Handbuch von JOEST) nur je zwei solche Fälle beim Schaf und beim Fohlen bekannt. Nach dortigen

4*

Angaben und nach Mettler soll die Cyclopie stets mit Arhinencephalie vergesellschaftet sein, weshalb vielleicht doch auch beim Hund die letztere vorkommt, da Cyclopie nachgewiesen ist.

In unserer Sammlung haben wir fünf tierische Fälle (4 beim Kalb, 1 beim
Schwein). Der erste von Weber (1946) beschriebene Fall betrifft ein Simmen-
taler Kalb, bei dessen Vorfahren nichts über Mißbildungen bekannt war. Am

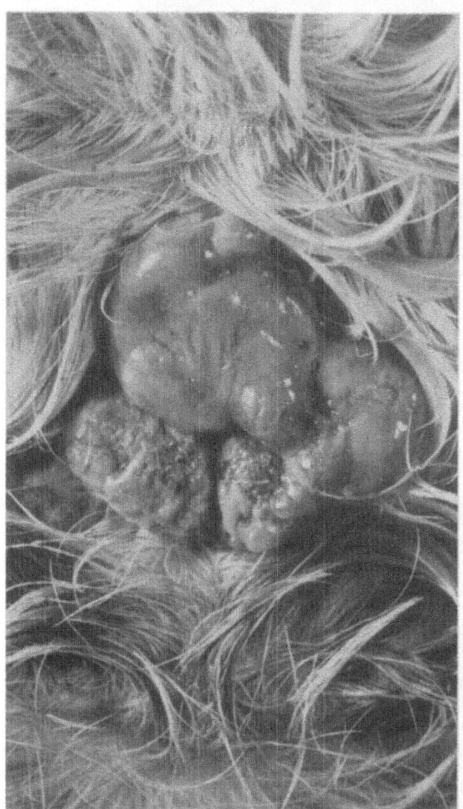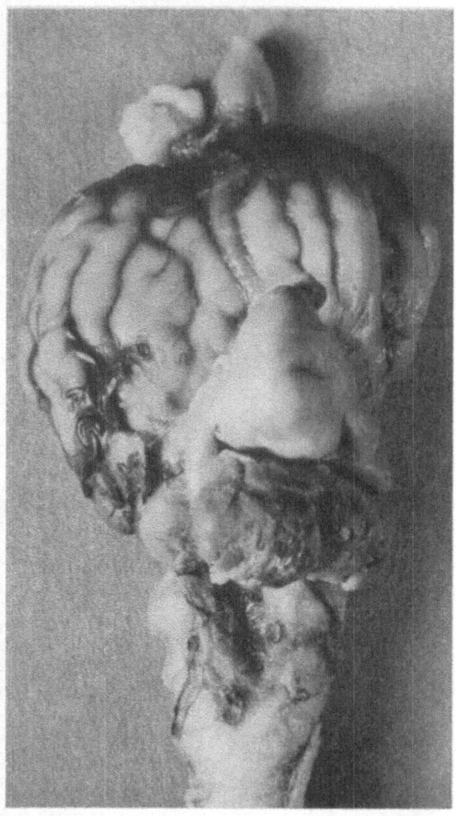

Abb. 24. Kalb. Lernte nicht stehen, trank aus Flasche, Exitus nach 2 Tagen. Fliehendes, windhundartiges Kopf-
profil. Frontoparietal in der Mediane dreihöckeriges, fleischiges Gebilde in Zusammenhang mit Gehirn (links);
mißgestaltetes, kleines Gehirn mit erhaltenen Bulbi olfactorii, stark reduzierten Großhirnhemisphären; in der
Gegend des fehlenden Kleinhirns finden sich die fleischigen, aus dem Schädel hervorragenden Gebilde. Offener
IV. Ventrikel

Schädel fallen auf: Das Fehlen der Nasenlöcher und der Nasenknorpel; der
Gehirnschädel ist sehr groß im Verhältnis zum unterentwickelten Gesichtsschädel, Verwachsungstendenz der Gesichtsschädelknochen, keine Nasenhöhle
oder Regio olfactoria, keine Fila, kein Bulbus, kein Tractus olfactorius. Der
Gyrus olfactorius lateralis vor dem Lobus piriformis ist normal. Balken, Com-
missuren, Ammonshorn sind makroskopisch normal!

Die Abb. 20 und 21 stammen von einem neugeborenen Ferkel, dem wahrscheinlich
ersten Fall von „Arhinencephalie" beim Schwein. Über Erbverhältnisse, Vorherrschen eines
Geschlechtes oder zugleich bestehende Unterentwicklung der Sexualorgane konnten wir bei
unseren Fällen nichts in Erfahrung bringen.

Hinsichtlich Vererbung sind die Befunde von Ilančic, wenn genügend genau unter-
sucht, bedeutsam: In Kroatien sollen von 70 direkten Nachkommen eines Stiers 33 im
Riechapparat mißgebildet gewesen sein. Es wird eine dominante, letale Mutation mit einem
Hemmungsfaktor angenommen.

Von GODGLÜCK (1952) wurde scheinbar zum erstenmal und leider unter dem nicht hinweisenden Titel einer partiellen Hydrocephalie eine *Encephalocystomeningocele der Bulbi olfactorii* bei einem Kalb beschrieben. Es bestand je eine taubeneigroße Verwölbung, von der die Fila abgingen. Rindenaufbau der Bulbi nicht mehr zu erkennen. Es scheint ein Erbfehler vorzuliegen. Im gleichen Jahr haben wir einen ähnlichen Fall ebenfalls beim Kalb beobachtet, und zwar bei einem neugeborenen. Die Abb. 22 und 23 veranschaulichen diesen Fall.

Zur „Arhinencephalie" sei endlich noch beigefügt, daß beim Menschen nicht unbedingt Störungen im Riechsinn festzustellen sind (NATHAN-SMITH). Solche Untersuchungen stoßen bei Tieren natürlich auf erhebliche Schwierigkeiten.

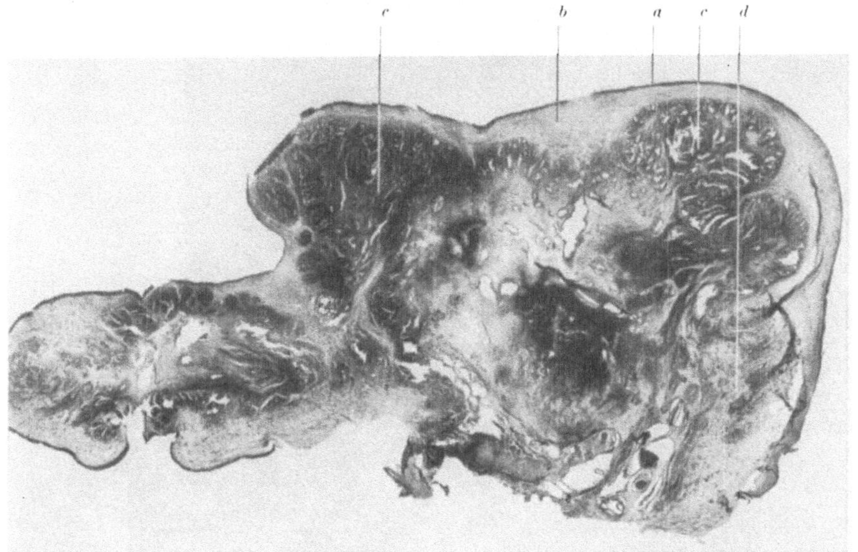

Abb. 25. Histologisches Übersichtsbild der fleischigen Gebilde (Encephalocele) der Abb. 24. Van Gieson, schwache Vergr. *a* Lage von kleinkernigen, dichtgedrängten, fetthaltigen Zellen (eventuell Keimschicht); *b* lockeres, embryonales Mesenchymnetz; *c* reiferes Bindegewebe mit kollagenen Fasern und Plexuszotten; *d* fragliche Kleinhirnstrukturen. Im ganzen Gewebe finden sich reichlich dünnwandige Gefäßchen, oft in dichten Büscheln angeordnet

2. Hemmungs- und Spaltbildungen

Auf irgendeiner Stufe der Entwicklung der Hirnbläschen und des Medullarrohres kann es aus meist ungeklärten Gründen bei Tier und Mensch zu einer Hemmung kommen. An Schädel, Wirbelsäule, Gehirn und Rückenmark entstehen dann wohlbekannte Fehlbildungen, unter denen vor allem Meningo-Encephalo-Myelo-Cystocelen bekannt sind. Auch bei diesen Mißbildungen dominiert in unserer Sammlung das Kalb. Einen eindrucksvollen Fall von Encephalocele beim Kalb belegen die Abb. 24 und 25. Außerdem sahen wir je einen Hirnbruch beim Schwein und beim Kaninchen. Eine merkwürdige Encephalocele bei einem neugeborenen Schaf hat MOSIMANN beschrieben und gezeigt, daß es sich um ein stark vergrößertes Augenbläschen handelte mit fehlender Ausbildung der Hypophyse. Daß komplizierte Hemmungs- und Spaltbildungen des Gehirns sich unter einer scheinbar geringen Vorwölbung der Stirngegend verbergen können, demonstrieren die Abb. 26—28.

Wenn nach den Hirnschnitten der Abb. 28 eine dorsale Verschlußhemmung glaubwürdig ist, so fällt einem dagegen die Erklärung für die ventrale Hemmungsmißbildung, wie sie die Abb. 29 und 30 zeigen, recht schwer. Auch die

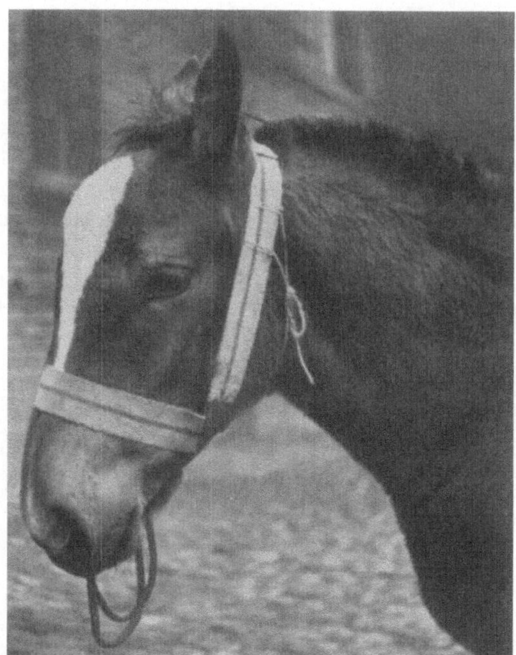

Abb. 26. Pferd, Fohlen, 4 Monate alt. Kugelige Verwölbung der Stirngegend. Gehirn auf Abb. 27 und 28

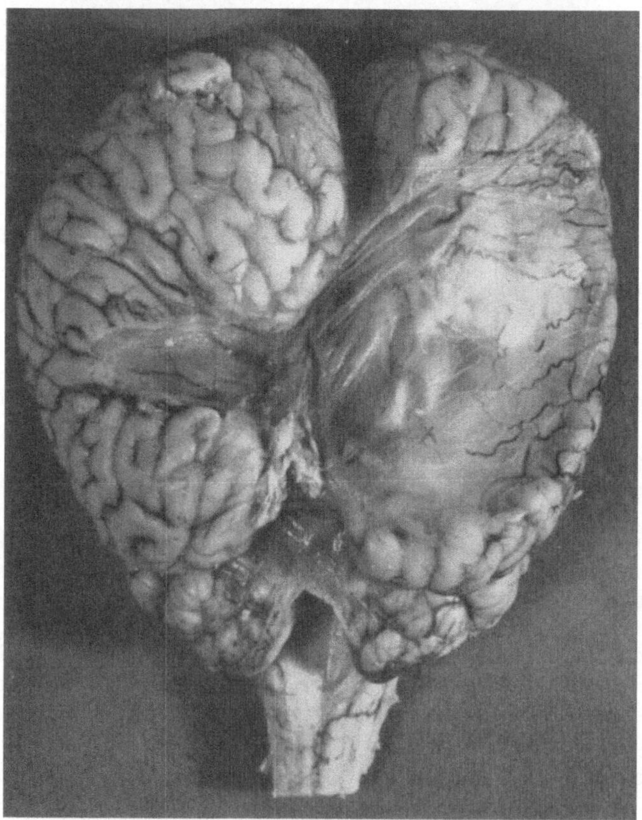

Abb. 27. Gehirn des Fohlens von Abb. 26. Fehlen des Kleinhirnwurmes und breite dorsale Verschlußdefekte beider Hemisphären, überdeckt von gefäßführender weicher Hirnhaut

Annahme einer embryonalen vasculären Störung scheint uns die Ausfälle in ihrer eigenartigen Verteilung nicht erklären zu können.

Diese Gehirnmißbildung stammt von einem männlichen Kalb, welches am 6. Lebenstag getötet wurde, weil es nicht trinken lernte und immer schwächer wurde. Schon bei der Geburt fielen der flache, fliehende Schädel und die engen Lidspalten, unter denen keine Bulbi zu tasten waren, auf. Das Tier lernte stehen, ging sehr unsicher, mit spastischen Vorderbeinen, die sich aber passiv abbiegen ließen. Das rechte Vorderbein wurde nach hinten gestellt, der Kopf schief nach links geneigt. Das Gehen erfolgte stets in engen Kreisen

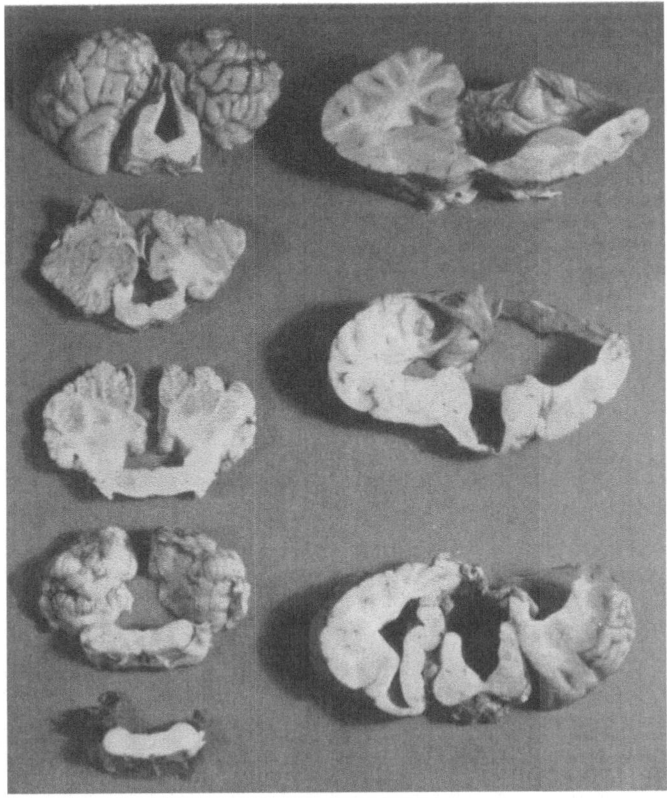

Abb. 28. Gehirn von Abb. 27, in Frontalschnitte zerlegt. Abflachung und Auseinanderbreitung von Oblongata und Pons, Fehlen des Kleinhirnwurmes, Auseinanderklaffen des Mittelhirndaches, fehlende Verschmelzung der Thalamushälften, Fehlen von Balken, Fornix und Lamina terminalis, grobe Ausfälle im Dorsalteil des linken und besonders rechten Parietallappens (Beginn links unten)

nach links und war häufig von Stürzen unterbrochen; allein vermochte das Tier sich nicht zu erheben. Der Tonus der Hinterbeine war viel geringer; die Patellarreflexe waren undeutlich. Lidreflexe vorhanden, Druck auf die leeren Augenhöhlen wurde mit Abwehrbewegungen beantwortet. Saugreflex nicht auszulösen.

Nach der Eröffnung des Schädels erkannte man eine deutliche Asymmetrie der mittleren Schädelgrube, die links bedeutend weiter war als rechts. Die Orbitae waren nur spaltförmig und enthielten einen engen Trichter von Chorioidea und spärlichem nervösem Gewebe, der unmittelbar in seichte Gruben an der Schädelinnenseite mündete, sowie etwas Fett-, Muskel- und Tränendrüsengewebe.

245 g schweres Gehirn mit ganz atypischem Windungsverlauf. Riechkolben vorhanden, aber weder Riechnerven noch Lobi piriformes sicher erkennbar. Deutliche Asymmetrie der Schläfenlappen an der Basis. Sehnerven und Chiasma sowie Tractus optici fehlen. In der Chiasmagegend ist links eine trichterförmige Ausstülpung des Ventrikelbodens, welche direkt in eine flache Grube des Schädels übergeht. Diese entspricht der Lage des fehlenden Auges und ist mit Chorioideagewebe austapeziert. Auf der rechten Seite sitzen an entsprechender

Stelle ein wulstiger Höcker am Gehirn und eine seichte Grube, die, wie übrigens auch eine
Partie der Medialseite des rechten Occipitalhirns, mit schwarzem, glänzendem Chorioideagewebe tapeziert ist. Aus der Tiefe der erwähnten Grube zieht ein ganz feines Nervenbündel
gegen die Medianlinie, wo es sich verliert. Es scheint sich um einen Rest des rechten Fasciculus opticus zu handeln. Infundibulum und Corpus mamillare sind da, auch die Hypophyse
sowie alle Hirnnervenpaare vom III.—XII. Auf einer Serie von Frontalschnitten sieht man:
eine bedeutende Erweiterung der Seitenventrikel und des dritten. Die Seitenventrikel sind
nur in den Vorder- und Hinterhörnern getrennt, während sie im Mittelteil über dem großen
3. Ventrikel breit kommunizieren. Der Balken besteht nur aus einem dünnen Blättchen,
das Septum pellucidum ist mit seinem Hohlraum vorhanden. Die Ammonshörner sind,

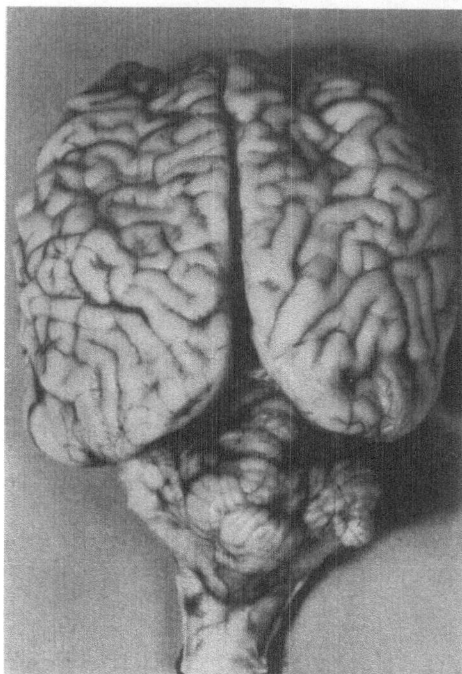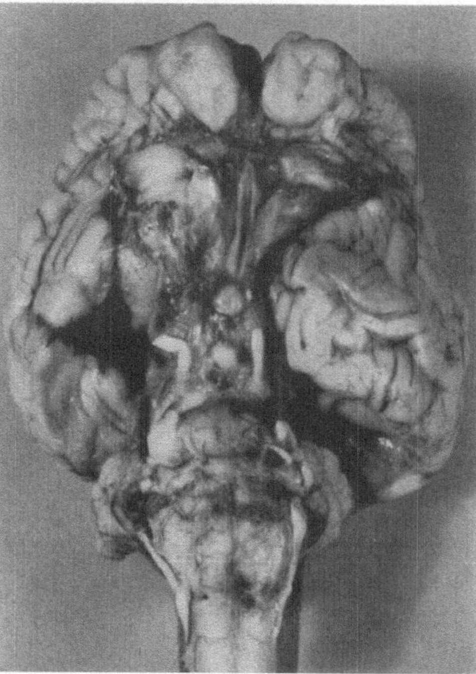

Abb. 29. Kalb, neugeboren. Windungsanomalien an den Großhirnhemisphären. An der Hirnbasis sind Bulbi
und Tractus olfactorii erhalten, Augäpfel und Nervi optici fehlen. Übrige Hirnnerven vorhanden. Asymmetrie
der Lobi parietales. Rechts starke schwärzliche Pigmentierung der Leptomeninx

wenn auch ganz atypisch, angelegt, links deutlicher als rechts; Alveus und Fornix und vordere
Commissur sind sehr rudimentär. Von Thalamus, Zwischenhirn und Stammganglien sind
nur schwer identifizierbare Reste vorhanden, rechts etwas mehr als links. Der große Hohlraum an ihrer Stelle (3. Ventrikel) ist ventral nur durch eine hauchdünne, von wenigen
feinen Nervenbündeln überquerte Platte abgeschlossen. Im Mittelhirn sind die Vierhügel
vorhanden, es wird aber in seiner vorderen Partie durch Fehlen der Corpora geniculata verschmälert. Habenula und entsprechendes Ganglion vorhanden. Das Dach des 3. Ventrikels
wird von einer kuppelartigen, zottigen Platte von Plexusgewebe abgeschlossen. Pons,
Kleinhirn und Oblongata scheinen makroskopisch normal; die Rautenplexus sind klein; im
häutigen Abschluß des 4. Ventrikels sind keine Foramina erkennbar.

Das Erstaunlichste an dem Gehirn ist nun aber das gänzliche Fehlen der
Capsulae internae. Der einzige Zusammenhang zwischen Großhirn und Mittelhirn besteht in der durchsichtig-dünnen, aus Pia und einer minimen Schicht Nervengewebe zusammengesetzten, basalen Platte, in der lediglich sechs feine Faserbündel (etwa 1 mm breit und etwa 0,2 mm dick) verlaufen, von denen die beiden
medianen als rudimentäre, gegen das Corpus mamillare ziehende Fornixbündel
identifizierbar sind. Es muß sich also funktionell um ein „anencephales" Tier
gehandelt haben, und man mag vermerken, daß es trotzdem in der Lage war,

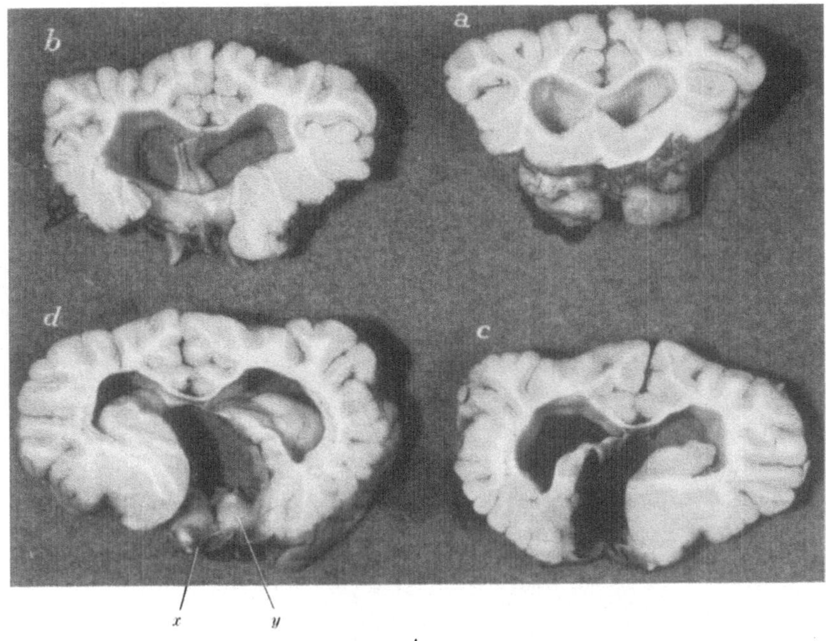

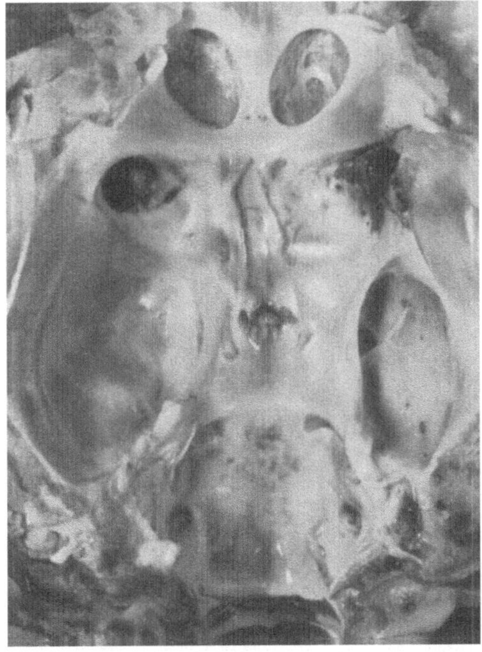

Abb. 30 A u. B. A Großhirn der Abb. 29, in Frontalscheiben zerlegt. Die Schnitte folgen von nasal nach caudal in der Reihenfolge *a—d*. Die dünne basale Lamelle bei *x* stellt die einzige kontinuierliche Verbindung des Vorderhirns mit dem Mittelhirn dar, dessen nasales Ende mit *y* bezeichnet ist. B Aufblick auf die Schädelbasis des Kalbes. Oben die eiförmigen Höhlen, in denen die Bulbi olfactorii lagen. Darunter, etwas mehr nach lateral die nach innen offenen Orbitae mit den schwarzen Flecken von Tela chorioidea. Unter diesen die ungleich großen Höhlungen zur Aufnahme der Lobi temporales

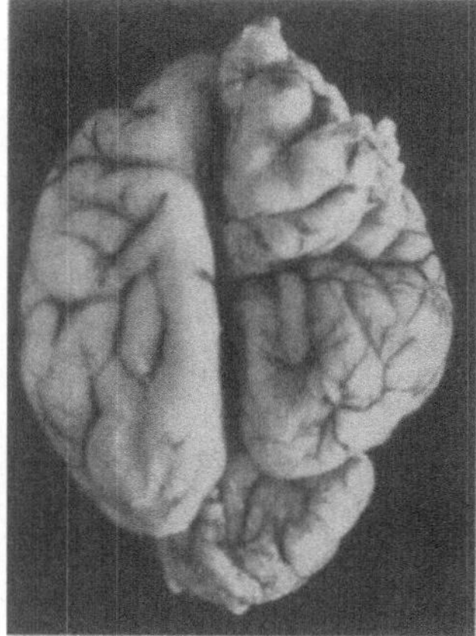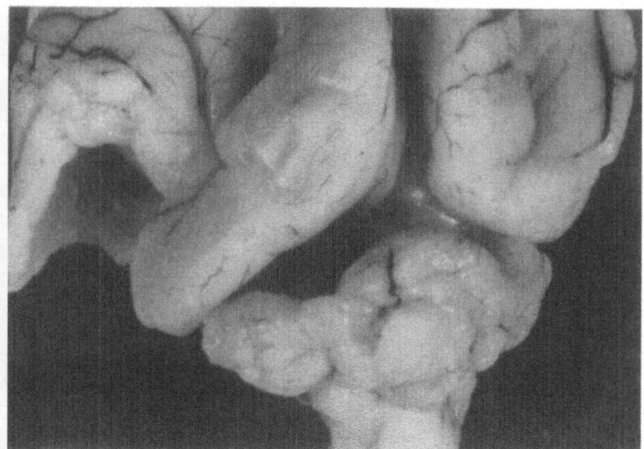

Abb. 31. Links: Hund, Dackel, 21 Monate. Porencephalie im rechten Parietallappen. Rechts: Katze, 4 Wochen. Großer porencephaler Defekt am linken Occipitalpol. Kleinhirnhypoplasie

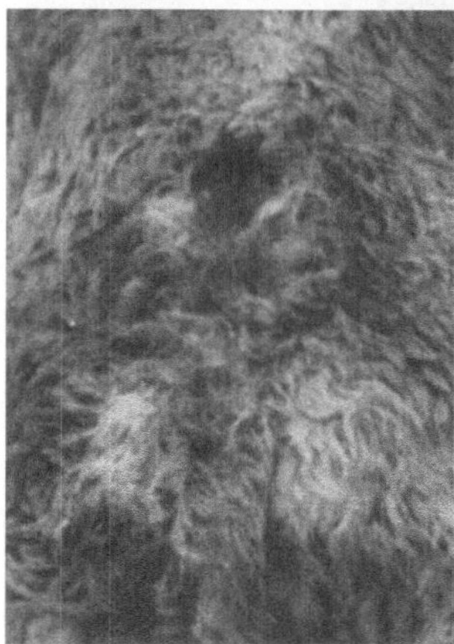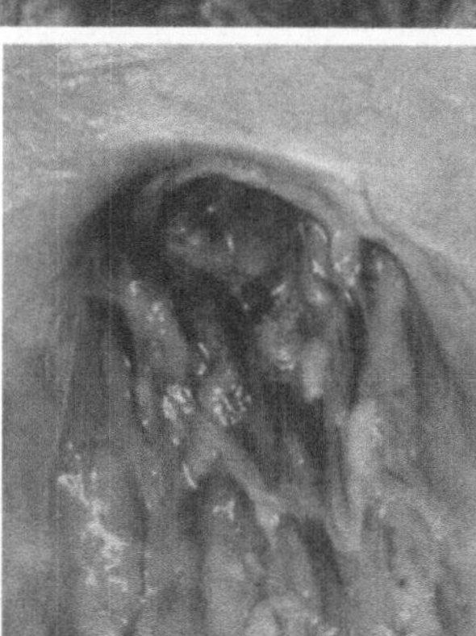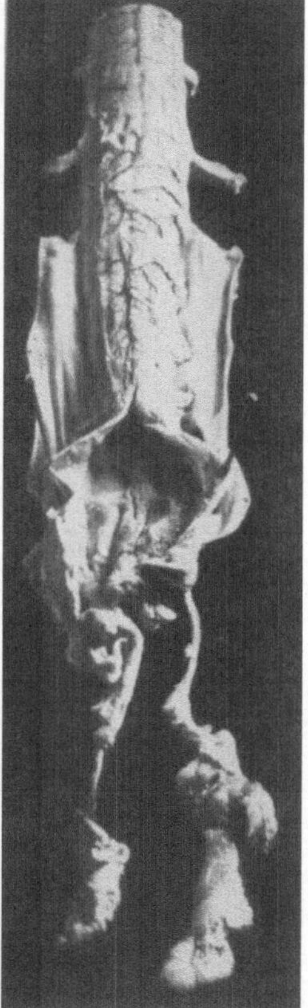

Abb. 32. Spina bifida. Links: Kalb, kleiner Hautdefekt in Kreuzgegend (oben) und darunterliegender Knochendefekt (unten). Rechts: Rückenmark von einem 11 Monate alten Fohlen. Bei eröffneter und zurückgeschlagener Dura gut sichtbar die cystische Ausweitung des Zentralkanales. (Photo Prof. UEBERREITER, Wien)

zu stehen und sich fortzubewegen. Histologische Schnitte durch verschiedene Höhen der Oblongata zeigen, daß die sog. Pyramidenareale vollständig fehlen.

Wahrscheinlich zum erstenmal wurde eine echte **Porencephalie** beim Tier von BALL-AUGER (1926) beschrieben. Bei der 2jährigen, idiotischen Katze ging ein echter, frontoparietaler Porus der rechten Großhirnhemisphäre in den erweiterten Seitenventrikel über. Da zugleich eine Hemiatrophia faciei bestand, wird S. 272 nochmals darauf zurückzukommen sein. Die Autoren betonen, daß die echte Porencephalie (Verbindung von Ventrikel mit der Oberfläche) angeboren (Agenesie) oder durch frühfetale entzündliche oder zumeist vasculäre Prozesse bedingt sein könne. Bei der Pseudoporencephalie sei der Porus viel größer und nicht mit dem Ventrikel kommunizierend. Es liege dann eine erworbene Läsion als Folge von Gewebszerstörungen durch Nekrose, Erweichungen und Hämorrhagien vor. Wir sahen aber schon wiederholt durchgehende, weite, nur durch die weichen Hirnhäute überbrückte Pori bei hydrocephalen

Tieren mit gleichzeitigen Kleinhirnatrophien (vgl. Abb. 31 rechts). Eine echte
Porencephalie beschreibt ebenfalls Scherer bei einem Hund. Anomalien der den
Porus begrenzenden Windungen wie Mikrogyrien usw., die man beim Menschen
öfters sieht, fand er nicht. Auch bei 2 Tigerwurfgeschwistern fand er porencepha-
lische Defekte geburtstraumatischer Herkunft (s. S. 355). Einen selbstbeobachteten Fall von echter Porencephalie illustriert die Abb. 31 links. Der Hund hatte
ursprünglich keine Abnormitäten aufgewiesen, machte dann aber eine Staupeencephalitis durch mit schweren psychischen Folgezuständen (Unsauberkeit,
Ungehorsam, Bewegungsdrang abwechselnd mit Schlafsucht), derentwegen er

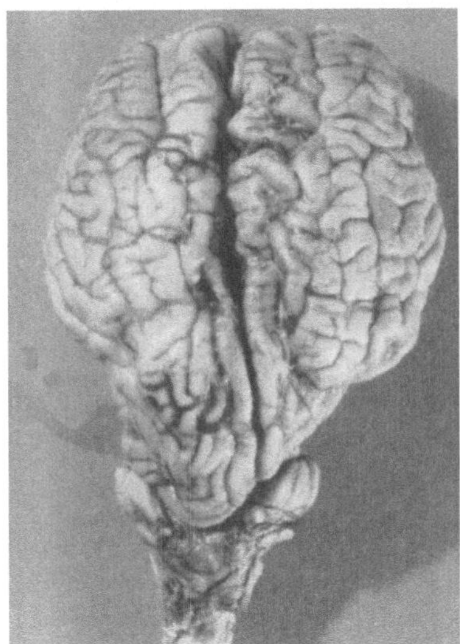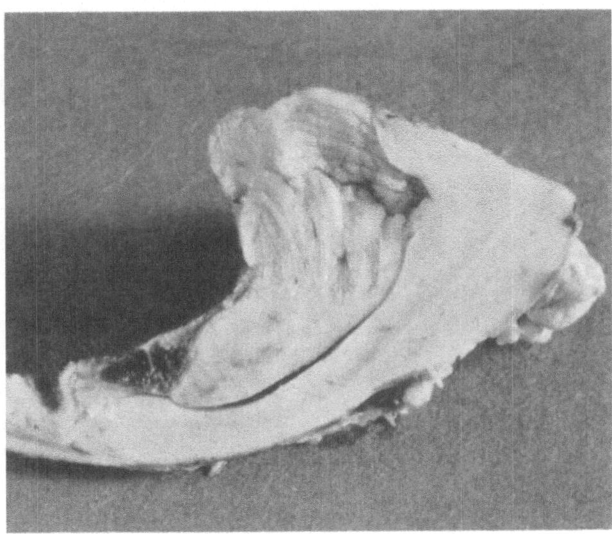

Abb. 33. Arnold-Chiari-Mißbildung. Links bei einem 2 Tage alten Kalb, wobei nicht nur caudale Teile des
Kleinhirns durch das Foramen magnum, sondern auch Teile des Occipitallappens unter dem Tentorium durch
in die hintere Schädelgrube verlagert waren. Rechts typische Ansicht dieser Mißbildung bei einem Kind,
10 Monate alt

abgetan wurde. Neben der — sicher angeborenen — Porencephalie fand man
denn auch die histologischen Veränderungen einer subakuten Meningoencephalitis, welche für die klinischen Symptome verantwortlich zu machen sind.

Unter den Spaltbildungen an der Wirbelsäule ist die **Spina bifida** aperta oder
occulta am bekanntesten. Mit ihr verbunden sind dysrhaphische Störungen am
Rückenmark (Myeloschisis, Meningomyelocystocelen). Gut untersucht sind
die Spina bifida occulta bei einem Fohlen durch Ueberreiter (Abb. 32) und die
Rachischisis bei einem Hund durch Winsser. Beim Kalb will Santema 14 Fälle
von Spina bifida beobachtet haben. Nach seinen Studien an menschlichen und
Kaninchenembryonen mit Spina bifida und Myeloschisis kommt Patten zur
Auffassung, daß es sich dabei, nicht wie allgemein angenommen, um eine Hem-
mungsbildung aus zu geringem Wachstumstrieb handle, sondern vielmehr um
ein lokales überdosiertes Wachstum, das den Neuralverschluß hindere.

In der eingangs zitierten Mißbildungslehre geht Schwalbe auch auf die Theorie der
Palingenese ein, wonach ein Organismus in seiner Entwicklung rückschlagend Organisations-
zustände seiner stammesgeschichtlichen Vorfahren wiederhole. Als Beispiel dafür könne
die Schwanzbildung beim Menschen angegeben werden: „In früheren Entwicklungsstadien
hat der menschliche Embryo einen Schwanz, der bei 9 mm Körperlänge seinen Höhepunkt
erreicht und 2 mm lang ist." Diese Körpergegend soll zu allerhand Mißbildungen neigen.
Es berichtet denn auch Grau in seiner Arbeit „Über Schwanzmißbildungen bei der Hauskatze" von Wirbelspalten (Spina bifida) und Rachicelen mit Störungen im Rückenmark.

Die Vergesellschaftung einer Spina bifida mit der **Arnold-Chiari-Hirnmiß-bildung** (Verschiebung von Kleinhirn- und basalen Hirnstammteilen caudalwärts

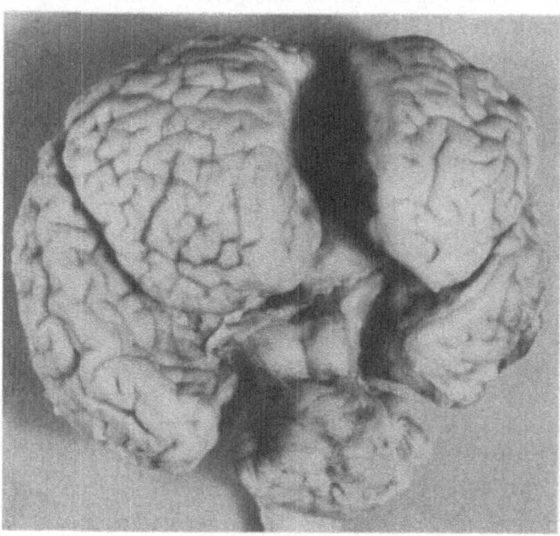

Abb. 34. Kalb, 3 Wochen alt. Verdoppelung des Großhirns kranialwärts von den Vierhügeln. Am lebenden Tier ließ die kugelige Vorwölbung des Schädels einen Hydrocephalus vermuten. Es bestand überdies Anophthalmie, Schwanzlosigkeit und Einmünden des Rectums in die Scheide (Kloake)

vom Foramen magnum, Hydrocephalus internus) ist von uns zum erstenmal beim Tier (Kalb) 1952 beschrieben worden. Die Abb. 33 zeigt diese Verhältnisse im Vergleich zu menschlichen. Die Pathogenese der Arnold-Chiarischen Miß-

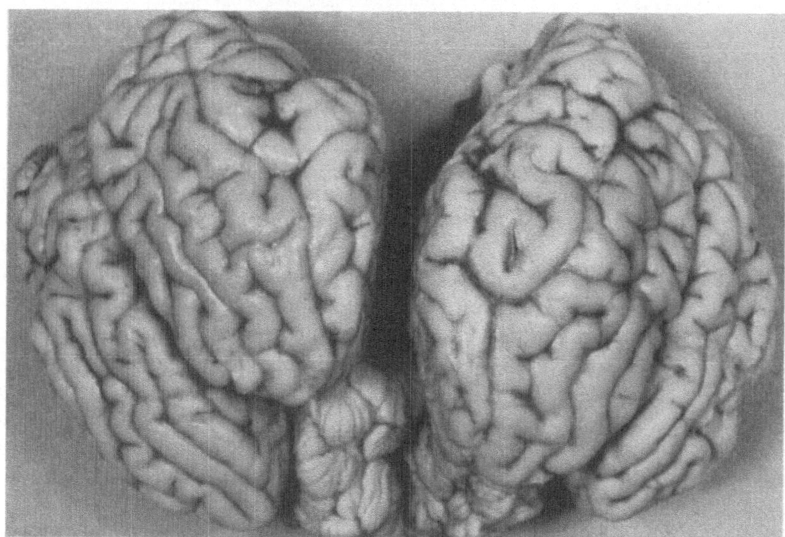

Abb. 35. Kalb, neugeboren, mit Doppelgesicht (Diprosopus) und einem unpaaren Auge in der Verschmelzungs-linie. Das dazugehörige Gehirn zeigt eine Verdoppelung bis zur Brücke, auf welcher die beiden getrennten Kleinhirne aufsitzen

bildung ist auch beim Menschen nicht geklärt, hingegen widerspricht unsere Beobachtung der auch ins Feld geführten Meinung, daß durch die Spina bifida eine Fixation des Rückenmarkes stattfinde, der Ascensus medullae verhindert

und dadurch ein vertikaler Zug auf den beim Menschen darüber befindlichen
Hirnstamm bewirkt werde. Das Kalb hat nur einen geringen Ascensus medullae,
der für die pathogenetische Erklärung außer Betracht fällt, und die Wirbelsäule

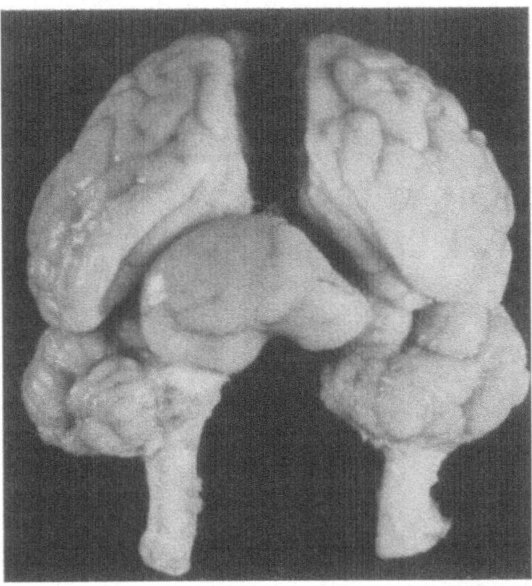

Abb. 36. Ferkel. Doppelbildung mit gemeinsamem Kopf und zwei Körpern (Cephalopagus). Getrennt sind
Rückenmark und Kleinhirn. Am Großhirn finden sich eine gut ausgebildete linke und rechte Hemisphäre und
dazwischen ein medianer, unpaarer Wulst als Ersatz für die beiden einander zugekehrten Hemisphären

steht bei ihm horizontal. Seither haben wir einen weiteren Fall, nun beim Ferkel,
beobachtet.

Angeborene Anomalien der Wirbelsäule (Verkrümmungen, Verkürzungen) sind
bei Menschen und Tieren bekannt. Wir sahen sie beim Lamm, bei der Gans

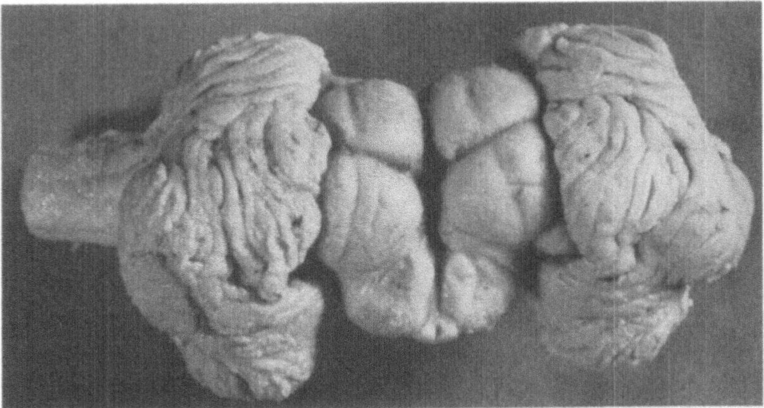

Abb. 37. Kalb. Doppelbildung; fehlendes Großhirn und Verschmelzung auf der Höhe der vorderen Vierhügel,
mit rudimentärer Zwischenhirnanlage

und besonders auch bei Fischen, wo sie gar nicht selten zu sein scheinen, wie
auch SCHÄPERCLAUS in seinen „Fischkrankheiten" berichtet. Als mutative Veränderung beschreiben ROSENTHAL-ROSENTHAL eine Lordose bei Lebistus reti-
culatus und WUNDER Verkrümmungen und erbbedingte Verkürzungen der

Wirbelsäule beim Karpfen. Nutz- und Rassetiere mit solchen auffallenden Mißgestaltungen werden bald vernichtet und der Untersuchung selten zugänglich gemacht.

Doppelbildungen. Sie finden sich in verschieden starken Graden bei Säugern und beim Menschen. Die Verdoppelung ist in der Regel am ZNS weitergehend durchgeführt als am übrigen Körper. Hier kann es sich nur um Illustrierung einiger Formen handeln, wozu die Abb. 34—37 verschieden starke Grade der Verdoppelung des Großhirns zeigen. Besonders interessant ist das Gehirn eines Kalbes mit Gesichtsspalte und Verdoppelung der beiden Bulbi und Tractus olfactorii. Bei der Genese der Doppelbildungen taucht die Frage auf: Verwachsung oder Spaltung? In Anbetracht der vielen experimentellen Untersuchungen, auf die nicht weiter einzugehen ist, dürfte die Beantwortung dahin lauten, daß in den meisten Fällen eine sehr frühe, primäre Teilung des Eimaterials vorliegt, mit dem teratogenetischen Determinationspunkt in der Gastrulaphase. Sekundäre Verwachsungen kommen für Kraniopagen und Thorakopagen in Betracht.

Diese mehr oder weniger ausgeprägten Doppelbildungen am Gehirn bei Tieren haben wir deshalb etwas reicher mit Abbildungen belegt, weil COURVILLE sagt, daß beim Menschen verschiedene Grade der Vereinigung zweier Gehirne theoretisch möglich, aber in Wirklichkeit extrem selten seien. Der Doppelkopf (Dicephalus beim Kalb in Abb. 38) und das Doppelgesicht (Diprosopus) sollen vornehmlich bei allen Pflanzenfressern, seltener beim Schwein, nicht aber bei den Fleischfressern vorkommen (BENESCH). Um gleich durch eine Ausnahme die Regel bestätigen zu lassen, verweisen wir auf den teilweisen Dicephalus bei einer Katze, den ELLINGER und Mitarbeiter beschrieben, allerdings ohne Angaben über Gehirnbefunde. Es bestand zugleich ein medianes Auge (Cyclopia media). Diprosopus und Dicephalus gehören zu der Duplicitas anterior, der vorderen Verdoppelung des Neuralrohres und der Dipygus zur Duplicitas posterior oder der Verdoppelung caudaler Abschnitte.

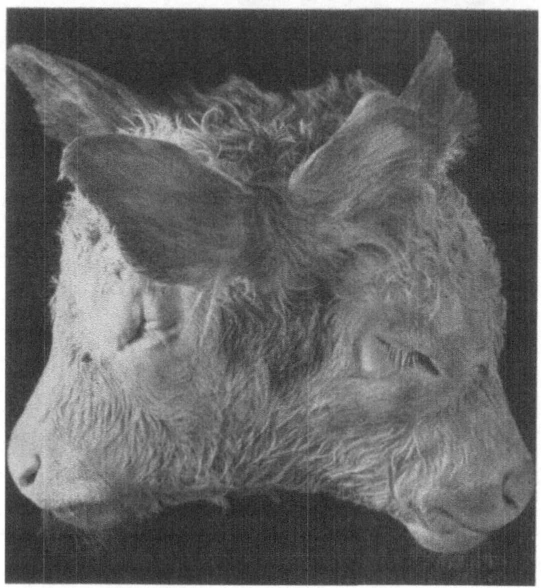

Abb. 38. Kalb. Doppelkopf (Dicephalus)

Vom Menschen sind mehrere Fälle von Verdoppelung des Rückenmarkes bekannt, besonders vom bilateralen, weniger vom dorsoventralen Typ. In der Tierpathologie finden sich über solche *Diplomyelien* oder *Diastematomyelien* nur spärliche Angaben. KERSTEN berichtet über solche Mißbildungen bei Mensch und Hund, bei letzterem wohl zum erstenmal über eine partielle dorso-ventrale Diplomyelie im Halsmark ohne Veränderungen an der Wirbelsäule. Ein ähnlicher Fall beim Schwein ist durch HOLZ bekanntgeworden.

3. Mißbildungen der Gewebe

Über Mikrogyrien, Pachygyrien und Heterotopien ist bei Tieren noch wenig bekannt. Es wird sicherlich weniger darauf geachtet, infolge der Kleinheit der Gehirne und ihres anderen Windungstypus sind sie auch weniger leicht zu

erkennen. Sollten sie wirklich seltener als beim Menschen sein, so wäre wohl die
Erklärungshypothese richtig, daß je einfacher der Organaufbau, desto weniger

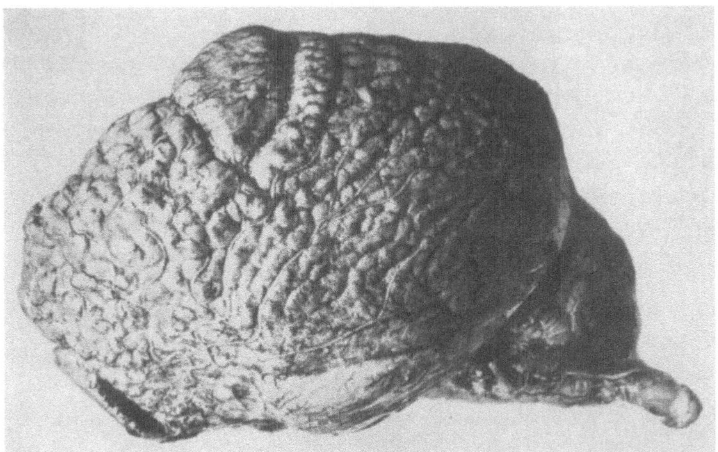

Abb. 39. Fohlen. Makrocephalie mit Mikro- und Pachygyrie; auffallend die Überdachung des Kleinhirns.
(Photo Prof. ACKERKNECHT)

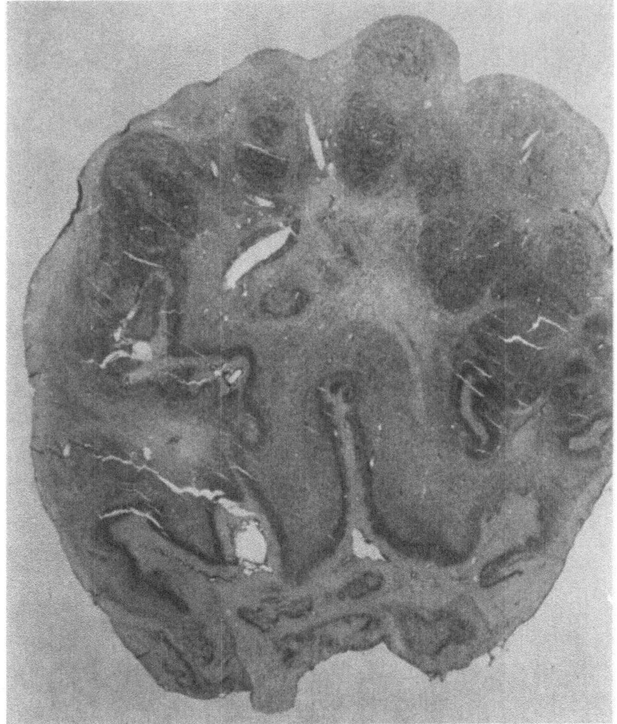

Abb. 40. Kalb. Hydrocephalus congenitus. Frontalschnitt durch den Stirnpol zur Darstellung von Windungs-
heterotypien und Schichtenverschiebungen. Cresyl

Störungsmöglichkeiten. In der Literatur wird auf die Abbildung eines pachy-
und mikrogyren Kälbergehirns im JOESTschen Handbuch verwiesen und etwa
noch auf die Beschreibung einer kongenitalen Porencephalie, Mikrogyrie und

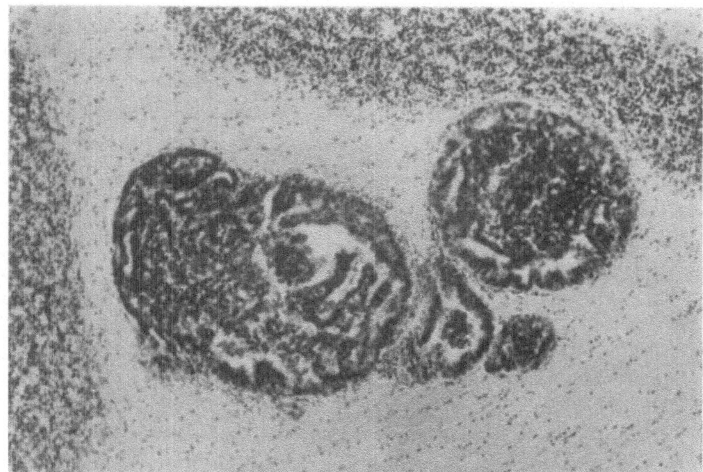

Abb. 41. Hund. Heterotopien von Plexusgewebe im Mark des Kleinhirns.
HE, mittlere Vergr.

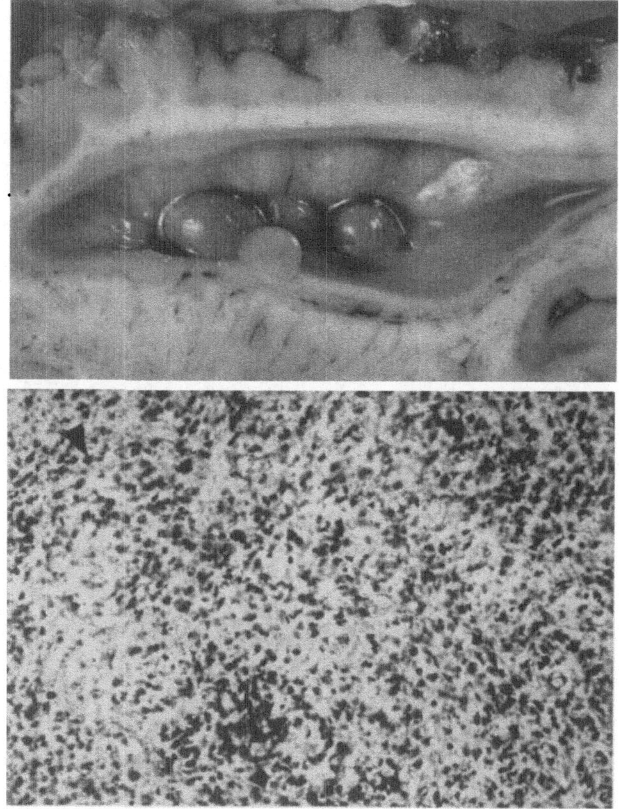

Abb. 42. Kalb mit mißgebildetem und hydrocephalem Gehirn. Oben: kugelige Höckerbildungen in der Ventrikelwandung, eine davon im Schnitt getroffen. Unten: histologisches Bild; es handelt sich um Gewebsheterotopien. In einem gliösen, gefäßarmen Stroma liegen verstreut und in Gruppen Ganglienzellen verschiedenster Form und Größe. Viele von ihnen zeigen noch embryonalen Typus. Cresyl, schwache Vergr.

Heterotopien bei einem Schwein (SCHELLENBERG). VERLINDE-OJEMANN sahen
Mikrogyrien bei 3 Katzen und eine Heterotypie der PURKINJE-Zellen ebenfalls
bei der Katze. Auf das Fohlengehirn der Abb. 39 wurde schon S. 40 im Zusammenhang mit der „umgekehrten" Palingenese verwiesen. Verschiedenartige
Heterotopien veranschaulichen die Abb. 40 und 41. Auf eigenartige *Höckerbildungen in der Ventrikelwand* der Seitenventrikel bei Kälbern macht die Abb. 42
aufmerksam. Weniger große, aber ähnliche Zellhäufchen in der subependymalen

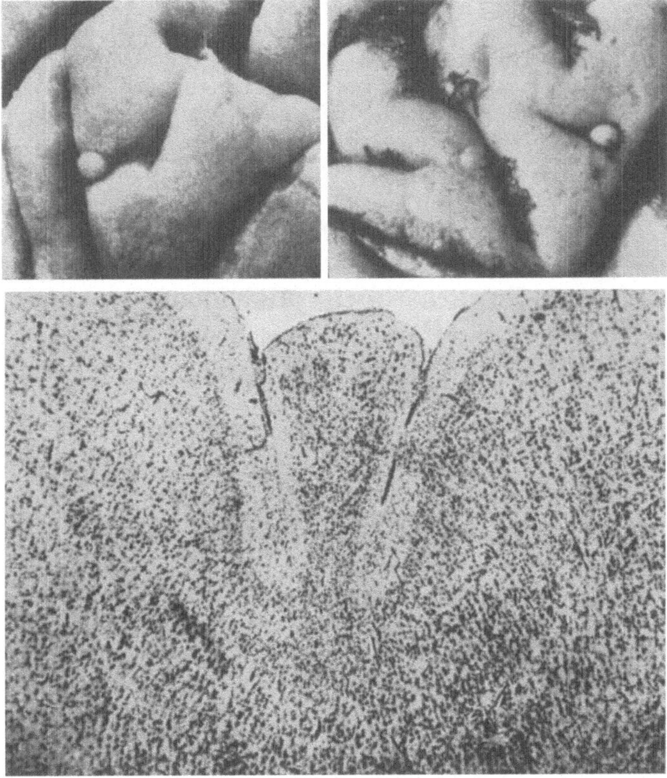

Abb. 43. Mensch. Hirnwarzen. Oben: makroskopisch. Unten: im histologischen Schnitt. Nissl-Färbung. (Photo Prof. JACOB, Hamburg)

Zone der Seitenventrikel beim Schwein hat auch HOLZ (1954) beschrieben. Er
hält sie für Bildungsanomalien, wie sie im ZNS mit verzögerter Markreifung
und unvollständigem Matrixaufbrauch besonders im Telencephalon nicht selten
von ihm beobachtet worden sind. In unseren Fällen jedoch, wo noch andere
Mißbildungen vergesellschaftet waren, dürfte die Entscheidung darüber schwer
sein, was primär und was sekundär sei, d.h. ob ursächlich verminderter Matrixaufbrauch, verzögerte und veränderte Markreifung oder falsch gelenkte Keim-
wanderung schuld sind. Wenn aber HOLZ anschließend aus seinen Beobachtungen
folgert, daß bei gestörter Markreifung das ZNS für Infektionen besonders anfällig sei, so muß eine solche Aussage doch noch durch weitere Untersuchungen
erhärtet werden. Uns scheint es vorerst fraglich, ob ein irgendwie mißgebildetes
Gehirn für spätere Infektionen anfälliger ist.

Über *Hirnwarzen*, wie sie die Abb. 43 beim Menschen zeigt, ist uns bei Tieren
noch nichts bekanntgeworden.

4. Mißbildungen außerhalb des Zentralnervensystems

Bei Mensch und Tier nicht so selten vorkommende Formen sind: Amelie, Mikromelie, Syndaktylie, Polydaktylie (BACHMANN, DANFORTH, NEFF, STEINER). Genetisch reichlich studiert sind die verschiedenen Schwanzmißbildungen bei der Hausmaus, die für die Neuropathologie interessant sind wegen der konkommitierenden Fehlbildungen im ZNS wie Spina bifida, Kranioschisis und Hirnbrüche (EATON, LAW, STRONG-HOLLANDER).

HANHART beschrieb 1950 ein neues Syndrom beim Menschen, nämlich die Kombination von Peromelie mit Mikrognathie, ein Zusammentreffen, das schon 1928 von WRIEDT-MOHR als *Akroteriasis congenita* beim Rind entdeckt worden ist. Die Kälber sterben schon bald nach der Geburt. Es soll sich um ein recessiv letales Gen handeln. Neben der „Amputation" von Extremitäten und des Unterkiefers (also von Acra) besteht bei den Kälbern noch ein ausgesprochener Hydrocephalus. An neuroanatomischen Veränderungen bei der brachialen Peromelie der Katze konstatierte SPENGLER: Auf der mißgebildeten Seite waren die Nervenwurzeln, die Spinalganglien und der ganze Plexus brachialis unterentwickelt. Es fand sich eine auffallende Atrophie oder Hypoplasie der grauen Substanz im Bereich der Halsschwellung mit Reduktion des Dorsal- und Ventralhornes.

5. Nurmenschliche Mißbildungen

Während der bisherigen Beschreibung von Fehlbildungen des ZNS haben wir wohl immer auf das Vorkommen bei Mensch und Tier hinweisen können. Da und dort konnte vermerkt werden, daß diese oder jene Abnormität bisher nur bei einer bestimmten oder einzelnen Tierarten gefunden worden ist. Nun folgen noch einige Formen, die unseres Erachtens vorerst nur beim Menschen sicher abgegrenzt sind. Vielleicht wird in Zukunft die eine oder andere Abweichung mit genügender Sicherheit auch beim Tier nachgewiesen, so daß sie dann aus diesem Abschnitt wegfällt.

a) Die Syringomyelie

Nach der Bezeichnung handelt es sich um eine röhrenförmige Höhlenbildung im Rückenmark. Die klinischen Erscheinungen und die pathologisch-anatomischen Befunde sind die folgenden: Es werden vorwiegend Männer in den ersten Dezennien betroffen. Ein Nachlassen der groben Kraft in einer Extremität kann das erste Zeichen sein, bis dann Muskelatrophien und trophische Störungen anderer Art hinzukommen. Kennzeichnend ist die dissoziierte Störung der Sensibilität, d.h. der Ausfall von Schmerz- und Temperaturempfindung bei Erhaltensein der Berührungs- und Tiefensensibilität. Das Leiden ist oft fortschreitend. Makroskopisch fallen am Rückenmark, auf Längs- und Querschnitten, mehr oder weniger ausgedehnte Höhlenbildungen auf, die sich histologisch als 2 Prozesse entpuppen: Wucherung der faserbildenden Glia (eventuell vom Ependym ausgehend) und Zerfall des gliösen Gewebes. Der erbliche Charakter dieser dysraphischen Bildung scheint unbestritten. Differentialdiagnostisch kommt unter anderem die *Hämatomyelie* in Betracht, die aber plötzlich, meist durch ein Trauma, einsetzt. In der Abb. 44 ist eine syringomyelische Höhlenbildung im Halsmark eines 45jährigen Mannes dargestellt, der an einer Syringomyelie gelitten hatte.

NACHTSHEIM-OSTERTAG haben bei ihren Erbstudien an Kaninchen bei einem Rexstamm ein Erbleiden beschrieben, das von den Autoren und dann in der Literatur als homolog zu der menschlichen Syringomyelie gewertet wird, und das besonders deshalb immer wieder angeführt wird, weil dessen Erbverhältnisse als geklärt gelten. Es handelt sich bei den Kaninchen um einen recessiven Erbgang. Meist mit 4—6 Monaten tritt bei den Tieren, vorwiegend einseitig, eine spastische Lähmung an den hinteren Extremitäten auf, die später auf die vorderen übergreifen kann. Von den für den Menschen so typischen dissoziierten Sensibilitätsstörungen wird nichts berichtet. Selbst wenn sie vorkämen, so könnten sie bei Kaninchen nicht nachgewiesen werden. Im klinischen Bild fällt somit eines der Hauptsymptome weg. In der ersten Mitteilung hat sich OSTERTAG über eine Gleichsetzung zur menschlichen Syringomyelie sehr vorsichtig, später etwas bestimmter geäußert. SCHERER hat dagegen Stellung genommen, aber zugegeben, daß der anatomische Befund an Syringomyelie erinnere. Das anatomisch vorherrschende Befallensein der Hinterstränge erkläre aber die klinisch beherrschenden Spasmen nicht, und die beim Menschen so wesentliche Bindegewebsvermehrung fehle. Um in dieser vergleichend neuropathologischen Frage die jetzige Ansicht der ursprünglichen Untersucher zu haben, wandten wir uns direkt an sie. Prof. NACHTSHEIM schrieb uns im Oktober 1954: „Bei der Syringomyelie des Kaninchens handelt es sich tatsächlich bis zu einem gewissen Grade um eine Parallele zu dem menschlichen Leiden." Der ursprüngliche Rexstamm sei leider zugrunde gegangen. In dem uns freundlicherweise zur Verfügung gestellten Manuskript des Handbuchbeitrages „Mißbildungen" HENKE-LUBARSCH Bd. XIII/4) definiert OSTERTAG die Syringomyelie als eine auf dem

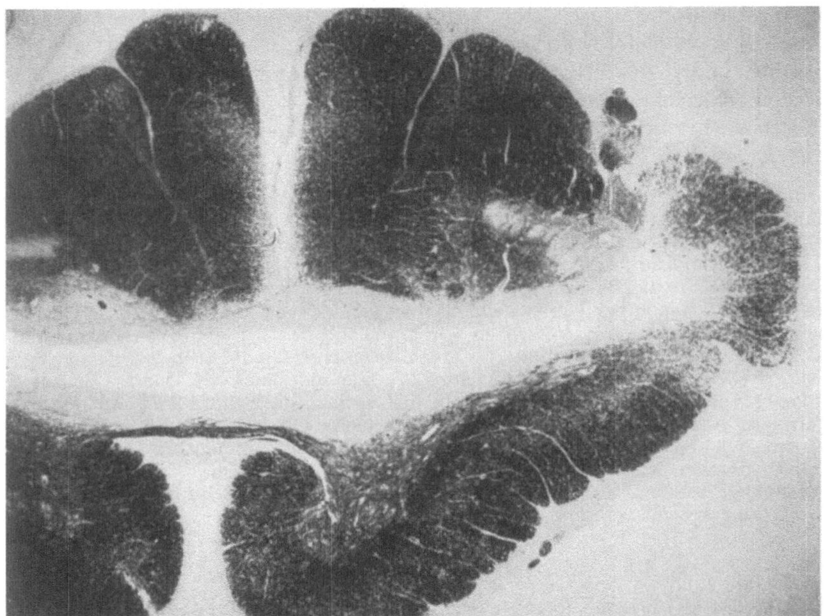

Abb. 44. Mensch. Syringomyelie. Markscheidenfärbung nach SCHRÖDER

Boden der Dysraphie entstandene Fehlbildung mit hyperplastischem bzw. blastomatösem Einschlag (Dysraphom). Er geht darin auch kurz auf die Syringomyelie der Kaninchen ein und sagt: „Die Syringomyelie an den von uns untersuchten Rexkaninchen NACHTSHEIMS lassen — mutatis mutandis — analoge Verhältnisse wie bei der frühkindlichen Syringomyelie des Menschen erkennen." Im Dezember 1955 schrieb uns Prof. OSTERTAG unter anderem: „Die ‚Syringomyelie des Kaninchens' erinnert mich am meisten an die Syringomyelie bei der FRIEDREICH-Gruppe, d.h. also der Medullo-olivo-ponto-cerebellaren Ataxie."

In der veterinärmedizinischen Literatur sind zwar einige Fälle von *Syringomyelie bei Tieren* beschrieben, und bekannte Autoren zeichnen für sie. So erwähnt COHRS im Lehrbuch NIEBERLE-COHRS, daß er selbst beim Kalb einen Fall beobachtet habe, und INNES (1952) führt aus: «Il y a quelques descriptions de cas authentiques de syringomyélie.» Auch der alte Fall von LIÉNAUX bei einem Hund wird immer zitiert, und vor kurzem haben MARTINS-FERRI über dieses Leiden beim Rind berichtet. Soweit wir diese Einzelfälle kritisch überprüfen können, vermögen sie nichts an unserer Auffassung von der Syringomyelie als nurmenschlicher Erkrankung zu ändern. Klinisch wird dieses menschliche Leiden bei Tieren kaum je ganz zu fassen sein, und pathologisch-anatomisch weisen die bisher bekannten animalen Fälle doch wesentliche Unterschiede zu den humanen auf.

b) Der Mongolismus

Die frühere Bezeichnung „Mongoloide Idiotie" ist meistenteils verlassen, und
INGALLS beginnt denn auch sein Kapitel „Biologic Implications of Mongolism"
mit dem Satz "Mongolism is not a mental disease". Als die 3 Hauptzeichen gibt
er an: Mentales Zurückbleiben, Brachycephalie, Akromikrie. Nach Schilderung
der dahingehenden experimentellen Forschung an Tieren betont er, daß dieses
spezifische Syndrom nie bei Tieren erzeugt worden sei. Die pränatalen Verhältnisse (environment), nicht die Gene und die Chromosomen wären das Entscheidende. Im Buch, dem diese Angaben entnommen sind, schildert gleich
anschließend BENDA seine Theorie von der in der 6.—12. Schwangerschafts-
woche einsetzenden Fetalschädigung für die Erzeugung der Acromicria congenita
oder mongoloiden Defektbildung. Dagegen bestreitet zwar HANHART (1953) die
Mitwirkung von Umweltfaktoren nicht, glaubt aber, daß mit an Sicherheit
grenzender Wahrscheinlichkeit eine spezifische Erbanlage nachgewiesen sei. Den
Mongolismus charakterisierende Gehirnveränderungen wurden bisher nicht gefunden. Er ist bei Tieren unbekannt.

Es dürften hier einige Bemerkungen über das Vorkommen der *Idiotie bei Tieren* an-
gebracht sein, eine Frage, die schon mehrmals diskutiert worden ist, und auf die FRAUCHIGER
in seinem Buch „Seelische Erkrankungen bei Mensch und Tier" näher eingeht. Für den
Menschen bedeutet Idiotie den schwersten Grad der Geistesschwäche. Wegen des Fehlens
des geistigen Prinzips bei Tieren, und weil sich Sprachstörungen, Urteilsschwäche oder ungenügende Assoziationen bei Tieren nicht nachweisen lassen, ist der Begriff Geistesschwäche
bei ihnen nicht anzuwenden. Verstehen wir unter Idiotie aber den schwersten Grad einer
psychischen Entwicklungshemmung, also einen angeborenen oder früherworbenen Schwach-
sinnszustand (Oligophrenie), so finden sich solche Zustände auch bei Tieren. Bei idiotischen
Tieren lassen sich, von der seelischen Seite her betrachtet, Stumpfheit, Antriebslosigkeit,
Bewegungsarmut u. a., und von der körperlichen Seite her, der plumpe Leib mit Fehlbildungen am Schädel und an den Extremitäten erkennen, namentlich aber verschiedene
Gehirnmißbildungen, wie sie in diesem Kapitel geschildert wurden. Es muß hier auch auf
Zusammenhänge zu den Stoffwechselstörungen (Amaurotische Idiotie S. 84 und Kretinis-
mus S. 77) hingewiesen werden.

c) Die Phakomatosen

Unter diesen Begriff, der neurocutane Syndrome umfaßt, fallen beim Menschen die
Tuberöse Sklerose, die *Neurofibromatose* und die *Angiomatosen.* Die Tuberöse Sklerose und
die HIPPEL-LINDAUsche Krankheit (Angiome des Kleinhirns und der Retina) sowie das
STURGE-WEBERsche Syndrom (Naevus flammeus der Haut mit Teleangiektasien im ZNS)
sind bei Tieren bisher unbekannt. Die Neurofibromatose des Rindes wird S. 255 besprochen.
Nach SCHALTENBRAND fallen wahrscheinlich auch noch andere segmental angeordnete
Gewebsmißbildungen und -verwerfungen unter diesen Begriff der Phakomatosen: „z.B.
rechnet VAN BOGAERT hierzu die Kombination von Syringomyelie mit peripheren Naevi, die
segmental dazu passen; weiter die xerodermische Idiotie ..., die palmo-plantare Hyperkeratose mit vorzeitiger Arteriosklerose des Gehirns und schließlich die generalisierte
Ichthyose mit geistiger Retardierung und Epilepsie."

Hierzu noch einige Bemerkungen aus der Zoopathologie: Die Syringomyelie
wurde vorgängig abgehandelt. Von einer xerodermischen Idiotie ist nichts bekannt. Die in den letzten Jahren viel diskutierte *Hard pad disease* der Hunde
(Hartpfotenkrankheit) zeichnet sich durch Hyperkeratose der Pfoten, des Nasen-
spiegels und gelegentlich der Umgebung der Augen aus. Sie tritt im Verlaufe
einer meist subakuten Encephalitis auf (s. S. 152). Die Pfotenveränderungen
zeigt die Abb. 45. Hyperkeratose an Nacken, Hals, Kopf, aber auch an Extremitäten wurde bei Rindern, durch Holzschutzmittel (Chlornaphthalinkörper) verursacht, beobachtet (KÖHLER 1954). Die generalisierte *Ichthyosis* kommt außer
beim Menschen nur noch beim Kalb vor, wovon wir selber einen ausgesprochenen
Fall untersuchen konnten, ohne daß aber über psychische Störungen oder Epilepsie

als Miterkrankung beim Kalb etwas bekannt wäre. Die Abb. 46 läßt die schuppen-
artigen Veränderungen am Kopf unseres Kalbes mit Ichthyosis erkennen.

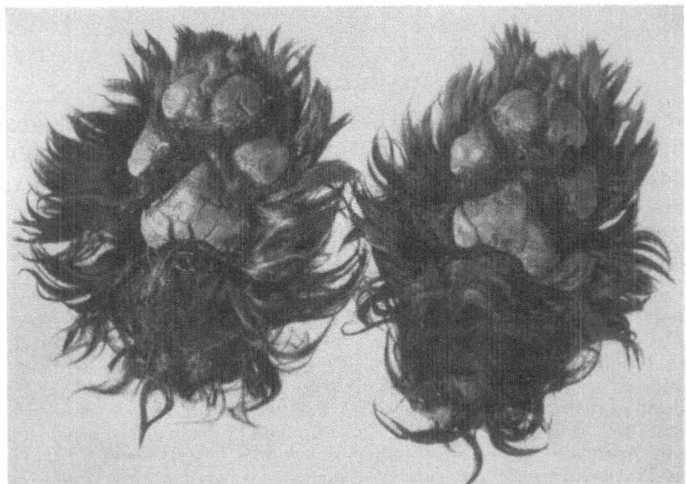

Abb. 45. Hund. Hyperkeratosen der Ballenpolster bei Encephalitis (sog. hard pads)

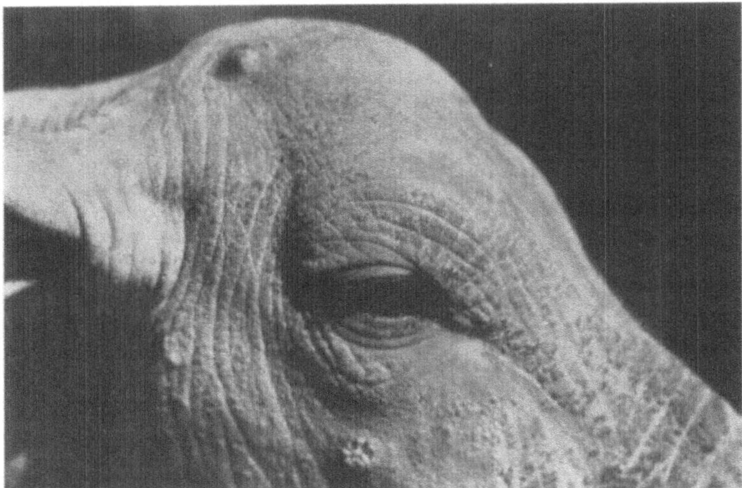

Abb. 46. Kalb. Generalisierte Ichthyosis congenita. Elefantenhautähnliche Veränderung am Kopf

II. Stoffwechselerkrankungen

Mehr als vielleicht in anderen Kapiteln gibt es bei diesem Überschneidungen
von der Neuropathologie zu anderen Disziplinen, vor allem zur inneren Medizin,
zur Psychopathologie und zu der experimentellen Forschung. Besonders bei den
Avitaminosen müssen experimentelle Ergebnisse verwertet werden. Nicht anders
steht es für die endokrinen Störungen, bei denen ein Großteil des Wissens durch
sorgfältig geplante Experimente an Tieren gewonnen wurde. Wie etwa die Bezeichnung diencephalohypophysäre Störungen erkennen läßt, liegt es im Er-
messen des jeweiligen Autors, ob er solche bei den neurovegetativen oder den

hormonalen Abweichungen einreihen will. Als Ergänzung muß denn auch das
Kapitel über neurovegetative Störungen mitverwertet werden. Die Unterteilung
in die Abschnitte A—E erlaubt, das weitschichtige Gebiet aufzulockern und
Einzelbefunde aus der Literatur und aus unserer Sammlung einzuordnen.

A. Neuroendokrinologisches

Für eine vergleichende Mensch-Tierbetrachtung muß gleich an das Buch
„Traité de Neuro-Endocrinologie" von Roussy-Mosinger erinnert werden, worin
in ausgedehntem Maße den Untersuchungen und Befunden beim Hund Beachtung
geschenkt ist. Es wird dem Gedanken Ausdruck gegeben, daß sich Neurologie
und Endokrinologie in einer Neuroendokrinologie finden müssen zwecks Begründung einer *Neuroergonologie.*

Zu den Ergonen zählen die beiden Verfasser besonders die Hormone, Vitamine, Fermente,
Gene und Viren. Des Hervorhebens wert scheinen uns die Angaben über *Korrelationen von
Hormonen und Vitaminen:* Es bestehen Beziehungen der Struktur (Hormone und Vitamine
gehören zu der Gruppe der steroiden Ergone). Einige Vitamine erzeugen Hormone. Vitamine
können die Produktion von Hormonen katalysieren oder hemmen. Das Vitamin A ist
Antagonist zum Thyroxin. Die Hypophyse ist das an Vitamin C reichste Organ. Roussy-
Mosinger verbreiten sich auch über die Beziehungen zwischen Nervensystem und Hormonen: Es gibt neurohormonale und hormononeuronale Regulationen. Das Nervensystem
kann hemmend oder stimulierend auf die Hormonproduktion einwirken. Die Hormone
ihrerseits können regulierend das Nervensystem beeinflussen, was sich histologisch im
Phänomen der Neurokrinie auswirke. Ähnliche Verhältnisse bestehen für die Vitamine,
wobei zahlreiche Vitamine eine neurotrophische und neuroregulierende Aktion auf das Nervensystem ausüben. Die beiden Forscher sind vorwiegend durch tierexperimentelle Untersuchungen zu ihren Ergebnissen gekommen.

Wie wir eingangs sagten, bestehen enge Beziehungen zur Psychopathologie, weshalb
noch die aus seelenkundlichen Überlegungen gewonnenen Ansichten des Nervenarztes
Rothschild über die Übereinstimmungen zwischen ZNS und Hormonsystem hinzugefügt
seien: Die verhältnismäßig selbständige Entfaltung der Seele im ZNS mache es aber auf
seiten des Leibes notwendig, „eine Form der Anpassung des Lebens der Einzelzellen an
diese hochentwickelte Innerlichkeit zu finden, und die gelingt ihm mittels eines eigenen
receptorischen und effektorischen Apparates, des peripheren vegetativen Nervensystems und
des Systems der Hormone, die zu dem Geschehen in der eigenen Seele ein ganz ähnliches
polares Verhältnis besitzt wie der animale receptorische und effektorische Apparat zu dem
Geschehen in der Umwelt. Die eigenartige Anlage des ZNS bei den Wirbeltieren und ihr
meist nicht minder eigenartiger Besitz eines Systems der Hormondrüsen hängen wesentlich
miteinander zusammen". In seinem Buch „Hormones and behavior" sucht Beach aus
experimentellen Unterlagen der Literatur nach gegenseitigen Beeinflussungen von Hormonen
und Nervensystem hinsichtlich Sexualverhalten, Wandertrieb, Emotionen, Lernen u. a.

B. Dysglanduläre Funktionsstörungen

Um gleich einen Überblick über die innersekretorischen Störungen zu haben,
geben wir mit Erlaubnis des Autors die Tabelle aus Schaltenbrand (s. S. 71)
(Die Nervenkrankheiten, 1951) wieder.

In der dann folgenden Aufzählung einzelner innersekretorischer Drüsen und ihrer Störungen wird weniger Wert darauf gelegt, das schon immense Wissen darüber beim Menschen
herauszuheben, als vielmehr Bekanntes oder auch Nichtbekanntes aus der Tierpathologie
zu unterstreichen. Nicht erst bei den Hirntumoren, sondern gleich hier sollen auch die
Geschwülste der Hypophyse und Epiphyse angeführt werden. Eine buchmäßige Bearbeitung
der Hormone in der Tiermedizin findet sich bei W. Koch. Eine allgemeine Orientierung
geben „Die Krankheiten der endokrinen Drüsen" von Zondek, der unter anderem bemerkt,
daß phylogenetisch das Hormonsystem der jüngste der dem Zwecke der Koordination dienen-
den Mechanismen sei. Mit dem Buch „Endokrinologische Psychiatrie" zeigt der Psychiater
M. Bleuler erneut, wie eng verflochten die beiden im Titel vereinten Spezialfächer sind.
Er betont darin die kaum mehr zu übersehende Fülle von Angaben und Einzelheiten auf
dem Gebiete der endokrinologischen Psychiatrie. Was jetzt aber nottue, seien vielseitige und
kritisch angelegte Überprüfungen dieser Einzelheiten an größerem Untersuchungsgut. Uns

Tabelle der innersekretorischen Störungen. (Aus SCHALTENBRAND)

Hypophyse	Schilddrüse	Neben-schilddrüse	Thymus	Pankreas (Inselapparat)	Nebenniere	Keimdrüsen
Überfunktion						
Riesen-wuchs, Akromegalie, Grund-umsatz-steigerung	Basedow, Exoph-thalmus, Pulsbe-schleunigung, Grund-umsatz-steigerung, Zucker-ausschüttung	Hyper-calcämie Kalkgicht, Ostitis fibrosa	Myasthenie	Blut-zucker-erniedri-gung, epileptische Anfälle (WILSON-Syndrom ?)	Hoch-druck, Hirsutis-mus, Pubertas praecox	Hyper-sexualität (Psycho-sen ?)
Unterfunktion						
Zwergwuchs, Akromikrie, Grund-umsatz-erniedrigung, Blutdruck-erniedrigung, SIMMONDS-sche Kachexie	Kretinismus, Myxödem, Grund-umsatz-erniedrigung, Pulsver-langsamung	Tetanie, Hypo-calcämie, Schichtstar, epileptische Anfälle	?	Diabetes mellitus	Addison, Myasthenie	Eunucho-idismus

scheint überdies wichtig die Einordnung dessen, was in der veterinärmedizinischen Literatur weitverstreut vorhanden ist und die zweckentsprechende Verarbeitung einzelner tierpathologischer Fälle.

a) Die Hypophyse

Von den innersekretorischen Drüsen ist sie für eine vergleichende Betrachtung die wichtigste. Ihre Benennung als „Hirnanhang" weist auf die enge Beziehung zum Zentralorgan, speziell zum Zwischenhirn. Ihre Unterfunktion (Hypopituitarismus) führt unter anderem zum *Zwergwuchs* und zur SIMMONDS*schen Kachexie*. Einige Fälle von hypophysärer Kachexie sind auch bei Tieren beschrieben, so beim Hund durch VERSTRAETE-THOONEN. Eine hämorrhagische Entzündung soll das Drüsengewebe zum Untergang gebracht haben. Einen hypophysären Zwergwuchs schildert McGRATH bei einem Schäferhund, der noch einen Diabetes insipidus aufwies, und dessen Hypophyse durch eine cystische Mißbildung zerstört war. Bei den sog. Kümmerern (Rind) sollte vermehrt nach Hypophysenveränderungen gesucht werden. Unter den Mäusen soll es einen recessiv veierbten hypophysären Zwergwuchs geben (KEMP). HANHART (1953) meint, daß die große Formenmannigfaltigkeit unserer Haustierrassen größtenteils auf einer *Chondrodysplasie* beruhe und daß dabei, im Gegensatz zum Menschen, regelmäßig Veränderungen der Hypophyse gefunden würden. In dieser bestimmten Form ist die Aussage sicher nicht richtig. Im Lehrbuch von NIEBERLE-COHRS steht zu lesen, daß die Chondrodystrophie am häufigsten beim Kalb, dann auch bei Schaf, Schwein und Hühnern vorkomme. Die Ursachen dieser kongenitalen Hemmung des Knochenwachstums wären unbekannt (Mißbildung, innersekretorische Störung?). Nun sind auch die nervösen Symptome (hypersensible Hautzonen, myoklonische Zustände, Tremor der Hinterbeine) bei der *Chondrodystrophia foetalis* oder *Achondroplasie* bei Pekinesenhunden durch MILLAR-TUCKER eingehender studiert worden. In ihrer Arbeit des Jahres 1952 wird nichts von Hypophysenveränderungen erwähnt.

Die Überfunktion (Hyperpituitarismus) führt zu Riesenwuchs und zu Akromegalie. Fälle von spontanem Gigantismus auf hypophysärer Grundlage bei Tieren kennen wir nicht. Kastration führt bei den meisten Tieren zu einer Größenzunahme, besonders auch der Acra (Hörner, Gesichtsschädel), infolge Persistenz des Knochenwachstums. Bei der *Akromegalie* stehen klinisch im Vordergrund: Eine allgemeine Zunahme der Körpergröße, aber besonders der Acra, so der Hände, Füße, Nase, verbunden mit verschiedenen vegetativen Störungen. Wenn auch öfters, so liegt pathologisch-anatomisch doch nicht immer ein *eosinophiles Adenom* zugrunde. Die Angaben über Akromegalie bei Tieren sind spärlich und nicht ganz überzeugend. Schon das klinische Vollbild, das bei Tieren bisher wohl nie spontan beobachtet wurde, wäre schwieriger

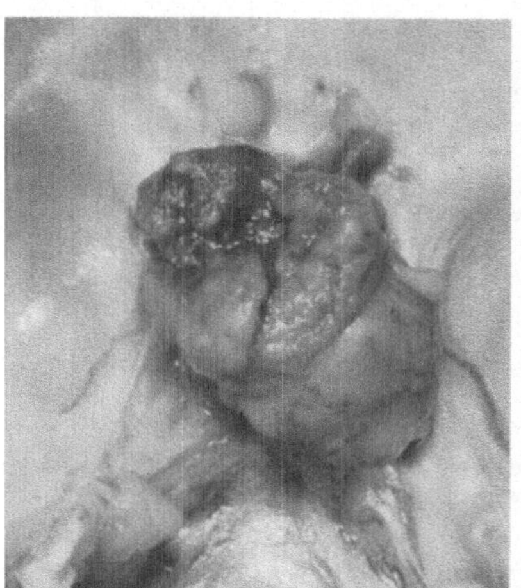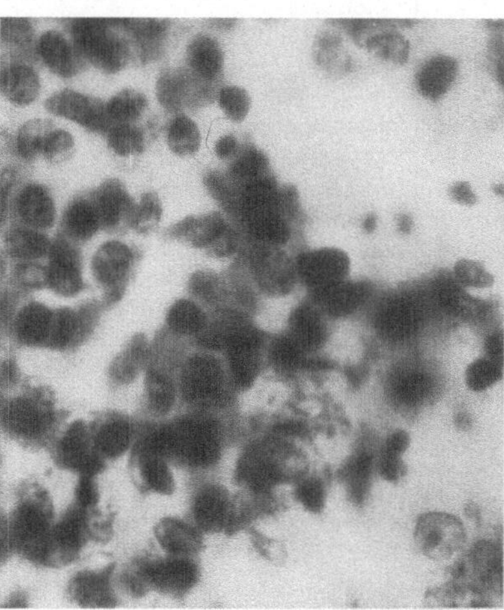

Abb. 47. Hund. Chromophobes Adenom der Hypophyse. Links: Tumor in situ nach Wegnahme des Gehirns. Rechts: histologisches Zellbild aus dem infiltrierten Tumorgewebe im Zwischenhirn; große, teils blasige, teils kompakte, ovale Kerne und unregelmäßige, unscharf begrenzte Zellkörper. Cresyl, starke Vergr.

als beim Menschen zu erkennen. Bei den in der Literatur beschriebenen Fällen handelte es sich aber um nicht voll entwickelte Formen. Am ehesten scheinen noch Fälle beim Hund beglaubigt (BEIJERS, BLOOM), vielleicht auch beim Pferd (LÁSZLÓ) und beim Kalb. Dagegen ist experimentelle Akromegalie bei Hunden durch Injektion von Extrakten der Adenohypophyse erzeugt worden (PUTNAM und Mitarbeiter). Bastarde von Kreuzungsversuchen zwischen Bernhardinern und Bluthunden zählt STOCKARD zu den Akromegalen. Auch hier soll sich kein eosinophiles Adenom gefunden haben. Das *basophile Adenom,* beim Menschen als CUSHING*sche Krankheit* bekannt, beginnt mit zunehmender Fettsucht, Durst und gesteigertem Eßtrieb. Bei Frauen fallen verwaschene Gesichtszüge, Milchabsonderung der Mammae, blaue Striae am Rumpf, starke Haarbildung auf. Die arterielle Hypertonie kann zu Apoplexien führen. Mit oder ohne Hypophysenadenomen hat man auch Nebennierenadenome gefunden. In den letzten Jahren hat man auch Veränderungen (Zellverlust) in den hypothalamischen Kernen als übergeordnete ursächliche Instanz hinstellen wollen (HEINBECKER). Es scheint, daß dieser Autor seine Hypothese selber nicht mehr aufrechterhält, und unter anderem hat STEIN gegen die Zwischenhirnpathologie-Auffassung Stellung genommen. In einem CUSHING-Fall, der uns vom Pathologischen Institut Zürich zugeschickt wurde, konnten wir keine nennenswerten Veränderungen in den hypothalamischen Kernen (N. paraventricularis und supraopticus) feststellen.

Wenn auch schon früher in der Tierpathologie über basophile Adenome berichtet wird, etwa von BRANDT bei einem Hund mit Diabetes insipidus, ist doch dieses Thema für die vergleichende Forschung erst wichtig geworden durch die

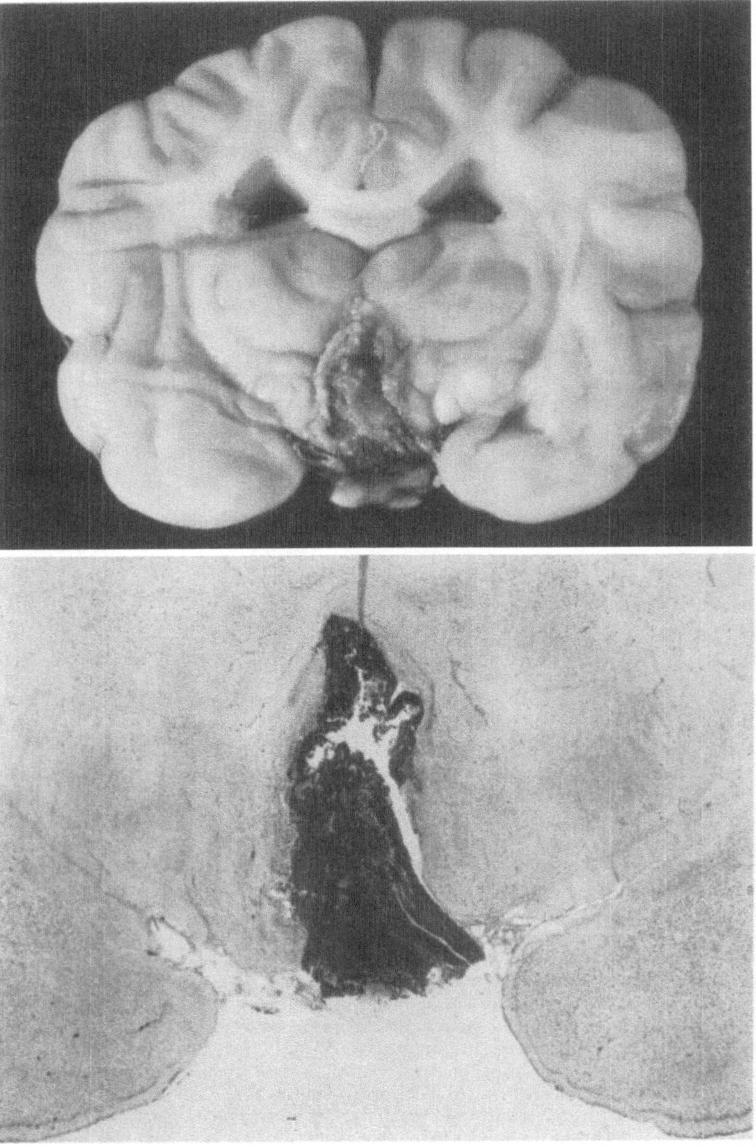

Abb. 48. Hund. Hypophysentumor der vorausgehenden Abbildung. Einwachsen des Tumors ins Zwischenhirn. Oben: makroskopisch. Unten: Frontalschnitt. Cresyl

Publikationen von COFFIN-MUNSON. Bei 15 Hunden, vorwiegend Bostonterriern, haben sie das CUSHING-Syndrom beobachtet, und zwar meistens im Alter von 6—16 Jahren. Im Gegensatz zum Menschen waren mehr männliche als weibliche Individuen befallen. Klinische Hauptsymptome bei den Hunden waren: Großer Bauch, bilateraler Haarverlust, Muskelschwäche, rauhe Haut mit Melaninver-

mehrung, Polydipsie, Polyurie, Lymphopenie und Eosinophilie. COFFIN-MUNSON
wiesen basophile Hypophysenadenome und sekundäre symmetrische Neben-
nierenrindenhyperplasien nach.

Unter den *Neubildungen der Hypophyse* sind auch bei Tieren relativ am
häufigsten die *chromophoben Adenome*. In unserem Material sind 2 Fälle (Hund,
Pferd), deren pathologisch-anatomischen Befunde in den Abb. 47—49 dargestellt
sind. Der Hundefall wurde von FANKHAUSER-WYLER eingehender und mit
Literaturangaben mitgeteilt.

Die 15jährige Foxterrierhündin hatte klinisch Adipositas, Polydipsie, Unterfunktion der
Ovarien, Muskelatrophie, Alopecie, Dehydrierung und in den letzten Lebensmonaten außer-

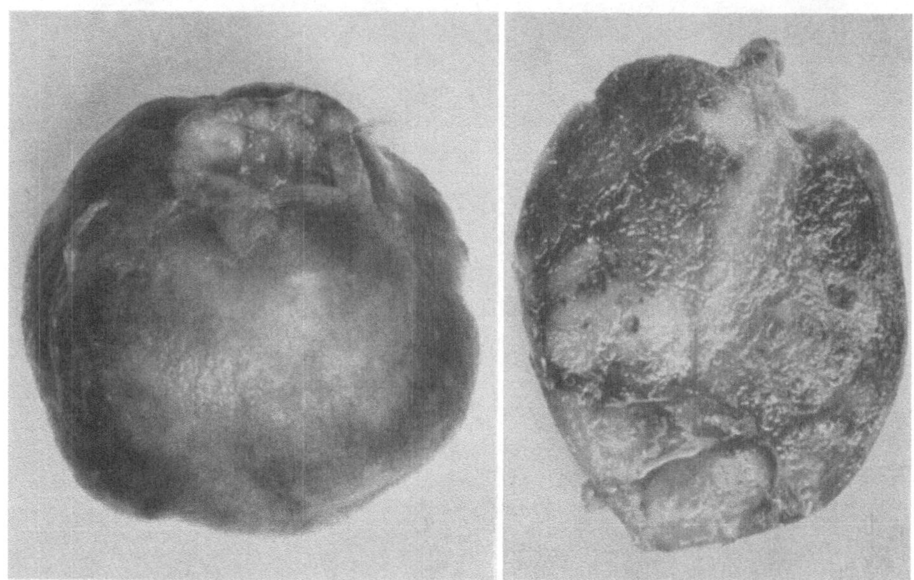

Abb. 49. Pferd, 32jährig. Chromophobes Adenom der Hypophyse, ohne infiltrative Ausbreitung; keine klinischen Störungen. Durchmesser der Hypophyse etwa 3 cm, Gewicht 12,0 g (normal 2—3 g)

dem Apathie, Affektlosigkeit, Verblödung, Drangwandern und Manegebewegungen gezeigt.
Die zuletzt angeführten neurologischen Befunde dürften durch allgemeine Hirnschädigung
infolge Einwachsens des „Tumors" in das Zwischenhirn bedingt gewesen sein. Der Liquor
war xanthochrom. Histologisch war der „Tumor" im ganzen recht gleichmäßig gebaut.
Er bestand aus mehr oder weniger dichten Nestern und Strängen von Zellen, mit Andeutung
von alveolärem Bau. Der Gefäßreichtum war wechselnd, oft aber beherrschten weite,
sinusoide, prall gefüllte Gefäße das Bild, bis zur Ausbildung von Blutseen. Innerhalb der
alveolenartigen Zellringe lag eine schwach eosinophil sich tingierende, kolloidartige Substanz.
Stellenweise Übergang zu kleincystischer Entartung. Starke Polymorphie der Zellen. An
horizontalen Schnitten fand man am äußersten Rande, dort, wo der „Tumor" von einer
schwachen, gefäßreichen Kapsel kollagenen Bindegewebes überzogen ist, vereinzelte eosinophile Zellen (wahrscheinlich verdrängtes Vorderlappengewebe). An einem Pol der Geschwulst
lag keilförmig das relativ gut erhaltene Areal der Pars nervosa. Der ins Zwischenhirn vor-
gedrungene Tumoranteil war ungefähr wie der extracerebrale gebaut.

SCHLUMBERGER hat 1954 bei Wellensittichen (Melopsittacus undulatus)
50 Fälle von spontanen chromophoben Hypophysenneubildungen beschrieben
und dabei eine Unterteilung in 3 Gruppen vorgenommen: mit diffuser Erweiterung der Hypophyse, lokal einwachsende Tumoren und metastasierende Gewächse.
Brieflich teilte SCHLUMBERGER uns mit, daß sein Material bis Juni 1955 auf
126 Tumoren angewachsen sei. Die Abb. 50 gibt einen histologischen Schnitt
von einem seiner Fälle.

Die *Dystrophia adiposo-genitalis* (FRÖHLICHsche Krankheit) kann als Syndrom alle Unterfunktionen des Hypophysenzwischenhirnsystems begleiten, findet sich somit unter anderem bei Hypophysentumoren und bei Encephalitiden. Nach

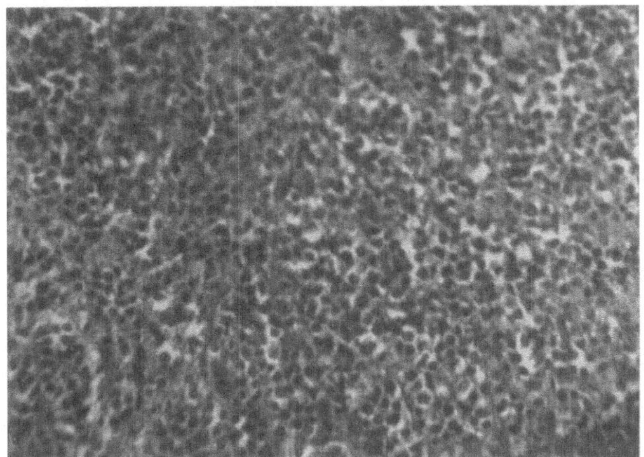

Abb. 50. Wellensittich. Hypophysenadenom. Histologisches Übersichtsbild. HE. (Präparat von Prof. SCHLUMBERGER, Ohio)

SAUNDERS und Mitarbeitern sollen bis 1951 7 Fälle beim Tier, und zwar alle beim Hund, mit dem adiposogenitalen Syndrom beschrieben sein. Die Verfasser erwähnen einen eigenen Fall, der durch ein Infundibulom bedingt war. Da dieser überdies noch einen Diabetes insipidus aufwies, erwähnen sie noch, daß in der

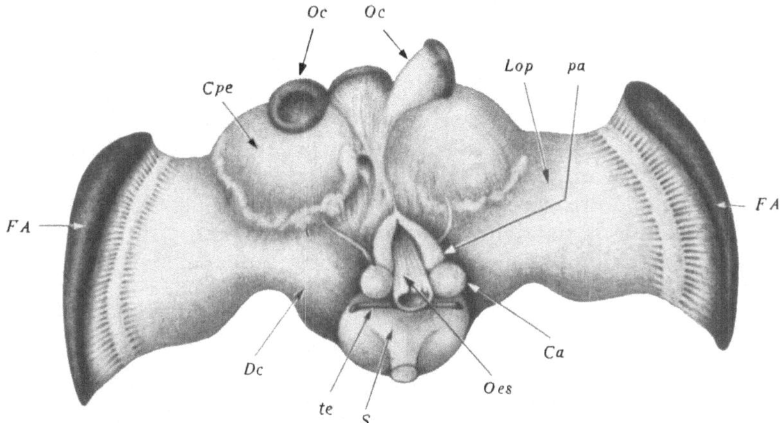

Abb. 51. Bienenkönigin. Gehirn und inkretorische Organe. Ansicht von hinten. Lin. Vergr. 25×. Nach Originalpräparaten gezeichnet von Herrn FYG. *Oc* Ocellen; *Cpe* Corpora pedunculata; *Lop* Lobus opticus; *FA* Facettenaugen; *Dc* Lobus olfactorius (Deuterocerebrum); *S* Suboesophagalganglion; *Oes* Oesophagus; *te* Tentorium; *Ca* Corpora allata; *pa* Corpora cardiaca

Literatur 8 Fälle von *Diabetes insipidus* beim Tier bekannt wären (5 Hunde, 2 Pferde, 1 Katze). Diese Zahlen mögen unvollständig sein, sie zeigen jedoch die Seltenheit der bisherigen Beobachtungen. Weitere Angaben s. S. 271 bei den neurovegetativen Störungen.

Die Abb. 51 zeigt Gehirn und innersekretorische Organe bei der **Biene**, wie sie Herr FYG für uns plastisch gezeichnet hat. Da die Annahme nicht unberechtigt ist, daß die Hormone der Inkretdrüsen bei Insekten, speziell bei Bienen, auch für die allgemeinen Kenntnisse über Hormone zukünftig noch eine bedeutende Rolle spielen könnten, machen wir hier einige Angaben, die wir der Freundlichkeit von Herrn Prof. LÜSCHER, Zoologisches Institut Bern, verdanken: Bei Insekten wirkt das Hormon der Corpora allata als Juvenilhormon. Dieses bewirkt zusammen mit dem Häutungshormon (Prothoraxdrüse) die Larvenhäutung. Das Häutungshormon ohne Corpora allata, also ohne Juvenilhormon, bewirkt die Adulthäutung. Die Ausschüttung des Häutungshormons wird durch ein Neurosekret ausgelöst, das in großen neurosekretorischen Zellen der Intercerebralregion gebildet und in den Corpora cardiaca gespeichert wird. Während der ersten Stadien des Insektenlebens sind die Corpora allata aktiv (Larvenhäutung), im letzten Stadium sind sie inaktiv (Adulthäutung). Nach der Adulthäutung sind die Corpora allata erneut aktiv und bewirken die Eireifung (ähnlich der Hypophyse, gonadotropes Hormon). Sie helfen auch mit bei der Regeneration von Gliedmaßen und haben zudem eine Wirkung auf den Fettkörper. Wahrscheinlich wird Fett ohne die Corpora allata nicht mehr abgebaut. In Analogie zur Hypophyse wird angenommen, daß das Ovar ein Hormon abgibt, welches auf die Corpora allata wirkt. Nach Kastration erfolgt eine Vergrößerung der Corpora allata.

Da vom Standpunkt der Neurologie aus die Hypophyse nicht nur wegen der engsten anatomischen Beziehungen zum ZNS, sondern auch als übergeordnete innersekretorische Drüse größte Beachtung erheischt, mögen einige literarische Hinweise angeschlossen sein: Über die Morphologie der neurosekretorischen Verknüpfungen von Hypothalamus und Neurohypophyse bei Schleien, Hunden und Katzen berichten BARGMANN-HILD. Als Grundlage für weitere vergleichende Studien über den Einfluß von Hypophysen-Hypothalamussystem auf die Fortpflanzung mag die Arbeit von SPATZ (1953) dienen. Nach seinen Untersuchungen besteht bei den Säugern eine konstante Kontaktfläche zwischen dem Drüsengewebe der Adenohypophyse und dem zentralnervösen Gewebe der Neurohypophyse im Bereich des Infundibulum. — Besonders beim Rind dürfte das vermehrte Studium der Hypophyse nach Kastration, bei Gravidität und nach Geschlechtern neue Einblicke gewähren. Auch in der Tiergeburtshilfe sind neuropsychische und hormonale Aspekte mit zu berücksichtigen. Es hat BAGEDDA versucht, Ergebnisse der humanen Psychosomatik in die Veterinärgynäkologie einzuführen. Bei verschiedenen Tierarten (Stiere, Eber, Kater, Hunde, Hengste) werden Kastrationen durchgeführt, um im Sinne einer Verweiblichung, ein psychisch sanfteres Wesen und Fettansatz herbeizuführen.

Hypophysenabscesse und cystische Entartungen sind auch bei Tieren bekannt. BARBONI beschreibt 4 Fälle von Empyem der Sella turcica beim Rind im Anschluß an eine Rhinitis purulenta. Chronisch entzündliche Veränderungen der Hypophyse wie Sklerosierung, lymphocytäre Infiltration wurden festgestellt. Als Erreger fanden sich Staphylokokken, Streptokokken und in einem Fall ein Pilz, der nicht zu identifizieren war. Außer den schon erwähnten Tumoren der Hypophyse sind in Einzelfällen bei Tieren auch Carcinome, Sarkome und Hämangiome angegeben worden. Bei Rattensektionen fand OLGA FISCHER 3 Hypophysengeschwülste, und zwar alle drei bei albinotischen Tieren. Bei zwei genauer untersuchten Tumoren handelte es sich um Carcinome. Im ersten Fall mit Abmagerung und Hinfälligkeit war zugleich ein Adenom der Pars intermedia zugegen, im zweiten Fall bestand Zwergwuchs.

b) Die Epiphyse

Über die Funktionen der Zirbel ist man nur ungenau orientiert. Ob und wieweit die *Pubertas praecox* des Menschen damit zusammenhängt, wird widersprechend beantwortet. Und was die röntgenologisch feststellbaren Verkalkungen zu bedeuten haben, ist ebenfalls ungeklärt. Zu diesen beiden Problemen kann die Veterinärpathologie vorerst noch nichts beitragen. Nach eingehenden Untersuchungen der Glandula pinealis bei Schafen, Rindern und Ratten betonen SANTAMARINA-VENZKE, daß nicht einmal sicher sei, ob die Pinealis überhaupt eine endokrine Drüse sei. Dagegen sind einige Epiphysentumoren auch bei Tieren bekannt, etwa das Adenosarkom eines Zebras (VERMEULEN) und das Pinealom des Pferdes (LÁSZLÓ). Bei beiden Fällen keine klinischen Besonderheiten. OBERSTEINER (1894) weist auf ein breites Lipom der Glandula pinealis bei einer Ente hin. Nach Epiphysektomien an Hühnern konstatierten PATAY-

DU CHALARD eine raschere Entwicklung der Gonaden und der sekundären Geschlechtsmerkmale sowie eine Zunahme des Gewichtes.

c) Die Schilddrüse

Beobachtungen von BASEDOWscher *Erkrankung* sind mehrfach bei Tieren gemacht worden, aber selten oder nie mit dem Vollbild (Tachykardie, Struma, Exophthalmus und erhöhtem Grundumsatz), so beim Hund, Pferd, Schaf und Rind (DUERST). Schon 1906 hat WAGNER VON JAUREGG einen Hund mit *endemischem Kretinismus* demonstriert. Dieser zeigte einen dicken, kurzen Schädel, Hypertrophie der Weichteile, plumpe, dicke Beine, ungeschickte, träge Bewegungen, ausgesprochene Apathie und Schwerhörigkeit. Merkwürdigerweise ist nun bei solchen Tieren, nach DE QUERVAIN-WEGELIN, meistens keine erhebliche Abweichung im Verhalten der Schilddrüse gefunden worden.

C. Avitaminotische Funktionsstörungen

Die Geschichte der Vitaminforschung führt unmittelbar zu einer vergleichenden Betrachtung: Als gegen Ende des vergangenen Jahrhunderts holländische Forscher (EIJKMAN) auf Java die dort herrschende Beriberikrankheit als durch polierten Reis hervorgerufen erkannten, gingen sie gleich an experimentelle Untersuchungen an Tieren heran und erzeugten bei Hühnern die Polyneuritis avium. Die experimentellen Forschungen über Vitaminstörungen an Tieren sind seither ins Unermeßliche gewachsen (MELLANBY). In unserem Zusammenhang sollen hauptsächlich spontane Erkrankungen berücksichtigt werden und darunter nur solche, bei denen das Nervensystem in auffallender Weise mitbeteiligt ist. Man könnte kurzerhand von avitaminotischen Erkrankungen reden, denn nur die Unterdosierung ist bisher von klinischer Bedeutung. Dabei darf nicht vergessen werden, daß in vielen Fällen neben einem Vitamin noch andere Faktoren oder weitere Vitamine zugleich ursächlich beteiligt sind. Als mit dem Nervensystem in

Auswirkungen von Vitaminmangel im ZNS. (Nach E. ALBERT 1952)

Mangel an Vitamin	Bestandteil von	Folgen im ZNS
A	?	Degeneration von Strängen im Rückenmark
E	?	Schädigung der Vorderhornzellen, Pyramidenbahnen und sensiblen Bahnen. Lähmung der Hinterbeine. Bei Küken Encephalomalacie
H (Biotin)	Coenzym R	Fortschreitende Lähmungen (Hund)
B_1	Cocarboxylase	Degeneration von Nervenzellen, Markscheidenschwund an verschiedenen Bahnen, Schädigung der peripheren Nerven. Psychische Störungen
B_2	Gelbes Atmungsferment	Degeneration von Teilen des ZNS und Schädigung der Nervenendigungen (Huhn). Irreversible Lähmungen (Schwein)
Nicotinsäureamid	Codehydrase I und II	Degeneration der Pyramidenbahnen und Hinterstränge. Psychische Störungen
Pantothensäure	Coenzym A	Markscheidendegeneration im Rückenmark (Huhn). Lähmung der hinteren Körperhälfte (Schwein)
B_6	Transaminase Aminosäuredecarboxylase	Hund und Schwein: Krämpfe, Degeneration im peripheren und zentralen Nervensystem. Affe: zusätzlich Ataxie. Mensch: Ataxie, Starre, Muskelatrophie und Muskelhärten
B_{12}	Desoxyribonucleotidase	Degeneration der langen Bahnen im Rückenmark. (FunikuläreMyelose)

besonderer Beziehung stehend, hat man den Mangel an Vitaminen A, B-Gruppe und E darzustellen. Wir stützen uns dabei, neben Spezialliteratur, auf die Werke von ABDERHALDEN-MOURIQUAND, SEIFRIED und von STEPP-KÜHNAU-SCHROEDER. Literaturhinweise erhielten wir überdies von der Firma Hoffmann-La Roche, Basel.

Eine einführende Übersicht über den Einfluß von Vitaminmangel auf das ZNS gibt die Tabelle von ELFRIEDE ALBERT (s. S. 77) aus ihrem Vortrag über „Wechselwirkungen zwischen Gehirn und Leber", gehalten am 3. Colloquium der Gesellschaft für Physiologische Chemie in Mosbach 1952.

a) Vitamin A
(Antixerophthalmisches, fettlösliches Wachstumsvitamin)

A-Avitaminosen sind fast bei allen Haustieren beschrieben worden. Praktisch am wichtigsten sind sie bei Hühnern und beim Schwein. Neurologische Zeichen sind: Bewegungsstörungen, Lähmungen, Krämpfe und Anfälle. Histologisch nachweisbar sind: Entartungen von Markscheiden im Rückenmark, N. opticus, femoralis, ischiadicus und vagus. Im Gehirn sind vor allem die Ganglienzellen der motorischen Rinde, des Nucleus dentatus, der Kerne in der Oblongata, und im Rückenmark diejenigen des Vorderhornes geschädigt. Diese Ganglienzell-schäden sollen große Ähnlichkeit mit der „schweren Zellerkrankung" NISSLs haben. Bei jungen Hunden wurden außerdem noch degenerative Veränderungen an den Gehörnerven und den Gleichgewichtszentren gefunden. Vitamin A-Mangel-ernährung der Muttertiere soll bei Kaninchennachkommen Hydrocephalus inter-nus durch Stenose des Aquäduktes bewirken (S. MILLEN und Mitarbeiter und im Abschnitt Hydrocephalus S. 46). WETZEL-MOORE erzeugten bei Kälbern durch Vitamin A-Mangelernährung Blindheit mit Papillenödem infolge Kompression des N. opticus im verengten knöchernen Canalis opticus.

b) Vitamin B_1-Komplex
(Antineuritisches Vitamin, Aneurin, Thiamin)

Die B_1-Avitaminose macht vor allem Störungen des Kohlenhydratstoff-wechsels und Schädigungen im Wasserhaushalt, die sich am zentralen und peri-pheren Nervensystem und am Herzen auswirken. Der Prototyp einer solchen Erkrankung ist die in den Tropen vorkommende *Beriberi*, die gelegentlich auch in nichttropischen Gegenden auftritt. Bei den Kriegs- und Hungerödemen spielt das Fehlen von B_1 ebenfalls eine Rolle. Bei jeder klinisch festgestellten Poly-neuritis und auch bei der retrobulbären Neuritis sollte an B_1-Mangel gedacht werden. Der sog. *Nährschadenneuritis des Geflügels* liegt neben anderen Faktoren ein B_1-Mangel zugrunde. Die Abb. 52 zeigt die entsprechenden Veränderungen (Zerfall von Myelinhüllen, Wucherung SCHWANNscher Zellen) am N. ischiadicus einer Wildente. Außer dieser Geflügelerkrankung sind B_1-Avitaminosen bei den Haustieren selten. Bei SEIFRIED steht darüber zu lesen:

„Am häufigsten werden sie in Geflügelbeständen beobachtet, in denen ausschließlich geschälte Mahlprodukte wie Weizenmehl, Reismehl, Müllereiabfälle, gekochter geschälter Reis oder überhaupt unzureichende Körnerfütterung bei Mangel an frischem Pflanzenfutter und lebendem tierischem Eiweiß die Hauptnahrung der Tiere bilden."

Das klassische Symptomenbild bei der daraus entstehenden Polyneuritis (bei Huhn, Taube, Säugetieren) zeichnet sich durch Ataxie und Opisthotonus aus, dem Schwund der NISSL-Schollen in den Ganglienzellen, Chromatolyse und Degeneration der Markscheiden sowie Blutungen zugrunde liegen. Pathogenetisch scheint der krankmachende Prozeß an den peripheren Nerven und den dazu gehörenden Muskeln anzugreifen. Von verschiedenen Forschern wird die sehr berechtigte Frage aufgeworfen, ob die beschriebenen Degenerations-vorgänge im peripheren, visceralen und zentralen Nervensystem für Vitamin B_1-Mangel kennzeichnende Veränderungen seien, worauf SEIFRIED antwortet: „Nach unseren heutigen

Kenntnissen muß die Frage verneint werden, da sowohl bei A-Avitaminosen als auch bei E-Avitaminosen und wahrscheinlich auch bei Mangel an anderen Nährstoffen (Eiweißmangel, allgemeine Inanition) ähnliche Veränderungen hervortreten." Berechtigterweise hat sich denn auch die Bezeichnung „Nährschadenneuritis" eingebürgert, und zu beherzigen ist die Mahnung, daß bei der Interpretation von pathologisch-anatomischen Befunden bei Avitaminosen immer an eine plurikausale Genese zu denken ist.

Experimentell soll bei Hunden durch chronischen B₁-Mangel (STEPP) oder durch Vitamin A-Mangel (MELLANBY) eine *funikuläre Myelose* (subacute combined degeneration) erzeugt werden können. Die häufigste Ursache der menschlichen funikulären Myelose ist die BIERMERsche perniziöse Anämie, die ihrerseits bei Tieren nicht bekannt ist. Hierzu muß auf die „Vergleichende Pathologie" von SCHERER verwiesen werden, worin bei der Neuropathologie der Primaten auf 80 Seiten die konfluierenden Leukoencephalosen und -myelosen (subacute combined degeneration) mit der sie begleitenden Opticusdegeneration behandelt sind. Von denen wird gesagt, daß sie morphologisch nun ausgezeichnet erforscht, die ätiologischen Faktoren aber noch ungeklärt seien. Er vermutet eine Avitaminose, ohne sie beweisen zu können. „Die Erkrankung der Affen gleicht morphologisch der funikulären Myelose des Menschen, nur sind dabei Gehirnherde (Encephalose) unvergleichlich viel häufiger als beim Menschen und kommen beim

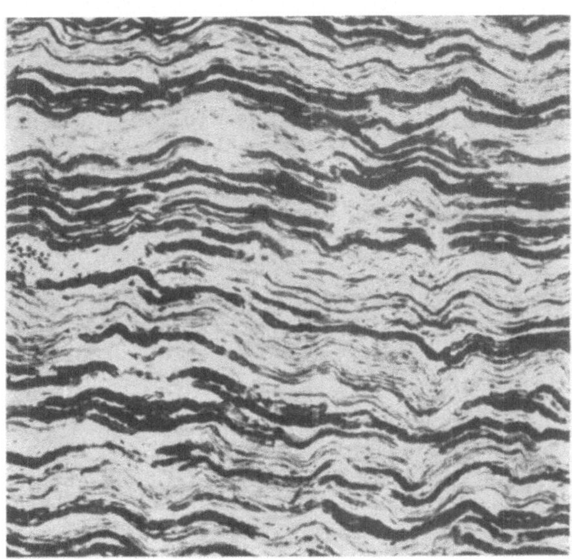

Abb. 52. Wildente. Sogenannte Nährschadenneuritis. Ischiadicus längs; Markscheidenfärbung nach SCHRÖDER, mittlere Vergr.

Affen sogar als isolierte Erkrankung bei intaktem Rückenmark vor. Ferner sind die — beim Menschen anscheinend nur ausnahmsweise befallenen — peripheren optischen Bahnen beim Affen allermeist mitbetroffen, und zwar in Form einer systematischen Degeneration des papillo-makulären Bündels, seltener des gesamten Nervenquerschnittes, oder (und) in Form funikulärer Herde." SCHERER fügt noch bei: „Nun ist aber der Affe das einzige Tier, bei dem wir bisher Myelosen, Encephalosen und systematische Optikusdegenerationen als anscheinend ,spontane' Krankheiten kennen. Die experimentelle Forschung sollte sich hier von der vergleichenden Pathologie leiten lassen und den Versuch der experimentellen Erzeugung von Myelosen an derjenigen Tierart vornehmen, die offenbar eine besondere Neigung hat, an derartigen Leiden zu erkranken." Auf der Abb. 53 ist eine Leukencephalose bei einem Makaken zu erkennen.

Vergleichend von ganz besonderer Bedeutung sind die experimentellen Ergebnisse bei B₁-Avitaminose der Tauben von ALEXANDER. Er erzeugte mit der menschlichen WERNICKE*schen Krankheit* übereinstimmende Veränderungen (vasculäre Veränderungen und Blutungen in den Prädilektionsstellen des Mittel- und Zwischenhirns, besonders bilateral im periventrikulären Höhlengrau). Man vergleiche dazu die Abb. 54. Für die noch widerspruchsvolle pathogenetische Erklärung der menschlichen Polioencephalitis haemorrhagica superior mag die

Vermutung von ALEXANDER, wonach dem Vitamin B₁ eine antiangiodegenerative Wirkung zukomme, ein Fingerzeig bei weiteren Untersuchungen sein. Als Spontanerkrankung ist bei Tieren noch keine bekannt, die der Polioencephalitis haemorrhagica superior verglichen werden könnte.

Außer der schon besprochenen Nährschadenneuritis sind unter den spontanen tierischen B₁-Avitaminosen mit Veränderungen im Nervensystem noch die folgenden mehr oder weniger gesichert: Die CHASTEK-*Paralysis* bei Silberfüchsen und Nerzen, die etwa auch als Beriberi des Silberfuchses geht. Die Tiere verweigern das Futter, und es folgen Kraftlosigkeit, Muskelzittern, Apathie, Schmer-

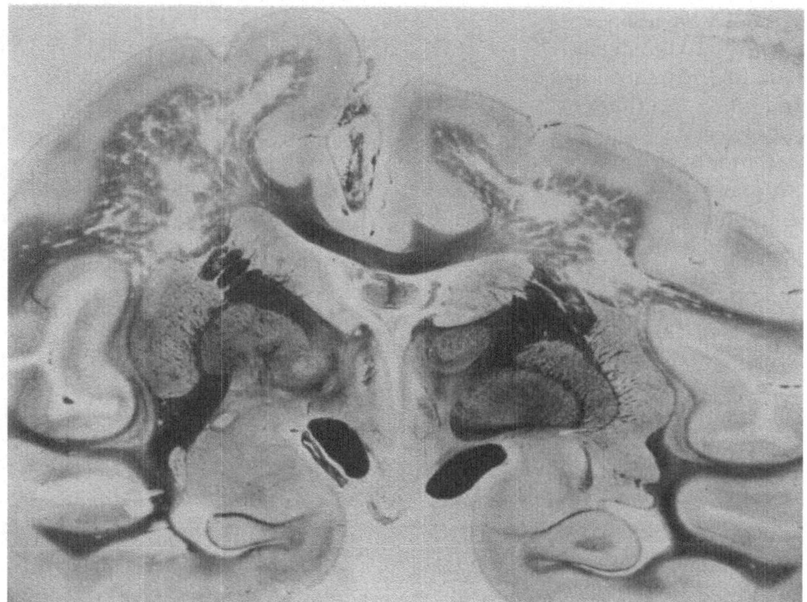

Abb. 53. Affe (Macacus); Leukencephalose. Frontalschnitt auf der Höhe der Stammganglien; Markscheidenfärbung. (Präparat von Prof. SCHMIDT-HOENSDORF, Berlin)

zen, Krämpfe und Paresen. Die pathologisch-anatomischen Veränderungen sind noch ungenügend erforscht, man spricht von Ähnlichkeiten zu der WERNICKEschen Krankheit. Besser erkannt ist die Pathogenese. Nach dem Fressen von gewissen Fischarten (Karpfen) soll sich der Thiaminmangel einstellen, da diese eine Thiaminase enthalten. Zugabe von B₁ soll die Krankheit heilen.

Eine gleiche Encephalopathie haben JUBB und Mitarbeiter bei Katzen beobachtet, die mit nur aus Fischen hergestelltem Handelsfutter ernährt worden waren.

Die auch als *Taumelkrankheit der Pferde* bezeichneten Störungen (Überempfindlichkeit, Ataxie, Konvulsionen) wurden früher zu den Vergiftungen durch Heu mit viel Schachtelhalmen (Equisetum L.) gerechnet, bis FORENBACHER sie zu den B₁-Avitaminosen einreihte. Bierhefebeigaben sollen die Krankheit heilen. Biochemisch soll eine Störung im Kohlenhydratstoffwechsel vorliegen, bedingt durch eine Blockierung oder Zerstörung des Aneurins durch ein Antivitamin.

Am Physiologischen Institut Bern (Prof. A. v. MURALT) hat SOMOGYI bei Fischarten, aus Organextrakten von Warmblütereingeweiden und aus Farnkräutern den Antianeurinfaktor genauer bestimmt.

Histologisch sind bei der Taumelkrankheit der Pferde degenerative Veränderungen an Ganglienzellen der Großhirnrinde und des Nucleus caudatus,

Schwund der PURKINJE-Zellen und kleine Blutungen angegeben worden. Fälle bei Schafen, die besonders Opisthotonus zeigten, wurden von PALLASKE histologisch untersucht und als Encephalomalacie aufgefaßt. Bei jungen Löwen mit Augenverdrehen nach oben *(Sternguckerkrankheit)* lag auch eine B₁-Avitaminose vor. Histologische Untersuchungen fehlen (SCHEUNERT).

Noch einige weitere experimentelle Arbeiten sind hier von Bedeutung. Eingehende histologische Untersuchungen des Nervensystems bei Thiaminmangel an Affen verdankt man RINEHARD und Mitarbeitern: Schäden am peripheren Nervensystem fehlten. Am ZNS fanden sich in leichten Fällen: lokalisiertes Ödem mit Untergang der Markscheiden, Umwandlung von Glia zu Phagocyten mit intakten Nervenzellen vor allem in den Basalganglien

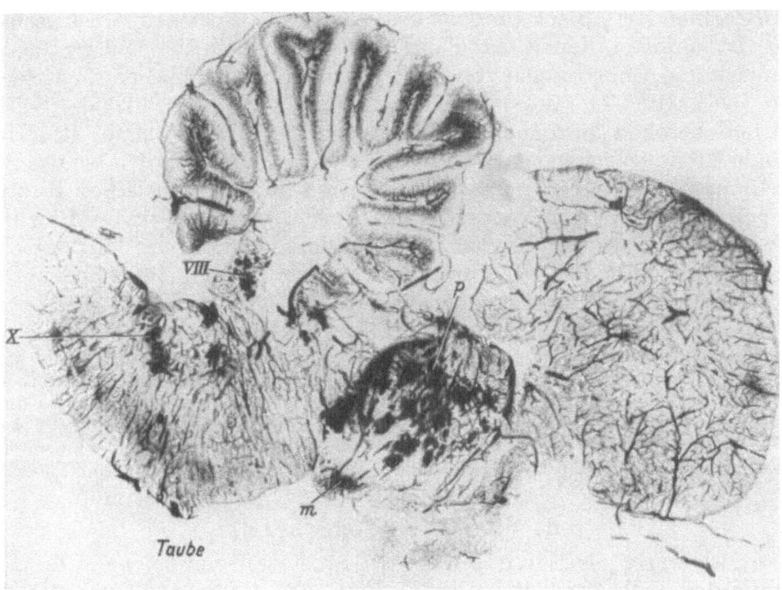

Abb. 54. Taube. Experimentelle B₁-Avitaminose. Der menschlichen Polioencephalitis haemorrhagica superior Wernicke vergleichbare Veränderungen. Sagittalschnitt durch das Gehirn. Benzidinfärbung. *p* Nucleus paraventricularis; *m* Corpus mamillare. (Aus ALEXANDER 1940)

und im Hirnstamm; in schwereren Fällen: rapide Erweichung in Putamen und Substantia nigra unter Verflüssigung der meisten Nervenzellen, Gefäßveränderungen ähnlich der Encephalitis haemorrhagica superior. — Ganz allgemein scheint es so zu sein, daß, je höher in der Tierreihe das an B₁-Mangel erkrankte Versuchstier steht, um so weiter nach frontalwärts (Mittelhirn, Stammganglien, Hirnrinde) die Veränderungen reichen. Die PETTE-Schüler KALM, LUCKNER, MAGUN lehnen die bisherige Auffassung ab, daß bei reinem Mangel an Vitamin B₁ eine Erkrankung oder Leistungsminderung am peripheren Nerven auftrete. Die B₁-Avitaminose sei auf keinen Fall mit der polyneuropathischen Form der Beriberi zu vergleichen. Das Vitamin B₁ wirke nicht antineuritisch, und es trage daher seinen Namen zu Unrecht. Nach ihren Untersuchungen an Albinoratten sind die Schädigungen in den Hirnstamm und nicht ins periphere Nervensystem zu lokalisieren.

c) Vitamin B₂-Komplex

Aus dieser Gruppe ist vergleichend und hinsichtlich Nervensystem nur das *Vitamin PP* (Pellagra-preventive, Nicotylamid) hervorzuheben. Der Pellagraschutzstoff (PP-Faktor) soll nur beim Menschen und bei Hunden lebenswichtig sein, nicht aber bei Ratte und Huhn. Reine PP-Faktor-Avitaminosen sind aber auch bei Mensch und Hund nicht bekannt, da die Pellagra des ersteren und die „black tongue" des Hundes komplexe Avitaminosen sind.

„Allem Anschein nach ist die reine PP-Faktoravitaminose bisher nur beim Hund beobachtet worden. ZIMMERMANN und BURACK sowie ZIMMERMANN, COWGILL und FOX haben dieses Krankheitsbild genau beschrieben, das deswegen interessant ist, weil seine Symptome in gleicher Ausprägung auch als Teilerscheinungen der menschlichen Pellagra auftreten. Sie bestehen in Magendarmsymptomen (Gastroenteritis mit Durchfällen und Blutungen), vor allem aber in schweren Schädigungen des Zentralnervensystems (Schwellung und Vakuolisierung der Vorderhornzellen, Markscheidendegeneration im Bereich der Hinterstränge sowie der vorderen und hinteren Wurzeln), die sich in Ataxie, Reflexstörungen und Lähmungen äußern. Beim Menschen treten noch Lichtsensibilisierungserscheinungen hinzu. Mehr wissen wir über die reine Pellagraschutzstoff-Avitaminose nicht" (STEPP).

Ein Hauptsymptom der Hundepellagra (Black tongue) ist die hyperchrome Anämie, die bei der Pellagra des Menschen nur gelegentlich vorkommt. Die nervösen Zeichen der „Black tongue" sind: Krämpfe, Spasmen, Muskelschwäche, Ataxien, Lähmungen, denen Ganglienzellentartungen in der Oblongata und im Rückenmark und Entartungen von Nervenfasern zugrunde liegen. — Griechische Autoren (DOXIADES-TILIAKOS) schildern 4 Fälle von menschlicher „Schwarzer Zunge" und betonen die nahen Beziehungen zur „Black tongue" des Hundes. Pellagroide Veränderungen sind von SCHERER festgestellt worden bei der Sektion eines Schimpansen, der Lähmungserscheinungen und Haarausfall an Rumpf und Armen gezeigt hatte. Am Nervensystem wurde nur eine primäre Reizung von Nervenzellen der vorderen Zentralwindung, der Thalami, der Hirnnervenkerne und der Vorderhornzellen gefunden. Die experimentelle „Rattenpellagra" mit Dermatitis und nervösen Störungen ist eine B-6-Avitaminose.

Wir haben schon früher auf die Vorsicht, die bei der Beurteilung histopathologischer Befunde bei Spontanavitaminosen am Platze ist, hingewiesen. COURVILLE gibt in seiner „Pathology of the central nervous system" diesem Gedanken eine noch schärfere Formulierung, wenn er sagt, daß einige der dem Vitamin B zugeschriebenen Wirkungen nur funktionelle und nicht strukturelle Veränderungen machen, mithin im Mikroskop nicht nachweisbar seien. Nur Pellagra, Beriberi und Skorbut sollen im Nervensystem faßbare morphologische Veränderungen setzen. Nicht aber Vitamin A- und E-Mangel, trotz neueren Theorien.

d) Vitamin E (Tokopherol)

Anfänglich waren als E-avitaminotische Störungen nur solche in der Sexualsphäre und der Fruchtbarkeit bekannt. Erst später kamen die nervösen hinzu, die an Tieren studiert wurden. Pathologisch-anatomisch wurden dabei gefunden: Nekrosen, Blutungen und Ödem im Kleinhirn, verbunden mit Nervenzelldegenerationen, Degenerationen der GOLL- und BURDACHschen Stränge und der vestibulo-tecto-spinalen sowie der rubrospinalen Bahnen. Diesen Befunden hat EINARSON an Hand von experimentellen neuromuskulären Schäden bei Ratten noch die folgenden hinzugefügt: Degeneration der hinteren Wurzeln und der Hinterstränge, Degeneration und Atrophie der Nachhandmuskulatur, Veränderungen in den Vorderhornzellen, von caudal nach kranial fortschreitend, öfters Lipoidablagerungen, später Veränderungen im N. ischiadicus und zusätzlich spinale Muskelatrophie. Bei einer menschlichen E-Avitaminose im Verlauf einer Sprue wurde von VAN BOGAERT-TVERDY neben degenerativen Zellveränderungen und progressiver Gliose in der Adventitia der Capillaren des Gehirns, im Epithel des Plexus, seltener in den Astrocyten, aber vor allem in den Nervenzellen ein säurefestes Pigment gefunden.

Unsere Abb. 55 zeigt den Markscheidenuntergang in den GOLLschen Strängen bei experimenteller E-Avitaminose der Ratten. Die noch lebenden Tiere und das entsprechende Futter erhielten wir von der Firma Hoffmann-La Roche, Basel.

Die Encephalomalacie bei Hühnern (E-Hypovitaminose ?)

Als spontane Erkrankung ist sie in den USA länger bekannt und recht häufig. Die Küken erkranken in der 3.—5. Lebenswoche unter Ataxie, Tremor, Kopfverdrehen, Krämpfen und auch Lähmungen (JUNGHERR, SINGSEN). Die ersten Fälle in Deutschland wurden von FRITZSCHE beschrieben. Nach ihm und nach PAPPENHEIMER treten am Nervensystem folgende Veränderungen auf: Ödem und feine Blutungen in der Gehirnsubstanz und histologisch besonders am Kleinhirn Ödem (Status cribrosus), kleine Hämorrhagien, Thrombosen feiner Gefäße, Nekrosen mit Untergang der PURKINJE-Zellen und Gefäßproliferationen. FRITZSCHE erwähnt überdies Kalkablagerungen im Kleinhirn. Da diese Encephalomalacia der Küken erst mit der Verwendung von Antibiotica als Wuchsstoffe aufgekommen ist, hat man an einen ursächlichen Zusammenhang gedacht, ohne ihn aber beweisen zu können.

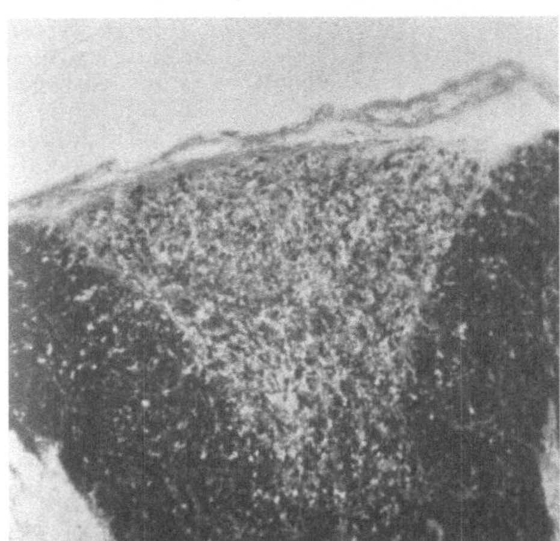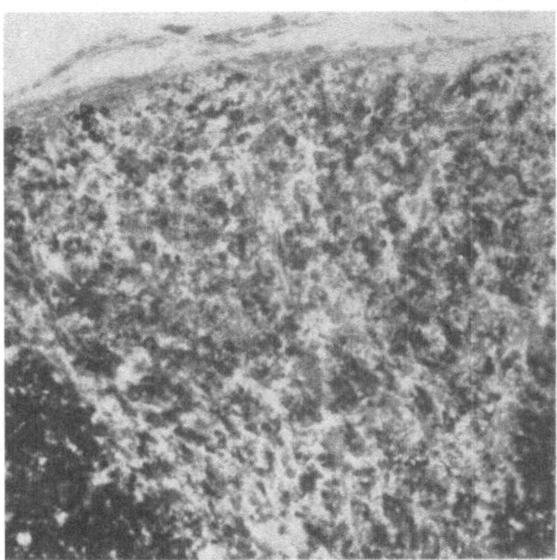

Abb. 55. Ratte. Experimentelle E-Avitaminose. Markscheidenuntergang in den GOLLschen Strängen. (Versuchstiere der Firma Hoffmann-La Roche Co., Basel)

Die enzootische Muskeldystrophie bei Enten

Die Jungtiere erkranken an allgemeiner Mattigkeit und Schwäche der Beine. In späteren Stadien treten Lähmungen an Beinen und Flügeln hinzu. Im Endstadium kann eine Art „Robbenstellung" mit nach hinten gestreckten Beinen beobachtet werden. Die auffallendsten Veränderungen (hyaline Entartung) finden sich an der Cuticula und der Muskulatur des Magens sowie an der Körpermuskulatur.

Große Ähnlichkeit mit dieser Erkrankung haben die Veränderungen bei der Nährschadendystrophie der Meerschweinchen, Kaninchen und Ziegen, die experimentell mit einem Vitamin E-Mangelfutter ernährt wurden. Auch hier führte dies zu einer Koagulationsnekrose der Muskelfasern, die das Bild der wachsartigen, hyalinscholligen oder ZENCKERschen Degeneration boten.

In diese Gruppe gehört auch die *Steiflämmerkrankheit (Stifflambs disease)*, wenigstens in einzelnen der beschriebenen Enzootien (SHOLL, NEWSOM). Was als entzündliche Erkrankung (virusbedingte Encephalomyelitis) unter diesem Namen beschrieben wurde, muß anderswo eingereiht werden. Sicherere Abgrenzungen werden aber erst möglich sein, wenn die ätiologischen Forschungen weiter vorangetrieben sind. Klinisch zeigen die Lämmer Spreizen der Hinterbeine, steifes, stolperndes Gehen und auch Krämpfe. Eine allgemeine, hyalinschollige Muskeldystrophie besonders des Herzmuskels soll zugrunde liegen.

In Schottland ist eine *Muskeldystrophie bei Kälbern* bekannt, die sich im Frühling, nach der winterlichen Stallhaltung, in einem hohen Prozentsatz (23%)

der Saugkälber in Nordschottland bemerkbar macht (BLAXTER, SHARMAN). Es
treten eine bilateral symmetrische Steifheit der Muskulatur der Schulter, des
Nackens, des Rückens und kurz vor dem Tode kardiale Zeichen durch Herzmuskel-
dystrophie auf. Bei der Sektion sind die Muskeln hölzern, blaß, wie gekochtes
Hühnerfleisch. Das Mikroskop zeigt, daß die Muskelfasern geschwollen, hyalin
degeneriert und die Sarkolemmkerne gewuchert sind. Tokopherol in Tablettenform soll die Krankheit heilen.

D. Eigentliche Stoffwechselstörungen

Hier muß sich die Neuropathologie von einem noch eher jungen Wissenszweig be-
fruchten lassen, von der *Neurobiochemie,* die langsam auch eine *Neuropathochemie* zu werden
beginnt. Die wenigsten Neuropathologen werden auf diesem Gebiet selbständig arbeiten
können und sich eher mit einem Neurobiochemiker verbinden. Die heutigen neurochemischen
Untersuchungen bewegen sich in Richtung Histochemie.

Wir sind selber keine Neurobiochemiker und können daher nur äußerst vorsichtig in
diese Materie vordringen. Unsere Aufgabe sehen wir denn auch bloß darin, schon bekannte
Krankheitsbilder aus Literatur und Eigensammlung einzuordnen und vergleichend zu
betrachten.

Da je nach der Grundstörung unterschiedliche Stoffe im Nervensystem, vorwiegend in
den Zellen, „gespeichert" werden, spricht man auch von *Speicherkrankheiten oder Thesauris-
mosen.* Zweckmäßig scheint auch uns die von JERVIS gemachte Unterteilung in 5 Gruppen
von Stoffwechselstörungen:
1. Der Lipoide, 2. der Aminosäuren, 3. der Kohlenhydrate, 4. der Pigmente, 5. der
Mineralstoffe.

1. Cerebrale Lipoidosen

Unter den Lipoidspeicherkrankheiten sind vorerst hervorzuheben die cere-
bralen Lipoidosen, denen eigen ist, daß die Nervenzellen von verschiedenen
Lipoiden ausgefüllt sein können. Nach KLENK (1953) finden sich in keiner anderen
Gewebsart soviel Zellipoide wie im Nervensystem. Am wichtigsten sollen die
Glycerinphosphatide (Lecithin, Kephalin) sein. In den Markscheiden dagegen,
wo besonders viel Lipoide angereichert sind, handelt es sich um Cholesterin,
Cerebroside und Sphingomyelin, das für KLENK markscheidentypische Lipoid
(s. auch bei ELLIOT). In der Hirnrinde des Hundes sollen drei besondere Lokali-
sationen für die Lipoide bestehen, submeningeal, perivasculär und intracellulär
(VALADE).

Die cerebralen Lipoidosen werden verschieden unterteilt, nach dem klinischen
Bild mit den dies abgrenzenden Autoren, nach pathologisch-anatomischen Gesichtspunkten und neuestens, was wohl das Entscheidende wäre, nach den sie
charakterisierenden Lipoiden.

In der Abb. 8 brachten wir das veränderte Gehirn eines menschlichen Säuglings mit
Gargoylismus, auch Dysostosis multiplex (PFAUNDLER-HURLER), Lipochondrodystrophie oder
Mucopolysaccharidose genannt, dem ein Gangliosid zugrunde liegen soll (DELONG). Hierzu
kann die Tierpathologie noch nichts beitragen, hingegen zu den bald anzuführenden Cholesterinosen.

Eine besondere Gruppe der Lipoidosen bilden die *familiäre amaurotische
Idiotie* und die NIEMANN-PICK*sche Krankheit,* wo eine Speicherung von Phos-
phatiden (Sphingomyelin) besteht, und zwar in den Nervenzellen.

Da die bisher einzigen Fälle in der Veterinärliteratur, bei Hunden von HAGEN
beschrieben, mit der familiären amaurotischen Idiotie als identisch oder doch
sehr nahe verwandt erklärt werden, soll auf diese beiden näher eingegangen
werden. Bei der menschlichen amaurotischen Idiotie wird zwischen einer infan-
tilen (TAY-SACHS), juvenilen und einer Spätform unterschieden. Sie ist eine
progressive, degenerative Erkrankung des Nervensystems mit chronischem Verlauf und durch Blindheit, Lähmungen und Demenz charakterisiert. Epileptiforme

Anfälle können auftreten. Das Cytoplasma der Nervenzellen wird von Lipoidtröpfchen ausgefüllt, was zu folgenden Zellveränderungen führt: Schwellung (Ballonierung) des Zellkörpers, exzentrische Lagerung des Kernes, Erhaltensein der NISSL-Substanz in Kernnähe, reticuläre, honigwabenähnliche Struktur des Zellkörpers, Verdrängung der endocellulären Fibrillen an die Peripherie.

HAGEN beschreibt nun bei zwei männlichen, um 2 Jahre alten Englischen Settern ungefähr die gleichen klinischen Symptome wie progressive Abnahme des Visus bis Blindheit, Ataxie und Schwäche in den Hinterbeinen und schließlich klonische Krämpfe. Die bei der menschlichen familiären amaurotischen Idiotie vorkommende allgemeine Lähmung fehlte, wahrscheinlich weil die Hunde getötet wurden, als die Krankheit noch im Fortschreiten war. In guten Abbildungen werden die charakteristischen pathologisch-anatomischen Veränderungen aufgezeigt: Lipoiddepot im Cytoplasma mit degenerativem Kernumbau bis Karyolyse. Diese Zellveränderungen fanden sich ungefähr gleich stark durch das ganze Gehirn, ohne Bevorzugung des Kleinhirns wie bei der menschlichen Form. Doch ließen sich auch bei den Tieren Ausfälle von PURKINJE- und Körnerzellen mit Gliose erkennen. Der charakteristische kirschrote Fleck in der Fovea centralis ließ sich zwar nicht nachweisen, aber die histologische Untersuchung der Retina deckte die bekannten Degenerationen von Zäpfchen und Stäbchen auf. Histochemisch soll es sich bei den Lipoidtropfen um Phosphatide handeln. An Hand der beiden Hundefälle von HAGEN, die klinisch, pathologisch-anatomisch und histochemisch von großer Bedeutung sind, läßt sich über Erbverhältnisse (heredofamiliäres Vorkommen) nichts sagen. Vergleiche amaurotische Epilepsie S. 207.

Bei den *menschlichen cerebralen Cholesterinosen* werden 2 Formen unterschieden, diejenige nach VAN BOGAERT und diejenige nach SCHÜLLER-CHRISTIAN. Bei beiden soll das deponierte Lipoid Cholesterol sein. Die zweiterwähnte Form ist eine Granulomatose mit charakteristischen schaumigen Zellen histiocytären Ursprungs. Die Lipoidablagerungen finden sich vorwiegend in den Knochen. Die VAN BOGAERTsche Form besteht aus intra- und extracellulären Ablagerungen von Lipoiden im ZNS ohne Granulomatose. Nicht zu diesen beiden Formen, aber zu den cerebralen Cholesterinosen im allgemeinen bietet die Tierpathologie nun interessante Vergleichspunkte mit den *Cholesteatomen der Pferde*, einer bei dieser Tierart nicht so seltenen Hirnerkrankung. Wir verfügen über mehr als ein Dutzend einschlägiger Fälle. Als große Rarität sollen Cholesteatome auch noch bei Schwein und Hund vorkommen.

Nach dem makroskopischen Verhalten sind vorerst die *Perlcholesteatome* und die *massiven Cholesteatome* auseinanderzuhalten, eine Unterscheidung, die BALL schon 1903 gemacht hat. Die *Perlcholesteatome* sind kleine, bis hanfkorngroße Knötchen von perlartigem Glanz, die in den Plexus der Seitenventrikel wie des Rautenventrikels vorkommen. Besonders nach den Arbeiten von DOBBERSTEIN und von BARBONI hat man sich über die Histologie und Pathogenese folgende Vorstellungen zu machen:

Die Perlcholesteatome bestehen aus einzelnen oder in Gruppen angeordneten, rundlichen, gut abgegrenzten Cholesterinherdchen, die sich aus parallel gelagerten, durch dünne Septen voneinander getrennten Cholesterinkristallen zusammensetzen. Die Septen sollen aus feingranulierter, geronnener Lymphe bestehen. Diese schließt oft Makrophagen in sich, die in ihrem schaumig-wabigen Protoplasma doppeltbrechende Substanzen (Cholesterinfettsäureester) sowie eisenhaltige Pigmente enthalten. Diese Zellen entsprechen den Xanthomzellen des Menschen, wie denn auch BIONDI angibt, daß den gewöhnlichen, nichtentzündlichen Plexuscholesteatomen des Menschen im wesentlichen der gleiche Vorgang zugrunde liege wie denen des Pferdes, indem es ein im Stadium der Schaumzellenbildung stehengebliebenes Gebilde darstelle. (Vergleiche Abschnitt Plexuspathologie S. 293.) Sind einmal Kristalle ausgeschieden, so wirken sie als Fremdkörper und rufen als solche eine chronisch reaktive Entzündung hervor, die mit Fibroblastenentwicklung beginnt und schließlich zu einer bindegewebigen Umwandlung der Septen und zu einer kapselartigen Abgrenzung der Herdchen führt. Allgemein wird angenommen, daß das Cholesterin aus der Hirnsubstanz kommt, ob über die Lymph- oder Blutgefäße, ist nicht gesichert. Zwei Faktoren sollen die Bildung der Cholesteatome bestimmen: einmal Veränderungen im allgemeinen Cholesterinhaushalt und dann Umwandlungen im Plexus selber (Häufigkeit bei älteren Pferden).

Perlcholesteatome können auch als sog. *Rindencholesteatome* in der Hirnsubstanz selbst gefunden werden. Dabei liegt das Cholesterin in den adventitiellen Lymphräumen besonders der kleinen Gehirnvenen. Solche intracerebralen Gebilde können mit oder ohne Plexuscholesteatome, aber auch bei BORNAscher Krankheit (HOLZ) und bei Hydrocephalus angetroffen werden.

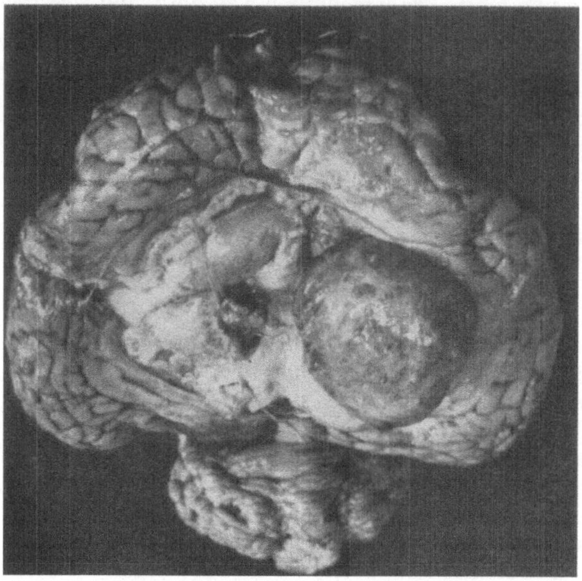

Die *massiven Cholesteatome des Pferdes* liegen nur im Plexus der Seitenventrikel. Sie gehen aus den Perlcholesteatomen hervor und können bis hühnereigroß werden. Die Bindegewebswucherung ist hier stärker und diffuser. Die Oberfläche dieser chronisch-entzündlichen Neubildungen (Granulome) ist glatt bis höckerig, ihre Konsistenz weich bis derb. Auf der Schnittfläche lassen sich schüppchenartige Einlagerungen (Cholesterin) und gelegentlich auch Verkalkungen erkennen. Ein makro- und mikroskopisches Bild demonstrieren die Abb. 56 und 57. Solche

Abb. 56. Pferd. Plexuscholesteatome der Seitenventrikel, besonders rechts in Form eines großen, knolligen Pseudotumors. Zur Darstellung sind die Hemisphären auseinandergeklappt

Pseudotumoren wirken natürlich druckatrophisierend auf die Umgebung (Ammonshorn, Nucleus caudatus, Thalamus) und hemmend auf den Liquorabfluß.

Die Frage nach der *klinischen Bedeutung* ist nicht leicht zu beantworten. Perlcholesteatome scheinen keine Bedeutung zu haben, diejenige der massiven ist früher sicher überschätzt worden. Ob die ihnen zugeschriebenen Symptome wie „Dummkoller" (s. S. 211), Schwindel, epileptiforme Anfälle oder Lähmungen dem Druck auf die Nachbargebiete, dem veränderten Cholesterinstoffwechsel im allgemeinen oder weiteren, nicht geklärten Ursachen (Entzündungen, Intoxikationen) zuzumessen sind, läßt sich am Einzelfall kaum ganz sicher entscheiden. Nur eine genaue Gehirnuntersuchung und eingehende Erforschung des Cholesterinstoffwechsels gerade beim Pferd können hier weiterhelfen; Untersuchungen, wie sie von GEORGI u. a. beim Menschen angebahnt sind.

Neben den eben beschriebenen Formen hat besonders HOLZ noch über *endokranielle epidermoidale Cholesteatome des Pferdes* berichtet. Diese Neubildungen haben ihren Lieblingssitz am Caudalpol einer Großhirnhemisphäre oder am Schädeldach zwischen Groß- und Kleinhirn. Ein von PALLASKE beschriebenes saß am Tentorium. Der innere Aufbau gleicht dem der Atherome und Epitheliome. Die im klinischen Verlauf meist plötzlich und akut auftretenden Störungen des Allgemeinbefindens mit Hirndrucksymptomen werden auf spontane Blutungen in den „Tumor" zurückgeführt. Wegen des fast regelmäßigen Vorkommens dieser epidermoidalen Cholesteatome in der Gegend der Occipitalpole denkt HOLZ an eine gewisse entwicklungsgeschichtliche Übereinstimmung mit den Hypophysengangstumoren des Menschen.

Die *pialen Epidermoide* oder *Cholesteatome des Menschen* (Tumeur perlée nach CRUVEILHIER) liegen vorwiegend basal und gelegentlich parapontin, wo sie klinisch das Syndrom des Kleinhirnbrückenwinkels machen können. Seltener sind die Hemisphärenepidermoide. Man nimmt an, daß diese Neubildungen sehr langsam wachsen, um dann plötzlich wie beim Pferd klinische Zeichen zu machen, vor allem mit Lähmungen von Hirnnerven.

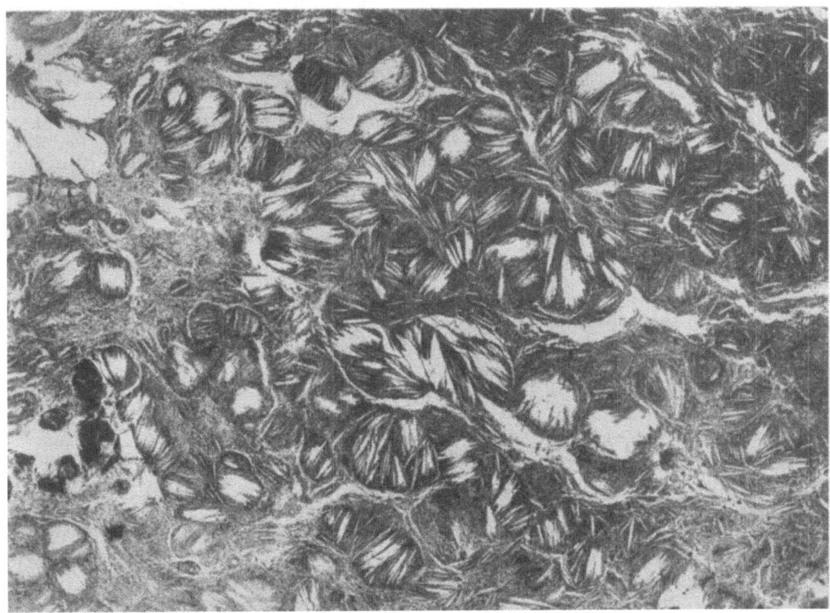

Abb. 57. Pferd. Plexuscholesteatom. Fibröses Stroma mit Büscheln von Colesterinnadeln. Van Gieson, schwache Vergr.

2. Stoffwechsel der Aminosäuren

Störungen im Stoffwechsel der Aminosäuren (Eiweißstoffwechsel, albuminoide Abbauprodukte) sind schwerer nachzuweisen als die vorher besprochenen Lipoidosen, weshalb nur einige Hinweise und nicht schärfer abgegrenzte Krankheitsbilder gegeben werden können, außer etwa der *Oligophrenia phenylpyruvica*.

FÖLLING beschrieb 1934 eine Oligophrenie, bei der im Urin Phenylbrenztraubensäure ausgeschieden wird, die sich durch wenige Tropfen einer 5%igen Eisenchloridlösung am olivgrünen Farbumschlag nachweisen läßt. Diese Urinreaktion soll pathognomonisch für Phenylketonurie sein. Bei Tieren ist nichts Ähnliches bekannt.

Nach KLENK (1952) gibt es im Gehirn vier verschiedene Eiweißstoffe, deren Studium noch lückenhaft ist: Ein Nukleoproteid, 2 Globuline und ein Neurokeratin der Markscheiden. Das Hirngewebe kann nur eine Aminosäure oxydieren, die Glutaminsäure. WEIL-MALHERBE (1952) nimmt an, daß die Hauptaufgabe der Glutaminsäuredehydrogenase und der Glutaminase die Entgiftung des Ammoniaks sei.

Bei schweren *Hungerdystrophien* von Tier und Mensch kommt es zu chronischem Eiweißmangel, und gerade das Gehirn geht eines erheblichen Anteiles

seiner wichtigsten Bausteine, der Eiweiße und der Lipoide, verlustig. Die Hirn-
befunde eines solchen menschlichen Falles hat WILKE eingehend beschrieben.
Er fand unter anderem Vakuolisierung, Verfettung und Zellschrumpfung der
Ganglienzellen und eine Überlagerung durch ein frisches Hirnödem.

Über *Paramyloidose* des ZNS, wie sie KRÜCKE beim Menschen beschrieben
hat, ist bei Tieren nichts bekannt. Da bei ihnen schon die Amyloidose selten ist,
dürfte die Chance klein sein, eine Paramyloidose zu finden.

Im Anschluß daran sei ein Hinweis auf die *Corpora amylacea* gemacht, die schon von
PURKINJE entdeckt wurden, deren Herkunft aber heute noch unbekannt ist. Es sind rund-
liche, geschichtete Gebilde, die sich mikroskopisch ähnlich dem Glykogen verhalten, zur
Hauptsache aber aus Eiweißkörpern und Lipoiden bestehen. Neuerdings hat MOLNAR als
Hauptbestandteile Lipoide, und zwar Kohlenhydrate enthaltende Cerebroside nachgewiesen,
deren Ursprung in den Cerebrosiden degenerierter Markscheiden vermutet wird. Sie sind
Ausdruck eines chronisch regressiven Prozesses im Nervensystem und werden als Abbauprodukte oder als Niederschläge gedeutet. Irgendwie hängen sie mit der Neuroglia zusammen.
Am menschlichen Gehirn sind Corpora amylacea besonders unter den subpialen und perivasculären Grenzmembranen oft in großer Zahl zu erkennen. Bei unserem reichlichen tierischen Material haben wir bisher noch nie Corpora amylacea im ZNS gesehen. Sie sollen
aber bei Tieren, wenn auch selten, in Prostata, Schilddrüse und im Euter vorkommen.
Im Lehrbuch von NIEBERLE-COHRS werden nur zweimal Corpora amylacea im ZNS
von Tieren angegeben. Es erwähnt COHRS selber, solche am Eintritt des N. acusticus und
facialis in die Oblongata bei einem alten Pferd beobachtet zu haben. Nach mündlicher Mitteilung würde Prof. COHRS nicht mehr unbedingt an diesem Befund festhalten. Im Drüsen-
teil der Hypophyse eines älteren Wallachs sah HÖSER „ein etwa 20—30 μ großes, homogen
beschaffenes, blaugefärbtes, konzentrisch etwas unregelmäßig gebautes, ovales Gebilde, das
als Corpus amylaceum anzusprechen ist". Also auch hier kein Befund, der mit Sicherheit
annehmen ließe, daß es sich um Corpora amylacea handelte.

3. Der Kohlenhydratstoffwechsel

„Eigenartigerweise sind im Nervengewebe keine nennenswerten Kohlen-
hydratreserven vorhanden, obgleich das Nervengewebe ja einen recht lebhaften
Kohlenhydratstoffwechsel besitzt" (KLENK 1952). Über den glycogen body am
Rückenmark der Vögel haben wir in der Anatomie S. 20 berichtet.

Die Japaner SHIMIZU-KUMAMOTO haben den Glykogengehalt in verschiedenen Stellen des Gehirns bei Säugern bestimmt. Beim Menschen gibt es zwei
verschiedene Formen von Störungen im Kohlenhydratstoffwechsel: Die *Ga-
laktosurie* und die *Glykogenosis* oder Glykogenspeicherkrankheit. Verschiedene
Organe können von der Speicherung betroffen sein, die Leber, das Herz, die
Muskeln, aber auch das ZNS. Hier reichert sich das Glykogen im Cytoplasma
der Nervenzellen an und führt zu ähnlichen Bildern, wie sie bei den Lipoidosen
beschrieben wurden. Auch hier klafft noch eine Lücke in der Veterinärpathologie.

4. Pigmente

Normale Pigmente. Auf die recht erhebliche Bedeutung der Pigmentierungen bei niederen
Tieren (Amphibien, Reptilien) soll nicht eingegangen werden. Bei Mensch und Säugern
kommen im ZNS 2 Pigmente normalerweise vor, das *Melanin* und das *Lipofuscin*. Das
letztere wird als sog. Alterspigment S. 96 besprochen. Das Melanin ist ein amorphes,
bräunliches, eisenfreies, stickstoffhaltiges Pigment. Es ist ein Abkömmling von wahrscheinlich mesodermalen Pigmentzellen, weshalb es sich besonders in mesodermalen Teilen wie
Pia und Gefäßscheiden findet. Nach anderer Ansicht sollen die Chromatophoren oder Melano-
blasten neurogenen Ursprungs sein. In der Hirnsubstanz ist das Melanin streng lokalisiert,
und zwar in Substantia nigra und Locus coeruleus. Nach früherer Auffassung sollte es nur
beim Menschen an diesen Orten sich finden. SCHERER wies es dann bei Anthropoiden und
später auch bei niedrigen Affen, bei Giraffe und Pferd nach. Systematische Untersuchungen
dürften es wohl auch bei anderen Tierarten erkennen lassen, so daß nicht mehr von einer
menschenspezifischen Lokalisation gesprochen werden darf. Die melanotische Pigmentierung
variiert stark von Rasse zu Rasse und individuell. Wechselnd starke Melanose der Pia

der Großhirnhemisphären, aber auch des Rückenmarkes findet sich am ausgeprägtesten bei Rind, Schaf und den japanischen Seidenhühnern. In der Abb. 58 sind die Befunde bei einem Kalb dargestellt. Die melanotischen Meningen erscheinen grau bis tiefschwarz, und histologisch sind mehr oder weniger Pigmentzellen in das Bindegewebe von Pia und Dura eingestreut. Nach DUBLIN ist bei Negern speziell die Pia der Gehirnbasis melanotisch verändert. Bei Mensch und Säugern soll es ein die Melanophoren stimulierendes Hypophysenhormon (Intermedin) geben (SHEEHAN).

Pigmentstörungen. Auch bei Tieren finden sich nach Blutungen im ZNS in zeitlichem Abstand die verschiedenen Blutpigmente (s. S. 287). Eine *Hämochromatose* des Gehirns oder eine Porphyrie mit neurologischen Komplikationen ist uns bei Tieren nicht bekanntgeworden, obschon es auch bei diesen eine

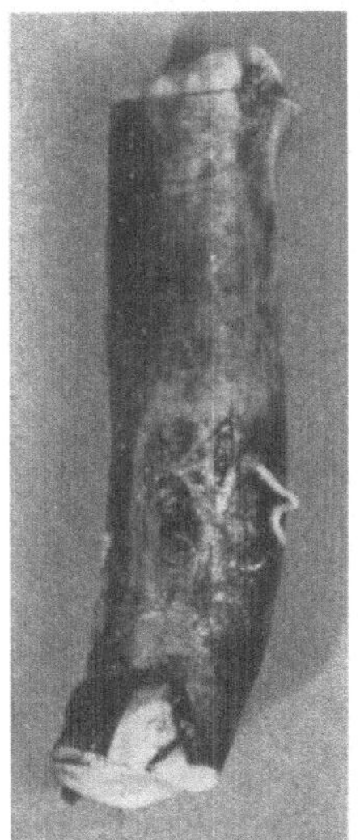
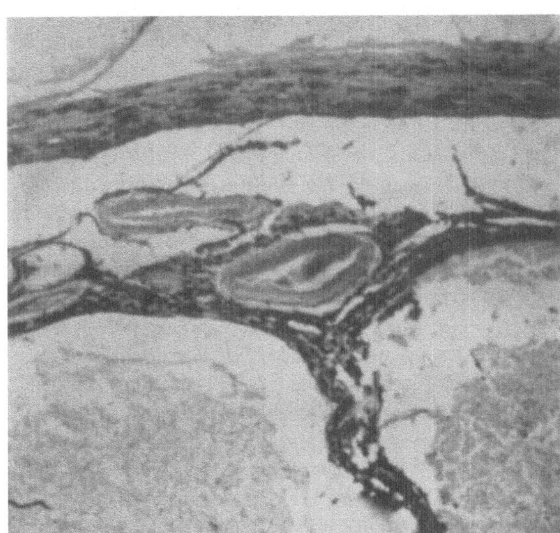

Abb. 58. Kalb. Melanose der Rückenmarkshäute. Links: makroskopisch. Rechts: histologisch; Melanophoren in Dura (oben), Arachnoidea und Pia

Porphyrie z. B. der Knochen oder eine Hämochromatose z. B. der Nieren des Rindes gibt. Eine der HALLERVORDEN-SPATZschen Krankheit (progressive extrapyramidale Muskelrigidität, Anhäufung von eisenhaltigem Pigment in Globus pallidus und Substantia nigra) vergleichbare Pigmentanomalie ist in der animalen Pathologie ebenfalls unbekannt.

Schon vor der Entdeckung der Rhesusfaktoren (1937) kannte man den *Kernikterus* des Menschen, von SCHMORL (1903) so benannt wegen der auffallenden Gelbverfärbung der Kerne der Stammganglien (Pallidum, Corpus Luysi). Nach PENTSCHEW schädigen aber nicht die Gallenfarbstoffe die Ganglienzellen, sondern diese sind schon vorher geschädigt, und zwar durch folgenden Mechanismus: Die Rhesusantikörper machen Leberschädigung unter Mangelbildung eines Wirkstoffes für die Sauerstoffversorgung des Gehirns, wodurch es zu einer hypoxämischen Schädigung der besonders empfindlichen Kerne kommt. — Zu den hämolytischen Erkrankungen gehören außer dem Icterus gravis (Kernikterus) noch die Erythroblastenanämie und die generalisierte Anasarka (Hydrops congenitus). Bei den beiden letzteren ist die Ätiologie bei Tieren nicht geklärt, nach JACOB (1948) sollen in jüngster Zeit NACHTSHEIM-KLEIN eine angeborene, recessiv vererbbare Wassersucht bei neugeborenen Kaninchen als fetale Erythroblastose nachgewiesen haben.

CLAIREAUX und Mitarbeiter heben hervor, daß auch andere Faktoren als die Rhesusinkompatibilität zu Kernikterus führen können. Gleich wie diese Autoren sahen auch wir einen Kernikterus bei rhesuspositiver Mutter, und das Kind starb ebenfalls als Frühgeburt erst am 7. Tag. Das Pigment soll Bilirubin sein, und bei den Säuglingen soll ein Lipoid im Gehirn dieses Bilirubin zurückhalten, während bei Erwachsenen, wo es nicht zur Gelbverfärbung des Gehirns kommt, andere Gallenpigmente zum ZNS gelangen.

In ihrer eingehenden Arbeit über den Ictère nucléaire (Kernikterus) schildern BERTRAND-BESSIS und Mitarbeiter als pathologisch-anatomische Veränderungen: ausgedehnte degenerative Umwandlungen im Ammonshorn, Befallensein auch der Meningen. Mikroskopisch sollen die Pigmente nicht mehr zu finden sein. Für unseren vergleichenden Standpunkt ist bedeutungsvoll, daß bei einem neugeborenen Maulesel mit Icterus gravis im Gehirn gleiche Veränderungen gefunden wurden. Es ist bekannt, daß sich besonders französische Forscher um den Icterus gravis bei Tieren bemüht haben, und eine Zusammenfassung der Arbeiten findet sich bei DUJARRIC DE LA RIVIÈRE-EYQUEM. Ihr entnehmen wir, daß auch im Gehirn von Fohlen mit angeborenem Ikterus eine Gelbverfärbung gefunden wurde. In gewissen Gegenden Frankreichs komme bei neugeborenen Maultieren eine hämolytische Erkrankung mit Icterus gravis vor, und der Nachweis der Analogie zur menschlichen fetalen Erkrankung soll — nach Ansicht der Verfasser — eine der bedeutendsten Entdeckungen in der Serologie der letzten Jahre sein. Neben dem Ikterus, der nur flüchtig sein kann, ist bei den Maultieren am auffallendsten eine ausgesprochene Adynamie. Angaben über Nachweis oder Fehlen eines Kernikterus finden sich nicht. Wahrscheinlich schenkte man leider den Gehirnen keine Beachtung.

Die Zahl der *primären melanotischen Tumoren im ZNS* des Menschen beläuft sich nach HENSCHEN (s. Kapitel Tumoren) nach Literaturangaben auf etwas mehr als 70 Fälle. Dabei wird betont, daß einerseits die Unterscheidung zwischen primären und metastatischen Pigmenttumoren und andererseits zwischen geschwulstartigen Wucherungen der Pigmentzellen und einfacher Steigerung der normalen Pigmentierung recht schwierig sein kann. Gleiche Probleme stellen sich auch bei den *Melanomen* (Carcinomen, Sarkomen) der Tiere. Besonders die Melanome der Haut spielen bei pigmentlosen, nichtalbinotischen Tieren (Schimmelpferde, weiße Hunde) eine beachtenswerte Rolle. Bei solchen Tieren soll das Pigment in der Haut retiniert werden und nicht in die Haare gelangen (VAN DORSSEN). Die zurückgehaltenen Chromatophoren führen zur Melanosis cutis, auf deren Boden dann die melanotischen Tumoren wachsen. Soviel wir erkennen, hat VAN DORSSEN unter seinen 234 untersuchten Schimmeln nur bei einem 11jährigen Tier multiple Melanome der Haut und fast aller innerer Organe gefunden. Nur die Pia und Dura, nicht aber die Substanz von Gehirn und Rückenmark waren befallen. Einen wohl sicheren Fall eines primären Melanoms bei einem Tier (grauer Maulesel) beschrieben DUBREUILH-DEVANTOUR. Das Kleinhirn war in eine schwärzliche Masse verwandelt, und in den Occipitallappen des Großhirns lagen gleichfalls Pigmentherde, die sich als Anhäufungen sarkomatöser Zellen mit Melaninpigment erwiesen. Extracerebrale Tumoren ließen sich nicht nachweisen. Sonst dürfte bei den meisten Melanomen des ZNS von Tieren, wo die Meningen als Sitz bevorzugt sind, Metastasen vorliegen. Multiple Melanomknoten in verschiedenen Organen, im Gehirn subependymal am Seitenventrikel und im Plexus chorioideus, am Rückenmark epidural, fanden HOLZHEUTGENS beim Kaninchen. Diese metastatischen Melanombildungen sollen vom Charakter der bösartigen Sarkome sein.

Bei einem Scotchterrier mit generalisierter Melanosarkomatose fanden wir histologisch in der schwärzlichverfärbten Adenohypophyse einen großen Reichtum an Melanophoren. In der menschlichen Pathologie wird, allerdings nicht unwidersprochen, gesagt, daß die Spindelzellmelanome weniger bösartig als die Rundzellenmelanome seien. Nach NICOD soll bei Kindern vor der Pubertät das Melanom trotz des cancerösen Aspektes seiner Struktur einen gutartigen Verlauf zeigen. Beide Aussagen müßten bei melanomtragenden Tieren nachzuprüfen sein.

5. Mineralstoffe

Bei Menschen, Affen, Pferden und Rindern lassen sich *Pseudokalkablagerungen* besonders um die Gefäße des Pallidum nachweisen. Hurst meint, daß es sich

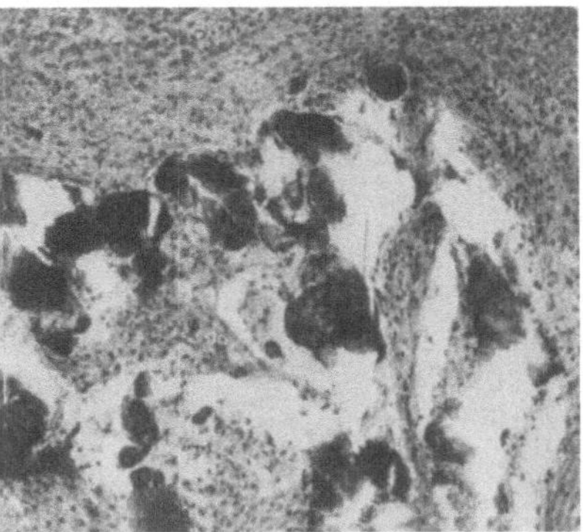

Abb. 59. Katze. Rinden- und Markdegeneration mit grobscholliger Pseudokalkeinlagerung. Van Gieson, schwache Vergr.

dabei um ein biologisches und ziemlich konstantes Phänomen im vorgerückteren Alter bei höheren Säugern handle. *„Hirnsteine"* sind auch beim Menschen bekannt. In der etwas älteren Veterinärliteratur werden sie gerne als besondere Kuriosa breit geschildert, da sie in einzelnen Fällen derart groß waren, daß

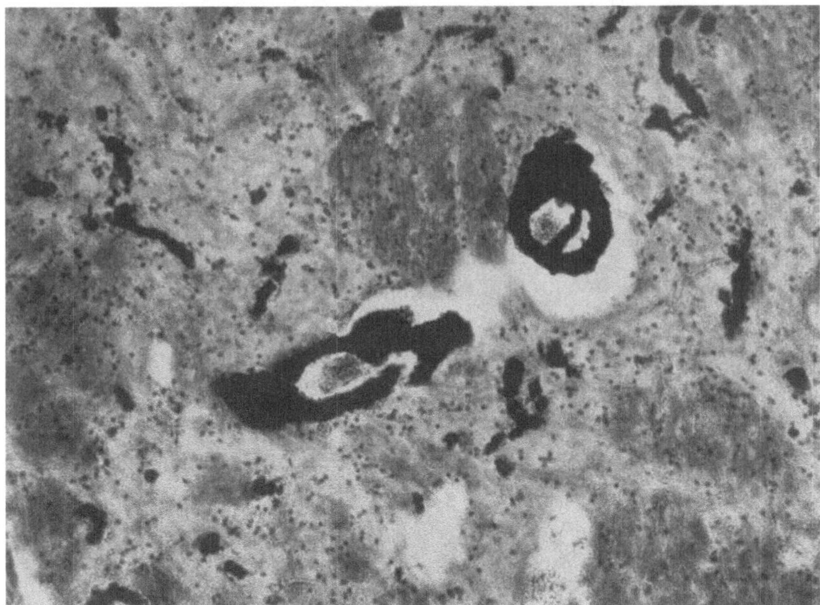

Abb. 60. Pferd, 32jährig. Keine Krankheitserscheinungen von seiten des Nervensystems. Pseudokalkinkrustationen in den Gefäßwänden des Globus pallidus. HE, mittlere Vergr.

kaum mehr Gehirnreste zu erkennen waren. Es dürfte sich dabei um Verkalkungen in den Stammganglien, den Plexus oder um Odontome handeln. Pseudokalkeinlagerungen im Großhirn einer Katze zeigt die Abb. 59.

Der Nachweis von *Eisen*-Granula bei der progressiven Paralyse ist derart charakteristisch, daß man mit Spatz von Paralyseeisen spricht. Nun konnte Wertham bei der experimentellen

Spirochaetosis gallinarum, aber auch bei normalen Kontrollhühnern Eisen nachweisen, vor allem in den HORTEGA-Zellen und in den intraadventitiellen Räumen der kleinen Gefäße. „Mit dem hier erbrachten Nachweis, daß das ‚Paralyseeisen' auch beim Tier vorkommen kann, scheint eine Bahn eröffnet für eine eingehende Untersuchung der Pathogenese und Pathophysiologie dieses für die Neuropathologie so wichtigen Phänomens."

Den normalen Hämosideringehalt des Gehirns bei Pferden verschiedenen Alters hat KIKUCHI studiert und eine besondere Anreicherung im Globus pallidus, in der Substantia

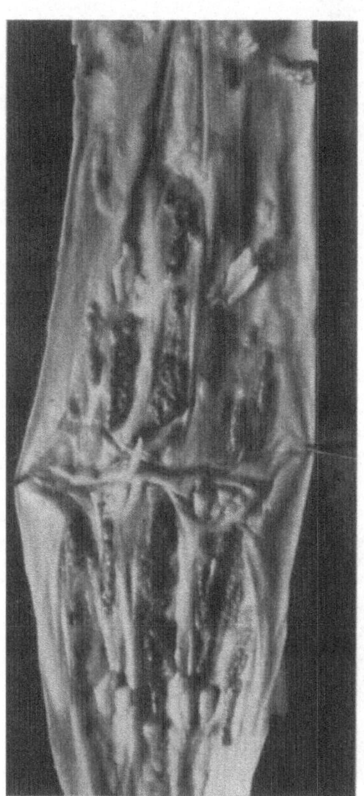

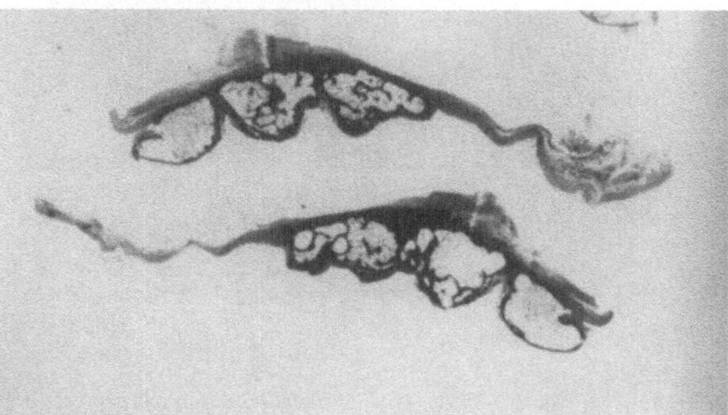

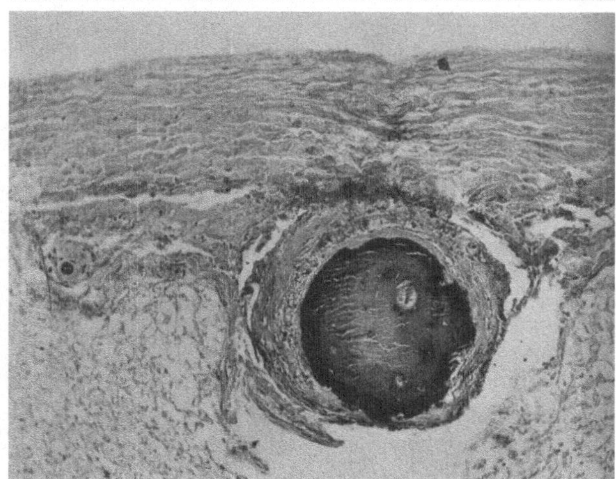

Abb. 61   Abb. 62

Abb. 61. Hund. Bernhardiner. Ossifikationen der Dura mater spinalis.
Innenseite der Dura des Lumbalabschnittes

Abb. 62. Hund. Ossifikationen der Dura mater spinalis. Oben: 2 Querschnitte durch Knochenplättchen mit Spongiosahöhlen, gegen die Innenseite der Dura gerichtet; van Gieson. Unten: Frühstadium, an der Ansatzstelle eines Ligamentum denticulatum haben sich in einem zentral degenerierten Bindegewebsknötchen Kalkmassen niedergeschlagen, in welchen bereits die ersten Knochenzellen sichtbar sind. HE, mittlere Vergr.

nigra und im Nucleus dentatus gefunden. Nach SAUNDERS (1953) läßt der Sideringehalt keine Rückschlüsse auf ein pathologisches Geschehen im Gehirn zu. Pseudokalkinkrustationen in den Gefäßwänden des Globus pallidus bei einem alten Pferd veranschaulicht die Abb. 60.

Die Pachymeningitis spinalis ossificans

Seit DEXLER (1893) diese Krankheit zum erstenmal beschrieb, ist die Literatur über dieses artspezifische Leiden der Hunderassen reichlich angewachsen. In unserer Sammlung findet sich über ein Dutzend solcher Fälle. Zur Klinik sei nur festgehalten, daß es durch die Knochenlamellen zu einer beträchtlichen Reizung oder Kompression der benachbarten Wurzeln kommt. Mit anderen

Autoren messen wir somit der Duraverknöcherung eine krankmachende Bedeutung zu, während einzelne, z. B. PETIT, dies ablehnen. Die Symptomatologie besteht in motorischen Ausfallserscheinungen, Reflexstörungen und besonders in Schmerzen. Deshalb versuchen die Hunde ihre Wirbelsäule steif zu halten und heftige Bewegungen zu vermeiden. Im Gegensatz zum Discusprolaps kommen diese Verknöcherungen häufiger, aber nicht ausschließlich, bei mittelgroßen und großen Hunderassen (Deutsche Schäfer, Bernhardiner, Doggen) meist erst im Alter von 8—10 Jahren zur Untersuchung.

Die Knocheneinlagerungen beginnen vorwiegend an der Ventralseite und um die Wurzeldurchtritte. Wir konnten feststellen, daß der Prozeß mit kleinen, knötchenförmigen, anfänglich etwas kernreicheren Bindegewebswucherungen in den innersten Duraschichten einsetzt. Diese Knötchen haben die Tendenz, im Innern schollig zu zerfallen und dann Kalk einzulagern. Vergleiche die Abb. 61 und 62. Auf diesem Boden bildet sich bei fortschreitendem Prozeß zuerst kompaktes, später spongiöses Knochengewebe, in dessen Hohlräumen Reticulumzellen, Erythroblasten, Fettzellen und, angelagert an die Knochenlamellen, Osteoblasten und Osteoclasten zu finden sind. Die Knochenlamellen können konfluieren und in extremen Fällen ganze Duraabschnitte zu starren Röhren umwandeln, wie dies die Abb. 63 zeigt.

Am stärksten scheinen die Veränderungen im lumbalen und sacralen Abschnitt des Duralschlauches zu sein, doch kann man solche „Plaques" in allen Höhen antreffen. An den Spinalwurzeln der betroffenen Stellen lassen sich histologisch entzündliche und degenerative Umwandlungen nachweisen, die besonders jene klinischen Zeichen bedingen dürften.

Pathogenetisch dachte man bisher mit JOEST an örtliche Gewebsmißbildungen (Hamartien) durch Verlagerung von abgesprengten Periost-

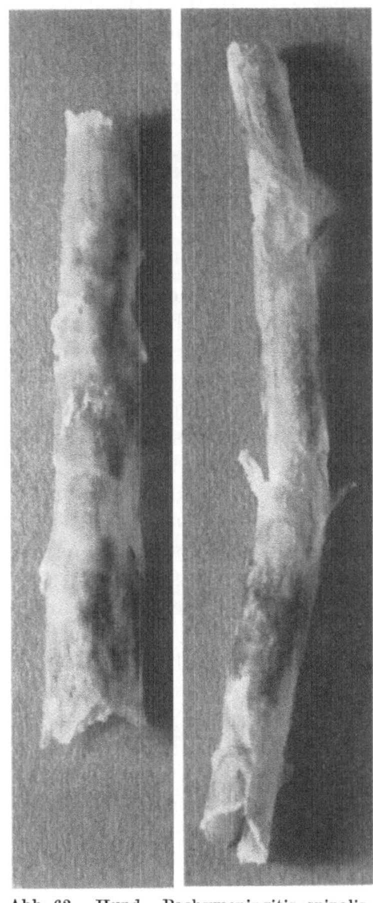

Abb. 63. Hund. Pachymeningitis spinalis ossificans. Stücke von zu starren Röhren umgewandelter Dura. Rückenmark entfernt

keimen der Wirbel in die Dura oder mit DEXLER an eine durch das Alter bedingte Metaplasie des duralen Bindegewebes. Angesichts der oben geschilderten Prozesse im Vor- und Frühstadium neigen wir eher zur Auffassung einer primär entzündlichen Genese, wobei dann auch der alteingebürgerte Name Pachymeningitis zu Recht bestünde.

Schon 1909 hat LECARPENTIER einen jungen Hund beschrieben, der Kopfverdrehung, Hypertonus der Halsmuskulatur und Manegebewegungen gezeigt hatte. Bei der Sektion fand man das Tentorium besonders seitlich und basal mit der anschließenden Dura stark knöchern verdickt. Dadurch war es zur Kompression einer Kleinhirnhemisphäre gekommen. Der Fall wurde als *ossifizierende Pachymeningitis des Tentoriums* beschrieben. Dazu, aber auch weil der besondere Bau des Tentoriums beim Pferde pathogenetisch für die Ausbildung des Druckwulstes beim Dummkoller angeschuldigt wurde, seien folgende Bemerkungen angefügt: Das Tentorium des Hundes ist rein knöchern und dasjenige der Wiederkäuer und der Schweine fast nur membranös, mithin ziemlich nachgiebig. Beim Pferd nun ist das Gezelt zum größten Teil knöchern und nur um die Incisura herum bindegewebig. Beim Menschen ist das Tentorium eine starke bindegewebige Membran, und doch finden sich auch bei ihm occipitale Protrusionen. Auch dadurch wird die pathogenetische Theorie für den Dummkoller des Pferdes entkräftet (s. S. 213).

Bis vor kurzem hat man mit Berechtigung gesagt, daß die Pachymeningitis spinalis ossificans eine spezifisch canine Erkrankung sei. Nun hat aber SOMLOI (1955) einen analogen, mithin ersten Fall beim Menschen, und zwar bei einer 73jährigen Frau beschrieben. Dem Humanpathologen gut bekannt sind die Verknöcherungen der Falx cerebri. Beim Menschen gibt es außerdem noch sog. Duraknochen, eine Art ossifizierender Pachymeningitis über den Großhirnhemisphären; ferner „Kalkplättchen" in der Leptomeninx spinalis, herdförmige Kalkablagerungen in den weichen Rückenmarkshäuten, die klinisch ohne Bedeutung sind.

E. Degenerative und Altersprozesse

Mit den pathologisch-anatomischen Bezeichnungen degenerative, dystrophische oder auch abiotrophische Prozesse betreten wir ein Gebiet mit recht heterogenen Erkrankungen. Wenn dabei pathogenetisch die hypothetischen Annahmen vom vorzeitigen Altern oder von abnorm kurzer Lebensdauer bestimmter Systeme im ZNS und schließlich auch die Theorie der Aufbrauchkrankheiten ins Feld geführt werden, so kommt man damit auch nicht viel weiter. Es ist denn auch nicht verwunderlich, wenn COURVILLE von „Erkrankungen mit unbekannter Ätiologie" oder DUBLIN von „Disorders of obscure nature" sprechen. Verschiedene auch hierher gehörende Erkrankungen werden von einzelnen Bearbeitern ganz woanders subsumiert, von uns z.B. bei den Erbkrankheiten, den Dyskinesien und den Myopathien. Daraus darf schon geschlossen werden, daß auch die Zoopathologie mehr oder weniger abgegrenzte Krankheitsbilder beibringen kann, was nicht zu verwundern braucht, da dieselben degenerativen Vorgänge das menschliche und das tierische Nervensystem treffen können. Wenn in der humanen Neuropathologie vielfach Einzelbeispiele und Namen von Erstbeschreibern vorherrschen, so heißt das vorerst nur, daß sich diese Forscher speziell um solche Abgrenzungen bemüht haben, nicht aber, daß dabei ätiologisch oder pathogenetisch umrissene Krankheiten vorliegen. Ähnliche Bestrebungen fehlen noch fast vollständig in der Tierpathologie.

Unter den bisher nur beim Menschen erkannten Leiden sind zu erwähnen: die tuberöse Sklerose, die familiäre diffuse Sklerose, die PELIZÄUS-MERZBACHERsche und die HALLERVORDEN-SPATZsche Krankheit, die PICKsche Rindenatrophie und die ALZHEIMERsche präsenile Demenz, die konzentrische Sklerose BALÓ, die spastische Spinalparalyse und die amyotrophische Lateralsklerose, Myopathien und Muskeldystrophien und schließlich die genuine Hypertension, die besonders von SPATZ hierher gezählt wird. Ob es sich bei der von CHRISTENSEN beschriebenen „angeborenen Lähme" bei Kälbern, die durch ein recessives Gen bedingt ist, wirklich um eine pallidostriäre Degeneration handelt, die mit der HALLERVORDEN-SPATZschen Krankheit verglichen werden darf, läßt sich an Hand von Beschreibung und Abbildungen nicht entscheiden.

Eine Erkrankung, das **Swayback der Schafe,** hat in den letzten Jahren die vergleichende Forschung stark beschäftigt, denn einmal hat INNES schon Ähnlichkeiten zu der SCHILDERschen Encephalitis betont, dann schienen Beziehungen zu der multiplen Sklerose zu bestehen und schließlich führte der ursächliche Kupfermangel bei den Muttertieren zu therapeutischen Versuchen beim Menschen und zu der Frage der Bedeutung von Kupfer im Aufbau des Myelins. Obschon die Krankheit seit über 100 Jahren in einigen Grafschaften Englands bekannt war, wurde die eingehende Untersuchung erst seit 1938 in Angriff genommen. Hervorstechende klinische Zeichen sind spastische Lähmungen besonders der

Hinterbeine, gelegentlich Blindheit und ein progressiver, nichtfieberhafter Verlauf mit meist letalem Ausgang. Die affizierten neugeborenen oder jungen Lämmer stammen von scheinbar gesunden Müttern. Die charakteristischen Gehirnveränderungen bestehen in einer symmetrischen Degeneration der weißen Substanz, die gewöhnlich in den Occipitallappen beginnt und unter Erhaltenbleiben von Rinde und Stammganglien zur Verflüssigung der Centra ovalia führt. Wenn auch ursprünglich ein primärer Myelinausfall besteht, so kommt es doch nachher zu schweren Schädigungen der Nervenfasern mit sekundären degenerativen Zellerkrankungen, so besonders im Nucleus ruber. Entzündliche Reaktionen fehlen. Irgendein Mikroorganismus als Erreger ließ sich nicht nachweisen, und die Krankheit läßt sich nicht übertragen; Einschlußkörperchen wurden nicht gefunden. Das Swayback gehört zu den Leukodystrophien, und zwar, wie McAlpine meint, zu der Krabbeschen Form.

Wir zweifeln nicht daran, daß im Großhirn der Lämmer Höhlenbildungen durch Verflüssigung von weißer Substanz gesehen wurden und daß die Beschreibungen von Innes richtig sind. Was uns aber erstaunte, war, daß bei einer scheinbar so häufigen Erkrankung Autoren wie Scherer oder McAlpine u. a. immer wieder lediglich die Originalabbildungen von Innes als Beleg geben. Handelte es sich dabei um einen besonders weit fortgeschrittenen Fall? Jedenfalls konnten wir in durch die Freundlichkeit von Dr. Parry (Oxford) uns zugestellten Präparaten eines Swaybackfalles keine solchen Verflüssigungshöhlen und keine Leukodystrophie feststellen. Überhaupt keine nennenswerten histologischen Veränderungen, außer — und das ist vielleicht für spätere Untersuchungen beachtenswert — ausgedehnten Gefäßerweiterungen, besonders Venektasien. Liegt vielleicht dem Swayback zu Beginn ein Gefäßprozeß oder eine angeborene Anomalie zugrunde? Es betont denn auch Dr. Parry in seinem Begleitschreiben, daß bei dieser Krankheit noch viele Lücken zum Verständnis bestünden und der ganze Fragenkomplex neu überprüft werden sollte.

Durch die bei Swayback angegebene Kupfermangeltheorie angeregt, haben Frick-Lampl bei Rattenexperimenten wohl eine kuprative Anämie erzeugen können, nicht aber Schäden im ZNS. Als dann 1947 Campbell-Innes mitteilten, daß 4 von 7 Personen, die intensiv mit der Erforschung von Swayback beschäftigt waren, an einem Leiden des ZNS erkrankten, das klinisch nicht von der multiplen Sklerose zu unterscheiden war, wurde einerseits an die Infektiosität von Swaybackmaterial gedacht, andererseits auch gleich ein Kupfermangel für die multiple Sklerose angenommen, ohne diesen beweisen zu können (Elste).

Die Altersprozesse. Wie die in den letzten Jahren besonders gepflegte Altersforschung (Gerontologie, Geriatrie) zeigt, sind gerade hierin vergleichende Untersuchungen unerläßlich.

Schon von verschiedenen Seiten (Portmann, Vischer, Frauchiger) ist auf den seelenkundlichen Unterschied im Altern zwischen Mensch und Tier aufmerksam gemacht worden. Nur der Mensch kann bei schon sich neigender Vitalsphäre noch zu besonderen seelisch-geistigen Leistungen (etwa in Kunst und Wissenschaft) oder auch zur Serenität (Portmann) befähigt sein.

Wenn beim Menschen das Problem der „Überalterung" sich stellt, so zeigen die Tiere, wenigstens die Haustiere, eine gegenteilige Kurve, infolge einseitiger Nutzung, Ausmerzung, Überbeanspruchung durch die zunehmend domestizierende „Zivilisation". Die Tiere haben auch eine andere Altersstaffelung als der Mensch mit seiner prozentualen Zunahme von Individuen in höherem Alter. Senile Haustiere können die folgenden somatischen und psychischen Zeichen aufweisen: Haut- und Haarveränderungen, Katarakte, schlechter Nährzustand, Abnahme der Sinnesleistungen, Orientierungsstörungen, Charakterveränderungen im Sinne des Bösartigwerdens, Unsauberkeit, asoziales Verhalten. Über eine *Progerie* (angeborene, vorzeitige Greisenhaftigkeit mit frühem Tod) ist uns bei Tieren nichts bekanntgeworden. Beim Menschen soll eine mangelhafte Entwicklung des mittleren Keimblattes schuld sein, die sich bei der Haut in einem auffallenden Mangel an elastischen Fasern äußert.

Rein senile Veränderungen am ZNS sind bei Tieren wohl besser als beim Menschen zu studieren, da sie weder mit arteriosklerotischen noch mit toxischen (alkoholischen) oder luetischen durchmischt sind. Am Gehirn sind bei Mensch und Tier folgende Altersumwandlungen nachzuweisen: allgemeine Atrophie, Anhäufung von Lipoidpigmenten (Lipofuscin), Ablagerung von eisenhaltigen Pigmenten, Kalkeinlagerungen besonders in die Gefäßwände. Solche Altersinvolutionen sind von KIKUCHI am Pferd eingehend studiert worden. Nach BÜRGER verliert das menschliche Gehirn bei der chemischen Alterswandlung etwa 100 g Substanz, vorwiegend auf Kosten der lipoiden Anteile. Eine auffallend starke Kalk- und Pseudokalkeinlagerung in die Gefäßwände mit Gefäßwandsklerose vor allem im Globus pallidus beschreibt SEIFERLE bei einem 26jährigen Pferde.

Von anderen Untersuchern und auch von uns ist mehrfach betont worden, daß bisher bei keinem alten oder sehr alten Tier Drusen oder Fibrillenveränderungen nachgewiesen werden konnten, wie sie beim Menschen als „*Veränderungen im Silberbild*" bekannt sind. Bei unseren Untersuchungen durften wir uns der Mithilfe des Laboratoriums von Prof. MOREL, Genf, erfreuen. Nach BIONDI sind die charakteristischsten und konstantesten Altersveränderungen die „Silbergebilde" in Form von Ringen im Plexus und Ependym. Auch solche sog. BIONDIsche Ringe ließen sich von uns bei einigen daraufhin untersuchten alten Tiergehirnen nicht nachweisen. Neuerdings glaubt v. BRAUNMÜHL mit seiner speziellen Silbertechnik „senile Plaques" bei greisen Hunden darstellen zu können.

MASON-SCHEFLEN haben nachstehende Zusammenstellung über neuropathologische Befunde bei senilen Hunden im Vergleich zu denen bei psychotisch senilen Menschen gegeben:

Hund

Veränderungen durch terminale Krankheit: Neuronale Veränderungen, Ödeme, Vacuolenbildung, Verflüssigung, perivasculäre Blutungen	dasselbe
Veränderungen durch chronische Anoxie: Fibrosis der Meningen und Plexus, Arteriocapilläre Fibrosis, Gliosis, Schrumpfung, Ausfälle, „Zellschatten" der Neurone	dasselbe
Aus anderen oder ungeklärten Ursachen: Neuronophagie	leichte Neuronophagie, Arteriosklerose mit fokaler Hirndestruktion, argentophile Plaques

Die Abb. 64 veranschaulicht senile Plaques, wie sie bisher bei keiner Tierart gefunden wurden. Schon erwähnt haben wir, daß die präsenilen und senilen menschlichen Erkrankungen (PICKsche Rindenatrophie und ALZHEIMERsche Demenz) im Tierreich unbekannt sind. Wie uns WILDI (Genf) brieflich mitteilt, sollen bei der experimentellen Hibernation von Tieren Verdickungen der Fibrillen in den Neuronen, wie bei den ALZHEIMERschen Veränderungen vorkommen, jedoch reversibel sein.

Interessante Berichte über cytologische Veränderungen am Gehirn von alternden Bienen, über den sog. *Alterstod der Bienen*, stammen von verschiedenen Untersuchern z.B. SCHMIDT, WEYER, RÖSSLE. Die wichtigsten Altersveränderungen am Bienengehirn sollen sein: Auflockerung des Zellverbandes und leichte Schrumpfung der Zellen, Verklumpung der chromaffinen Substanz, Auflösung des Kernes, Schollenbildung im Cytoplasma, weniger auffällige Zerstörung der Fasermassen. RÖSSLE-SCHMIDT heben dann die Atrophie der Ganglienzellen in den pilzhutförmigen Körpern (Corpora pedunculata) hervor, die als Organ der „Intelligenz" der Arbeitsbienen gelten. Bei Besprechungen und Beobachtungen bei Herrn FYG haben wir gesehen, daß im cytologischen Aufbau normalerweise große individuelle Schwankungen bestehen, daß bei genau gleichalten Bienen im einen Fall das Gehirn schwerste Degenerationen, im anderen Fall normale Befunde aufweisen kann, daß die dem Altersgehirn zugeschriebenen Abwandlungen sich auch bei jüngeren Bienen finden können, und daß es sich bei diesen „Befunden", wie Herr FYG meint, größtenteils um Fixierungsartefakte handelt. Jedenfalls rufen die in der Literatur niedergelegten Befunde über Altersveränderungen am Bienengehirn nach Bestätigung durch neuere Untersuchungen.

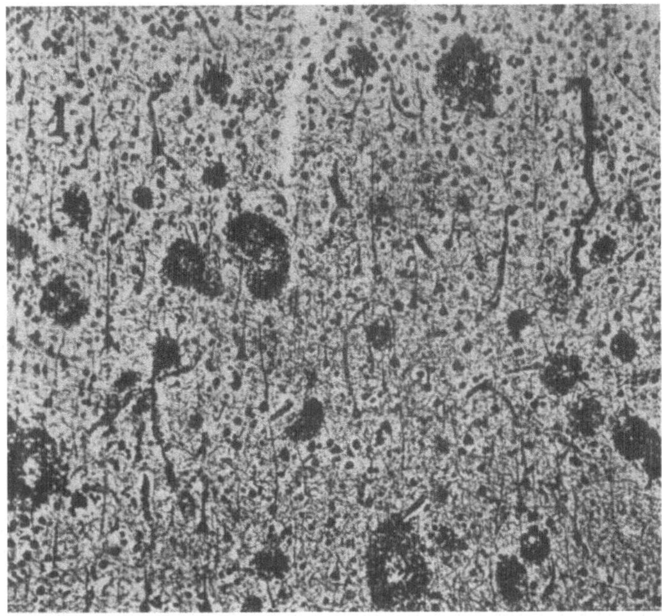

Abb. 64. Mensch. Senile Demenz. Plaques séniles im Cortex cerebri. Imprägnation nach BIELSCHOWSKY, 112 ×

III. Die entzündlichen Erkrankungen des Zentralnervensystems und seiner Hüllen

Einleitung. Wohl kein Gebiet der tierischen Nervenkrankheiten hat bisher derart großes Interesse erfahren wie dasjenige der entzündlich bedingten. Das Literaturverzeichnis, welches diesem Kapitel beigefügt wird. und das nur eine sehr beschränkte Auswahl von Arbeiten aufführt, mag einen Eindruck von den Anstrengungen vermitteln, die auf diese Probleme gerichtet worden sind. Die Literatur über die menschlichen Erkrankungen ist vollends unüberschaubar.

Diese Tatsache stellt aber den Ausdruck dafür dar, daß die entzündlichen Erkrankungen — sei es als Einzelfälle oder in seuchenhafter Form — sehr häufig und für die Human- und Tiermedizin von praktischer Bedeutung sind. Von ebenso großem Gewicht ist dieses Gebiet aber auch für die vergleichende Medizin, und zwar sowohl für deren ätiologischen wie morphologischen Sektor. Man könnte sagen, daß die Erforschung der Encephalitiden überhaupt nur eine vergleichende Forschung sein kann. Neben manchen schon gründlich durchforschten Krankheiten (wie der Lyssa, den Pferdeencephalitiden, der Encephalitis japonica, dem Louping ill usw.), bei denen entweder das Virus sowohl Menschen wie Tiere krankmachend befällt oder aber latent in gewissen Tierarten schlummert, um durch geeignete Überträger (zumeist Arthropoden) auf den Menschen oder das empfängliche Tier zu gelangen, gab und gibt es eine Unzahl von vermutlich virusbedingten Encephalitiden bei den verschiedensten Tierarten, deren Ätiologie noch gänzlich unabgeklärt und deren Bedeutung für die menschliche Gesundheit noch im Dunkeln bleibt. Hier ist es oft die Morphologie, die zu Vergleichen reizt (wie beispielsweise bei den poliomyelitisartigen Erkrankungen verschiedener Tierarten), und die — wenn sie auch ätiologische Fragen nicht zu entscheiden vermag — der Ursachenforschung die Richtung weisen kann.

Die *morphologische Forschungsrichtung* beim Tier hat auch auf diesem Gebiet — von etwelchen Ausnahmen abgesehen — gegenüber den menschlichen Erkrankungen an Umfang und Gründlichkeit manches nachzuholen. Dagegen verfügt sie vielleicht über eine breitere Vergleichsbasis und hat auch die Möglichkeit, lückenloser als beim Menschen alle Verlaufsstadien untersuchen zu können. Die *ätiologische Forschung* dagegen kann beim Tier — vor allem dank der Möglichkeit experimenteller Übertragungen auf die gleiche Species — teilweise auf fruchtbarere Bearbeitung ihrer Probleme zurückblicken. Wie schwierig sich in dieser Hinsicht die Forschung beim Menschen gestalten kann, zeigt beispielsweise die Geschichte der Encephalitis lethargica, welche Krankheit erloschen ist, ohne der damals erst in den Anfängen steckenden Virologie ihr Geheimnis preiszugeben.

Dem Studium der tierischen Encephalitiden droht indessen eine andere Klippe, die sofort offenbar wird, wenn man Arbeiten streng ätiologischer mit solchen streng morphologischer Observanz vergleicht: Es zeigt sich dann, daß die mit gleichen Problemen, aber verschiedenem Rüstzeug sich herumschlagenden Forscher eine ungleiche Sprache sprechen und Gefahr laufen, sich deshalb nicht mehr zu verstehen. Es kann dann so weit kommen, daß ein Virusforscher, nachdem er die verschiedenen morphologischen Einteilungsversuche beispielsweise der Encephalitiden des Hundes miteinander verglichen hat, lapidar feststellt, die bisher beschrittenen Wege seien allesamt „falsch"; nicht merkend, daß er alsobald in die gleiche Fußangel tritt wie die getadelten Morphologen, nämlich die der einseitigen Blickrichtung. Mit anderen Worten: Der reinen Morphologie droht die Gefahr, infolge mangelhafter ätiologischer Überprüfung ihres Materials heterogene Dinge unter einen Nenner bringen zu wollen. Auf der anderen Seite scheinen der Virologe und selbst ihm beigegebene Morphologen nur zu leicht zu vergessen, daß ihre Experimente unter weitgehend einheitlichen Bedingungen ablaufen, daß die Auswahl der Versuchstiere nach Herkunft, Haltung und Alter eine einseitige ist, und schließlich — was uns am wesentlichsten zu sein scheint —, daß sie zumeist mit einem einzigen oder ganz wenigen Virusstämmen (was aus praktischen Gründen nicht anders möglich ist) arbeiten, Stämmen, die alle auch einmal nach klinischen und morphologischen Kriterien sozusagen „von der Straße" hergeholt wurden.

Nach allem dürfte jedem, der sich eingehender mit diesen Fragen befaßt (wir selber sind vor allem durch die Hundestaupe an die Probleme herangeführt worden), die Notwendigkeit sich aufdrängen, daß alle Richtungen zusammenarbeiten müssen, und zwar nicht nur aus dem Laboratorium heraus, sondern daß auch das, was in der Praxis von Klinik und pathologischer Anatomie zusammengetragen wird, seinen Wert behält, auch wenn es nicht im strengen Sinne die Qualifikation des „Exakten" verdient. Dafür spiegelt es die Mannigfaltigkeit der im wahren Sinne biologischen Reaktionsweisen wider, welche wir im Experiment nicht zu erzeugen vermögen.

In der Tiermedizin ist vielleicht die starke Betonung der ätiologischen Forschungsrichtung und ihr „Davonlaufen" vor der Morphologie auch dadurch bedingt, daß der präventiven Tätigkeit sehr große Bedeutung zugemessen wird; nicht mit Unrecht, wie die erfolgreiche Eindämmung mancher früher verheerenden Tierseuchen zeigt.

In ätiologischer Hinsicht herrscht auch bei den tierischen Encephalitiden große Vielfalt. Grundsätzlich sind die gleichen Gruppen von Krankheitserregern beteiligt (Vira, Bakterien, Pilze, Protozoen und selbst Metazoen sowie unbekannte Faktoren, toxische Schädigungen, Traumen usw.) wie beim Menschen. Durch die Vielfalt der Species und die „Spezialisierung" mancher Erreger auf einzelne von ihnen, entsteht eine verwirrende Vielfalt von Krankheitseinheiten, allerdings mehr in ursächlicher als in morphologischer Beziehung. Es ist deshalb auch begreiflich und durchaus nicht nutzlos, daß verschiedene Versuche gemacht wurden, nach morphologischen Kriterien zu einer Gruppierung zu kommen; wir erinnern nur an die wichtigen Arbeiten von SEIFRIED, welcher nach dem „Ausbreitungsmodus der entzündlichen Reaktion" zwei große Gruppen unterschied, wobei in der ersten vorwiegend die graue Substanz (Lyssa, Poliomyelitis, ECONOMOsche Encephalitis, Borna-Krankheit, Teschener Krankheit usw.), in der zweiten sowohl Grau wie Weiß, und zwar besonders vom Gefäßmesenchym her (verschiedene Pferdeencephalitiden, Hundestaupe-, Schweinepest-, Newcastle-Encephalitis usw.) betroffen werden.

Eine große Zahl von tierischen Encephalitiden ist bisher weder ätiologisch noch morphologisch genügend untersucht, um ihre Einreihung in irgendeine Gruppe rechtfertigen zu können. Dies gilt besonders für die überall auftretenden sporadischen Fälle, aber auch für einzelne Enzootien, welche manchmal erlöschen, bevor die ätiologische Abklärung möglich ist; sie teilen damit das Schicksal der E. lethargica des Menschen.

Interessant und besonderer Studien wert wäre auch das unterschiedliche Verhalten in der geographischen Verteilung: Während Krankheiten wie die Lyssa, die Hundestaupe, die Schweinepest, die Newcastle-Krankheit des Geflügels praktisch über den ganzen Erdball verbreitet sind, unbekümmert um Haltungs- und Fütterungsbedingungen oder um Rassenunterschiede, sind andere Krankheiten nur von mehr oder weniger lokaler Bedeutung, enzootisch im engeren Wortsinn, geblieben (Borna-Krankheit, Teschener Krankheit), wenn auch manche von ihnen innerhalb eines Kontinentes sehr weite Verbreitung fanden (Pferdeencephalitiden).

Hervorgehoben zu werden verdient schließlich noch der wenig erfreuliche Tatbestand, daß wir über die Entzündungen des ZNS bei wildlebenden Tieren nur ganz spärliche Kenntnisse haben. Wenn einiges Material vorliegt, so ist es fast ausschließlich morphologisch, kaum je aber in ätiologischer Hinsicht untersucht.

Wir geben nachfolgend eine Liste der beim Menschen vorkommenden entzündlichen Affektionen des ZNS, die wir in Anlehnung an die geplante Darstellung im Handbuch von HENKE-LUBARSCH, Bd. XIII/2, zusammengestellt haben. Der Abschnitt über Virusencephalitiden wurde übernommen von OLITSKY und CASALS aus RIVERS „Viral and Rickettsial Infections of Man".

Soweit gesicherte, oder — nach ätiologischen oder morphologischen Gesichtspunkten — vermutete Beziehungen oder Vergleichspunkte zu tierischen Krankheiten bestehen, sind die Krankheitsnamen *kursiv* gedruckt. Zusammen mit den Hinweisen in der letzten Kolonne der nachfolgenden Zusammenstellung tierischer Erkrankungen werden sich die wechselseitigen Beziehungen ergeben.

Liste der wichtigsten entzündlichen Erkrankungen des ZNS und seiner Hüllen beim Menschen (geordnet nach ätiologischen Hauptgruppen)

Vira:

1. Infektionen durch neurotrope Vira, die entlang den Nervenbahnen ins ZNS eindringen: *Poliomyelitis*
Rabies (Lyssa)

2. Durch Arthropoden übertragene Encephalitiden:
St. Louis-Encephalitis
E. japonica (Typ B-Encephalitis)
Australische X-Disease (eventuell identisch mit E. japonica)
Western und eastern equine encephalitis
Venezolanische Pferdeencephalitis
Louping-ill
Russische Fernost- oder Zeckenencephalitis (eventuell Louping-ill-Virus)

3. Durch direkten Kontakt von Tieren auf den Menschen übertragbare Encephalitiden (neben Rabies):
Virus B (Affe)
Lymphocytäre Choriomeningitis (Maus)

4. Durch gewöhnlich nicht encephalitogene Vira hervorgerufen:
Herpes simplex
Lymphogranuloma venereum Nicolas-Favre
Mumps
Masern
Cytomegalie
Infektiöse Mononucleosis

5. Vira, encephalitogen für Versuchstiere, Bedeutung für Menschen noch abzuklären[1]:   „Tropenvira" (wie West Nile, Semliki Forest, Bunyamwera, Bwamba fever, Ntaya und viele weitere)
Kalifornische Vira
DURANDsche Krankheit (als Encephalitis nicht gesichert)
Pseudolymphocytäre Choriomeningitis
Encephalomyokarditisgruppe (Columbia SK und MM; Encephalomyokarditis; Mengoencephalomyelitis)
Coxsackie Gruppe

---

[1] Die geographische Zuordnung dieser neuen Viruskrankheiten erklärt sich dadurch, daß sie fast ausschließlich von Forschungsgruppen bearbeitet werden, die in den USA und auf Afrikaexpeditionen tätig sind.

6. Neurologische Affektionen mit möglicher Virusätiologie:
Encephalitis lethargica (von Economo)
Infektiöse Polyneuritis (GUILLAIN-BARRÉ)
Herpes zoster (Herpes zoster-Varicella-Virusgruppe)

7. Mögliche, aber bisher nicht gesicherte Virusätiologie:
Leucoencephalitis haemorrhagica (HURST)
„atypische" Encephalitiden
Panencephalitis PETTE-DÖRING
Einschlußkörperchenencephalitis (DAWSON)
Leuco-encéphalite sclérosante subaiguë (v. BOGAERT)

8. Postvaccinale und postinfektiöse Encephalitiden (Viruswirkung noch umstritten):   *Vaccination — Vaccinevirus* (ein Fall von Encephalitis durch Kuhpockeninfektion bekannt: SCHREUDER)
Wut-Schutzimpfungs-Encephalomyelitis
Variola
Morbilli
Varicellen
Pertussis

Entmarkungsencephalomyelitiden (Ätiologie ungeklärt):
Encephalomyelitis disseminata non purulenta acuta
Multiple Sklerose
Neuromyelitis optica (DEVIĆ)
Entzündliche Form der diffusen Sklerose
Konzentrische Sklerose (BALÓ)

Rickettsien: Fleckfieber
Rocky mountain spotted fever
Q-Fieber u. a.

Bakterien: *Bakterielle Meningitiden*; *oft Meningitis purulenta* (Meningo-, Pneumo-, Gonokokken; *Streptokokken*; Str. viridans; *Staphylokokken*; Haemophilus influenzae; Salmonella typhi und paratyphi; *Escherichia coli*; Pseudomonas aeruginosa; *Bac. anthracis*; *Anaerobier*; Corynebacterium diphtheriae; *Listeria monocytogenes*; *Bruzellen*; *Proteus* und seltenere Meningitiserreger
Metastatische Herdencephalitis
Hirnabsceß
Tuberkulose
Morbus Besnier-Boeck-Schaumann

Liste der wichtigsten entzündlichen Erkrankungen

Krankheitsbezeichnung und Art der Erreger	Empfängliche Species	Biologisches
		I. Virus-
Tollwut (Lyssa, Rabies)	Mensch und die verschiedensten Wild- und Haustiere; Vögel oft aklinisch infiziert	Übertragung hauptsächlich mit Speichel beim Biß; Virus wandert entlang den Nerven. Hund wichtigster Verbreiter; heute zunehmende Bedeutung der Wildtierverseuchung

Treponemataceen: Lues cerebrospinalis (syphilitische Meningitis und Encephalomyelitis; gummöse Prozesse; progressive Paralyse; Tabes dorsalis)

Leptospiren: *Meningitis serosa*

Pilze: *Aktinomykose*; Nocardiose; nordamerikanische Blastomykose; südamerikanische Blastomykose; *Coccidioidomykose*; *Histoplasmose*; *Cryptococcose* (Torulosis); Candidiasis; *Aspergillosis*; *Mucormycosis*

Protozoen: Toxoplasmose
Trypanosomiasen

Metazoen: *Trichinosis*
Schistosomiasis
diverse wandernde Larven von Entoparasiten, meist Einzelbefunde
cystische Parasiten: *Echinokokken, Cysticercen*; *Coenuren*

Auf der weiteren, die nachfolgenden Seiten einnehmenden Zusammenstellung haben wir versucht, in der gleichen Folge, d.h. nach ätiologischen Gruppen, die uns aus eigener Erfahrung oder aus der Literatur bekannten entzündlichen Krankheiten des ZNS bei Tieren übersichtlich zu ordnen. Vielerorts mußte dabei eine große Zahl verstreuter Einzelbefunde unter einem gemeinsamen Namen zusammengefaßt werden, so bei den sporadischen nichteitrigen Meningoencephalomyelitiden, bei den bakteriellen Prozessen und den Meningitiden überhaupt; manches wurde überdies nur der Vollständigkeit halber angeführt; die Besprechung findet sich aber in anderen Kapiteln (granulomatöse Prozesse, Hirnabsceß, cystische Parasiten). Formen, die in morphologischer oder ätiologischer Hinsicht besser untersucht sind, werden gesondert angeführt. Wenn uns auch aus der weitläufigen und in den verschiedenartigsten Publikationsorganen verstreuten Literatur manches entgangen sein mag, so zeugt doch allein schon diese Zusammenstellung vom großen Formenreichtum der entzündlichen Erkrankungen. Die Liste soll uns davon entbinden, jede einzelne Form im Text besprechen oder auch nur erwähnen zu müssen. Wir werden uns vielmehr dort darauf beschränken, Grundsätzliches herauszustellen und vergleichend wichtige Punkte zu betonen; einzelne Krankheitsbilder und wenn möglich immer solche, über die wir eigene Erfahrungen sammeln konnten, werden in den jeweiligen Abschnitten als Beispiele abgehandelt. Nur so ist es möglich, das umfangreiche Gebiet, welches Stoff genug für ein eigenes Buch ergäbe, im Rahmen eines einzelnen Kapitels übersichtlich darzustellen. Natürlich müssen wir uns in der Liste auf die allernotwendigsten Angaben beschränken.

des ZNS und seiner Hüllen bei den Tieren

Pathologische Anatomie	Vergleichendes
krankheiten	
Disseminierte Encephalomyelitis mit Bevorzugung der grauen Substanz, besonders des Hirnstammes (Hypothalamus, Höhlengrau, Subst. nigra, Augenmuskelkerne, Brückenhaube, Oblongata). Gefäß- und Gewebsinfiltrate, Gliaknötchen (Babes), Ganglienzelluntergang. Veränderungen in Ganglien. NEGRI-Körperchen (Ammonshorn)	Älteste bekannte Mensch-Tierkrankheit. Beim Tier fehlt Hydrophobie, sonst Krankheitsstadien (Inkubation, Prodrome, Reizstadium, Lähmungsstadium) ähnlich ablaufend. Bei beiden auffallende psychische und vegetative Veränderungen

Krankheitsbezeichnung und Art der Erreger	Empfängliche Species	Biologisches
AUJESZKYsche Krankheit (Pseudowut)	Haustiere (Pferde nur selten); einzelne Wildtiere	Klinisch ausgezeichnet durch starken Juckreiz, Automutilation, Hautnekrosen, später Lähmungen. Mehr sporadisches Auftreten
Postvaccinale Encephalitiden	Bisher beim Hund und Huhn beschrieben. Mensch	Hauptsächlich Lähmungen, gelegentlich ausheilend. Beim Mensch und Hund nach Lyssaschutzimpfungen, beim Huhn nach Vaccinierung gegen Newcastle-Krankheit
Borna-Krankheit	Pferd und Schaf	Virus bekannt; experimentell übertragbar, auch auf Kaninchen. Virusreservoir eventuell Schafe. Natürliche Übertragung nicht restlos abgeklärt
E. Japonica B.	Mensch, Pferd; Rind, Schaf, Schwein und möglicherweise noch andere Tiere	Übertragung durch Mücken (Culex)
Amerikanische Pferdeencephalitiden western type eastern type venezolanische	Mensch, Pferd	Virusreservoir in zahlreichen Arten, besonders Vögeln; diese selbst nur selten erkrankend. Übertragung durch Mücken
Russische Frühjahr-Sommerencephalitis	Waldbewohnende Wildtiere; Pferd?, besonders aber Mensch	Übertragung durch Zecken (Ixodes rizinus); häufig sind Waldarbeiter befallen. Virus wahrscheinlich identisch mit demjenigen des Louping ill
Rinderpest	Rind (gelegentlich Schaf und Ziege)	Hochkontagiös, Ansteckung hauptsächlich peroral. Septikämischer Verlauf. In Afrika und Asien heimisch
Katarrhalfieber (Coryza contagiosa bovum)	Rind	Übertragungsmodus nicht abgeklärt, neben Virusinfektion vermutlich begünstigende Faktoren nötig. Schafe eventuell Virusreservoir. Listeriainfektion schon vermutet, für ZNS unwahrscheinlich
Maul- und Klauenseuche (Aphthae epizooticae)	Klauentiere, besonders Rind und Schwein. Sehr selten beim Menschen	Hochkontagiös, Arten der Virusverbreitung vielfältig, aber nicht restlos abgeklärt. Mehrere Virustypen; Meerschweinchen experimentell infizierbar
Louping ill (Schottische Schafencephalitis)	Schaf; Mensch (Schwein?)	Übertragung durch Zecken (Ixodes rizinus und andere Arten). Geographisch begrenzt (Schottland, Frankreich). Beziehungen zu anderen enzootischen Schafencephalitiden (MOUSSU-MARCHAND) nicht geklärt. Virus wahrscheinlich identisch mit dem der russischen Zeckenencephalitis

Pathologische Anatomie	Vergleichendes
Akute, über ganzes ZNS ausgebreitete Encephalomyelitis mit Gefäßinfiltraten, diffusen und herdförmigen Gliaproliferationen, cytoplasmatischen Einschlußkörperchen. Bei perakutem Verlauf nur geringfügige Veränderungen und Blutungen. Fehlen der NEGRI-Körperchen	Beim Menschen nur Laborinfektionen beobachtet
Herdförmige Encephalomyelitis mit Bevorzugung der weißen Substanz. Die sehr zelldichten Herde sowohl aus mesenchymalen wie gliösen Zellen aufgebaut. In ihrem Bereich Markzerstörung	Morphologisch am ehesten den sog. experimentellen Entmarkungsencephalomyelitiden vergleichbar, nicht aber der menschlichen perivenösen Encephalitis
Polioencephalitis vom Hirnstammtypus. Hemisphären nur in den basalen Teilen (Riechformation und Ammonshorn) stärker betroffen. Perivasculäre, vorwiegend rundzellige Infiltrate, lockere und dichtere Gliaherde. JOEST-DEGENsche Einschlußkörperchen in Zellkernen	Keine Übertragung auf den Menschen bekannt. Morphologisch und nach Ausbreitung der entzündlichen Reaktion viele Ähnlichkeiten mit der E. lethargica des Menschen
Teils disseminierte, teils diffuse Encephalitis. Graue und weiße Substanz betroffen. Im Cortex und Stamm Gefäßinfiltrate und Gliaproliferationen, im Mark Erweichungsherde mit polymorphkernigen Leukocyten und gelegentlich Blutungen	Vergleichbares pathologisch-anatomisches Bild beim Menschen. Wie bei den amerikanischen Pferdeencephalitiden stellen Mensch und Pferd wahrscheinlich nur „Seitenzweige" der Infektionskette dar
Vom Typus der Panencephalitis. Oft sehr akut verlaufend mit Gefäßwandschädigungen, Ganglienzelluntergang, Blutungen. Infiltrate lympho- und leukocytär, Gliaproliferation. Zuweilen betont hämorrhagischer Charakter	Siehe oben bei Japonica
Grundsätzlich wohl ähnliche Veränderungen wie bei Japonica und amerikanischen Pferdeencephalitiden, jedoch Untersuchungen hauptsächlich vom Menschen	Nach dem 2. Weltkrieg vermehrt in Ost- und Zentraleuropa auftretend (Tschechoslowakei, Österreich, Jugoslawien). Virusreservoir (Haustiere?) noch unbekannt
Disseminierte Panencephalitis mit lymphocytären Gefäßinfiltraten (DOBBERSTEIN-MASHAR)	Keine Übertragung auf den Menschen bekannt
Disseminierte, nichteitrige Encephalitis der grauen und weißen Substanz; teilweise massive rundzellige Gefäßinfiltrate, Gliaherdchen. Cytoplasmatische Einschlußkörperchen in Ganglienzellen der Medulla oblongata beschrieben	Beim Menschen unbekannt (Literatur: DECURTINS, DOBBERSTEIN, GLAMSER, PLOWRIGHT, STENIUS)
Disseminierte, perivasculäre Rundzellinfiltrate in Grau und Weiß (Einzelbefunde, nicht allgemein bestätigt) PAARMANN. Bei intracerebraler Passage bei Mäusen bereits cerebrale Störungen beobachtet	Beim Menschen nicht viele (etwa 20) durch Tierversuch und Serologie gesicherte Fälle. Einmal doppelseitige Facialisparese bei fraglichem Fall (VETTERLEIN). Keine autoptischen Befunde
Perivasculäre Infiltrate mit monocytären und polynucleären Zellen, vorwiegend in der grauen Substanz. Ganglienzellveränderungen (besonders PURKINJE-Zellen); proliferative Gefäßwandveränderungen, besonders im hintern Hirnstamm und Rückenmark	Vereinzelte Erkrankungen beim Menschen bekannt, sowohl Labor- wie andere Infektionen. Meningoencephalitisches Krankheitsbild möglich

Krankheitsbezeichnung und Art der Erreger	Empfängliche Species	Biologisches
„Tremblante" des Schafes (Scrapie, Traber- krankheit)	Schaf	Virusätiologie scheint sichergestellt; sehr lange Inkubationszeit. Natür- liche Übertragung unabgeklärt. Enge geographische Gebundenheit
Polioencephalomyelitis enzootica suum (Teschener Krankheit)	Schwein	Virus gut bekannt, immunologisch von den menschlichen Poliomyelitisviren verschieden. Kontaktübertragung. Künstliche Infektion auf zahlreichen Wegen möglich. Verbreitet in Ost- und teilweise Mitteleuropa
Schweinepest	Schwein	Hochkontagiös, natürliche Infektion meist enterogen, seltener rhinogen oder über Bindehäute; Kontaktüber- tragung. Ubiquitäre Schweinekrank- heit
Schweineinfluenza und Ferkelgrippe	Schwein	Virusätiologie für Influenza sicher- gestellt; bei Ferkelgrippe wahrschein- lich Zusammenwirken von ungenü- gend definierten Vira und verschie- denen bakteriellen Erregern (z.B. Haemophilus influenzae suis)
Hundestaupe (Maladie des jeunes chiens, Dog distemper, Cimurro)	Hund, Frettchen, Sil- berfuchs, Nerz, Fisch- otter	Bisher trotz zahlreichen Aufspaltungs- versuchen biologisch und serologisch nur das originäre Staupevirus (Virus von CARRÉ oder LAIDLAW-DUNKIN) nachgewiesen. Für kleine Labora- toriumstiere Pathogenität bisher nicht sicher erwiesen. Klinischer Verlauf sehr wechselnd, häufiges Ergriffensein des ZNS. Über die ganze Erde ver- breitet
Fox-Encephalitis iden- tisch mit Hepatitis contagiosa canis Rubarth	Silberfuchs, Fuchs, Hund	Vom Staupevirus unterscheidbar. Ur- sprünglich als Fuchsencephalitis durch GREEN, als ansteckende Hepatitis durch RUBARTH beschrieben und von letzterem Identität erkannt. Kom- plementbindungsreaktion mit Leber- extrakt
Katzenseuche (Enteritis infectiosa felis)	Katzen, besonders Hauskatzen	Sehr verbreitete, oft enzootisch auf- tretende Krankheit, vor allem der Jungtiere. Abgrenzung gegen infek- tiöse Agranulocytose und weitere Vi- ruskrankheiten der Katze noch un- genügend geklärt
Myélite infectieuse du chat	Katze, Leopard	Aufgetreten in Casablanca (MARTIN- HINTERMANN); noch zu wenig genau untersucht, Virusnachweis fehlt. Mel- dungen auch aus Ceylon (McGAUGHEY)

Pathologische Anatomie	Vergleichendes
Nur leichtere entzündliche, meist perivasculäre Veränderungen, vorwiegend in der grauen Substanz des Rückenmarks, weniger im Gehirn. Typisch die schweren Ganglienzellveränderungen (Atrophie, Verflüssigungen, Vacuolenbildung)	Keine Übertragung auf den Menschen und andere Tierarten bekannt
Fleckförmige Polioencephalomyelitis vom Hirnstammtypus, weiße Substanz weniger betroffen. Disseminierte, teilweise sehr massive perivasculäre, lympho-plasmocytäre Gefäßinfiltrate, Proliferation von Gefäßwandmesenchym geringfügig. Ganglienzelluntergang, Neuronophagien. Lebhafte Gliaproliferation. Schwerpunkt: Rückenmark, Kleinhirn, Stammhirn. Cortex wenig betroffen. Lebhafte meningitische Prozesse	Keine Übertragungen auf den Menschen bekannt, auch nicht auf andere Tierarten. Morphologisch wesentliche Verschiedenheiten von menschlicher Poliomyelitis. Gehört in die Gruppe der morphologisch „verwandten" Polioencephalomyelitiden
Panencephalitis mit disseminierten nichteitrigen Gefäßinfiltraten, auffälligen re- und progressiven Gefäßwandveränderungen, gelegentlich Blutungen. Diffuse oder herdförmige, teils sehr lebhafte Gliaproliferationen; Ganglienzellschädigung relativ gering	Weder natürliche noch künstliche Ansteckung beim Menschen bekannt
Panencephalitis ohne systematische Lokalisation der entzündlichen, infiltrativen und proliferativen Veränderungen. Schädigung des nervösen Parenchyms verhältnismäßig gering. Meningen fast stets beteiligt	Ubiquitäres Vorkommen beim Schwein ohne bekannte Beziehungen zu menschlichen Erkrankungen
Entzündungsprozeß betrifft Meningen, graue und weiße Substanz von Gehirn und Rückenmark, kraniale und spinale Ganglien, periphere animale und vegetative Nerven in wechselnder Intensität und Verteilung. Beteiligung der einzelnen Komponenten im ZNS unterschiedlich, Zerstörungen in weißer Substanz recht häufig. Histologisches Bild abhängig von Verlaufsstadium. Verschiedentlich Einschlußkörperchen in mesenchymalen, gliösen und Ganglienzellen beschrieben, jedoch umstritten. Cytoplasmatische EK in Epithelzellen	Nicht auf den Menschen übertragbar. Zusammenhänge mit Grippe wurden vermutet, ebenso gewisser Staupeformen mit Poliomyelitis, aber ohne Beweisführung. Interessant durch die vorkommenden Entmarkungsprozesse. Gleichsetzung mit menschlicher akuter multipler Sklerose oder Encephalomyelitis disseminata (SCHERER), jedoch unstatthaft, da zahlreiche grundlegende, klinische und pathologisch-anatomische Unterschiede
Zumeist keine eigentlichen entzündlichen Infiltrate. Diffus im ZNS regressive und progressive Veränderungen an den Gefäßwänden mit Anzeichen von Permeabilitätsstörungen (Blutaustritte, Ödem). Intranucleäre Einschlußkörperchen in Glia- und Gefäßmesenchymzellen. Veränderungen in vielen Organen, besonders Leber, wo zahlreiche typische intranucleäre EK	Keine Zusammenhänge mit menschlichen Krankheiten, insbesondere infektiösen Hepatitiden, bekannt
Zumeist lediglich Veränderungen im Sinne einer gestörten Schrankenfunktion der Hirngefäße und von anoxämischen Zuständen (GYLSTORFF-SASSENHOFF)	Artspezifische Erkrankung
Perivasculäre Infiltrate mit polynucleären Leukocyten in grauer und weißer Substanz; Neuronophagie von Vorderhornzellen; gelegentlich capilläre Blutungen	Vorläufig Einzelbefunde; Gehirn anscheinend nicht untersucht

Krankheitsbezeichnung und Art der Erreger	Empfängliche Species	Biologisches
Meerschweinchenlähmung (und Meerschweinchenpest, „Meerschweinchenpoliomyelitis")	Meerschweinchen	Nur wenige Beobachtungen ohne spätere Nachuntersuchungen. Virusnatur vermutet. Virus soll latent in Meerschweinchenzuchten vorkommen (RÖMER, GASPERI-SANGIORGI, RAEBIGER-LERCHE)
Meningoencephalomyelitis der Maus oder *Mäusepoliomyelitis*	Maus	Meist latent bleibende Virusinfektion in Laboratoriumszuchten; durch experimentelle Übertragung von Gehirnmaterial, seltener spontan zu klinischen Erkrankungen führend. Isoliert durch M. THEILER Möglicherweise noch andere Virusstämme vorkommend (MELNICK-RIORDAN)
Cytomegalie	Mensch und verschiedene Tiere, besonders Meerschweinchen	Wahrscheinlich tierspezifische Virusstämme (Speicheldrüsenvirus). Mensch: Connatale Encephalitis bei Frühgeburten
Choriomeningitis (ARMSTRONG)	Maus, Meerschweinchen, Ratte; Mensch, Affe	Tiere als Virusreservoir; häufig nur latent infiziert; neben Infektionsgefahr eine Rolle spielend als Täuschungsmöglichkeit bei Übertragungsversuchen. Daneben Virus der pseudolymphocytären Choriomeningitis (nur virologisch und serologisch abtrennbar)
Virus B-Infektion	Affe; Mensch	Bei Affen latent vorhanden; Rhesusaffen erkranken bei experimenteller Infektion
Newcastle-Krankheit (asiatische Geflügelpest; Pneumoencephalitis)	Hausgeflügel und andere Vogelarten; Mensch	Weltweit verbreitete Viruskrankheit; hat die sog. klassische Geflügelpest verdrängt. Häufig subakut-chronische Verläufe und längere Zeit stummbleibende Infektionen
Avian Encephalomyelitis (Epidemic tremor)	Junghühner	Virus von demjenigen der Neurolymphomatose abtrennbar. In USA und Australien. (Siehe bei BIESTER und SCHWARTE)
MAREK*sche Krankheit* (Neurolymphomatosis gallinarum)	Hausgeflügel	Virus oder Viruskomplex; Beziehungen zu Leukose; eventuell weitere Faktoren maßgeblich beteiligt
Infectious serositis	Truthühner	In USA beschrieben; bedarf noch weiterer Bestätigung (DOUGHERTY 1955)
Meningoencephalitis der Tauben	Haustaube	In USA beschrieben; nach Veränderungen Virus vermutet, aber nicht nachgewiesen

Pathologische Anatomie	Vergleichendes
Lymphocytäre Infiltrationen, besonders in den Meningen, in der Umgebung von Zentralkanal, Aquädukt und Ventrikeln. Später Ganglienzel. untergang, nur selten Neuronophagien	Typus einer vorwiegend die graue Substanz betreffenden Meningoencephalomyelitis. Kann hauptsächlich als Täuschungsquelle bei experimentellen Untersuchungen eine Rolle spielen
Vorwiegend die graue Substanz betreffende Encephalomyelitis	Hauptbedeutung als Störungsfaktor bei Verwendung der Maus für experimentelle Virusübertragungen und als Virus der Parapoliomyelitisgruppe
Granulomartige Encephalitis mit Bevorzugung der grauen Substanz, cytomegale Zellen; Einschlußkörperchen in Kern („Vogelaugen") und Cytoplasma	Beziehungen zwischen menschlichen und tierischen Infektionen noch ungeklärt (DIEZEL, HAYMAKER, MINDER)
Vasculäre und diffuse Infiltrate mit Lymphocyten, besonders in den Meningen, den Plexus chorioidei und subependymal, aber auch weiter verbreitet im Parenchym von Gehirn und Rückenmark	Beim Menschen Infektionen (besonders in Laboratorien, aber auch sonst) vorkommend. Meist Bild einer grippalen Erkrankung oder serösen Meningitis; gutartig; in den wenigen tödlichen Fällen Meningoencephalomyelitis und entzündliche Lungen- und Leberveränderungen
Herdförmige Nekrosen in verschiedenen inneren Organen; in den fatalen Fällen (ganz wenige bekannt) akute, ascendierende Myelitis	Übertragen durch den Biß der Affen; klinisch vesiculopustulöses Exanthem an Bißstelle, Lymphangitis, dann neurologische Symptome
Meningoencephalomyelitis von teilweise ähnlichem Charakter wie die Hundestaupe- und Schweinepest-E. Gefäßinfiltrate, produktive Prozesse am aktiven Gefäßmesenchym, besonders in protrahierten Fällen; Gliaherdchen. Auch periphere Nerven verändert	Gelegentliche Infektionen des Menschen bei Beschäftigung mit Virus selbst oder infiziertem Geflügel; gutartig; Conjunctivitis, Lymphadenitis, Kopfweh usw. Meist fieberloser Verlauf
Entzündlicher Prozeß in Meningen, vorwiegend grauer, aber auch weißer Substanz, besonders Cortex, Pons-Medulla, Cerebellum, Lumbalmark. Lymphoidzellinfiltrate perivasculär und herdförmig; Gliaproliferation und Nervenzelldegenerationen. Hyperplastische Lymphfollikel in Bauchorganen	Keine Beziehungen zu menschlichen Infektionen bekannt
Nicht eigentlich entzündlicher Prozeß; gehört in die Gruppe der Lymphoretikulosen. Näheres siehe Kap. V und IX. Peripheres Nervensystem stark beteiligt	Morphologische Vergleichsmöglichkeiten zu menschlichen Lymphoretikulosen, aber keine ätiologischen Beziehungen. Von Interesse, weil virusbedingt
Disseminierte Meningoencephalomyelitis als Teilerscheinung einer septikämisch verlaufenden Virose Nichteitrige, demyelinisierende Encephalitis	Keine Beziehungen zu menschlichen Erkrankungen bekannt Nichts Vergleichbares bekannt; Beschreibung bezieht sich auf vereinzelt gebliebende Enzootie (DOUGHERTY-SAUNDERS 1953)

Krankheitsbezeichnung und Art der Erreger	Empfängliche Species	Biologisches
Psittacosis-Ornithosis	Papageien, Wellensittiche; Tauben, Ziervögel; Mensch	Virus aus großer Verwandtschaftsgruppe (Psittacosis-Lymphogranuloma venereum-Gruppe), zu welcher auch gehören: Mäusepneumonie, enzootischer Schafabort, Virusenteritis des Kalbes, Katzenkratzlymphadenitis. Hochkontagiös; nach Europa und USA mit Papageien aus Brasilien (und Australien) eingeschleppt, jetzt vielfach enzootisch (Volièren, Tierhandlungen)
Sporadische, nichteitrige Meningoencephalomyelitiden	Mensch; alle Haustierarten; viele wildlebende Species (Affen, Ruminanten, Fleischfresser, Nager, Beuteltiere, Vögel usw.)	Nach histologischen Veränderungen und negativen bakteriologischen Befunden Virusätiologie vermutet, aber selten durch eingehendere Untersuchungen abgeklärt (MARCHAND). Eine Ausnahme macht z.B. die „sporadic encephalitis" beim Rind in USA (MENGES, ESCALOME-CAMARGO), die von einem Virus aus der Gruppe Psittakose-Lymphogranuloma venereum verursacht wird. Vereinzelte Formen können enzootisch auftreten (Pferdeencephalitiden wie die FRÖHNER-DOBBERSTEINsche, HOLZsche usw); Schafencephalitis (BECK-FROHBÖSE). Im eigenen Material haben wir zahlreiche derartige Fälle der verschiedensten Haus- und Wildtierarten
Rickettsiosen *Q-Fieber*	Mensch; zahlreiche Haus- und Wildtiere, besonders Rind, Ziege, Schaf; Zecken	Rickettsia burneti; Tiere vielfach ohne Krankheitserscheinungen infiziert. Milchausscheidung möglich; Staub-Inhalationsinfektion für Mensch wahrscheinlich; Schlachthofepidemien. Verbreitung unter Tieren durch Zecken wahrscheinlich
Murines Fleckfieber	Mensch; Ratten, Mäuse	Rickettsia mooseri; von den aklinisch infizierten Nagern durch Rattenfloh auf Menschen übertragen
		II. Bakteriell
Leptospirosen (PETTIT, GSELL, RIMPAU) WEILsche Krankheit Canicolafieber Infektiöse Gelbsucht Schweinehüterkrankheit	Mensch; Hund Ratte latent Hund; Mensch Rind; Mensch Mensch; Schwein meist latent	L. icterohaemorrhagiae L. canicola L. bovis L. pomona und L. mitis Infektion des Menschen durch mit infektiösen tierischen Exkrementen verunreinigtes Wasser, Boden usw. Teilweise hoher Hundertsatz der erwachsenen Tiere latent infiziert
Spirochätosen Kaninchensyphilis	Kaninchen	Treponema cuniculi; übertragen durch den Coitus

Pathologische Anatomie	Vergleichendes
Bei Vögeln latente Infektionen häufig; wenn krank: Mattigkeit, Conjunctivitis, struppiges Gefieder, eventuell Pneumonie, Nasenkatarrh; Schlafsucht, eventuell nervöse Symptome. *Milzschwellung*, Nekrosen in Milz und Leber, serofibrinöse Perikarditis und Pleuropneumonie. ZNS: beim Menschen Kongestion, Blutungen, kleine Infiltrate, Gliaproliferation, Ganglienzelldegeneration, Erweichungen. Makrophageninfiltrate in Meningen, Elementarkörperchen. Bei Tieren keine Befunde angegeben, eventuell ähnlich?	Ansteckung des Menschen sehr leicht durch kranke oder latent infizierte Vögel, aber auch von Mensch zu Mensch. Häufig schweres Krankheitsbild mit atypischer Pneumonie, grippalen Symptomen, meningitischen und encephalitischen Erscheinungen, Febris continua, langer Rekonvaleszenz und Rezidiven
Histologisches Bild wechselnd, aber im Prinzip bestehend aus nichteitrigen Gefäß- und Gewebsinfiltraten, mehr oder weniger intensiver, diffuser oder/und herdförmiger Gliaproliferation, wechselndem Grad von Ganglienzellschädigungen, teilweise Schädigungen des Markes; im weiteren Verlauf proliferative Vorgänge am Gefäßmesenchym. Verteilung recht wechselnd, grundsätzlich aber Meningen, graue und weiße Substanz von Gehirn und Rückenmark betroffen, manchmal auch Spinalganglien und periphere Nerven. Einzelne Formen mit betonter Bevorzugung der grauen Substanz (FRAUCHIGER und Mitarbeiter)	Bisher keine bewiesenen Zusammenhänge mit ähnlichen oder andersartigen menschlichen Erkrankungen, doch wurden solche schon mehrfach vermutet (z.B. mit Poliomyelitis). Bei Mensch und Tier noch umfangreiche, besonders virologische Arbeiten nötig
Bei Tieren zumeist symptomlose oder nur leichte Erkrankungen bekannt (Haustiere; für Wildtiere wohl überhaupt unabgeklärt), ohne Angaben über ZNS. Beim Menschen benigne, seröse Meningitis; in seltenen schweren Fällen Meningoencephalitis möglich; Erweichungen, Blutungen	Anthropozoonose mit breitem Erregerreservoir in der Tierwelt; Menschen als erkrankende „Nebenwirte". Vermutlich von zunehmender Bedeutung. In allen Kontinenten, besonders aber Europa und USA
Für Nager nichts bekannt; im Experiment: Serositis an Testes und Milz; Rickettsien im Gehirn bei Ratten. Bei Mensch eventuell ähnliche Pathologie wie bei klassischem Fleckfieber, aber keine autoptischen Befunde, da meist ausheilend	Nur als menschliche Erkrankung bekannt; Nager als Reservoir, im Gegensatz zu klassischem Fleckfieber, das mit Vermittlung der Laus direkt von Mensch zu Mensch übergeht

bedingte Formen

Beim Tier noch wenig bekannt; klinische Symptome ließen gelegentlich Veränderungen (entzündlicher Art?) im ZNS vermuten, z.B. bei Canicolainfektion des Hundes (Stuttgarter Hundeseuche) (FREUDIGER) und Rinderleptospirose (GERLACH) Beim Menschen pathologische Anatomie fast nur für den Morbus Weil bekannt. Entzündliche Veränderungen in Meningen und Gehirn vorkommend. Bei den Schweineleptospirosen gelegentlich neurologische Symptome beschrieben; zuverlässige anatomische Befunde sind nicht bekannt (WEHRLIN, PENSO)	Anthropozoonosen mit Erkrankungen beim Menschen und bei Tieren, sowie weitverbreiteten latenten Infektionen und Ausscheidertum bei letzteren. Ansteckung durch direkten oder indirekten Tierkontakt
Keine Sekundär- und Tertiärstadien; ZNS nicht affiziert	Tr. pallidum experimentell auf Kaninchen übertragbar (JAHNEL). Vorkommen echter Syphilis beim Lama hat sich nicht bestätigt

Krankheitsbezeichnung und Art der Erreger	Empfängliche Species	Biologisches
Geflügelspirochätose	Hühner, Enten, Gänse	Treponema anserinum; übertragen durch Argasiden (Zecken)
Meningitis (leukocytäre, monocytäre, chronisch-produktive Formen) *Metastatische Herdencephalitis* (purulenta, non-purulenta) mit Meningitis, Ependymitis, Pyocephalus Hirnabsceß (s. Kap. IX)	Mensch; soweit untersucht, bei allen Haustieren und Wildtieren vorkommend	Entstehung *hämatogen*, lymphogen, per continuitatem, direkt traumatisch. *Beim Tier keine epidemische Cerebrospinalmeningitis!* Sonst große Vielfalt der Erreger, oft artspezifisch Besonders häufig: Pferd: Streptokokken (Druse), Staphylokokken und andere Eitererreger. Rind: St. pyogenes, Diplokokken, Pasteurella vituliseptica, B. necrophorum, E. coli. Schwein: Streptokokken, Haemoph. influenzae var. suis, St. pyogenes, S. choleraesuis Bei den verschiedensten domest. und wilden Species: Diplo-, Strepto-, Staphylokokken, Proteus vulg., diverse Gramnegative; Actinomyceten usw. Wichtigere Sonderformen s. unten
Listeriosis	Mensch; Schaf, Ziege, Schwein, Rind, Hund, Pferd ?; Waschbär, Fuchs, Kaninchen u. a.	Listeria monocytogenes (grampositives Stäbchen) (MURRAY, WEBB, SWANN 1926)
Tuberkulose	Mensch; Affe Rind, Schwein, Reh Pferd Hund, Katze und weitere Species	Meist Typus humanus, in etwa 14% der Mgt. tb. Typus bovinus Fast ausschließlich Typus bovinus Sowohl Typus bovinus wie humanus
Morbus Besnier-Boeck-Schaumann	Mensch	Tuberkulose wahrscheinlich
Brucellosen	Mensch Rind Schwein Ziege, Schaf Weitere Species	Alle Formen Br. abortus Br. suis Br. melitensis Verschiedene Formen

Pathologische Anatomie	Vergleichendes
Plasmazellinfiltrate; Treponema im Gehirn, aber nicht in Ganglienzellen nachzuweisen	Eisen in intraadventitiellen Gefäßräumen, aber auch bei normalen Hühnern (WERTHAM): vgl. Paralyse-Fe (SPATZ) S. 91
Meningen, weiße und graue Substanz von Gehirn und Rückenmark in wechselnder Schwere, Lokalisation und Ausdehnung betreffend; teilweise abhängig von Entstehungsweise (hämatogen, lymphogen usw.). Ausgehend von Primärherd in anderen Organen (Kopfhöhlen, Ohr, Lungen, Magen-Darmtrakt, Serosen, Gelenke, bei Jungtieren Nabel usw.), Leber-, Nierenabscesse nicht so häufig, Endokarditis (Mensch!) und Uterus mit Adnexen selten beteiligt bei Tier. Seröse und serofibrinöse Exsudation, zellige vasculäre und diffuse Infiltration, vorwiegend Polynucleäre (manchmal betont eosinophil) oder Mononucleäre; Gefäßwandschädigungen, Gewebseinschmelzungen, Bildung kleinerer oder größerer Eiteransammlungen (Abscesse) Gelegentlich entstehen primär thrombotisch-embolische Mikroabscesse (z.B. Staphylomykose des Hasen) ohne diffuse Encephalitis oder Meningitis. Prozeß kann von primärem Sitz in Meningen auf Parenchym und Ependym übergreifen oder von Absceß in Meningen durchbrechen. Spätstadien mehr produktiv	Ätiologisch gesehen keine unmittelbaren Beziehungen zwischen menschlichen und tierischen bakteriellen Meningitiden und Encephalitiden. Menschliche Streptokokkeninfektionen können jedoch von Tieren ausgehen (Anginen durch Kuhmilch). Endemische Ausbrüche von Diphtherie und Scharlach gelegentlich, wenn Milch durch menschlichen Keimträger infiziert Streptokokkeninfektionen (Furunkulosen) auch möglich durch Infektion mit Pferdestaub Genauere Differenzierung der bei Tieren Meningitis hervorrufenden Keime auf breiterer Basis wäre erwünscht. Vergleichendes Interesse hauptsächlich auf morphologischer und pathogenetischer Ebene
Meningitis und Meningoencephalomyelitis mit gelegentlichem Vorherrschen der mononucleären Zellen in den Infiltraten; meist herdförmige Anordnung bis zu Absceßbildung; Bevorzugung von Rückenmark-Oblongata-Pons. Epitheloidzellen, leukocytäre Neuronophagie; Bakterien spärlich bis massenhaft	Infektionsmodus des Menschen noch nicht klargestellt, doch vom Tier her vermutet; dieses stellt jedenfalls Reservoir dar Möglichkeit der Milchinfektion wurde bereits in Betracht gezogen (HÖRTNAGL-KREPLER)
Beim Menschen am häufigsten exsudative Meningitis, besonders basal. Heute meist Bild der behandelten mit produktiv-vernarbenden, gemischt spezifisch-unspezifischen Prozessen. Beim Rind exsudative (mehr Jungtier) und produktive Formen (Konglomerattuberkel). Bei den Fleischfressern exsudative und produktive Formen; Epitheloidzellen, Fehlen der Riesenzellen	Typus humanus von Bedeutung für Affen und andere Zootiere, für Hund und, viel weniger, Katze. Typus bovinus spielt beträchtliche Rolle bei der menschlichen Meningitis tuberculosa, bei wesentlichen geographischen Unterschieden. Durch Bekämpfung der Rindertuberkulose zurückgehend
Granulomatöse Prozesse bei den cerebralen Formen	Bei Tier vergleichbar: ROECKEL-Granulom der Muskulatur; ein Fall mit cerebralem Herd bekannt (Rind) (S. 333)
Beim Rind und Schwein bisher kaum anatomische Befunde vom ZNS erhoben Beim Versuchstier bei intracerebraler Injektion Abscesse und unspezifische eitrige perifokale Encephalitis Bei Mensch wenig anatomische Befunde; entzündliche, teilweise granulomatöse Prozesse in Gehirn und Meningen	Beim Menschen zunehmend diagnostiziert; Schweinebrucellose schwerer und besonders akuter verlaufend. Melitensis mehr in Mittelmeerländern, aber auch in Deutschland, Schweiz usw. Bei Br. abortus-Infektion psychische Alterationen oft auffällig. Infektion bei allen Brucellosen ausschließlich vom Tier her (Kontakt, Milch!) (LÖFFLER-MORONI-FREI, HILTY, HARRIS)

Krankheitsbezeichnung und Art der Erreger	Empfängliche Species	Biologisches
Anaerobier	Mensch Haus- und Wildtiere	Gasbrand (Clostridien) Starrkrampf (Cl. tetani) Botulismus (Cl. botulinum)
Anthrax	wie oben	Milzbrand (B. anthracis)
Malleus (Rotz)	Pferd, Esel; Mensch	Malleomyces mallei; in Mittel- und Westeuropa und anderen Ländern fast verschwunden durch seuchenpolizeiliche Maßnahmen
Botrymomykose	Pferd	Micrococcus (Staphylococcus) pyogenes aureus (Zoogloeaformen)
Aktinomykose (= Aktinobazillose, Streptotrichose oder Nocardiose) Bildet Übergangsgruppe zu den Pilzerkrankungen	Mensch Rind und andere Ruminanten (auch Hirsch und Reh), Hund, Katze	Actinomyces hominis[1], gelegentlich auch Actinomyces bovis[1] (betr. Nomenklaturfragen s. Spezialliteratur!)

[1] International festgelegte Bezeichnungen.

III. Pilzinfektionen

Krankheitsbezeichnung und Art der Erreger	Empfängliche Species	Biologisches
Mucormykose	Mensch; Hund, Pferd, Elch	Mucor (Schimmelpilze) allgegenwärtig im äußeren Milieu, aber auch auf Haut und Schleimhäuten bei Mensch und Tieren
Aspergillose	Mensch Wildente, Schwan; Hase	Pilze vom Genus Aspergillus; ubiquitär Lungenaspergillose häufig bei manchen Nagetieren und besonders Vogelarten
Torulosis (Cryptococcosis; europäische Blastomykose)	Mensch Hund, Katze, Schwein (beim Rind Euterinfektion)	Cryptococcus neoformans (= Torula histolytica): Hefe. Saprophytisch; aber auch aus Milch von Kühen, von der menschlichen Haut, aus Faeces isoliert
Sporotrichosis	Mensch Schwein	Sporotrichon Gougeroti Trichosporon cutaneum
Coccidioidomycosis	Mensch; Affe; Rind, Schaf, Hund, Katze	Coccidioides immitis; wahrscheinlich bei Mensch und Tier Inhalations-(Staub-) Infektion Bisher nur in Nordamerika (Kalifornien und an Mexiko grenzende Gebiete) und Südamerika als endemisch bekannt; Einzelfälle beim Menschen in Italien und von Hawai beschrieben

Pathologische Anatomie	Vergleichendes
Bei Mensch und Tier Gefäßwandschädigungen und Blutungen in Meningen und Parenchym, eventuell geringgradige meningeale Infiltration und proliferative Prozesse an Gefäßwänden (nicht vor 3. Tag); Ödem; Aktivierung der Oligodendroglia; Ganglienzellschädigung; eventuell Gasblasen bei Gasbrand	Infektion des Menschen mit Milzbrand und Gasbrand direkt von Tieren (Tierärzte, Landwirte, Metzger) möglich; oder durch tierische, infizierte Produkte, durch Sporen in der Außenwelt (Boden: Tetanus), durch Toxine in Lebensmitteln (Botulismus)
Rote Erweichung mit leukocytärer Infiltration, perifokaler Entzündung und Ödem; beim Menschen ein Fall von Pachymeningitis purulento-haemorrhagica interna beschrieben	Menschliche Erkrankungen selten, über ZNS fast keine Angaben; Equiden Infektionsquelle
Meist in Haut, Kopfhöhlen, Kastrationsstümpfen usw. Übergriff auf Nervensystem per continuitatem; selten. Entzündliches Granulationsgewebe: Gehirn, Cauda equina, Plexus brachialis	Nur Einzelfälle von Pferd bekannt, ohne Zusammenhang mit menschlichen Erkrankungen. Staph. pyogenes aureus bei Mensch gelegentlich Meningitiserreger
Hämatogen oder per continuitatem ins ZNS gelangend. Beim Menschen nur wenige Fälle bekannt. Eitrige Meningitis cerebralis und/oder spinalis purulenta, diffusa oder circumscripta; Absceß oder — beim Rind — Granulationsgewebe. Nur im ZNS soll das Aktinomykom, als Konglomerat von Drusen in Granulationsgewebe, vorkommen (bei Mensch eventuell Ventrikellumen)	Keine Übertragung von Art zu Art oder Individuum zu Individuum; gemeinsame Infektionsmöglichkeiten; Act. häufiger Bewohner der Mundhöhle; zum Angehen wahrscheinlich Sekundärinfektion zur Herstellung anaerober Verhältnisse nötig

(Mykosen)

Pathologische Anatomie	Vergleichendes
Mensch: Gefäße, besonders auch Hirngefäße befallen mit Überwuchern aufs Parenchym, Nekrosen, polymorphkerniger und lymphocytärer Infiltration. Beim Tier eitrige oder unspezifische Meningitis (Elch; Pferd) oder multiple Cortexgranulome in Groß- und Kleinhirn und Ganglienzellschädigung (Hund)	Beim Menschen auffällige Häufung bei Diabetikern Für Tiere nur Einzelfälle bekannt. Keine direkten Zusammenhänge zwischen Mensch- und Tiererkrankungen
Mensch: Meningitis basilaris mit tuberkelähnlichen Knötchen; polymorphkernige Infiltrate; oder Hirnabsceß Tier: Metastatische eitrige Meningoencephalitis, viele Eosinophile, Gefäßwände und Parenchym von Mycel durchwuchert	Bei Mensch und Tieren ZNS selten betroffen. Häufiger Affektion von Haut, Lungen, Ohr, Nasenhöhlen, Luftsäcken
Bei Mensch und Tier (neben Befall von Lungen und Haut) besondere Vorliebe für ZNS und Meningen. Generalisierte Formen. Meningitis, eventuell mit tuberkelartigen Infiltratknötchen, Lymphocyten, Polynucleäre, Eosinophile; ähnlich in Parenchym; hier Verflüssigungsherde, Riesenzellen. Diagnose gesichert durch Nachweis der Hefen	Nicht übertragbar von Mensch zu Mensch; Infektionen des Menschen von infizierten Tieren aus nie nachgewiesen. Wahrscheinlich Infektion von außen her durch die ubiquitären Hefen (Staub, infizierte Lebensmittel usw.)
Granulomencephalitis Plasmaexsudation, polymorphkernige Infiltration, Pilze in den Meningen	Ganz vereinzelte Fälle Ein Fall beim Schwein (Verlinde-de Haas)
Mensch: Bei der progressiven (schweren) Form in etwa 25% chronisch-produktive Meningitis mit tuberkelartigen Knötchen und granulomatöse Encephalitis Für ZNS bei Tier nur 1 Fall beim Hunde bekannt mit tumorartigem Herd im Gehirn, aus Bindegewebe, Epitheloidzellen, mono- und polynucleären Zellen; charakteristische sphärische Pilzformen im histologischen Schnitt	Tiere scheinen als Infektionsreservoir keine Rolle zu spielen. Übertragungen von Tier auf Mensch oder Mensch zu Mensch sollen nicht vorkommen

Krankheitsbezeichnung und Art der Erreger	Empfängliche Species	Biologisches
Blastomycosis (nordamerikanische)	Mensch; Hund, Pferd	Blastomyces dermatitidis; Infektion von Mensch und Tier wahrscheinlich aus exogenen Quellen, Pilz aber bisher in Natur (Boden usw.) nicht nachgewiesen. Außerhalb USA und Kanada unbekannt
Histoplasmosis	Mensch; Hund, Katze? (Türkei); Ratte, Maus, Skunk, Opossum; Rind, Pferd usw.	Histoplasma capsulatum; wahrscheinlich Inhalationsinfektionen. Pilz in den endemischen Gebieten mehrfach aus Boden nachgewiesen (USA). Sehr viele latente Infektionen bei Mensch und Tier
		IV. Protozoen
Toxoplasmose	Mensch; zahlreiche Haustiere: Hund, Katze Schwein, Rind, Schaf, Kaninchen, Huhn, Taube und Wildtiere, besonders Hasen und Hühnervögel	Toxoplasma gondii (NICOLLE und MANCEAUX) (wahrscheinlich zu den Trypanosomidae gehörig; WESTPHAL) Übertragungsweise auf Mensch und von Tier zu Tier noch ungesichert, wahrscheinlich Schmutzinfektionen durch direkten Kontakt, per os, eventuell Tröpfcheninfektionen möglich. Parasiten außerhalb Organismus wenig haltbar
Encephalitozooninfektion	Kaninchen, Meerschweinchen, Ratte, Maus; Hund, Katze(?)	Encephalitozoon cuniculi und andere. Stellung, biologisches Verhalten, Infektiosität und pathogene Wirkung noch ungenügend bekannt. Klinisch oder anatomisch stumme Infektionen wahrscheinlich häufig
Leishmaniase (Kala-azar; viscerale Leishmaniase)	Mensch; Hund	Leishmania donovani (Syn. L. canis); Übertragung durch Phlebotomusarten (Sandfliegen); Hunde infiziert in Gebieten mit dem mediterranen Typus des Kala-azar
Trypanosomiasen *Nagana*	Pferd, Esel, Kamel, Rind, Antilopen usw.	Trypanosoma brucei (und eventuell vivax, congolense); übertragen durch Glossinen; tropisches Afrika
Dourine (Beschälseuche)	Pferd, Esel	Tryp. equiperdum; Übertragung durch den Geschlechtsakt. In verschiedenen Kontinenten einschließlich Europa; Mittel- und Westeuropa selten
Piroplasmosen Rinderpiroplasmose	Rind	Babesia berbera, B. bigemina und andere. Übertragung durch Zecken.
Hundepiroplasmose	Hund	Babesia canis, gibsoni usw. Krankheiten der wärmeren und tropischen Zonen

Pathologische Anatomie	Vergleichendes
Bei der disseminierten Form des Menschen in etwa 30% Meningitiden oder/und Hirnabscesse. Nach Symptomen Veränderungen im ZNS beim Tier zu erwarten, doch bisher keine entsprechenden Angaben	Keine Übertragungen von Mensch zu Mensch oder Tier zu Mensch
Mensch: Bei der sehr seltenen progressiven Form gelegentlich Betroffensein des ZNS: produktiv-tuberkelähnliche Herde mit Nekrosen; Pilze phagocytiert in reticulo-adventitiellen Zellen. Beim Tier (Hund) sind bisher trotz recht zahlreichen Mitteilungen keine Befunde am ZNS bekannt	Keine auffälligen Zusammenhänge zwischen tierischen und menschlichen Erkrankungen; Übertragung Tier—Mensch bisher nicht nachgewiesen

infektionen

Pathologische Anatomie	Vergleichendes
Mensch: Intra- und extrauterin erworbene Formen. Granulomatöse Encephalitis, bei der konnatalen Form meist mit Hirnmißbildungen, Hydrocephalus, Verkalkungen. Augenveränderungen (Chorioretinitis). Beim Tier intrauterine Übertragung bekannt. Meist aber extrauterin erworbene Formen. ZNS besonders beteiligt, oft allein. Disseminierte bis herdförmige Meningoencephalitis und -myelitis. Gefäßschädigungen, Nekrosen; Parasiten; Verkalkungen selten (Huhn); oft spezifische Organveränderungen (Lunge, Leber, Darm usw.). Retinitis beim Huhn nachgewiesen (HEPDING)	Tierische Infektionen (latente wahrscheinlich recht häufig) für Menschen von Bedeutung. Gewisse Zusammenhänge (serologisch, klinisch) mit Tierkontakt (Umgang mit Hasen und Kaninchen) unbestreitbar. Nach eigenem Material keine Zusammenhänge zwischen Erkrankungen bei Hunden und Menschen. Wahrscheinlich gemeinsame Infektionsquelle, die für Hund zugänglicher (kleine Nagetiere?)
Gelegentlich Meningoencephalitiden; oft aber auch als Zufallsbefunde in histologisch unveränderten Gehirnen. Beim Kaninchen Granulomencephalitis mit rundlichen, zentral nekrotisierenden Herdchen vor allem im Cortex. Verläuft meist ohne klinische Erscheinungen	Beim Menschen unbekannt. Spielte eine Rolle als Täuschungsfaktor bei der experimentellen Erforschung der Encephalitis lethargica (Kaninchen)
Hund: Leishmanien im ZNS, besonders in Blutgefäßwänden. Makrophageninfiltrate? Degenerative Veränderungen in Spinalganglien, lymphocytäre Infiltrate und Parasiten in peripheren Nerven	Wahrscheinlich stellt der (teilweise klinisch stumm) infizierte Hund in den Mittelmeerländern (nicht aber in Indien, im Sudan usw.) das Erregerreservoir für die kindliche Kala-azar dar
Disseminierte Encephalitis mit vasculären Infiltraten, besonders aus Plasmazellen, Lymphoiden. Gliaherdchen	Von SPIELMEYER an experimentellem Material studiert; morphologisch grundsätzliche Ähnlichkeit zur *Schlafkrankheit des Menschen*
Hauptsächliche Veränderungen in den peripheren Nerven des Plexus lumbosacralis, aber auch in den entsprechenden Wurzeln, teilweise im Rückenmark: degenerativ-entzündlicher Prozeß	Keine Entsprechung beim Menschen
Veränderungen der Encephalitis serosa, doch vorliegende Beschreibungen ungenügend. Anscheinend Gefäßwandschädigungen, miliare Blutungen, Hyperämie, Stase; Erythrocyten in den Gefäßen mit Parasiten besetzt; Babesien auch innerhalb Gefäßwandzellen nachweisbar	Keine analoge Erkrankung beim Menschen

Krankheitsbezeichnung und Art der Erreger	Empfängliche Species	Biologisches
		V. Metazoen-
Setariasis (cerebrospinale Nematodiasis)	Ziege, Schaf, Pferd	Setaria digitata (Japan, Korea, Ceylon) und Neurofilaria cornellensis (USA)
	Reh, Elch	Setaria oder Onchocerca
	Katze	Filarien
	Vögel	Filarien
Gelegentliche Befunde von wandernden Larven		
Hypoderma bovis	Rind, Pferd, Mensch	Am häufigsten wird Hypoderma bovis
Gastrophilus equi	Pferd	im Wirbelkanal des Rindes ange-
Strongylidenlarven	Pferd	troffen, aber zumeist extradural und
Oestrus ovis	Schaf	ohne Beeinträchtigung des Rücken-
Haemostrongylus		marks
vasorum	Hund	Allgemein: Aktive Einwanderung aus
Ascaridenlarven	Nager; Mensch	Umgebung oder hämatogene Ein- schleppung
Cystische Parasiten		
Cysticercus	Mensch, Schwein, Hund, Kalb	Siehe Kap. IX, S. 337 ff. (betr. Trichi- nosis s. Kap. VI, S. 265)
Coenurus	Rind, Schaf, Mensch und viele weitere Species	
Echinokokken	Mensch, Rind, Pferd Nager	

A. Die Meningitiden

Es ist auffallend, wie lebhaft um die letzte Jahrhundertwende das Interesse für tierische Meningitiden (und Nervenkrankheiten überhaupt) war. Davon zeugen sehr viele kasuistische Mitteilungen, die sich in den Handbüchern der Veterinärmedizin und in einzelnen Monographien wie denjenigen von DOBBER-STEIN für das Pferd oder FRAUCHIGER-HOFMANN über das Rind zusammen-gefaßt finden.

Die gesonderte Behandlung der verschiedenen Meningitisformen entspricht teilweise mehr einem didaktischen Bedürfnis, da sehr häufig entzündliche Prozesse im Parenchym des ZNS denjenigen in den Meningen parallel gehen, was nicht nur bei Viruskrankheiten, sondern auch bei bakteriellen, protozoären und Pilzaffektionen der Fall ist. Man hat es dann mit Meningoencephalomyelitiden zu tun, wobei nicht in jedem Fall sicher entscheidbar ist, ob nun der Prozeß zuerst in den Meningen begonnen und sich von dort aufs Parenchym aus-gebreitet hat (Meningoencephalitis im strengen Wortsinn), ob er vom Parenchym her an die Meningen Anschluß fand oder a priori an beiden Orten aufflammte. Für unsere praktischen Belange wollen wir alle jene Fälle in die Meningitiden einschließen, bei welchen der entzünd-liche Prozeß allein oder ganz vorwiegend die Häute betrifft, während die Veränderungen im Parenchym stark zurücktreten. Wir unterteilen in die *Meningitis purulenta* (1), die *Meningitis tuberculosa* (2), die „*nichteitrigen" Meningitiden* (3) und die *Pachymeningitiden* (4).

1. Die Meningitis purulenta

Ätiologisch liegt ihr eine große Zahl verschiedener Erreger zugrunde, wobei gleich zu bemerken ist, daß lange nicht alle Fälle einer bakteriologischen Abklärung zugeführt werden, folglich bei genauerer Untersuchung das ursächliche Spektrum vermutlich noch wesentlich breiter sein würde. Bekannt sind Eitererreger wie Streptokokken, Staphylokokken, Coryne-bacterium pyogenes (besonders bei Rind und Schwein), dann Diplokokken (Enterokokken, Pneumokokken), Escherichia coli, Pasteurellen u. a. m. *Hervorzuheben ist, daß es beim Tier keine der menschlichen direkt homologisierbare oder ähnliche epidemische Cerebrospinalmeningitis* gibt, wenn auch dieser Name gelegentlich irreführenderweise verwendet worden ist. Auch die

Pathologische Anatomie	Vergleichendes
invasionen	
Nekrotisierende Myelitis und Encephalitis. Bei sorgfältigem Suchen an Serienschnitten Larven oft nachweisbar Larven im spinalen Subduralraum Parasiten in Gefäßen des Lumbalmarks Subpial, zwischen Groß- und Kleinhirn	Bei nekrotisierender Myelitis des Menschen, deren Ätiologie ungeklärt, der Überprüfung wert (SCHWANGART; WETZEL und ENIGK) Chile (WOLFFHÜGEL) (S. 292)
Entzündliche Reaktionen in den Meningen mit Lymphoiden, Polynucleären, Eosinophilen. Im Parenchym entzündliche, nekrotisierende Läsionen, Eiterungen (gelegentlich durch mitgeschleppte Eitererreger) und Erweichungen. Manchmal geringere oder massive (apoplektiforme) meningeale oder parenchymatöse Blutungen durch Gefäßläsionen. Granulomatöse Demarkation (Maulwurf) möglich	Ganz vereinzeltes Vorkommnis auch beim Menschen; z.B. Hypodermalarven und Ascariden (S. 203)
Pathologisch-anatomische Veränderungen siehe Kap. IX und VI (Trichinosis)	Tier-Menschbeziehungen ausschlaggebend für Ausbildung der Krankheitsbilder; Infektion des Menschen durch Unsauberkeit (Schmierinfektion) oder durch Aufnahme infizierten Fleisches in ungenügend gekochter Form

Meningitis z.B. bei „Diphtherie" des Kalbes, hat ursächlich nichts mit der menschlichen Krankheit zu tun, indem es sich hier um eine Infektion mit Bact. necrophorum handelt und nicht um das LÖFFLERsche Corynebacterium diphtheriae. Gelegentlich können Pilzinfektionen und Protozoenkrankheiten (Toxoplasmose) schwere, ja das Bild beherrschende meningeale Entzündungen setzen; das gleiche kann der Fall sein bei der sekundären Einschleppung von Eitererregern durch ins ZNS eindringende Metazoenlarven. Auch die Listeriainfektion verläuft mit wesentlicher meningealer Beteiligung. Alle diese Prozesse werden aber in anderen Abschnitten zu besprechen sein.

Nach ihrer Entstehungsweise verhalten sich die eitrigen Meningitiden beim Tier grundsätzlich gleich wie beim Menschen. Sie können der hämatogenen Einschleppung, aber auch der lymphogenen oder per continuitatem-Fortleitung aus der Nachbarschaft, endlich dem direkten Eindringen infektiösen Materials durch offene Verletzung ihren Ursprung verdanken. Als Quellen hämatogener Einschleppung kommen Eiterungsprozesse in den Lungen, den Nieren, der Leber, in der Haut, den Hufen oder Klauen, bei Jungtieren oft Omphalophlebitiden (oder Polyarthritiden), bei Schweinen enterale Infektionen u. a. m. in Frage. Oft ist auch der primäre Herd nicht eruierbar. Regionen, aus denen ein eitriger Prozeß lymphogen oder kontinuierlich ins ZNS eindringen kann, sind besonders die Kopfhöhlen (Nasen-, Kiefer-, Stirn-, Hornsinus), die Backzahnwurzeln, das Mittelohr, die retropharyngealen Lymphknoten, beim Pferd die Luftsäcke.

Nicht zu übersehen sind tierartliche Unterschiede in der Häufigkeit der eitrigen Meningitiden: sie stellen beim Pferd, teilweise auch beim Schwein einen wesentlichen Prozentsatz der Meningitisformen dar; beim Rindergeschlecht trifft man sie recht häufig beim Kalbe, viel seltener beim älteren und erwachsenen Tier, wo die Meningitis tuberculosa an ihre Stelle tritt. Beim Hund dagegen, der doch sonst eine auffallende Neigung zu entzündlichen Affektionen des ZNS hat, ist sie geradezu eine Seltenheit, etwas häufiger wiederum beim anderen domestizierten Carnivoren, der Katze. Nicht selten sind eitrige Prozesse auch bei Wildtieren; wir sahen Fälle beim Reh, Mufflon, Steinbock, Hasen, Kamel, Tiger, und andere Autoren beim Lama, Stachelschwein, Elch usw. Dagegen scheinen sie bei Vögeln fast unbekannt zu sein, was vielleicht mit dem anderen Ablauf der Eiterungsprozesse bei ihnen zusammenhängt.

Pathologisch-anatomisch bietet sich ein eher einheitliches Bild. Im allgemeinen sind die Gebiete der basalen Zisternen und die hintere Schädelgrube sowie die Fossa Sylvii stärker betroffen als die Konvexität. An dieser wiederum werden die Infiltrate in den Furcheneingängen bedeutender als auf den Windungskuppen. Es handelt sich um mehr oder weniger dichte, opake, gelbliche, graue oder weißliche, manchmal auch ins Grüne oder Schwärzliche spielende, schmierige Beläge, gelegentlich um regelrechte Schwarten mit reichlich Fibrinnetzen besonders in der Umgebung des Chiasmas, in der Fossa interpeduncularis und um die Brücke und Oblongata (Abb. 65). Die Cisterna magna kann derart mit Eitermassen ausgefüllt sein, daß die Suboccipitalpunktion trocken verläuft (eigene Beobachtungen beim Kalb). Man sieht auch umschriebene Meningitiden, so z. B. bei Schwein, Katze, Kaninchen und Meerschweinchen im Gefolge von Durchbrüchen eitriger Prozesse aus dem Os petrosum. Schließlich trifft man nicht allzu selten leukocytäre Meningitiden leichteren Grades, die erst durch

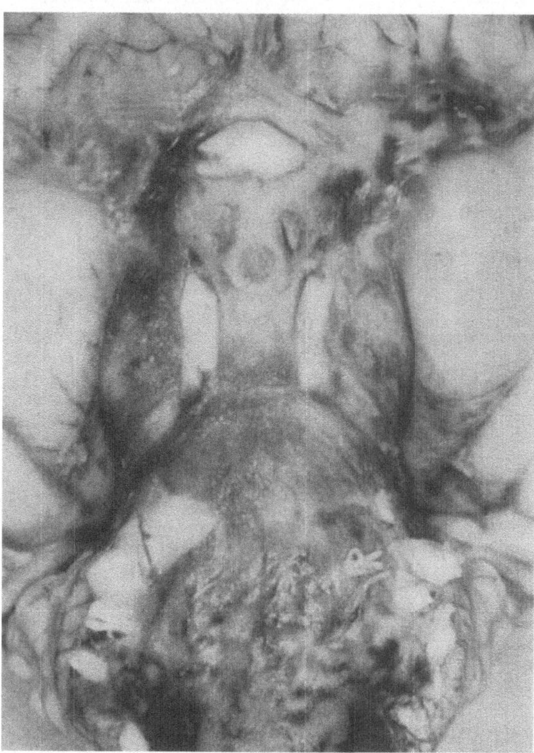

Abb. 65. Kalb. Leptomeningitis purulenta (Esch. coli). Basisansicht des Gehirns. Dichte, trübe Schwarte in der Fossa Sylvii, am Chiasma, Infundibulum und Corpus mamillare, zwischen Pedunculi, an Brückenfuß und Oblongata

die histologische Untersuchung erkennbar werden, während von bloßem Auge außer einer gewissen Verdichtung und Trübung der Leptomeningen mit Gefäßinjektion nichts Auffälliges feststellbar ist. Häufig sind neben den äußeren auch die inneren Oberflächen des Gehirns betroffen. Es kommt zu einer eitrigen Ependymitis und oft zu Empyemen des Ventrikelsystems. Dieser Pyocephalus kann so hochgradig werden, daß an gewissen Stellen, besonders unter den Unterhörnern im Gebiet der Lobi piriformes und eventuell am Zwischenhirnboden die Hirnsubstanz atrophiert und der eitrige Ventrikelinhalt durchschimmert, so daß man bei makroskopischer Betrachtung einen Hirnabsceß vermutet. Kaum braucht bemerkt zu werden, daß der meningeale Eiterungsprozeß sich mehr oder weniger weit über das Rückenmark ausdehnen kann oder umgekehrt — z. B. nach infizierten Verletzungen des Wirbelkanals und der Rückenmarkshäute, nach Einbruch einer Eiterung aus den paravertebralen Gebieten, bei Spina bifida aperta usw. — von dort aufsteigend das Gehirn erreicht.

Das histologische Bild variiert etwas nach Art der Ausbreitung, nach der Dauer des Prozesses, teilweise auch nach den Tierarten. Bei den Fleischfressern z. B. kommt es, abgesehen vielleicht von traumatisch bedingten Fällen, nur selten zur Ausbildung so massiver Infiltratmassen wie beim Pferd, Kalb (Abb. 66) und Schwein. Es gibt auch Formen, die nach der Zusammensetzung der Infiltrate als etwas Besonders imponieren; so beobachtet man beim Rind und besonders beim Schwein nicht selten Meningitiden mit ausgesprochen eosinophilem Charakter (MICHALKA 1944, LARSEN, eigene Beobachtungen), denen man — ob mit Recht? — eine allergische Genese zuschreiben möchte.

Grundsätzlich handelt es sich um mehr oder minder massive Auswanderung polymorphkerniger Leukocyten aus den Gefäßbahnen sowie um Ausschwitzung fibrinös-plasmatischer Massen in das Maschenwerk der weichen Hirnhäute, welche dadurch stark auseinandergedrängt und verbreitert werden. Stets sind die Polynucleären auch von anderen Zellen, besonders Lymphocyten und mobilen Abkömmlingen des Gefäßwandmesenchyms, in mehr oder weniger großer Zahl begleitet. In älteren Fällen kommt es zu einer Sprossung von Fibroblasten und zur Bildung kollagener Fasern als Ansatz der Vernarbung; doch sieht man Rest- und Ausheilungsstadien bei Tieren außerordentlich selten, da sie zumeist wegen der zweifelhaften Prognose frühzeitig getötet werden. Möglicherweise sind gewisse Piafibrosen oder fibrotische Umwandlungen der Wände leptomeningealer Gefäße, wie man sie ab und zu bei verschiedenen Tierarten antrifft — teils in mehr umschriebener, teils in diffuser Ausbreitung —, Residuen abgeheilter und klinisch leicht oder inapparent verlaufener Meningitiden. EICKE hat im Zusammenhang mit der fetalen und frühkindlichen Meningitis des Menschen auf die Bedeutung dieser vasculären Schädigungen für die Spätfolgen aufmerksam gemacht. In den ausgedehnteren Infiltraten kommt es oft zu umfangreichen Nekrosen, gelegentlich zu Verkalkungen. Die Gefäße zeigen neben progressiven meist mehr oder weniger schwere regressive Veränderungen mit Infiltration, Verquellung und Auflockerung der Wandschichten. Nicht selten kommt es aus den geschädigten Gefäßen zu Blutungen ins umgebende Parenchym. Gefäßthrombosen sind recht häufig (Abb. 67). Den von der Basis aufsteigenden, aber auch zahlreichen von der Pia sich in den Cortex einsenkenden Gefäßen entlang dringen die Infiltrate meist mehr oder weniger tief ins nervöse Parenchym ein. Es fällt aber auf, wie sie hier oft ihren Charakter etwas wechseln, indem nicht mehr Polymorphkernige, sondern Lymphoide und andere Abkömmlinge des Gefäßwandmesenchyms vorherrschen. In gleicher Weise kann der Prozeß

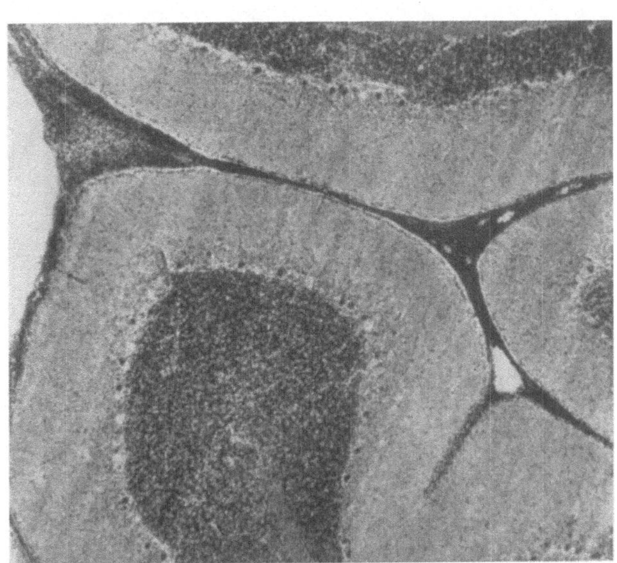

Abb. 66. Kalb. Meningitis purulenta (Esch. coli). Dichteste zellige, vorwiegend polynucleäre Infiltration in der Leptomeninx; Cerebellum. HE, 30 ×

auch von den inneren Oberflächen her in die subependymalen Zonen vordringen; da hier aber keine Gefäße einstrahlen, geschieht dies mehr flächenhaft und nur in geringe Tiefe. Die Entscheidung, ob dabei nur von einer
Begleiterscheinung der Meningitis oder bereits von einer Meningoencephalitis
gesprochen werden soll, ist in Grenzfällen Ermessenssache, da die Übergänge
fließend sind.

Die eitrigen Meningitiden bieten in der Mehrzahl der Fälle den Vorteil, daß sich ihre
Ätiologie durch die bakteriologische Untersuchung unmittelbar abklären läßt. Bei der
Isolierung von Keimen aus den Meningen müßte allerdings jeweilen gefordert werden, daß
durch Verimpfung der Kulturen auf die gleiche Species oder Laboratoriumstiere deren pathogene Rolle sichergestellt würde. Dies ist leider in sehr vielen Fällen aus wirtschaftlichen Gründen nicht möglich; auch kann entgegengehalten werden, daß die Nichtreproduzierbarkeit noch keinen Beweis für die Harmlosigkeit aufgefundener Erreger darstellt, indem im Versuch die oft komplexen Bedingungen für das Angehen einer Infektion fehlen.

Zusammenfassend läßt sich sagen, daß 1. die eitrigen Meningitiden bei allen Tierspecies, die systematischer daraufhin untersucht worden sind, vorkommen, wobei die Seltenheit bei Vögeln auffällt; 2. in ursächlicher Hinsicht eine sehr große Reihe von Keimen in Frage kommt, wobei aber — im Gegensatz zum Menschen — spezialisierte Meningokokken unbekannt sind; 3. die Entste-

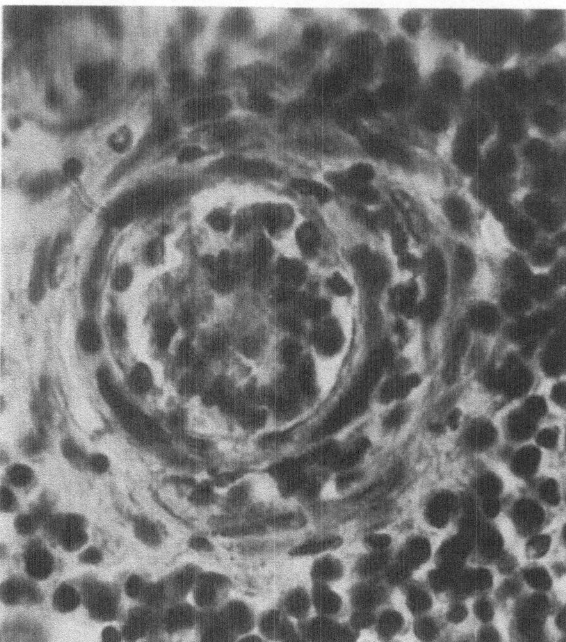

Abb. 67. Hund; Leptomeningitis spinalis purulenta. Gefäßthrombose. HE, starke Vergr.

hungsbedingungen und die anatomischen Verhältnisse in makroskopischer und
histologischer Hinsicht grundsätzlich denen beim Menschen entsprechen.

2. Die Meningitis tuberculosa

Vermutlich wird es nicht mehr sehr lange dauern, bis in unserem und manchem anderen
Lande — einzelne haben das Ziel bereits erreicht — die Tuberkulose und damit auch die tuberkulösen Affektionen des ZNS der Tiere eine Angelegenheit von historischem Interesse sein
werden. Die Eliminierung der Rindertuberkulose und damit auch der wichtigsten Ansteckungsmöglichkeit für die anderen Haustiere (Schwein, Ziege, Katze, Hund und Pferd),
den Menschen und sogar für Wildtiere durch Tilgung der tuberkulinpositiven Rinder schreitet
rasch vorwärts. Auch die Infektion von Hunden, viel seltener Katzen mit dem Typus
humanus, schon heute nicht häufig, wird durch die frühe Erfassung und intensive Behandlung
der tuberkulösen Menschen sowie die bessere Aufklärung in hygienischer Hinsicht ebenfalls
weitgehend verschwinden.

Die tuberkulöse Erkrankung kann das ZNS auf verschiedene Weise in Mitleidenschaft ziehen, nämlich

a) in Form der diffusen, tuberkulösen Meningitis, Encephalitis und Myelitis
(Abb. 68);

b) als tuberkulöses Granulom (Pseudotumor), d.h. durch einzelne oder multiple Konglomerattuberkel mit Verdrängung, Infiltrierung oder Kompression der Gehirn- oder/und Rückenmarkssubstanz;

c) durch tuberkulöse Prozesse der Umgebung, namentlich der Schädelknochen und Wirbel, mit nachfolgender Beeinträchtigung von Gehirn und Rückenmark.

Gelegentlich können auch periphere Nerven, z. B. der N. facialis, N. glossopharyngeus, N. hypoglossus usw. durch tuberkulöses Granulationsgewebe geschädigt werden, so durch Tuberkulose retropharyngealer Lymphknoten.

Die Tuberkulome und die Umgebungsprozesse werden im IX. und XI. Kapitel besprochen, so daß hier nur die Meningitis (und Encephalitis) tuberculosa zur Diskussion steht.

Die Tuberkulose ist eine jener Krankheiten, bei welchen die vergleichende Betrachtung besonders wertvolle Aufschlüsse zu geben vermag. Die ganz wesentlichen Unterschiede in den Auswirkungen ein und desselben Erregers bei verschiedenen Species zeigt die Bedeutung des „Terrainfaktors", der ja bereits innerhalb *einer* Art (Mensch, Rind) zusammen mit Umweltfaktoren weitgehend mitbestimmend für den Krankheitsverlauf ist.

Beim *Menschen* ist die tuberkulöse Meningitis, mit mehr exsudativen oder mehr produktiven Formen und ausgehend von einer generalisierten, vorzüglich miliaren Tuberkulose, die weitaus häufigste Manifestation der Gehirntuberkulose. Dagegen sind, was auch Scherer betont, solitäre oder erst recht multiple Konglomerattuberkel ausgesprochen selten, wenn auch geographische Unter

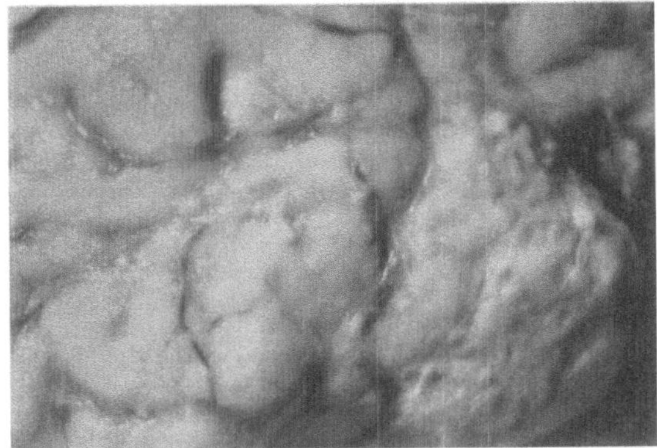

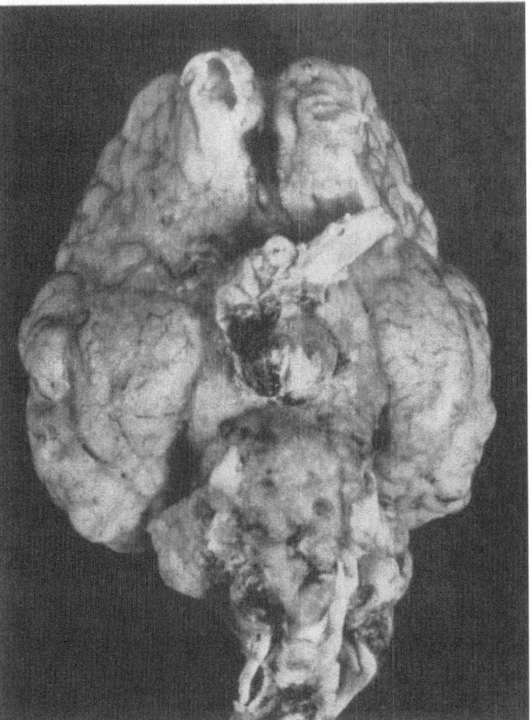

Abb. 68. Rind. Meningitis tuberculosa. Oben: Ausschnitt von der Konvexität des Großhirns mit glasigen, wenig prominenten, reiskorngroßen Knötchen in der weichen Hirnhaut. Unten: tuberkulöse Meningitis mit dichter, zusammenhängender Schwarte an der Basis des Hirnstammes und Aussaat von Knötchen über Lobus piriformis und Fossa Sylvii. Deutlich auch die starke Verdickung der Meningen um die Hypophyse, das Chiasma und den Fasciculus opticus

schiede in der Häufigkeit zu beobachten sind. Beres-Meltzer studierten das Verhältnis von Meningealtuberkulose zum Vorkommen tuberkulöser Granulome in Plexus und Hirnsubstanz. Sie stellten fest, daß die Parenchymveränderungen, welche oft nur aus gefäßabhängigen kleinen Blutungen, Infiltraten, Lymphocytenansammlungen nnd Nekrobiosen im Cortex, nicht aber aus regelrechten Tuberkeln bestünden, sowie die Plexusknötchen ohne Bedeutung für die Ausbildung der Meningitis seien. Diese sowohl wie die ersteren Veränderungen seien lediglich abhängig von der meningealen Aussaat, nicht aber unter sich.

In den letzten Jahren hat sich das Bild der Meningealtuberkulose für den Pathologen teilweise stark geändert, d.h. es wird geprägt durch das Dazwischentreten der intensiven Chemo- und antibiotischen Therapie. Damit werden die frischen, exsudativen Formen sowie die produktiven, aber allein durch das Wechselspiel zwischen Erreger und Organismus bedingten, immer seltener. Es kommt zu ausgesprochen chronisch-produktiven, vernarbenden Prozessen, an denen die Gefäßwände starken Anteil nehmen. Wir verweisen auf die Arbeiten von BAGOLAN, BÜNGER-GEIGER, PÉRÓ, MOSONYI und BERTRAND-SALVAING sowie auf die Darstellung von SCHEIDEGGER im Handbuch von HENKE-LUBARSCH, Band XIII/2. Dieses veränderte Bild der Meningealtuberkulose kommt — abgesehen von experimentellen Studien — für die Tierpathologie in Wegfall. Daß aber ähnliche Wandlungen, wenn tuberkulöse Tiere überhaupt behandelt werden, durchaus möglich sind, zeigt der von FLIR-IPPEN beschriebene Fall einer „atypischen" Tuberkulose beim Hund, der ein ausgesprochen chronisch-produktives Gepräge mit vielen Riesenzellen zeigte. Kürzlich konnten wir mit TEUCHNER einen analogen Fall beobachten, wo besonders im Perikard Veränderungen vorlagen, die durchaus an die Rindertuberkulose erinnerten, mit zahlreichen typischen Riesenzellen. Bei beiden Hunden war keine Beteiligung des ZNS festzustellen.

Für die menschliche Gesundheit ist fast ausschließlich die Rindertuberkulose von Bedeutung und bei ihr wiederum die Eutertuberkulose, die — abgesehen von akzidentellen und meist berufsbedingten Ansteckungen (Tierärzte, Fleischbeschauer, Metzger, Tierpflegepersonal) — die wesentlichste Infektionsquelle darstellt (Genuß von roher Milch und entsprechenden Milchprodukten.) Der Anteil eutertuberkulöser Tiere (Vorbedingung für die Ausscheidung mit der Milch) an den tuberkulinpositiven oder den Milchkühen überhaupt schwankt von Gegend zu Gegend derart, daß es müßig ist, hier Zahlen anzugeben. Für die Schweiz wird gegenwärtig mit weniger als 0,5% gerechnet, eine Zahl, die binnen kurzem ebenfalls nicht mehr stimmen wird. Die Ansteckungsmöglichkeit ist außerdem mitbestimmt durch die örtlichen Verbrauchsbedingungen der Milch (Rohgenuß, Kochen, Pasteurisierungszwang). Für eingehendere Informationen sei auf die ausgezeichnete Arbeit von GOERTTLER und WEBER verwiesen, wo die Zusammenhänge von boviner Infektion und menschlichen Tuberkulosen an Hand der Weltliteratur bis 1952 übersichtlich dargestellt sind, mit einem ausführlichen Schrifttumsnachweis.

Wir entnehmen dieser Schrift die folgenden Angaben: Bovine Tuberkuloseinfektionen beim Menschen sind auf dem Land durchschnittlich viel häufiger als in Städten. Als Hauptinfektionsquellen kommen der Umgang mit offen tuberkulösen Rindern, besonders aber der Genuß roher infizierter Milch in Frage. Kinder unter 15 Jahren scheinen häufiger zu erkranken als Erwachsene. In Deutschland sterben oder starben noch vor kurzem jährlich ungefähr 1000 Menschen an boviner Tuberkulose (mehr als an Scharlach und Typhus), in England und Wales an die 1500. Unter den verschiedenen Organlokalisationen stehen die Hals- und Achseldrüsentuberkulose und die Abdominaltuberkulose mit 40,3 bzw. 36,6% boviner Infektionen an der Spitze, gefolgt von der Hauttuberkulose mit 27,1 und der Knochen- und Gelenktuberkulose mit 20,7%, während der Anteil der bovinen bei den Lungentuberkulosen nur 4,21% beträgt.

Die tuberkulöse Meningitis bleibt mit 14,3%, das sind 709 von 4955 typisierten Fällen, ungefähr in der Mitte. Hier zeigen sich beträchtliche geographische Schwankungen, die natürlich auch von der Auswahl des Krankengutes und der daraus typisierten Fälle abhängen; von Null steigen die prozentualen Anteile über 6 (Nordamerika), 9,3 (Deutschland), 11,5 (Schweiz) zu 23,5 (Dänemark) und 25,6 (England). Für Dänemark hat diese Zahl nur noch historische Bedeutung, ist doch sein Rinderbestand seit 1952 tuberkulosefrei und damit die bovine Infektion des Menschen zur Bedeutungslosigkeit herabgesunken.

Weitere Angaben finden sich bei HULL (Diseases transmitted from animals to man) und LESNÉ.

Je nach *Tierspecies* zeigt auch die Gehirntuberkulose ihre Eigenarten. Bei den Affen als den dem Menschen zoologisch am nächsten Stehenden, soll sich überraschenderweise nie die der menschlichen entsprechende tuberkulöse Meningitis finden. SCHERER (1944), der davon die bisher eingehendste Schilderung geliefert hat, stellt fest, daß „diese, die generalisierte Tuberkulose mancher Affen (es handelte sich um nur 2 von 23 untersuchten Fällen!) begleitenden Meningitiden weder ihrer Histologie noch ihrer Lokalisation nach irgendwie spezifisch" sind. Es finden sich diffuse, örtlich verstärkte lymphocytäre Meningealinfiltrate, die mit einigen Makrophagen untermischt sind. Nur einmal fand er (bei einem Schimpansen mit Solitärtuberkel im Großhirn) multiple umschriebene Makrophagen- und Lymphocyteninfiltrate und lymphocytäre Infiltration des Plexus chorioideus. In den Meningen des Rückenmarks dagegen sah er bei einem Falle eine mehr diffuse tuberkulöse Wucherung, bei einem anderen massenhaft verkäsende Tuberkel, die stellenweise zu einer das Rückenmark umschließenden dicken Manschette zusammenflossen. Für das Rückenmark ließe sich somit die Behauptung des völligen Fehlens spezifischer Meningealtuberkulosen nicht aufrechterhalten.

Im Gehirn scheinen lediglich solitäre oder multiple Konglomerattuberkel vorzukommen. Nach SCHERER erklärt sich dieser Umstand aus dem allgemeinen Typus der Affentuberkulose, welcher derjenige einer raschen, grobknotigen Generalisation ist, mit frühem eitrigem Zerfall. Die Verkäsungen gleichen mehr kalten Abscessen und bestehen vor allem aus riesigen Mengen zerfallender Leukocyten. Die Tuberkel können Stecknadelkopf- bis Kirschkerngröße erreichen und liegen sowohl im Zusammenhang mit den Meningen wie primär intracerebral; ihre Zahl kann 30 oder mehr betragen. Selten sind frische, produktive, noch unverkäste Tuberkel oder aus wenigen Zellen zusammengesetzte Miliartuberkel anzutreffen. SCHERER erwähnt schließlich einen haselnußgroßen, extraduralen Käseherd mit Eindellung der Parietooccipitalrinde sowie einen Fall POTTscher Wirbeltuberkulose mit Rückenmarkskompression aus der Literatur. Unter seinen 23 sezierten Fällen generalisierter Tuberkulose bei Affen fand SCHERER 8mal eine Beteiligung des ZNS, weshalb die Behauptung, daß sie bei diesen Species extrem selten sei, durchaus nicht aufrechterhalten werden könne.

Den Verhältnissen beim Menschen am nächsten kommt das Rind, bei dem die tuberkulöse Meningitis bei uns heute noch die häufigste Erkrankung des ZNS darstellt. Schon in der Altersverteilung ist eine Parallele erkennbar, indem sie bei den im Wachstum begriffenen Tieren (mit Ausnahme der jungen Kälber) häufiger ist als bei ausgewachsenen; doch kommt sie auch bei Kühen jeder Altersstufe, besonders im Verlaufe der Spätgeneralisation vor. Eigenartig ist, daß trotz zahlreichen kasuistischen Beiträgen eine gründliche monographische Darstellung der Tuberkulose des ZNS beim Rinde bis heute fehlt; die eingehendsten Darstellungen finden sich bei NIEBERLE (1931) und im JOESTschen Handbuch; eigenartig ferner, daß bis heute die Häufigkeit der Meningitis tuberculosa stets unterschätzt worden ist.

Zwar hat bereits im Jahre 1907 WETZSTEIN an einem großen Material (fast 29000 Kühe und Rinder) von ausgebreiteten Tuberkulosen einen Prozentsatz von 2,03 (rund 500 Tiere) mit Tuberkulose des ZNS ermittelt. Aber erst in jüngster Zeit zeigten Untersuchungen von KETZ und seinen Mitarbeitern (s. bei HERMUS), daß dem üblichen Verfahren der Fleischbeschau ein großer Teil der Meningealtuberkulosen entgeht, weil die Schädel in den Schlachthöfen nur eröffnet werden, wenn klinisch bei der Schlachttierinspektion „Verdachtssymptome" bestehen. Eine Nachprüfung der Gehirne von allen Tieren mit ausgebreiteter Tuberkulose (1015 unter 10483) ergab 42 Fälle, also 4,1% mit Meningeal- und Gehirntuberkulose. Von diesen 42 Tieren hätten nach den üblichen Vorschriften, was das ZNS betrifft, 36 die Fleischbeschau unbeanstandet passiert. Eine Aufteilung dieser Fälle nach der Ausbreitung der Tuberkulose ergab folgendes Bild: Bei isolierter Tuberkulose nur eines Organes fand sich kein einziger Fall von Tuberkulose des ZNS; bei tuberkulösen Veränderungen mehrerer Organe fand sich diese in 1,8%, bei Tuberkulose der Serosen in 3% und bei den Fällen mit akuter Generalisation bei 10,8%. Es bedeutet dies also, daß bei der akuten Generalisation zum mindesten jedes 10. Tier eine tuberkulöse Meningitis durchmacht, daß aber lange nicht bei allen klinische Symptome auftreten oder richtig gedeutet werden. Mit Recht wird deshalb gefordert, daß die Fleischinspektion diesen Verhältnissen Rechnung zu tragen habe.

Die Aussaat der Tuberkulose in die Meningen kann hämatogen, lymphogen oder per continuitatem erfolgen, wobei dem ersten Weg die weitaus größte Bedeutung zukommt. Übergriffe tuberkulöser Prozesse auf und durch die Dura hindurch sind eher selten; wir selbst beobachteten einen Fall, wo der Prozeß vom Tentorium osseum aus sich auf Dura und Gehirn fortsetzte. Bei der Wirbeltuberkulose respektiert das Granulationsgewebe trotz gelegentlich hochgradiger Einengung des Spinalkanals die Dura fast regelmäßig. Die lymphogene Einwanderung — oft herangezogen zur Erklärung der sog. atypischen Generalisation —, welche man sich besonders als von den retropharyngealen Lymphknoten

ausgehend vorstellt, wird von NIEBERLE (1931) in Zweifel gezogen; er nimmt
an, daß bei einer protrahierten progressiven Durchseuchung mit geringen Organläsionen der Primärkomplex oft übersehen werde, was durchaus möglich ist,
da sich sehr oft die Diagnose nur auf den makroskopischen Befund stützt.

Man kann bei der *Meningitis tuberculosa des Rindes verschiedene Formen
unterscheiden:*

1. Eine diffuse, exsudative Form ohne Tuberkelbildung (Abb. 69), mit einem
gelatinösen bis fibrinösen Exsudat in der verbreiterten Leptomeninx, mit Blutungen und relativ geringer leukocytärer Infiltration. Gebietsweise findet sich
Homogenisierung und Verkäsung des Exsudates, wobei Blutgefäße oder Schatten
von solchen in den Exsudatmassen stehenbleiben. Abschnitte der Gefäßwände

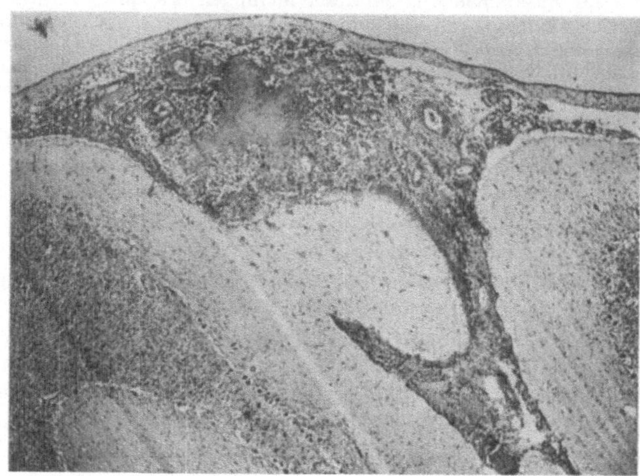

Abb. 69. Kuh. Akute tuberkulöse Meningitis bei Spätgeneralisation mit starker fibrinöser Exsudation, Blutungen
und Beteiligung der Polynucleären am Infiltrat; flächenhafte, ganz frische, homogene Nekrosen. HE, schwache
Vergr.

können homogenisiert und mit lymphocytären Infiltraten durchsetzt sein. Die
oberflächlichsten und tiefsten Schichten der Leptomeninx scheinen am stärksten
zellig infiltriert, wobei die anfänglich vorherrschenden Lymphocyten schon bald
durch Epitheloidzellen abgelöst werden, zwischen denen, noch in geringer Zahl,
Riesenzellen auftauchen. Die Verkäsungen werden, sofern der Prozeß Zeit hat,
sich länger zu entwickeln, von den stärker infiltrierten Leptomeninxschichten
und den Gefäßen her organisiert, wobei nun teilweise ein spezifisches Granulationsgewebe aufgebaut wird, ohne daß es indessen zur Ausbildung richtiger
Tuberkel käme.

2. In anderen Fällen — zur ersten Gruppe gibt es alle Übergänge, die vielleicht nur zeitabhängig sind — treten die flüssigen Exsudate zurück gegenüber
starken, fleckförmigen Zellansammlungen aus Lymphocyten und Makrophagen. Die
Gefäße sind dilatiert und hyperämisch. Es erscheinen herdförmige Nekrosen und
Verkäsungen, an ihrer Peripherie umgeben von Epitheloidzellsäumen, unter die sich
Riesenzellen mischen; doch fehlt auch hier noch der typische Bau des Tuberkels.

Makroskopisch sieht jener erste Typus der tuberkulösen Meningitis (auch etwa als
Leptomeningitis caseosa bezeichnet) für Tuberkulose verdächtig aus, doch vermag erst die
histologische und bakteriologische Untersuchung Sicherheit zu geben. Die Leptomeningen,
insbesondere an den basalen Zisternen, der Fossa Sylvii und in der Spalte zwischen den
Occipitallappen und der Kleinhirnvorderfläche sehen milchig-weißlich, spinnwebartig verdichtet aus, häufig durchsetzt mit flächenhaften Blutungen. An der Konvexität sind die
Veränderungen geringer, am stärksten noch an den Furcheneingängen und entlang den

Gefäßen. Die Verhältnisse sind also durchaus ähnlich denen bei den eitrigen Meningitiden, mit denen jene die hämatogene Entstehung gemeinsam hat. Je stärker sich die Form dem zweiten der angeführten Typen nähert, desto deutlicher wird die Bildung kleiner, disseminierter, gefäßabhängiger, flacher, gelblichweißer Knötchen, welche bei den anschließend zu besprechenden und häufigeren proliferativen oder produktiven Formen das Bild beherrschen.

3. Bei der proliferativen Form (Abb. 70) kommt es zur Ausbildung eines spezifischen Granulationsgewebes, das aus Lymphocyten, Epitheloidzellen und Riesenzellen aufgebaut ist, woran sich aber auch in wechselndem Ausmaß Bindegewebe beteiligt. Auffällig sind hier noch mehr wie bei den anderen Formen die Gefäßwandveränderungen, wobei der degenerative gegenüber dem produktiven Charakter zurücktritt. Es kommt zu oft hochgradigen Gewebszubildungen in der anfänglich infiltrierten Wand vorwiegend der Arterien, wobei weniger das Endothel (wenn auch nicht verschont) als die Media und Adventitia betroffen sind (tuberkulöse Peri- und Mesarteriitis). Zwei Beispiele finden sich in der Abb. 205 des VIII. Kapitels (S. 296). Von den mehr diffusen Proliferationen der Gruppe 2 bis zur Ausbildung typischer Knötchen (Tuberkel) gibt es alle beliebigen Übergangsstufen. Auch an verschiedenen Stellen des gleichen Gehirns kann hier die exsudative, dort die produktive Komponente überwiegen. Es ist dies wohl Ausdruck eines örtlich und zeitlich fortschreitenden Prozesses. Die Verteilung und Dichte der Tuberkel folgt den gleichen Straßen, wie sie oben

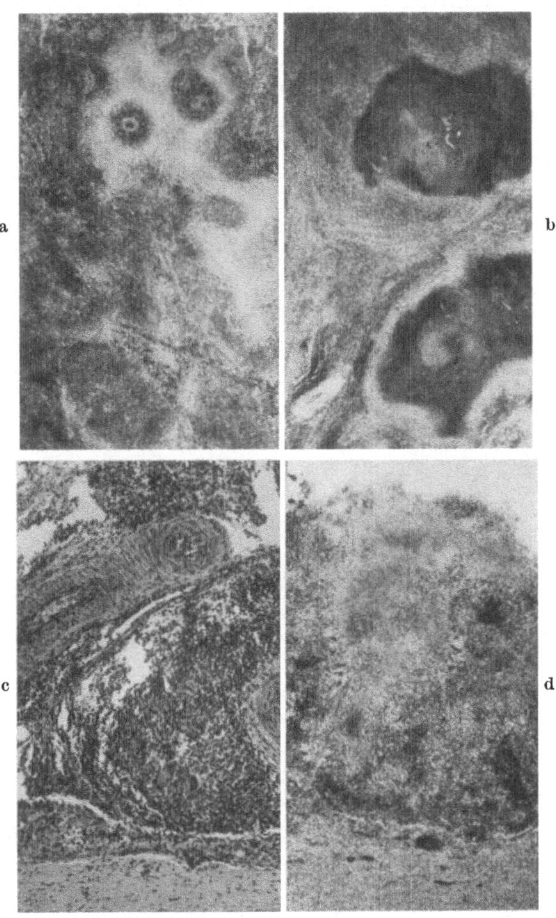

Abb. 70a—d. Rind. Meningoencephalitis tuberculosa. a Frische Verkäsungen im typischen Granulationsgewebe der Leptomeninx; b größere Verkäsungsherde mit beginnender Verkalkung in knotigen, von der weichen Hirnhaut eingewachsenen Granulomen des Parenchyms; c mehr produktive Form der Meningealtuberkulose mit Bindegewebszubildung, starker Verdickung der Gefäßwände und ausgedehnten Lymphocytenrasen; d teilweise verkäsendes Granulationsgewebe am Ependym, knötchenförmig in das Ventrikellumen vorspringend. Alle Aufnahmen HE bei schwacher Vergr.

für die Ausbreitung der exsudativen Meningitis geschildert worden sind; besonders dicht pflegen sie den Gefäßen entlang ausgesät zu sein. Häufig gehen parallel mit den Veränderungen in der Leptomeninx solche an den inneren Oberflächen des Gehirns, und es kommt zur Ausbildung einzelner oder multipler, meist ins Lumen vorragender, ziemlich kleiner Konglomerattuberkel am Ependym, gelegentlich auch an den Plexus chorioidei. Durch Sitz im Aquädukt und Verlegung von dessen Lumen kann es zu einem sekundären Hydrocephalus internus kommen (vgl. Abb. 16, S. 46).

Während in den meisten Fällen die Meningealtuberkel etwa hirsekorngroß bleiben, können sie in anderen zu großen Konglomeraten zusammenfließen und verdrängend in das Parenchym vorwachsen. Am Rückenmark scheint dies sogar das Häufigere zu sein (vgl. Abb. 267, S. 382). Oft dringt der tuberkulöse Prozeß aber infiltrierend, entlang den Gefäßen und meningealen Septen — gelegentlich auch direkt unter Durchbrechung der pio-glialen Grenzmembran — in die Hirnsubstanz ein, wo er sich zumeist in Form von Konglomerattuberkeln entwickelt. Solche können aber auch primär intracerebral als Folge der hämatogenen Streuung entstehen, zugleich mit oder in Abwesenheit einer spezifischen Meningitis. Der Durchbruch intracerebraler Tuberkel in die Leptomeningen mit sekundärer Meningitis scheint, wenigstens nach der zitierten Arbeit von BERES-MELTZER,

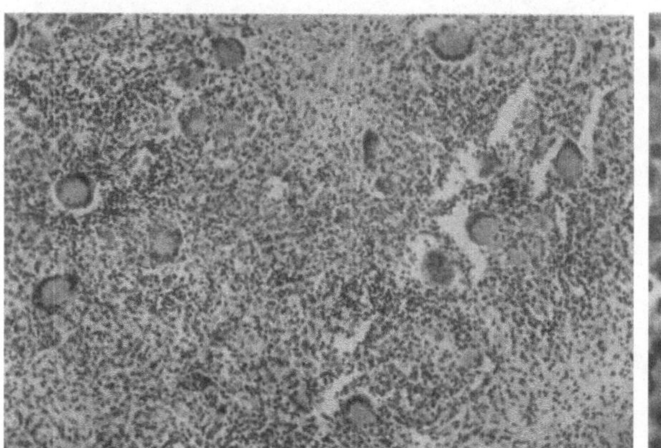
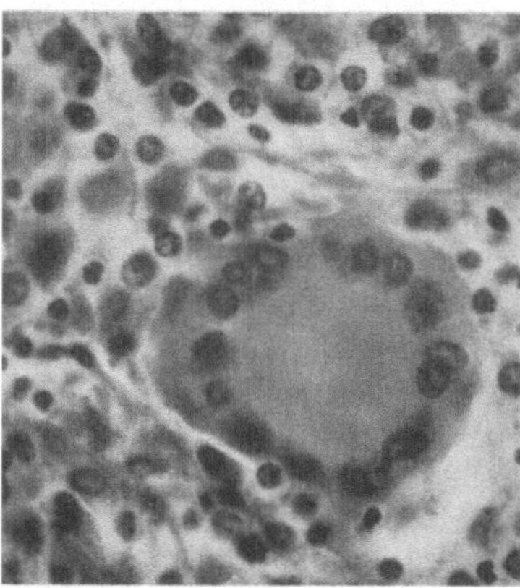

Abb. 71. Rind. Meningoencephalitis tuberculosa. Zahlreiche LANGHANSsche Riesenzellen im vorwiegend epitheloidzelligen Granulationsgewebe. Rechts: ein einzelnes Exemplar bei stärkerer Vergr. (800×); HE

von geringer Bedeutung. Die intracerebralen Konglomerattuberkel können multipel oder solitär sein; im letzteren Falle erreichen sie bisweilen beträchtliche Größe und wirken dann klinisch als verdrängender Prozeß, Pseudotumor (siehe Kap. IX). Schließlich kann die „Encephalitis tuberculosa" auch ganz atypische Bilder bieten mit lympho-leukocytären Gefäßinfiltraten ohne Granulationsgewebe, wie bei gewissen von SCHERER beschriebenen Meningitiden beim tuberkulösen Affen.

Nach NIEBERLE beginnt der Prozeß mit dem Ausschwärmen zelliger (lympho-leukocytärer) Infiltrate ins Gewebe von den Gefäßinfiltraten aus, wonach spezifische Elemente auftreten. Die Verkäsung setzt multizentrisch ein und verschont einzelne Gewebsinseln. Nach außen grenzt sich der Prozeß durch einen Wall von Lymphocyten, Epitheloid- und Riesenzellen sowie Bindegewebszellen mit mehr oder weniger reichlichen kollagenen Fasern ab; im umgebenden Gewebe entsteht eine perifokale entzündliche Reaktion. Er hält die Auffassung JOESTS, wonach einzelne miliare Tuberkel später zu Konglomeraten zusammenflössen, für unzutreffend.

Die solitären oder multiplen Tuberkel bevorzugen die Hemisphären von Groß- und Kleinhirn. Sie finden sich aber auch an den Ventrikelufern, im Corpus striatum, im Ammonshorn. Sie sind meist durch eine bindegewebige Zone deutlich von ihrer Umgebung und unter sich abgegrenzt. Die Verkäsung ist ausgedehnt, gelblich trocken, mit starker Verkalkungstendenz. Zwischen den verkästen Partien finden sich Balken eines stark vascularisierten Restgewebes mit weiten, von lympho- und leukocytären Mänteln umgebenen Capillaren; gelegentlich bleibt Nervengewebe erkennbar. Das Grundgerüst ist oft verquollen, hyalinisiert. Die peripheren, demarkierenden Wälle bestehen aus lymphoiden und epitheloiden Zellen und meist sehr zahlreichen und schönen Riesenzellen vom LANGHANSschen Typ (vgl. Abb. 71); alle diese Zellformen bilden zusammen einen dichten Rasen.

Im Gegensatz zu den Verhältnissen beim Rind ist für die *anderen Tiere* nur recht wenig bekanntgeworden. Zwar schien nach der Arbeit von WETZSTEIN auch beim *Schwein* die Tuberkulose des ZNS nicht allzu selten zu sein, doch haben wir nach unseren Erfahrungen den Eindruck, daß sie gegenüber früheren Jahrzehnten stark zurückgegangen sein muß. WETZSTEIN fand 57 Fälle, doch ist seiner Arbeit leider nichts über die pathologisch-anatomischen Verhältnisse zu entnehmen. Nach einer Abbildung von JOST-KOCH, übernommen von SCHERER (1944), scheint bei dieser Tierart die Ausbildung der Tuberkel in den Meningen von Gehirn und Rückenmark gelegentlich enorme Ausmaße annehmen zu können, so daß das ganze ZNS von einer dicken, zusammenhängenden, kleinhöckerigen Schwarte umscheidet

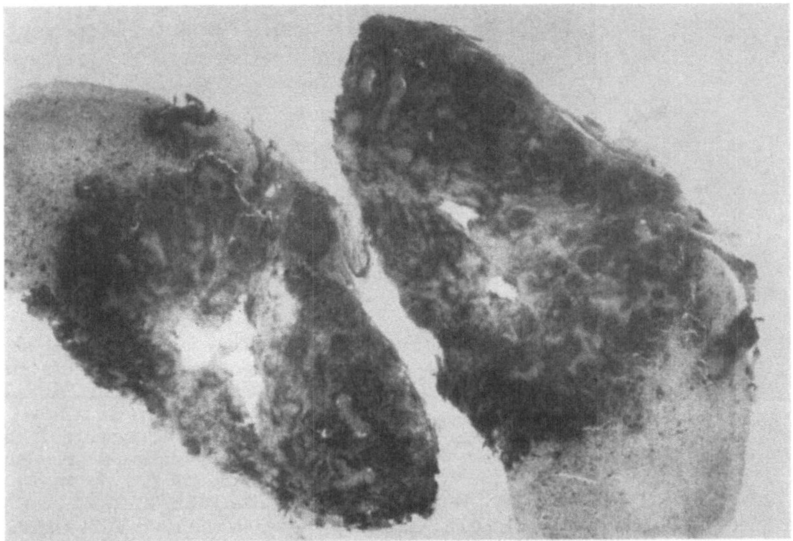

Abb. 72. Katze. Tuberkulose der Bulbi olfactorii und Lobi frontales durch Einwuchern von den Nasenhöhlen her. Frontalschnitte durch Bulbus olfactorius. Cresyl, Lupenvergr.

ist. Auch Wirbeltuberkulosen mit Rückenmarkskompression kommen beim Schwein vor, desgleichen beim *Wildschwein* (KRAUSE). KINZLER beschrieb einen Fall tuberkulöser Basalmeningitis mit hirsekorngroßen glasigen Knötchen und Riesenzellen in Leptomeninx und Rautenplexus beim *Pferd*.

SCHERER (1944) sah bei einer im Zoo gehaltenen *Antilope* eine lokale tuberkulöse Leptomeningitis, durch Übergreifen eines großen, extraduralen tuberkulösen Käseherdes entstanden. Nach KRAUSE wurden beim *Rehbock* ein knapp nußgroßer Tuberkel in der linken Großhirnhemisphäre, beim *Fuchs* meningeale und Augentuberkulose mit einem Erweichungsherd am Chiasma beschrieben. Für Vögel konnten wir nur 3 Mitteilungen auffinden: von KRAUSE über eine flugunfähige Ringeltaube mit einem tuberkulösen Herd „zwischen Schädel und erstem Halswirbel"; von REWELL über einen Konglomerattuberkel mit hämorrhagischer Erweichung in der rechten Großhirnhemisphäre einer Mandarinenente (Aix galericulata) mit generalisierter Tuberkulose; von SCOTT (zitiert bei REWELL) über eine Meningealtuberkulose bei einer australischen Ralle (Rallus pectoralis). Vergleiche auch ZELLER.

Auch für die *Fleischfresser*, unter denen Hund und Hauskatze noch recht häufig an Tuberkulose erkrankt gefunden werden (FREUDIGER-KUSLYS), weiß man verhältnismäßig wenig. FANKHAUSER-WYLER konnten 1952 nur 5 Fälle von Tuberkulose des ZNS beim Hunde aus der Literatur zusammenstellen. Dazu kommen 4 Fälle aus einer Statistik von HJÄRRE, der aber in pathologisch-anatomischer Hinsicht nichts zu entnehmen ist. Sie selbst sahen eine Katze, welche anschließend als Beispiel kurz geschildert werden soll. Seither beschrieben

FLIR 2 Fälle beim Hund (er erwähnt ferner ohne nähere Angaben eine frische Miliartuberkulose des Gehirns bei einem Waschbären, Procyon lotor) und TEUSCHER je drei beim Hund und bei der Katze. Die beiden Fälle FLIRs ordnen sich in die 2 Gruppen der Generalisation, wie sie beim Hunde vorkommen; der eine wies im Verlauf einer akuten miliaren Aussaat nach aerogener Infektion fast nur im Mark und in der Körnerschicht des Kleinhirns miliare gefäßabhängige Tuberkel auf, während beim anderen im Rahmen einer knotigen Generalisation nach alimentärer Infektion eine ausgedehnte produktive Meningealtuberkulose mit tiefem Einbruch in den rechten Occipitallappen entstanden war. Bei den Hunden TEUSCHERs handelte es sich stets um produktive Entzündungsformen, wobei eine Meningitis, ein tumorförmiger Tuberkel und eine tuberkulöse Encephalitis mit Beteiligung des Ependyms vorlagen. Die in 2 Fällen vorgenommene Typisierung ergab je einen Typus humanus und bovinus. Bei den Katzen bestanden zweimal rein produktive Meningitiden und einmal ausgedehnte Nekrosen; Riesenzellen wurden nie beobachtet.

Im Falle von FANKHAUSER-WYLER handelte es sich um eine Katze, die ungefähr 1 Jahr lang eine Schwellung auf dem Nasenrücken und während den letzten 2 Monaten ihres Lebens Krampfanfälle gezeigt hatte. Bei der Sektion fanden sich ein haselnußgroßer verkäster Knoten in der Milz und ein Granulationsgewebe in den Nasenhöhlen, welches durch die Lamina cribrosa in die Schädelhöhle eingedrungen war und die Bulbi olfactorii, besonders den rechten, sowie den linken Stirnpol des Großhirns durchwuchert hatte (Abb. 72).

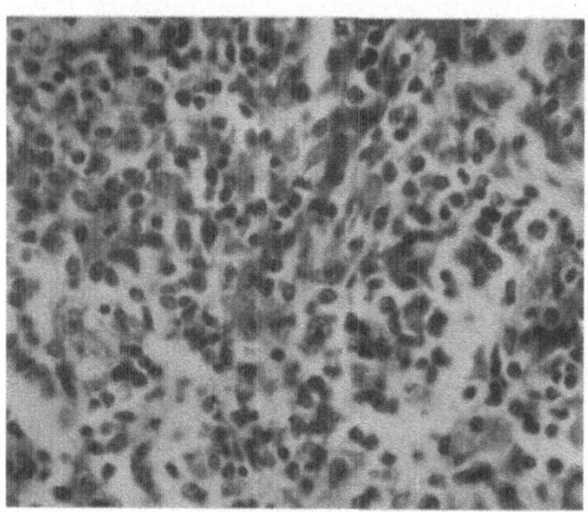

Abb. 73. Katze. Hämatogen entstandene Meningitis tuberculosa. In bindegewebigem Stroma Lymphocyten und Epitheloidzellen; völliges Fehlen von Riesenzellen. HE, etwa 300×. (Präparat von Prof. STÜNZI, Zürich)

Man darf wohl annehmen, daß es sich um eine per continuitatem-Einwucherung von den tuberkulös veränderten Nasenhöhlen aus gehandelt hat. Schnitte aus der Nasenrücken und Stirnregion sowie aus der Gegend des Ethmoids zeigen ein dichtes, in Zügen verflochtenes fibröses Gewebe. Man sieht alle Übergänge von Fibroblasten bis zu ausgereiften Fibrocyten mit Faserbildung. Die schmäleren und breiteren Balken führen ungleiche Mengen kollagener Substanz. Hier und dort sind kleine Inseln von Knochengewebe stehengeblieben. Stellenweise zeigen die Fibrocytenkerne regressive Veränderungen oder krümeligen Zerfall. Zwischen die Bindegewebszüge eingelagert, in Form rundlicher Herde oder verzweigter Straßen, aber auch das fibröse Gewebe diffus durchsetzend, liegen histiocytäre und lymphoide Elemente, vielfach mit regressiven Kernveränderungen. Verstreut finden sich nekrotische und verkäsende Zonen. Epitheloide Zellen sind spärlich; *Riesenzellen fehlen, ein typischer Zug der Carnivorentuberkulose* (Abb. 73). In den Riechkolben und im vordersten Teil des rechten Stirnlappens gleichen die Veränderungen den soeben geschilderten. Während das Innere des Herdgebietes mehr von einem netzartigen Bindegewebe verschiedenen Reifungsgrades gebildet wird, das mit Histiocyten und Lymphoidzellen durchsetzt ist und verstreute, unregelmäßig begrenzte, teilweise konfluierende Verkäsungszonen aufweist, werden gegen die erhaltenen Bulbusanteile und den Stirnlappen zu die Epitheloidzellen immer zahlreicher. Dagegen tritt das Bindegewebe zurück und fehlt in den frischesten Anteilen des Herdes ganz. Auch hier sind lymphoide Zellen mit teilweise starken regressiven Kernveränderungen sehr zahlreich, während Riesenzellen wiederum vermißt werden. In den an das tuberkulöse Granulationsgewebe unmittelbar angrenzenden Bezirken der Bulbi olfactorii und des rechten Stirnhirns finden sich diffuse Gliaaktivierung, perivasculäre Mäntel von lymphoiden und histiocytären Zellen sowie Auswanderung solcher Infiltratzellen ins Gewebe. Die Leptomeninx ist infiltriert und teilweise stark verbreitert. Ihre Gefäße weisen Endothelschwellung, Proliferation der adventitiellen und der Mediaelemente auf (tuberkulöse Arteriitis). Je weiter vom Herd entfernt, desto geringfügiger werden die entzündlichen Infiltrate, doch fehlen sie im ganzen Gehirn, besonders in den basalen Anteilen und den ihnen anliegenden Meningen, nirgends ganz. Diese perifokale, subakute Meningoencephalitis ist aber durchaus unspezifischen Charakters.

Aus dem Milzknoten, dem Granulationsgewebe der Nase und aus dem veränderten Hirngebiet wurden bakteriologisch säurefeste Stäbchen nachgewiesen.

Zum Schluß dieses Abschnitts mag noch hervorgehoben werden, daß besonders beim Rind die klinische Diagnostik der Tuberkulose des ZNS durch die Möglichkeit der Liquoruntersuchung eine wesentliche Bereicherung erfahren hat. Bei den tuberkulösen Meningitiden findet sich ein Liquorsyndrom wie beim Menschen: häufig Xanthochromie, charakteristischer Fibrinstrumpf, starke Pleocytose mit bedeutender Leukocytenbeteiligung, erhöhte Eiweißwerte, erniedrigter Zuckergehalt, stark pathologische Ausfälle der Kolloidreaktionen und positiver Erregernachweis. Bei mehr abgeschlossenen, chronisch-produktiven Formen (Konglomerattuberkel) können die Veränderungen viel geringfügiger und unspezifischer sein.

Ausführungen zur Frage des cerebralen *Morbus Besnier-Boeck-Schaumann* finden sich in Kap. VI, S. 265 und Kap. IX, S. 332. Einschlußkörperchen in den Riesenzellen, wie sie beim Menschen für diese Krankheit wiederholt beschrieben worden sind (HUG), vermochten wir bei unseren chronisch-produktiven Tuberkulosen des Rindes bisher nicht festzustellen.

3. Die nichteitrigen Meningitiden

Hier wollen wir einen Formenkreis zusammenfassen, dessen Gemeinsames darin besteht, daß die Infiltrate nicht oder nicht vorwiegend aus Polynucleären zusammengesetzt sind, wie große Unterschiede sonst auch nach Verlaufstempo, Intensität, Ausbreitungsbereich, Lokalisation und Zusammensetzung der Infiltrate vorhanden sein mögen. Es sei vorausgeschickt, daß zwar auch hier in ätiologischer Beziehung vermutlich eine beträchtliche Mannigfaltigkeit besteht, daß man aber oft schlecht über die zugrunde liegenden Ursachen unterrichtet ist.

Bei einer Besprechung der menschlichen Nervenkrankheiten müßten hier die *sog. serösen Meningitiden* angeführt werden, die wohl umfangreiche klinische und ätiologische Forschungen veranlaßten, den Pathologen aber verhältnismäßig wenig beschäftigten, da sie meist einen gutartigen Verlauf nehmen. Die Liquorveränderungen (Eiweißzunahme, Pleocytose mit Lymphocyten, pathologische Kolloidkurven) lassen vermuten, daß ein Austritt plasmatischer Substanzen durch die Gefäßwände und eine rundzellige Exsudation stattfindet, die sich aber offenbar wieder restlos zurückbilden können. Ätiologisch sind diese Meningitisformen uneinheitlich; es kommen verschiedene Vira in Frage, doch wird am Einzelfall vielfach der Beweis nicht geliefert. Sicher bekannt ist das Choriomeningitisvirus der Maus (ARMSTRONG), welches eine lymphocytäre Entzündung der Meningen und der Plexus chorioidei hervorruft, häufig aber latent und ohne Veränderungen zu setzen im Gehirn vorhanden ist. Es ist auf den Menschen sowie experimentell auf Affen und kleine Laboratoriumstiere übertragbar. Als weitere bekannte Ursachen sind *Rickettsien* (Q-Fieber) und besonders *Leptospiren* zu erwähnen (WEILsche Krankheit, Schweinehüterkrankheit, die verschiedenen Feldfieber, Canicolafieber usw.; [RIMPAU, GSELL]).

Bei den tierischen Leptospirosen ist noch recht wenig auf die Beteiligung des ZNS geachtet worden. Beim Schwein, das mit L. pomona und mitis meist latent infiziert ist ohne klinische Erscheinungen außer der Leptospirurie, sollen in Oberitalien und Savoyen, teilweise auch in der Schweiz, gelegentlich fieberhafte Erkrankungen mit meningealen Reizerscheinungen (tourniquet) beobachtet worden sein (WEHRLIN, PENSO). FREUDIGER hat versucht, bei der Canicolaleptospirose des Hundes *(Stuttgarter Hundeseuche)* ein nervöses Syndrom abzugrenzen, doch bleibt die Frage der Doppelinfektion mit Staupe sowohl wie die pathologisch-anatomische Seite noch zu bearbeiten. Nach den experimentellen Befunden von BENDER schiene es möglich, daß Leptospiren ihre Wirkung auch beim Tier direkt in den Liquorräumen entfalten und zu entsprechenden histologischen Veränderungen Anlaß geben. Über die Rinderleptospirose liegen in dieser Richtung unseres Wissens nur die Untersuchungen GERLACHs vor. Er fand in Thrazien das Bild einer akuten Meningitis mit ausgedehnten Blutungen. Als Ursache wurde eine Infektion mit L. pomona festgestellt. Treponema pallidum, der Erreger der *Syphilis*, vermag beim Menschen unter anderem zu einer chronisch-fibrösen und adhäsiven Leptomeningitis besonders über dem Großhirn zu führen (im Verlauf der progressiven Paralyse; vgl. Abb. 75c). Beim Tier gibt es keine der Neurosyphilis vergleichbaren Befunde. Die Kaninchenspirochätose (Treponema cuniculi) ist zwar eine durch den Coitus übertragene produktive und ulcerierende Dermatitis an äußeren Genitalien, Anus und Kopfschleimhäuten (letztere Läsionen wahrscheinlich durch direkte Übertragung beim Belecken entstehend und nicht als Sekundärstadium zu betrachten), doch kennt man keine weiteren Stadien wie bei der menschlichen Lues.

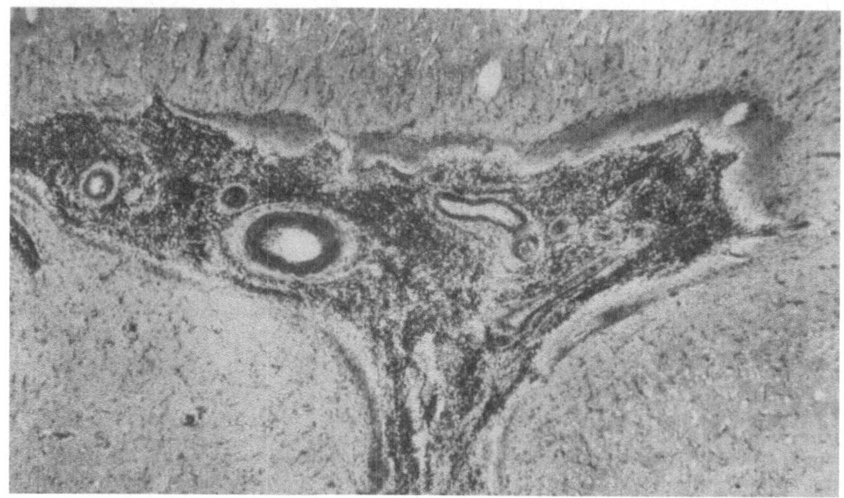

Abb. 74. Pferd. Subakute, nichteitrige Meningitis cerebralis. In der stark verbreiterten Piaeinsenkung Lymphocyten, Plasmazellen, Histiocyten, Makrophagen, Fibroblasten und ausgereifte Bindegewebszellen; Verdickung der Gefäßwände. HE, schwache Vergr.

Auch beim Menschen gibt es sog. *Begleitmeningitiden*, sei es bei entzündlichen Prozessen des Nervensystems selbst (z.B. bei Poliomyelitis, Herpes zoster), sei es bei allgemeinen Infektionskrankheiten (Parotitis epidemica).

KALM (1955) hält es für unwahrscheinlich, zum mindesten für noch nicht durch autoptische Befunde bewiesen, daß es bei Virusinfektionen des Menschen reine, primäre lymphocytäre Meningitiden gebe und glaubt, daß Hinweise für einen gleichzeitigen oder gar primären parenchymatösen Prozeß bestünden. Damit würde sich etwas bestätigen, was man beim Tier wohl mit Bestimmtheit und nun gestützt auf histologische Befunde sagen kann.

Schließlich seien noch die *chronische lymphocytäre Meningitis* Guillain-Barré, die als „allergisches Geschehen" mit typischem Liquorsyndrom (Dissociation albumino-cytologique) im Gefolge von Fokalinfektionen gedeutet wird, und die *Arachnoiditis chronica adhaesiva cystica* erwähnt. Bei dieser bilden sich, mit Vorliebe in der Gegend der basalen Zisternen, aber häufig auch am Rückenmark Verklebungen und Schwarten, welche die Liquorzirkulation behindern und so zu Cystenbildungen führen können. Ursächlich werden allgemeine und lokale Infekte, intrakranielle und intravertebrale Tumoren sowie Traumen angeführt. Als *sympathische Meningitiden* werden umschriebene, entzündlich-reaktive Prozesse nach Entzündungen in der Umgebung, geschlossenen Traumen, thermischen und Strahleneinwirkungen bezeichnet.

Wenn auch bei Tieren in klinischer und praktischer Hinsicht diese Gruppe von Meningitiden nicht annähernd die gleiche Rolle spielt wie beim Menschen, so steht doch fest, daß sie bei allen Species, welche überhaupt je daraufhin untersucht wurden, gar nicht selten sind (Abb. 74). SCHERER betont, daß sie bei den Affen ausgesprochen häufig seien; er fand sie unter 174 Sektionen bei fast 15%. Ursächlich schienen ihm Infektionen, besonders solche des Intestinaltraktes, eine große Rolle zu spielen (Colitis). Die Begleitmeningitiden unspezifischer Art bei Tuberkulose wurden dort erwähnt. Scherer glaubt überdies, daß das Choriomeningitisvirus und eventuell das Virus B eine Rolle spielen könnten. Ähnliche Zusammenhänge zwischen enteralen Infektionen und Meningitiden wie

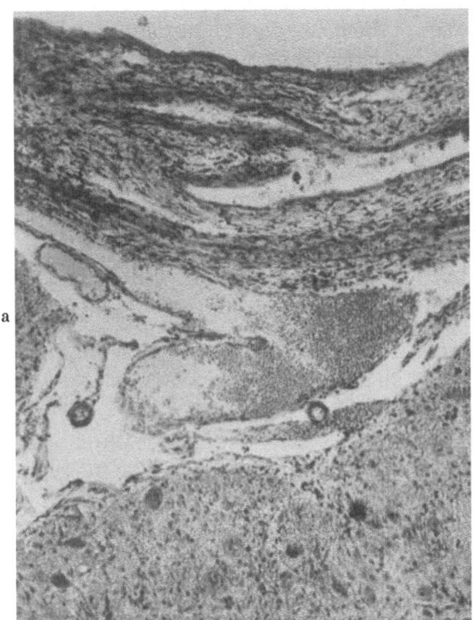

beim Affen bestehen beim Schwein, wo schon klinisch oft Symptome (Opisthotonus, Krämpfe) auffallen. Weitere Angaben nebst Literatur finden sich bei Fankhauser-Wyler (1953). In morphologischer Hinsicht liegen die Möglichkeiten beim Tier vielleicht etwas günstiger als beim Menschen, indem beim ersteren bei bedrohlichen Symptomen oft zur Tötung geschritten wird und so die verschiedensten Stadien untersucht werden können. Gelegentlich findet man sie auch rein zufällig, ohne daß klinische Verdachtssymptome bestanden; dies gilt vor allem für Residualzustände wie Pia- und Gefäßwandfibrosen.

Die Infiltrate werden meist vorwiegend durch Lymphocyten gebildet und sind entweder fleckförmig oder mehr diffus, stets aber deutlich

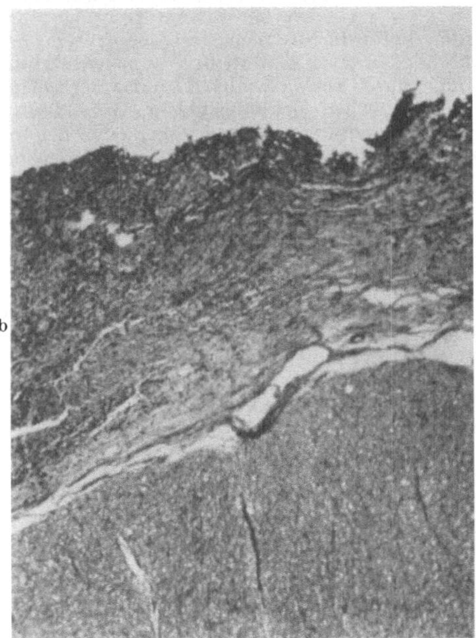

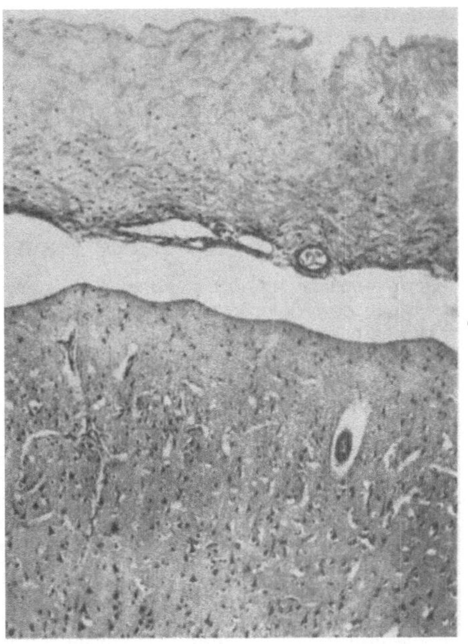

Abb. 75a—c. Subakute bis chronische, vorwiegend produktive Leptomeningitiden. a Junge Katze mit Kleinhirnatrophie; stark verdickte, nur mäßig rundzellig infiltrierte, faserreiche Leptomeninx über Kleinhirnhemisphäre; van Gieson, Orig. Vergr. 100×; b Hund; produktive Meningitis spinalis. Breite, nur im äußeren Drittel noch zellig infiltrierte weiche Rückenmarkshaut. HE, Orig. Vergr. 30×; c Mensch; progressive Paralyse; Pia über dem Frontalhirn. Dicke Schwarte, abgesehen von innerster Schicht sehr zellarm. HE, Orig. Vergr. 60×

gefäßabhängig. In wechselndem Ausmaß mischen sich ihnen Makrophagen, Histiocyten, Plasmazellen, manchmal auch Polymorphkernige bei, unter welchen bei einzelnen Formen die Eosinophilen dominieren. Von den fast rein lymphocytären, frischen, mit Ödem und plasmatischen Ergüssen, Hyperämie, Stase, zuweilen Blutextravasaten einhergehenden akuten Formen finden sich alle Übergänge bis zu ausgesprochen subakuten bis chronischen Typen, in denen die Makrophagenproliferation und zuletzt die Fibroblastenvermehrung mit Bildung kollagener Fasermassen vorwiegen. Stets sind die Gefäßwände an diesen Prozessen mitbeteiligt.

Beim Hund haben wir einmal eine ausgesprochen subakut verlaufene Leptomeningitis fibrinosa et productiva am oberen Halsmark und um die Oblongata-Brückenregion beobachtet. Unser Fall deckt sich weitgehend mit dem von MARCHAND und Mitarbeitern (1906) beschriebenen (s. Abb. 75b).

Ätiologisch herrscht, bedingt durch die Artverschiedenheiten, mehr noch wie beim Menschen eine große Vielfalt. Viele virusbedingte, bakterielle, fungöse und protozoäre Krankheiten können mit entzündlichen Prozessen in den Meningen einhergehen, und zwar nicht nur bei Haus-, sondern auch bei Wildtieren, wie uns systematische Untersuchungen gezeigt haben. Außerdem verlaufen die meisten Viruskrankheiten, welche Encephalitiden erzeugen (Pferdeencephalitiden, Hundestaupe, Schweinepest, Newcastle-Krankheit des Geflügels usw.), mit mehr oder weniger intensiver und ausgebreiteter meningealer Beteiligung; gelegentlich können die meningitischen Veränderungen sogar das Dominierende sein.

In vielen Fällen dieser nichteitrigen Meningitiden bleibt die Ätiologie allerdings unabgeklärt. Ein Grund dafür ist, daß die makroskopisch vielfach unauffälligen Gehirne fixiert werden und beim Vorliegen der histologischen Befunde keine Möglichkeit für Übertragungsversuche oder bakteriologische Untersuchungen mehr besteht. Von vornherein eine bakteriologische oder virologische Abklärung in allen Fällen zu versuchen, ist aber aus wirtschaftlichen Gründen unmöglich.

Der Vollständigkeit zuliebe seien hier noch die sog. *toxischen Meningitiden* erwähnt, deren Mechanismus weitgehend unverstanden ist. Wir glauben übrigens, daß es sich in den meisten Fällen nicht um einen entzündlichen Prozeß im engeren Sinne handelt, sondern um akute Gefäßpermeabilitätsstörungen mit ihren Folgen sowie um direkte toxische Wirkungen auf das nervöse Parenchym. Sie werden bei verschiedenen Haustieren, z.B. bei Rind, Schwein und Kaninchen besonders im Gefolge akuter Enteritiden beobachtet und unterscheiden sich von den „echten" Meningitiden durch die normalen Liquorwerte (beim Rind etwa Überdruck) und die geringfügigen histologischen Befunde (Ödem, Hyperämie). Auch die bei Junghunden und beim Geflügel mit hochgradiger Verwurmung oder bei infektiöser Enteritis der Katzen (GYLSTORFF-SASSENHOFF) beobachteten neurologischen Störungen dürften auf ähnliche Prozesse zurückzuführen sein.

4. Die Pachymeningitiden

Beim Menschen gehört in diese Gruppe erstens die *Pachymeningitis externa:* Entzündungsprozesse an der Außenseite der Dura mit Einschluß epiduraler Eiterungen, entstehend durch direktes Übergreifen oder durch lympho- oder hämatogene Weiterleitung entzündlicher Prozesse aus der Nachbarschaft (häufig auf dem Wege der Thrombosen venöser Blutleiter); als zweites die *Pachymeningiosis haemorrhagica interna,* bei der es sich allerdings nicht um eine entzündliche Erkrankung im engeren Sinne handelt, sondern um einen degenerativen, schubweise verlaufenden, chronischen Prozeß mit Blutungen und schichtweiser bindegewebiger Organisation in den innersten Duralamellen. Ihre Ätiologie ist ungeklärt, es werden Toxine (Alkohol), Kreislaufstörungen und Altersprozesse angeschuldigt; am häufigsten soll sie bei Herz-, Gefäß- und Nierenkrankheiten angetroffen werden, beim Säugling als Folge primärer Sinusthrombosen. Auf die *Pachymeningitis cervicalis hypertrophica* wird am Schluß dieses Abschnitts, auf die *Pachymeningitis spinalis ossificans* im Kap. II eingegangen.

Wir sind der Auffassung, daß beim Tier nicht immer eine strenge Trennung in Pachymeningitis externa und interna durchführbar ist. Es bestehen außerdem wesentliche anatomische Unterschiede zwischen Schädel- und Wirbelsäulenabschnitt: Während im ersten die Dura über der Konvexität dem Schädelinnenperiost ziemlich dicht anliegt, an Falx, Tentorium und großen Teilen der Basis sogar mit ihm verwachsen ist, liegt sie vom Hinterrand des ersten Halswirbels weg caudalwärts vollkommen frei und ist vom Periost des Wirbelkanals durch den mäßig weiten, mit lockerem Bindegewebe und Fett ausgefüllten Epiduralraum getrennt. Entzündliche Prozesse der Dura, welche zumeist aus der Umgebung an sie herangelangt sind, verhalten sich schon aus diesem Grunde je nach ihrer Lokalisation verschieden.

Der Pachymeningiosis haemorrhagica einigermaßen vergleichbar wären vielleicht Prozesse, wie sie JOEST als Vorstadien des *Hygroma durae matris* beschreibt; zwischen die Schichten der Schädeldura kommt es zu Blutungen unbekannter Genese, zur Auseinanderdrängung der Lamellen und, nach Organisation und teilweiser Resorption der Ergüsse, zu cystischen, mit seröser Flüssigkeit ge-

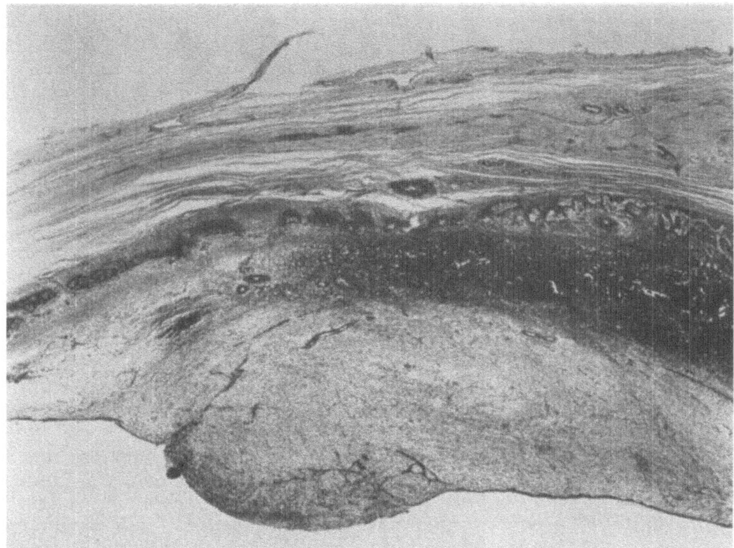

Abb. 76. Pferd. Pachymeningitis purulento-haemorrhagica et productiva infolge Übergreifens einer eitrigjauchigen, cystenartig abgeschlossenen Entzündung des Sinus frontalis. Querschnitt durch die stark verdickte Dura. HE, Lupenvergr.

füllten Hohlräumen innerhalb der Dura, die zur Kompression anliegender Hirnpartien führen können. JOEST (im Handbuch) hat einen derartigen Fall beim Pferd beobachtet. Dagegen scheint die Beschreibung, welche von der als „selten" bezeichneten P. haemorrhagica des Tieres gegeben wird, aus der humanpathologischen Literatur zu stammen.

Im Bereich des Wirbelkanals kommt es beim Einbruch eines bakteriellen Prozesses meist zu einer umschriebenen oder ausgebreiteten epiduralen Eiterung, welcher die Dura einen beträchtlichen Widerstand entgegenzusetzen pflegt (vgl. auch bei Spondylitis tuberculosa Kap. XI). Häufig resultieren infolge der mehr flächenhaften Ausbreitung keine Kompressionserscheinungen, sondern Schädigungen der Nervenwurzeln. Manchmal kann der Prozeß lokalisiert bleiben und durch Kompression oder aber durch Arrosion der Dura und Einbruch ins Rückenmark zu einer Querschnittsläsion führen. Derartige Vorkommnisse sind mehrfach beschrieben und auch von uns beobachtet worden, z.B. beim Einbruch eines retropleuralen Abscesses in einen Brustwirbel und das entsprechende Rückenmarksegment (Lamm). Auch bei Rind und Schwein kommen solche Durchbrüche von Wirbelabscessen nicht so selten vor; bei Hund und Katze beobachteten wir sie nach Bißverletzungen im Bereich der Wirbelsäule, einmal auch bei eitrig-phlegmonöser Myositis der Lendenmuskulatur.

Üblicherweise werden die Pachymeningitiden nach ihrem Sitz, ihrer Ausdehnung sowie nach dem Charakter des entzündlichen Prozesses benannt, also z.B. Pachymeningitis externa und interna (s. oben), cerebralis und spinalis, diffusa oder circumscripta, schließlich purulenta, ichorosa, chronica fibrosa usw. Bis jetzt scheint das kasuistische Material zu bescheiden, um bestimmte Gruppen herausschälen zu können. Am häufigsten entstehen pachymeningitische Prozesse im Anschluß an Osteomyelitiden der Schädelknochen und Wirbel (Rind, Schwein), an Entzündungsprozesse in den Kopfhöhlen (Abb. 76), den Backzahnwurzeln, dem Mittel- und Innenohr sowie in den Weichteilen des Kopfes und der Wirbelsäulenregion. Entstehungsweise und Bakteriologie bieten Ähnlichkeiten zu den per continuitatem entstehenden Leptomeningitiden.

Die früher viel diagnostizierte ,,Pachymeningitis chronica fibrosa externa" bei Hund (eigene Beobachtung) und Pferd (ACKERKNECHT), d.h. die teilweise Verlötung der Dura über der Großhirnkonvexität mit dem Schädelinnenperiost, stellt einen normalen Zustand dar, welcher sich lediglich im Alter durch fibrosklerotische Umwandlungsprozesse und knöcherne Metaplasien verstärken kann.

Dagegen sind 2 Fälle bei Tieren bekannt (Pferd: PRONSE-FITCH, zitiert nach JOEST; Stier: FRAUCHIGER-HOFMANN), die mit der auch beim Menschen sehr seltenen *Pachymeningitis cervicalis hypertrophica* (CHARCOT) große Ähnlichkeit haben.

Bei einem 1jährigen Zuchtstier, der klinisch Opisthotonus, aufgekrümmten Rücken, cerebelläre Ataxie, Reflex- und Sensibilitätsstörungen gezeigt hatte, fand sich vom unteren Cervicalmark weg kranialwärts zunehmend eine Verdickung der vielfach geschichteten Dura, besonders an der Dorsalseite; sie erstreckte sich bis ans Tentorium membranaceum und bettete sich tumorartig in den Kleinhirnwurm ein. An den dicksten Stellen maß sie bis

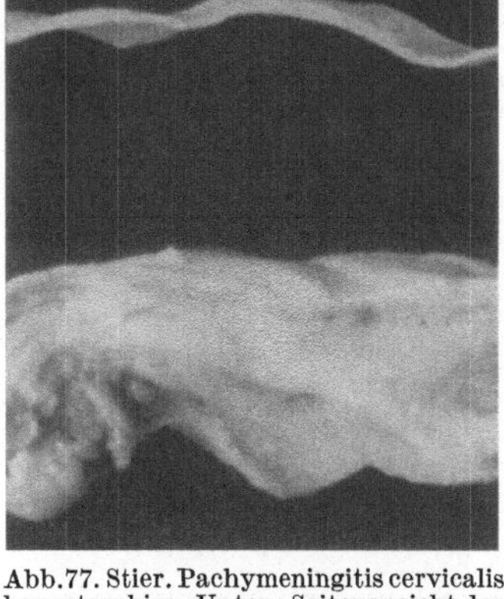

Abb.77. Stier. Pachymeningitis cervicalis hypertrophica. Unten: Seitenansicht der stark verdickten, schwartigen Dura im Bereich der Medulla oblongata. Oben: Vergleichsstück einer normalen Dura desselben Abschnittes

$1^{1}/_{2}$ cm. Histologisch handelte es sich um enorme, teilweise in Degeneration begriffene, schichtweise angeordnete kollagene Fasermassen mit entzündlicher Infiltration; die tumorartige Masse am Kleinhirn war zentral nekrotisch mit vorwiegend lymphocytärer Demarkation und reichlich neugebildeten Gefäßen (vgl. Abb. 77).

Im Falle von PRONSE-FITCH lag die verdickte Durapartie, welche bis $2^{1}/_{2}$ cm erreichte und zur Rückenmarkskompression geführt hatte, auf der Höhe des 7. Halswirbels.

In keinem der Fälle konnte die Ätiologie abgeklärt werden. Beim Menschen werden Traumen, Cysticercen, Alkoholismus als mögliche Ursachen vermutet.

B. Die Encephalitiden

Eine Einteilung der tierischen Encephalitiden zu geben ist schwer; eine nach allen Richtungen hin befriedigende zu finden, dürfte zur Zeit kaum möglich sein. Sollte es aber einmal so weit kommen, daß für jede einzelne Encephalitisform die Ätiologie klargestellt und umgekehrt von jedem ursächlichen Agens bekannt ist, welche morphologischen Veränderungen es verursachen kann, so wird man doch am Einzelfall wieder der alten Tatsache gegenüberstehen: nämlich daß von der Morphologie nur Hinweise, aber höchst selten Beweise für eine bestimmte Ätiologie zu erhalten sind, und daß umgekehrt von einem bekannten Agens nicht vorausgesagt werden kann, welches der möglichen morphologischen Bilder es erzeugen wird.

Dagegen sind PETTE und KALM der Auffassung, daß die pathologische Anatomie für die Klassifizierung der Virusaffektionen des ZNS ,,nicht zu vernachlässigende Befunde" liefere oder sie äußern sich noch deutlicher (KALM 1955): ,,Soweit aber Befunde in der menschlichen und animalen Pathologie vorliegen, zeigen die untersuchten virusbedingten entzündlichen Erkrankungen des ZNS ein krankheitsspezifisches anatomisches Bild." Dies setzt allerdings voraus, daß nicht nur die Art der entzündlichen Veränderungen des ZNS zu einem bestimmten Zeitpunkt, sondern die Gesetzmäßigkeit ihrer Entwicklung und besonders ihrer Lokalisation an Stufenserien des ganzen ZNS studiert werden, wie dies KALM in einzelnen seiner Arbeiten zum Problem der Poliomyelitis und Parapoliomyelitis beispielhaft getan hat. Diese Forderung ist aber, mit Ausnahme der Borna-Krankheit des Pferdes (SEIFRIED und SPATZ) für die Tierpathologie kaum je erfüllt worden.

Nachdem wir in unserer Liste S. 100—117 dem wohl zur Zeit allein gangbaren Weg gefolgt sind, soweit möglich nach ätiologischen Gesichtspunkten zu ordnen und alles ursächlich noch Unabgeklärte auf Grund morphologischer Verwandtschaft provisorisch an entsprechender Stelle anzubringen, behalten wir uns für die nachfolgende Besprechung einzelner Krankheitsbilder einige Freiheit vor.

1. Virusencephalitiden

Wenn auch der Versuch SEIFRIEDs, die sicher oder vermutlich virusbedingten Encephalitiden in zwei große Gruppen zu unterteilen (1. Polioencephalomyelitiden: Veränderungen vorwiegend in der grauen Substanz, im engeren Sinne neurotrope Vira; 2. graue und weiße Substanz in gleicher Weise erfassende Veränderungen, Vira organotrop), gewisse Schwächen aufweisen mag und, wie jegliches Klassifizieren, zu schematisch ist, so leistet sie doch für praktische Zwecke sehr gute Dienste und erlaubt, sich in der Fülle des Materials besser zurechtzufinden (s. auch LÖFFLER-LÜTHY, RHODES, SABIN).

a) Gruppe der Polioencephalomyelitiden

(vorwiegend graue Hirn- und Rückenmarkssubstanz befallend; Vira mehr oder weniger elektiv neurotrop)

Hierher gehören beim *Menschen* vor allem die epidemische Poliomyelitis Heine-Medin und die v. ECONOMOsche Encephalitis; bei den *Tieren* die Teschener Krankheit des Schweines, die Borna-Krankheit der Pferde und Schafe, das Louping ill, vielleicht die russische Pferdeencephalitis, die Traberkrankheit (tremblante, scrapie) der Schafe, die Meerschweinchenlähmung, die Mäusepoliomyelitis (THEILER) und schließlich, Mensch und Tieren gemeinsam, die Lyssa. Noch zu wenig gründlich untersucht, aber vermutlich auch in diese Gruppe zu zählen sind Krankheiten wie die enzootische französische Rinderencephalitis, sporadische poliomyelitis- und polioencephalitisähnliche Erkrankungen bei Rind und Schwein (FRAUCHIGER u. a.) sowie möglicherweise einzelne Encephalitisformen beim Hund (idiopathische Encephalitis VERLINDEs).

Bevor wir als Beispiel dieser Gruppe die Teschener Krankheit etwas genauer schildern, sei einiges über die Tollwut als klassische Anthropozoonose ausgeführt.

Lyssa (Rabies, Tollwut)

Bis zum letzten Weltkrieg schien die Lyssa in Mittel- und Westeuropa, im Gegensatz etwa zu den Mittelmeerländern, Nordamerika usw., keine wesentliche Rolle mehr zu spielen. Im Anschluß an die Umwälzungen nach dem Krieg mit ihren mangelhaften tierseuchenpolizeilichen Vorkehrungen, Jagdverboten usw. breitete sie sich, von Süden und besonders Osten her kommend, in bedrohlicher Weise wieder aus, und noch scheint ihr Vordringen nicht zum Stillstand gebracht. Dies ließ sich vor allem in Deutschland verfolgen, wo besonders Wildtiere als Seuchenverbreiter von großer Bedeutung sind (Füchse, Dachse u. a.), wenn auch der Hund als Gefährdung für den Menschen nach wie vor an erster Stelle steht. So mußten in den letzten Jahren allein in Ostdeutschland viele Tausende von gebissenen Personen schutzgeimpft werden. Von vielen Fachleuten wird für die *stärker verseuchten Gebiete* die prophylaktische Impfung der Hunde (natürlich neben den seuchenpolizeilichen

Maßnahmen) empfohlen, mit der in den USA und osteuropäischen Staaten zufriedenstellende Resultate erzielt werden sollen (HUSSEL). Neuerdings werden dazu auch ei-adaptierte Virusstämme verwendet.

Das pathologisch-anatomische Bild der Lyssa des Menschen ist in grundlegender Weise von SCHÜKRI-SPATZ beschrieben worden; eine zusammenfassende Darstellung aller Aspekte der Krankheit findet sich in den Büchern von KRAUS-GERLACH-SCHWEINBURG und REMLINGER-BAILLY; die heute gebräuchlichen Methoden der Diagnostik und Impfstoffherstellung sind in der Monographie No. 23 (La Rage) der Weltgesundheitsorganisation in Genf zusammengestellt (D'ANTONA und Mitarbeiter).

Das pathologisch-histologische Bild — auffallende makroskopische Veränderungen finden sich am ZNS nicht — ist keineswegs spezifisch; es handelt sich vor allem um der Gefäßausbreitung folgende rundzellige Infiltrationen, die, wenn auch nicht ausschließlich, so doch vornehmlich auf die graue Substanz beschränkt bleiben, ferner um Ganglienzellschädigungen und charakteristische Zelleinschlüsse an gewissen Prädilektionsstellen.

Beim Menschen ist der entzündliche Prozeß neben den vasculären Infiltraten charakterisiert durch Gewebsinfiltrate, die aus Lymphocyten und Polynucleären aufgebaut sind. Außerdem finden sich diffuse Gliaaktivierung und dichte, kleinherdförmige Ansammlungen von Gliazellen (BABESsche Knötchen), bei denen es sich offenbar um Residuen gliös substituierter, zugrunde gegangener Ganglienzellen handelt. SCHÜKRI-SPATZ fanden in der Verteilungsweise des entzündlichen Prozesses eine auffallende Übereinstimmung mit der Encephalitis lethargica, indem in erster Linie die Substantia nigra, das Grau um den Aquädukt und die Oculomotoriuskerne, das Infundibulum und in wechselnder Weise hypothalamische Gebiete, endlich die Haube von Brücke und verlängertem Mark sowie teilweise auch das Rückenmarksgrau betroffen waren. Kaum verändert seien Thalamus, Stammganglien, Cortex und Cerebellum. Das Ammonshorn war frei, NEGRI-Körperchen fanden sie nicht, dagegen in einem Falle eine generelle degenerative Veränderung der Ganglienzellen (hochgradige Verblassung des Plasmas, feinkörniger Zerfall der Kernsubstanz, Metachromasie der Nucleolen), was sie als Auftakt zur Bildung der NEGRI-Körperchen betrachten möchten. Die Meningen waren, abgesehen von einigen basalen Infiltraten, frei.

Die Verteilung der histologischen Läsionen vermag die klinischen Symptome bei der Lyssa — psychische Störungen, Augenmuskellähmungen, Schlucklähmung, schwere vegetative und Stoffwechselregulationsstörungen, spinale Lähmungen — zu erklären. Offenbar scheint es aber Fälle zu geben, wo die histologischen Veränderungen weit weniger aufdringlich sind und die entzündliche Komponente gegenüber der degenerativen zurücktritt. In solchen Fällen weicht auch das klinische Bild vom klassischen stark ab. ERICKSON und Mitarbeiter berichten von 3 Fällen, die neben psychischen Erscheinungen keine nennenswerten neurologischen Abweichungen boten und starben, ohne daß bei einem einzigen die Diagnose gestellt worden wäre. Insbesondere fehlte ein, sogar namengebendes, Symptom, die Hydrophobic, die man ja auch beim Tier nicht beobachtet. Erwähnenswert mag sein, daß bei zwei von diesen Patienten der beißende Hund untersucht und als negripositiv befunden wurde, daß aber diese Nachricht die Betroffenen nie erreichte! Nach den Berichten des US Publ. Health Service (HULL) sind in den USA von 1920—1952 noch 1830 Personen an Tollwut gestorben.

Da die Tollwut ein wichtiges gesundheitspolizeiliches Problem darstellt und im praktischen Fall jeweils rasche Entscheidungen erfordert, kann es nicht verwundern, daß beim Tier weniger detaillierte histologische Studien als vielmehr die Ausarbeitung sicherer und schneller diagnostischer Verfahren die Forschung beherrschten. Neben dem Tierversuch (intracerebrale Verimpfung des Untersuchungsgutes auf weiße Mäuse) dominiert hier nach wie vor die Suche nach den NEGRIschen Einschlußkörperchen im Cytoplasma von Ganglienzellen vorwiegend des Ammonshorns, aber auch anderer Hirnpartien. Es handelt sich dabei um rundliche oder ovale, acidophile, homogene Gebilde, die kleiner sind als die Ganglienzellkerne und in ihrem Innern basophile, feinkörnige oder fädige Strukturen aufweisen. Sie sind in Schnitt- und Abklatschpräparaten nach zahlreichen Färbemethoden darstellbar, unter welchen diejenigen von LENTZ und MANN mit ihren zahlreichen Modifikationen die breiteste Anwendung fanden (Abb. 78). FLIR hat kürzlich vergleichende Untersuchungen mit verschiedenen Färbetechniken bekanntgegeben und auf die Überlegenheit des Ausstrichverfahrens nach SELLERS für die routinemäßige Diagnostik hingewiesen. Nach ihm kommen beim Rind die NEGRI-Körperchen reichlicher in den PURKINJE-Zellen

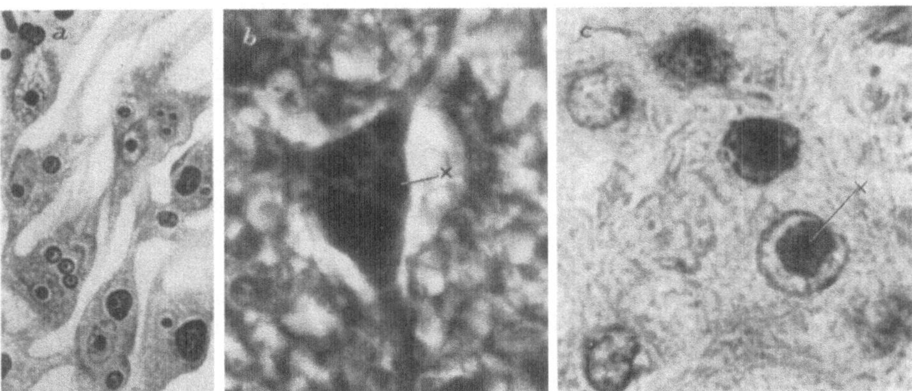

Abb. 78a—c. a NEGRI-Körperchen in Ganglienzellen des Ammonshornes bei lyssakrankem Hund: MANN-Färbung. Nach Zeichnung (aus JOEST); b Reh, Lyssa, 2 NEGRI-Körperchen in großer Ganglienzelle des Ammonshornes. Paraffinschnitt, MANN-Färbung, Ölimmersion; c Hund; Hepatitis contagiosa. Leber. Intranucleäre E.K. in Leberzellen. HE, Ölimmersion

vor, was auch beim Menschen der Fall sein kann (ERICKSON). Oft wurde versucht, die histologischen Veränderungen in Ganglien, besonders dem GASSER-schen und dem Ganglion cervicale craniale diagnostisch zu verwerten, doch zeigte sich, daß ähnliche oder gleiche Abweichungen auch bei anderen Virusencephalitiden (Hundestaupe, Schweinepest) vorkommen können (Abb. 169, S. 249) (MESSOW). Histochemische Untersuchungen (MOULTON) ergaben, daß die NEGRI-Körperchen unter anderem Proteine, α-Aminosäuren, Arginin, Thyrosin, organisches Eisen und Desoxyribonucleinsäure enthalten. LÉPINE-CROISSANT stellten elektronenmikroskopische Untersuchungen mit NEGRI-Körperchen an und kamen zur Auffassung, daß diese zwar Reaktionsprodukte der Zelle, die Innenstrukturen aber möglicherweise das Virus selbst darstellen.

Die Frage nach der Natur, dem Entstehen und Verschwinden und der Bedeutung der sog. *Einschlußkörperchen* bei Viruskrankheiten ist trotz zahlreichen Untersuchungen und einer großen Literatur noch nicht entschieden. Während von einzelnen Autoren ihre Bedeutung überhaupt in Frage gestellt wird, betrachten andere sie als pathognostisch für das Vorliegen einer Viruskrankheit, ja bei zahlreichen Viruskrankheiten wurden Einschlußkörperchen beschrieben (und meist mit dem Namen ihrer Entdecker verbunden), die man für mehr oder weniger spezifisch hielt. Frühere Autoren betrachteten sie zumeist als Erreger der betreffenden Krankheit selbst und glaubten oft, es mit Protozoen zu tun zu haben. Während einzelne noch heute unbestritten diagnostische Bedeutung haben (vor allem die NEGRIschen Körperchen; dann die GUARNERIschen und PASCHENschen bei Pocken, die intranucleären bei Fox encephalitis-Hepatitis contagiosa canis), sind andere viel diskutiert, von den einen als diagnostisch entscheidend, von den anderen als mehr oder weniger unspezifisch bezeichnet (z.B. intracytoplasmatische Einschlußkörperchen in Epithelzellen der Luftwege, Harnwege usw. bei Hundestaupe; vgl. LAUDER, RISER). Manche, die einst von sich reden machten, werden heutzutage kaum mehr erwähnt (SINIGAGLIA, bei Hundestaupe). Experimentelle Untersuchungen haben gezeigt, daß Einschlußkörperchen auch durch unbelebte Einflüsse erzeugbar sind. Außerdem haben sie, auch beim Vorliegen einer

Viruswirkung, sozusagen einen Lebenscyclus; sie scheinen in frühen Stadien der Zellschädigung zu entstehen und verschwinden nachher wieder, auch hängt ihr Auftreten und ihre Zahl von der Virulenz des Virusstammes und der Immunitätslage des befallenen Organismus ab (KALM). Soviel man heute weiß, enthalten die Einschlußkörperchen (der Name ist unpassend, da sie in der Zelle entstehen und nicht eingeschlossen werden) auch nicht regelmäßig lebendes Virus. KALM (1955) stellt fest, „daß Viren nur *einen* Reiz zur Bildung von Einschlußkörperchen darstellen. Ohne Nachweis anderer Erscheinungen kann ihr Vorhandensein eine virale Infektion nicht erweisen oder die Zuordnung zu einer bestimmten Viruskrankheit klären". Im gleichen Sinne hat sich ZOLLINGER (1951) geäußert. Wir möchten besonders auf diesen letzteren Punkt, die Frage der Krankheitsspezifität der Einschlußkörperchen, Gewicht legen und die Ansicht äußern, daß man in der Veterinärpathologie in dieser Hinsicht oft zu optimistisch ist. Es geht kaum an, an Hand von Einschlußkörperchen die Gegenwart *eines bestimmten* Virus beweisen zu wollen, wenn schon die Abhängigkeit von der Viruswirkung an sich fakultativ ist. Die Literatur über EK bis 1938 findet sich bei FINDLAY.

Auch bei den NEGRI-Körperchen scheinen Täuschungen nach 2 Richtungen möglich: SCHWEINBURG hat auf das Vorkommen negrinegativer Wutfälle und SZLACHTA auf „Pseudo-NEGRI-Körperchen" bei nichtlyssakranken Tieren hingewiesen.

Eine neuere Arbeit über die Histologie der Wutencephalitis beim Hunde stammt von IWAMORI und YAMAGIWA. 30 von 34 untersuchten Hunden wiesen eine Encephalitis auf, die durch vasculäre Reaktion und Infiltration und in etwa 50% der Fälle durch knötchenförmige oder perivasculäre Gliaproliferationen gekennzeichnet waren. Die Meningen blieben frei. Die encephalitischen Veränderungen waren verschieden intensiv, zumeist eher geringgradig, und bevorzugten die graue Substanz. Auffälliges Befallensein bestimmter Hirnpartien war nicht zu erkennen, wenn auch die Veränderungen in Hirnstamm, Kleinhirn-Brückenregion und verlängertem Mark etwas stärker hervortraten. Die Schilderung erinnert etwas an die Fälle von ERICKSON beim Menschen.

Über die Entmarkungsencephalitis nach Wut-Schutzimpfungen siehe den Abschnitt „Entmarkungskrankheiten" dieses Kapitels.

Polioencephalomyelitis enzootica suum (Teschener Krankheit)

Die Krankheit trägt ihren Namen nach dem Bezirk in der Tschechoslowakei, wo sie erstmals von KLOBOUK beschrieben wurde. Sie hat sich rasch über weite Gebiete Osteuropas verbreitet (oder war schon länger dort heimisch?), trat dann auch in den deutschen Ostgebieten und in Österreich (wo sie heute enzootisch vorkommt), in Italien und — mit nur vereinzelten Einbrüchen — in der Schweiz und eventuell in Frankreich auf. In Jugoslawien scheint sie heute wieder getilgt zu sein.

Virologische Untersuchungen zeigten, daß der Erreger vom menschlichen Poliomyelitisvirus verschieden ist; doch ist es mit dem Virus der Mäusepoliomyelitis und anderen in eine große Verwandtschaftsgruppe einzureihen, deren mögliche Zusammenhänge noch nicht geklärt sind. Versuche eines serologischen Poliomyelitisnachweises mit einem Antigen aus „Teschenergehirnen" gaben kein brauchbares Resultat, da auch mit normalem Schweinegehirn die gleichen und überdies stets niedrigen Titer erhalten wurden (SEMENITZ-RUSCH). Eine übersichtliche Darstellung der Eigenschaften von Poliomyelitis-, Mäusepolio- und Teschener-Virus gibt GARD (1943).

Empfänglich für die Teschener Krankheit ist nur das Schwein. Die künstliche Ansteckung gelingt auf verschiedensten Wegen, für die natürliche wird dem nasalen besondere Bedeutung beigemessen. Histopathologische und teilweise auch virologische Untersuchungen verdankt man besonders BAUMANN, DOBBERSTEIN, FORTNER, GRAU, GODGLÜCK, KÖRNYEY-ELEK, FISCHER, MANUELIDIS und Mitarbeitern. Eine zusammenfassende Arbeit stammt von GIGLIETTI. Wir haben eigenes Material, teils von Spontanfällen des Krankheitseinbruchs im Engadin (1940; FRAUCHIGER-HOFMANN 1941) und aus dem Tirol (freundlich überlassen von Dir. Dr. RUDOLF, Innsbruck), teils von unseren experimentellen Übertragungen studieren können.

Nach der Verteilung der histologischen Läsionen ist die Teschener Krankheit vorwiegend eine fleckförmige Polioencephalitis vom Hirnstammtypus und eine Poliomyelitis, doch sind andere Regionen, besonders schwer und regelmäßig das Kleinhirn mit Cortex und Kerngebieten, ebenfalls betroffen (vgl. Abb. 79).

Im Großhirn sind die Veränderungen stärker in den nasalen und basalen Cortex-
bezirken, also besonders in den Riechformationen, viel weniger an der Konvexität.
Insbesondere ist — im Gegensatz zur menschlichen Poliomyelitis — keine Bevorzugung der motorischen Cortexanteile festzustellen. Am schwersten sind
betroffen zentrales Höhlengrau, Mittelhirn, Brückenfuß- und -haube, Kleinhirn
und Oblongata, Rückenmarksgrau
(Abb. 80, 81), weniger Thalamus und
am geringsten die Großhirnhemisphären. Intensität und Verteilung des
Prozesses schwanken aber nicht unwesentlich, was schon aus den teilweise auseinandergehenden Angaben
der einzelnen Untersucher hervorgeht
und sich auch an unserem Material
innerhalb der gleichen Versuchsreihe
bestätigt. Es scheint dies nicht in erster Linie vom Infektionsweg, sondern
von anderen Faktoren, unter anderem
dem zeitlichen, abzuhängen. So wurde
allgemein festgestellt, daß bei längerem
Verlauf Rückenmark und Thalamus
regelmäßiger und stärker verändert
sind. Die entzündlichen Läsionen beschränken sich weitgehend auf die
graue Substanz, doch sind Gefäßinfiltrate und Gliaproliferationen im Mark,
z. B. im Rückenmarksweiß, nichts Un-
gewöhnliches. Die meningeale Beteiligung ist von Fall zu Fall wechselnd
und örtlich sehr verschieden stark;
bedeutend pflegt sie fast regelmäßig
über dem Kleinhirn zu sein, wo sie
wohl auch für die schweren und
besonders die PURKINJE-Zellschicht
treffenden Cortexschädigungen mitverantwortlich ist.

Die vasculären Infiltrate setzen
sich zusammen aus Lymphocyten,
Plasmazellen und histiogenen Wanderzellen; polymorphkernige Leukocyten
treten ebenfalls auf, gelegentlich in
ganz beträchtlichen Mengen, doch

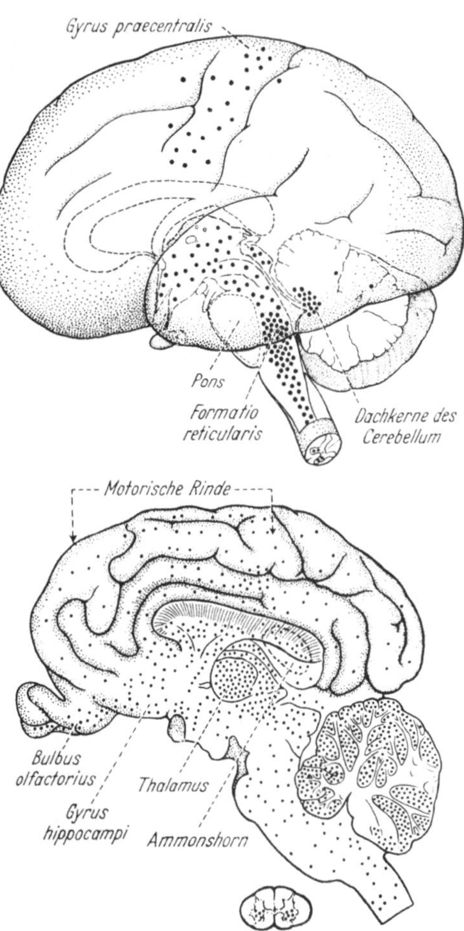

Abb. 79. Verteilung der entzündlichen Veränderungen
im ZNS bei der Poliomyelitis des Menschen (oben; nach
BODIAN aus RIVERS 1952) und bei der Teschener
Krankheit des Schweines (unten; aus MANUELIDIS)

fehlt eine Initialphase mit leukocytärer Neuronophagie, wie sie bei der Poliomyelitis
des Menschen obligat ist. Jedoch scheint die Schädigung der Ganglienzellen —
und darin besteht die engste Parallele zur menschlichen Kinderlähmung — der
primäre Prozeß zu sein. Allerdings ist sie recht verschieden ausgeprägt, und oft
liegen mitten in stark entzündlich veränderten Gebieten gut erhaltene Ganglienzellen. Neuronophagien sind überall zu beobachten, aber nicht im gleichen
Ausmaß wie bei der Poliomyelitis. Die veränderten Ganglienzellen zeigen, oft mit
Beginn an der Peripherie, Verklumpung der NISSL-Substanz, gelegentlich Vakuolisierung des Protoplasmas, Auflösung von Kernmembran und Kernsubstanz,
Karyopyknose und Karyorhexis. Die Neuronophagie erfolgt durch progressiv

veränderte Mikroglia; es kommt aber auch einfacher Zellschwund (Verblassung und Cytolyse) ohne gliöse Substitution vor. Außer den an Stelle der untergehenden Ganglienzellen entstehenden Gliaknötchen finden sich weit verstreut zahlreiche, mehr oder weniger dichte und ausgedehnte Gewebsinfiltrate, die sowohl aus gliösen wie mesodermalen Zellen aufgebaut sind.

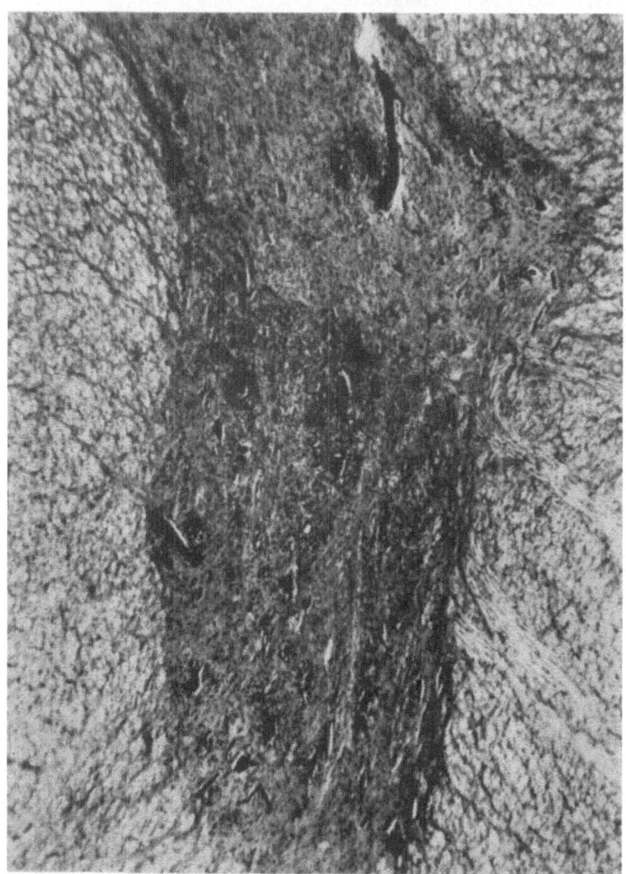

Abb. 80. Schwein. Experimentelle Teschener Krankheit. Cervicalmark, Vorderhorn; HE. Dichte Zellmäntel um Gefäße; herdförmige, meist gefäßabhängige Infiltrate aus mesenchymalen und Gliazellen; diffuse Zunahme der Glia; leichte Infiltration auch in den Bindegewebssepten der weißen Substanz

Nach KÖRNYEY-ELEK ist charakteristisch für diese Krankheit das Ergriffensein jener Gebiete, welche große motorische Ganglienzellen enthalten und als tonus- und koordinationsregulierende Zentren aufzufassen sind (Kerngebiete in Zwischen- und Mittelhirn, Formatio reticularis, Vestibulariskerne, Kleinhirn), wodurch auch die hervorstechenden klinischen Symptome der Tonus- und Koordinationsstörung: schwankender Gang, Ataxie, Manegebewegungen und Fallneigung ihre Erklärung fänden. Lähmungen scheinen sich erst im weiteren Verlauf der Erkrankung auszubilden, was mit dem relativ späten Einsetzen stärkerer Rückenmarksveränderungen in Einklang steht. KÖRNYEY-ELEK heben wie MANUELIDIS hervor, daß die Teschener Krankheit gegenüber der menschlichen Poliomyelitis auch morphologisch — trotz manchen verwandten Zügen — ihr eigenes Gepräge aufweise. Einschlußkörperchen scheinen bisher nicht gefunden worden zu sein.

Im Anschluß an die Teschener Krankheit sollen eine Reihe von Befunden verschiedener Autoren Erwähnung finden, welche *poliomyelitisähnliche Krankheiten bei Tieren* feststellen konnten (Abb. 82, 83).

So sind durch FRAUCHIGER und verschiedene Mitarbeiter wiederholt Fälle beschrieben worden, wo Rinder oder Schweine mit Lähmungserscheinungen und anderen neurologischen

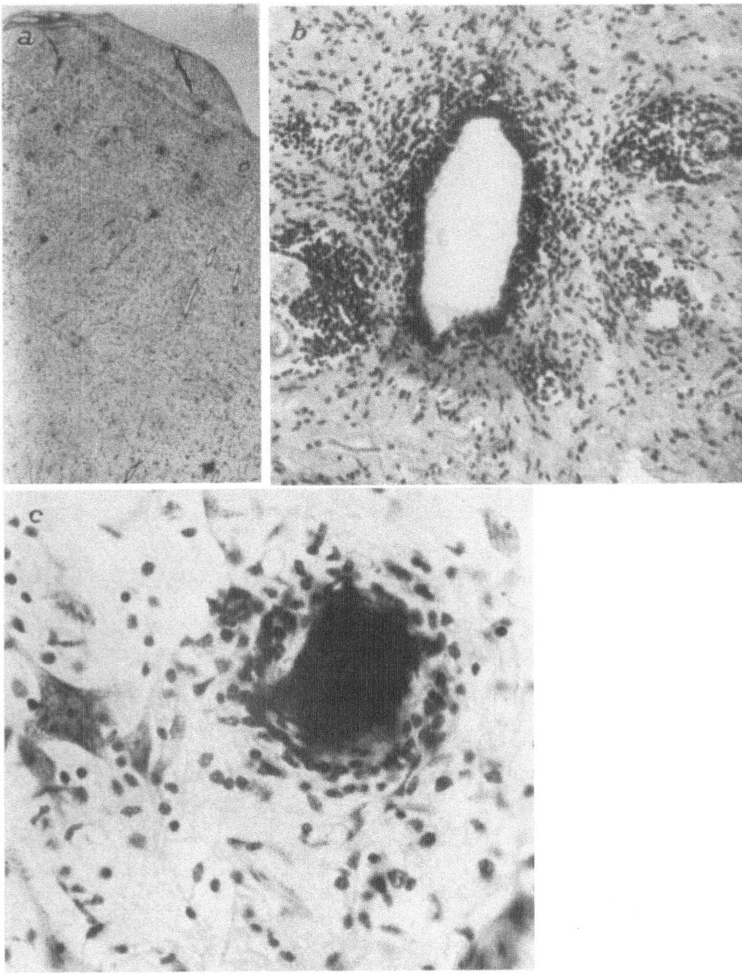

Abb. 81a—c. Schwein. Experimentelle Teschener Krankheit. a Ausschnitt aus dorsaler Zone der Medulla oblongata; Cresyl, schwache Vergr. Infiltration der Wände der erweiterten Gefäße, verstreute, zelldichte runde Gliaherdchen, diffuse Vermehrung der Glia; b Zentralkanal des Rückenmarkes bei mittlerer Vergr.; HE. Exzentrische Infiltrate, teils innerhalb des Gefäßwandbereiches, teils ins Parenchym austretend; subependymale Wucherung der Glia; c Rückenmarksvorderhorn, große motorische Ganglienzelle bei starker Vergr., Cresyl. Zelleib und Kern in homogene Masse verwandelt, in die aus der ringsum angesammelten Glia Zellen einzuwandern beginnen (Neuronophagie); links eine Zelle mit noch erkennbarer Struktur, aber verwaschener Kernkontur

Symptomen schwere entzündliche Veränderungen mit Ganglienzelluntergang und Neuronophagien vorwiegend in der grauen Substanz von Rückenmark und Gehirn aufgewiesen hatten. Auffällig war dabei, daß einzelne unter ihnen in engem zeitlichem und örtlichem Zusammenhang mit isolierten Poliomyelitisfällen bei Menschen aufgetreten waren. Dies und der Umstand, daß, wenigstens in unserem Lande, Poliomyelitis oft auf dem Lande und bisweilen in ganz abgelegenen Gehöften, nicht aber in den dichten Menschenansammlungen der Städte beginnt, ließ FRAUCHIGER vermuten, daß Zusammenhänge mit derartigen tierischen Erkrankungen oder mit latenten Infektionen von Haustieren (Milchkühe?) bestehen könnten. Deshalb wurden auch Umgebungsuntersuchungen, insbesondere Reihenuntersuchungen von

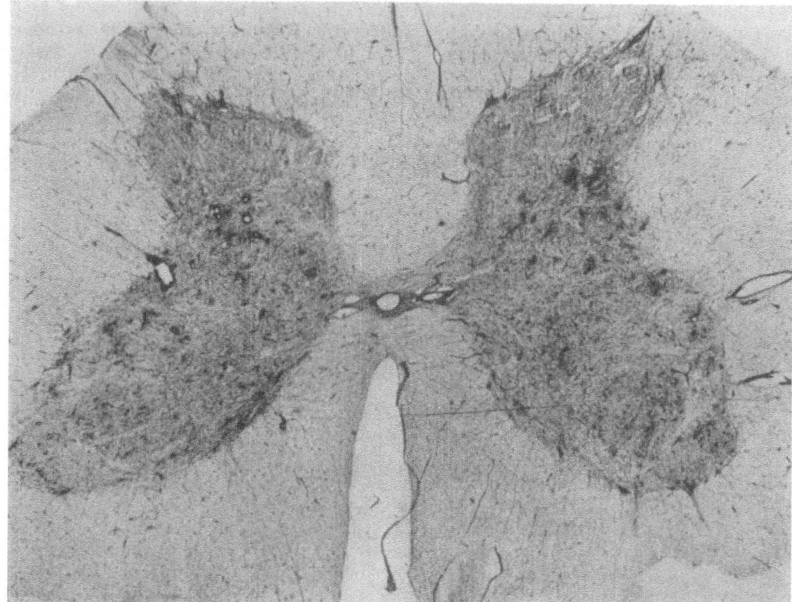

Abb. 82. Rind, polioähnliche Myelitis und Encephalitis. Halsmark, Cresyl. Abgesehen von geringen Gefäß-
wandinfiltraten in der weißen Substanz beschränken sich die entzündlichen Veränderungen ausschließlich aufs
Grau, betreffen aber Vorder- und Hinterhörner gleich stark. Im Vorderhorn noch verhältnismäßig viele Ganglienzellen erhalten

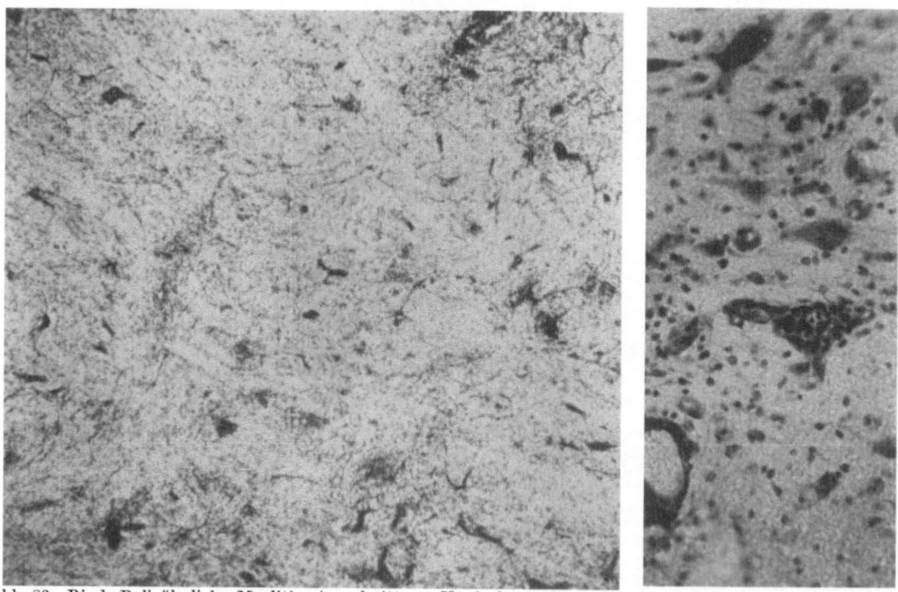

Abb. 83. Rind. Polioähnliche Myelitis, Ausschnitt aus Vorderhorngebiet; Cresyl. Gefäß- und Gewebsinfiltrate,
Gliaherdchen, Neuronophagien, nur wenig erhaltene Ganglienzellen. Rechts daneben ein Ausschnitt aus dem
Vorderhorn bei polioähnlicher Myelitis des Schweines (nicht Teschener Krankheit). Cresyl

Liquor klinisch gesunder Kühe durchgeführt, die teilweise interessante, aber nicht schlüssige
Ergebnisse zeitigten. Dagegen sind bisher alle Übertragungsversuche von Material derartiger
poliomyelitisähnlicher Tiererkrankungen nicht beweisend ausgefallen.

Andere Autoren, wie VERLINDE, haben auf histologische Befunde bei Hunden hingewiesen,
die denjenigen bei Poliomyelitis vergleichbar waren, KAPLAN-MERANZE auf solche beim Schwein.

Borna-Krankheit der Pferde

Die Borna-Krankheit der Pferde ist eine enzootisch vorkommende Encephalitis, die bisher auf gewisse Gegenden Deutschlands (Sachsen, wo sie im Land-

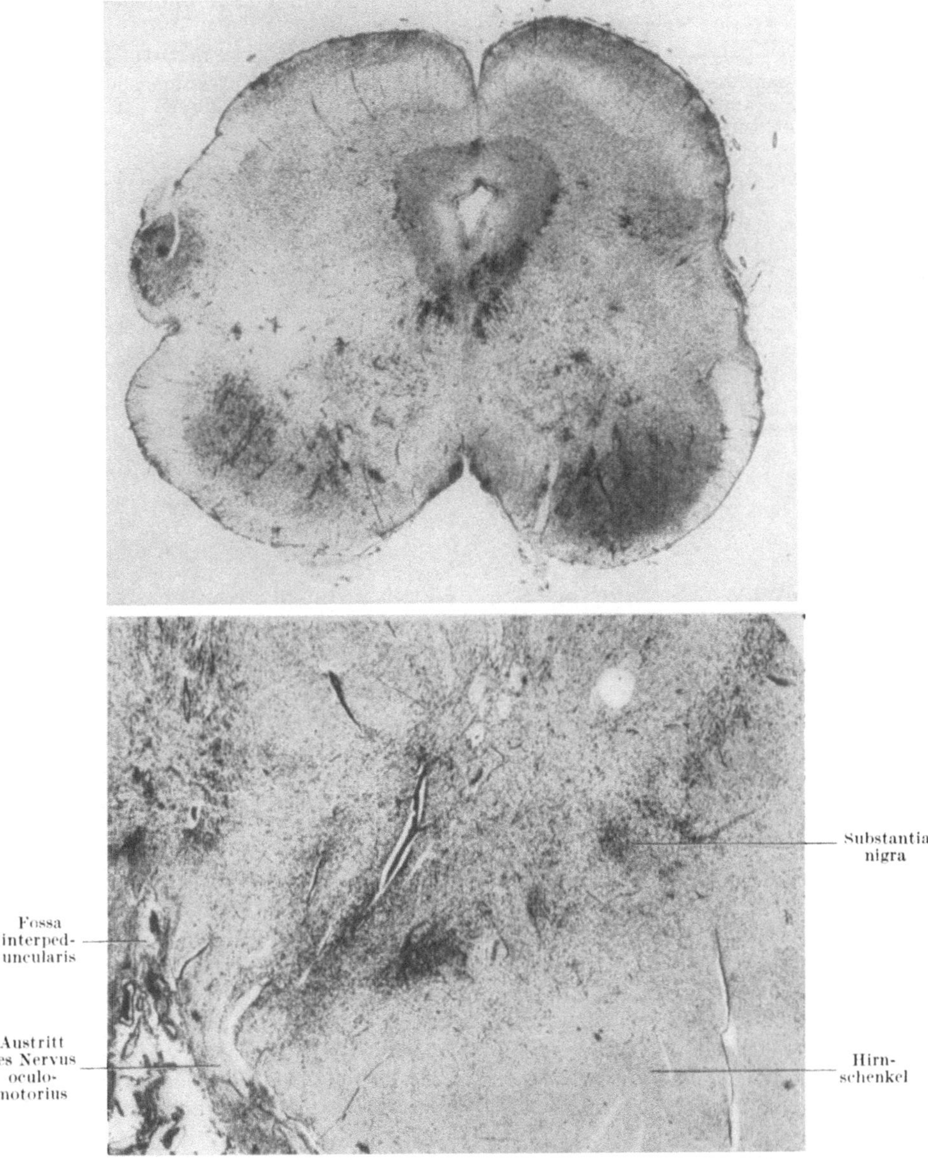

Abb. 84. Oben: Pferd. Borna-Krankheit, Mittelhirn; Cresyl. Schwere entzündliche Veränderungen besonders in der Substantia nigra, weniger im Gebiet des Oculomotoriuskernes und des Nucleus ruber. Unten: Mensch, Encephalitis lethargica, Mittelhirn; Cresyl; zeigt die entzündlichen Läsionen in der S. nigra. (Aus SEIFRIED-SPATZ)

kreis Borna zuerst beobachtet worden ist; Mitteldeutschland) beschränkt blieb, dort aber teilweise sehr schwere Verluste unter den Pferdebeständen verursachte. Die Eigenschaften des Virus sind bekannt; es ist unter natürlichen Bedingungen auch auf das Schaf übertragbar, welches vielleicht das Virusreservoir darstellt;

ein sicherer Fall beim Reh soll nachgewiesen worden sein, dagegen ist die Empfänglichkeit des Rindes nicht abgeklärt. Kaninchen lassen sich experimentell infizieren. Um die histologische Untersuchung haben sich DEXLER, ZWICK, JOEST und DEGEN, DOBBERSTEIN, HOLZ und mit einer sehr eingehenden vergleichenden Studie SEIFRIED-SPATZ verdient gemacht.

Wir selbst besitzen, da die Borna-Krankheit in der Schweiz nicht vorkommt, wenig eigene Erfahrung. Es wurden uns aber von der Bayer. Staatl. Veterinäruntersuchungsanstalt Nürnberg (Dr. BECK) freundlicherweise 11 Gehirne bornakranker Pferde zur Verfügung gestellt, so daß wir die Veränderungen selbst kennenlernen konnten.

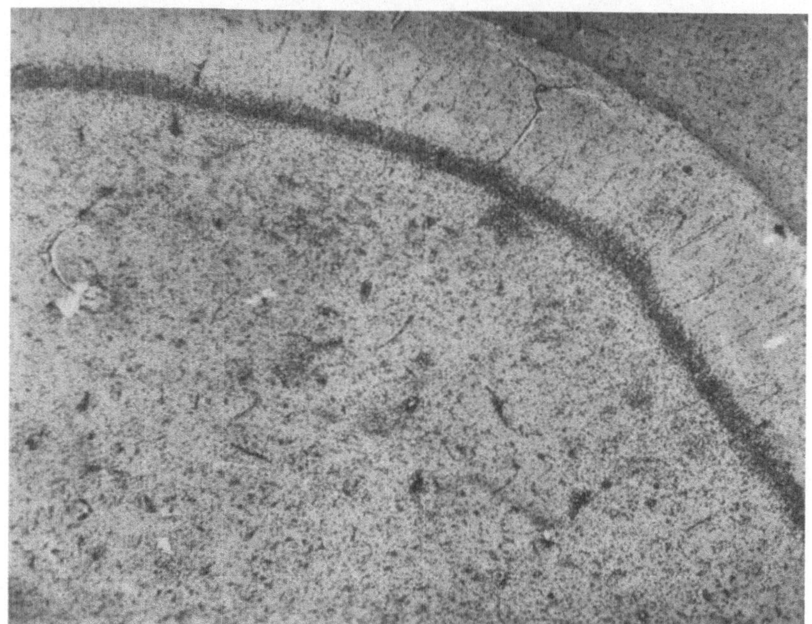

Abb. 85. Pferd. Borna-Krankheit. Ammonshorn. HE. Gefäßinfiltrate, diffuse und herdförmige Gliainfiltrate; Ausschwärmen von Zellen aus dem Gefäßwandbereich ins Parenchym (Gewebsinfiltrate). (Präparat Bayer. Staatl. Veterinäruntersuchungsanstalt Nürnberg)

Die Borna-Encephalitis ist zwar eine Polioencephalitis vorwiegend vom Hirnstammtypus, doch sind in vielen Fällen auch sehr nennenswerte Veränderungen im Großhirn, besonders im Cortex, vorhanden. Die Meningen beteiligen sich wenig, und im Rückenmark finden sich meist nur geringfügige Infiltrate. Stark betroffen pflegen die Bulbi olfactorii, die Riechwindungen, der Nucleus caudatus und das Ammonshorn zu sein, welch letzteres dank der Konstanz seiner Veränderungen bei der Routinediagnostik untersucht wird. SEIFRIED-SPATZ betonten die gleichbleibende Schwere der Veränderungen im Mittelhirn (Substantia nigra) und damit die morphologische Verwandtschaft zu Encephalitis lethargica und Lyssa (Abb. 84).

Auch die kranialen und spinalen sowie die vegetativen Ganglien und peripheren Nerven können verändert sein.

Die Komponenten des histologischen Bildes sind: sehr auffällige, oft massive perivasculäre Infiltrate, insbesondere an den präcapillären Gefäßen, mit Vorwiegen der Lymphocyten und histiogener Elemente bei Zurücktreten der Plasmazellen. Unter Durchbrechung der Grenzmembran können die Infiltratzellen ausschwärmen und Gewebsinfiltrate bilden (Abb. 85, 86). Mehr oder weniger dichte, teilweise herdartige Gliawucherungen, mit Auftreten von Stäbchenglia und regressiv veränderten Zellen sind häufig und erreichen in gewissen Hirnpartien (Mittelhirn, Abb. 84) starkes Ausmaß. Ein wesentlicher Parenchymabbau findet nicht statt, gliogene Körnchenzellen scheinen ebenso wie faserig-gliöse Vernarbung zu fehlen. Allerdings sind kaum Spätstadien der Krankheit untersucht worden; einzig HOLZ (1938) berichtet von Markschwund und Eisenablagerungen. Der Ganglienzelluntergang, welcher von Neuronophagie gefolgt sein kann, scheint kleinere Zellen des Cortex und der Stammganglien zu treffen. In den großen

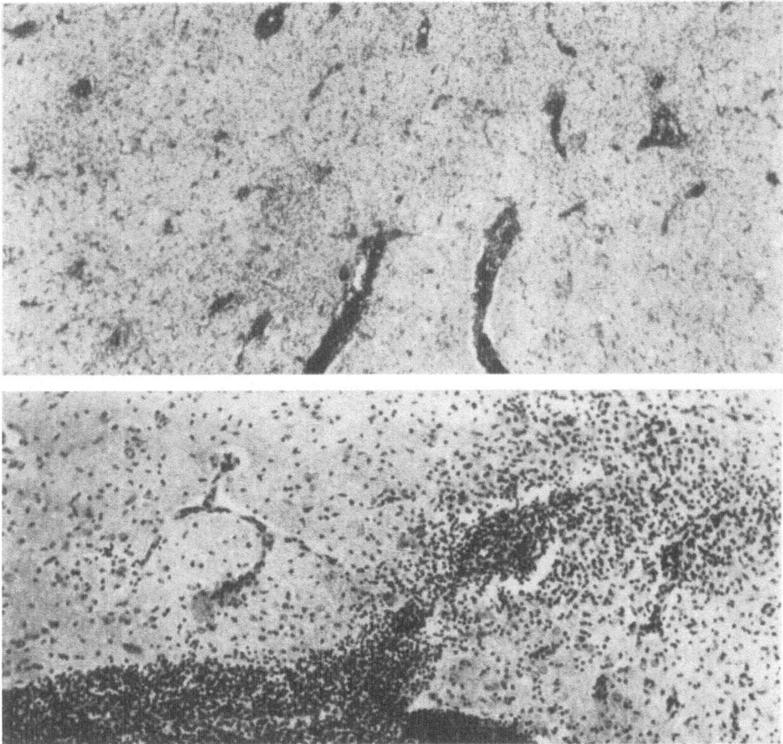

Abb. 86. Pferde. Borna-Krankheit. Oben: Gefäß- und Gliainfiltrate. Unten: ein einzelnes Gefäß bei mittlerer Vergr., mit Ausschwärmen der Infiltratzellen (vorwiegend lymphoide) ins Gewebe. Beide Bilder HE. (Präparate Bayer. Staatl. Veterinäruntersuchungsanstalt Nürnberg)

Ganglienzellen besonders des Ammonshorns und des Riechhirns sind von JOEST und DEGEN und später von anderen Untersuchern angeblich spezifische, acidophile, intranucleäre Körperchen beschrieben worden, die als sog. JOEST-DEGEN-sche Einschlußkörperchen eine gewisse diagnostische Bedeutung erlangt haben, obschon sie oft fehlen oder nur sehr mühsam nachzuweisen sind.

Eine *hämorrhagische Form* der Krankheit mit zahlreichen Blutungen in die Gefäßwände oder ins Parenchym sowie mit roten Erweichungen im Anschluß an hochgradige Gefäßwandschädigungen (Verquellung, Ödematisierung, Nekrobiose) ist von HOLZ beschrieben worden, doch ist ihre Ätiologie nicht ganz sichergestellt. Möglicherweise steht sie der ebenfalls ursächlich unabgeklärten hämorrhagischen Encephalitis von MOUSSU-MARCHAND nahe, von der SCATOZZA vermutet, es könnte sich um die im ersten Weltkrieg eingeschleppte nordamerikanische Pferdeencephalitis handeln. Soweit die Beschreibungen ein Urteil zulassen, scheint die französische Pferdeencephalitis jedenfalls mehr den Panencephalitiden nahe zu stehen.

Louping-ill

Das Louping ill ist eine in Schottland, Nordengland, Irland und angeblich auch in Rußland vorkommende Encephalomyelitis der Schafe, die durch Zecken (Ixodes ricinus) übertragen wird. Das Virus ist auf Affen, Rinder, Pferde, Hamster, Mäuse und Vögel übertragbar. Fälle von Infektionen bei Menschen, sowohl in Laboratorien wie beim Umgang mit Schafen, sind verschiedentlich mitgeteilt worden. Es handelt sich dabei um milde, nicht tödlich verlaufende encephalitische Krankheitsbilder (BREWIS, DAVISON, LAWSON, PROTIN). Einzig aus Rußland wurde über menschliche Fälle mit letalem Ausgang berichtet; das Virus soll von demjenigen der russischen Fernost- oder Zeckenencephalitis nicht oder nur schwer zu unterscheiden sein.

Histologisch handelt es sich beim Schaf (GORDON, BROWNLEE) um eine die graue Substanz bevorzugende Encephalomyelitis mit vorwiegend lymphoplasmocytären Gefäß- und Gewebsinfiltraten, Gliaproliferationen, Ganglienzelluntergang und Neuronophagien. Besonders betroffen scheinen die PURKINJE-Zellen des Kleinhirns zu sein, wodurch auch das durch die cerebelläre Ataxie und Koordinationsstörungen gekennzeichnete klinische Bild verständlich wird. Auch die Meningen sind am entzündlichen Prozeß beteiligt. Cytoplasmatische Einschlußkörperchen wurden beim Affen und der Maus (HURST), nicht aber beim Schaf beschrieben.

Traberkrankheit der Schafe

Vom Louping ill zu unterscheiden ist die Traberkrankheit der Schafe *(tremblante, scrapie)*, die besonders in gewissen Gebieten Frankreichs und in Schottland heimisch ist, aber auch in Deutschland vorgekommen zu sein scheint. Wenn auch das hervorstechendste histologische Symptom eine eigenartige ballonierende oder hydropische Entartung der Ganglienzellen sein soll, so erhellt doch aus allen Beschreibungen die entzündliche Natur des Prozesses. BERTRAND und GUILHON-LUCAM (1953) sprechen von einer Polio-myélo-encéphalite subaiguë. Am frühesten und stärksten sollen die vegetativen Kerne des Rückenmarks betroffen sein, womit man den klinisch anfänglich dominierenden Juckreiz („Gnubberkrankheit") zu erklären versucht. Später stellen sich Ataxie, Lähmungen, trophische Störungen, Kachexie ein. Die entzündlichen Infiltrate treten bei der natürlichen Erkrankung gegenüber den degenerativen Veränderungen der Neurone zurück; auch die Neuronophagie und gliöse Substitution der zugrunde gegangenen Ganglienzellen sollen geringfügig sein. Dies läßt sich vielleicht mit dem sehr schleichenden Verlauf der Krankheit erklären. Bei der experimentellen Übertragung (WILSON und Mitarbeiter), die bis zur 9. Passage gelang, wurde die entzündliche Komponente deutlicher. Von den französischen Autoren wird bei Spontanfällen eine intensive Fasergliose der Kleinhirnrinde und des Rückenmarkgraus beschrieben; sie fanden auch Veränderungen in der Hypophyse, Chorioiditis und Netzhautablösungen und stellten bei natürlicher und experimenteller Ansteckung ganz ungewöhnlich lange, teilweise bis über 1 Jahr betragende Inkubationszeiten fest. Auch nach WILSON beträgt sie nach intracerebraler Übertragung meist 5 Monate.

Meerschweinchenlähmung

In der Tiermedizin noch oft mit dem Namen „Meerschweinchen*lähme*" bezeichnet, einem Ausdruck, der — als überflüssig — unterdrückt werden sollte. Lähmung bedeutet die Funktionsuntüchtigkeit von Muskeln oder ganzen Gliedmaßen usw. durch Schädigung der entsprechenden peripheren Nerven oder ihrer Kerne im Rückenmark und Hirnstamm, oder schließlich von übergeordneten Bahnen und Zentren. Lahmheit heißt eigentlich jede mehr oder weniger gestörte Funktion von Gliedmaßen mit verschiedensten Ursachen, eingeschlossen nervösen. Sie ist also ein deskriptiv-klinischer Begriff, der wenigstens teilweise die „Lähmung" in sich schließt, im strengen Sinne aber auf Zustände zu beschränken wäre, die durch Gelenks-, Knochen-, Muskel-, Sehnen-, Sehnenscheiden-, Haut- und Hautgebildeschädigungen bedingt sind.

Sie ist als einmalige Beobachtung (RÖMER 1911) nur mit Vorbehalten hierher zu rechnen. Er fand vorwiegend lymphocytäre Infiltration der Meningen im Bereich des Rückenmarks. Von dort griff der entzündliche Prozeß den Gefäßen und Piasepten entlang auf das Rückenmark über und breitete sich im Grau, besonders um den Zentralkanal herum, aus. Erst in Spätstadien fanden sich regressive Ganglienzellveränderungen und nur selten Neuronophagien. Die schwersten Veränderungen, vor allem meningeale, waren im Lendenabschnitt des Rückenmarks lokalisiert, doch blieb auch das Gehirn nicht ganz frei. Als ursächliches Agens wurde ein elektiv neurotropes Virus angeschuldigt, doch fehlen weitere und nach modernen Gesichtspunkten durchgeführte Untersuchungen.

Wie wir feststellen konnten, finden sich in größeren Meerschweinchenbeständen nicht selten sporadische und anscheinend nicht ansteckende Encephalomyelitiden, die aber vermutlich mit der RÖMERschen Krankheit nicht identisch sind. Ob die sog. *Meerschweinchenpest* mit der geschilderten übereinstimmt oder eine selbständige Erkrankung ist, bleibt unentschieden.

Mäusepoliomyelitis

Die sog. Mäusepoliomyelitis hat nicht nur als gut studierbare Modellkrankheit, sondern auch dadurch, daß sie bei Verwendung der Maus für Übertragungen anderer encephalitogener Viren eine sehr störende Rolle spielen kann, hauptsächlich in der experimentellen Encephalitisforschung Bedeutung erlangt. Neben dem THEILERschen kommen vermutlich noch weitere Vira vor, wie auch bei der Ratte, wo unter anderem eine spontane Entmarkungsencephalitis beschrieben wurde (MELNICK-RIORDAN, NOVY, PAPPENHEIMER).

Die sehr umfangreiche Literatur ist vor kurzem in 2 Arbeiten aus der Forschungsanstalt Insel Riems bei Greifswald zusammengestellt und durch neue Untersuchungen virologischer und morphologischer Art überprüft worden (v. ZSCHOCK, KÖTSCHE).

Danach ließ sich das THEILER-Virus in allen daraufhin untersuchten Mäusezuchten besonders bei Jungtieren nachweisen, in einem einzigen Fall bei einer Feldmaus, nie aber bei Hausmäusen. Sehr gründliche histologische Untersuchungen führten zum Schluß, daß eine kontinuierliche Virusausbreitung im ZNS von cranial nach caudal stattfinden müsse. Die Veränderungen bestanden anfänglich in vacuolären Ganglienzelldegenerationen und im weiteren Verlauf in zunehmenden Neuronophagien, vasculär-mesenchymalen Infiltraten in Parenchym und Meningen, Ödematisierung und Rarefikation der grauen Substanz, Makrogliaproliferation, regressiven Veränderungen und vasculär-gliösen Reaktionen in den Spinalganglien. Die Veränderungen in den vegetativen Ganglien (Proliferation der Hüllplasmodien) waren sehr geringfügig.

Eine große Rolle in der Forschung über neurotrope Vira spielen in den letzten Jahren diejenigen der sog. *Pseudo- und Parapoliomyelitisgruppe*, von denen verschiedene in der Liste zu Eingang dieses Kapitels (S. 99) aufgeführt wurden.

Eine Übersicht zu diesen Fragen in deutscher Sprache findet sich bei KELLER-VIVELL. KALM ist nach seinen Erfahrungen der Auffassung, daß die menschliche, durch die klassischen Stämme (Brunhilde, Leon, Lansing) verursachte Poliomyelitis epidemiologisch, klinisch und morphologisch sowohl nach Typus wie nach Ausbreitung der Veränderungen beim Menschen und beim Affen eine scharf umschriebene Einheit darstellt. Die beim Affen durch die sog. Nagerstämme verursachten Veränderungen unterscheiden sich eindeutig von ihr (Col. SK-, F-, Ortlieb-Virus). Die Vergleiche, welche zwischen ihnen sowie verschiedenen tierischen Krankheiten (Teschener Krankheit, Borna-Krankheit, Mäusepoliomyelitis, Coxsackie-Virusinfektionen) und der menschlichen Poliomyelitis gezogen würden, seien alle recht oberflächlich und entbehrten der epidemiologischen und morphologischen Beweise. Außerdem sei noch nicht erwiesen, daß diese Vira der Pseudopoliomyelitisgruppe beim Menschen encephalitogen wären; der wertvollste Hinweis sei bisher der Nachweis lebenden Virus' im Liquor (KOCH, BIELING und Koch). Wenn aber, so würden nach den experimentellen Befunden am Affen (der sich für die Vira der Poliomyelitisgruppe genau wie der Mensch verhält) auch beim Menschen Veränderungen vom Typus der disseminierten Virusencephalitis zu erwarten sein, was sie doch wohl grundsätzlich von der Kinderlähmung unterscheide.

Mit der Erwähnung der *enzootischen Rinderencephalitis* (MOUSSU und Mitarbeiter), welche versuchsweise in diese Gruppe eingereiht wurde, aber weder morphologisch noch ätiologisch genügend durchuntersucht scheint, können wir die Übersicht der vorwiegend die graue Substanz erfassenden Encephalomyelitiden abschließen.

b) Gruppe der Panencephalitiden

(graue und weiße Substanz in wechselnder Weise betreffend; ursächlich nicht oder nicht ausschließlich neurotrope Vira, teilweise noch unbekannt)

Diese größere Gruppe, der soeben besprochenen besser an die Seite als gegenüberzustellen, ist in ihrem Wesen sowohl in morphologischer Hinsicht, wie auch nach dem ursächlichen Geschehen durchaus heterogen. (Sichere, direkte Viruswirkung; umstrittener Wirkungsmechanismus bekannter Viren: para- und postinfektiöse, postvaccinale [allergische?] Prozesse; vermutete, aber noch unabgeklärte Virusätiologie.) Als *Panencephalitiden* werden sie bezeichnet, um anzudeuten, daß nicht vorwiegend die graue (Polioencephalitis) oder die weiße (Leukencephalitis) Substanz, sondern zumeist beide vom entzündlichen Prozeß betroffen sind, mögen im einzelnen noch so große Unterschiede in der Verteilung bestehen.

Wollte man weitere Unterteilungen vornehmen, so könnte dies nach verschiedenen Gesichtspunkten geschehen; wir beschränken uns auf die Feststellung, daß es eine Untergruppe gibt, bei welcher die Encephalitis das klinische und pathologisch-anatomische Bild weitgehend beherrscht (verschiedene Pferdeencephalitiden, enzootische Rinderencephalitiden, Schafencephalitis, infektiöse Myelitis der Katze, aviäre Encephalitis), ferner eine größere Gruppe, bei der die entzündlichen Veränderungen des Nervensystems im Verlaufe septicämischer Viruskrankheiten mehr oder weniger häufig und schwer neben den anderen Organveränderungen auftreten können (AUJESZKYsche Krankheit; Brustseuche des Pferdes; Rinderpest; bösartiges Katarrhalfieber, eventuell Maul- und Klauenseuche; Virusschweinepest, Schweineinfluenza und Ferkelgrippe; Hundestaupe; Fox Encephalitis-Hepatitis contagiosa-Gruppe; Newcastle-Krankheit des Geflügels; infektiöse Serositis der Truthühner usw.). Schließlich bleibt eine Großzahl sporadischer Einzelfälle oder kleiner Enzootien, die bei den verschiedensten Haus- und Wildtieren beschrieben worden sind, und wie auch wir sie in unserem Untersuchungsgut nicht selten antreffen. Nach den histologischen Veränderungen schiene dabei die Virusätiologie möglich, bleibt aber unbewiesen, solange nicht entsprechende Untersuchungen in spezialisierten Laboratorien durchgeführt werden.

Da wir in der tabellarischen Übersicht (S. 100 ff.) bemüht waren, Hauptpunkte hinsichtlich Verbreitung, Biologie, pathologischer Histologie und vergleichendmedizinischer Bedeutung für die einzelnen Krankheiten anzugeben, können wir hier an Hand hauptsächlich eines Beispiels die sich stellenden Probleme besprechen. Wir wählen dazu die Hundestaupe, bei der wir über eine ausgedehnte eigene Erfahrung verfügen. Hierbei wird sich auch die Frage der Entmarkungskrankheiten und der sog. Leukoencephalitiden anschließen lassen. Lediglich über die Pseudorabies und die amerikanischen Pferdeencephalitiden sei kurz etwas vorausgeschickt.

Aujeszkysche Krankheit

Die *Pseudowut* oder Aujeszky*sche Krankheit* befällt eine ganze Reihe von Haus- und auch Wildtieren, verläuft klinisch unterschiedlich, oft aber mit einem charakteristischen starken Juckreiz (mad itch). Im Gegensatz zur Lyssa scheint sie beim Menschen, abgesehen von vereinzelten Laborinfektionen, nicht vorzukommen. Zuerst in Ungarn beschrieben, wurde sie später als enzootisches oder sporadisches Vorkommnis in den verschiedensten Ländern gemeldet, wenn auch nicht sehr häufig (Remlinger-Bailly). Vor kurzem ist sie in Deutschland (Berlin, Flir) bei Hunden wieder aufgetreten. Bei der natürlichen Infektion soll der perorale Weg eine wesentliche Rolle spielen; als Versuchstier ist das Kaninchen geeignet.

Die histologischen Veränderungen, von Salyi, Hirt, Flir geschildert, sollen eine Unterscheidung von der Rabies möglich machen, doch gehen die Angaben in Einzelheiten nicht unwesentlich auseinander. Während gelegentlich betont wurde, daß die Veränderungen in Cortex, periventrikulärem Grau und in den Plexus, nicht aber in Medulla oblongata und Pons (im Gegensatz zur Lyssa) zu finden seien, sah Flir gerade in der Oblongata die stärksten entzündlichen Prozesse mit massiven perivasculären und Gewebsinfiltraten, in diffuser oder herdförmiger Anordnung. (Dies würde auch zur klinischen Symptomatologie: ,,infektiöse Bulbärparalyse'' passen.) Unter den Infiltratzellen schienen neben den histiocytären und mikroglialen Elementen die Polymorphkernigen zu dominieren, wie das auch in den peripheren Nerven und der Leptomeninx bei experimentell infizierten Kaninchen der Fall sein soll. Auffallend war die starke, sich besonders an den Kernen zeigende Zerfallstendenz der leukocytären Infiltratzellen und der ortsständigen Glia. Die Ganglienzellen dagegen blieben, auch in unmittelbarer Nähe herdförmiger Infiltrate, weitgehend verschont. Neuronophagien waren nicht zu sehen. Kranial- und kleinhirnwärts nahm der entzündliche Prozeß an Intensität rasch ab und beschränkte sich auf Gefäßinfiltrate und lockere oder knötchenförmige Gliaherdchen. Im Occipitallappen des Großhirns waren Gefäßwandverquellung, Blutaustritte und Mikroabscesse zu beobachten. Der zweite Fall Flirs zeigte im Gegensatz zum ersten bedeutende Infiltrate in der Leptomeninx. Sályi macht auf die starke Beteiligung der Eosinophilen aufmerksam sowie auf das unterschiedliche histologische Bild bei den verschiedenen Tierarten (bei Schaf und Kaninchen nur regressive Gefäßveränderungen, beim Schwein Panencephalitis und teilweise starke Meningitis).
Nach ihm erinnert das Bild an die Schweinepestencephalitis.

Pferdeencephalitiden

Die zu dieser Gruppe gehörenden Pferdeencephalitiden stellen ein weltweites Problem dar, welches allerdings erst in Nordamerika in befriedigender Weise abgeklärt ist, dort aber ein Musterbeispiel ätiologischer Forschungsarbeit darstellt. Die ,,equine encephalitis'', welche in 2 Typen mit unterscheidbaren Vira auftritt (eastern und western type) verursachte unter den Pferdebeständen riesige Verluste. Nach der Zusammenstellung von Scatozza (1954 mit ausführlichem Literaturverzeichnis) betrugen sie von 1935—1951 nahezu 5 Millionen Tiere; jetzt scheint die Seuche fast erloschen zu sein, woran aber auch der maßlose Rückgang in der Pferdehaltung mitverantwortlich sein wird. Systematische Untersuchungen haben gezeigt, daß das Virusreservoir nicht bei den Pferden zu suchen ist, sondern bei Vögeln verschiedener Art (z.B. Fasanen, Tyzzer), die zumeist nicht manifest erkranken. Von diesen Quellen aus wird der Infektionsstoff durch eine ganze Reihe blutsaugender Insekten auf die empfänglichen Arten weiter übertragen, wobei die erkrankenden, wie Pferd und Mensch, sozusagen nur Seitenzweige der Infektionskette darstellen. In den USA sind bei verschiedenen, meist kleineren Encephalitisendemien unter den Menschen (vorwiegend Kindern) die Beweise geliefert worden, daß es sich um equine Encephalitis handelte. Die Krankheit verlief in einzelnen Fällen tödlich, die histologische Untersuchung ergab ähnliche Veränderungen wie beim Pferd. Experimentell ist die Empfänglichkeit einer großen Zahl von Tierarten für diese Vira nachgewiesen worden. Um die histologische Erforschung haben sich unter anderen HURST, KING und KISSLING verdient gemacht.

Nach HURST, der die histologischen Veränderungen nicht nur am Pferd, sondern auch an zahlreichen Versuchstieren studierte, zeigen Pferd, Kalb, Schaf und Hund sehr schwere encephalomyelitische und sekundär-meningitische Veränderungen, bei denen der Untergang von Ganglienzellen ein hervorstechender Zug ist. Wenn auch über das ganze ZNS verbreitet, sind die Veränderungen doch in der grauen Substanz betonter. Es finden sich polymorph-kernige Gewebsinfiltrate und früh eine lebhafte Mikrogliaproliferation. Die Gefäßwände sind in verschiedenem Ausmaß mit mono- und polynukleären Zellen infiltriert. Auffällig sind die zahlreichen Blutungen. Am stärksten sind Thalamus, Hypothalamus und Cortex cerebri betroffen, weniger die Stammganglien, Mittelhirn und hinterer Hirnstamm sowie das Rückenmark. In letzterem scheinen die Vorderhörner stärker affiziert als die hinteren. Die Kleinhirnrinde bleibt verschont, nicht aber die Kerne. Während das ZNS sozusagen in toto in den Prozeß einbezogen ist, bleiben die meningealen Infiltrate inkonstant und unregelmäßig verteilt. Veränderungen im GASSERschen Ganglion sollen fehlen, im Gegensatz zur Lyssa. Acidophile Zelleinschlüsse wurden gesehen, doch sind sie zu inkonstant und zu wenig typisch, um diagnostischen Wert zu besitzen. Dies sind nach HURST die Folgen bei Infektion mit dem eastern strain; der western strain soll beim Pferd analoge, aber weniger heftige Veränderungen verursachen. Außer den encephalitischen finden sich auch in den anderen großen Parenchymen Schädigungen, insbesondere degenerativer Art, so in der Leber, welche für den meist zu beobachtenden schweren Ikterus verantwortlich sind.

Bei experimenteller Übertragung auf Meerschweinchen, Kaninchen und Maus bildet sich eine akute Encephalitis mit Bevorzugung der „höheren olfaktorischen Zentren" aus; ein Unterschied zwischen den beiden Virustypen ist dabei nicht festzustellen.

A. WOLF weist beim Menschen auf das Vorkommen von Herden teilweiser oder totaler Gewebsnekrose sowohl in der grauen wie in der weißen Substanz hin, die durch Einwanderung von Polymorphkernigen als miliare Abscesse imponieren; zahlreiche Mikrogliazellen mischen sich dem Infiltrat bei. In der weißen Substanz fallen bei Markscheidenfärbungen scharf umschriebene Entmarkungsherde auf, in denen teils nur die Markscheiden, oft aber auch die Achsencylinder zugrunde gegangen sind. In manchen Fällen finden sich, vorwiegend im Grau, scharf ausgestanzte Herde akuter Degeneration mit Ödem, die auf gestörte Zirkulation und akute Anoxämie zurückzuführen sind. Der Gewebsuntergang in diesen Herden kann ein totaler sein mit Einschluß der mesenchymalen Anteile. Ähnliche Herde wurden bei der Encephalitis japonica beschrieben. Im weiteren Verlauf kommt es zur Phagocytose vorwiegend durch mikrogliale Körnchenzellen, sowie zu einer marginalen Astrocytenwucherung, später eventuell zur Ausbildung von cystischen, nur schwach gliös demarkierten Hohlräumen ohne wesentliche entzündliche Reaktion. In schwereren Fällen können ausgedehnte Höhlenbildungen und Lappenatrophien resultieren; bei Kindern kommt es gerne zu Verkalkungen in den malacischen Zonen. — Derartige Spätveränderungen sind unseres Wissens beim Tier nie beschrieben worden.

In Mittel- und Südamerika (Mexiko, Westindien, Venezuela, Brasilien, Argentinien) sind weitere Pferdeencephalitiden festgestellt worden, wobei teils selbständige, aber nicht durchwegs gründlich untersuchte Viren, teils die nordamerikanischen Typen isoliert worden sind (vgl. VICTOR und Mitarbeiter). Vergleichbare Virusencephalitiden gibt es im ganzen Gebiet der UdSSR, doch scheint auch hier ätiologisch noch manches nicht genügend geklärt. Aus vielen europäischen Ländern schließlich sind kleinere oder größere Enzootien gemeldet worden (Deutschland: FRÖHNER-DOBBERSTEINsche E., E. haemorrhagica Holz; Frankreich: E. von MOUSSU-MARCHAND usw., vgl. BRION), über deren Ursachen man nur mangelhaft orientiert ist. Immerhin verdienen derartige Fälle Aufmerksamkeit besonders in Anbetracht der Tatsache, daß in den letzten Jahren sowohl in der Tschechoslowakei wie in Jugoslawien (LEŠNIČAR) und Österreich (Kärnten, Steiermark) Encephalitiden beim Menschen aufgetreten sind, bei denen es sich um die russische Zecken- oder Sommerencephalitis zu handeln scheint. Virusträger werden unter Tieren vermutet, und entsprechende Untersuchungen sind bereits eingeleitet worden (GRINSCHGL; VAN TONGEREN und Mitarbeiter). Siehe auch die Übersicht von HAUSSMANN 1955.

Obschon von einzelnen Autoren unter die Gruppe der Polioencephalitiden klassiert, scheint die Encephalitis japonica nach ihren morphologischen Charakteren, besonders aber nach den biologischen Verhältnissen (Tierreservoir und Arthropodenübertragung des Virus) in die Nachbarschaft der soeben geschilderten Formen zu gehören. Auch A. WOLF schreibt: "The similarities between this disease and American equine encephalomyelitis are striking."

Encephalitis japonica

Die Encephalitis japonica, zur Unterscheidung von der ECONOMOschen auch als Typ B-Encephalitis bezeichnet (nicht zu verwechseln mit Infektionen durch das *Virus B* bei Affe und Mensch), ist wahrscheinlich identisch mit der in Australien aufgetretenen X-Disease und immunologisch verwandt mit der St. Louis-Encephalitis. Sie ist, außer im Hauptverbreitungsgebiet der japanischen Inseln (wo sie auch am eingehendsten studiert wurde), im ganzen fernen Osten verbreitet. Pferde, Rinder, Schweine, Schafe, Ziegen, Hunde und andere Säugetiere stellen das Virusreservoir dar (und erkranken teilweise selbst daran), von wo durch verschiedene Stechmückenarten die Infektion auf den Menschen übertragen wird (SABIN).

Beim Pferd verläuft der entzündliche Prozeß nach TAJIMA in 3 Stadien, einem initialen leukocytären mit Ausstreuung der Infiltratzellen vom Gefäßbaum und den Meningen über das ganze Parenchym, dann einem Übergangs- und einem anschließenden, nichtleukocytären Stadium. Leukocytäre Herdchen, später gliöse Knötchen können sich an den Orten kleinerer Erweichungen entwickeln. Der Ganglienzelluntergang ist abhängig von der Intensität des Gesamtprozesses; die Neuronophagie — im ganzen wenig intensiv — wird anfänglich von Leukocyten, später durch Gliazellen besorgt. Im 3. Stadium zeigt sich eine Lokalisierung des entzündlichen, nun vorwiegend lymphocytär-infiltrativen und gliös-proliferativen Prozesses mit Bevorzugung von Thalamus, Cortex cerebri, Substantia nigra, Basalganglien, Mittelhirnhaube, weniger von Pons, Oblongata und Kleinhirnkernen. Gering sind die Veränderungen stets im Rückenmark und in der Kleinhirnrinde. Die Verteilung der Läsionen war aber in den verschiedenen Stadien und bei den einzelnen Fällen des untersuchten Materials (56) sehr wechselnd.

Die Government Experimental Station for Animal Hygiene in Tokio hat uns freundlicherweise Blöcke eines Falles von Encephalitis japonica beim Pferd zugeschickt. Hier sind die entzündlichen Veränderungen am ausgeprägtesten in den Stammganglien und im Großhirnmark, geringer in Mittelhirn, Brücke, Kleinhirn und Oblongata. In der Kleinhirnrinde finden sich mesenchymal-gliöse Herdchen an der Grenze von Molekular- und PURKINJE-Zellschicht, aber ohne besonders deutliche Schädigung der letzteren, wie etwa angegeben wird. Die meningeale Beteiligung ist fast nur über Groß- und Kleinhirnkonvexität bedeutender. Es handelt sich, neben hochgradiger Stase der Blutgefäße und vereinzelten kleinen Blutungen, um gemischt-lympho- und leukocytäre, diskontinuierliche, oft exzentrische, vorwiegend perivenöse Infiltrate von wechselnder Stärke sowie um lockere, unscharf begrenzte, fast ausschließlich leukocytäre Gewebsinfiltrate. Letztere sind am deutlichsten im Großhirnmark, und zwar an Stellen mit Gewebserweichung.

Nach ZIMMERMANN (zitiert bei WOLF) soll beim Menschen die Bevorzugung der Großhirnrinde und der Basalganglien auffällig und die Tendenz zur verflüssigenden Gewebsnekrose hochgradig sein. Während in den akut tödlich verlaufenen Fällen außer Kongestionsbezirken und petechialen Blutungen kaum etwas zu sehen war, fanden sich in wenigen Fällen mit längerer Überlebenszeit (über 1 Monat) weitverbreitet bleiche, grießig-körnige Flecken in der Großhirnrinde und dem Hirnstamm, besonders in Globus pallidus, Thalamus, rotem Kern und Substantia nigra. Auch in der Brücke, der Kleinhirnrinde und Oblongata, sowie im Rückenmarksgrau fielen Verwischung der Zeichnung und kleine bräunliche Flecken auf. Histologisch bestand eine leichte lymphocytäre Infiltration der Meningen. Im Parenchym war das Hervorstechende der Zerfall von Ganglienzellen in herdförmigen Bezirken, vorwiegend vom Typ der ischämischen Nekrose, mit lympho-leukocytärer Infiltration und Phagocytose. Auch hier kam es zu verflüssigendem Zerfall ohne wesentliche entzündliche Antwort im Cortex, bei länger überlebenden Fällen zur Cystenbildung und bei jungen Individuen zu Verkalkungen. Beim Mensch soll der wesentlichste Unterschied gegenüber den amerikanischen Pferdeencephalitiden in dem relativ geringen Betroffensein der weißen Substanz von Gehirn und Rückenmark bestehen.

Die Encephalitiden des Hundes

Noch ist keine auch in ursächlicher Hinsicht befriedigende Einteilung der entzündlichen Erkrankungen des ZNS beim Hunde möglich. Wir können heute keinen besseren Vorschlag machen als denjenigen, welchen wir vor einigen Jahren anbrachten:

1. Alles, was in ätiologischer Hinsicht geklärt und abtrennbar ist, aus dem Verband „Staupe-Meningoencephalomyelitis" herauszulösen: Lyssa, Aujeszkysche Krankheit, Japonica (bisher nur in Japan beschrieben), Hepatitis contagiosa — Fox encephalitis; Leptospirosen; Toxoplasmose und andere protozoäre Krankheiten (Tropen); bakterielle und Pilzaffektionen.

2. Bei diesem Restverband nach klinischen und insbesondere pathologisch-histologischen Gesichtspunkten Gruppen zu bilden, um dadurch der ätiologischen Forschung die einzuschlagenden Richtungen zu weisen. Nachweise von Virusinfektionen können ja — abgesehen von serologischen Kontrollen, die bei der Staupe klinisch leider noch kaum verwendbar sind — zumeist nur an einer sehr beschränkten Auswahl von Fällen geführt werden.

Wenden wir uns nunmehr diesen verbleibenden Encephalitiden zu, so fällt auf, daß einer ganzen Anzahl klinischer Verlaufstypen und Bilder sowie histopathologischer Formen ein einziges gesichertes und wohlbekanntes ursächliches Agens gegenübersteht, das *Staupevirus* (Virus von Carré, Laidlaw-Dunkin-Virus). Dies veranlaßt uns, einige allgemeine Angaben vorauszuschicken.

Die Hundestaupe

Als Ursache dieser Krankheit, welche angeblich aus Asien oder Südamerika nach Europa eingeschleppt wurde, sich hier nach der Mitte des 18. Jahrhunderts sehr rasch ausbreitete und heute auf der ganzen Welt bekannt ist, wurde schon im vergangenen Jahrhundert ein belebtes Kontagium vermutet. Mit dem Aufblühen der bakteriologischen Forschung wurde zuerst eine ganze Reihe von Keimen (Brucella bronchiseptica, Streptokokken, zum Teil hämolysierende, Staphylokokken, Salmonellen; s. bei Bindrich) verantwortlich gemacht; heute betrachtet man sie als sog. Sekundärerreger. 1905 und in späteren Arbeiten zeigte Carré, daß der wirkliche Erreger ein filtrierbares Virus ist. Seine Befunde wurden durch andere Untersucher, insbesondere Laidlaw und Dunkin, bestätigt. Da sich in klinischem Bild, Krankheitsablauf und pathologisch-anatomischen Veränderungen (besonders auch am Nervensystem) teilweise beträchtliche Verschiedenheiten zeigten, erwachte früh schon das Bedürfnis, der Frage nach der Einheitlichkeit oder Pluralität des ursächlichen Agens nachzugehen. Es würde hier zu weit führen, die ganze Entwicklung in ihrer zeitlichen Abfolge darzustellen; wir verweisen auf die zusammenfassende Arbeit von Fankhauser (1951) und beschränken uns auf eine kurze Darlegung des heutigen Standes der Dinge.

Nachdem von einer ganzen Reihe von Untersuchern einzelne Krankheitsbilder abgetrennt worden waren (Perdrau und Pugh: dry distemper; Torrey: canine encephalitis; Verlinde: idiopathische Encephalitis und Carré-Infektion Typ A und B; Scherer: akute multiple Sklerose des Hundes) versuchte 1948 eine englische Forschergruppe (MacIntyre und Mitarbeiter) mit ätiologischen und histopathologischen Untersuchungen eine Aufspaltung der „Hundeencephalitiden" (canine encephalitis) in mehrere ätiologisch selbständige Einheiten. Das Wesentlichste daran war, daß sie dem klassischen Staupevirus die Fähigkeit, eine „echte Encephalitis" zu verursachen, absprachen (lediglich degenerative Veränderungen an den Ganglienzellen und Gefäßschädigungen mit kleinen Blutungen) und daneben die Existenz dreier selbständiger, encephalitiserregender Vira postulierten. Unter diesen machte die sog. Hard pad disease, d.h. eine „staupeähnliche" Erkrankung („atypische Staupe", „Paradistemper"), mit Hyperkeratosen der Pfotenballen, der Nase und anderer Hautstellen und mit einer sog. Entmarkungsencephalitis in den letzten Jahren besonders viel von sich reden. Wir haben bereits 1951 auf Grund unserer klinischen und pathologisch-histologischen Untersuchungen an einem größeren Material vorausgesagt, daß diese Konzeption nicht stimmen könne, weil einerseits bei Hyperkeratosefällen sehr unterschiedliche Veränderungen im ZNS gefunden werden, andererseits die beschriebene „Entmarkungsencephalitis" bei typischen Staupeverläufen ohne Hyperkeratose vorkommt. Alle bisherigen virologischen Nachprüfungen haben diese Auffassung bestätigt, indem nie etwas anderes als das „klassische" Staupevirus nachgewiesen werden konnte (Cabasso, Larin, York). Auch unsere seitherigen Beobachtungen zeigten, daß es sich nicht um eine neue Krankheit, sondern um modifizierte Abläufe handelt, wie sie unter anderem durch die progressive Durchseuchung, durch Terrainbeeinflussungen in der Hundepopulation infolge Impfungen und durch therapeutische Einflüsse (Chemotherapie, Antibiotica), sicher aber durch manche noch unbekannte Faktoren hervorgerufen sein könnten.

Virologisches. Nach BINDRICH (1954), dem man die neueste und gründlichste Darstellung verdankt, konnte das durch ihn untersuchte Virus in laufenden Passagen mit verschiedenen Einverleibungsweisen auf Hunden erhalten werden und zeigte unter Versuchsbedingungen eine bemerkenswerte Konstanz seiner Wirkung. Der Nachweis der Spezifität wurde durch laufende Kontrollen mittels der Komplementbindungsreaktion erbracht. Blut, Harn und Liquor sind, zu ungleichen Zeitpunkten des Krankheitsablaufes, virushaltig. Das Virus war auf Frettchen, weiße Mäuse und das bebrütete Hühnerei übertragbar, nicht aber auf weiße Ratten und Kaninchen, im Gegensatz zu den Befunden von GORET (1950). Die durch Ultrafiltration ermittelte Größe betrug 70—105 mμ. Es hält sich durch Einfrieren wenigstens 172 Tage infektionsfähig, das p_H-Optimum liegt bei 7,0, die Inkubationszeit bei künstlicher Infektion beträgt 3—8 Tage.

Klinisches. Anfällig sind Hunde aller Rassen, doch scheinen Unterschiede in der Empfänglichkeit vorhanden zu sein. Neben dem Hund erkranken vor allem das Frettchen, aber auch Pelztiere wie Fuchs, Nerz und Skunk an der natürlichen Infektion; Katzen sind unempfänglich. Das Hauptbefallsalter liegt zwischen 4 und 12 Monaten. Entgegen einer weitverbreiteten Ansicht sind Zweiterkrankungen möglich, besonders aber Erkrankungen schutzgeimpfter Tiere (mit lebenden oder toten Impfstoffen).

Das klinische Bild ist im einzelnen recht wechselnd, unter kontrollierten Bedingungen charakterisiert durch einen oft, aber nicht regelmäßig biphasischen Fieberverlauf. Im Beginnstadium bestehen im allgemeinen Anorexie, katarrhalische Erscheinungen an den Kopfschleimhäuten, pustulöse Exantheme und Magen-Darmstörungen. Die pathologisch-anatomische Kontrolle eines reichhaltigeren Materials zeigt, daß die lehrbuchmäßige Unterteilung in katarrhalische, pulmonale, enterale und andere Formen zu schematisch und nicht aufrechtzuerhalten ist, da die Krankheit septicämisch verläuft und alle Organe betrifft. Je nach dem Dazutreten verschiedener Sekundärerreger und dem Krankheitsstadium sind einzelne Symptome aufdringlicher als andere.

Die Erscheinungen von seiten des Nervensystems können mit oder ohne deutliche Erkrankung anderer Organe, im akuten Stadium, im Anschluß an dieses oder erst einige Zeit später auftreten. Über die Faktoren, die dieses unterschiedliche Verhalten bestimmen (Virus-Terrainverhältnis) sind nur Vermutungen möglich; sie sind aber bei natürlichen Krankheitsabläufen ohne Zweifel viel mannigfacher als im Übertragungsversuch und dadurch auch das klinische Bild der Spontanerkrankungen farbiger als im Experiment.

Die neurologischen Symptome sind sehr vielfältig und umfassen neben psychischen Störungen solche der Motorik (lokalisierte oder generalisierte Krämpfe, Myoklonien, Lähmungen, Koordinationsstörungen), der Sensibilität, der cutanen und Sehnenreflexe, der Sphincterfunktionen, der Augen, der sensorischen Funktionen, in Abhängigkeit von Heftigkeit, Lokalisation und Ausbreitung des pathologischen Prozesses im ZNS und seinen Hüllen. Die Symptome zeugen meist von einem Ergriffensein mehr oder weniger des ganzen ZNS, und eine Lokalisation in einzelne Abschnitte ist nur selten möglich (etwa isolierte Myelitis, cerebelläre Ataxie bei vorwiegendem Betroffensein der Kleinhirnregion, Dominieren der psychischen Störungen bei hauptsächlichem Ergriffensein des Cortex cerebri). Auch Übereinstimmungen gewisser Verlaufsarten mit einzelnen histopathologischen Typen sind nicht immer zu erkennen: doch pflegen sich die perakut bis akut verlaufenden und histologisch eher enttäuschenden Formen mehr durch epileptiforme Anfälle, Exzitation, Verwirrtheitszustände und raschen Zerfall aller nervösen Funktionen, die subakuten bis chronischen, oft mehr oder weniger herdförmigen Prozesse eher durch allmählichen psychischen Abbau, Zwangsbewegungen, Ataxien, Herdsymptome usw. zu manifestieren.

In diagnostischer Hinsicht ist die Liquoruntersuchung wertvoll, doch muß man Entscheidendes nicht stets von ihr erwarten; besonders gilt dies für perakute Verläufe, wo die Liquorverhältnisse oft normal zu sein pflegen.

Das Ergebnis der Allgemeinsektion ist ebenfalls von Fall zu Fall wechselnd und umfaßt entzündliche, katarrhalische bis eitrige Prozesse an den Konjunktiven, den Schleimhäuten der Kopfhöhlen und des Rachens, den Tonsillen, ferner Bronchitiden und Bronchopneumonien, Gastroenteritis verschiedener Ausdehnung und Schwere. Regelmäßig vorhanden und sehr häufig klinisch übersehen sind die degenerativen und entzündlichen Veränderungen an Leber und Niere; die histologischen Befunde an weiteren Organen (z. B. innersekretorischen Drüsen) lassen vermuten, daß viele Störungen zumeist klinisch nicht erfaßt werden.

POTEL (1954), der die histologischen Organveränderungen an einem großen, vorwiegend experimentellen Material eingehend studiert hat, betont, daß bei der Straßenstaupe die katarrhalischen Erscheinungen häufiger als bei der experimentellen durch Einwirkung von Sekundärerregern überlagert würden.

Er faßt das Wesen der Staupeviruswirkung (welches er als mesenchymotrop bezeichnet) folgendermaßen zusammen: „Als hervorstechendstes Merkmal der geweblichen Veränderungen bei der katarrhalischen Form können wir zunächst deutliche Aktivierungsvorgänge am reticuloendothelialen, darüber hinaus auch am reticulohistiocytären System buchen. Die

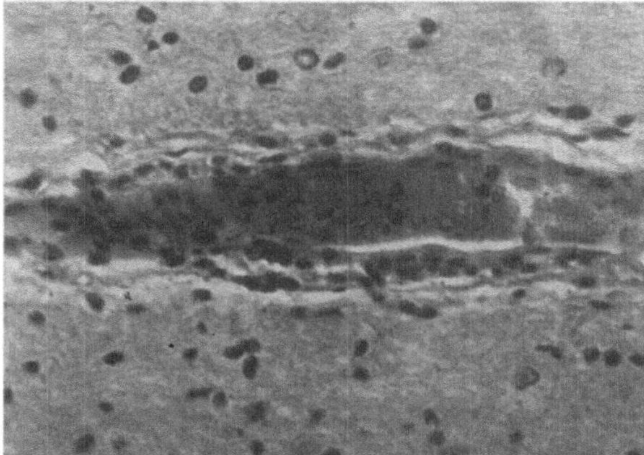

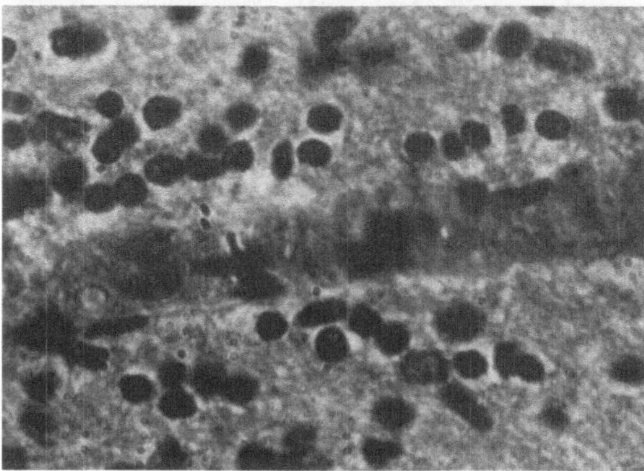

Abb. 87. Zwei Hunde. Akute Staupeencephalitis. Oben: kleine Vene mit Stase und Leukocytenansammlung im Lumen, ödematöse Auflockerung der Gefäßwandschichten mit leichter lymphoidzelliger Infiltration. Unten: Präcapillare mit Schwellung der Endothelkerne sowie deutlicher perivasculärer Aktivierung der Glia. Beide Präparate HE; starke Vergr.

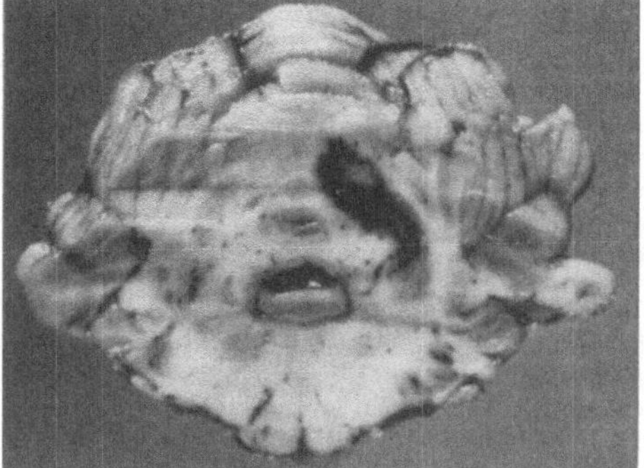

Abb. 88. Hund. Schwere, akut verlaufene Meningoencephalomyelitis. Blutung im Markkörper des Kleinhirns

Aktivierung des Abwehrsystems wird bereits in den ersten Tagen nach parenteraler Einverleibung des Staupevirus, besonders ausgeprägt aber im Verlaufe der ersten Fieberzacke beobachtet, zu einer Zeit also, wo der Erreger in sämtlichen Organen nachzuweisen ist. Vor allem sind es die Uferzellen des Blut- und Lymphstromes, die sehr früh reagieren, in einem Organ hochgradiger als in einem anderen. Die graduellen Unterschiede der Veränderungen dieser Zellelemente werden wohl weniger von der Stärke der Reizwirkung von seiten des Virus abhängen, als vielmehr von der Konstitution und Reaktionslage des Individuums. Besonders augenfällig tritt die Reizbeantwortung im hämatopoetischen System, aber auch in der Leber und Niere und nicht zuletzt im Gehirn in Erscheinung. Fast gleichzeitig, meist aber später, erfolgt die Mobilisierung der Elemente des reticulären Bindegewebes und der differenzierungsfähigen intraadventitiellen Gefäßwandzellen.

Im Blutbild finden wir zu dieser Zeit nach vorausgegangener Leukopenie einen Anstieg der Leukocytenzahl parallel gehend zum Steigen der Temperaturkurve. Die Lymphocytenwerte gehen dagegen nach kurzem Anstieg zurück, so daß es zu einer ausgesprochenen Lymphopenie kommt. Das Virus übt also einen starken Reiz auf das myelopoetische System aus.

Das lymphadenoide Gewebe in den Lymphknoten, besonders den mesenterialen, in den Tonsillen, den Darmfollikeln, der Milz und dem Thymus weist im Verlauf der ersten beiden Wochen nach erfolgter Infektion fast regelmäßig Veränderungen auf. Es besteht eine auffällige Hyperplasie des lymphatischen Gewebsanteils in diesen Organen mit sekundären regressiven Veränderungen verschiedenen Grades. Gleichzeitig bestehen häufig mit den Aktivierungsvorgängen am reticuloendothelialen System die Zeichen eines mehr oder weniger gestörten Blutumlaufs in den terminalen Strombahnen, wie sie in Form von Prästase und Stase in den verschiedenen Organen nachzuweisen sind."

Die Veränderungen am Zentralnervensystem. Die makroskopischen Befunde sind inkonstant und zumeist wenig auffällig; die Gefäße der weichen Hirnhäute können vermehrt bluthaltig sein, in manchen Fällen scheint beim Herausnehmen

des Gehirns etwas reichlicher als sonst Liquor abzufließen. Das Gehirn selbst
kann eine glänzende, vermehrt feuchte Schnittfläche aufweisen, auf der das aus
den angeschnittenen Gefäßen laufende Blut rasch zerfließt; dies kann ein Anzeichen von Ödem sein. Oft scheinen auch, wenigstens bezirksweise, die Par-
enchymgefäße stärker gefüllt. Gelegentlich kann man eine mehr oder weniger
deutliche Erweiterung des Ventrikelsystems feststellen. In subakuten bis chronischen Fällen mit ausgedehnten und schweren entzündlichen, teilweise herdförmigen Prozessen fällt gelegentlich eine gräuliche Verfärbung einzelner Cortex-

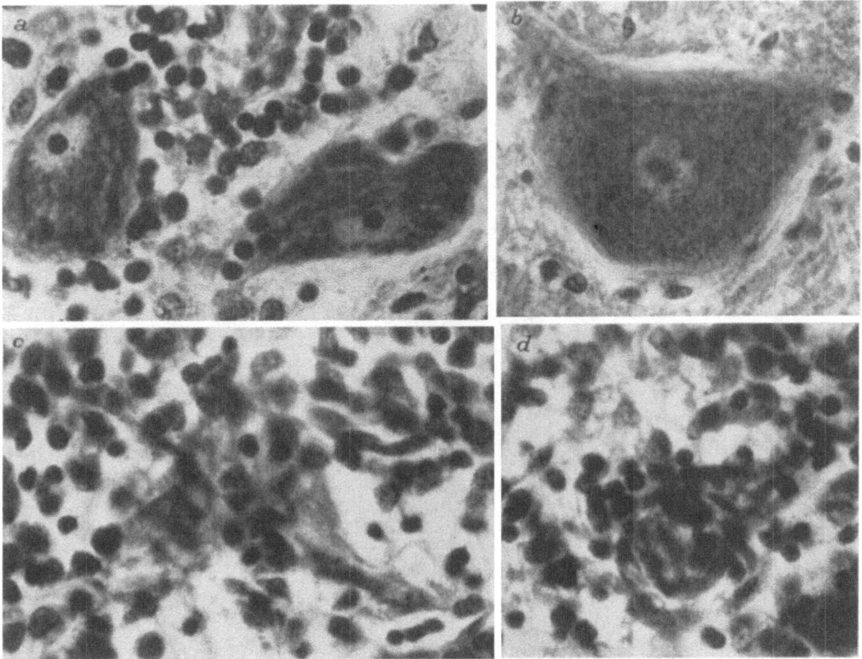

Abb. 89a—d. Eine Anzahl von Ganglienzellveränderungen bei herdförmiger, subakuter Encephalitis, Hund;
alle Cresyl, starke Vergr. a Verhältnismäßig gut erhaltene Zellen mitten in entzündlichem Herd, doch mit ver-
waschenem Tigroid, unscharfer bis stark verschwommener Begrenzung des Kerns; b heller Hof um die Zelle,
feinkörniger Zerfall des Tigroids, verwaschene Kerngrenze und verschwimmender Nucleolus; c Beginn und
d fortgeschrittenes Stadium der gliösen Neuronophagie

abschnitte oder aber eine fleckweise, gelbliche oder rötlichgraue Beschaffenheit
des Markes, besonders in den Kleinhirnstielen auf. Sehr selten begegnet man
makroskopisch erkennbaren Blutungen in den Meningen oder im Parenchym
(vgl. Abb. 88). In den meisten Fällen bietet aber das ZNS selbst bei recht
massiven histologischen Veränderungen dem unbewaffneten Auge nichts Besonderes dar.

Die histologischen Veränderungen. Ätiologische Überlegungen, die wir weiter oben
diskutiert haben, beiseite lassend, fassen wir hier unsere Befunde an rund 500 staupekranken
Hunden in Gruppen zusammen. Wir verzichten auf eine Besprechung der sehr umfangreichen Literatur, da im ganzen gesehen die Befunde übereinstimmen, wenn auch je nach
Auswahl des Untersuchungsgutes und besonderen Interessen die einzelnen Autoren verschiedene Aspekte speziell hervorgehoben haben. Die wichtigsten Arbeiten sind im Literaturverzeichnis zu finden, so daß sich der besonders Interessierte selbst über die historische Ent-
wicklung informieren kann. Wir verweisen auf die Namen: CERLETTI, COHRS, FANKHAUSER,
FENNER-SCHINDLER, FRAUCHIGER-WALTHARD, GALLEGO, HURST, INNES, KING, KOPROWSKI,
KRETZSCHMAR, LAUDER, MACINTYRE, MARINESCO, MONBREUN, PERDRAU-PUGH, PETERS-
YAMAGIWA, POTEL, RIBELIN, SEIFRIED, SCHEITLIN, TORREY, VERLINDE, WHITTEM-BLOOD,

WINQUIST. Vorausgeschickt sei, daß natürlich die Übergänge zwischen den drei zur Darstellung kommenden Gruppen durchaus fließende sind, und daß es immer wieder Fälle gibt, welche durch ihre histologischen Besonderheiten auch aus einem weitgesteckten Rahmen herausfallen.

a) Die seröse Meningoencephalitis. Unter diesem Namen fassen wir ein Gesamtbild von Veränderungen zusammen, welches vermutlich oft nur Vorstufe zu den Bildern der Gruppe b und c wäre, wenn nicht der Tod (natürlicherweise oder vom Menschen gewollt) den Ablauf unterbrechen würde. Gröbere histologische Veränderungen fehlen; es handelt sich um die gleichen Vorgänge, die POTEL (s. oben) bei der „katarrhalischen Staupe" schildert, und wobei er betont, daß zwischen den Fällen ohne und solchen mit neurologischen Erscheinungen (bei experimenteller Übertragung) kein grundsätzlicher Unterschied bestehe; auf das gleiche hatte auch schon CERLETTI (1912) hingewiesen. Die Pia ist aufgelockert und hyperämisch, die Endothelien und adventitiellen Zellen der leptomeningealen Gefäße im Zustande der Proliferation. Ab und zu finden sich in Gefäßwänden geringfügige Infiltrate von Lymphocyten und Polymorphkernigen. Die Gefäße des Parenchyms treten durch Dilatation und starke Blutfülle deutlich hervor, besonders im Mark der Großhirnhemisphären. Endothel- und Adventitialzellen zeigen Proliferationstendenz, das Protoplasma ist vermehrt, und die Kerne färben sich intensiv. Im Gefäßlumen finden sich oft Ansammlungen polymorphkerniger Leukocyten. Der adventitielle Raum ist aufgelockert, oft enthält er eine leicht acidophil anfärbbare Substanz und vereinzelte, lymphoide Infiltratzellen (Abb. 87). Häufig fällt die Reaktion der gefäßnahen Glia auf: deutlich angefärbte Astrocyten mit großen, hellen Kernen sammeln sich entlang der Grenzmembran. Die Ganglienzellveränderungen sind inkonstant nach Art, Ausdehnung und Lokalisation. Meist weisen sie den Charakter der akuten Zellerkrankung auf, gelegentlich den schwerer ischämischer Zellschädigungen. Homogenisierte, überfärbte Zelleiber mit Verschwinden der Tigroidstruktur und Kernpyknose sieht man nur selten und in umschriebenen Bezirken (Abb. 89). Interessant sind eigenartige Verklumpungen und Zusammenballungen von Körnerzellen in der Kleinhirnrinde; hier kann es auch — vermutlich in Abhängigkeit von vasculären Störungen — zu umschriebenen Nekrosen und Abschmelzungen in der Molekularschicht kommen (vgl. Abb. 90). COHRS beobachtete Retraktionskolben an den Neuriten der PURKINJE-Zellen. Im ganzen stellen aber die Ganglienzellveränderungen weder einen sehr aufdringlichen noch konstanten Befund dar, was gegenüber schweren toxischen Schädigungen ein Unterscheidungsmerkmal ist.

Daß, wie POTEL angibt, Ganglienzellausfälle im SOMMERschen Sektor des Ammonshorns in Analogie zu den Krampfschäden ein konstantes Merkmal sind, scheint nach unserem Material zweifelhaft.

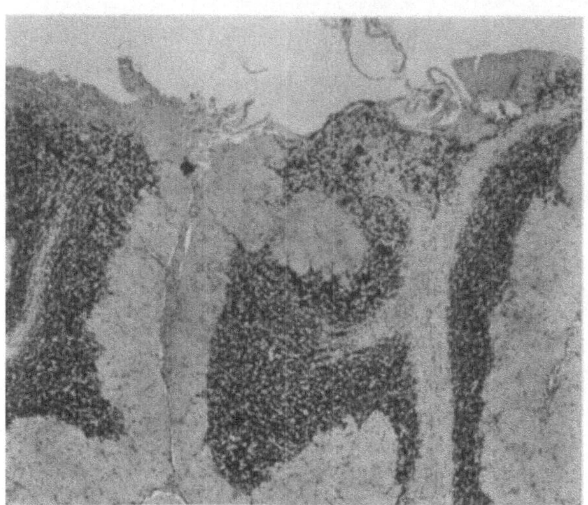

Abb. 90. Hund. Akute Encephalitis. Kleinhirn; Verklumpung der Körnerzellen, teilweise Schwund der Molekular- und Körnerschicht. HE, schwache Vergr.

Ähnliche Erscheinungen der akuten Gefäßwandschädigung und mesenchymalen Reaktion sowie Anzeichen des gestörten Blutumlaufes, aber unter Ausbleiben von zelligen Infiltraten oder wesentlicher Gliabeteiligung, finden sich im Verlauf der Hepatitis contagiosa canis. Für die anscheinend damit identische Fox encephalitis wurden auch Blutungen beschrieben. In Kernen von Mesenchymzellen können Einschlußkörperchen gefunden werden.

b) Die disseminierte, vorwiegend lympho-plasmocytäre Meningoencephalomyelitis. In ihrer „reinen" Form ist sie charakterisiert durch das Vorherrschen lympho-plasmocytärer Infiltrate in den Leptomeningen und im Parenchym von Gehirn und Rückenmark. Die Infiltrate halten sich innerhalb der vasculärgliösen Grenzmembran. Treten sog. Gewebsinfiltrate auf — womit der Übergang zur nächsten Gruppe geschaffen ist —, so mischen sich unter die gefäßnahe proliferierende Glia auch Elemente der mesenchymalen Reihe (manchmal auch Polymorphkernige), wobei oft die Erkennung der einzelnen Typen nicht leicht ist. Die Infiltrate bestehen an den größeren Gefäßen hauptsächlich aus Lymphocyten und großen Wanderzellen (Polyblasten), aber auch aus proliferierten Adventitialzellen in wechselndem Ausmaß (Abb. 91). An den präcapillären und Haargefäßen treten in vermehrtem Maße Plasmazellen auf. Die Verteilung der Infiltrate am Gefäßbaum ist recht wechselvoll. Läßt sich ein Gefäß auf eine längere Strecke verfolgen, so sieht man, daß die Infiltrate diskontinuierlich

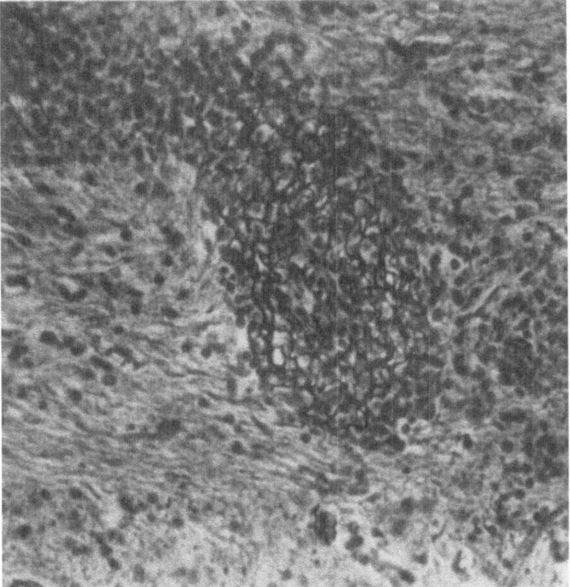

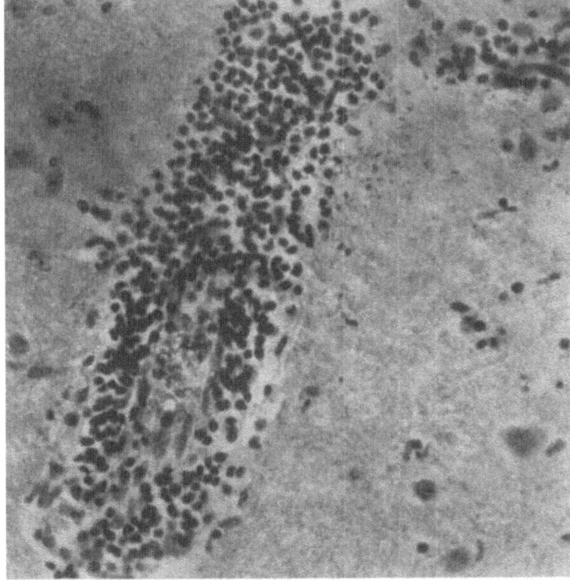

Abb. 91. Hund. Staupeencephalitis. Unten: Gefäß mit massivem, innerhalb der Gefäßscheide begrenztem Rundzellinfiltrat; HE, mittlere Vergr. Oben: ein ähnliches Gefäß, argyrophiles Fasernetz der Gefäßwand durch die Infiltratzellen auseinandergedrängt. Versilberung nach REUMONT, mittlere Vergr.

sind und häufig auch exzentrisch liegen. Sie beginnen gerne in Gefäßgabelungen. Gelegentlich kann man, zum Teil in den oberen Cortexschichten, knötchenförmige, von Gefäßwandzellen gebildete kleine Granulome antreffen. Im ganzen gesehen

läßt sich für keinen Hirnabschnitt und weder für die graue noch für die weiße
Substanz eine deutliche Bevorzugung feststellen. In Einzelfällen freilich können
z.B. das Großhirnmark oder die basalen Gebiete, schließlich das ganze Rückenmark oder Teile davon in auffallender Weise betroffen sein, während das übrige
ZNS leichte oder nahezu keine Veränderungen aufweist. Welche Faktoren diese
Ungleichheiten bedingen, entzieht sich unserer Kenntnis. Häufig beobachtet
man Einstrahlen der Infiltration Gefäßen und Bindegewebssepten entlang von
der entzündeten Pia her, dies besonders an der Hirnbasis (Abb. 92) und an
der ganzen Kontur des Rückenmarks, aber auch am Cortex. Auch die Meningeal-

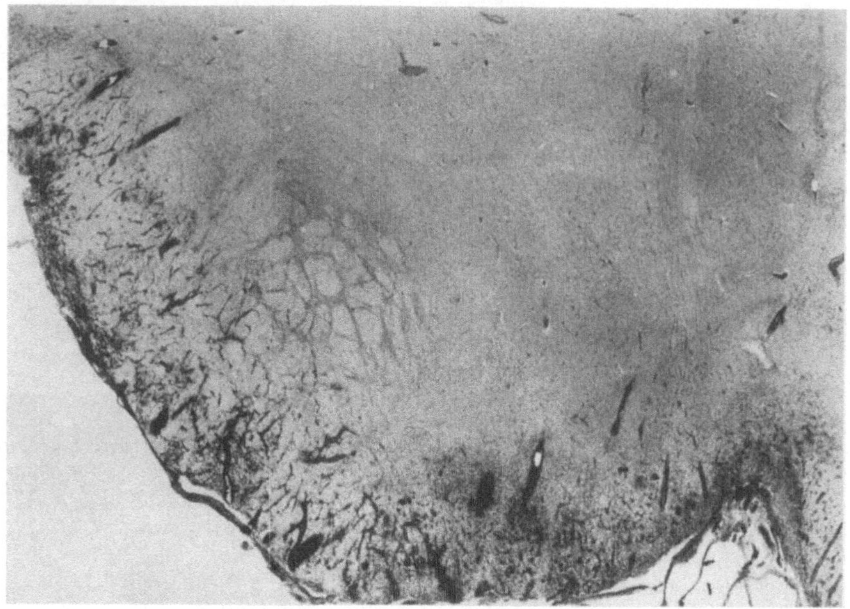

Abb. 92. Hund. Subakute Encephalitis; Zwischenhirnbasis. Eindringen des entzündlichen Prozesses auf breiter
Front von den Meningen ins Parenchym. HE

infiltrate sind recht wechselnd verteilt und von ungleicher Intensität; manchma-
sind sie diffus, gelegentlich mehr fleckförmig. Häufig pflegen sie an den basalen
Zisternen, an den Eingängen und in den Tiefen der Großhirnfurchen, in der
Gegend der Rautenplexus und in der Fissura longitudinalis ventralis des Rückenmarks besonders stark zu sein.

Die Glia verhält sich unterschiedlich. Manchmal bleibt ihre Reaktion geringfügig, oft aber zeigt sie, vorwiegend die Mikroglia, deutliche Proliferation und
bildet im Verein mit den vasculären Infiltraten lockere oder dichtere Infiltra-
tionszonen. Auch die Astrocyten sind daran beteiligt. Neben progressiven
beobachtet man an den Gliazellen und ihren Kernen auch mannigfache regressive
Veränderungen; die Pyknose und Fragmentation der Kerne ist manchmal sehr
auffällig. Gelegentlich entstehen auch kleine, an die Fleckfieberherdchen beim
Menschen erinnernde Knötchen aus Gliazellen; sie sind nach SPIELMEYER gefäßabhängig und stellen Anzeichen für frische, umschriebene, degenerative Prozesse
dar (vgl. Abb. 111).

Die Ganglienzellen pflegen meist auffallend wenig in Mitleidenschaft gezogen zu sein, selbst in unmittelbarer Nachbarschaft ausgedehnter Infiltrationen. Ebenso fehlen deutliche Ausfälle im Markscheidenbild; das Auseinander-

drängen der Faserbündel der weißen Substanz durch massive perivasculäre Infiltratmäntel kann manchmal solche vortäuschen.

Je stärker die Infiltrate die Tendenz haben, sich aus dem Gefäßwandbereich zu befreien und je intensiver die Beteiligung der Glia wird, desto mehr nähert sich das histologische Bild dem in der nächsten Gruppe zu beschreibenden.

Oft findet man auch entzündliche Prozesse in den kranialen (z. B. GASSERschen) und spinalen Ganglien mit Infiltraten und Proliferation der Hüllzellplasmodien sowie in peripheren Nerven (vgl. Abb. 169, S. 249).

c) Die herdförmige Meningoencephalomyelitis. Nochmals sei betont, daß es zwischen diesem und dem soeben skizzierten Bild keine scharfe Grenze gibt. Aber auch zwischen den akuten Formen der Gruppe a) und der herdförmigen Encephalitis gibt es fließende Übergänge insofern, als sich auf dem Boden entzündlicher Gefäßschädigungen kreislaufbedingte Parenchymausfälle oder -schädigungen einstellen können, die nachher in den entzündlichen Prozeß einbezogen und, besonders durch lebhafte Gliaproliferation, zu zelligen Herden umgebaut werden.

Hier treten neben den Gefäßinfiltraten in wechselndem Ausmaß Gewebsinfiltrate sowie mehr oder weniger intensive Proliferationen der Glia in Erscheinung. Es sind verschiedenartige Herde zu beobachten: die einen, welche vorwiegend in der weißen Substanz (besonders im Markkörper und den Markstrahlen sowie den Stielen des Kleinhirns, weniger

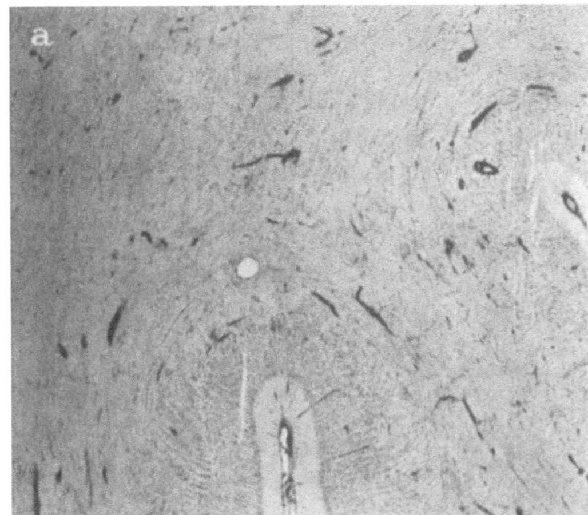
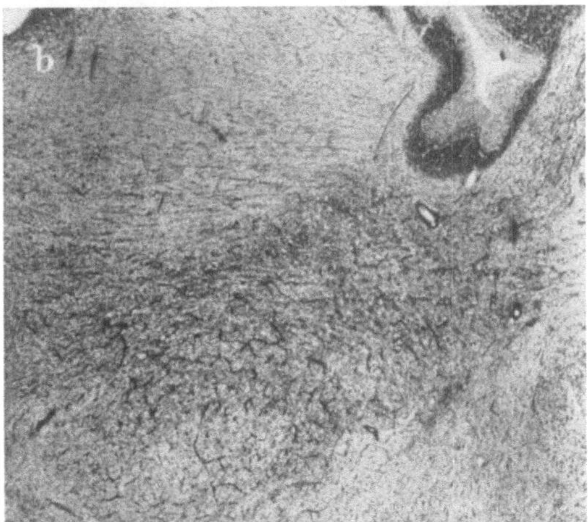
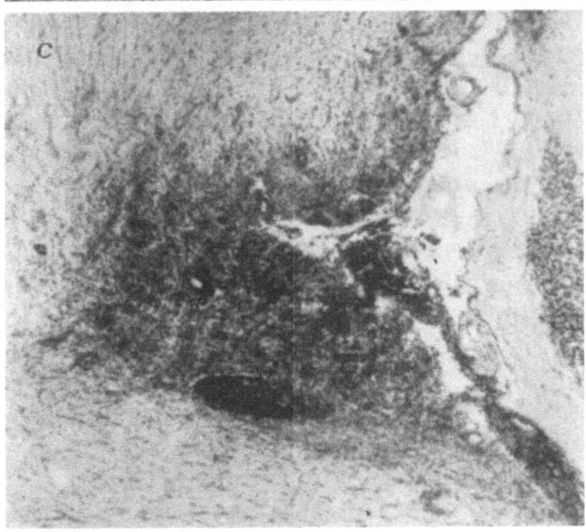

Abb. 93 a—c. Hund. Drei verschiedene Typen des encephalitischen Prozesses. a Über graue und weiße Substanz (Großhirn) ziemlich wahllos zerstreute, weitgehend auf den Gefäßwandbereich beschränkte Infiltrate aus Lymphocyten, Makrophagen (gefäßwandeigene Wanderzellen, Polyblasten) und Plasmazellen; b locker gebautes, wenig scharf begrenztes Herdgebiet im Kleinhirnmark; zwischen den infiltrierten Gefäßen intensive Gliaproliferation, untermischt mit ausschwärmenden mesenchymalen Elementen; c massives, sehr zelldichtes, vorwiegend gliöses Herdchen um stark infiltrierte Gefäße am Randgebiet des Brachium pontis. Alle 3 Aufnahmen Cresyl, a und b bei schwacher, c bei mittlerer Vergr.

im Großhirnmark) auftreten, sind ziemlich locker gebaut. Das Mark ist ödematös, zeigt wabigen Zerfall mit großen und kleinen, rundlichen Lücken und in der Markscheidenfärbung mottenfraßartige Ausfälle (vgl. Abb. 95 und 100). Die Herde sind durchsetzt mit Zellelementen verschiedener Herkunft: kleinere Zellen mit wenig Protoplasma und dunkeln, kompakten Kernen sind teils lymphoide Elemente, teils mikrogliöser Natur. Daneben treten in großen Mengen gliogene Gitter- und Körnchenzellen auf, die mit Fettgranula beladen sind und den Abbau der zugrunde gehenden weißen Substanz (von der zuerst vorwiegend die Markscheiden, später aber auch die Axone abgebaut werden) besorgen

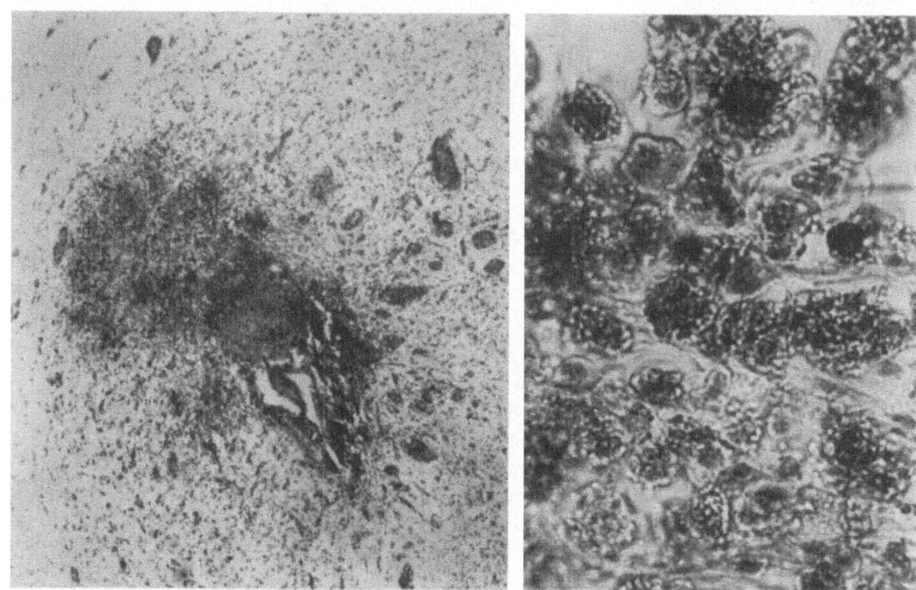

Abb. 94. Hund. Subakute, herdförmige Encephalitis. Cortexherd, Übersicht, Cresyl (links);
Detail mit neutralfettbeladenen Körnchenzellen, Scharlachrot, starke Vergr. (rechts)

(Abb. 94). Dazwischen liegen größere Zellen mit verzweigten Plasmaleibern und hellen, großen, rundlichen oder ovalen Kernen; sie sind oft zu syncytialen Verbänden verschmolzen. Es handelt sich bei ihnen einerseits um Astrocyten, aber auch um Gefäßwandzellen, wie das spätere Auftreten feiner kollagener Fasern zeigt. Oft weisen alle beteiligten Zellelemente starke regressive Kernveränderungen (Fragmentierung) auf. Nach manchen Autoren sollen in Gliazellkernen Einschlußkörperchen auftreten (COHRS, MACINTYRE und Mitarbeiter); wir haben wiederholt nach langem Suchen vereinzelte acidophil tingierte, rundliche Gebilde, umgeben von einem hellen Hof, im Zentrum von Gliakernen mit Kernwandhyperchromatose gesehen. Sie scheinen uns aber zu spärlich und zu eng mit degenerativen Kernveränderungen verbunden, als daß wir wagten, sie als typische Einschlußkörperchen (wie z.B. bei Hepatitis contagiosa canis) aufzufassen.

Die Gefäße innerhalb und in der Umgebung der Herde zeigen oft nur geringfügige Infiltration, und auch die Meningen können wenig infiltriert, dagegen merklich produktiv verändert sein. In vielen Fällen jedoch finden sich in und um die Herde beträchtliche bis sehr hochgradige Gefäßinfiltrate. Oft sind sie auch in anderen Gehirnteilen, besonders im Großhirn (Cortex, Markkörper, Stammganglien, Leptomeninx) deutlich ausgeprägt. Der Prozeß braucht also nicht im ganzen ZNS den gleichen Charakter zu zeigen, was vielleicht nur der Ausdruck örtlicher Unterschiede im Ablauf ist.

Die teilweise in der Literatur vertretene Auffassung, wonach die Fälle mit den beschriebenen Herden und diejenigen mit vasculärer Infiltration etwas grundsätzlich Verschiedenes darstellten, ist kaum aufrechtzuerhalten. Die Herde stellen Zerfallszonen der weißen Substanz dar, welche durch Körnchenzellen abgeräumt werden und später gliös-mesenchymal vernarben. Über die Spät- und Endstadien wissen wir allerdings sehr schlecht Bescheid, da die Tiere entweder vorher beseitigt werden oder — bei einer Abheilung — später kaum zur Sektion gelangen.

Man hat sich wohl vorzustellen, daß die Markschädigung von den entzündlich veränderten Gefäßen ausgeht (wobei die zellige Infiltration der Gefäßwand kein Maß für die Funktions-

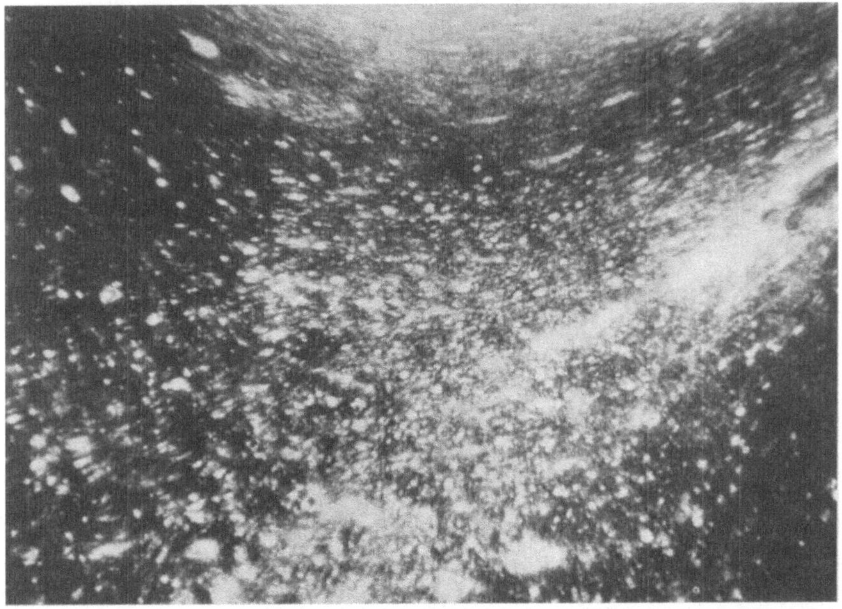

Abb. 95. Hund. Encephalitis; mottenfraßartiger Markausfall im Kleinhirn. SPIELMEYERs Markscheidenfärbung; schwache Vergr.

störungen darstellt), wahrscheinlich infolge Austritts plasmatischer Substanzen in das umliegende Parenchym. Es ist bekannt, daß Eigenserum myelolytische Eigenschaften hat. Für die sehr häufigen Herde in Nähe der Ventrikelufer käme noch die Wirkung des Liquors hinzu, dem ähnliche Eigenschaften beigemessen werden. Gerade bei der häufig stark betroffenen Gegend (Kleinhirnbrückenwinkel), die sich durch großen Gefäßreichtum auszeichnet, könnte das Zusammenwirken dieser Faktoren eine Rolle spielen (Abb. 96). Es liegen auch Anhaltspunkte dafür vor, daß das Kleinhirn eine besondere Anfälligkeit gegenüber entzündlichen Prozessen hat (vgl. die Ausführungen über die entzündlich bedingten Kleinhirnatrophien S. 224ff.). Es wäre schließlich auch der Gedanke nicht abwegig, daß bei einem Eindringen des Virus über die Mund- und Rachenregion auf der Leitschiene des N. trigeminus sich die ersten und schwersten Läsionen dort einstellen, wo dieser Nerv ins Gehirn eintritt. In der Tat ist seine Wurzelregion in den meisten Fällen mit vorwiegendem Betroffensein der Brücken-Kleinhirngegend ebenfalls stark entzündlich infiltriert.

Es sei nochmals betont, daß in den Markzerfallsherden im weiteren Verlauf auch die Achsencylinder untergehen, daß also von einer elektiven Markscheidenschädigung nicht gesprochen werden kann.

Eine zweite Art von Herden findet sich ebenfalls vorwiegend in der Kleinhirn- und besonders Ponsregion (Abb. 98), aber auch in Rückenmark, Mittelhirn, Stammganglien, Cortex, subcorticalem Mark und Tractus optici. Sie unterscheiden sich von den ersten durch ihre viel bedeutendere Zelldichte, bedingt

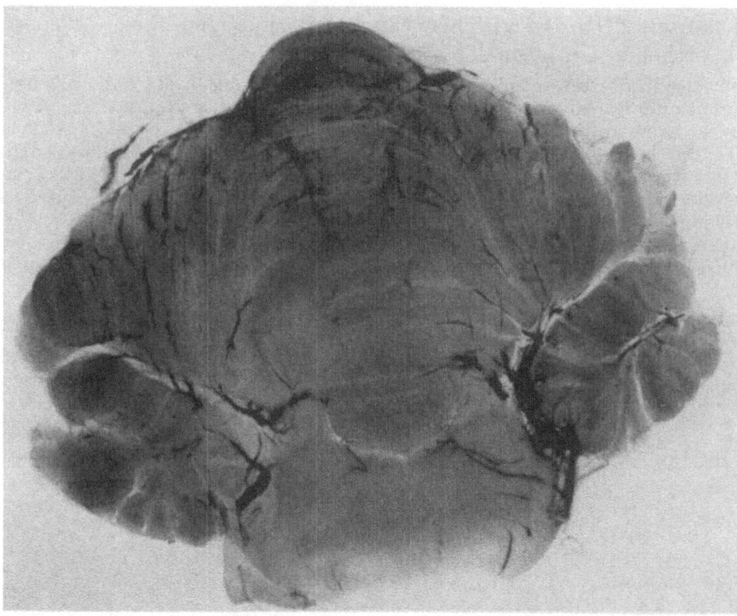

Abb. 96. Hund. Frontalschnitt durch Kleinhirn-Ponsgegend; Benzidinfärbung nach PICKWORTH, aufgehellt. Zeigt den auffälligen Reichtum an starken Gefäßen im lateroventralen Winkel von Kleinhirn und Brücke, einer Lieblingsstelle für encephalitische Herde

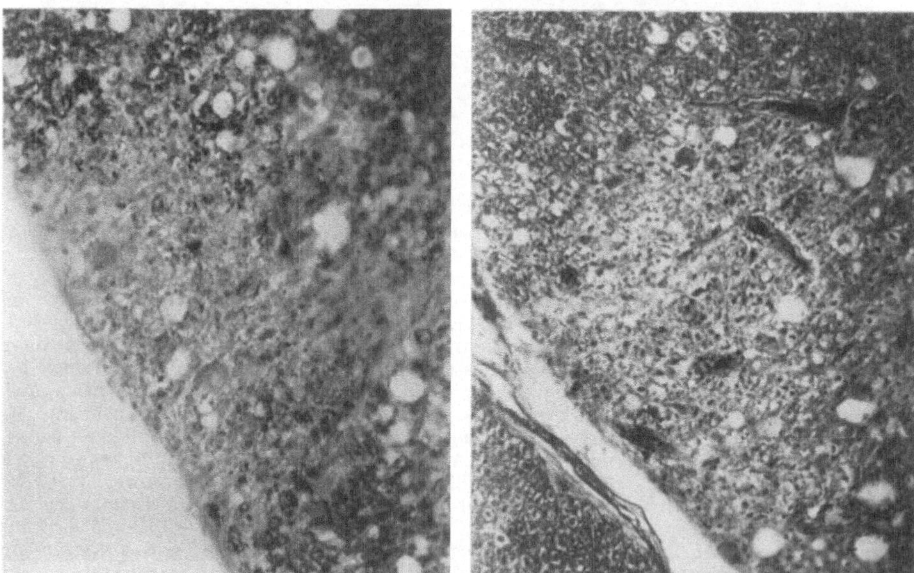

Abb. 97. Hund. Myelitis. Herdchen im Rückenmarksvorderstrangareal. Links: Markscheidenbild (SPIEL-MEYER) mit weitgehendem Markscheidenschwund, in den Randgebieten des Herdes vereinzelt degenerierende Markscheiden; vakuolige Ödemlücken. Rechts: Achsenzylinderfärbung nach BIELSCHOWSKY; die Achsenzylinder sind besser erhalten als die Markscheiden, besonders an der Herdperipherie, im Zentrum jedoch sind sie ebenfalls geschädigt. Beide Bilder mittlere Vergr.

nicht nur durch eine intensive Gliaproliferation, sondern ebenso durch massive zellige Gefäßinfiltrate und starke Proliferation der adventitiellen Gefäßwand-elemente.

Diese Herde sind oft recht scharf begrenzt und liegen in der Kleinhirn-
Ponsregion gerne oberflächlich oder am 4. Ventrikel. Im Großhirn sind sie
— meist etwas weniger zelldicht — in den mittleren und tieferen Cortexschichten
und den angrenzenden Markbezirken, im Rückenmark über den ganzen Querschnitt verteilt, obwohl mit einer gewissen Bevorzugung der vorderen und
hinteren Wurzeleintrittszonen. Am Ort dieser Herde ist in der Markscheidenfärbung ein meist gutbegrenzter Ausfall festzustellen, wobei wiederum nicht nur
Markscheiden, sondern auch Achsencylinder betroffen sind (Abb. 97). Eigenartigerweise sind oft mitten in den Herden die Ganglienzellen erstaunlich gut
erhalten. Die beiden Typen von Herden scheinen nicht grundsätzlich verschieden

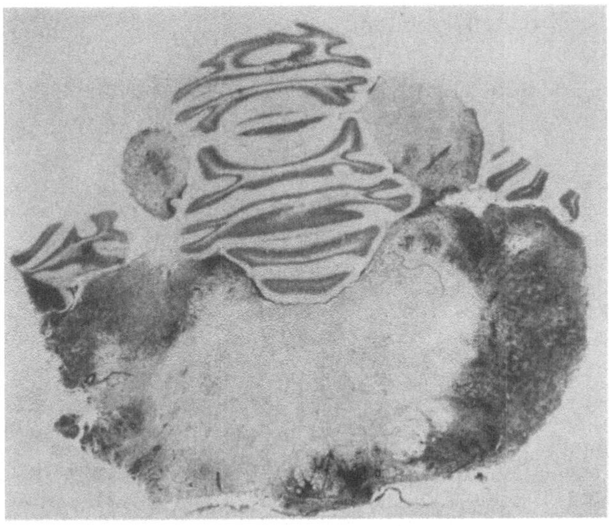

Abb. 98. Hund. Subakute, herdförmige Encephalitis mit Schwerpunkt im Gebiet von Brücke, Kleinhirn,
Mittelhirn und Zwischenhirnbasis. Frontalschnitt durch Brücke und vordere Kleinhirnpartie; große, sehr zelldichte, ziemlich scharf begrenzte Herde. Entspricht dem von SCHERER als „akute multiple Sklerose" beschriebenen Bilde. Cresyl

zu sein, da Übergangsformen vorkommen und auch beide im gleichen Gehirn,
sogar dicht nebeneinander, zu beobachten sind.

Eine fasergliöse Vernarbung konnten wir an unserem Material nicht nachweisen, doch waren möglicherweise die Fälle zu frisch. Dagegen können Ansätze
zur Bildung kollagener und reticulärer Netze schon relativ früh beobachtet
werden. Marginale Fasergliose haben wir subpial am Brückenfuß sowie in den
ventralen und lateralen Randzonen des Mittelhirns öfters beobachtet. In der
unmittelbaren Nachbarschaft der Herde sieht man zuweilen saumförmige Astro-
cytenproliferation. Im Herdinnern kann auch die beteiligte Makroglia regressive
Veränderungen aufweisen.

Im Cortex sieht man neben den beschriebenen zelldichteren Herden recht
oft saumförmige Zonen lebhafter Gefäßwandproliferation, wobei es sich um die
ortsständigen Gefäße und nicht um Neubildungen handelt. Die rundzellige
Infiltration, wenn auch vorhanden, ist geringfügig; sie kann stärker in der
darüberliegenden Pia sein. Es sind vorwiegend mittlere und tiefe Cortexschichten
betroffen; zwischen den Gefäßen ist die Glia in lebhafter Proliferation begriffen,
zeigt aber regressive Veränderungen (Abb. 99). Manchmal sind Ganglienzellen schwerer geschädigt, oft nesterweise oder in schichtartigen Streifen
(pseudolaminär) weitgehend verschwunden; andernorts bleiben sie erhalten. Die

Gliaproliferation geht nicht immer dem Ganglienzellschwund parallel. Möglicherweise handelt es sich hier um den gleichen Prozeß wie bei den zelligen Cortexherden, welcher entweder weiter fortgeschritten ist oder von Anfang an schleichend verläuft. Gelegentlich beschränken sich diese Veränderungen auf kleine Abschnitte, in anderen Fällen ziehen sie sich über weite Strecken, sogar über mehrere Windungen hin. Wir vermuten, daß es sich hier um das gleiche handelt wie bei der von SCHERER (1944) beschriebenen „Proliferation der kleinen Hirnrindengefäße" (Abb. 99). Es ist auch dieser subakute, proliferative Prozeß, der K. HOLZ (1954, 1955) veranlaßte, die chronischen Verläufe von Staupe und Schweinepest den Retikulosen nahe zu stellen. Uns scheint dies allerdings kein krankheitsspezifischer Prozeß zu sein, da wir analoge Veränderungen auch bei Toxoplasmoseencephalitiden beobachten konnten.

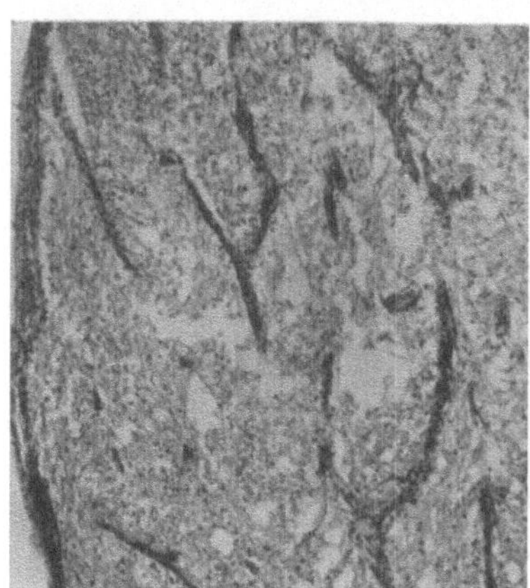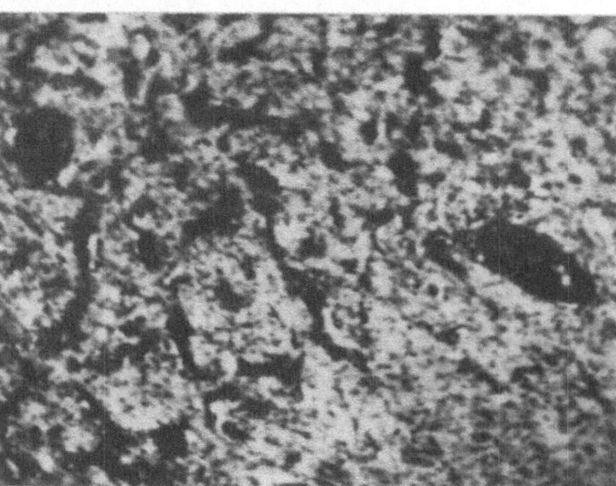

Abb. 99. Hund. Subakute Encephalomyelitis. Proliferation der Gefäßwände bei Zurücktreten der entzündlichen Infiltrate; diffuse Schädigung des Parenchyms, wahrscheinlich ischämischer Genese. Links: weiße Substanz des Rückenmarks; HE. Rechts: Cortex, mittlere Schichten; Cresyl; beide bei schwacher Vergr.

Zur Frage der Entmarkungskrankheiten beim Tier

Der Umstand, daß die soeben geschilderten Veränderungen (Gruppe c) durch SCHERER (1944) mit aller Entschiedenheit zu einem eigenen Krankheitsbild zusammengefaßt und als „akute multiple Sklerose des Hundes" der menschlichen akuten multiplen Sklerose (oder für ihn synonym: Encephalomyelitis disseminata non purulenta acuta) homologisiert wurden, gibt uns Anlaß, das heute vergleichend-pathologisch sehr aktuelle Thema der tierischen Entmarkungskrankheiten gleich hier zu behandeln.

Ausgedehnteste experimentelle Untersuchungen, verwunderlicherweise erst spät die spontanen mit Schädigungen der weißen Substanz einhergehenden Krankheiten bei Tieren, wurden herbeigezogen, um Hinweise für die Ätiologie der menschlichen Entmarkungskrankheiten zu finden, vor allem für die *Multiple Sklerose*. Viele Mißverständnisse könnten vermieden werden, wenn man sich bei Diskussionen um diese Probleme vorher einigen würde, was man unter „Entmarkung" verstehen will, und wenn man es vermiede, irgendwelche mit Markscheidenschädigung einhergehenden Prozesse jenen ganz besonderen histopathologischen Vorgängen gleichzusetzen, welche die menschliche multiple Sklerose charakterisieren. Wenn man schließlich daran dächte, daß die multiple Sklerose nicht nur pathologisch-histologisch, sondern auch verlaufsmäßig und klinisch eine Einheit darstellt. Auf diese terminologischen und damit leicht auch gedanklichen Ungenauigkeiten, die zu Fehlschlüssen verleiten, hat kürzlich VAN BOGAERT (1955) mit aller Schärfe hingewiesen. Einigt man sich darauf, daß „Entmarkungen" Zerstörungen der weißen Substanz schlechthin sind, so versteht es sich von selbst, daß damit bei Mensch und Tier ein weiter Bereich ätiologisch und morphologisch grundverschiedener Veränderungen abgesteckt wird; denn schließlich führt eine eitrige Encephalitis (z.B. bei Listeriose) sogut wie eine postvaccinale, toxische, avitaminotische oder anoxämische Schädigung zu „Entmarkungsprozessen". Anders wird das Problem, wenn man es einschränkt auf die „echten" Entmarkungskrankheiten des Menschen [multiple Sklerose, diffuse (SCHILDER) und konzentrische (BALó) Sklerose, Neuromyelitis optica, metachromatische Leukoencephalopathie], und ihnen alle anderen, mit Markscheiden- (und eventuell auch Achsencylinder-) Schädigungen einhergehenden Prozesse als „Pseudodemyelinisationen" gegenüberstellt. Bei dieser Abgrenzung wäre zu sagen, daß man bisher keine spontane Tierkrankheit kennt, die den echten Entmarkungskrankheiten an die Seite zu stellen wäre, und daß auch experimentell nichts derartiges erzeugbar ist. Es müßte dann den Gründen nach diesem grundsätzlichen Unterschied nachgeforscht werden. Verzichtet man aber auf Homologisierungen, so sind aus dem Studium der tierischen Spontankrankheiten trotzdem wichtige Erkenntnisse zu gewinnen.

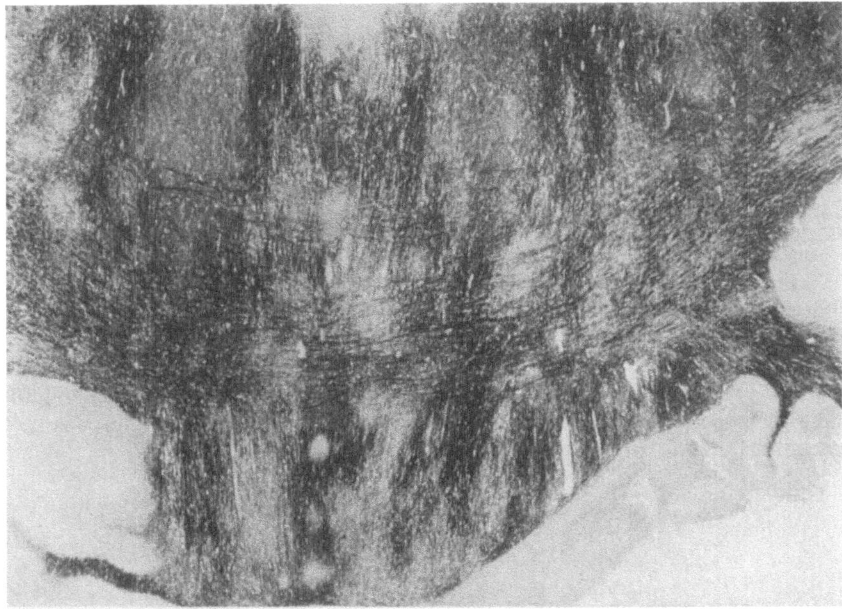

Abb. 100. Hund. Encephalitis mit fleckförmigen, unscharf begrenzten Entmarkungen im Kleinhirnmark. SPIELMEYERS Markscheidenfärbung. Schwache Vergr.

Bei den menschlichen Entmarkungskrankheiten und besonders der häufigsten und wichtigsten unter ihnen, der multiplen Sklerose, stellt das Hauptproblem dasjenige der Ätiologie dar, welches nach wie vor ungelöst bleibt. Während früher hauptsächlich die These einer konstitutionellen „Minderwertigkeit" des Nervensystems verfochten wurde, stehen sich heute vor allem 2 Auffassungen gegenüber: Die eine hält die multiple Sklerose für eine entzündliche, vermutlich virusbedingte Erkrankung (HALLERVORDEN) und sieht darin eine Verwandtschaft, wenn nicht gar Wesensgleichheit mit der Encephalomyelitis disseminata acuta. Die andere möchte die Aufmerksamkeit auf genetische und allergische Faktoren gelenkt wissen (MCALPINE 1955) und vermutet ein Versagen der die Markscheiden „ernährenden" Oligodendroglia, wobei offengelassen wird, ob dieses Versagen enzymatischer Natur und rein endogen bedingt oder durch irgendwelche exogenen Faktoren verursacht ist. Beide Auffassungen können wichtige Stützen sowohl aus der menschlichen wie der vergleichenden und experimentellen Pathologie herleiten; Beweise fehlen beiden. Weder konnte bisher überzeugend ein Virus nachgewiesen werden (SCHALTENBRAND, Spontankrankheit der Affen bei seinem „übertragbaren Markscheidenschwund"?), noch ist über die Funktionen der Oligodendroglia, die Chemie des Markscheidenauf- und -abbaus sowie den Lipoidstoffwechsel des Nervengewebes genügend Gesichertes bekannt (KLENK). Die Befunde einer Spirochaeta myelolytica (STEINER) sowie die Frage des Zusammenhangs mit tuberkulösen Infektionen, heute erneut aufgebracht, bleiben in suspenso. (Vergleiche auch PETERS.)

Die experimentellen Untersuchungen, welche an verschiedenen Laboratoriumstieren, Affen und Hunden in unzähligen Varianten durchgeführt worden sind,

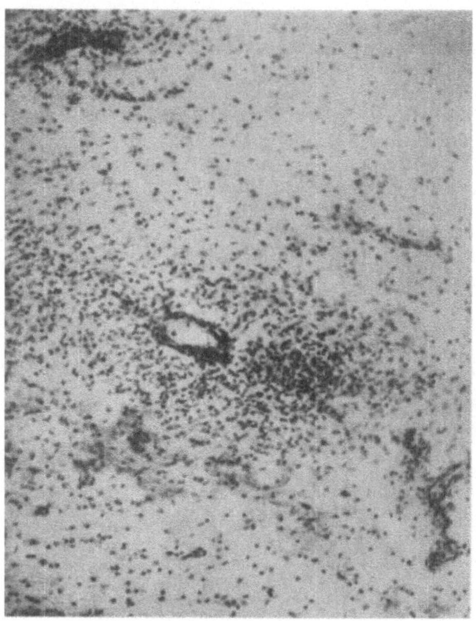

Abb. 101. Mensch. 34jähriger Mann; Encephalitis nach Masern. Perivenöse Gliarasen in der weißen Substanz. NISSL-Färbung; mittlere Vergr.

haben als wichtigstes Ergebnis die Tatsache aufgezeigt, daß mit rein chemischen oder immunchemischen Einwirkungen („allergische" Reaktion auf unbelebte Substanzen) ohne Beteiligung eines lebenden Agens Veränderungen vom Typus der Encephalomyelitis disseminata (= Encephalomyelitis postinfectiosa oder perivenosa, Abb. 101) erzeugt werden können (McALPINE).

Wie vorsichtig man sein muß mit dem Urteil, ob eine Encephalitis durch ein (wenn auch bekanntes) Virus oder durch andere Ursachen ausgelöst wird, zeigen die Auseinandersetzungen über das Wesen der postvaccinalen Encephalitis. Der Annahme, daß es sich hier um einen Prozeß von der Art einer Antigen-Antikörperreaktion handle, steht die Auffassung gegenüber, daß das Vaccinevirus (Vaccinia = originäre Kuhpocken) selbst wirksam sei (KRÜCKE; CRAWFORD, GIEDION), und es werden Virusisolationen sowie experimentelle Befunde zur Stütze angeführt. Das Vorkommen von Encephalitis bei natürlicher Infektion mit Kuhpockenvirus (SCHREUDER) würde zugunsten dieser Auffassung sprechen.

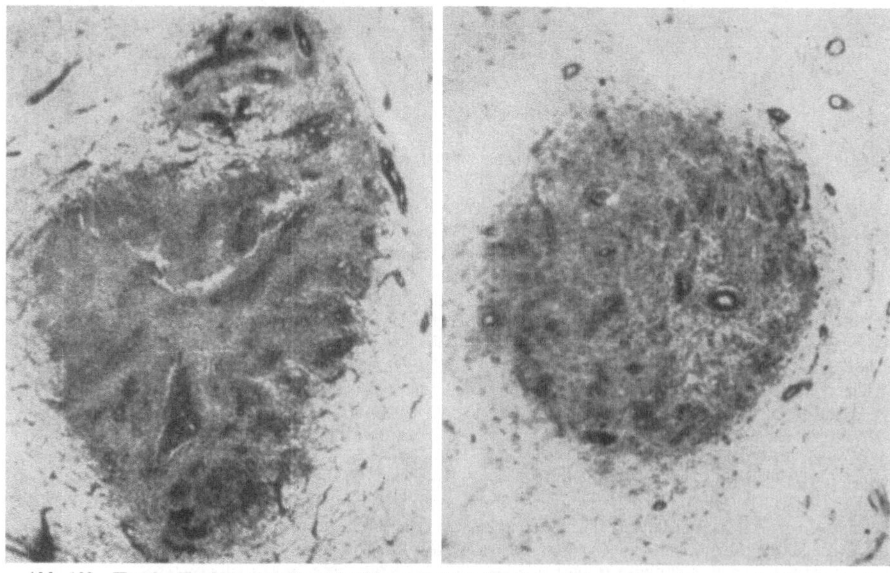

Abb. 102. Hund. Herdförmige Encephalitis nach Wut-Schutzimpfung. (Aus JERVIS und Mitarbeiter) Vgl. Abb. 103 oben

Die originären (JENNERschen) Kuhpocken sind Menschenpocken (Variola), welche durch Übertragung auf das Rind mitigiert worden sind; bei Rückübertragung verursachen sie beim Menschen wohl noch eine Impfreaktion und Antikörperbildung, nicht aber eine Erkrankung (abgesehen von einzelnen Durchbrüchen und den seltenen zentralnervösen Kom-plikationen); man spricht dann von Vacciniavirus (von lat. vacca: Kuh). Beim Rind verursacht das Pockenvirus lediglich eine pustulöse Dermatitis an der Euterhaut. Das Virus der heute bei uns vorkommenden Euterpocken des Rindes scheint sich immunologisch — wie verschiedene andere Tierpockenvira auch — vom Vaccinevirus nicht unwesentlich zu unterscheiden.

Ähnliche Diskussionen drehen sich auch um die Herpesencephalitis.

KERSTING (1955) hat das Wesentliche zur Frage der experimentellen „Entmarkungsencephalomyelitis" wie folgt zusammengefaßt: „Durch wiederholte subcutane Injektionen artgleichen oder artfremden Hirngewebes läßt sich bei verschiedenen Säugetierarten eine entzündliche Hirnrückenmarkserkrankung hervorrufen. Der Zusatz bestimmter Adjuvantien vermindert die zur Erzeugung des cerebralen Prozesses notwendige Anzahl der Injektionen derart, daß beim Meerschweinchen gelegentlich eine einzige Injektion zur Auslösung des Krankheitsbildes ausreicht. Wenn auch wirksames Antigen und Antikörper noch nicht endgültig identifiziert werden konnten und der Mechanismus zur Entstehung der cerebralen Läsionen unbekannt ist, sprechen doch zahlreiche Indizien dafür, daß die Encephalomyelitis nach subcutaner Injektion von Hirngewebe Ausdruck einer allergischen Reaktion ist. Während das morphologische Substrat der Erkrankung beim Meerschweinchen weitgehend von perivenösen Infiltrationen und Proliferationen bestimmt wird und Prädilektionsorte der Veränderung kaum festzulegen sind, bietet sich beim Affen das Bild einer disseminierten Encephalomyelitis mit deutlicher Bevorzugung einzelner Hirnpartien. Betroffen sind vorzugsweise: die beiderseitigen Tractus optici, die lateralen Kniehöcker, das Hemisphärenmark in Ventrikelnähe, Pons, Medulla oblongata und Kleinhirnmark. Feingeweblich zeigen die cerebralen Alterationen eine große Variabilität. Kleine Hämorrhagien, perivasculäre Infiltratio-nen von Lymphocyten und Plasmazellen, granulomartige Wucherungen adventitieller Elemente, Nekrosen mit diffuser Leukocytenansammlung, Gliaproliferationen, streifenförmig gefäßgebunden und herdförmig mit Entmarkungen finden sich nebeneinander."

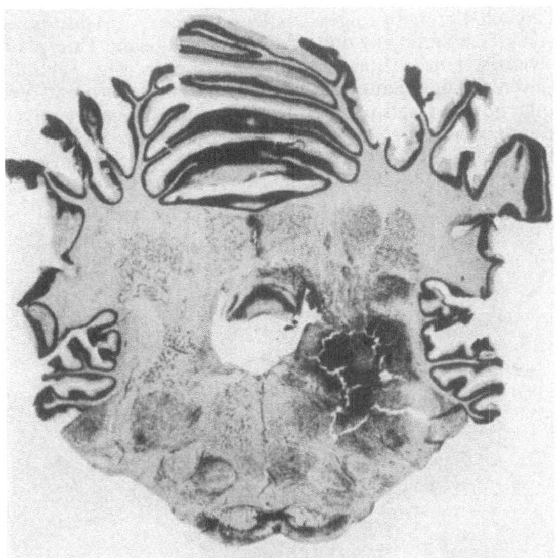

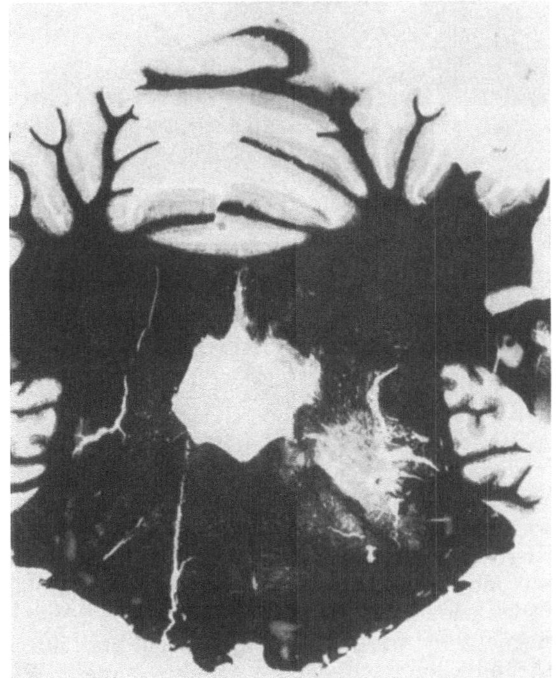

Abb. 103. Hund. Herdförmige Encephalitis subacuta. Größerer, sehr zelldichter Herd in der Gegend des Vestibulariskerns einer Seite. Oben: Nissl-Bild. Unten: Markscheidenfärbung nach SCHRÖDER

Wenn, wie wir sehen, KERSTING auf die *Variabilität* der histologischen Veränderungen aufmerksam macht, so stellt diese das Zentralproblem einer Studie von FERRARO-ROIZIN dar. Diese Autoren kommen nach Untersuchungen an 471 Affen und zahlreichen kleineren Versuchstieren zu folgenden Ergebnissen: Bei der experimentellen „allergischen" Encephalomyelitis können sowohl eine hämorrhagische Encephalomyelitis, eine perivenöse Encephalomyelitis, eine diffuse Encephalomyelitis wie auch fleckförmige Gliosen entstehen. Diese Unterschiede seien nicht nur abhängig von Typ und Verwendungsweise des Antigens, sondern auch von der zeitlichen Phase im Ablauf des reaktiven Prozesses, der Krankheitsdauer und Überlebenszeit, von der Tierart und individuellen Unterschieden. Zusätzliche äußere (Ermüdung, Traumen), innere (z.B. endokrine Störungen) und schließlich sekundäre histologische Faktoren (Endarteriitis, Gefäßverschlüsse, Erweichungen) würden das Gesamtbild maßgeblich beeinflussen (vgl. ferner KABAT, INNES).

Es fällt auf, daß diese Veränderungen manches gemeinsam haben mit jenen, die wir für den herdförmigen Typus der Virusencephalitis des Hundes schilderten. Deutliche Übereinstimmung besteht auch in ihrer Lokalisation (Tractus optici, Ventrikelnähe, Pons-Cerebellum).

Ähnliche Bilder werden schließlich beim Hund im Anschluß an Wut-Schutzimpfungen mit aus Hirngewebe hergestellten Vaccinen beobachtet. Wir geben zur Illustration eine Abbildung aus JERVIS und Mitarbeiter wieder (Abb. 102), welche derartige Zwischenfälle pathologisch-histologisch untersuchten. (Vgl. auch HECKE, v. MOSCY, UCHIMURA.) SÁLYI-

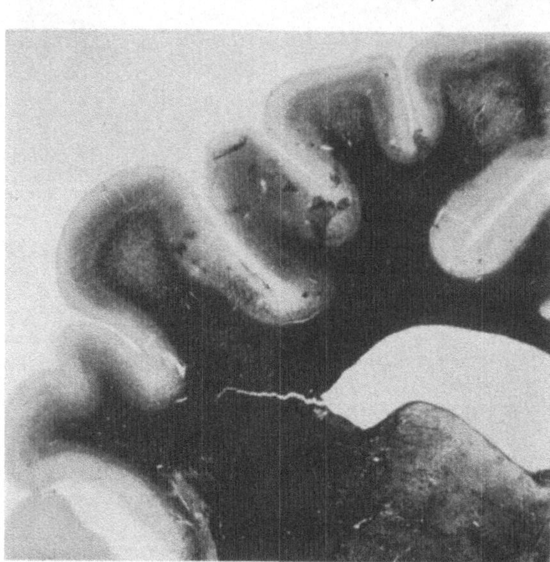

Abb. 104. Hund. Encephalitis mit Entmarkungen. Frontalschnitt durch eine Hemisphäre auf der Höhe der Thalamusmitte. Entmarkungen in den Kuppen der Markstrahlen, unter Verschonung der U-Fasern. Markscheidenfärbung nach SPIELMEYER

HODOSY sahen Vergleichbares bei gegen Pest vaccinierten Hühnern. Auch beim Menschen gibt es bei der PASTEURschen Wut-Schutzimpfung in seltenen Fällen neurologische Störungen.

Zu dem SCHERERschen Krankheitsbegriff der „akuten multiplen Sklerose des Hundes" sei aus eigener Erfahrung folgendes bemerkt: Histologisch entspricht sie dem oben geschilderten Typus der dichtzelligen, herdförmigen Encephalomyelitis. Ein Vergleich der histologischen Veränderungen zeigt deutlich, daß zwar mit der Encephalomyelitis disseminata acuta, nicht aber mit der multiplen Sklerose gewisse morphologische Ähnlichkeiten bestehen. Beim Hund findet man nie die großen, scharf begrenzten, durch weitgehendes Verschwinden der Markscheiden bei Erhaltenbleiben der Achsencylinder, durch intensive Fettphagocytose mittels Körnchenzellen und durch Geringfügigkeit der vasculär-entzündlichen Komponente gekennzeichneten Herde. Bei den Herden des Hundes *dominiert* im Gegenteil *die entzündliche Komponente*; d.h. mit anderen Worten, daß der quantitative Markscheidenabbau zur Intensität des entzündlichen Prozesses sich beim Hund gerade umgekehrt wie beim Menschen verhält. Die Vernarbung geschieht, soweit man überhaupt Spätstadien zu Gesicht bekommt, ebensosehr durch mesenchymales wie gliöses Gewebe. Die entzündlichen Infiltrate gehen sowohl von arteriellen wie venösen Gefäßen aus; ferner handelt es sich um massive Beteiligung aus dem Gefäßwandmesenchym stammender Elemente und nicht um perivenöse Gliasäume; auch gegenüber der perivenösen Encephalitis bestehen also grundsätzliche morphologische Unterschiede. Schließlich weicht auch die Herdlokalisation in wesentlichen Punkten von derjenigen bei multipler Sklerose ab; darüber vermögen auch gewisse Gemeinsamkeiten (Ponsherde, Herde am Ufer des 4. Ventrikels usw., Abb. 103, 106) nicht hinwegzutäuschen.

Betrachtet man das klinische Bild, so fallen erst recht entscheidende Unterschiede auf: Beim Hund eine verhältnismäßig rasche, sich nur über wenige Wochen oder höchstens Monate erstreckende Krankheitsentwicklung mit kontinuierlicher Zunahme der Schwere ohne wesentliche Remissionen; beim Menschen der zumeist ausgesprochen chronische Verlauf mit seinem Auf und Ab. Beim Hunde fehlen, bzw. müssen teilweise fehlen, wichtige Zeichen wie das BABINSKI-Phänomen, der Ausfall der Bauchdeckenreflexe, die temporale Abblassung der Sehnervenpapille und die skandierende Sprache. Doch auch vom veterinärmedizinischen Standpunkt sind die Schlüsse von SCHERER anfechtbar: er glaubte auf Grund seiner Fälle (deren Zahl nirgends angegeben wird), daß das von ihm herausgearbeitete Krankheitsbild die häufigste Nervenkrankheit des Hundes sei und mit dem Staupevirus überhaupt nichts zu tun habe. Die erstere dieser Feststellungen trifft jedenfalls nicht zu, indem Fälle von der Art der SCHERERschen in einem größeren Encephalitismaterial stets einen relativ bescheidenen Prozentsatz ausmachen. Was die Ätiologie betrifft, so weiß man heute, daß das Staupevirus für die Auslösung derartiger Encephalitiden verantwortlich sein *kann*; abzuklären bleibt aber noch, ob es bei allen solchen Formen wirklich beteiligt ist und ferner, unter welchen Bedingungen es bei gleichen ätiologischen Voraussetzungen mal zum einen, mal zu einem anderen der beschriebenen Encephalitistypen kommt.

Nachfolgend geben wir, mit gewissen Modifikationen und Ergänzungen, eine *Zusammenstellung von* HURST (1953) wieder, aus welcher Vergleichsmöglichkeiten zwischen menschlichen und tierischen Entmarkungskrankheiten bzw. mit Entmarkungen einhergehenden Krankheiten ersichtlich sind.

Zusammenstellung der Entmarkungskrankheiten nach HURST *(modifiziert)*

I. Entmarkungskrankheiten des Menschen

Krankheit	Wahrscheinliches oder mögliches Äquivalent bei Tieren	Ursache
Multiple Sklerose	—	Unbekannt
SCHILDERs diffuse und BALÓs konzentrische Sklerose	—	Unbekannt
Metachromatische Leukoencephalopathie	—	Unbekannt
Neuromyelitis optica	—	Unbekannt
Encephalomyelitis disseminata acuta	Teilweise vergleichbare Bilder beim Hund	Staupevirus möglich, aber unsicher
Postinfektiöse Encephalomyelitiden	Beim Tier nicht sicher erwiesen, aber experimentell erzeugbar	Wahrscheinlich allergisch
Encephalomyelitis postvaccinalis	Encephalomyelitis nach Wut-Schutzimpfung, Hund; nach Geflügelpestvaccinierung, Huhn (?)	Allergisch oder Wirkung des Virus selbst ?
Einschlußkörperchenencephalitis	—	Wahrscheinlich Virus
Leucoencéphalite sclérosante subaiguë	*Morphologisch* vergleichbare Einzelfälle beim Hund	Unbekannt
Akute hämorrhagische Leukoencephalitis	Akute epizootische Leukoencephalose beim Pferd	Allergisch ? Toxisch ?
Funikuläre Myelose	Leukoencephalosen bei Zoo-Affen	Nährschaden ?

Ferner Markscheidenschädigungen bei anderen Ursachen, so bei toxischen Einwirkungen, Infektionen, Ernährungsstörungen [Mutterkornvergiftung, Tetanus, Alkohol (MARCHIAFAVA-BIGNAMI), Leberkrankheiten, Eklampsie, Hirnödem], bei gewissen viralen und bakteriellen Encephalitiden.

II. Spontane Entmarkungskrankheiten bei Tieren

Krankheit	Wahrscheinliches oder mögliches Äquivalent beim Menschen	Ursache
Staupe und eventuell weitere Virusencephali- tiden beim Hund Herdförmiger Typ (SCHERERS „akute multiple Sklerose")	Entmarkungsherde bei equiner Encephalomyelitis, Encephalitis japonica usw. Encephalomyelitis disseminata acuta	Wirkung einer bekannten Virus- infektion auf die weiße Substanz, Mechanismus un- bekannt
Leukoencephalosen bei Zoo-Affen	Funikuläre Myelose	Nährschaden ?
Akute epizootische Leuko- encephalose beim Pferd	Akute hämorrhagische Leuko- encephalitis	Allergisch ? Toxisch ?
Encephalose beim Elch	—	Nährschaden ? Toxisch ?
Swayback beim Schaf	—	Cu-Mangel (even- tuell weitere Faktoren)
Herdförmige Encephalitis bei Bären (SCHERER) und Tiger (HAMERTON)	—	?
Strangentartung im Rückenmark beim Leo- pard (HAMERTON)	Funikuläre Myelose ?	Nährschaden ?

III. Methoden zur experimentellen Erzeugung von Entmarkungen

Experimentelles Vorgehen	Wahrscheinliches oder mögliches Äquivalent beim Menschen
Gefäßverschlüsse (besonders Capillaren und kleine Venen)	Entmarkungsherde bei Fettembolie; hyper- tensive Markschäden
Vergiftungen (Cyankali u. a.); künstliche Höhenkrankheit; experimentelle Krampf- schäden	Entmarkungen bei CO-Vergiftung; anox- ämische Schädigungen
Wiederholte Injektionen von Hirngewebe (eventuell mit Adjuvantien)	Lähmungen nach Wut-Schutzimpfung; post- vaccinale und postinfektiöse Encephalo- myelitiden ?
Künstliche, intracerebrale Erzeugung des ARTHUS-Phänomens	Akute, hämorrhagische Leukoencephalitis ?

Ferner Entmarkungen bei Einwirkung von Guanidin, Staphylokokkentoxin, Diphtherie- toxin, Saponin, Vinylamid, Extrakten von Aspergillus fumigatus.

Eine übersichtliche und kritische Darstellung der von Markscheidenschädigungen be- gleiteten Krankheiten beim Tier mit ausführlicher Zusammenstellung der Literatur findet sich bei KING und MEEHAN (1948).

Mit der in den letzten Jahren vermehrt in den Vordergrund gestellten Krankheitsgruppe der sog. *Leukoencephalitiden* (vergleiche Liste der menschlichen Erkrankungen S. 100) sind eine große Zahl der soeben angeführten tierischen Erkrankungen bereits in Parallele gesetzt worden. F. LHERMITTE (1950) hat in einer monographischen Darstellung das Gebiet um- schrieben und auch die tierischen Erkrankungen miteinbezogen. Nach ihm weisen — wobei er sich auf die Arbeiten von SCHERER zu stützen scheint — lediglich gewisse Encephalitis- formen des Hundes Züge auf, die eine Einordnung in diese Gruppe gestatten würden. Er erwähnt schließlich bisher nicht veröffentlichte Befunde von VAN BOGAERT und INNES, wonach bei der Ziege eine Art perivenöser Encephalitis vorkommen soll (vgl. Abb. 107).

Wir möchten schließlich anfügen, daß wir selbst 3 Fälle von Encephalitiden bei älteren Hunden beobachtet haben, welche offensichtlich mit Staupeinfektionen nicht oder nicht sicher im Zusammenhang standen, und deren histologisches Bild einigermaßen an die *Leucoencéphalite sclérosante subaiguë* van Bogaerts gemahnt. Die Veränderungen bestehen im Cortex in leichter Gefäßinfiltration und Wandproliferation, mäßiger Gliawucherung und umschriebenen oder diffuseren Ganglienzellausfällen. Im Großhirnmark finden sich ausgedehnte, meist ziemlich gut abgegrenzte Bezirke mit infiltrierten und durch Verstärkung der Wände deutlich hervortretenden Gefäßen, lebhafter Gliaproliferation und diffuser Marklichtung. Einzelne derartige Zonen sieht man auch in den Stammganglien und im Thalamus, während die caudaleren Hirngebiete frei oder geringfügig verändert sind. Einschlußkörperchen fanden wir nicht. Die Meningen sind nur mäßig infiltriert. Die Abb. 108 zeigt einen Schnitt aus dem Großhirn eines solchen Falles.

Zwei Encephalitisformen bei Haustieren, die in mancher Hinsicht der Staupeencephalitis zur Seite gestellt werden können, seien noch hervorgehoben; die *Encephalitis bei Schweinepest* (besonders bearbeitet von Seifried, Helmboldt) und diejenige bei der *Newcastle-Krankheit* (sog. Pseudo- oder asiatische Geflügelpest), welche zur Zeit in Europa sehr stark verbreitet ist. Beide werden durch Vira verursacht, welche mit demjenigen der Staupe den Tropismus für Gefäßmesenchym und reticuloendotheliales System

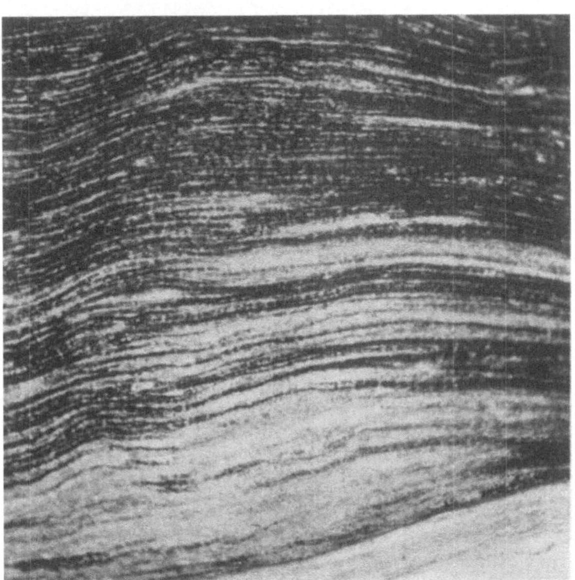

Abb. 105. Huhn. Neurolymphomatosis. Nervus ischiadicus, längs: Untergang der Markscheiden, später auch der Achsenzylinder durch Verdrängung infolge der starken, bei der Markscheidenfärbung (nach Spielmeyer) schlecht erkennbaren Lymphoidzellwucherung. Mittlere Vergr.

gemeinsam haben. Dies kommt am deutlichsten bei den akuten und den sehr protrahierten Verlaufsformen zum Ausdruck, weshalb Versuche gemacht wurden (Holz), die Krankheiten in den Rahmen der Retikulosen einzuordnen. Bei beiden soll im Verlaufe der letzten 20 Jahre eine Wandlung im Krankheitsablauf und im pathologisch-anatomischen Bild sich abgezeichnet haben, indem die akut bis perakut verlaufenden Formen mit ihrer auffälligen Neigung zu Blutungen zurückgetreten und die chronisch-protrahierten Verläufe mit Betroffensein des ZNS immer häufiger geworden sind (Abb. 109, 110). (Vgl. Benson, Pallaske-Kretzschmar, Röhrer, Sályi, Tajima-Yamagiwa: Schweinepest; Holz-Stitz, Köhler, Mohr, Werner, Zangerle: Newcastle-Krankheit.)

Die Schilderung der histologischen Veränderungen, welche Seifried vor mehr als 20 Jahren gegeben hat, lassen daran Zweifel aufkommen, denn es finden sich dort schon alle Reaktionstypen dargestellt, die wir heute beobachten. Gleiches dürfte für die Hundestaupe gelten, für welche Cerletti bereits 1912 eine Beschreibung lieferte, von welcher King und Meehan sagen: „little has been added by subsequent writers". Die Beachtung, welche man in der letzten Zeit z.B. den Entmarkungsvorgängen bei der Hundestaupeencephalitis entgegenbringt, rührt nicht daher, daß diese neu in Erscheinung getreten sind, sondern daß sie vermehrtes Interesse gefunden haben.

Wenn bei Schweinen weniger oft ausgedehnte, herdförmige Veränderungen subakuten Charakters beschrieben werden, so wohl deshalb, weil diese Tiere bei

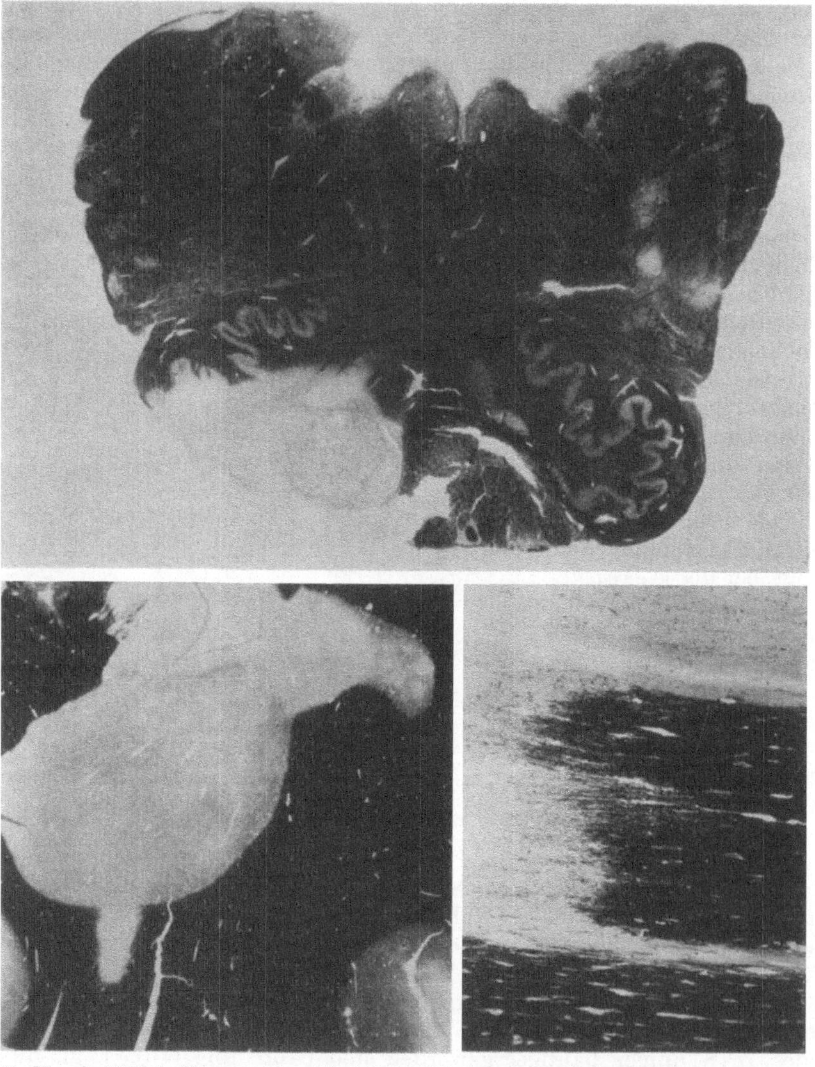

Abb. 106. Mensch. Multiple Sklerose. Oben: Herd in der Oblongata im Gebiet der unteren Olive und der Pyramide einer Seite. Unten links: scharf begrenzter ventrikelnaher Herd im Marklager des Großhirns; rechts: Herd im Rückenmarkslängsschnitt (SCHRÖDERs Markscheidenfärbung)

ernsthafteren klinischen Störungen aus wirtschaftlichen Gründen sehr bald abgetan werden. Dagegen begegnet man recht oft — bei systematischen Untersuchungen — mehr produktiven Veränderungen an den Meningen, den Hirngefäßen, teilweise auch am Ependym bei den klinisch stumm verlaufenden subakuten bis chronischen Infektionen. Hier können sich Schwierigkeiten der histologischen Abgrenzung gegenüber anderen chronisch-entzündlichen, sogar ursprünglich eitrigen Prozessen des ZNS ergeben, worauf K. HOLZ (1955) mit Recht hinweist.

Beim Huhn, bei dem relativ ausgedehnte Hirnveränderungen klinisch oft lange stumm oder unauffällig verlaufen, kommt es ab und zu zur Ausbildung

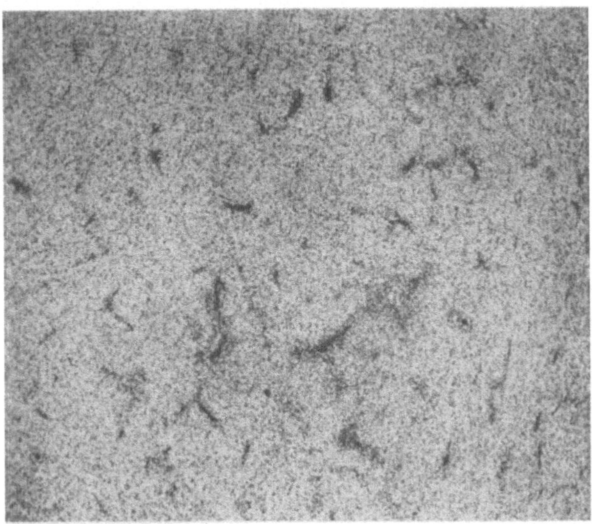

Abb. 107. Ziege. Encephalitis. Gefäßinfiltrate und Gliaherdchen im Gebiet der Brücke. HE; schwache Vergr.

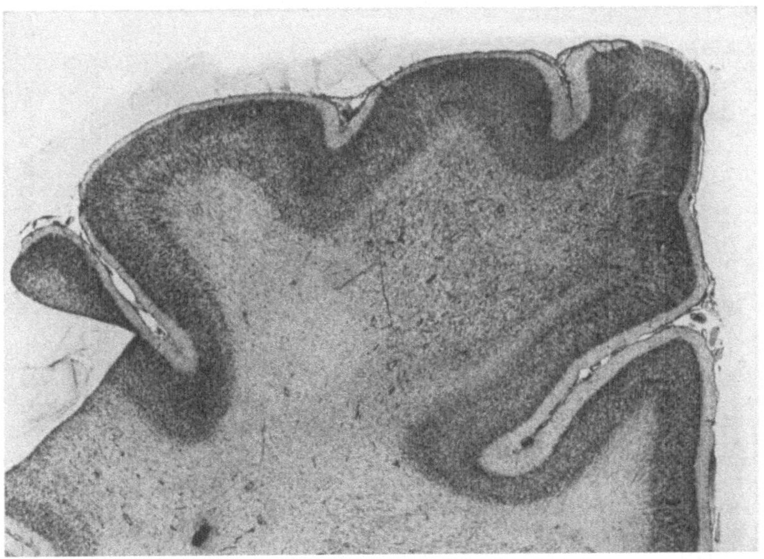

Abb. 108. Hund, 8jährig. Encephalitis nach Tracheobronchitis. Auf einzelne Windungen beschränkte, ziemlich scharf abgesetzte Bezirke intensiver Gliaproliferation, mit nur geringen, mehr produktiven Gefäßwandveränderungen; teilweise übergreifend auf tiefere Cortexschichten. (Ähnliche Herde in Stammganglien und Thalamus). Typ einer subakuten, „sklerosierenden" Encephalitis. Nissl-Färbung

großer Herde sowohl in den Großhirnhemisphären wie in Hirnstamm und Kleinhirn. Sie können aus mesenchymalen wie gliösen Elementen aufgebaut sein, und ihre Abgrenzung gegen tumorartige Prozesse ist deshalb nicht leicht (vgl. Kap. IX).

Fassen wir kurz das vergleichend-neuropathologisch Bedeutungsvolle aus der Betrachtung der **Encephalitiden des Hundes** zusammen, so zeigt sich:

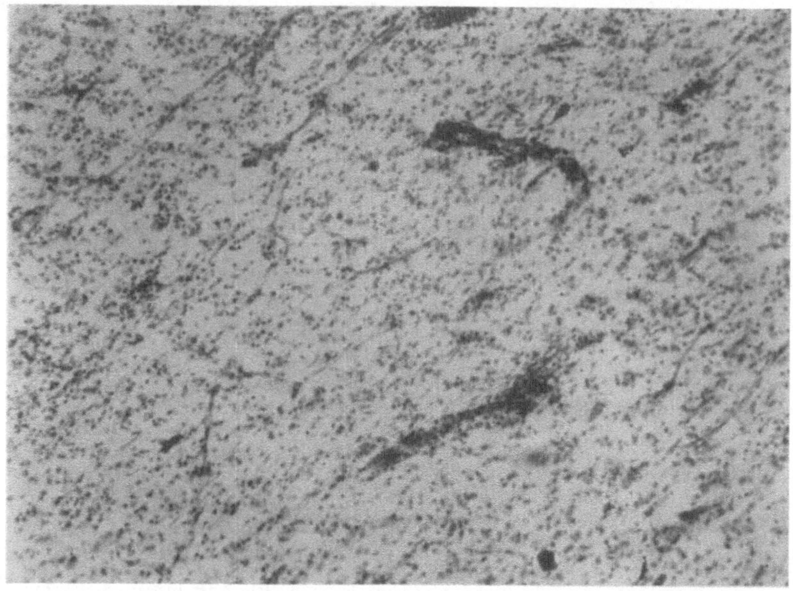

Abb. 109. Schwein. Schweinepestencephalitis, Großhirnmark. Gefäßinfiltrate und Gliaproliferation. Cresyl, mittlere Vergr.

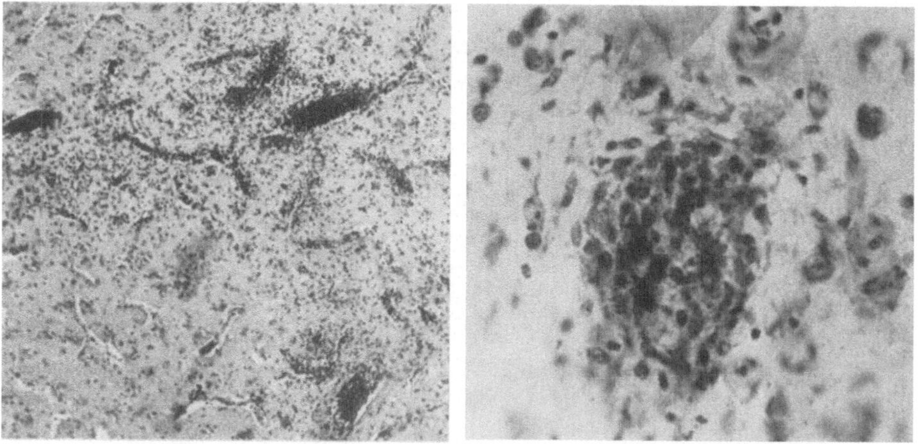

Abb. 110. Links: Huhn. MAREKsche Krankheit, cerebrale Form. Diskontinuierliche Lymphoidzellmäntel in der Adventitia der Gefäße, teilweise Ausschwärmen der Zellen ins Parenchym. Daneben Proliferationsvorgänge des Gefäßmesenchyms. In der Umgebung stark veränderter Gefäße Bildung lockerer Gliaherde. Cortex; HE, 100×. Rechts: Huhn. Newcastle Krankheit. Rundliches Gliaknötchen im Cortex; schwere Ganglienzellschädigung. Cresyl, 350×

1. das Vorkommen entzündlicher Prozesse, welche neben anderen und keineswegs zu vernachlässigenden Gewebsveränderungen in auffälliger Weise die Markscheiden in Mitleidenschaft ziehen, und von denen sichergestellt ist, daß zum mindesten in vielen Fällen das Staupevirus ursächlich beteiligt ist, ohne daß man seine Wirkungsweise genau kennt;

2. das Auftreten von histologischen Bildern, welche jenen der Encephalomyelitis disseminata acuta verglichen werden können, wenn auch nicht unwesentliche Unterschiede bestehen;

3. das gelegentliche Vorkommen von Encephalitiden, die morphologisch an die Leucoencéphalite sclérosante subaiguë erinnern und wahrscheinlich vom Staupevirus unabhängig sind;

4. die Existenz herdförmiger Encephalomyelitiden nach Wut-Schutzimpfungen in Analogie zu den beim Menschen beobachteten.

Manche in der modifizierten HURSTschen Zusammenstellung (S. 169) aufgeführten Erkrankungen werden in anderen Kapiteln besprochen, so die Leukoencephalosen der Affen und das Swayback bei den Stoffwechselstörungen, die akute enzootische Leukoencephalose des Pferdes (moldy corn disease) und die Leukoencephalose des Elches bei den toxischen Schädigungen, die experimentellen Krampfschäden bei der Epilepsie.

Anhang

Rickettsiosen

Fleckfieber, Rocky mountain spotted fever und Tsutsugamushi-Fieber verursachen beim Menschen unter anderem entzündliche Gefäßläsionen und Infiltrate (Mononucleäre, Lymphocyten, Plasmazellen) sowie charakteristische, disseminierte, gefäßabhängige Gliaherdchen (Fleckfieberknötchen Abb. 111) im Gehirn. Ein entsprechendes Bild ist beim Meerschweinchen durch experimentelle Infektion mit Rickettsien erzeugbar.

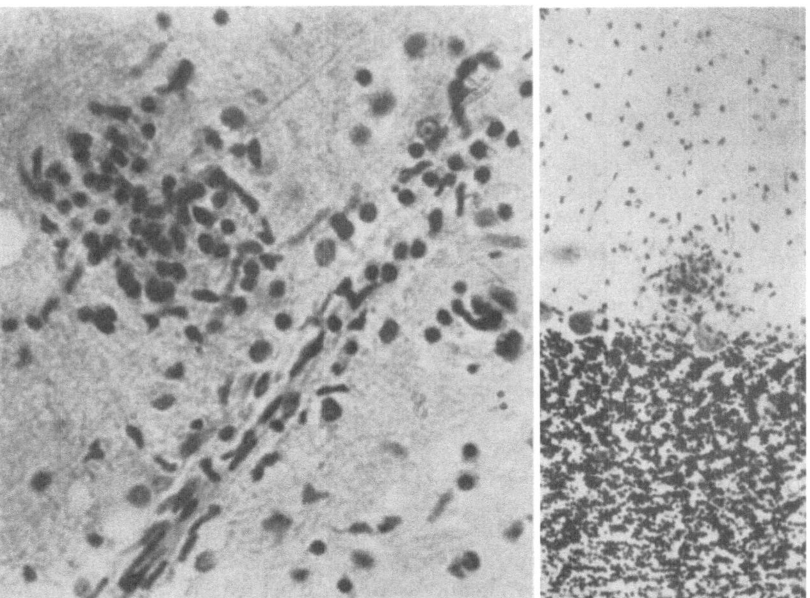

Abb. 111. Hund. Akute Staupeencephalitis, Cortex. Gliaherdchen neben kleinem Gefäß. Cresyl, mittlere Vergr. Rechts: vergleichsweise ein Gliaherdchen in der Molekularschicht des Kleinhirns bei Fleckfieber, Mensch; Nissl, schwache Vergr. (Präparat Prof. B. WALTHARD, Bern)

Die größte Rolle spielt zur Zeit in Europa das *Q-Fieber* (verursacht durch Rickettsia Burneti). Mit anderen benignen Rickettsiosen hat es gemein, beim Menschen gelegentlich klinisch meningeale und cerebrale Symptome hervorzurufen (neben Lungenaffektionen). Doch kommt es äußerst selten zu Todesfällen, so daß die pathologische Anatomie nur schlecht bekannt ist (WEGMANN). Über die Ansteckungsweise des Menschen vom Tier her (Rinder, Schafe, Ziegen usw.), das meistens klinisch stumm infiziert bleibt (abgesehen von Aborten), herrscht noch nicht Klarheit. Aerogene (Staub, Tröpfchen), alimentäre (Milch) und Schmierinfektion scheinen vor allem in Frage zu kommen. Über Einzelheiten orientiert die zusammenfassende Arbeit von HENGEL und Mitarbeitern; weitere Angaben bei STOKER, WIESMANN.

Psittakose/Ornithose

Die pathologische Anatomie dieser Krankheit bei Mensch und Tier ist bei LILLIE zusammengefaßt. Danach finden sich beim *Menschen* Kongestion der meningealen und cerebralen Gefäße, perivasculäre Blutungen in Gehirn und Rückenmark und gelegentlich kleine Infiltrate, Gliaproliferation, Ganglienzell-degenerationen und Erweichungen. Die beschriebenen Makrophageninfiltrate in den Meningen stünden nicht in sicherem Zusammenhang mit der Krankheit. WALTON beschrieb intracytoplasmatische Einschlüsse bei einer monocytären Psittakosemeningitis des Menschen. Zur Virologie s. K. F. MEYER sowie GORET.

Über Gehirnveränderungen bei der Spontankrankheit der Vögel wird nichts Präzises gesagt. Vielleicht kann man einer Andeutung entnehmen, daß bei Papageien Herdläsionen im Gehirn beobachtet worden sind.

Bei Mäusen, Meerschweinchen und Kaninchen verursacht die intracerebrale Injektion des Virus ausgedehnte poly- und mononucleäre Infiltration, die teilweise den Gefäßen entlang auf das Parenchym übergreift; es lassen sich reichlich Elementarkörperchen nachweisen.

2. Die bakteriell bedingten Encephalomyelitiden

Unter diesem Sammelnamen sollen die eitrige Encephalitis oder metastatische Herd-encephalitis sowie jene recht zahlreichen, oft nicht oder nicht vorwiegend eitrigen Encephali-tiden besprochen werden, wie sie bei bakteriellen Prozessen anderer Organe und insbesondere bei septisch-bakteriämischen Allgemeinerkrankungen ab und zu beobachtet werden. So fand HOLZ bei 280 innerhalb 15 Monaten sezierten Schweinen in 3,2% eitrige Meningitiden und Encephalitiden; CHRISTIANSEN sah bei 11% der Kälber mit Nekrobazillose (vgl. Kap. IX, S. 337) Herde im Gehirn. Wie beim Menschen sind Metastasierungen ins Gehirn weniger häufig als in andere Organe, was man durch die Barrierenwirkung der Blut-Liquorgrenze zu erklären sucht. Allerdings fehlen systematische mikroskopische Untersuchungen beim Tier noch weitgehend, und sicher sind derartige Prozesse weniger selten, als man nach der relativ spärlichen Literatur vermuten würde. Was bereits bei der Besprechung der eitrigen Meningitis gesagt wurde, sei nochmals wiederholt, nämlich daß durchaus fließende Übergänge zwischen rein meningitischen Formen und Meningoencephalomyelitiden bestehen; bakterielle Encephalitiden ohne Beteiligung der Meningen werden kaum beobachtet. In späteren und Abheilungsstadien können, wie auch HOLZ hervorgehoben hat, die akut-entzündlichen Er-scheinungen abklingen und Veränderungen mehr produktiver Art an den Meningen, den Parenchymgefäßen und in den subependymalen Zonen zurückbleiben.

Der Entstehungsmechanismus der eitrigen Encephalitis ist beim Tier grund-sätzlich gleich wie beim Menschen. (Unterschiede der Möglichkeiten zur Embolie-entstehung s. Kap. VIII, S. 288.) Es kommt zur Einschleppung infizierten Materials ins Gehirn, zu bakterieller Embolie, Gefäßwandschädigungen mit Austritt plasmatischer Massen und nachfolgendem Ausschwärmen von Poly-morphkernigen, welche die Gefäßgrenzen nicht zu respektieren pflegen und ins Parenchym eindringen. Oft treten aus den geschädigten Gefäßwänden auch Erythrocyten aus. Unter der Wirkung der Leukocytenfermente kommt es meist zu rascher Gewebseinschmelzung, zu massiven herdförmigen Ansammlungen von rasch zerfallenden Leukocyten mit perifokaler, vasculärer und gliöser entzünd-licher Reaktion in der Umgebung, kurz zur Bildung von Abscessen. Bei größerer Ausdehnung und längerer Dauer tritt in den Randzonen, von den ortsständigen Gefäßen ausgehend, in mehr oder weniger großem Ausmaß Bindegewebe mit kollagenen Fasern auf, und es kommt zur Bildung von Kapseln. Im Innern der Eitermassen können Verkalkungen auftreten. Weiteres über Hirnabscesse ist im IX. Kapitel bei den Pseudotumoren ausgeführt. Hier interessieren nur die Formen, bei denen die Herdbildungen unter oder an der Grenze der makroskopischen Sichtbarkeit bleiben oder die Infiltration diffuser Natur ist (Abb. 112).

Gelegentlich kommt es zu einer sehr heftigen entzündlichen Reaktion mit starkem Ödem, ganz diffuser Ausbreitung der Infiltration über das Gewebe ohne Respektierung irgendwelcher Grenzen und zu schweren degenerativen Gefäßwandschädigungen. Dieser Prozeß dehnt sich gerne in der weißen Substanz, besonders dem Marklager der Großhirnhemisphären aus. Man spricht dann von *Markphlegmone*. Sie ist beim Menschen eine gefürchtete Komplikation infizierter Hirnverletzungen.

Sonst bevorzugen die metastatisch-eitrigen Prozesse eher die graue Substanz, was unter anderem auf deren großen Capillarreichtum zurückgeführt wird. Gern sind auch die inneren Oberflächen betroffen (eitrige Ependymitis; vgl. Abb. 113).

Unterschiede gegenüber den menschlichen Verhältnissen zeigen sich besonders hinsichtlich der Herkunftsorte der eitrigen Metastasen: zwar sind bei Mensch und Tier eitrige Prozesse in den Lungen stark beteiligt. Während beim Menschen aber die Endokarditis eine bedeutende Rolle spielt, fällt sie beim Tier weniger ins Gewicht, dafür um so mehr entzündliche Darmerkrankungen, Serositiden, Arthritiden und Eiterungsprozesse in der Peripherie, bei Jungtieren (Wiederkäuer) besonders die Omphalophlebitis. An einem größeren Material sollte dieser Frage systematisch nachgegangen werden.

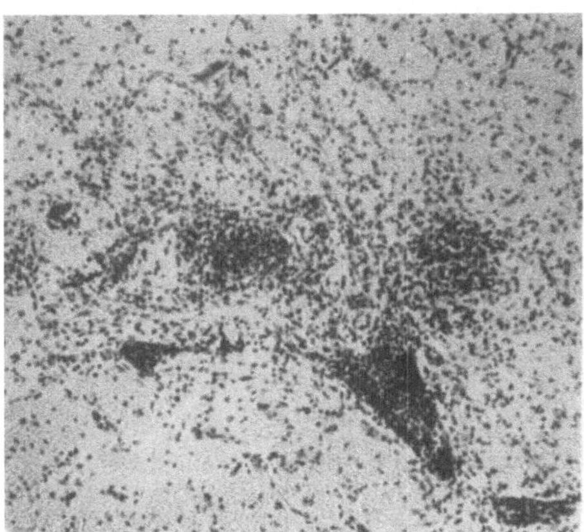

Abb. 112. Rind. Metastatische Herdencephalitis. Mikroabscesse und stark infiltrierte Gefäße in der Brückenregion. Cresyl, mittlere Vergr.

Ulceröse Klappenendokarditiden sind bei Rind und Schwein nicht allzu selten; wir verfügen aber bisher über keine einzige Beobachtung einer sich daran anschließenden metastatischen Encephalitis oder eines Hirnabscesses.

Eine eitrige Encephalitis kann sich auch, im Anschluß an die Erkrankung der Meningen, per continuitatem oder lymphogen aus der Nachbarschaft herleiten; besonders bei Eiterungsprozessen in den Kopfhöhlen, dem Gebiß, dem Mittel- und Innenohr oder bei Wirbelabscessen, die unter Einschmelzung der duralen Schranke zu einer eitrigen Querschnittsmyelitis führen können. Ursächlich kommen die gleichen Keimarten wie bei der eitrigen Meningitis in Frage. Wir verweisen auf die Zusammenstellung in der Übersichtsliste zu Anfang dieses Kapitels. Leider ist noch vieles in bakteriologischer Hinsicht ungenügend geklärt. (Literatur: BARBONI, BAUMGARTNER, BRUNSCHWILER, CHRISTIANI, FIELD, JANSEN, KREMBS, PALLASKE, SCHULTE, SCHULZE, SHAND, TAJIMA-UEDA.)

In histologischer Hinsicht bestehen trotz grundsätzlich gleichem oder ähnlichem Verhalten doch gewisse Verschiedenheiten. So fällt nicht selten, besonders bei Rind und Schwein, das Vorherrschen eosinophiler Granulocyten in den Infiltraten auf. Es scheint dies aber mehr von einer besonderen Reaktionsweise des Organismus abzuhängen als von einer bestimmten Ätiologie, da diese Beobachtung bei verschiedenen bakteriellen Infektionen und auch bei AUJESZKYscher Krankheit (SÁLYI) gemacht worden ist.

Natürlich sind die Polymorphkernigen nicht allein an den Infiltraten beteiligt, sondern stets in wechselndem Maße auch Lymphoide, Plasmazellen, Polyblasten und Histiocyten. Im weiteren Verlauf treten diese Elemente — zusammen mit Gefäßwandzellen — immer mehr in den Vordergrund. Es gibt schließlich Formen, wie z.B. die von K. Holz beim Schwein und von Potel bei Silberfüchsen beschriebene Paratyphusencephalitis, bei welchen vom Beginn weg die leukocytäre Komponente im Infiltrat zurücktritt, zugunsten der Mono-

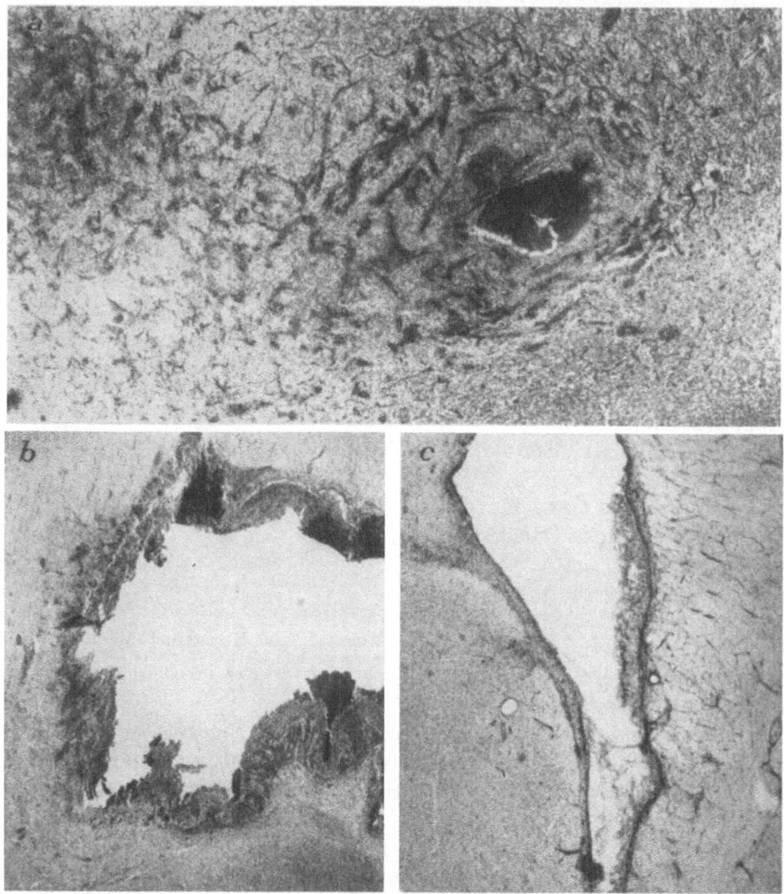

Abb. 113a—c. a Katze. Eitrige Encephalitis und Meningitis. Starke perivasculäre und diffuse, leukocytäre Infiltration im Cortex mit Bildung kleiner Abscesse. HE, schwache Vergr. b und c 2 Ferkel mit eitriger Meningoencephalitis und Ependymitis; Frontalschnitte durch die Seitenventrikel. Cresyl, schwache Vergr. Im Ventrikellumen Eiter- und Fibrinmassen

nucleären, Lymphocyten und Plasmazellen; an den Gewebsinfiltraten beteiligt sich außerdem lebhaft die ortsständige Glia. Es kommt teilweise zur Ausbildung kompakter Zellknötchen, die den Paratyphusknötchen in anderen Organen gleichzusetzen sind.

Auch im Verlaufe anderer Infektionen des Schweines und der übrigen Haustiere kommen derartige Formen zur Beobachtung (Abb. 114—116).

Eine besondere Erwähnung verdient die **Listeriose,** welche in verschiedenen Ländern gehäuft bei Tieren vorkommt und auch für den Menschen zunehmende Bedeutung besitzt. Diese oft als primäre Encephalitis auftretende Krankheit wird verursacht durch ein grampositives, rotlaufbakterienartiges Stäbchen, 1926 von Murray, Webb und Swann beim Kaninchen isoliert und heute als Listeria monocytogenes bezeichnet. Die Krankheit wurde besonders in Neuseeland bei

Schafen, in den USA bei Rindern, Schafen, Ziegen und Schweinen, von 1940
weg auch in Deutschland durch PALLASKE (Schaf) und TRAUB (Kaninchen),
in der Schweiz neuerdings von BÜRGISSER beim Schaf beobachtet. Eine Listerien-
Meningoencephalomyelitis mit Rundzellinfiltraten und Nekroseherdchen beim
Hund beschrieben CHAPMAN, eine teils eitrige, teils monocytäre Meningoence-
phalitis mit fibrös abgekapselten Nekroseherden beim Schwein HELMBOLDT und
Mitarbeiter (1951). Weitere Berichte stammen von BIESTER und SCHWARTE
(Schwein), GIFFORD und JUNGHERR, zitiert bei HELMBOLDT (Waschbär), von
JONES und LITTLE, KING (Rind), JENSEN-MACKEY und GRAY (Schaf und Rind).

Beim Menschen verursacht Listeria monocytogenes eitrige Meningitiden,
aber auch Encephalitiden und gelegentlich Mononucleosis. Die Literatur findet
sich zusammengestellt bei FINEGOLD und be-
sonders bei SEELIGER, über die patho-histologische Diagnose im Tierversuch berichtet
FLAMM.

Die eingehendste Darstellung der histologischen Veränderungen stammt — neben derjenigen PALLASKES — von KING (1940). Danach konzentrieren sich die Veränderungen
vor allem auf das Rückenmark und die
Medulla oblongata, sind im Mittelhirn bereits
viel milder und äußern sich auf der Höhe des
Thalamus und der basalen Rindenformatio-
nen nur noch durch einzelne Gefäßinfiltrate.
Neocortex und Cerebellum sind frei. Die typische Läsion ist das ungleich große, kompakte,
sphärische oder unregelmäßig begrenzte, aus
Mononucleären und vereinzelten Polynucleären bestehende Herdchen in grauer und weißer
Substanz. Den erwähnten Elementen sind
Mikrogliazellen und wahrscheinlich adventitielle, große, epitheloide Zellen sowie vereinzelte Oligodendrocyten beigemischt. Astro-

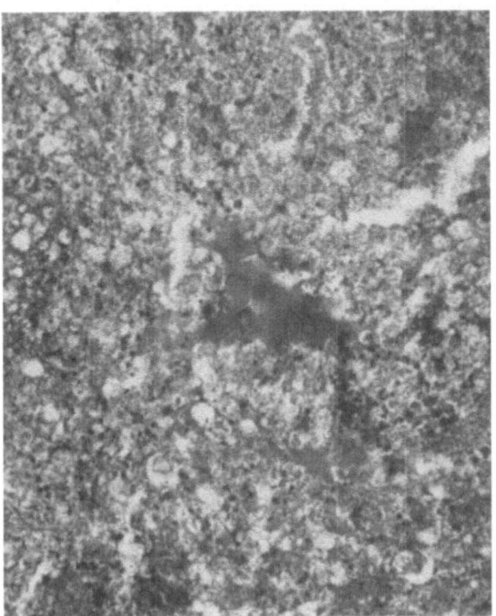

Abb. 114. Hund. Myelitis und chronisch-
produktive Spinalmeningitis. Erweichungsherd mit entzündlicher Infiltration in der
weißen Substanz; plasmatische, acidophile
Massen im zerfallenden Gewebe. HE, 80×

cyten fehlen. Die Herdchen sind meistens gefäßabhängig. Von der Adventitia der re- und progressiv veränderten Gefäße schwärmen kleinkernige Elemente ins Parenchym aus, desgleichen von der Pia her. Nicht selten sind
kleine Gefäßthromben, Hyalinisierung mit mono- und polynucleärer Infiltration der Gefäßwände; dagegen fehlen Blutaustritte. Zelldichtere Herde
können den Charakter richtiger Abscesse annehmen. In den Herdgebieten der
weißen Substanz ist das Mark mehr oder weniger stark geschädigt; ob man
allerdings deshalb die Listeriose zu den „Entmarkungskrankheiten" zählen soll,
wie KING und MEEHAN das tun, scheint uns zweifelhaft. Auffällig ist die geringe
Schädigung der Ganglienzellen selbst in unmittelbarer Nachbarschaft der infiltrativen Prozesse; vereinzelt kommt leukocytäre Neuronophagie vor. Kerneinschlußkörperchen werden nicht gefunden. Bakterien sind nicht häufig und
nie in Gefäßwänden anzutreffen. Die zumeist vorhandenen Meningealinfiltrate
sind ziemlich geringfügig nach Intensität und Ausdehnung und abhängig vom
Parenchymprozeß. Viel seltener sind beim Tier rein meningitische Formen.
Durch Verimpfung der Bakterien auf kleine Versuchstiere und Schafe konnte
die Krankheit nicht reproduziert werden, weshalb KING zusätzliche Faktoren,
eventuell ein Virus, vermutet. Dagegen berichtet PALLASKE von erfolgreichen
Übertragungen. Er sah auch die Bakterien massenhaft (in Rasen) in histologischen

Schnitten des Gehirns. In bezug auf die Lokalisation des Prozesses stimmen seine Angaben im wesentlichen mit denen KINGS überein.

Verhältnismäßig wenig ist über die Veränderungen des ZNS bei Tieren im Verlauf von Infektionen mit Anaerobiern bekannt. PIENING berichtet über Gehirnbefunde bei einem Schwan, welcher einer Infektion mit dem NOVYschen Bacillus des *Malignen Ödems* (Clostridium novyi) erlegen war. In den Gefäßen und von diesen auswachsend ins Parenchym fanden sich massenhaft Bakterien. Im Gewebe verstreut lagen rundliche Hohlräume, den Gasansammlungen ent-

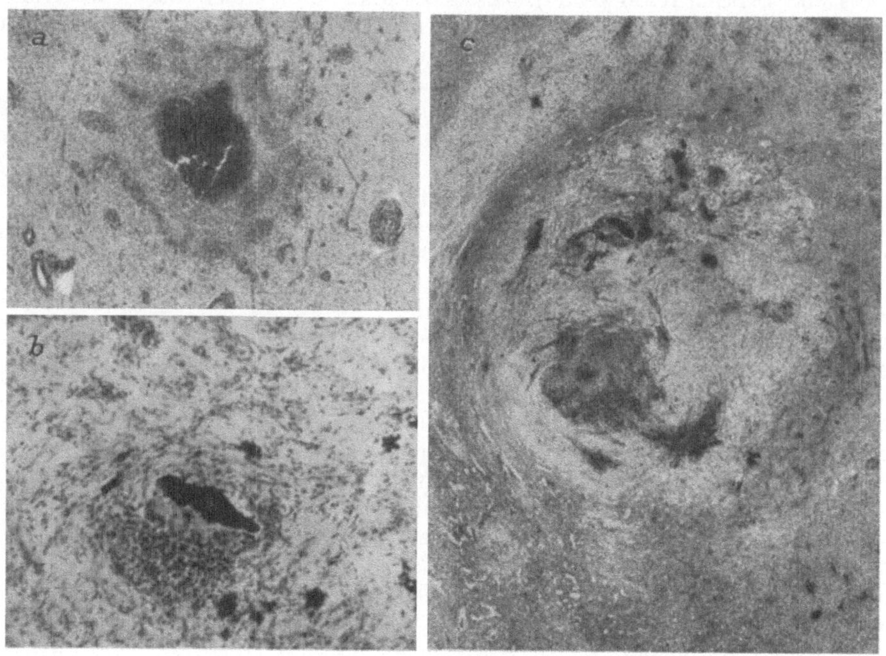

Abb. 115a—c. a Kuh. Metastatische Herdencephalitis. Größerer Herd bei schwacher Vergr.; HE; b und c metastatische Hirnabscesse beim Reh; b Detail von einem einzelnen Verkalkungsherdchen mit einer Form, die an aktinomykotische Drusen erinnert; bakteriologisch: Streptokokken; HE; c Übersicht über einen größeren Herd mit sehr zelldichten Leukocytenansammlungen, vereinzelten Verkalkungen und Randzone mit beginnender bindegewebiger Organisation; HE

sprechend, und auch in deren unmittelbaren Nachbarschaft viele Bakterien. Es bestand aktive Hyperämie. Die Ganglienzellen waren stark geschädigt, besonders in der Nähe der Bakterienhaufen, wo das Gewebe teilweise nekrobiotisch verändert schien. Viele Ganglienzellen waren blasig aufgetrieben, die Glia verfettet, aber ohne Bildung von Körnchenzellen. In der weiteren Umgebung hauptsächlich regressive Kernveränderungen.

Über Gehirnbefunde bei *Gasbrand* des Menschen berichtet KOBLIAKOV. Betreffend Tetanus siehe im XII. Kapitel. NIEBERLE fand beim *Milzbrand* der Tiere analoge Veränderungen wie beim Menschen (HAIGHT), nämlich Gefäßwandschädigungen und multiple Blutaustritte.

Mehr als Rarität sei noch die *Encephalitis malleosa* beim Pferde erwähnt, die von DORNIS (zitiert DOBBERSTEIN) und von DOBBERSTEIN beschrieben worden ist. An den Großhirnhemisphären, besonders nahe der Mantelkante und lateral, fand letzterer mehrere linsenbis pfennigstückgroße weiche, citronengelbe Stellen. Auf den Schnitten zeigten sich darunter im Cortex dunkelbraunrote Erweichungsherde mit ödematöser, grüngelber Randzone. Histologisch handelte es sich um rote Erweichungen mit Blutungen besonders um kleine Venen, mit Ausschwärmen von Polymorphkernigen. In der Randzone der Erweichungsherde waren deutliche Aktivierung der Gefäßendothelien und -adventitien, Ödem der perivasculären Räume und stärkere leukocytäre Infiltration zu beobachten. Die Leukocytenkerne zeigten starke Zerfallstendenz. Zwischen deutlich hervortretenden Capillaren lagen locker oder dichtgedrängt Gitter- und Abräumzellen mit starken regressiven Kernveränderungen, in der weiteren Umgebung war die Glia deutlich aktiviert. Die Ganglienzellen — im Herdinnern ganz verschwunden — zeigten in der Nachbarschaft schwere regressive Veränderungen. Neuronophagien waren aber sehr selten. Die dem Herd benachbarte Pia zeigte Blutungen, leukocytäre Infiltration und Proliferation adventitieller Elemente.

Da trotz schwerem Befall der Kopfhöhlen bei generalisiertem Rotz Dura und Bulbi olfactorii frei blieben und die weichen Hirnhäute weniger stark verändert waren als das Parenchym, wird eine hämatogene Entstehung angenommen, im Gegensatz zum Falle von DORNIS, wo die rhinogen entstandene Encephalitis malleosa mehr granulomatösen Charakter aufwies.

Für den Menschen scheinen die Angaben äußerst spärlich zu sein. DOBBERSTEIN (in JOESTS Handbuch) zitiert nach TEDESCHI eine Pachymeningitis malleosa im fronto-medialen Abschnitt mit kleinen Abscessen, puriformer Thrombosierung des Sinus longitudinalis und eitrig-fibrinös-hämorrhagischer Pachymeningitis interna.

Brucellosen. Gleichfalls nur spärliche Angaben finden sich über Veränderungen im Nervensystem bei den so stark verbreiteten tierischen Brucellosen. Dies mag zum Teil daran liegen, daß der Krankheitsablauf beim Tier wesentlich anderen Charakter trägt als beim Menschen (HILTY), daneben wohl auch am geringen Interesse, das bisher Untersuchungen des ZNS bei diesen Krankheiten

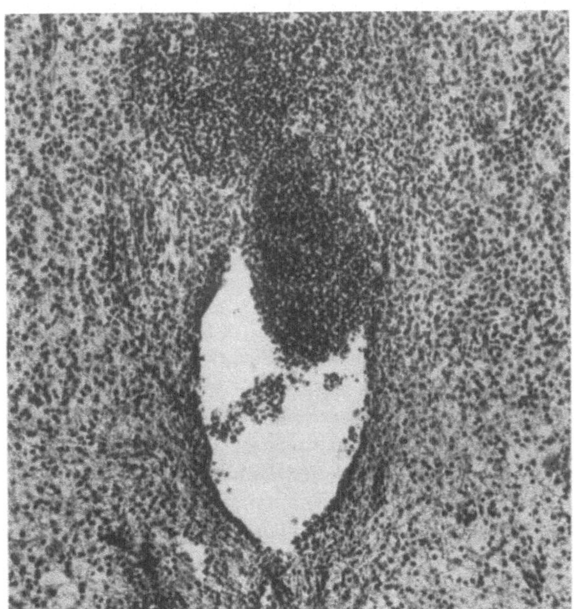

Abb. 116. Mufflonlamm. Schwere eitrige Meningoencephalomyelitis bei Bronchopneumonie; bakteriologisch Mischflora. Einbruch eines Abscesses im Hinterstrangfeld in den Zentralkanal des Rückenmarks. HE, mittlere Vergr.

gefunden haben. CREECH beschreibt einen Hirnabsceß beim Schwein, aus dem Br. suis isoliert wurde. Brucellöse Wirbelabscesse werden im Kap. XI erwähnt. Beim Menschen verursachen die verschiedenen Brucellen gelegentlich entzündliche Veränderungen in den Meningen mit gefäßabhängigen, tuberkelartigen Knötchen und eine granulomatöse Encephalitis. Bisher liegen nur wenige anatomische Befunde bakteriologisch gesicherter Neurobrucellosen vor (DOGLIANI).

Beim Schwein verursacht die intracerebrale Einverleibung von Br. abortus umschriebene eitrige Einschmelzungsprozesse an der Injektionsstelle und reaktiv-entzündliche Veränderungen am Gefäßapparat und an der Glia der Umgebung (eigene Versuche; vgl. auch BRAUDE).

Zusammenhänge zwischen *Brucellose und Multipler Sklerose*, wie sie schon vermutet wurden, sind nach den Ergebnissen amerikanischer Untersucher (SPICKNALL und Mitarbeiter, EISELE) entschieden abzulehnen. Serologische Befunde allein genügen nicht; nur die Isolierung der Brucellen aus dem Blut oder den Geweben wäre maßgebend, aber gerade dies ist bisher bei der multiplen Sklerose nie gelungen.

RENOUX konnte bei Ziegen aus dem Gehirn öfters als aus anderen Organen (in 11 von 15 Fällen) Br. intermedia isolieren. Leider macht er keine Angaben über die histologischen Befunde.

3. Pilzerkrankungen

Beim Menschen sollen Pilzerkrankungen im Verlaufe des letzten Jahrzehnts zunehmend häufiger geworden sein. Ob dies vorwiegend auf den Einfluß der breitesten Verwendung von Antibiotica oder mehr auf die verbesserte Diagnostik und das vermehrte Interesse zurückzuführen ist, bleibe dahingestellt. Auch bei Tieren scheint sich eine ähnliche Entwicklung abzuzeichnen. In Amerika werden Pilzerkrankungen viel häufiger mitgeteilt als bei uns (BOSHES et al.). Dies hängt teilweise davon ab, daß einzelne von ihnen eine beschränkte geographische Verbreitung haben (wie z.B. die Histoplasmose), andererseits aber, daß man in Europa bisher vielleicht zu wenig darauf geachtet hat.

Aktinomykose

In der Bezeichnung der verschiedenen Erreger, welche an tierischer Aktinomykose ursächlich beteiligt sind, herrscht ein nicht geringes Durcheinander, und ihre Stellung in der bakteriologischen Systematik scheint noch nicht restlos gesichert. Nach GOHAR gehören alle als pathogen erkannten Erreger zum Genus Actinomyces. Unter seinen Vertretern ist Actinomyces israeli (identisch mit A. bovis oder Streptococcus israeli) der hauptsächlichste Erreger, besonders der Knochenaktinomykose bei Mensch und Rind. Der in seiner systematischen Stellung noch immer umstrittene aerobe Actinobacillus lignièresi verursacht die Weichteilaktinomykose beim Rind. Für alle Einzelheiten der Mykologie und Systematik verweisen wir auf die entsprechenden Handbücher (GOHAR; CONANT und Mitarbeiter, LANGERON). Actinomyces steht den Bakterien näher als den höheren Pilzen; trotzdem wird die Aktinomykose allgemein als Pilzkrankheit anerkannt.

Die Aktinomykose ist eine in der ganzen Welt beim Menschen und bei Haus- und Wildtieren verbreitete Krankheit, die chronische, eitrige und granulomatöse Läsionen der verschiedensten Organe mit Einschluß des ZNS verursacht. Im ganzen ist allerdings der Befall des ZNS sowohl beim Menschen wie beim Tier recht selten.

Nach ELSAESSER waren bis 1950 nicht viel mehr als 120 Fälle beim Menschen beschrieben. Das Gehirn kann hämatogen-metastatisch oder per continuitatem — von den Knochen der Schädelbasis aus — ergriffen werden. Fast stets handelt es sich um Infektionen mit A. israeli, der ein gewöhnlicher Bewohner der Mundhöhle ist; durch die Gegenwart einer Kokkenmischflora und die Schaffung anaerober Verhältnisse kann die Infektion angehen. Neben der eitrigen Spinal- und Cerebralmeningitis und dem aktinomykotischen Absceß soll nur im ZNS vorkommen das Aktinomykom, ein reines Agglomerat von Actinomycesdrusen, bisher nur 8mal beschrieben, und zwar immer ausgehend vom 3. Ventrikel. STEVENS gibt an, daß etwa $^1/_3$ der Lungenaktinomykosen des Menschen ins ZNS metastasieren. Neben A. israeli kommt seltener — aber meist in den Lungen und daher verhältnismäßig häufiger metastasierend — Nocardia asteroides vor. Im allgemeinen wird aber die *Nocardiosis* als selbständige Erkrankung betrachtet, wenn sie auch ohne bakteriologische Untersuchung kaum von der Aktinomykose unterscheidbar ist.

Mitteilungen über cerebrale Aktinomykosen bei Tieren sind sehr spärlich. Beim Rind kann sie wie beim Menschen sowohl per continuitatem von den Schädelknochen aus (Aktinomykose der Kiefer) auf die Schädelhöhle übergreifen wie auch hämatogen-metastatisch entstehen. So beschrieb HAUSER beim Rind einen Fall metastatischer, abscedierender Gehirnaktinomykose und ein aktinomykotisches Granulationsgewebe mit Facialiskompression am Porus acusticus internus, vom Mastoid ausgehend. RYFF berichtet über eine Encephalitis actinomycotica bei einem Hirsch, und WYLER fand in Gehirnabscessen eines Rehs, die von einem Granulationsgewebe mit Drusen umgeben waren (vgl. Abb. 115 und 236), nicht näher bestimmte, grampositive, streptokokkenartige Keime.

Bei Carnivoren, und zwar beim Hund ist Aktinomykose (auch als Streptotrichose bezeichnet) des ZNS unseres Wissens nur 5mal beschrieben worden, nämlich von TROLLDENIER, BALOZET-PERNOT, GORET-JOUBERT, SAURAT-LAUTIÉ und von CEDERVALL. Es handelte sich dabei, soweit die Schilderungen ein Urteil

zulassen, um eitrige Meningitiden und Encephalitiden, teilweise mit Bildung
von Abscessen oder granulomartigen, zentral eitrig zerfallenden Herden. Eigenartig ist der Fall von CEDERVALL, wo eine epidurale Eitermasse besonders im
Bereich des Lumbalmarkes zu einer Rückenmarks- und Wurzelkompression geführt hatte; leider scheinen die bakteriologischen Befunde, bei fehlender Histologie, nicht ganz überzeugend.

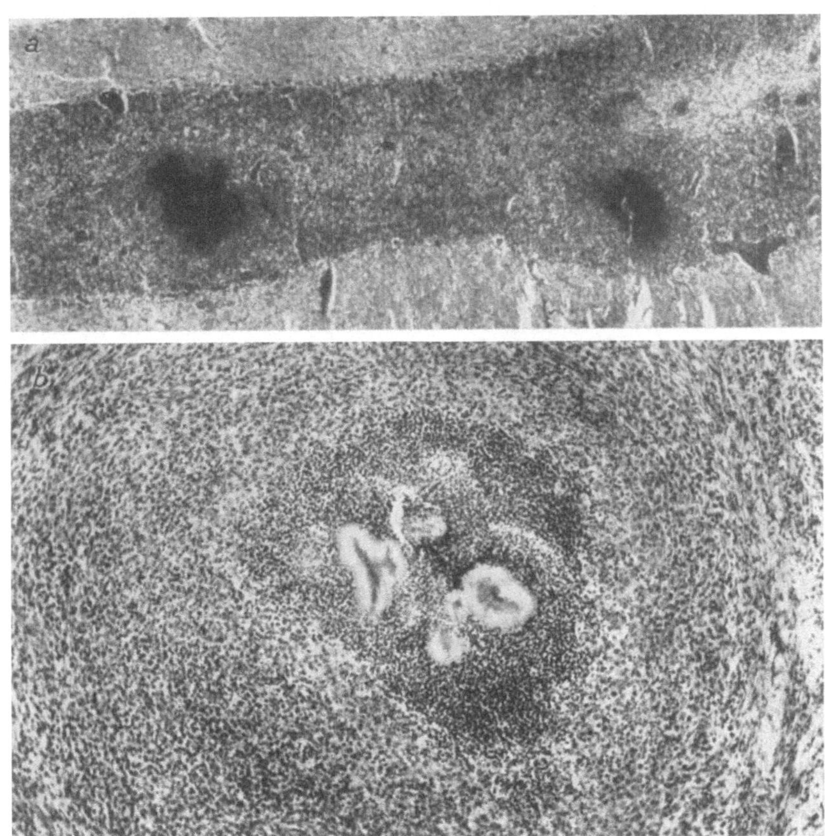

Abb. 117a u. b. Rind. Cerebrale Aktinomykose. a Übersicht zweier aktinomykotischer Abscesse in der Körnerschicht des Kleinhirns; HE, schwache Vergr.; b typisches aktinomykotisches Granulom mit zentralen Drusen;
HE, mittlere Vergr.

Histologisch findet man beim Rind eine eitrige Meningitis mit Verbreiterung,
Ödem, Fibrinmassen, Leukocyten und Mononucleären, gelegentlich Blutungen,
regressiven und progressiven Veränderungen an den Gefäßwänden und Zubildung
kollagener Fasern. Daneben können mehr oder weniger ausgedehnte spezifische
Granulationsgewebe auftreten, die kleinere oder größere, rundlich oder unregelmäßig begrenzte, eitrig-nekrotische, teilweise durch Lymphocyten und Polyblasten und junges Bindegewebe demarkierte Zerfallszonen enthalten. In diesen
finden sich in wechselnder Zahl die typischen strahligen Drusen mit einer Randzone radiär ausgerichteter Pilzfäden, deren kolbig aufgetriebene Enden stark
lichtbrechend sind. Bereits im ungefärbten Quetschpräparat des Eiters lassen
sich diese gelblichen Körperchen bei Lupenvergrößerung erkennen. Im Granulationsgewebe kommen, neben reichlichen Plasmazellen, auch in wechselnder Zahl
Riesenzellen teils mehr vom LANGHANSschen, teils vom STERNBERGschen Typ

vor. Neben den makroskopischen, durch fibröse Kapseln begrenzten Abscessen finden sich oft zelldichte mikroskopische Herde aus Makrophagen, Lympho- und vor allem Leukocyten mit zentralem Zerfall. Sie scheinen die graue Substanz zu bevorzugen (Abb. 117).

Torulosis und weitere Mykosen

Über verschiedene andere Mykosen liegen nur ganz vereinzelte, teilweise nicht einmal pathologisch-anatomische Berichte vor.

So wären nach gewissen klinischen Symptomen (Depression, Ruhelosigkeit, Blindheit, Krampfanfälle) bei der *Blastomykose* des Hundes (RAMSAY und CARTER) Veränderungen im ZNS zu erwarten, doch wird in den Sektionsbefunden nichts Derartiges erwähnt. Die Krankheit, auf die USA und Kanada beschränkt, macht beim Menschen eitrige und granulomatöse Veränderungen in allen Teilen des Körpers, besonders aber in Haut, Lunge und Knochen. Bei der disseminierten Form der Blastomykose ist das ZNS in ungefähr 30% der Fälle mit Meningitis und/oder Hirnabscessen beteiligt.

PLUMMER-RADMORE beschreiben einen Fall von *Coccidioidomycosis* bei einem Hund, welcher neben den Lungenveränderungen einen olivenförmigen, hellfarbigen, ziemlich derben Herd von der Art eines Glioms im Gehirn aufwies. Der Herd bestand aus Bindegewebe, epitheloiden Zellen, Rundzellen und Polynucleären und enthielt die typischen sphärischen Pilzformen von Coccidioides immitis. Die Coccidioidomykose des Menschen ist in gewissen Teilen der südwestlichen Vereinigten Staaten, in Mittel- und Südamerika heimisch. Sie scheint die ansteckendste der Organmykosen zu sein und tritt in einer benignen Form als Erkrankung des Respirationstrakts auf sowie in einer chronisch-progressiven, disseminierten, malignen, welche Haut, Unterhaut, Lymphknoten, Knochen und verschiedene innere Organe ergreift. In den Meningen und im Gehirn bilden sich granulomatöse Knötchen mit Riesenzellen.

Die *Histoplasmose* ist bei Menschen und Tieren (besonders Hund, aber auch Rind, Katze, Ratte, Maus, Skunk usw.) endemisch in einem umschriebenen Teil der USA (mittleres Mississippital, Ohio, entlang den Appalachen). Bei Serienuntersuchungen mit einem Histoplasminhauttest wurden 80% der Einwohner als infiziert festgestellt. Beim Menschen kommt es in sicher weniger als 1%, wahrscheinlich sogar in nicht über 0,1% der primären Infektionen zu fatalen, progressiven Erkrankungen; unter diesen Fällen kann ausnahmsweise auch das ZNS betroffen sein (SHAPIRO). Beim Tier (COLE und Mitarbeiter, ROBINSON-McVICKAR) wurden keine derartigen Veränderungen gefunden. Es ließen sich auch keine auffälligen Zusammenhänge zwischen Erkrankungen von Hunden und Menschen feststellen (COLE).

Cryptococcosis (Torulosis, europäische Blastomykose). Diese durch Cryptococcus neoformans oder Torula histolytica, einen hefeartigen Pilz, verursachte Krankheit affiziert bei Mensch und Tier die Lungen, die Haut und andere Organe, hat aber eine besondere Vorliebe für das ZNS und seine Hüllen. Während in Europa bereits eine Anzahl Fälle cerebraler Torulosis beim Menschen beschrieben wurden und Hautblastomykosen durch Crypt. neoformans beim Pferd vorkommen, ist hier für das ZNS bei Tieren unseres Wissens noch nichts bekanntgeworden. Dagegen mehren sich in den USA solche Mitteilungen. Es handelt sich dabei um Veränderungen im Bereich der Nasenhöhlen und der Lungen, auch etwa des Euters (Kuh), sowie nicht selten um die gleichen meningealen und cerebralen Läsionen wie beim Menschen. Die bisherige Literatur findet sich bei BARRON referiert und zusammengestellt.

Danach wurden Veränderungen im ZNS bei allen 5 Fällen vom Hund, bei 4 unter 5 Fällen von Hauskatzen und je einmal bei der Kuh, beim Pferd und beim Cheetah (Leopardenart) gefunden. Sie entsprechen im wesentlichen denjenigen beim Menschen: Es besteht eine Meningitis, die makroskopisch unauffällig sein kann, gelegentlich aber stärkere Trübungen und Verdichtungen sowie tuberkelartige Knötchen entlang den Gefäßen aufweist. Histologisch findet sich eine wechselnd intensive Infiltration mit Lymphocyten, Polymorphkernigen (Eosinophilen) und Makrophagen. Riesenzellen, nach ihrer Form zwischen dem LANGHANSschen und dem Fremdkörpertypus stehend, sind recht häufig. Die

Bindegewebszubildung in den Leptomeningen kann beträchtlich sein. Im Gehirn entstehen, in der weißen sowohl wie in der grauen Substanz (im Cortex oft in Anlehnung an die meningealen Veränderungen), kleinere und größere cystische Höhlen, die teilweise von bloßem Auge erkennbar sind. Sie sind umgeben von

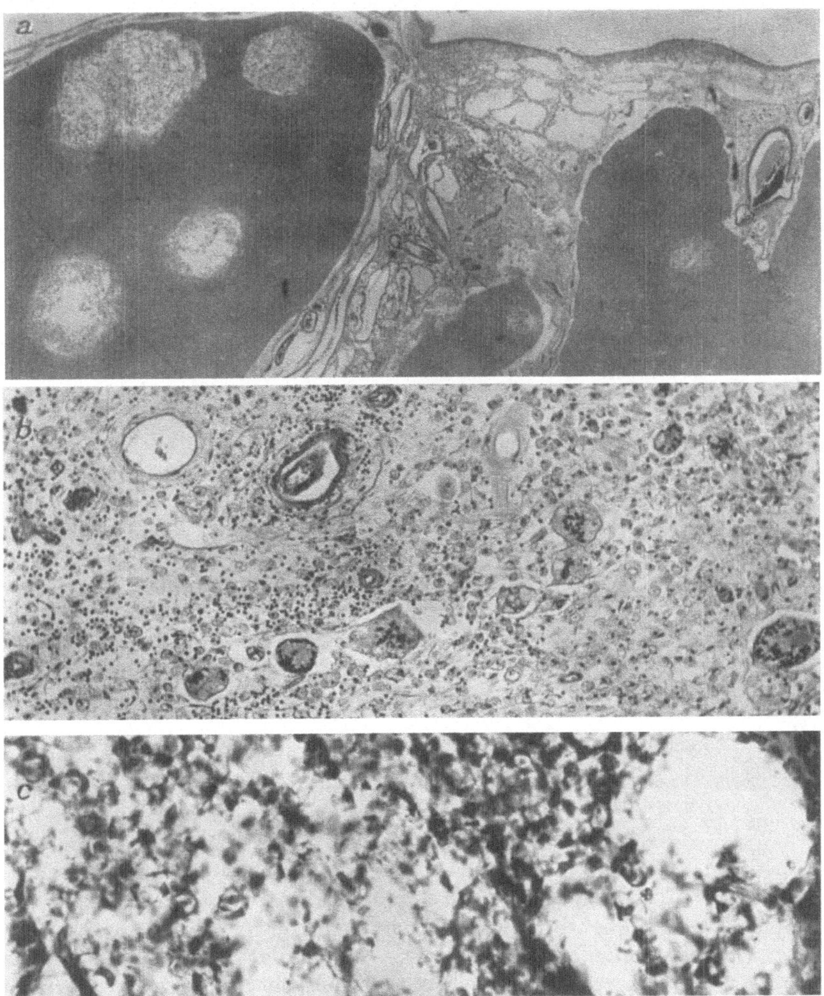

Abb. 118a—c. Mensch. Torulosis (Cryptococcosis) der Meningen und des Gehirns. a Übersicht über die stark verbreiterte und ödematöse, infiltrierte Leptomeninx und die mit lockeren Pilzrasen ausgefüllten Verflüssigungshöhlen in Cortex und darunterliegendem Mark; HE; b Detailbild aus einem derartigen Herd bei etwa 100facher Vergr. Stark erweiterte Gefäße mit ödematösen Wandungen, lockere rundzellige Infiltration, zahlreiche Körnchenzellen und atypische Riesenzellen; HE. (Präparate von Prof. K. F. MEYER, San Francisco); c Maus; experimentelle Torulaencephalitis. Detail aus einem Verflüssigungsherd des Hirngewebes mit zahlreichen Hefen in lockerem, zelligem Maschenwerk. HE, etwa 350×

entzündlich infiltriertem Gewebe mit den gleichen zelligen Komponenten wie in den Meningen. In den entzündeten Meningen sowohl wie in den verflüssigten Hirngebieten können die Hefepilze als ausgedehnte Rasen angetroffen werden. Wir verweisen auf die Abb. 118c; diese experimentelle Torulosis bei der Maus wurde durch intracerebrale Injektion erzeugt. Der Stamm wurde uns freundlicherweise vom Centraalbureau voor Schimmelcultures in Delft (Holland) zur Verfügung gestellt.

Eine Meningitis beim Schwein, verursacht durch einen Pilz aus der Familie der Crypto-coccaceae, *Trichosporon cutaneum*, wurde von VERLINDE und DE HAAS beschrieben. Es bestand eine starke plasmatische Exsudation und polymorphkernige Infiltration in die ver-breiterten Maschen der Leptomeninx, worin sich die Hefen mikroskopisch darstellen ließen. Die Pilze wurden auf SABOURAUDschem Agar gezüchtet.

Durch *Aspergillus* verursachte Veränderungen im ZNS scheinen sehr selten zu sein. Beim Menschen kann sowohl eine Basalmeningitis mit tuberkelähnlichen Knötchen und diffuser poly-morphkerniger Infiltration als auch ein Hirnabsceß ent-stehen (CONANT).

Eine Meningoencephalitis infolge Aspergillose konnten wir bei einer Wildente fest-stellen, die klinisch Apathie, Schwimm- und Flugunfähig-keit gezeigt hatte. Die Sek-tion ergab eine schwere, dop-pelseitige, durch Aspergillus verursachte Bronchopneu-monie. Bei der mikroskopi-schen Untersuchung des Ge-hirns, an welchem sich von bloßem Auge nur eine Trü-bung der Meningen und starke Gefäßfüllung erkennen ließ, fand sich eine schwere, teils diffuse, teils herdförmige, zur Hauptsache auf das Groß-hirn beschränkte Encephali-tis mit intensiver Begleit-meningitis. In den menin-gealen sowohl wie in den ausgedehnten Parenchym-infiltraten dominierten die eosinophilen Granulocyten.

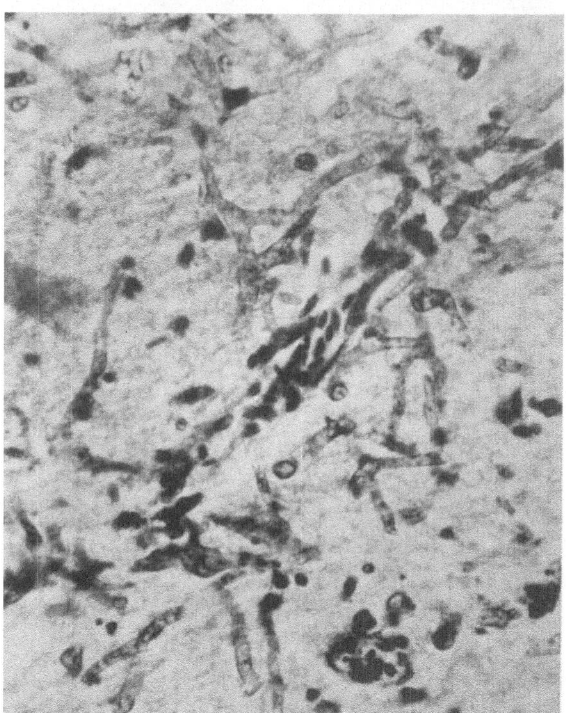

Abb. 119. Wildente. Mykotische Meningoencephalitis bei Lungen-aspergillose. Geflecht von Pilzhyphen um infiltriertes Cortexgefäß. HE, starke Vergr.

Die Gefäße waren stark erweitert und blutgefüllt, teilweise mit Eosinophilen vollgestopft. Die Ganglienzellschädigung in den Herdgebieten war hochgradig, die gliöse Reaktion nur geringfügig. Das geschädigte Parenchym, besonders entlang den Gefäßen, war durchwuchert von vielfach verzweigten, septierten, in kleinen Kolben endigenden Pilzfäden, welche teilweise ein dichtes Mycel bildeten. Es ist nicht anzunehmen, daß der Pilz sich im Gehirn erst postmortal angesie-delt hat, da dieses wenige Stunden nach dem Tod des Tieres fixiert wurde und weil die Intensität des entzündlichen Prozesses mit der Dichte des Pilzbefalls parallel geht. Auch der eosinophile Charakter des Infiltrates spricht für die Mykose als Ursache der Encephalitis (Abb. 119).

Anders verhält es sich bei einem Hasen (Abb. 120), der ebenfalls an einer Aspergilluspneumonie einging. Hier finden sich dichte, eitrige, offenbar meta-statische Herde im Bereich des Mittelhirns, ohne daß sich aber histologisch Pilz-fäden nachweisen ließen.

Auch K. HOLZ (1953) beschreibt Gehirnveränderungen (intracerebrale, pseudokalkartige Konkremente, symmetrisch im Großhirn liegend, teilweise umgeben von nicht näher identifizierten länglichen Zellen bei Fehlen jeglicher entzündlichen Reaktion) bei einem Schwan mit Aspergillose der Lungen und Luftsäcke.

Über eine *Mucormykose* bei einem Hund, der Kaukrämpfe, Parese der Hinterbeine und Mydriase gezeigt hatte, mit multiplen, granulomatösen Herden im Cortex von Groß- und Kleinhirn berichtet GLEISER. Die Granulome waren aus Lymphoiden, Makrophagen, neutrophilen Granulocyten und Astrocyten aufgebaut, die Ganglienzellen im benachbarten Cortex schwer geschädigt. Im Gehirn waren die Pilze nicht nachzuweisen, wohl aber innerhalb einer geschwürigen Läsion der Magenwand.

DOBBERSTEIN (in JOESTS Handbuch) beschreibt eine Meningitis mycotica bei einem Elch, die von einer durch Schimmelpilze verursachten ulcerierenden Rhinitis ausgegangen war.

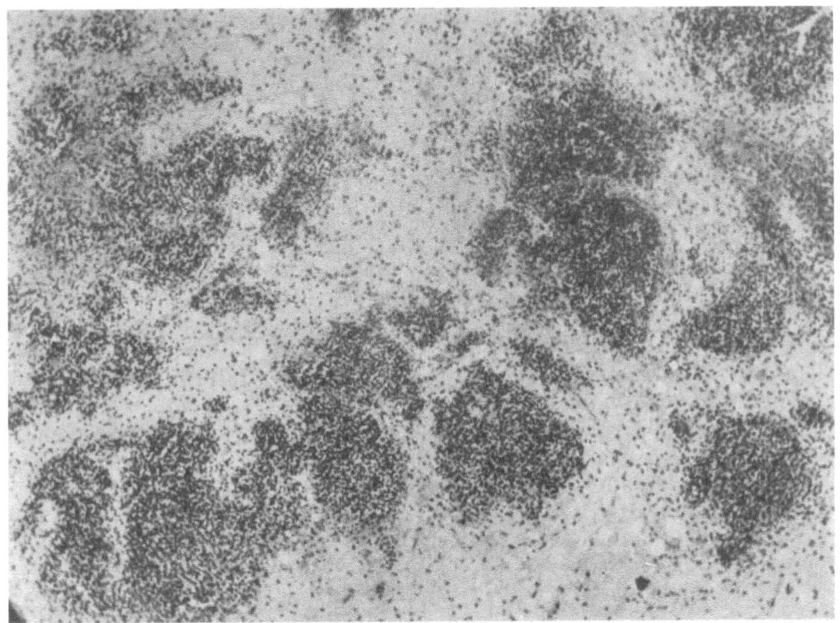

Abb. 120. Hase. Granulomatöse, metastatische Herde (Polynucleäre, teilweise eosinophil) im Mittelhirn bei fungöser Pneumonie. HE, mittlere Vergr.

Bei der von ROMANOV mitgeteilten Meningitis eines Pferdes endlich, welche im Anschluß an eine von Schimmelpilzen ausgelöste Rhinitis auftrat, scheinen die Pilze nicht direkt beteiligt gewesen zu sein.

Von AUFDERMAUR wurde eine Encephalitis mit kleinen Granulomen, verursacht durch *Sporotrichon Gougeroti* bei einem Menschen beschrieben, als dritter Fall in der Literatur. Die *Mucormykosis* ist beim Menschen eine rasch letal verlaufende, mit Gefäßthrombosierungen und akut-entzündlichen Prozessen auch im ZNS einhergehende Erkrankung, die nach den bisherigen Berichten besonders bei Diabetikern beobachtet wird.

Mit einem Hinweis auf die Neuropathologie der Insekten — noch nahezu Terra incognita — sei dieser Abschnitt abgeschlossen: CAPPE DE BAILLON berichtet über ein Heimchen (Gryllus domesticus), das unmotivierte Bewegungen und Körperstellungen, Ataxie, Drehbewegungen, später Rigidität, Bewegungslosigkeit und Lähmung der Mundwerkzeuge zeigte, mehr noch, dem er nach gewissen Haltungen und Bewegungen Halluzinationen zuschrieb! Bei der histologischen Untersuchung fand er einen Hyphomyceten, welcher vom Rachen und Oesophagus her den Kopf und damit auch die Cerebralganglien des Tieres gänzlich durchwuchert hatte.

4. Durch Protozoen hervorgerufene Erkrankungen

Wir beginnen mit der heute sowohl veterinärneurologisch wie vergleichend wichtigsten Protozoenkrankheit unserer Breiten, der Toxoplasmose. Es kommt uns dabei weniger darauf an, die letzten Details des neuropathologischen Bildes zu vermitteln — wofür wir auf die reichhaltige Spezialliteratur verweisen (BAMATTER, COHRS, DIEZEL-SEITELBERGER, FANKHAUSER, FLIR, FRANCESCHETTI, FRENKEL-FRIEDLANDER, HABEGGER, WEISSE-KRÜCKE), von der wir nur eine kleine Auswahl im Literaturverzeichnis anführen —, sondern ein Gesamtbild der Erkrankung zu entwerfen, wie es sich uns aus eigenen Erfahrungen an 50 Spontanfällen bei Tieren (35 Hunde, 15 Hasen, Hühner und Enten) darbietet.

Die Toxoplasmose

Beim *Menschen* tritt die Krankheit in 2 Hauptformen in Erscheinung, nämlich in der konnatalen, von der latent infizierten Mutter diaplacentar auf das Kind übertragenen, die sich bei der Geburt oder erst im Verlaufe des Kindesalters manifestiert, und in der erworbenen, meist bei Erwachsenen auftretenden. Betroffen sind vor allem das ZNS (disseminierte und herdförmige Encephalitis granulomatösen Charakters mit Verkalkungen, Hydrocephalus und weiteren, oft hochgradigen Verbildungen des Gehirns) und die Augen (Chorioretinitis), beim Erwachsenen neben dem ZNS innere Organe, Haut (REICH) und Lymphknoten. Wir verweisen auf die monographischen Darstellungen, insbesondere auf diejenige von BAMATTER (1952) und auf die bibliographischen Zusammenstellungen, welche vom Publ. Health Service der USA herausgegeben werden.

Die *Toxoplasmose der Tiere* ist bereits seit über 50 Jahren bekannt. Das Protozoon wurde 1898 durch ZIEMANN beim Buchfinken und 1900 durch LAVERAN bei der Javataube gefunden. 1908 beschrieben es NICOLLE und MANCEAUX genauer beim Ctenodactylus gondi, einem kleinen nordafrikanischen Nager, nach welchem es heute den Namen *Toxoplasma gondii* trägt. Nach weiteren 2 Jahren teilte MELLO in Turin den ersten Fall bei einem Hunde mit.

Über die Stellung des Parasiten im zoologischen System hat WESTPHAL (1954) umfassende vergleichende Untersuchungen angestellt. Während man lange die Toxoplasmen zu den Sporozoen, einzelne Autoren sie sogar zu den Pilzen einreihen wollten, macht WESTPHAL ihre Zugehörigkeit zu den *Trypanosomidae* wahrscheinlich. Er schreibt: „Eine solche Übereinstimmung wurde nachgewiesen für das umfassende Wirtstierspektrum, für die Zweiteilung der Parasiten als Längsteilung und die Möglichkeit einer multiplen Teilung, für den fehlenden Blepharoplasten als Folge vermehrter Anpassung an den Wirbeltierwirt, für die damit verbundene Aufgabe der Entwicklungsmöglichkeit im Arthropoden und in der Kultur, für die Fähigkeit einer vielleicht als rudimentäre Geißelbildung anzusehenden Filopodiumbildung, für die pseudocystenartigen Parasitenhaufen im Gewebe, für die Kernstruktur bei verschiedenen Färbungen, für die Plasmafärbung bei der Gramfärbung, für die Epidemiologie unter besonderer Berücksichtigung der Schmutzinfektion und des Tierreservoirs, für die serologisch-diagnostischen Prinzipien, insbesondere für die Komplementbindungsreaktion mit wahrscheinlich gemeinsamen Partialantigenen, für die Grundlagen der Pathogenese, für die Lokalisation der Parasiten in allen Organen des Wirbeltierwirtes, insbesondere für die bei Trypanosomidae typische Affinität zum Zentralnervensystem einschließlich der Affinität zum Auge."

Nach den ersten Mitteilungen wurde die Toxoplasmose bei einer sehr großen Zahl von Species — Säugern, Vögeln, sogar einzelnen Wechselwarmen — beschrieben. Es haben sich vor allem Parasitologen und Zoologen um die Krankheit gekümmert, während man in der Veterinärmedizin kaum von ihrer Existenz Kenntnis hatte. Wiederholt wurden typische Fälle von Encephalitis toxoplasmica als Staupeencephalitiden und die Parasiten als Erreger der Staupe (Encephalitozoon canis) beschrieben. Zweierlei hat aber die Tierpathologie gezwungen, sich mit der Krankheit zu befassen: die Entdeckung ihres Vorkommens beim Menschen durch WOLF, COWEN und PAIGE (vgl. WOLF 1939) und ihr enzootisches Auftreten bei verschiedenen Tierarten. Seit dieser Zeit mehrten sich die Beobachtungen über spontane und experimentelle Infektionen zusehends.

Sehr vieles über die Struktur, die Vermehrungsweise und Beweglichkeit der
Parasiten, ihr Verhalten gegenüber dem Gewebe, über Infektionsspektrum,
Ausscheidungs- und Übertragungsweisen ist heute bekannt. Trotzdem bleibt
die Kernfrage, diejenige nach der Ansteckungsquelle des Menschen, noch in
suspenso. Der Schmutzinfektion wird heute besondere Bedeutung beigemessen.
Serologische Reihenuntersuchungen scheinen zu zeigen, daß Personen mit inten-
sivem Tierkontakt und besonders solche, die mit Nagern (Kaninchen) zu tun
haben, in einem sehr viel höheren Grad Antikörper in ihrem Blut führen als die
Durchschnittsbevölkerung (BEVERLEY). Den Spontanerkrankungen von Haus-
und Wildtieren muß deshalb besondere Bedeutung zukommen.

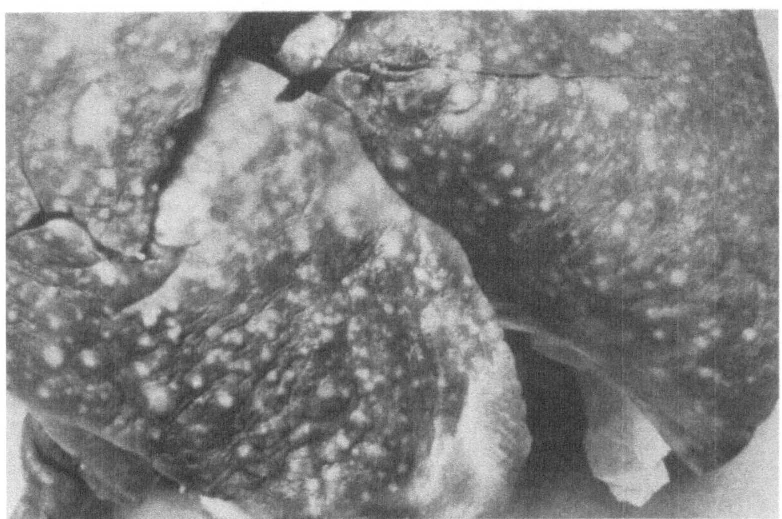

Abb. 121. Hund; Toxoplasmosepneumonie. Die Lungen sind durchsetzt mit zahllosen, kleinsten bis erbsen-
großen, graugelblichen, derb-elastischen Knötchen, die teilweise zu größeren Zonen zusammenfließen

In einer zusammenfassenden Arbeit hat H. HABEGGER die bis 1952 bekanntgewordenen
Fälle tierischer Toxoplasmosen zusammengetragen. Die Krankheit ist im ganzen Tierreich
verbreitet; besonders häufig scheint sie beim Hund, bei Hasen und Vögeln vorzukommen.
Über die Echtheit der Kaltblütertoxoplasmose scheint noch keine Klarheit zu bestehen.
Enzootien von Toxoplasmose wurden auch öfters in zoologischen Gärten beobachtet, was,
neben den Haustiererkrankungen, Volierenenzootien und experimentellen Untersuchungen,
einen Eindruck vom breiten Wirtsspektrum des Parasiten vermittelt. Die Krankheit ist
kosmopolitisch; in allen Erdteilen von den Tropen bis in die kalten Zonen, kommt sie vor.
Unter den Haustieren und unter den gelegentlich, oft als unerwünschte Gäste, in menschlichen Behausungen weilenden Arten ist sie bisher bei Hund, Katze, Rind, Schaf, Schwein,
Kaninchen, Chinchilla, Ratte, Maus, Huhn, Taube, Ente, Zeisig, Fink, Wellensittich und
manchen anderen Ziervögeln beobachtet worden.

Unsere eigenen Untersuchungen zeigen, daß die Toxoplasmose bei Hund
und Hase über die ganze Schweiz verbreitet ist. In Deutschland scheint sie
beim Hund überall vereinzelt aufzutreten (serologische Untersuchungen von
WESTPHAL und Mitarbeitern ließen einen hohen Verseuchungsgrad erwarten, mit
dem aber die Seltenheit pathologisch-anatomischer Funde in Widerspruch steht)
und auch beim Hasen und Huhn häufiger vorzukommen. In Dänemark und
Schweden ist sie unter den Hasen stark verbreitet; in ganz Skandinavien scheint
sie bei wildlebenden Hühnerarten häufig zu sein (CHRISTIANSEN, ERICHSEN-
HARBOE, MØLLER, SIIM). Unter unserem Encephalitismaterial vom Hund macht
sie knapp 5% aus. An der jahreszeitlichen Verteilungskurve sind Spitzen in den
Monaten Dezember und März unverkennbar.

Die tierische Toxoplasmose wird meistenteils extrauterin, im jugendlichen oder Erwachsenenalter erworben. Nach den klinischen Erscheinungen und pathologisch-anatomischen Veränderungen gleicht sie weit mehr der Erwachsenentoxoplasmose des Menschen als den konnatalen Formen. Doch sind — außer experimentellen Untersuchungen — Spontanfälle konnataler Infektionen beim Tier bekannt, wobei die Jungen tot geboren werden, oder eine generalisierte bzw. cerebrale Toxoplasmose mit auf die Welt bringen. Wie beim Menschen können dabei die Mütter lediglich latent infiziert sein.

Die Frage der latenten Infektion beim Tier bedarf noch weiterer Abklärung. Daß sie existiert, steht fest. Wir haben sie nicht nur beim Hund, sondern auch bei der Ente gesehen; bei der Ratte soll sie sogar den üblichen Verlauf darstellen. Fraglich ist, ob die serologischen Untersuchungen ein getreues Bild der Durchseuchung abgeben, oder ob durch unspezifische

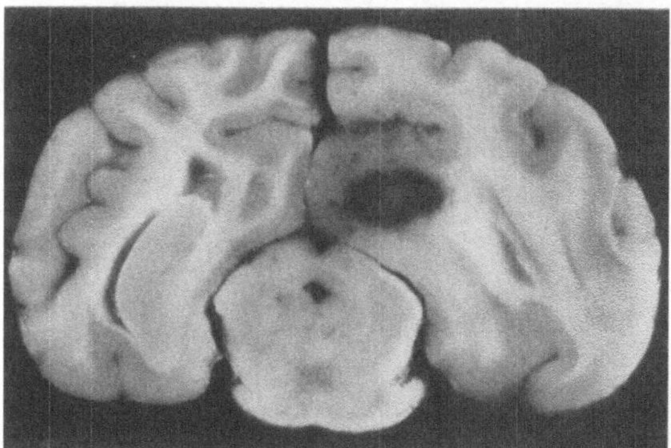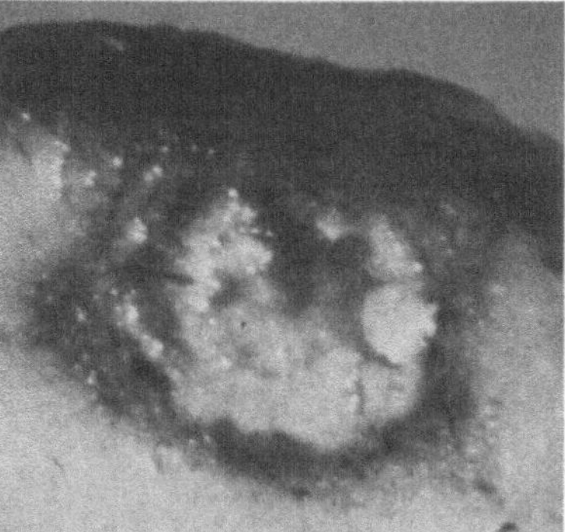

Abb. 122. Hund. Toxoplasmose. Großer, teilweise hämorrhagischer Herd im caudalen Teil des Gyrus cinguli der linken Hemisphäre. Die Umgebung ist ödematös aufgequollen und durch die entzündlichen Veränderungen dunkler gefärbt. Rechts: Detailbild eines kleineren Cortexherdes; man erkennt das mehr oder weniger nekrotische Zentrum und den peripheren, entzündlich veränderten, dunkler gefärbten Saum

Mitreaktionen zu hohe Prozentzahlen vorgetäuscht werden. Nach unseren persönlichen Erfahrungen scheint es, daß für die Diagnose der Toxoplasmose beim Tier die serologischen Teste noch weiterer Überprüfung bedürfen. Die Komplementbindung fällt sehr oft bei anderen Krankheiten positiv aus, und bei gesicherten Toxoplasmosen kann sie, so wie der SABIN-FELDMAN-Test (DYE-Test), negativ sein. Auch ergeben sich etwa unterschiedliche Resultate bei Paralleluntersuchungen durch verschiedene Laboratorien.

Es scheint, daß die latente Infektion gelegentlich durch eine andere, interkurrente Krankheit aktiviert werden kann, so beim Hasen durch Pseudotuberkulose und beim Hund durch Staupe — worauf FANKHAUSER bereits 1952 hinwies. Daß das Zusammengehen von Toxoplasmose und Staupe beim Hund allerdings derart obligat ist, wie dies R. S. CAMPBELL und Mitarbeiter annehmen, müssen wir nach unserem Material bezweifeln. Schließlich ist die Krankheit beim Hund ja auch experimentell durch Einverleibung der Parasiten erzeugbar (COHRS).

Eigenartigerweise haben wir, im Gegensatz zu anderen Untersuchern (COLE und Mitarbeiter), im Zusammenhang mit unseren Fällen nie menschliche Erkrankungen feststellen können, auch nicht einen höheren Prozentsatz serologisch Positiver bei Umgebungsuntersuchungen. Wir wären deshalb eher versucht, dem Hund keine große Bedeutung für die Infektion des Menschen zuzuschreiben. Vielleicht besteht aber für Mensch und Hund eine gemeinsame Ansteckungsmöglichkeit, welche dem letzteren zugänglicher ist.

Von besonderem Interesse sind die Befunde einer Arbeitsgruppe in Ohio, USA (COLE und Mitarbeiter). Sie konnten an Spontanfällen bei Kühen, Mutterschweinen und Hündinnen feststellen (was aus experimentellen Untersuchungen an Labortieren schon bekannt war), daß die Milch dieser Tiere infektionstüchtige Toxoplasmen enthielt. Außerdem fanden sie lebende Parasiten in der Nachgeburt und der Allantoisflüssigkeit einer Hündin. Sie erwähnen auch 3 Fälle menschlicher Erkrankungen (klinisch und serologisch, in einem Fall durch Parasitennachweis gesichert) im Zusammenhang mit akuten Toxoplasmosen bei Hunden.

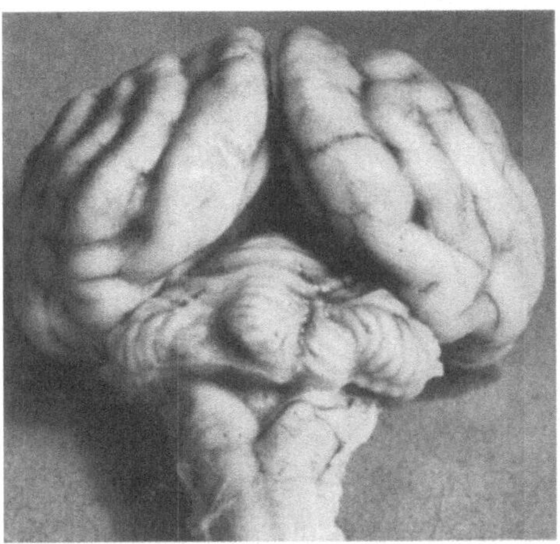

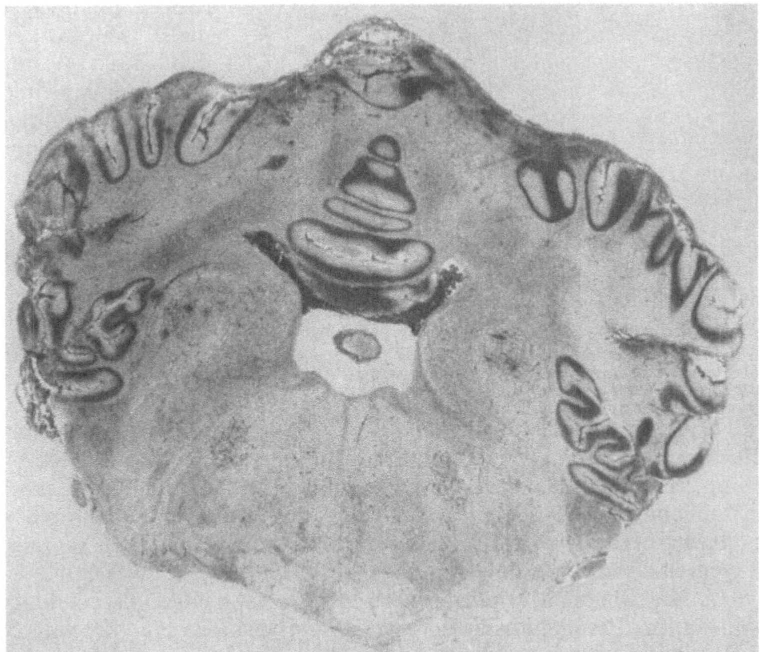

Abb. 123. Hund, 3jährig, mit schwerer Meningoencephalitis toxoplasmica (charakteristisches histologisches Bild mit zahlreichen Parasiten, besonders im Cortex cerebri). Starke Reduktion des Kleinhirns in ventro-dorsaler und naso-caudaler Erstreckung; Klaffen der Furchen unter der verdickten und milchig getrübten Leptomeninx. Oben: Gehirn von caudal. Unten: Frontalschnitt durch Kleinhirn-Ponsregion, Cresyl; Entzündlich infiltrierte und verbreiterte Leptomeningen über dem verbleibenden Cortex und breites Vordringen des Prozesses in diesen sowie Herde im Markkörper und symmetrisch in den Brachia pontis. Krankheitsdauer 2 Monate

Zur möglichst raumsparenden Darstellung der klinischen und pathologischanatomischen Verhältnisse beim Hund, bei dem die Toxoplasmose unter allen Haustieren wohl am besten studiert ist, und der uns damit als Beispiel für alle anderen Species dienen kann, geben wir drei listenmäßige Zusammenstellungen und die Abb. 121—129.

Klinische und pathologisch-anatomische Beobachtungen geben neben dem Experiment weitere Anhaltspunkte über die Ausbreitung der Toxoplasmen im Organismus, über ihren Entwicklungsgang und ihre pathogene Wirkung. Art und Verteilung der histologischen Läsionen weisen eindeutig auf eine hämatogene Verbreitung der Infektion. In gewissen Krankheitsphasen lassen sich die Parasiten durch den Tierversuch im strömenden Blut nachweisen. Wahrscheinlich wird je nach dem Wirt-Parasitverhältnis (Resistenz auf der einen, Stammesvirulenz auf der anderen Seite) eine stumme Infektion mit fehlenden oder sehr geringfügigen Veränderungen oder aber ein mehr oder weniger ausgedehnter und schwerer Krankheitsprozeß resultieren. Der erste Angriff der Parasiten richtet sich gegen die Gefäßwand; sie scheinen aktiv in die Endothelien einzudringen, von dort in die übrigen Elemente und in die zwischenzelligen Räume der Gefäßwand. In den Gefäßwandzellen erfolgt eine rasche Vermehrung, gefolgt vom Zerfall der parasitierten Zellen und Freisetzung der Schädlinge. Die Gefäßwände sehen histologisch zumeist schwer geschädigt aus. Es kommt

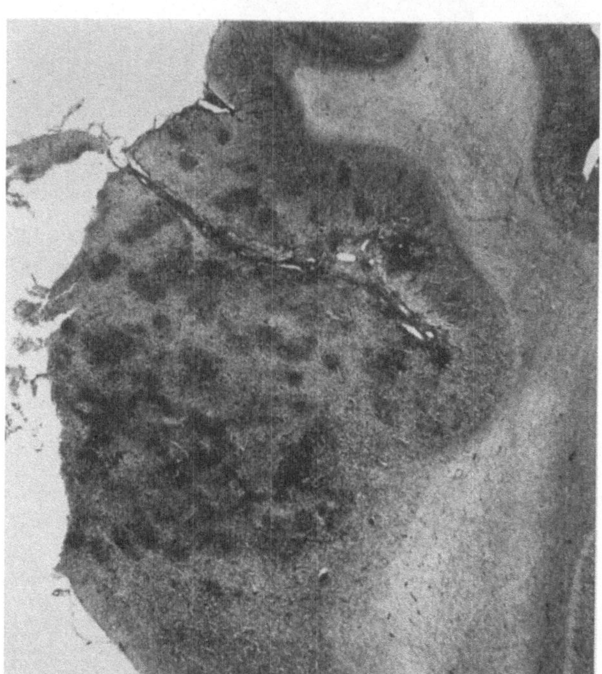

Abb. 124. Hund. Toxoplasmose. Histologisches Übersichtsbild eines Cortexherdes, an die entzündlich veränderte Pia anschließend. Die mit dichten Infiltratmänteln umhüllten Gefäße und besonders die konfluierenden granulomartigen Herde sind deutlich zu erkennen. HE

zur Auflockerung, homogenen Verquellung, zu seröser und hämorrhagischer Exsudation, zu zelliger (Leukocyten, Lymphocyten, Mononucleäre usw.) Infiltration. Man findet in der Gefäßwand und ihrer unmittelbaren Nachbarschaft die Toxoplasmen zumeist in Form syncytialer Verbände oder einzeln, selten aber als typische sog. Pseudocysten.

Aus dem Gefäßbereich wird der Prozeß (Gewebsschädigung und entzündliche Reaktion) ins Parenchym weitergetragen. Hier stellt man oft eine deutliche Abhängigkeit zwischen dem Gepräge der Gewebsveränderungen und der Erscheinungsform der Parasiten fest. In Gebieten heftiger vasculärer, infiltrativer und nekrobiotischer Vorgänge finden sich die Parasiten freiliegend oder in extra- und intracellulären, syncytialen Verbänden (multiplicative forms); so scheint durch Zellzerfall, Ausschwärmen der Toxoplasmen und Befall neuer Zellen eine wellenartige, rhythmische Propagation stattzufinden. Je mehr der Prozeß aber den Typus der granulomatösen Veränderungen zeigt mit produktiven Vorgängen an Gefäßwänden und Glia, desto zahlreicher und typischer werden die Pseudocysten genannten Ruheformen. Diese allein trifft man in den Fällen latenter

Infektionen, bei denen wesentliche Gewebsveränderungen vermißt werden. Sie sind als Ausdruck eines — gelegentlich anscheinend nur lokalen — Gewebs-

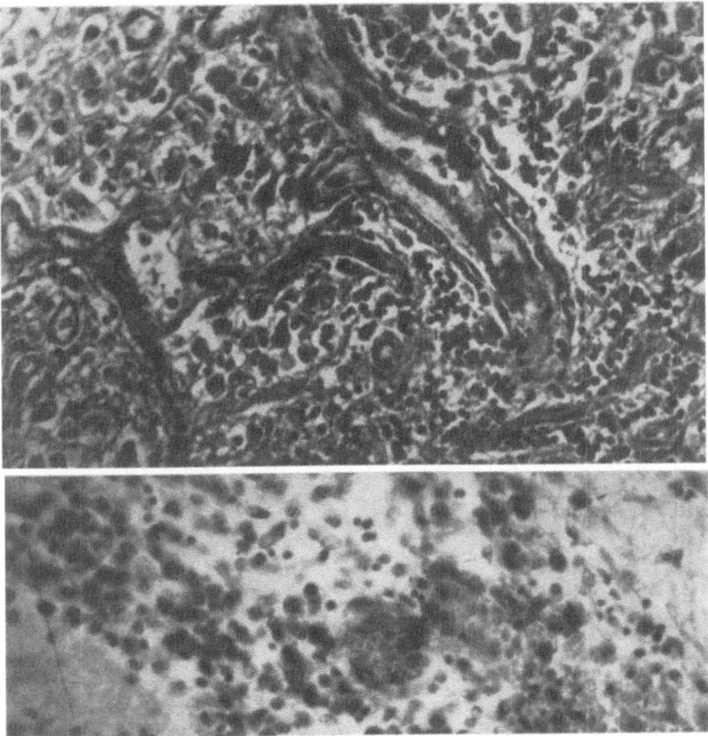

Abb. 125. Hund. Toxoplasmose. Zwei Detailbilder bei mittlerer Vergr. Oben: Ausschnitt aus einem Herd in der Kleinhirnrinde; zwischen den stark verbreiterten, aufgelockerten und ödematös verquollenen Gefäßen liegen Rasen lymphoider Infiltratzellen und viele Körnchenzellen. Unten: eine Piaeinsenkung an der Großhirnrinde mit dichter Infiltration durch Lymphocyten, Plasmazellen und histiocytäre Elemente. Durch die stark verquollenen Gefäßwände kommt es zu Blutaustritten. Beide Präparate bei HE-Färbung

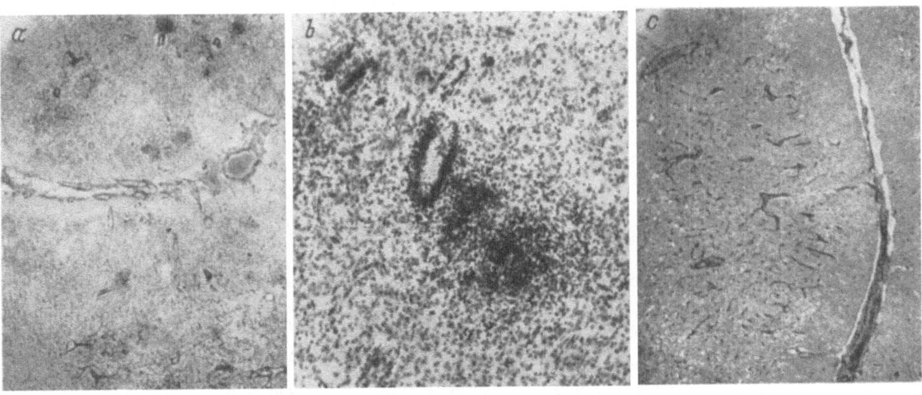

Abb. 126a—c. Hund. Toxoplasmose. a Meningoencephalitis mit stark infiltrierten Gefäßen und zahlreichen Granulomen im Cortex cerebri, bei schwacher Vergr.; Cresyl; b ein derartiges Cortexgranulom bei stärkerer Vergr.; auffällig die intensive, diffuse Proliferation der Glia; Cresyl; c Übersichtsbild eines Rindenabschnittes mit Proliferation der Wandelemente der Gefäße und Ödem, bei Zurücktreten der zelligen Infiltration; HE

Parasit-Gleichgewichtes zu betrachten. Die Pseudocysten (terminal colonies) liegen am Rande oder oft auch entfernt von entzündlich veränderten Zonen. —

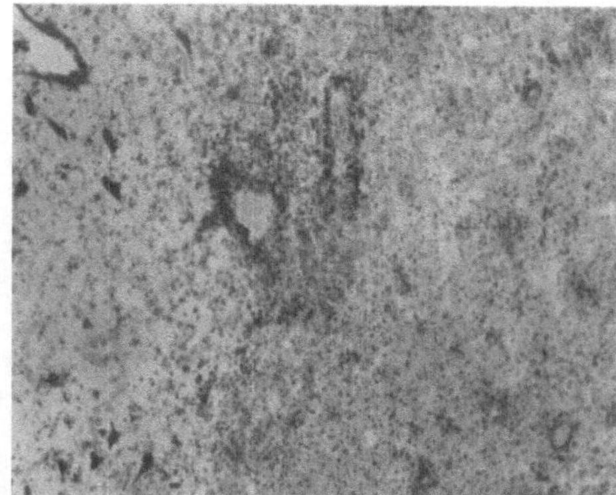

Abb. 127. Hase. Toxoplasmose. Herd lateral vom Vestibulariskern (große Ganglienzellen der linken Bildhälfte); die nekrotische Zone (rechts) ist nur durch einen relativ lockeren Saum infiltrierter Gefäße demarkiert. Cresyl, mittlere Vergr.

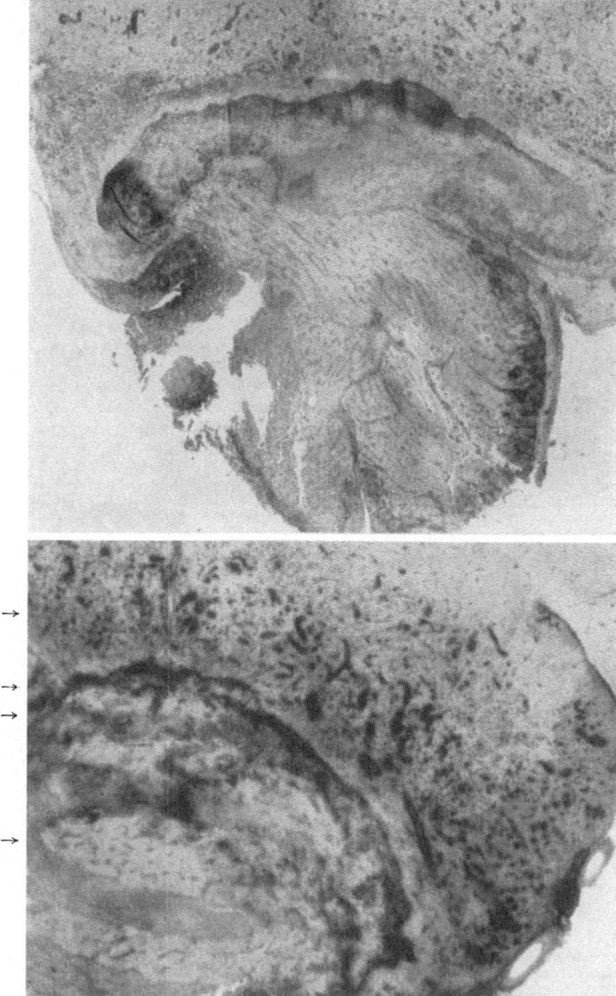

Abb. 128. Huhn. Toxoplasmose. Großer Herd im Gebiet des caudalen Thalamus und im Mittelhirn. Oben: Übersicht; v. Gieson. Unten: Darstellung der einzelnen Zonen bei schwacher Vergr., HE. *a* Starke entzündliche, besonders vasculäre Infiltration im noch erhaltenen Gewebe; *b* Zone sehr reichhaltigen Vorkommens der Parasiten; *c* dichtzelliger, teilweise leukocytärer Granulationswall; *d* nekrotisches Zentrum

Gelegentlich werden auch degenerierte oder verkalkte Pseudocysten beschrieben und abgebildet, in denen die typische Struktur nicht mehr zu erkennen ist. Viel besser zu erkennen sind die Toxoplasmen in Ausstrichpräparaten, die z. B. nach GIEMSA, mit HARRIS-Hämatoxylin-S_3 u. ä. gefärbt werden. Sie sind hier auch bedeutend größer als in Schnitten.

Beim Vorliegen derartiger fraglicher Gebilde sollte die Diagnose nur im Verband mit typischen Pseudocysten und charakteristischen geweblichen Veränderungen gestellt werden.

1. Liste der Organveränderungen (mit Ausnahme des ZNS) bei der Toxoplasmose des Hundes

Leber: Nekrose einzelner Leberzellen; herdförmige, mehr oder weniger vollständige Nekrosen, oft konfluierend; argyrophile Fasern erhalten oder zerstört; starke Pyknose und Fragmentation der Zellkerne; interstitielle Infiltration durch Mononucleäre, Lymphocyten, Plasmazellen, Histiocyten, weniger Polymorphkernige; Ödem, Verquellung, Hyalinisierung, Nekrobiose der Gefäßwände; Blutaustritte; Panphlebitis; Endothelproliferationen; pro- und regressive Veränderungen der KUPFFERschen Sternzellen; Bildung entzündlicher, interstitieller Granulome; Parasiten freiliegend und intracellulär (Leberzellen, histio-adventitielle Elemente).

Lunge: Makroskopisch schwere Bronchopneumonie mit hochgradiger Anschoppung, mit weißlichgelben, rundlichen oder zu größeren Bezirken konfluierenden Herdchen durchsetzt (Abb. 121); Ödem und lympho-histiocytäre Infiltration der Gefäßwände; seröse Exsudation und Blutaustritte; interstitielle Infiltration und Proliferation mesenchymaler Zellen mit Bildung granulomartiger Herde; Auftreten von Nekrosen innerhalb der Herdgebiete; starke Fragmentation und Zerfall der Kerne; Gewebsabbau durch fettbeladene Makrophagen; Peribronchiolitis, Bronchialschleimhaut wenig affiziert; freie und intracelluläre Toxoplasmen besonders in der näheren Umgebung der Zerfallsherde.

Herz: Makroskopisch gelegentlich feine grauweiße Scheckung und Glanzlosigkeit des Myokards; hyaliner Zerfall in Form kleinster bis ausgedehnter Herde; lympho-histiocytäre Infiltration, vereinzelt Polymorphkernige; interstitielles Ödem; Blutaustritte; gelegentlich Inkrustationen mit Pseudokalk; Parasiten meist intracellulär, besonders in mehr oder weniger geschädigten Partien am Rande der Nekroseherde.

Verdauungstrakt: Tumorartiges Granulom des Oesophagus in Kardianähe (eigene Beobachtung); Gastritis und Enteritis mit nekrobiotischen Herden und teilweise makroskopisch sichtbaren Ulcerationen; rundzellige und polynucleäre, diffuse und herdförmige Infiltration der verschiedenen Wandschichten; Parasiten in Makrophagen, Gefäßwandelementen, glatten Muskelzellen.

Pankreas: Vergrößert, derb, von hellgrauen, unregelmäßig begrenzten Zonen durchsetzt; herdförmige, teilweise konfluierende Nekrosen von Pankreasdrüsenzellen, von interstitiellem und von Gefäßgewebe; in einem verquollenen reticulären Netzwerk sind Zellschatten erkennbar; histio-lymphocytäre Infiltration; Verquellung und Nekrobiose der infiltrierten Gefäßwände, Ödem; Parasiten in Gefäß- und Drüsenzellen.

Milz und Lymphknoten: Diffuse oder multizentrische Nekrobiosen und Nekrosen aller Gewebsanteile; hyalinisierende Sklerose des bindegewebigen und reticulären Gerüstes; Parasiten schwer zu erkennen.

Ähnliche nekrobiotische, vasculäre und infiltrative Veränderungen kommen außerdem in Nieren, Harnblase, Hoden, Schilddrüse, Skeletmuskeln usw. zur Beobachtung. Sie sind von der Gegenwart der Parasiten abhängig, auch wenn diese im histologischen Schnitt nicht immer nachweisbar sind.

2. Liste der vorkommenden neurologischen Symptome nach unseren Beobachtungen

Psychisches: Exzitation, Angstzustände, Fluchtdrang; Heulen; oder Apathie, Somnolenz, komatöse Zustände; Stupor; Verlust der tierischen Intelligenzleistungen; Unsauberkeit; Perversion des Appetits; Polyphagie.

13*

Motorik: Hyperkinesien: Tremor (besonders des Kopfes), Ticks, Myoklonien, Kiefer-krämpfe, Laufbewegungen, epileptiforme Anfälle, tonische Krämpfe; Akinesien: Lähmungen einzelner Gliedmaßen, häufiger Paraplegie oder Tetraplegie, mit Muskelatrophie; myasthenische Zustände; Bulbärlähmung; Dyskinesien: spinale oder cerebelläre Ataxie; Gleichgewichtsstörungen, Koordinationsstörungen; abnorme Stellungen; Zwangs- (z.B. Manege-) Bewegungen.

Sensibilität: Schmerz- und Berührungsempfindung vermindert oder aufgehoben, gelegentlich aber gesteigert; oft keine eindeutigen Befunde.

Reflexe: Sehnenreflexe gesteigert oder abgeschwächt, auch im Verlauf der Krankheit wechselnd; gelegentlich Sphincterstörungen (besonders bei Paraparesen).

Augen: Mydriase; Anisokorie; Störungen der Pupillarreflexe; Stauung oder Hyperämie der Retinagefäße [sichere Papillenveränderungen oder Chorioretinitis von uns bisher nicht beobachtet, dagegen ein Fall beim Huhn (HEPDING). Näheres bei FRANCESCHETTI-BAMATTER und STRAUB].

Liquor: Zellvermehrung (vorwiegend Lymphoide); Eiweißzunahme; pathologische Kolloidreaktionen; gelegentlich Xanthochromie (Parasitennachweis aus dem Liquor ist uns bisher nicht gelungen, sollte aber möglich sein; vgl. FRANKE-HORST).

3. Liste der histologischen Veränderungen im ZNS

Meningen: Diffuse oder fokale Infiltration ungleicher Intensität, mit lympho-plasmo-histiocytären Zellen; seröses, eiweißreiches oder sero-fibrinöses Exsudat in die Maschen der Leptomeninx; in einzelnen Fällen Infiltration vorwiegend polynucleär, gelegentlich hämorrhagisch; Panphlebitis und Panarteriitis: Parasiten schwer zu erkennen.

Parenchym: Läsionen fokal oder disseminiert; trotz grundsätzlich gemeinsamen Zügen kann die Encephalitis in sehr verschiedenen Formen auftreten. Makroskopische Herde in einzelnen Fällen.
1. Intensive Panarteriitis und Panphlebitis mit fibrinoider Entartung und Ödem; Infiltration der Gefäßwand, unter Respektierung oder Durchbrechung der mesenchymal-gliösen Schranke; Endothelproliferationen.
2. In Einzelfällen Vorherrschen der polynucleären Infiltration, sero-fibrinöse, reichliche Exsudation, diffuse Erythrodiapedese.
3. Bildung massiver, hämorrhagischer Herde (Abb. 200).
4. Mikroskopische Gliaherdchen und -knötchen, welche als solche erhalten bleiben oder nekrobiotische Umwandlungen erfahren können, woraus resultieren (5.):
5. Multiple Nekroseherdchen, vorwiegend in der grauen Substanz (besonders Cortex) mit oder ohne perifokale entzündliche Reaktion, oder mit umgebendem Ödem (Status spongiosus).
6. Bildung makroskopischer Erweichungs- und Nekroseherde, gelegentlich hämorrhagischen Charakters, welche Cortex (Großhirn und Kleinhirn) und subependymale Zonen bevorzugen; mehr oder weniger vollständiger Zerfall der verschiedenen Gewebskomponenten; schwere vasculäre Veränderungen (siehe unter 1; Abb. 122, 124, 125).
7. Regressive Ganglienzellveränderungen; pro- und regressive Prozesse an Makro- und Mikroglia; auffällige Fragmentation der Kerne vorwiegend gliöser und infiltrativer Elemente.
8. Gewebsanteile außerhalb der regressiven und infiltrativen Prozesse meist auffällig wenig betroffen.
9. Proliferation von Gefäßwandelementen (produktive Vasculitis), herd- oder bandförmige (z.B. Cortex) als Ausdruck subakuter Verlaufsformen.
10. Herde oder Bänder subependymaler Gliose.
11. Selten Riesenzellen, mehr vom STERNBERGschen Typ.
12. Verschiedene Formen von Pseudocysten (fast ausschließlich in grauer Substanz) oder Ansammlungen (multiplicative forms; syncytiale Verbände) von Parasiten, extra- und intracellulär.
13. Entzündliche Einschmelzung von Kleinhirnteilen (Kleinhirnatrophie; s. Abb. 123).
14. Fehlen von Verkalkungen; entzündlicher Hydrocephalus fehlend oder mäßig (im Gegensatz zum Menschen).
15. Veränderungen von Rückenmark, Spinalganglien und peripheren Nerven inkonstant.

Klinisch verläuft die Toxoplasmose des Hundes meist als akute oder subakute Krankheit, fast immer mit Symptomen von seiten des ZNS. Oft, aber nicht immer, sind thorakale und abdominale Organe mit beteiligt (Pneumonien, Gastroenteritis), doch werden nicht alle Störungen klinisch erkannt (Myokarditis, Pankreatitis, Hepatitis und Splenitis usw.). Gelegentlich sind innere Organe

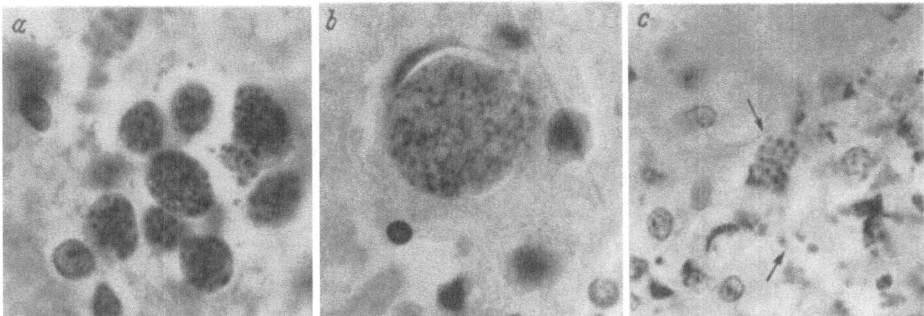

Abb. 129a—c. a Hund. Gruppe von Pseudocysten im Cortex bei Toxoplasmoseencephalitis; b Hund, Toxoplasmoseencephalitis; einzelne große Pseudocyste mit zahlreichen, kleinen Parasiten; am Rande ist noch der Rest des Kernes der befallenen Zelle erkennbar; c Huhn, Toxoplasmoseencephalitis; einzeln und in Gruppen liegende Toxoplasmen. Alle Aufnahmen HE, a 200-, b 700- und c 900fache Vergr.

mit erkrankt, ohne daß es bei nachheriger Sektion möglich wäre, in ihnen die typischen histologischen Veränderungen oder gar Toxoplasmen nachzuweisen; hier besteht die Möglichkeit einer Begleitinfektion, z.B. mit Staupe (LAUDER, CAMPBELL). Bei unserem Material ist die Beteiligung oder gar der primäre Befall

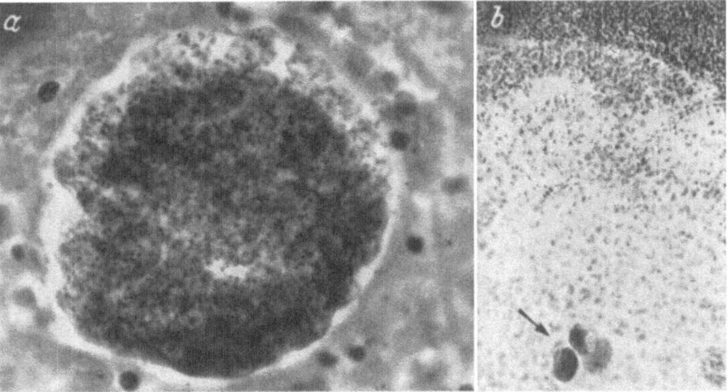

Abb. 130a u. b. a Katze. Meningoencephalitis. Großes, pseudocystenähnliches Gebilde reaktionslos im Cortex liegend. Wahrscheinlich nicht toxoplasmotischer Natur; Encephalitozoon? HE, 500×. b Maus; Encephalitozoon. HE, etwa 100fach. (Präparat vom Instituut voor Praev. Geneeskunde Leiden)

des ZNS so überwiegend, daß wir die zuerst von uns versuchte Unterteilung in cerebrale und viscerale Form fallen lassen mußten.

Es scheint uns zur Zeit kaum möglich, die Toxoplasmose des Hundes mit Sicherheit klinisch zu diagnostizieren, es wäre denn durch den Erregernachweis aus Blut, Liquor oder anderen Materialien. Abgesehen davon, daß dieser nicht immer versucht werden kann, erfolgt der Exitus oft, ehe ein Resultat zu erwarten ist. Das gleiche gilt auch für die serologischen Untersuchungen; außerdem erfordert die Ausbildung der spezifischen Antikörper eine gewisse Zeit. Nur selten sieht man Verläufe, die sich über mehrere Wochen oder gar Monate erstrecken. Die Abb. 123 zeigt das Gehirn eines Hundes mit 2monatiger Krankheitsdauer, bei dem es zu einer entzündlichen Einschmelzung beträchtlicher Teile des Cerebellums gekommen war. Dieser und weitere Fälle, die neben den ZNS-Veränderungen keine auffallenden Organläsionen zeigen, beweisen, daß es die primäre Encephalitis toxoplasmica wirklich gibt.

Nachdem wir zur kurzen Besprechung einiger weiterer, durch Protozoen verursachter Krankheiten übergehen, geben wir — mit geringen Modifikationen — einen Ausschnitt aus der Zusammenstellung von WESTPHAL wieder, in welcher

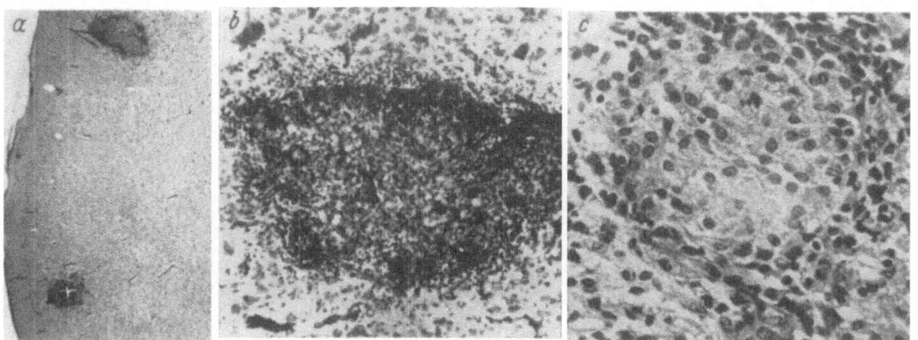

Abb. 131a—c. Kaninchen. Granulomencephalitis. a Zwei Cortexherdchen bei schwacher]Vergr.; b einzelnes Herdchen bei mittlerer Vergr. Man erkennt die infiltrierten Gefäße der Umgebung, die vorwiegend rundzellige Randzone und das aus größeren Zellen aufgebaute Innere! des Herdes; c stärkere Vergr. aus dem_Herdzentrum mit großen, epitheloidzellartigen Elementen. Alle Aufnahmen HE

die Auswirkungen der verschiedenen Trypanosomidae und der Toxoplasmen auf ZNS und Auge in übersichtlicher Weise dargelegt sind.

An weiteren Arbeiten zur Toxoplasmose seien genannt: BECKER, BOLLE, BORG, DROBECK, EYLES, GEISSLER, HOLZ J., HOLZWORTH, KOCH, MOREL, PIEKARSKI, SCHMIDT-HOENSDORF, SEXTON, YAMAMOTO.

Encephalitozoon. In älteren Arbeiten, welche vermutlich meistenteils Toxoplasmosen betrafen, ist öfters die Rede von Encephalitozoen. Während heute teilweise Zweifel an ihrer Existenz überhaupt geäußert werden, treten andere Untersucher, wohl mit Recht, für die Eigenständigkeit dieser noch ungenügend bekannten und schwer klassierbaren Parasiten ein. PERRIN hat vergleichende Studien über Größe, färberisches Verhalten und Infektiosität von Toxoplasmen und Encephalitozoen angestellt. Die letzteren sind bedeutend weniger infektiös und häufig nur latent in den Gehirnen gewisser Tiere vorhanden. So sahen TWORT-TWORT in 30 % von 60000 weißen Mäusen „Haplosporidien" (= Encephalitozoen) im Gehirn, in

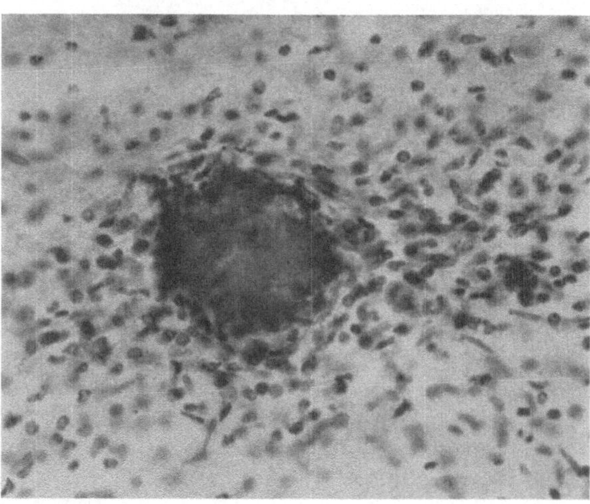

Abb. 132. Damhirsch. Nekroseherdchen im Cortex cerebri mit vorwiegend histiocytärer Demarkationszone. Die Ätiologie konnte nicht festgelegt werden; für Toxoplasmose fanden sich keine Anhaltspunkte. HE, 350 × (Präparat von Prof. STÜNZI, Zürich)

weiteren 25 % entzündliche Veränderungen aus vielleicht gleicher Ursache. Man findet sie bei Meerschweinchen, Ratten und weißen Mäusen mit Meningoencephalitis (Abb. 130 rechts), ferner bei der sog. *Spontan- oder Granulomencephalitis des Kaninchens* (Abb. 131). Diese ist besonders bei Studien über die Encephalitis lethargica in Erscheinung getreten, wo nicht selten latente Formen beim Kaninchen durch Injektionen von Gehirnmaterial aktiviert wurden und dann ein Angehen des vermuteten Virus vortäuschten. Auch bei anderen Tieren kann man gelegentlich granulomatöse Herde im Gehirn finden, so bei dem durch Abb. 132 illustrierten Fall von einem Damhirsch oder dem Hasen der Abb. 133, ohne daß allerdings die Ätiologie klargestellt wäre. PLOWRIGHT und YEOMAN beschreiben eine wahrscheinliche Encephalitozoonencephalitis bei einem Hund in Tanganyika. Wir selbst fanden einmal verdächtige, für Toxoplasmose nicht charakteristische Gebilde im Gehirn einer Katze mit Meningoencephalitis (Abb. 130 links).

Weiteres über granulomatöse Prozesse ist bei den Retikulosen im IX. Kapitel abgehandelt. Hier sei nur erwähnt, daß die sog. *rheumatische Encephalitis* beim Menschen (vor allem in

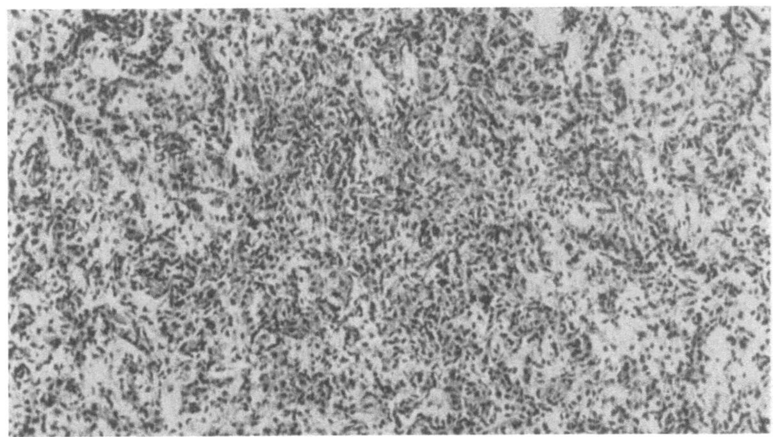

Abb. 133. Hase. Granulomartige Encephalitis unbekannter Ätiologie; Mittelhirn. Ausschnitt aus einem Herd; dichtvermischte Zellen mesenchymalen (vasculären) und gliösen Ursprungs. Cresyl, mittlere Vergr.

der angelsächsischen Literatur eine Rolle spielend) teilweise im ZNS neben den Gefäßveränderungen auch granulomatöse Prozesse auslösen kann, analog den rheumatischen Granulomen in anderen Körperregionen. Beim Tier, wo Affektionen aus der recht weitgefaßten Krankheitsgruppe des „Rheumatismus" viel seltener sind, weiß man über derartige Veränderungen bisher nichts.

Trypanosomiasen. Die Histologie des Nervensystems bei spontanen Trypanosomiasen des Pferdes: Dourine oder Beschälseuche (Tr. equiperdum) und Mal de Caderas (Tr. equinum) sowie bei experimentellen Infektionen verschiedener Tiere mit Tr. gambiense und brucei wurde in grundlegender Weise von SPIELMEYER (1908) bearbeitet. Er stellte fest, daß bei den experimentellen Infektionen nur in einem kleinen Prozentsatz der Fälle Veränderungen vom Typus der menschlichen Nagana entstehen. Charakteristisch sind die plasmacellulären Gefäßinfiltrate. Bei der Dourine fand er produktive Gefäßveränderungen im Rückenmark und besonders in den spinalen Meningen, hyaline Gefäßwanddegeneration, Plasmazellinfiltrate, Blutungen, Gliose der Randgebiete und der Hinterstränge, Degenerationserscheinungen an den hinteren Wurzeln und den Spinalganglien. Von BARBONI (1942) werden purpuraartige Blutungen im Mark des Großhirns bei Rindern mit *Theileria* annulata-Infektion beschrieben, von ZLOTNIK cerebrale Störungen bei *Rinderpiroplasmose* (Babesia berbera und bigemina), von PURCHASE bei Piroplasmose des Hundes; die Parasiten waren massenhaft in und entlang den Hirngefäßen aufzufinden.

Wirkung von Trypanosomen und Toxoplasmen auf ZNS und Auge (nach WESTPHAL)

Erreger	Trypanosoma gambiense Trypanosoma rhodesiense	Trypanosoma cruzi	Toxoplasma gondii	Leishmania donovani L. tropica L. brasiliensis
Krankheit	Schlafkrankheit	Chagaskrankheit	Toxoplasmose	Leishmaniasen
ZNS	Encephalomeningitis mit Parasiten im Liquor, Lähmungen, epileptiforme Anfälle; Schlafsucht	Symptomlose Gehirninfektionen bis Encephalitis Leishmaniaformen in Gliazellen	Encephalomeningitis mit Parasitenbefall. Unter anderem Lähmungen, epileptiforme Anfälle	Cerebrale Affinität gering, aber möglich. Bei Meningitis Parasiten gelegentlich in Gehirn und Liquor nachgewiesen
Auge	Conjunctivitis Keratitis, Iridocyclitis, Retinablutungen, Parasitenbefall	Conjunctivitis Parasitenbefall	Chorioretinitis mit Parasitennachweis; experimentell am Kaninchen gesichert: Chorioiditis, Iridocyclitis, Chorioretinitis, Uveitis, lokale Iritis	Gelegentlich Retinablutungen. Bei L. tropica auch Übergang auf Conjunctiva beobachtet

BRION-BERTRAND schildern eine „paralysie leishmanienne" beim Hund und vermuten Veränderungen im Nervensystem, ohne aber pathologisch-anatomische Nachprüfungen vorzunehmen. Von NICOLAU und PÉRARD wurden als histologische Befunde bei generalisierter Leishmaniase des Hundes mitgeteilt:

Parasiten in Meningen, Plexus, Ventrikeln, Mittelhirn, Spinalganglien, Spinalwurzeln und peripheren Nerven. In den Plexus große Zellen (Makrophagen ?) in bedeutender Menge. Ob die „subependymalen Infiltrate" wirklich entzündlicher Natur und nicht Keimlagerreste waren, scheint uns zweifelhaft. In den Spinalganglien Proliferation der Hüllplasmodien und Infiltration sowie Neuronophagie von Ganglienzellen durch Kapselelemente; Leishmanien in Amphicyten und anderen Zellen. Im Nervus ischiadicus Parasiten innerhalb von kleinen Lymphoidzellherdchen. (Vergleiche auch GIRAUD.)

Auch bei einigen *Fischkrankheiten* finden sich nach SCHÄPERCLAUS als Ursache Protozoen, so die zweigeißligen *Trypanoplasmen* bei der *Schlafsucht* und *Lentospora cerebralis* bei der *Drehkrankheit*. Diese Parasiten befallen bei der Fischbrut vor allem Gehör- und Gleichgewichtsorgan, bei älteren Tieren verursachen sie Knorpeldefekte und Wucherungen im Kopfgebiet mit Schädigungen des Labyrinths und des Kopfsympathicus.

Sporozoen, so Myxobolus neurobius bei Forellen und Äschen oder Lentospora encephalica in Hirngefäßen von Karpfen, können Veränderungen des Nervensystems verursachen.

Die *Taumelkrankheit* dagegen wird durch das relativ seltene Befallensein des Gehirns mit Ichthyophonus hoferi, einem Algenpilz hervorgerufen. (Vergleiche Taumelkrankheit des Pferdes, S. 80.)

Beim Menschen macht die *Amoebiasis* (A. histolytica) nach FISCHER (Handbuch HENKE-LUBARSCH, Bd. XIII/3) gelegentlich kammerige Cysten und Abscesse im Gehirn, wogegen angebliche *Coccidienfunde* im ZNS sehr in Frage gestellt werden. Bei manchen Tierarten treten im Verlauf schwerer Darmcoccidiosen (Jungrind, Kaninchen, Huhn usw.) nervöse Störungen mit meningealen und cerebralen Symptomen auf. Man denkt dann an toxische Wirkungen, weniger an ein durch die Parasiten produziertes Toxin, als vielmehr an die Resorption giftiger Stoffwechselprodukte durch die lädierte Darmwand. Befunde einer Meningoencephalitis (GALLI-VALERIO) haben sich bei unseren eigenen histologischen Untersuchungen nicht bestätigt.

5. Entzündliche Veränderungen durch Invasion von Metazoen oder deren Entwicklungsformen

Die cystischen Parasiten des ZNS werden im IX. Kapitel bei den Pseudotumoren abgehandelt. Hier sei lediglich vorausgeschickt, daß bei der *Coenurosis* die Einwanderung der Oncosphären ins Gehirn eine Meningoencephalitis verursacht, welche sich aber nur selten klinisch äußert oder zum Tode führt.

Die Encephalitis bei *Trichinosis* wird im VI. Kapitel, S. 266 besprochen.

Setariasis oder epizootische cerebrospinale Nematodiasis

1927 beschrieb EMOTO als Ursache der in Japan vorkommenden Lendenparalyse der Ziegen eine anfänglich lymphocytäre, später fibroplastische Meningitis spinalis und Myelomalacie, die gliös vernarbe; als ursächliches Agens betrachtete er die von ihm isolierten Streptokokken.

Offenbar nahm die Krankheit bei Ziegen, aber auch Schafen und Pferden in Japan und besonders in Korea größeres Ausmaß an; denn ab 1939 wurde eine besondere Kommission von 31 Forschern zu ihrer Abklärung eingesetzt. Von den Resultaten erhielt man erst in den letzten Jahren vor allem durch SHOHO, INAGAWA, MOCHIZUKI, SHOHO und INNES Kenntnis. Danach handelt es sich bei dieser Krankheit um eine nekrotisierende Myelitis und Encephalitis infolge Durchwanderung von Nematoden, Setaria digitata. Die Sterblichkeit bei den betroffenen Tieren ist nicht besonders hoch, doch werden die meisten abgetan, da die Ausheilung unter Defektbildung erfolgt. Eine Reinfektion ist möglich.

Zur Pathologie schreibt SHOHO: „Pathologisch-anatomisch liegt eine Encephalo-myelomalacia mit oder ohne Blutung in der grauen und weißen Substanz des ZNS vor. Die Herde sind im frischen Zustand scharf begrenzt und treten mal hier, mal dort auf. Nach unserer Erfahrung sind die Herde jedoch mit Vorliebe in den Anfangssegmenten des Halsmarkes lokalisiert. Kranial- und caudalwärts nimmt ihre Häufigkeit ab. Die Größe der Herde schwankt von nur mikroskopisch erkennbaren bis zu makroskopisch sichtbaren. Manchmal zeichnen sie sich durch eine erweichte Höhle von beträchtlicher Dimension aus. Eine Blutung kann sie begleiten, falls ein Gefäß gleichzeitig zerrissen wird. Eine pathologische Diagnose wird bei dem makroskopisch als Malacia erkennbaren Herde mit positivem Wurmbefund nicht besonders schwierig. Hingegen wird die Diagnose in solchen Fällen, in denen ein wandernder Wurm nicht gefunden wird, schwierig. Dies betrifft gerade die Fälle, in denen die Herde nur in der weißen Substanz des Rückenmarkes liegen und im Querschnitt des Markes makroskopisch nur einen milchig weißen Punkt oder Strich bilden, der natürlich schwer als erweichter Herd anerkannt werden kann. Erst Serienschnitte durch diese Herde werden die Untersucher überzeugen, daß sich die Herde, ob groß oder klein, tatsächlich um die Bohrkanäle (NIIMI) entwickelt hatten und daß diese, obwohl gewunden, immer einen Zugang nach außen besitzen. Beim akuten Fall sieht man fast keine Reaktion im Ufergewebe um die Löcher, während sich bei älteren Herden hier gewöhnlich eine sekundäre Degeneration von verschiedener Intensität unter dem Bild des gemischten Abbaus zeigt." SHOHO erwähnt außerdem lympho-plasmocytäre Infiltrationen und perivasculäre Eosinophilie. Bei kleineren Tieren (Schafen, Ziegen) genüge oft das *Eindringen* des Wurmes in Schädelhöhle und Wirbelkanal, um neurologische Störungen zu verursachen; hier sei dann lediglich eine umschriebene oder ausgedehntere eosinophile Meningitis anzutreffen. Die Setariasis wurde auch von MCGAUGHEY bei Ziegen auf Ceylon festgestellt und schon vor vielen Jahren von PLACE, neuerdings von INNES-PILLAI, bei Pferden in Indien und auf Ceylon. Japanische Autoren glauben, daß die Setarien bei der Übertragung und Pathogenese der Encephalitis japonica eine Rolle spielen könnten. ISHII und Mitarbeiter erzeugten die Setariasis experimentell, indem sie Stechmücken an einem Ochsen saugen ließen, der Mikrofilarien in seinem Blut beherbergte, nach Eröffnung der Mücken die Filarien aufschwemmten und Ziegen subcutan einverleibten.

Sicher sind diese Befunde japanischer Autoren — die übrigens nicht ohne Widerspruch geblieben sind (BUSH) — für die Neuropathologie von ganz erheblicher Bedeutung. VAN BOGAERT meint, daß fortab bei der nekrotisierenden Myelitis des Menschen in dieser Richtung gesucht werden müßte.

Analoge Veränderungen in Gehirn und Rückenmark bei Schafen haben KENNEDY und Mitarbeiter in Amerika beschrieben; die Filarie wurde als anscheinend neue Species (Neurofilaria cornellensis Whitlock) genauer bestimmt.

In der deutschen Literatur finden sich schon früher 2 Angaben über Filarienfunde im Bereich des Rückenmarks. WETZEL hat 1936 bei einem Elch auf der Höhe des 3.—4. Brustsegmentes subdural eine Filarie gefunden, die noch nicht geschlechtsreif war und deshalb nicht näher bestimmt werden konnte. SCHWANGART beschrieb 1940 3 Fälle sog. *endemischer Parese des Rotwildes*. Bei zwei von drei gelähmten Hirschen sah er subdural an der Rückenmarksoberfläche Filarien, die er nicht einordnen konnte. Er glaubte, daß es sich um Onchocerca

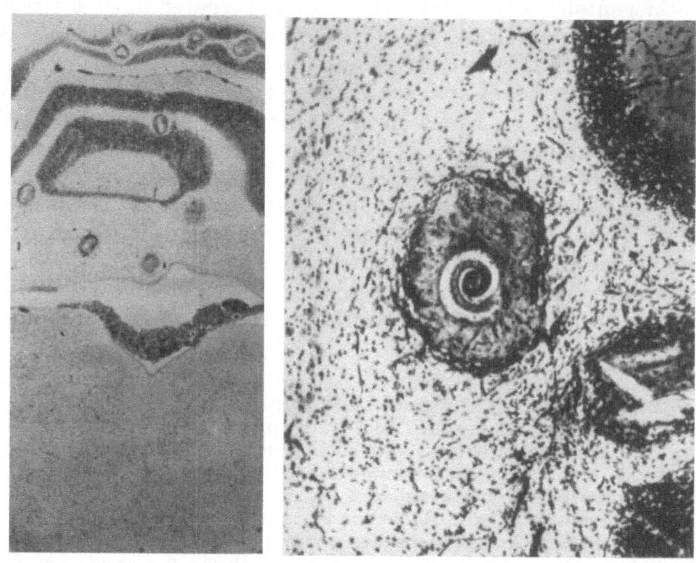

Abb. 134. Maulwurf. Parasiten, vermutlich Nematodenlarven, im Cerebellum. Links: Übersicht. Rechts: einzelnes Herdchen bei 100facher Vergr. Innerhalb eines zellreichen, teilweise bindegewebigen Hofes liegt spiralig aufgerollt der Parasit; im benachbarten Mark sind die Gefäße infiltriert und die Glia proliferiert. Cresyl. (Präparat von Dr. KRAMER, Heemstede, Holl.)

flexuosa oder Setaria labiato-papillosa, vielleicht aber um eine noch nicht beschriebene Species handle. BÖHM-SUPPERER, die einen eigenen Fall mitteilen, halten den im erwachsenen Zustand in der Schädelhöhle der Hirsche vorkommenden Parasiten für Setaria cervi = S. digitata. Beim einen der Tiere fanden sich die Parasiten lediglich im Bereich des Lumbalabschnittes, beim anderen vereinzelt bis hinauf ans Gehirn. Ein Bild der Larven, die 2,3—5 cm lang waren, unter der aufgeklappten Dura ist in der Tat sehr ,eindrücklich. Histologische Schnitte zeigten entzündliche Infiltrate in den Meningen und an der Rückenmarksoberfläche.

Über Mikrofilarien im Gehirn eines Skunks berichten LYND-SHORT. Angaben über Parasiten in Gefäßen der Rückenmarkshäute bei Katzen siehe bei WOLFF-HÜGEL S. 292.

Wir selbst haben leihweise Präparate vom Gehirn eines Maulwurfs (Talpa europaea), welches zu anatomischen Zwecken geschnitten worden war, erhalten (Dr. KRAMER, Koningin-Emma Kliniek, Heemstede, Holland). Als Überraschungsbefund traf man darin, besonders im Kleinhirn, innerhalb gut abgegrenzter, dichtzelliger Herdchen Teile von Wurmlarven (vermutlich Nematoden), welche oft spiralig aufgerollt im Schnitt getroffen waren (Abb. 134). CH. und H. JAKOB haben über eine disseminierte Encephalitis beim Maulwurf berichtet, deren Ätiologie unabgeklärt blieb, und welche von Krause der Granulomencephalitis des Kaninchens an die Seite gestellt wurde. In Abb. 2 ihrer Arbeit erkennt man aber innerhalb eines ventrikelnahen Herdchens trotz der schwachen Vergrößerung deutlich ein spiraliges Gebilde, den Befunden in den Kramerschen Schnitten auffällig ähnlich sehend. — Schon 1904 hat Bunzl, ebenfalls an einer anatomischen Schnittserie eines Maulwurfgehirns, etwa 25 Herdchen gefunden, die eine nicht näher bestimmbare Nematodenlarve enthielten. Er meinte, daß es sich um einen trichinenartigen Parasiten (Trich. affinis) handle. Widakowich endlich traf Nematoden im meningealen Bindegewebe um die Hypophyse bei einer Katze, von denen er annahm, daß sie von den Ventrikeln her durch Infundibulum und Hypophyse dorthin gelangt wären, da er dort nekrotische Bezirke nachweisen konnte. Beim Lungenwurm der Ratte scheint die Passage der Larven durchs Gehirn zum normalen Entwicklungsgang zu gehören (Mackerras-Sandars).

Es liegen auch vereinzelte Mitteilungen vor, wonach Würmer, wahrscheinlich meist Filarien, in der Schädelhöhle von Vögeln aufgefunden worden sind (Beddard, Cahall, French, Wyman). Sie scheinen stets subpial an den caudalen Polen der Großhirnhemisphären und über dem Kleinhirn zu liegen, manchmal als ziemlich große Knäuel unter Kompression der benachbarten Hirnteile. Nach Cahall soll bei einem im südlichen Atlantikgebiet heimischen Wendehals (Plotus anhinga) in 90% der Fälle ein Wurmknäuel an dieser Stelle zu finden sein, ohne klinische Symptome. Das Gehirn wäre eine der Stationen auf dem Wanderweg dieser Parasiten (neben der Muskulatur).

Mehr der Kuriosität halber sei erwähnt, daß frühe Larvenstadien gewisser Insekten sich in den Ganglien des Kopfes und Bauchmarkes anderer Insektenarten aufhalten, also bereits bei Wirbellosen Neuroparasitismus vorkommt.

Schließlich liegen (zitiert nach Dobberstein in Joests Handbuch) einzelne Berichte vor über Strongylidenlarven im Gehirn bei Pferden, über einen Haemostrongylus vasorum Bailleti in einer hämorrhagischen Cyste des Großhirns beim Hunde, über wandernde Larven der Hypoderma bovis (Dasselfliege) in Wirbelkanal, Rückenmark und Gehirn beim Rind, seltener beim Pferd, über Larven von Gastrophilus equi in Pons und Oblongata von Pferden, über eine Larve von Oestrus ovis im hydrocephalisch erweiterten Seitenventrikel eines Schafes. Allen diesen Befunden ist gemeinsam, daß nekrotisierende und oft auch — durch die von den Parasiten eingeschleppten Bakterien verursachte — eitrige Läsionen entstehen. Nicht selten sind auch Blutungen infolge mechanischer oder entzündlicher Gefäßschädigung; in seltenen Fällen können diese so massiv sein, daß sie zum Tode führen.

Dassellarven können vereinzelt auch beim Menschen vorkommen und zu Krankheitserscheinungen führen, welche nach Entwicklung der Beule und Verschwinden der Larve aus dem Körper rasch abklingen. Lauterburg-Bonjour stellte unter anderem neuralgische und myalgische Schmerzen, abnorme Sensationen, Schmerzpunkte an der Wirbelsäule, Schwächegefühl, Kopfschmerzen fest, neben Fieberanfällen, Anämie und Eosinophilie.

Erkrankungen des ZNS infolge Befalls durch *Egel* kommen beim Menschen im Verlauf der *Schistosomiasis* vor (Hunt). Die Eier dieser Parasiten werden als Emboli eingeschleppt. Sie führen zu Nekrosen und Granulombildung. Über indirekte Wirkungen des Leberegelbefalls auf das ZNS bei Tieren (Heidegger) s. S. 219.

Ascariasis

Schon 1920 hat Crowell auf die Möglichkeit von Schädigungen des ZNS bei Ascariasis des Menschen aufmerksam gemacht. Er dachte dabei an toxische Einwirkungen (vgl. S. 387). Die Frage wurde von Lotmar (1952) erneut aufgegriffen, der auch die Möglichkeit eines allergisierenden Prozesses bei chronischem Ascaridenbefall in Betracht zog. Nun wurden aber auch vereinzelt

Ascariden direkt im Gehirn von Menschen aufgefunden, so von KARLES (1950) bei einem japanischen Jungen mit sonst negativem Sektionsbefund und von BEAUTYMAN-WOOLF bei einem Mädchen, welches an akuter Poliomyelitis gestorben war. Diese letzteren Autoren halten es für möglich, daß die wandernden Ascarislarven für die Auslösung der Poliomyelitis verantwortlich sein könnten, und sie zitieren Experimente von SHOPE, wonach Verfütterung von Ascarideneiern an Schweine mit nachfolgender Larvenwanderung latente Influenzavirusinfektionen zu aktivieren vermochte. Weitere Literatur siehe bei BROWNE.

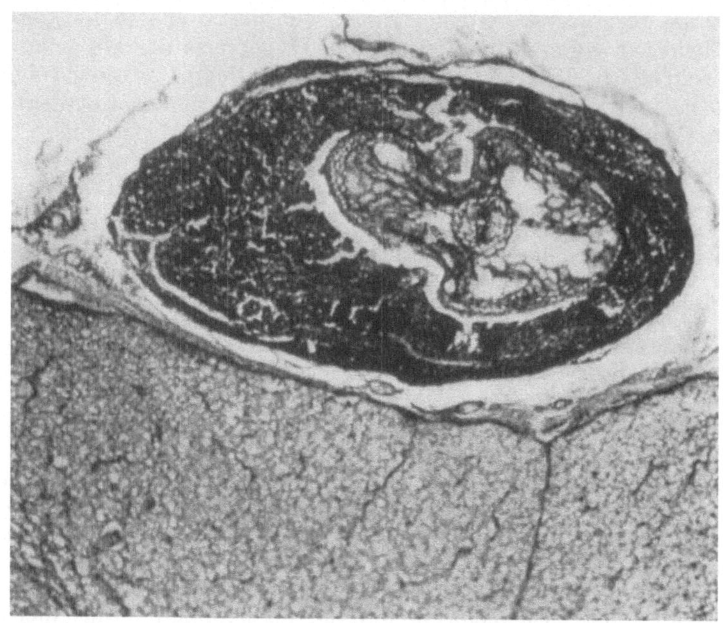

Abb. 135. Schwein. Teil einer Parasitenlarve (Ascaris?), eingebettet in die Arachnoidea und umgeben von einer Hülle dichtgepackter Rundzellen und Polymorphkerniger, an der dorsalen Kontur des oberen Lumbalmarkes. Dieses ist leicht eingedellt. Makroskopisch erkannte man ein hirsekorngroßes, bräunliches Knötchen. Zufallsbefund. Mittlere Vergr. HE

In diesem Zusammenhang verdienen Untersuchungen von SYVERTON und Mitarbeiter Erwähnung, bei welchen das Virus der lymphocytären Choriomeningitis in Trichinellen nachgewiesen werden konnte. Durch Verbringen der Nematoden von choriomeningitis-infizierten Meerschweinchen auf gesunde (Fütterung oder Injektion) konnte auch die Viruskrankheit übertragen werden.

TINER hat das Verhalten von Ascaridenlarven im Gehirn von Nagern experimentell untersucht. Am reichlichsten scheinen sich die Parasiten in der Medulla oblongata anzusammeln. Leider fehlen Angaben über die histologischen Gewebsreaktionen.

Die seltsame Beobachtung von GALLI-VALERIO (1921) über einen Floh (Ctenocephalus serraticeps) am Ventrikelufer eines Hundegehirns ist bisher und wahrscheinlich für immer alleinstehend geblieben.

IV. Pathologisch-anatomische Veränderungen bei Hyperkinesien, Hypo- und Dyskinesien

In diesem Kapitel werden Störungen im Bewegungsablauf zusammengefaßt. Eine solche Gruppierung stützt sich auf Daten der klinischen Untersuchung und nicht auf die Pathologische Anatomie, die dafür uneinheitlich ist. Wollten wir, wie das vielfach geschieht, von „Erkrankungen des extrapyramidalen Systems" reden, so müßte wiederum vielem Zwang angelegt werden, und überdies hat die Abgrenzung von „Extrapyramidalem" in der Zoopathologie keine eigentliche Berechtigung, da ihm bei Tieren kein „Pyramidales" entgegenzustellen ist.

A. Hyperkinesien

Unter den hierin einzufangenden Erscheinungen sind die *Krampfanfälle* oder die *Anfallskrankheiten* die wichtigsten. Unter diesen wiederum im Vordergrund stehen die *Epilepsien,* von denen wir zuerst die die ärztliche Wissenschaft seit alters her und immer wieder neu beschäftigende genuine Epilepsie voranstellen, um anschließend darzutun, was die Veterinärmedizin zu diesem Thema beibringen kann.

1. Die menschliche genuine, idiopathische oder essentielle Epilepsie

Neben der allgemeinen Bedeutung dieser Krankheit muß es seine besonderen Gründe haben, daß sie in den letzten Jahren immer wieder Gegenstand wissenschaftlicher Auseinandersetzungen ist: Zunahme der elektroencephalographischen Untersuchungen, Erfolge neurochirurgischer Eingriffe und, was uns hier näher angeht, Infragestellung von bisher angenommenen pathologisch-anatomischen Veränderungen als Ursache der Krankheit. Unter diesen standen im Vordergrund: Die Ammonshornsklerose (Ausfälle von Ganglienzellen besonders im SOMMERschen Sektor), die Läppchenatrophie im Kleinhirn mit Frühschädigung der PURKINJE-Zellen, Degeneration in der unteren Olive und Veränderungen im Großhirn (Ulegyrien in der Rinde; Thalamus).

Schon SPIELMEYER konnte zeigen, daß die Ammonshornsklerose mit dem epileptischen „Prozeß" an sich nichts zu tun habe, sondern, daß mit dem Krampfgeschehen verbundene funktionelle Störungen der Blutzirkulation die Ursache der Ammonshornveränderungen und der Läppchenatrophien sind. Sein Schüler und Nachfolger SCHOLZ ist dann in hervorragender Weise an der Weiterverfolgung dieser Fragen beteiligt, sei es durch histopathologische Analysen menschlicher Gehirne oder durch tierexperimentelle Studien besonders an Katzen. SCHOLZ weiß natürlich, und er führt dazu auch Beispiele an, daß einzelne der für Krampfschaden typischen Veränderungen auch bei anderen Prozessen vorkommen können, doch „die in Art, Form und Lokalisation wiederkehrenden Merkmale der Hirnveränderungen nach Krämpfen sind konstant genug, daß es berechtigt ist, von einer *pathologischen Anatomie des Krampfes* zu sprechen". Es wird aber vom Autor auch hervorgehoben, daß bei der Entstehung und Ausformung gewisser cerebraler Kreislaufschäden die augenblicklichen Zirkulationsverhältnisse nicht allein schuld sind, sondern mit ihnen auch abnorme Zustände des Gewebes und immanente Gewebsfaktoren.

An Hand von 351 gut durchuntersuchten Fällen ihres psychiatrischen Materials (meist alte Patienten mit verschiedenen Affektionen, mit und ohne Anfälle) kommen MOREL-WILDI zum Schluß, daß die Epilepsie in der Genese der Ammonshornsklerose, wenn überhaupt, dann nur eine sekundäre Rolle spiele. Auch weitere 3 Faktoren, der angiospastische, topistische und angioarchitektonische, sollen dazu nicht ausreichen, denn diesen müßten sich noch weitere prädisponierende Bedingungen anfügen, unter denen die Hypertonie und die Arteriosklerose genannt werden.

Dem Vortrag des Basler Pathologen SCHEIDEGGER (1954) entnehmen wir noch, das bisher Gesagte ergänzend, die folgenden Angaben zur pathologischen Anatomie der Epilepsie: Der Pathologe findet beim Epileptiker teilweise Anomalien des Schädelbaues, Anomalien in der Ventrikelform und des Ventrikelsystems, auch etwa ein überdurchschnittliches Hirngewicht. Öfters aber kann weder ein makroskopischer noch ein mikroskopischer Befund am Gehirn erhoben werden, der mit Bestimmtheit auf diese Krankheit hinweisen würde. Es drängt sich deshalb die Frage auf, ob die Ursache der Epilepsie überhaupt im Gehirn zu suchen ist! Es scheint wenig wahrscheinlich, daß ein einheitlicher Faktor für die Ätiologie in Frage kommt. Es ist auch unentschieden, ob eine Berechtigung vorliegt, eine symptomatische und eine genuine Epilepsie zu trennen, was jedenfalls vom Standpunkt der Pathologischen Anatomie nicht entschieden werden kann. Die Trennung ist mehr von klinischen Überlegungen aus beibehalten worden. So wird denn unter genuiner oder idiopathischer Epilepsie ein chronisches, meist erbliches Leiden verstanden, bei dem ein organischer Hirnbefund nicht nachzuweisen ist.

Nach Würdigung der Arbeiten von SPIELMEYER und SCHOLZ schildert SCHEIDEGGER eingehender die Krampfschäden am Kleinhirn, und zwar wie folgt: Es kommt zur Schädigung des Rindengraus mit Schwund der PURKINJEschen Zellen. Vorerst gehen die Dendriten zugrunde, es tritt rasch eine Wucherung der Glia auf, es schwindet auch die Körnerschicht, und letztendlich bleiben die Kleinhirnläppchen zellfrei, nur die Schicht der gewucherten BERGMANN-Zellen ist erhalten geblieben. Die Fasergliose kann sehr starke Grade annehmen und eine wesentliche Verhärtung des ganzen Kleinhirnbezirkes ausmachen. Derart können Kleinhirnläppchen oder ganze Lappen, sogar Kleinhirnhemisphären befallen werden.

Auch bei den symptomatischen Epilepsien sind keine spezifischen morphologischen Befunde weder an den Primärveränderungen noch an deren sekundären Gewebseinwirkungen zu finden, welche eine Erklärung geben könnten für die Entwicklung des Krampfleidens. Es ist auch nicht möglich, beim Gehirntrauma einen wesentlichen krankhaften Vorgang weder an der Narbe noch in deren Umgebung zu erkennen, welcher das Entstehen des Anfalles erklären könnte. Der Pathologe kann nicht entscheiden, ob bei der Epilepsie die Ursache innerhalb oder außerhalb des Gehirns liegt. Wie bei der Schizophrenie hat auch bei der Epilepsie die pathologische Anatomie keinen Einblick in das Wesen der Krankheit zu geben vermocht. Es sind nur Spuren vorhanden, die auf Schädigungen hinweisen, welche mit dem Krampf in Beziehung gebracht werden müssen. — So weit die prägnanten Angaben von SCHEIDEGGER zum heutigen Stand des Wissens über die pathologische Anatomie der menschlichen genuinen Epilepsie, womit schon alle wesentlichen Punkte unserer Ausführungen über die tierischen „Epilepsien" für eine Vergleichung vorbereitet sind.

2. Die epileptiformen Anfälle bei Tieren

Zur Einleitung diene eine kurze historische Reminiszenz. Schon die alten Griechen haben angefangen, von tierischen auf menschliche Verhältnisse zu schließen, auch bei der Epilepsie. „So hat HIPPOKRATES bei Schafen und Ziegen, die durch epileptiforme Krämpfe aufgefallen waren, die Autopsie vorgenommen; vom ‚Hydrops', der das Gehirn dieser Tiere ausgefüllt habe, nahm er an, auch beim Menschen (dessen Leichenöffnung aus religiösen Gründen unterbleiben mußte) stelle er das pathologisch-anatomische Substrat der Epilepsie dar — eine zweifellos unrichtige Folgerung" (BING).

Für die nicht ganz geklärten Erbverhältnisse bei der menschlichen genuinen Epilepsie erhoffte man Fingerzeige zu bekommen, als sich die Genetiker dieser Frage annahmen, und besonders als NACHTSHEIM die *Epilepsie bei weißen Wienerkaninchen* beschrieb (vgl. Kap. I). Es werden vorwiegend Jungtiere befallen, und die Anfälle werden durch akustische und optische Reize ausgelöst. Die Erkrankung ist rassegebunden, und es scheint, daß der Epilepsiefaktor mit dem Leuzismusfaktor gekoppelt ist. Über pathologisch-anatomische Untersuchungen werden keine Angaben gemacht. Nicht bei den genetisch viel studierten weißen Mäusen oder den Hausmäusen, wohl aber bei der *amerikanischen Weißfußmaus* (Peromyscus) sind ähnliche Erbverhältnisse gefunden worden.

Der epileptiforme Anfall bei den weißen Wienerkaninchen soll im wesentlichen gleich verlaufen wie beim Menschen, und ebenfalls sollen beide Geschlechter ungefähr gleich stark befallen werden. Wenn NACHTSHEIM angibt, daß bei den Kaninchen die anfallsreichsten Zeiten das späte Säuglings- und das frühe Kindesalter seien und dann zusammenfassend fortfährt: „Soweit ein Vergleich zwischen der erblichen Epilepsie des Kaninchens und der genuinen Epilepsie des Menschen möglich ist, läßt sich eine Parallele hinsichtlich der Krampfbereitschaft in verschiedenen Altersstufen feststellen", so muß dem doch entgegengehalten werden, daß die genuine Epilepsie mit typischen Anfällen im menschlichen Säuglings- und frühen Kindesalter eher eine Rarität ist. Noch uncharakteristische Anfälle (Fraisen) stehen hier im Vordergrund oder nach der Darstellung von ZELLWEGER: Respiratorische Affektkrämpfe, Fieber- oder Infektionskrämpfe, Blick-, Nick- und Salaamkrämpfe, mithin Formen, über die man bei Tieren kaum oder gar nicht orientiert ist. Wir meinen also, daß die Krampfanfälle bei den jungen Wienerkaninchen zu wenig genau analysiert sind, daß gerade das Alter nicht zu weitgehenden Vergleichen mit der menschlichen genuinen Epilepsie berechtigt, und daß unbedingt, bei einer scheinbar so weittragenden vergleichenden Frage, genaueste Gehirnbefunde vorgelegt werden sollten.

Obschon Klinik und Histologie bei der *akuten amaurotischen Epilepsie der Affen* für eine Intoxikation oder Infektion sprechen, soll sie doch hier erwähnt werden. Im Antwerpener Zoo hatte VAN BOGAERT einige Affen (Macacus rhesus) beobachtet, die mit Blindheit und epileptiformen Anfällen akut erkrankten. SCHERER hat zehn davon neurohistologisch untersucht, genau beschrieben und den obigen Namen geprägt. Die Bezeichnung „akut" ist richtig; verlief die Krankheit doch in den meisten Fällen innerhalb weniger Tage tödlich. Auffallend war überdies das Auftreten von zentraler Blindheit (Amaurose). Die Umschreibung „akut" und „amaurotisch" zeigen, daß eine Gleichsetzung mit der humanen genuinen Epilepsie ausgeschlossen ist, was auch die Hirnveränderungen dartun, die in degenerativen, entzündlich-reaktiven Prozessen und Gliaproliferationen bestehen. Die kreislaufbedingten degenerativen, meist laminären Ausfälle finden sich am konstantesten in der Area striata beider Occipitallappen, also topistisch an Orten, die gerade bei der genuinen Epilepsie wenig vulnerabel sind. Merkwürdigerweise, wie SCHERER selbst sagt, fand er nur in einem Fall Ausfälle im SOMMERschen Sektor des Ammonshorns.

Um gleich bei der Frage des Ausfalles von Ganglienzellen im SOMMERschen Sektor bei Tieren zu bleiben, kann nach den Angaben in der Literatur und nach eigenen Erfahrungen gesagt werden, daß diese wohl vorkommen, aber eher selten anzutreffen sind. Dazu muß allerdings betont werden, daß wohl nur selten systematisch danach gesucht wird. Sie werden erwähnt bei der nervösen Staupe der Hunde (PETERS-YAMAGIWA, POTEL), und MEESSEN hat durch wiederholte Aderlässe und Herzpunktionen neben Nekrosen und Erweichungen umschriebene Lücken im Nervenzellband des Ammonshorns bei Kaninchen erzeugt.

In der Veterinärliteratur ist es nicht leicht, darüber Gewißheit zu erhalten, ob bei Tieren, besonders bei den gut beobachteten Haustieren, eine genuine Epilepsie vorkommt oder nicht. In den gebräuchlichen Lehrbüchern wird entweder der Beantwortung dieser Frage ausgewichen oder sie wird irgendwie ungenau umschrieben. Wenn die echte Epilepsie überhaupt bei Tieren vorkommen sollte, so wäre sie am ehesten noch bei Hund, Schwein, Pferd und einigen Vogelarten zu erwarten (PALLASKE, PARRY). Wir verfügen über einige Krankengeschichten von epilepsieverdächtigen Tieren, besonders Hunden. Schon hie und da haben wir Hunde über längere Zeit beobachtet und nach dem charakteristischen klinischen Verhalten mit scheinbar typischen Anfällen vermutet, daß nun eine echte genuine Epilepsie vorliegen werde. Aber ausnahmslos deckte die genauere neurohistologische Untersuchung Befunde auf, die uns veranlaßten, den Fall zu den symptomatischen Epilepsien einzureihen. Dabei ist die Bemerkung wichtig, daß scheinbar typische „epileptische" Anfälle bei Tieren eher bei akuten, diffusen Gehirnprozessen (Meningitiden, Encephalitiden mit Gefäßveränderungen, Vergiftungen, Traumen) vorkommen als bei mehr chronischen oder lokalisierten Prozessen. Doch sahen wir auch bei Hirntumoren gelegentlich solche

Anfälle, die bei Tieren nicht als epileptische, sondern als epileptiforme zu bezeichnen sind. Man vergleiche hierzu die Angaben über geburtstraumatische Schädigungen S. 352 ff. Epileptiforme Krampfanfälle können z. B. bei Hunden auch kardiovasculär bedingt sein.

Unseres Wissens findet die EEG-Untersuchung auch in veterinärmedizinischen Instituten langsam Eingang. Vielleicht erfahren die in Frage stehenden Probleme zukünftig einige Klärung.

Bei allen Mensch-Tiervergleichen in der Epilepsiefrage darf doch eines nicht vergessen werden, nämlich, daß die genuine menschliche Epilepsie nicht nur durch die typischen Anfälle bestimmt wird, sondern, daß es sich um eine Krankheit handelt mit in Betracht zu ziehenden Erbverhältnissen, psychopathischen Charakterveränderungen, mit oben geschilderten pathologisch-anatomischen Befunden (oder Fehlen von faßbaren Hirnveränderungen) und der Ansprechbarkeit auf Medikamente. Dies alles berücksichtigend und nach jahrelanger Beschäftigung mit diesem Problem, vertreten wir die Meinung, daß bei den Tieren bisher noch keine sichere genuine Epilepsie nachgewiesen ist, daß es sich somit bei dieser Krankheit um eine nur-menschliche handelt. Und damit stellt sich für die vergleichende Forschung die eminent wichtige Frage, welches die Grundlagen oder die Bedingungen dafür sein könnten. Darauf gibt es noch keine Antwort, nur Vermutungen: Verschiedenartigkeit der Gefäßversorgung, der Cytoarchitektonik und der intracellulären Substanz, bei Tieren Fehlen der bestimmenden Noxen oder Nichtansprechbarkeit, spezifisch menschlicher chemischer Aufbau des Gehirns. Die Alten nannten die Epilepsie „Morbus sacer" (Heilige Krankheit). Vielleicht ist das nur-menschliche „geistige" Prinzip mit im Spiele.

Epileptiforme Anfälle vom JACKSON-Typus scheinen bei Tieren selten zu sein. MINGAZZINI beschrieb einen solchen bei einem Küken, bei dem sich die konvulsivischen Attacken während Wochen nur am rechten Flügel auswirkten, um sich später auf die ganze rechte Seite auszubreiten. Die Sektion deckte eine rechtsseitige Ponsblutung auf. Diese Beobachtung ist schon bei der Frage der Pyramidenbahnen S. 19 angeführt. McGRATH schildert mehrere Fälle von JACKSON-*Anfällen* bei Hunden, die alle an organischen Hirnläsionen litten. Der Beginn der Anfälle wurde eingeleitet mit Verdrehen des Kopfes, einseitigem Facialiskrampf oder mit Flexionshaltung einer Extremität. Darauf folgten typische klonisch-tonische Konvulsionen.

3. Über Tanzmäuse

Ein kurzes Eingehen auf die seltsamen Hyperkinesien bei Tanzmäusen ist auch deshalb berechtigt, weil damit besondere Erbverhältnisse und spezielle pathologisch-anatomische Befunde (Hirn-Gehördefekte) berührt werden. Auch haben wir selber viele Monate lang einen Stamm von japanischen Tanzmäusen beobachtet.

Schon 1907 wurde von YERKES „The dancing mouse" eingehend beschrieben wegen ihrer Wichtigkeit für die vergleichende Psychologie und Physiologie. Unsere Beobachtungen gingen in Übereinstimmung mit denen von YERKES: Alle Tiere waren weiß oder schwarzgefleckt. Alle waren taub und zeigten die ständige Hyperkinese in Form des Sichdrehens ohne Seitenbevorzugung. Häufig war ein opisthotonusartiges Ziehen des Kopfes in den Nacken. Auch wir fanden keine faßbaren Läsionen im Gehirn. Es fragt sich überhaupt, ob die Ursache für das fast dauernde Drehen hier zu suchen ist.

Begreiflicherweise hat dieses merkwürdige Phänomen die Genetiker zu Studien gereizt. NACHTSHEIM spricht denn auch, wie uns aber scheint unzutreffend, von choreatischer Erkrankung und er erwähnt, daß unter den Tanzmäusen etwa ein Dutzend genetisch verschiedene Bewegungsstörungen nachgewiesen seien: Schüttler, Kreisler, Dreher, Zitterer usw. Der Erbgang soll monomer- oder dimer-recessiv sein. Die primäre Ursache soll im Gehirn liegen, und zwar in einer

Degeneration im Gesamtgebiet des N. acusticus. Weder die Art der gestörten Bewegungsabläufe noch die angeführten Gehirnbefunde passen zu der Chorea Huntington.

Bei Röntgenstrahlenversuchen erhielt PAULA HERTWIG recessiv mutierte Kreislermäuse. Durch eine vom Ductus cochlearis ausgehende Cystenbildung soll eine Hemmung in der Gehirnentwicklung verursacht werden. Die Abb. 136 zeigt entsprechende Läsionen im Flocculus des Kleinhirns. Die Hörunfähigkeit ließ sich durch das Fehlen des CORTISCHEN Organs erklären. Mit Recht weist HERTWIG auf die verschiedenen, nicht restlos befriedigenden pathologisch-anatomischen Befunde früherer Untersucher hin. In embryonalen Stadien konnte BONNEVIE bei kurzschwänzigen Tanzmäusen eine auffallende Verengung der dünnen Decken der 3. und 4. Gehirnventrikel nachweisen mit Rudimentärbleiben der chorioidealen Plexus und Fehlen des Foramen Magendii. Neuerdings hat DICKIE, allerdings bei der Hausmaus, auf primäre Markscheidendegeneration in vestibulo-spinalen Bahnen hingewiesen.

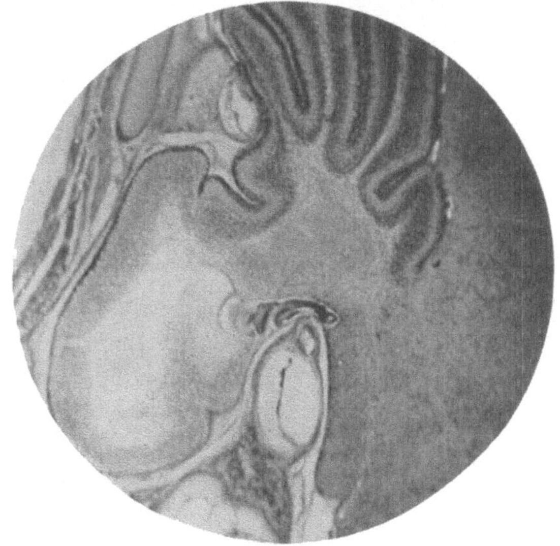

Abb. 136. Tanzmaus. Flocculus mit Degeneration. (Photo Prof. PAULA HERTWIG, Halle)

4. Der heredo-familiäre Tremor

Beim Menschen ist ein essentieller Tremor bekannt, bei dem ein rhythmisches Zittern besonders der Hände das einzige Krankheitszeichen sein kann. Auch „Zitterfamilien" sind bekannt. Die morphologischen Veränderungen im ZNS sind nicht geklärt.

Unter den verschiedenen bei Tieren beschriebenen Tremor- oder Zittererkrankungen soll vorerst der *kongenitale Tremor bei Küken* angeführt sein. Von der Geburt weg macht sich der Tremor bemerkbar, besonders beim Stehen. Alle Abstufungen bis zum Zittern des ganzen Körpers werden beobachtet. Die Großzahl der Tiere geht meist an Inanition innerhalb weniger Wochen zugrunde. Histologisch soll sich ein bedeutender Untergang von PURKINJE-Zellen nachweisen lassen (HUTT, SCOTT, GODFREY).

Während längerer Zeit konnten wir 3 Siamesenkatzen beobachten, die aus verschiedenen Würfen stammten. In einem früheren Wurf von den gleichen Eltern war schon einmal ein Tier mit Tremor aufgetreten. Genetisch ließen sich die Verhältnisse nicht klären. Der Tremor wurde vom 10. Lebenstag an deutlich. Er sistierte im Liegen und wurde bei Erregung stärker. Es handelte sich um ein rhythmisches Zittern am ganzen Körper. Nie wurde ein Nystagmus, dagegen gelegentlich eine Dysmetrie der Hinterbeine beobachtet. Die Züchtung von Jungen gelang uns nicht. Vergleichsweise zum Menschen wären morphologische Veränderungen am Kleinhirn oder an den Stammganglien zu erwarten. Aber gerade an diesen

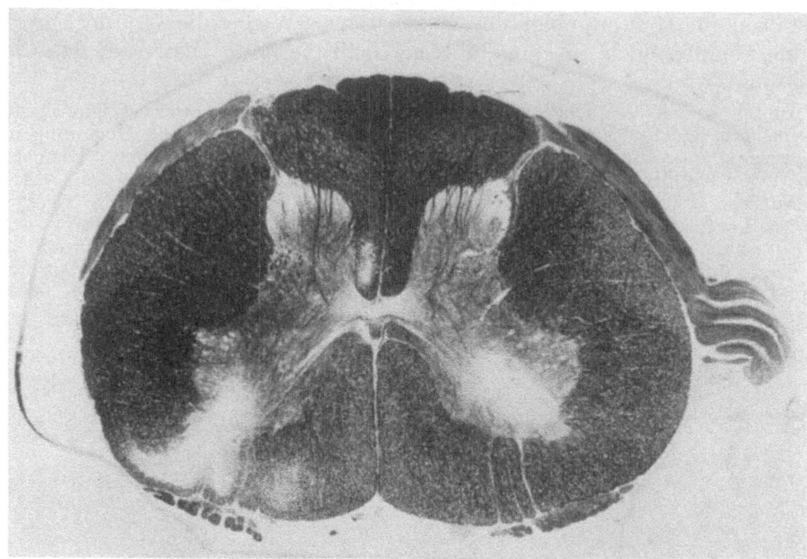

Abb. 137. Siamkatze. Angeborener Tremor. Ausfallsherde in den Vorderhörnern und in verschiedenen Strängen der weißen Substanz im Markscheidenbild

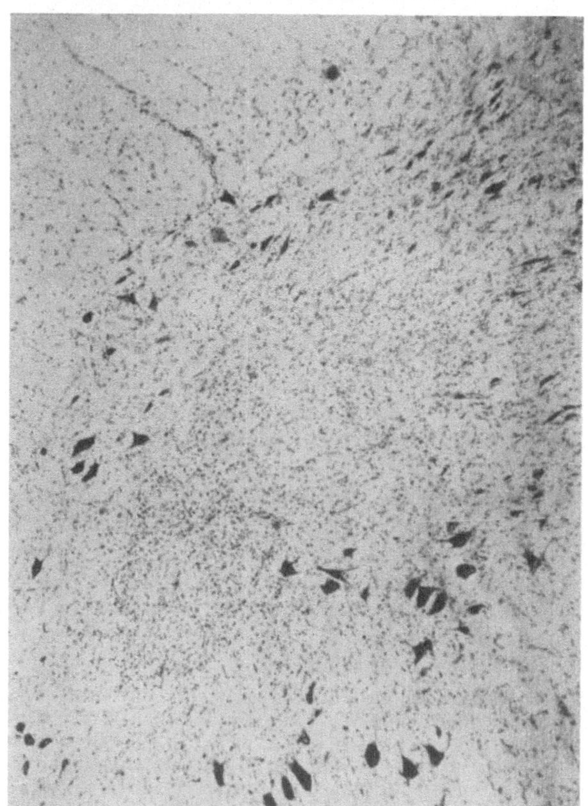

Abb. 138. Siamkatze. Angeborener Tremor. Detail eines Herdes im Vorderhorn bei Cresylfärbung. Ausfall der meisten zentralen und lateralen Ganglienzellgruppen. Ersatz durch ein mesenchymales und gliöses Narbengewebe. Schwache Vergr.

Hirnstellen wurde keine gefunden, hingegen überraschten solche am Rückenmark, wie sie die Abb. 137 und 138 wiedergeben. Diese spinale Lokalisation morphologischer Veränderungen läßt nicht ohne weiteres den Zusammenhang zum klinischen Bild erkennen. Bei der anerkannten größeren Autonomie des Rückenmarks der Tiere kommt diesem wohl auch eine vermehrte Bedeutung für die Regulation von Tonus und Innervationsimpulsen zu. Bei stärkerer Beanspruchung des gesamten Rückenmarks (Stehen, Gehen, psychische Anspannung) werden auch diese Regulationszentren in vermehrte Aktion gesetzt. Gerade diese Mechanismen sind wahrscheinlich bei unseren Siamesenkatzen durch den pathologisch-anatomischen Prozeß im Rückenmark gestört worden. (Siehe die cerebellären Störungen S. 230.) Über ebenfalls 3 Katzen mit ähnlichem klinischem Bild und angeblichen Veränderungen im Striatum haben GILLILAN-LOCKARD berichtet.

Die **Myoclonia congenita** der jungen Schweine bietet auch nach unseren Beobachtungen ein auffallendes Bild, das zur Bezeichnung „Tanzende Schweine" geführt hat. Die klonischen Zuckungen, die schon wenige Stunden nach der Geburt sich einstellen, können einzelne Muskeln oder die ganze Skeletmuskulatur befallen. Meist tritt Heilung ein. Über die pathologische Anatomie ist nichts bekannt (KERNKAMP).

Beim „Zitterkrampf" der Kälber und Jungrinder und bei der „Krämpfigkeit" guter Milchkühe konnten wir keine morphologischen Läsionen im Nervensystem nachweisen. Wir erwähnen diese beiden Krankheiten dennoch, weil sie gerade in unserem Lande von großer praktischer Bedeutung sind (EGLI, SUTER).

B. Hypo- und Akinesien

Um das Gebiet etwas weiter zu umreißen, seien auch diejenigen Zustände genannt, die den Zoologen und Tierpsychologen beschäftigen: Totstellreflexe, reflektorisches Immobilisationsphänomen, Schreckstarre, Katalepsie, Kataplexie. Mehr für den vergleichenden Psychopathologen von Bedeutung sind: Katatonie und experimentelle Katatonie (DE JONG-BARUK) und Hypnoseforschungen bei Mensch und Tier. In der tierärztlichen Praxis ist die *Gebärparese des Rindes* eine nicht seltene Erkrankung, die sich im Anschluß an eine Geburt einstellt, ohne Fieber verläuft und mit Benommenheit und einem lähmungsartigen Zustand einhergeht. Bei früheren Fällen haben wir am Gehirn Ödem und an den Plexus der Seitenventrikel Vergrößerung und Hyperämie festgestellt, ohne behaupten zu wollen, damit das pathologische Substrat gefunden zu haben. Bei zukünftigen Untersuchungen sollten neben dem Zwischenhirn auch Nebennieren, Nieren und Leber nicht außer acht gelassen werden.

Der Dummkoller des Pferdes

Dieses für Equiden artspezifische Krankheitsbild ist eines der wichtigsten der tierischen Neuropathologie, und es bietet anregende Vergleichspunkte zur menschlichen, hinsichtlich klinischem Bild (katatones Verhalten), makroskopischen und mikroskopischen Hirnbefunden (Hirnschwellung oder Hirnödem, Occipitallappenprotrusionen und Zisternenhernien).

Die *forensische Definition* des Dummkollers lautet immer noch: „Als Dummkoller (Koller, Dummsein) mit einer Gewährfrist von 14 Tagen ist anzusehen die entweder allmählich oder infolge der akuten Gehirnwassersucht entstandene unheilbare Krankheit des Gehirns, bei der das Bewußtsein des Pferdes herabgesetzt ist" (FRÖHNER 1955). Wie bald hervorgehoben wird, ist diese *forensische* Definition eine andere als die *wissenschaftliche*, punkto Klinik und Pathologische Anatomie. Was wir von unserem Standpunkt besonders beanstanden, ist die Bezeichnung „Bewußtsein". Verstehen wir darunter im Sinne von KLAGES: Die Fähigkeit zu begrifflichem Denken, also Urteilsvermögen, Denkvermögen, Verstand oder kurz Reflexionsvermögen auf sich selbst, so leuchtet ein, daß diese Kategorien weder aufs Pferd noch überhaupt auf ein Tier anzuwenden sind. Was gemeinhin bei Tieren als „Bewußtsein" beinhaltet wird, ist aber das „Freie Sensorium", die „Wachheit des Erlebens" oder

allgemeiner das „Verhalten". Sein Ausfall oder die „Bewußtlosigkeit" ist bei Tieren gleich-
bedeutend mit „Verlust der Sinnesfunktionen" oder „Nichtansprechen" auf Außenreize.

Der Dummkoller des Pferdes kann klinisch definiert werden als chronische,
fieberlose Erkrankung des Gehirns, die mit einer allgemeinen, verschieden starken
Herabsetzung der Reaktionsfähigkeit einhergeht. Pathologisch-anatomisch liegt
ihm, um gleich unsere, allerdings nicht unwidersprochene Meinung vorweg-
zunehmen, eine Hirnschwellung zugrunde. Er wird auch als *Schlafkoller* bezeichnet. (Auf den ähnlich ver-
laufenden *Leberkoller* [Schweins-
berger Krankheit] wird S. 218
eingegangen.)

Klinische Hauptsymptome
sind: Antriebslosigkeit, plötz-
liches Stillstehen oder Wider-
setzlichkeit (Stetigkeit, Nega-
tivismus). Geringe oder keine
Reaktion auf Außenreize. Mono-
tones Kauen und langes Ver-
weilen von oft auch verschmier-
tem Futter im Maul. Gang
breitspurig mit Tendenz nach
vorne zu fallen (Propulsion).
Bis stundenlanges Stehen am
gleichen Ort mit oft unphysiologischen Beinstellungen. Die
Vorder- und/oder Hinterbeine
können passiv sägebockartig ge-
kreuzt werden, ohne daß der
Versuch gemacht wird, die ungewöhnliche Stellung zu korrigieren (katatones Verhalten).
Wenn an ein Hindernis geraten,
kann ein langes apathisches Stehenbleiben folgen. Auftreten von
Stereotypien. Reflex- oder Sensibilitätsstörungen finden sich
nicht oder die letzteren lassen

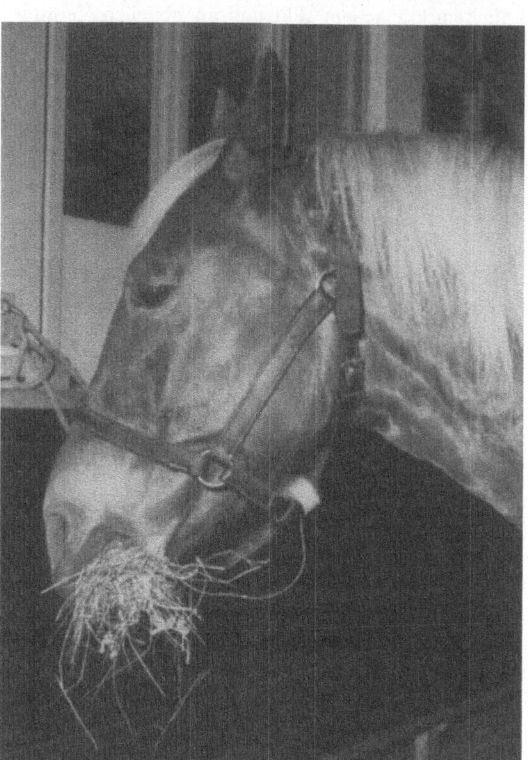

Abb. 139. Pferd. Dummkoller. Apathisches Wesen, ausdrucks-
loser Blick; behält Heubüschel im Maul, ohne zu kauen

sich nicht sicher nachweisen wegen der bestehenden Apathie. Das Nichtreagieren
auf Außenreize, etwa auf Nadelstiche, geht nicht auf Kosten von Sensibilitätsstörungen, sondern auf die apathische Reaktionsherabsetzung. Soweit eine
photographische Aufnahme die Darstellung eines psychischen Verhaltens überhaupt erlaubt, gibt die Abb. 139 einen Eindruck vom ausdrucks- und reaktions-
losen Wesen eines Dummkollerpferdes.

Es braucht wohl kaum beigefügt zu werden, daß das hier gemeinte katatone Verhalten
nicht verwechselt werden darf mit der Untergruppe „Katatonie" bei der menschlichen
Schizophrenie.

Unsere Ansichten über den Dummkoller des Pferdes stützen sich auf nahezu 50 im Laufe
von über 20 Jahren gemachte Beobachtungen (teils klinische, teils pathologisch-anatomische,
oft beide Untersuchungen zusammen). Beim allgemeinen Rückgang des Pferdebestandes
werden sich auch die Dummkollerfälle zahlenmäßig verkleinern.

Kurz vor der Jahrhundertwende begann H. Dexler seine bahnbrechenden
Untersuchungen an tierischen Gehirnen und über den Dummkoller im speziellen
zu publizieren, und seither lassen sich in den Auffassungen über *die pathologisch-*

anatomischen Befunde und die Pathogenese beim Dummkoller 3 Abschnitte unterscheiden: a) als Hydrocephalus internus acquisitus, b) als Hirnschwellung, c) als biochemisches Problem.

a) Nach DEXLER (1898/99) soll es sich um eine erworbene Hirnhöhlenwassersucht (Hydrocephalus internus acquisitus) handeln. Infolge des Hydrocephalus soll es zur Ausbildung eines Druckwulstes (occipitale Protrusion) am Hinterlappen des Großhirns kommen. Dieser Druckwulst nun soll auf die Vierhügelplatte drücken, den Aquädukt verschließen, eine Stauung in den vorderen Ventrikelräumen bewirken und damit zu einem Circulus vitiosus führen. Verschiedene anatomische und pathologisch-anatomische Eigentümlichkeiten am Pferdegehirn (besonderer Bau des Tentoriums und des Blutleitersystems, Vorhandensein von Cholesteatomen) sollen für den obigen Mechanismus begünstigend wirken.

b) FRAUCHIGER (1933/34) hat dann zu seiner Überraschung feststellen müssen, daß das bisherige Hauptzeichen, nämlich der Hydrocephalus internus, fast nie bei seinen Untersuchungen aufzufinden war. Immer aber war, wie DEXLER beobachtet hatte, eine occipitale Protrusion nachzuweisen. Nicht etwa nur beim Pferd, wie man früher glaubte, sondern sicher auch beim Mensch kommen solche Protrusionen am Occipitallappen vor, und zwar in auffallend gleicher Ausprägung, wie es die Abb. 140 belegt. Außerdem fanden sich am Dummkollergehirn eine Gewichts- und Größenzunahme, Abplattung der Gyri am Großhirn, Verflachung der Brücke, zapfenförmiges Vorspringen des Kleinhirnwurmes gegen das Foramen magnum und nach rostral unter die Vierhügelplatte, also Zeichen, die für eine allgemeine Volumzunahme des Gehirns sprachen. Sicher faßbare morphologische Veränderungen wurden nicht gefunden. In der Abwägung zwischen Hirnschwellung und Hirnödem entschloß sich FRAUCHIGER für die *Hirnschwellung* im Sinne REICHARDTs.

Bald darauf hat BELMONTE VENTO über histologische Veränderungen im Sinne von Erweiterung der perivasculären Lymphräume, Piafibrosen und Vermehrung der faserbildenden Glia berichtet. Drei Jahre später (im JOESTschen Handbuch 1937) hat dann DOBBERSTEIN gegen die Auffassung als Hirnschwellung Stellung bezogen und das *chronische Hirnödem* in den Vordergrund geschoben. Er schreibt: „Von der Hirnschwellung ist scharf zu unterscheiden das Gehirnödem. Bei letzterem kommt es zu vermehrter Flüssigkeitsansammlung in den Lymphräumen und Gewebsspalten, während bei der Hirnschwellung die Flüssigkeit von der nervösen Substanz derart gebunden ist, daß sie morphologisch nicht mehr nachweisbar ist."
Dies ist theoretisch richtig, aber in praxi nicht oder in den wenigsten Fällen sicher zu entscheiden, ansonst sich beste Kenner dieser Frage schon längst geeinigt hätten. Bei der morphologischen Unentscheidbarkeit zwischen Hirnschwellung und Hirnödem unterlassen viele angelsächsische Autoren es überhaupt, darauf einzugehen. Für die makroskopische Beurteilung ist wichtig, die Gehirne ganz frisch zur Untersuchung zu erhalten, was bei Tieren eher als beim Menschen möglich ist. Findet sich eine feuchte, glänzende, tropfige Schnittfläche mit verlaufenden Blutpunkten, so liegt ein Ödem vor. Diese Merkmale haben wir ganz selten bei unseren Dummkollergehirnen gesehen. Ist die Schnittfläche klebrig, teigig, so dürfte eine Hirnschwellung vorliegen. Je mehr Zeit zwischen dem Tode und der Sektion des Gehirns verstrichen ist, um so mehr dürfte wenigstens das Tiergehirn gegen diesen Zustand hin sich verändern. Wie die histologischen Umwandlungen beim Hirnödem sich gestalten, veranschaulicht die Abb. 141 mit dem ausgesprochenen Marködem, nicht bei einem Pferd, sondern bei einem Rind, das dummkollerähnliche Erscheinungen gezeigt hatte.
Später (1948) hat sich dann unter anderen auch SEIFERLE mit diesem Problem auseinandergesetzt und einen vermittelnden Standpunkt eingenommen, wenn er schreibt: „Wenn also FRAUCHIGER (1933) das Kardinalproblem der Pathogenese des Dummkollergehirns in einem Mißverhältnis zwischen Hirnvolumen und Schädelinnenraum sieht, dann hat er zweifellos recht, und wenn er dieses Mißverhältnis auf eine Volumzunahme des Gesamtgehirns zurückführt, dann wird dies ebenfalls den Tatsachen entsprechen. Nur glaube ich mit DOBBERSTEIN (1937), daß für diese Volumenvergrößerung in der Regel ein Hirnödem und nicht eine Hirnschwellung verantwortlich zu machen ist. Vertritt doch auch FRAUCHIGER (1945) die Ansicht, daß zwischen Hirnschwellung und Hirnödem offenbar weniger ein grundsätzlicher als ein gradueller Unterschied besteht, indem es sich hier einfach um verschiedene

Stadien ein und desselben pathologischen Prozesses handelt." Auf die Frage, ob dem wirklich so ist, kommen wir bald zurück bei c).

Seither haben sich bei uns weitere 28 Dummkollerfälle angesammelt, und sie boten uns keinen Grund, von der früheren Auffassung abzukommen. Nur in

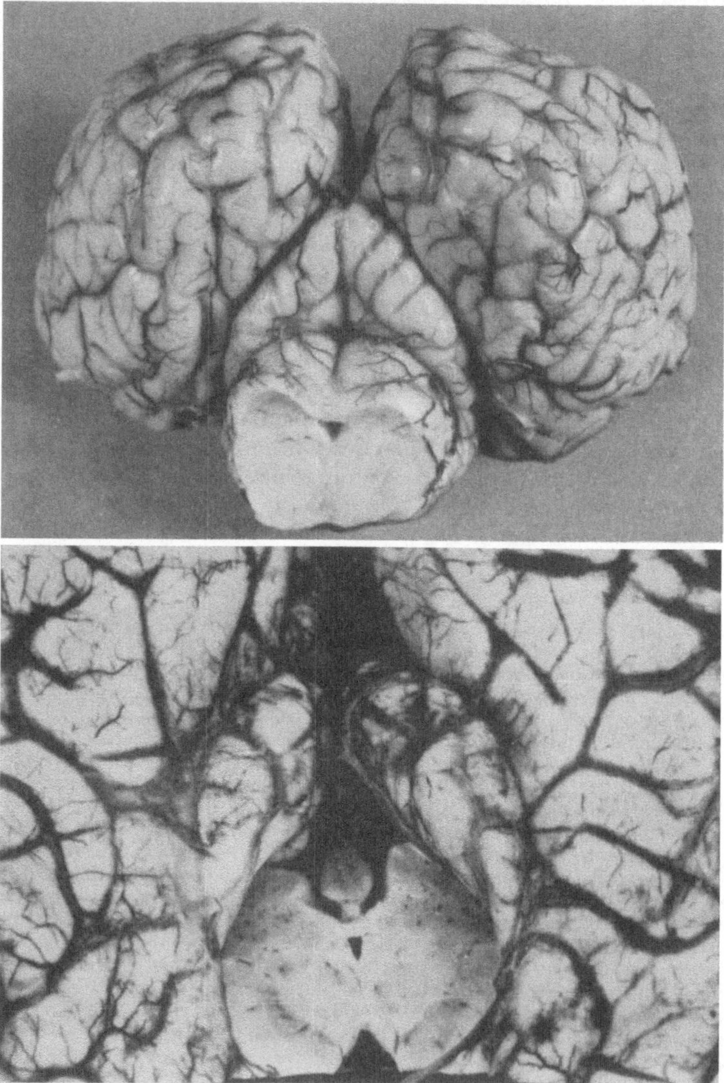

Abb. 140. Oben: Pferd. Dummkoller. Großhirn von caudal: ausgeprägte Druckwülste medial an beiden Occipitallappen. Deutlich sichtbar der Einschnitt vom Rande des Tentoriums. Unten: Mensch, occipitale Druckwülste bei gleicher Ansicht. Doppelseitiges parietales Meningom. (Photo Dr. PIA, Neurochirurg. Abteilung der Justus-Liebig-Hochschule, Gießen)

3 Fällen gelang es uns den Liquor zu erhalten. Wie FANKHAUSER (1953) ausführte, ist beim Pferd die Abgrenzung eines pathologischen Liquors deshalb erschwert, weil bei diesem Tier ohnehin hohe Gesamteiweißwerte bestehen (Mittelwerte beim Fohlen 65,64 mg-%, beim erwachsenen Pferd 47,58 mg-%) und die Normomastix- und Goldsolreaktionen stets ziemlich tiefe Links- oder

Mittelkurven ergeben. Wenn in unseren 3 Fällen die Gesamteiweißwerte zwischen 75 und 100 mg-% betrugen und die Normomastixkurve zweimal eine recht tiefe Linkskurve vom „Encephalitistyp" ergab, so soll das nur heißen, daß bei genügend großen Zahlen von Untersuchungen vielleicht doch ein Dummkoller-Liquorsyndrom sich erkennen ließe. Liquoruntersuchungen sind schon deshalb angezeigt, um eine entzündliche Erkrankung auszuschließen. Die früher etwa für den Dummkoller verantwortlich gemachten Cholesteatome sind S. 85ff. er-

wähnt. Da auch Hirntumoren zu einer Volumzunahme führen und solche beim Pferde vorkommen, kann durch sie das Bild des Dummkollers vorgetäuscht werden. Daraus resultiert nochmals, daß für die Diagnose Dummkoller das klinische Bild allein nicht genügt, sondern daß die pathologisch-anatomischen Befunde mit herangezogen werden müssen. Occipitale Protrusionen (Druckwülste) sind charakteristisch für das Dummkollergehirn. Sie werden beim Pferd aber auch bei anderen, ein Mißverhältnis im Schädelinnenraum hervorrufenden Prozessen beobachtet, so bei Encephalitiden, sekundärem Hydrocephalus, Tumoren. Einen ausgeprägten Druckwulst konstatierten wir ebenfalls bei einem Kamel mit einer Leptomeningitis und Hydrocephalus internus.

In einem besonders eindrücklichen Fall, der als „*Rasender Koller*" zu kennzeichnen ist, ließen sich auf-

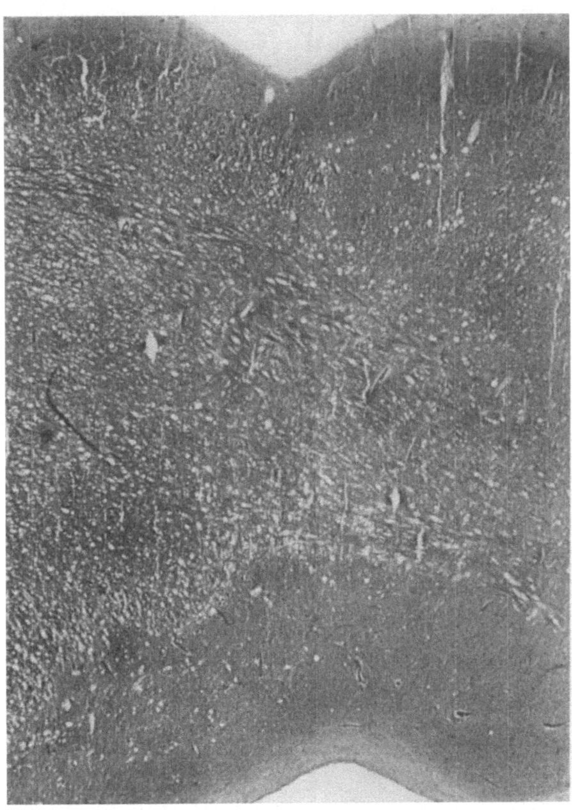

Abb. 141. Rind. Klinisch dummkollerähnliche Erscheinungen. Pathologisch-anatomisch: ausgeprägtes Hirnödem, besonders der weißen Substanz; v. Gieson, schwache Vergr.

fallende occipitale Protrusionen nachweisen und darin, wie die Abb. 142 zeigt, eine nekrotische Zone, infolge tiefgehender, akuter Abschnürung durch das Tentorium.

Dieser Befund muß uns auf ähnliche beim Menschen lenken, wo die Probleme der Verquellung der Cisterna basalis und ambiens und der Mittelhirneinklemmung seit der Zunahme neurochirurgischer Eingriffe große Beachtung finden. Am 2. Internationalen Neuropathologenkongreß in London 1955 wurde von verschiedenen Rednern über „Tentorial Herniation" gesprochen, und auch Dr. PIA, Gießen, dem wir eine Photo der Abb. 140 verdanken, sprach über „Die Pathogenese der Gefäßschäden der Occipitallappen bei gesteigertem Hochdruck". Seinen Ausführungen, aus dem uns freundlicherweise zur Verfügung gestellten Manuskript, ist zu entnehmen, daß von den gefäßbedingten Komplikationen bei Zisternenhernien die Infarzierungen des Occipitallappens bekannt sind. Bis heute soll man angenommen haben, daß die Veränderungen Folge einer Kompression der Arteria cerebri posterior oder ihrer Äste bei der Kreuzung des Tentoriumrandes mit nachfolgender Zirkulationsbehinderung und Sauerstoffmangel in ihrem Versorgungsgebiet sind. An Hand seiner Untersuchungen kommt

Pia zu folgendem Schluß: ,,Wir glauben den Nachweis erbracht zu haben, daß zur Entstehung der Occipitallappeninfarzierung bei den Zisternenhernien die venöse Rückstauung im Gebiet der Vena occipitalis interna die primäre und unerläßliche Voraussetzung ist. Sie hat einen vermehrten Blutzufluß aus dem Posteriorgebiet mit Druckerhöhung zur Folge. Aus dem Zusammenwirken beider Faktoren entsteht die ,arterielle' Lokalisation der Infarzierung. Durch sie und etwa nachfolgende Intimaveränderungen wird eine primär arterielle Genese vorgetäuscht." Von solchen Überlegungen unter Hervorheben der vasculären Komponente muß man sich zukünftig auch beim Dummkoller mit den Occipitalprotrusionen und deren möglicher Infarzierung leiten lassen.

c) Da die morphologischen Kriterien unserer Ansicht nach bei der Klärung der Pathogenese und der Unterscheidung von Hirnschwellung und Hirnödem

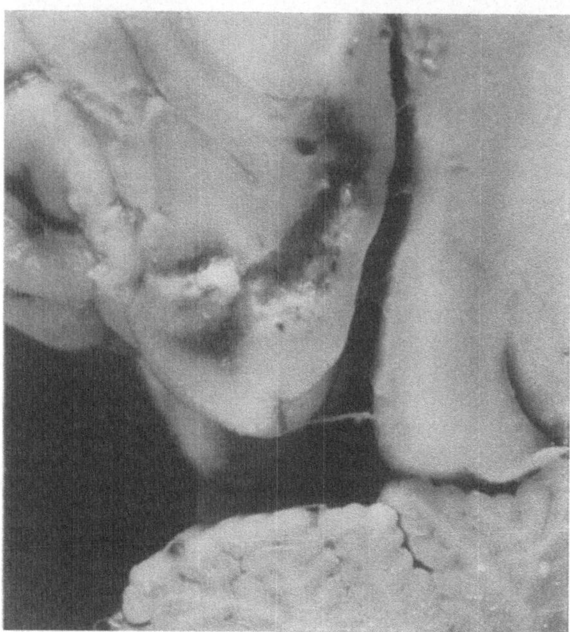

Abb. 142. Pferd. Dummkollergehirn. Schnitt durch einen Druckwulst; in seinem Zentrum ein nekrotisch-hämorrhagischer Herd

nicht weiterhalfen, haben wir diese Seite des Dummkollerproblems längere Zeit ruhen lassen. Auf neuere chemische Untersuchungen und permeabilitäts-pathologische Studien von Prof. Wilke, Gießen, aufmerksam geworden, erfreuen wir uns in letzter Zeit der Mitarbeit dieses Forschers bei unseren Dummkolleruntersuchungen. Wir hoffen später darüber gemeinsam berichten zu können. Hier nur einige Hinweise. Die neue Arbeitsrichtung ergibt sich am besten aus folgenden Sätzen, die der Arbeit von Schulz-Wilke (1955) entnommen sind: ,,Die ,Hirnschwellung' — eine lebensbedrohliche Reaktionsform der Hirnmaterie auf verschiedenartige Schädlichkeiten — ist pathogenetisch noch weitgehend ungeklärt. Wir vermuten, daß dieser Vorgang mit der Bildung hochmolekularer, mehr oder weniger vernetzter Substanzen einhergeht. Im Zusammenhang mit dieser Hypothese haben wir das Verhalten im Gehirn vorkommender ungesättigter Verbindungen unter den Bedingungen der Autoxydation untersucht. — Ob die Polymerisationsfähigkeit der ungesättigten Fettsäuren des Gehirns mit den Vorgängen bei der Hirnschwellung in Zusammenhang gebracht werden kann, wird weiter untersucht." Nach dem bisher noch geringen untersuchten Dummkollermaterial möchte Prof. Wilke zu der Frage Hirnödem oder Hirnschwellung noch nicht Stellung nehmen. Er schrieb uns aber: ,,Die Hirnveränderungen scheinen nicht immer nur einfach über eine Permeabilitätsstörung zu einem banalen Hirnödem zu führen. Ich glaube vielmehr, daß man den toxisch bedingten oder infolge eines pathologischen Stoffwechsels primär im Hirngewebe (submikroskopisch) sich abspielenden (chemischen, physikalischen und Struktur-)Veränderungen für die Pathogenese des schließlich histologisch oder makroskopisch sichtbaren Endzustandes (Hirnschwellung) mehr Beachtung schenken muß." Mit einer solchen physikalischen, chemischen und histochemischen Arbeitsrichtung hat, wie uns scheint, die 3. Phase in der Forschung über die pathogenetischen Probleme und die mikroskopischen Befunde beim Dummkoller des Pferdes begonnen.

C. Dyskinesien

Den hier einzureihenden Störungen der Bewegungsabläufe kommt etwas Ungeordnetes, Unkoordiniertes, Ataktisches und Arhythmisches zu, oft mit etwas zu viel und zu stark, wodurch sich Überschneidungen zu den Hyperkinesien ergeben. Wenn dann beim Parkinsonismus neben extrapyramidal-motorischen Störungen ein akinetisches Verhalten zu vermerken ist, so ergeben sich damit ebenfalls unscharfe Grenzen zum vorausgehenden Abschnitt. Alles Einteilen tut, wie stets, so auch hier, dem Lebendigen Gewalt an.

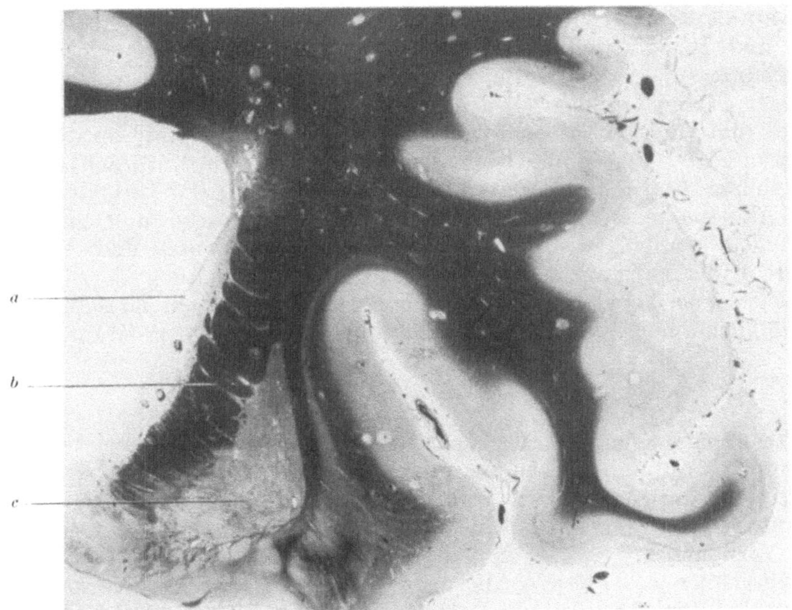

Abb. 143. Mensch. Chorea Huntington. Frontalschnitt auf der Höhe des Caput nuclei caudati; Markscheidenfärbung. *a* Starke Atrophie des Schwanzkernes; *b* Capsula interna; *c* Globus pallidus

1. Die Chorea

Die Abb. 143, die von einer menschlichen *Chorea Huntington* stammt, zeigt einen der pathologisch-anatomischen Hauptbefunde, die Schrumpfung des Caudatum, bedingt durch Ausfall von kleinen Nervenzellen. Diese progrediente Krankheit beginnt im mittleren Alter mit langsam zunehmender Bewegungsunruhe. Sie wird dominant vererbt und besitzt kein Analogon im Tierreich.

Daneben gibt es beim Menschen noch eine *Chorea minor* (SYDENHAM) nach Infektionen und eine *Chorea symptomatica* bei allen möglichen Erkrankungen der basalen Ganglien. Das Charakteristische ist die Bewegungsunruhe unwillkürlicher, unrhythmischer und oft zweckwidriger Art, die als ein Zappeln und Zucken imponiert. Noch vor wenigen Jahrzehnten entstanden heftige Diskussionen über die „Chorea der Hunde" mit den beiden Exponenten JOEST und DEXLER. Bekannte Neurologen wie JACKSON und QUINCKE beteiligten sich daran. DEXLER lehnte mit Recht die Bezeichnung Chorea (Choreia = Tanz) für die Beobachtungen beim Hunde ab, weil dabei das charakterisierende unrhythmische Zappeln und Zucken fehle und vielmehr gerade rhythmische Zuckungen vorherrschten. Weil er diese Bewegungsstörungen als Staupenachkrankheit erkannte, schlug er die Bezeichnung „Staupetic" oder „rhythmischpostinfektiöse Krämpfe" vor. In der englischen Veterinärliteratur wird auch heute noch von „Chorea" gesprochen. Gar nicht so selten werden nämlich nach durchgemachter Staupe Myoklonien und meist rhythmische Zuckungen an den Gliedmaßen oder am Kopf beobachtet, denen entzündliche Restzustände und Narben an verschiedenen Stellen des ZNS zugrunde liegen können. Nach unseren Erfahrungen sind solche reizenden oder hemmenden Läsionen bei rhythmischen Zuckungen der Extremitäten im entsprechenden Rückenmarkssegment und nicht im Gehirn zu suchen (Autonomie des hundlichen Rückenmarks).

2. Die Paralysis agitans

Die PARKINSONsche Krankheit ist durch einen eigenartigen Tremor (Schüttellähmung) und Rigor (Steifigkeit der Muskulatur) gekennzeichnet. Sie tritt familiär gehäuft auf. Ihrem chronisch progressiven Verlauf liegt vor allem ein Schwund der großen Ganglienzellen im Striatum oder nach VAN BOGAERT eine Störung im rubro-dento-olivären System zugrunde. Im Anschluß an die Encephalitis lethargica (Grippewelle nach dem ersten Weltkrieg) wurden ähnliche Krankheitsbilder beobachtet und als *Postencephalitischer Parkinsonismus* bezeichnet. Akinetische Bilder, sog. Schaukrämpfe, psychische und vegetative Veränderungen werden gesehen. Schrumpfung, Zellschwund und Pigmentabtransport in der Substantia nigra sind charakteristisch. Auch hierzu hat die Tierpathologie noch keine begründeten Vergleiche zum ganzen Krankheitsbild, hingegen ähnliche morphologische Veränderungen bei der Borna-Krankheit des Pferdes.

3. Hepato-lentikuläre Degenerationen

Die WILSONsche Krankheit des Menschen zeigt den PARKINSONschen Symptomenkomplex und pathologisch-anatomisch neben einer Lebercirrhose Degenerationen in den basalen Ganglien. Infolge eigenartiger Pigmentierungen kommt es auch zum KAISER-FLEISCHERschen Ring in der Hornhaut des Auges. Häufig familiäres Vorkommen.

Der Leberkoller des Pferdes. Er wird auch *Schweinsberger Krankheit* genannt nach dem Ort der ersten Fälle in Deutschland. Schon 1926 hat DOBBERSTEIN an Hand eines Falles Ähnlichkeiten zu der WILSONschen Krankheit betont, wegen Auffindens der „Leberglia", ausgesprochenen Degenerationen in den Stammganglien und der Rinde und gleichzeitigem Bestehen eines Leberleidens (Cirrhose, gelbe Atrophie). SCHERER warnt vor einer Homologisierung, weil beim Pferde Erweichungen, Gefäßwucherungen und Zellen vom Typus Alzheimer I fehlen. Vor 20—25 Jahren soll der „Leberkoller" häufig gewesen, heute recht selten sein (briefliche Mitteilung von Dr. METZGER, Veterinärdirektor am Schlachthof Augsburg), so daß die Weiterverfolgung dieser wichtigen vergleichenden Frage wohl auf sich warten läßt.

Ein 12jähriges Pferd unserer Sammlung zeigte folgende Befunde: Das vorher gesunde Tier wird in der Nacht plötzlich unruhig und bösartig. Es geht gegen Hindernisse und bleibt stundenlang, sich daran anlehnend, stehen. Manegebewegungen nach links werden beobachtet. Am Morgen fallen die ikterischen Schleimhäute auf. Bei der suboccipitalen Liquorpunktion fließt die Flüssigkeit im Strahl aus (Überdruck). Liquor mit Gerinnsel. Nonne und Pandy stark positiv. Gesamteiweiß 100 mg-%, Zucker 75 mg-%. Stark pathologische Kolloidreaktionen. Bilirubin 0,12 und Gesamtcholesterin 2,42 mg-%. (Nach PUDER soll der normale Cholesteringehalt des Pferdes 0,28—0,65 mg-% betragen.) Gleichen Tags Tötung wegen Lungenödem. Die Gesamtsektion deckt neben dem Lungenödem eine schwere Leberatrophie auf. Das Gehirn ist eher groß, 650 g schwer. Es bestehen ein ausgeprägter Druckwulst, Abplattung der Pons, zapfenförmiges Vorspringen des Kleinhirnwurmes gegen das Foramen magnum, somit Zeichen, die für Dummkoller sprechen. Wie vorne beim Dummkoller angegeben, erhielt Prof. WILKE auch dieses Gehirn eines fraglichen Leberkollers zur Spezialuntersuchung. Er fand vorerst: Quellungs- und tropfige Zerfallserscheinungen der

Markscheiden, mit PAS-positiven Niederschlägen im Mark, sowohl gefäßabhängig als auch in mehr diffuser Aussaat. Wahrscheinlich handelt es sich um Markabbauprodukte, die sich auch mit Sudanschwarz und Masson anfärben. Außerdem fand sich eine diffuse intercelluläre Fasergliose. Im ganzen handelt es sich um Befunde, die denen ähnlich sind, die WILKE (1955) bei den menschlichen Schwangerschaftstoxikosen beschrieben hat.

Die Ätiologie des „Leberkollers" ist nicht geklärt. Es werden giftige Pflanzen oder andere Futterschädlichkeiten beschuldigt. Gleiches gilt auch für die folgenden Krankheiten, die mit Lebercirrhosen einhergehen: Die „Winton disease" in Neuseeland, die „Bottom disease" in Dakota, die „Zdarer Seuche" in Südböhmen, alle drei bei Pferden. Für das Rind wären etwa anzuführen: Die „Dunziekte" und die „Picton disease" in Südafrika. Bei dem heutigen Stand der Untersuchungen Vergleiche zur WILSONschen Krankheit des Menschen anzustellen, ist nicht berechtigt.

Wie HEIDEGGER festgestellt hat, kommt bei parasitären Lebererkrankungen verschiedener Tiere (Pferd, Rind, Schaf, Schwein) „Leberglia" im Gehirn vor. Sie wurde auch von SEIFERLE nachgewiesen, der überdies auf Grund von klinischen und pathologisch-anatomischen Befunden bei 4 Pferden die Bezeichnung „leberkollerartige Gehirnveränderungen" vorschlägt. Damit wird, wie uns scheint mit Berechtigung, auf hepato-lentikuläre Zusammenhänge hingewiesen. Das Studium der nicht seltenen Lebererkrankungen der Tiere mit der Möglichkeit der Tötung und Untersuchung zu gegebener Zeit könnte zur Lösung der Frage beitragen, ob die Veränderungen des Gehirns überhaupt von denjenigen der Leber abhängig sind.

Die Schüttellähmung des Deutschen Widderkaninchens. Schon im Kapitel Erbpathologie wurde diese Kaninchenkrankheit erwähnt. NACHTSHEIM, der dieses Leiden genetisch untersuchte, hat sich bei der Annahme von Parallelen zur WILSONschen Krankheit durch histologische Befunde von OSTERTAG leiten lassen. SCHERER findet die Angaben über hochgradige Verarmung des Striatum und des Pallidum an großen Nervenzellen mit geringfügigen Veränderungen im Kleinhirn viel zu summarisch, um den Vergleich zu der menschlichen Krankheit zu erlauben. Prof. OSTERTAG teilt uns brieflich mit, daß diese Schüttellähmung des Kaninchens in das Gebiet der sog. Kerndegeneration gehöre, „jedoch waren im Gegensatz zum menschlichen Wilson die diencephalen Anteile stärker beteiligt als die neostriären. Mutatis mutandis kann man dieses als Äquivalent für den Schütteltremor ansehen". Ebenfalls einem Brief von Prof. NACHTSHEIM können wir entnehmen, daß seine genetisch untersuchten Kaninchen mit Schüttellähmung später noch eingehend von SCHERER histopathologisch bearbeitet wurden. Das schon fertiggestellte Manuskript sei aber bei den Kriegswirren verlorengegangen. Wenn auch der Kaninchenstamm durch einen Luftangriff verlorenging, so habe er doch das Gen in ein paar Individuen retten können, um den Stamm neu aufzubauen. NACHTSHEIM hofft später über die Histopathologie Genaueres berichten zu können.

4. Die Oldenburger Fohlenataxie

Bei der Oldenburger Fohlenataxie wird anfangs ein Tänzeln der Vorderbeine beobachtet, dann aber ein Überschlagen in der Längsachse nach hinten, besonders nach Erschrecken. Später treten Lähmungen auf. In den meisten Fällen Tod oder Schlachtung nach 8—14 Tagen. Die von KOCH-FISCHER kontrollierten Fälle gehen alle auf eine bestimmte Erblinie zurück. Nach ihnen fand DOBBERSTEIN bei 2 Fällen umschriebene graurötliche Bezirke von glasigem Aussehen im Kleinhirnmark. Es handelte sich um Erweichungsherde mit Körnchenzellen und perivasculären Infiltraten. Weitere pathologisch-anatomische Untersuchungen sind notwendig.

D. Die Defektbildungen des Kleinhirns

Wir haben diesen möglichst neutralen Ausdruck gewählt, weil er noch am ehesten zu gestatten scheint, die in histologischen Eigenheiten, zeitlicher Wirksamkeit, anatomischer Lokalisation und in ihrem Endergebnis sehr unterschiedlichen, allein oder zur Hauptsache am Kleinhirn angreifenden Prozesse unter einen Titel zu bringen. Wer nicht gerade Fachmann ist, wird sich auch beim Menschen in der Vielfalt der beschriebenen Formen kaum zurechtfinden. Daß dies selbst für den Spezialisten nicht leicht ist, zeigt die Tatsache, daß keine 2 Einteilungsversuche restlos miteinander übereinstimmen. Dies liegt teilweise darin begründet, daß die einen mehr nach klinischen, die anderen nach anatomischen oder pathogenetischen Prinzipien zu ordnen versuchen. Vielleicht ist bei den fließenden Übergängen und zahlreichen Überschneidungen eine allseitig befriedigende Klassifikation gar nicht zu erreichen.

BRUN (1917) hat 3 Kategorien angeborener, d.h. während der Fetalzeit erworbener Bildungsfehler des Kleinhirns aufgestellt, nämlich:

a) Totale oder halbseitige Defekte, gewöhnlich als *Agenesien*, besser *Aplasien* bezeichnet;

b) halb- oder doppelseitige Unterentwicklungen (*Hypoplasien*) mit Persistenz eines mehr oder weniger fetalen Typus der Architektur, jedoch ohne Perversion des allgemeinen Bauprinzips;

c) sog. *Dysgenesien* (MARBURG), bei denen das Bild der einfachen Entwicklungsstörung durch jene mannigfachen „Perversionen" der inneren Tektonik wie die „Irrwanderungen" v. MONAKOWs, Heterotypien, Metaplasien, innere und äußere Mikrogyrie und dergleichen kompliziert wird.

Zwischen diesen 3 Gruppen kommen alle Übergänge vor. Wir verweisen auch auf unser Schema Abb. 11 im I. Kapitel.

Die eigentlichen *Kleinhirnatrophien* und gewisse ihnen verwandte Veränderungen (atrophisierende Prozesse: SPATZ; vgl. auch I. Kapitel) sind als spinocerebelläre Degenerationen in jüngster Zeit durch GREENFIELD monographisch bearbeitet worden. Wir übernehmen von dort, in deutscher Übertragung, eine listenartige Einteilung dieser Degenerationen, wobei die Gegenüberstellung mit der anzuschließenden Gruppierung von ZÜLCH (1952) das eingangs Gesagte bestätigen wird.

Auf die noch gänzlich unentschiedene Frage der Entstehungsbedingungen der Systematrophien können wir hier nicht eingehen; einiges wurde bereits im

Klassifikation der spino-cerebellären Degenerationen (aus GREENFIELD).

A. *Vorwiegend spinale Formen.*
  1. FRIEDREICHsche *Ataxie.*
    Verbindung mit neuraler Amyotrophie Charcot-Marie-Tooth.
    Hereditäre areflektorische Dystasie Roussy-Lévy.
    Familiärer Klumpfuß mit fehlenden Sehnenreflexen (SYMONDS-SHAW).
    Hinterstrangsataxie (BIEMOND).
  2. *Hereditäre spastische Ataxie.*
    (Gewisse Familien mit klinischer MARIEscher hereditärer Ataxie; SANGER-BROWN, KLIPPEL-DURANTE.)
    Verbindung mit hereditärer spastischer Paraplegie.
B. *Spino-cerebelläre Formen.*
  1. Typ Menzel der hereditären Ataxie.
  2. Subakute spino-cerebelläre Degeneration (carcinogene und sporadische).
C. *Vorwiegend cerebelläre Formen.*
  1. Typ Holmes der hereditären Ataxie.
    (atrophie cérébelleuse tardive à prédominance corticale, MARIE, FOIX und ALAJOUANINE.)
  2. Diffuse Dystrophie der PURKINJE-Zellen (toxisch und carcinogen).
  3. Olivo-ponto-cerebelläre Atrophie (DEJERINE, ANDRÉ-THOMAS).
  4. Dentato-rubrale (= Dentatum-Bindearm-) Atrophie
    „Dyssynergia cerebellaris myoclonica" (RAMSAY-HUNT).

I. und II. Kapitel gesagt. Hier sei nur festgehalten, daß sie vermutlich durchaus heterogen sind (ZÜLCH), und daß auch die Systemgebundenheit (phylogenetische und neuronale Systemwahl) nicht obligat ist; eine Auffassung geht eher dahin, die Ausdehnung des atrophisierenden Prozesses vom Versorgungsgebiet bestimmter Gefäße abhängig zu sehen.

Bei den Kleinhirnatrophien im engeren Sinne unterscheidet man auch zwischen *Marksklerosen* (olivo-ponto-cerebelläre Atrophie) und *Rindenatrophien*, unter den letzteren wiederum zwischen cerebellofugalen (PURKINJEZELL-Atrophie) und cerebellopetalen (Atrophien vom Körnertyp); unter den sekundären Kleinhirnatrophien finden sich lokale Veränderungen der Kleinhirnrinde (Läppchenatrophien; SCHERER) sowie gekreuzte Atrophien und andere Formen (ULE). Eine Hypoplasia ponto-neocerebellaris mit eigenartigen Mißbildungen am Nucleus dentatus (Zusammenballung der veränderten Dentatumzellen in acinusartigen Nestern) haben BRUN, BROUWER sowie BIEMOND beschrieben.

Zu den Schlußstörungen des Neuralrohres in seinem Hinterhirnabschnitt ist die sehr seltene Agenesie des Vermis cerebelli zu rechnen.

ZÜLCH unterscheidet nach pathogenetischen Gesichtspunkten 5 Gruppen von Kleinhirnatrophien, wobei nur bei der letzten ein manifester hereditärer Faktor beteiligt sei:

1. Gruppe der „atrophie tardive", wahrscheinlich ein vorzeitiger Alterungsprozeß des Kleinhirns;

2. die sog. kongenitalen Atrophien, wo die Funktion des Kleinhirns nach der Geburt nicht in Gang kommt und später in hochgradiger Weise zerfällt;

3. die erworbenen, endotoxischen Atrophien mit Funktionsverlust, zumeist auftretend bei älteren Personen mit Tumorkachexie;

4. die erworbenen Formen mit subakutem oder akutem Funktionsverlust bei anderen Noxen (Alkoholismus, schwere Enteritis, Lues, Tuberkulose). Die Funktion kann nur teilweise betroffen sein oder sich wieder einstellen; im Alter oder durch andere, neue Einflüsse kann sie wieder abgebaut werden;

5. diesen 4 Gruppen gegenüber steht die kleine Zahl familiärer Atrophien vom Typus Holmes, Thorpe, Richter. Die histologischen Bilder sind stets gleich und unterscheiden sich lediglich durch die gerade angetroffene Phase des Prozesses sowie die Kombination mit anderen systematischen Atrophien, welche entweder gleichgeschaltet sind oder aber sekundär durch transneuronale Degeneration entstehen können.

Bezeichnend scheint uns der Satz von ZÜLCH: »Hérédité dominante ou manifestation sporadique, facteur abiotrophique et facteur exogène de degré différent dans chaque cas particulier, tels sont les facteurs pathogéniques déterminants.«

Wenn sie auch nicht an diejenige beim Menschen heranreicht, so ist doch die Literatur über cerebelläre Ataxie und Defektbildungen bei Tieren schon recht beachtenswert. Auch bei ihnen sind die verschiedensten Formen bekannt, welche wir in folgende Gruppen zusammenfassen:

1. Vollständiges Fehlen des Kleinhirns oder von Teilen desselben

Wir vermeiden absichtlich Bezeichnungen, welche voraussetzen würden, daß wir über die Grundursachen: fehlende Anlage (Agenesie) oder Nichtausbildung der Anlage (Aplasie) etwas Sicheres wüßten. Wir können ja nicht einmal mit Bestimmtheit sagen, ob das Organ nicht in kleinerem oder größerem Umfange schon vorhanden war und wieder rückgebildet wurde. Wir sind um so eher geneigt, an Anlagestörungen zu denken, wenn andere Systeme des ZNS gleichfalls Defektbildungen aufweisen. Gänzliches Fehlen des Cerebellums scheint sehr selten zu sein; SHOLL und Mitarbeiter berichten über einen Fall beim Hund mit gleichzeitigen Mikrogyrien am Großhirn, wir selbst sahen 2 Fälle beim Kalb (Abb. 144). Etwas häufiger kommt die „Agenesie" des Wurmes zur Beobachtung, welche total oder partiell sein kann.

DE MORSIER hat nur 15 Fälle bei Mensch und Tier aus der Literatur auffinden können, wobei die Agenesie 5mal komplett und 10mal partiell war. Er selbst teilte zwei weitere

Fälle beim Menschen mit, eine totale und eine partielle (Vermis posterior). Das Fehlen des Wurmes wirkt sich auf die Entwicklung der unteren Oliven, insbesondere der dorsalen Nebenolive aus, welche vollständig fehlt. DE MORSIER hebt hervor, daß bei dieser Entwick-

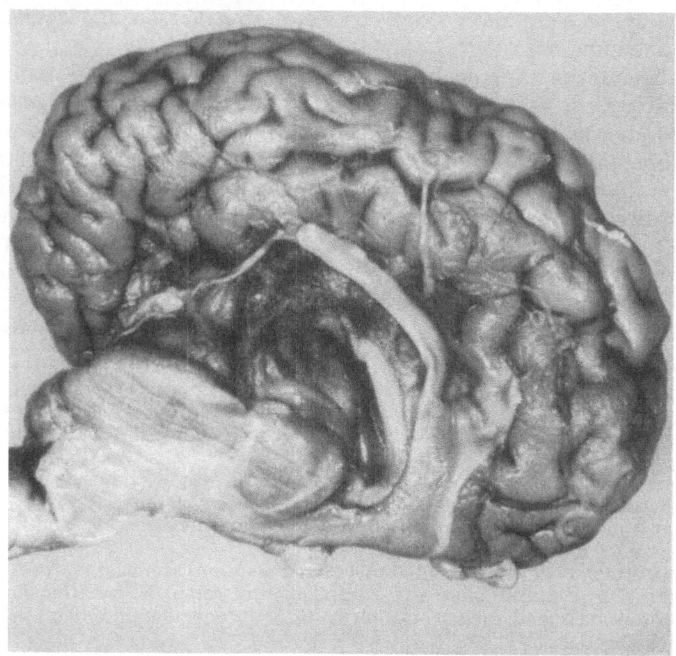

Abb. 144. Kalb. Totale Agenesie des Kleinhirns; fehlender Rautenplexus; kaum erkennbare Brücke; tiefe Querrinne am Vorderrande der Ponsgegend; Corpus callosum rudimentär

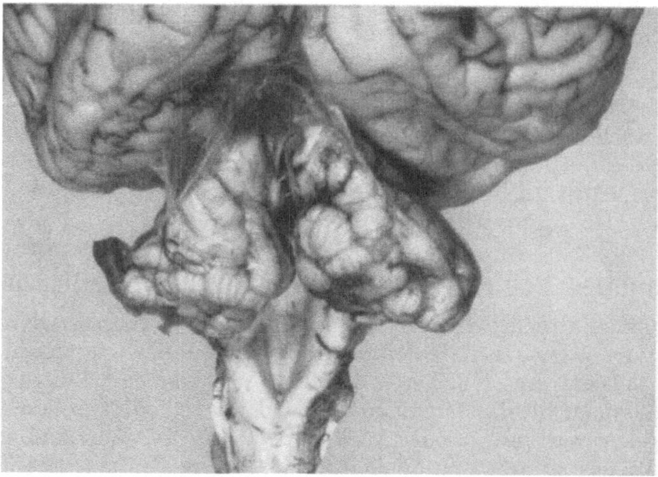

Abb. 145. Kalb. Agenesie des Vermis cerebelli; freiliegender IV. Ventrikel; dorsal Ansatzränder einer cystischen Blase der Leptomeninx. Vergleiche Abb. 27 von Wurmagenesie und weiteren Mißbildungen, Fohlengehirn

lungsstörung gerade ein phylogenetisch älterer Teil fehle (paläocerebellare Agenesie), während jüngere Anteile sich normal entwickeln (Hemisphären), und daß deshalb die Phylogenese keine Erklärung zu deren Entstehung liefere. Er schreibt sie einer *Dysraphie* des Rhombencephalons (Rhomboschisis) zu. Hervorzuheben ist, daß das Fehlen des Wurms allein wohl beim Tier, nicht aber beim Menschen ein cerebelläres Syndrom verursacht oder verursachen kann.

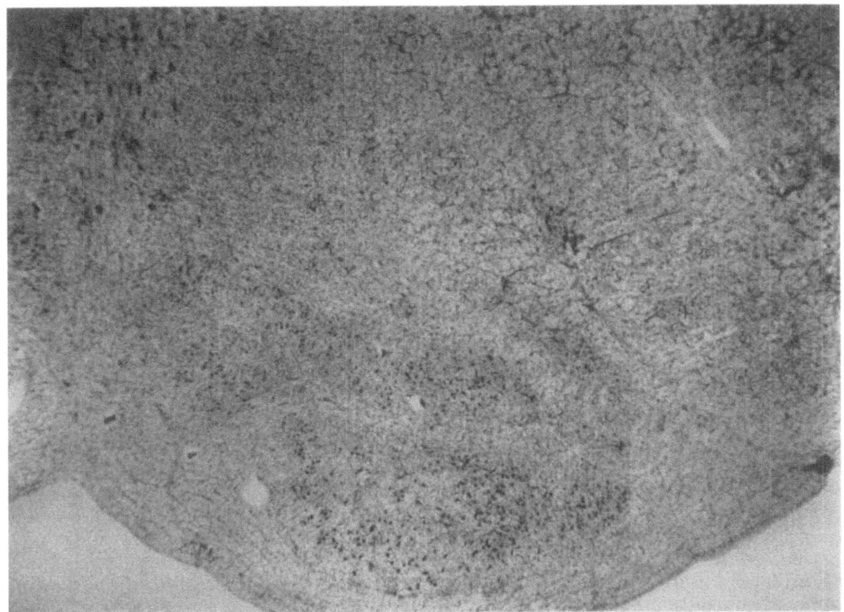

Abb. 146. Kalb der Abb. 145. Agenesie des Kleinhirnwurms. Fast völliger Zellausfall in der dorsalen Neben-olive und verringerte Zellzahl in der Hauptolive. Sehr geringe Gliareaktion. Cresyl, schwache Vergr.

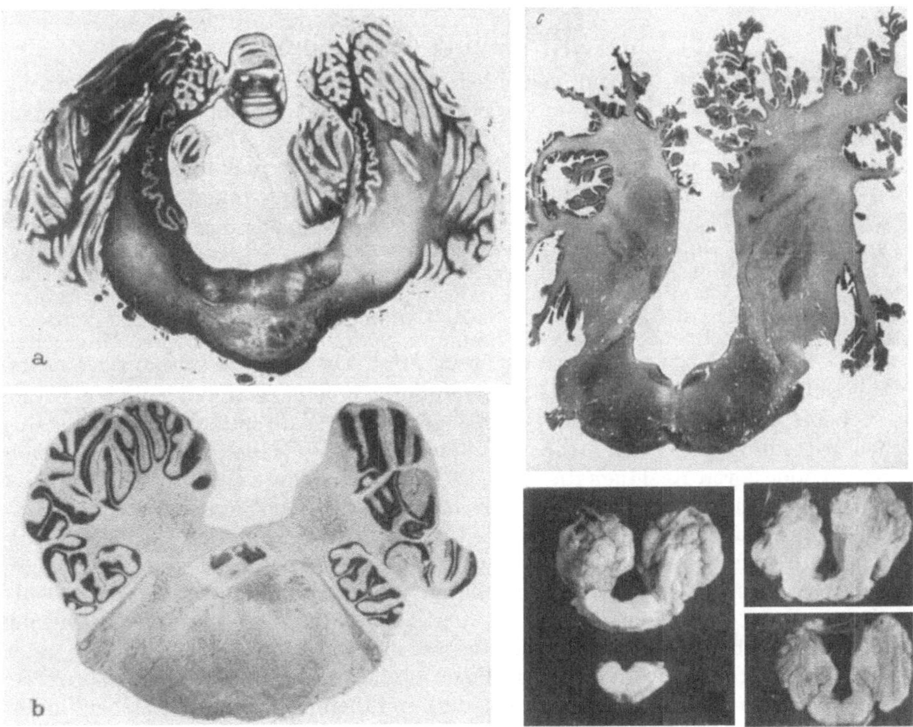

Abb. 147a—c. Wurmagenesien. a Beim Menschen (aus CASTRILLON); b beim Hund (aus DOW) und c beim Kalb (eigener Fall)

In der uns zugänglichen Literatur sind 7 Fälle von *Wurmagenesie* bei Tieren verzeichnet, und zwar fünf totale (LESBRE-FORGEOT: Kalb; SHOLL-SALES-LANGHAM: Lamm; VERHAART: Ziege; BAKER-GRAVES sowie BERTRAND-MEDYNSKI-SALLES: Hund) und zwei partielle (DOW: Hund). Wir selbst konnten 3 Fälle beobachten, einen beim Fohlen und zwei beim Kalb. Das Fohlen wies daneben noch weitere, schwere dysraphische Entwicklungsstörungen des Gehirns auf (s. Abb. 27, 28 und Beschreibung im I. Kapitel), zeigte aber klinisch nur eine sehr diskrete cerebelläre Ataxie. Bei beiden Kälbern bestand eine occipitale Meningocele sowie Hypoplasie des Corpus callosum. An allen 3 Fällen konnte histologisch die mangelhafte Entwicklung der bulbären Oliven, insbesondere in ihren dorsalen Anteilen, festgestellt werden (Abb. 146). Die begleitenden Abweichungen bei unseren 3 Tieren, durchwegs dysraphischer Natur, scheinen die Auffassung DE MORSIERs zu unterstützen (Abb. 145—147). In wechselndem Ausmaß sind weitere Anteile mehr oder weniger unterentwickelt, so die Dachkerne und Nuclei dentati, die oberen und unteren Kleinhirnstiele, der rote Kern.

Eine vererbbare Hypoplasie des Wurmes bei hydrocephalen Mäusen beschrieben BRODAL und BONNEVIE.

COHRS und SCHULZ machten auf das Vorkommen lokaler, partieller Rindenaplasien im Cerebellum verschiedener Tiere aufmerksam. Sie fanden diese in den Hemisphären ziemlich überall, am Vermis vor allem im Tuber. Sie glauben, daß diese Defekte nicht degenerativer Natur seien, sondern primäre Entwicklungshemmungen durch Druck (eventuell von Gefäßen) bei einem Raummangel, welcher infolge übergroßer Entwicklungsdynamik entstehe. Diese soll am Wurm insbesondere in der Entstehung der S-förmigen Krümmung ihren Ausdruck finden.

Um nicht Täuschungen zu unterliegen, muß bedacht werden, daß bei neugeborenen Hunden und Katzen das Cerebellum noch klein ist und erst zur Zeit der Gehfähigkeit die volle Größe erreicht.

2. Unterentwicklung des Kleinhirns

Bei diesen Formen, die für verschiedene Tierarten schon recht oft und teilweise eingehend, unter allen möglichen, teils unzutreffenden Bezeichnungen (Aplasie, Hypoplasie, Agenesie) bekanntgegeben wurden, handelt es sich um mehr oder weniger ausgeprägte Verkleinerungen des Cerebellums. Die Volumsabnahme kann alle Teile gleichmäßig betreffen oder unsymmetrisch sein.

Solche Fälle wurden mitgeteilt beim *Kalb* von ROBIN, FRAUCHIGER, ANDERSON-DAVIS, JENNINGS-SUMNER, McNUTT; beim *Hund* von STEFANI, DEGANELLO-SPANGARO, CORDY-SNELBAKER, VERLINDE-OJEMANN; bei der *Katze* von RUMPF, KROHN, LANGELAAN, JELGERSMA, POENARU-VECHIU, CORNWALL, CHAILLOUS-ROBIN-MOLLARET, BROUWER, FINLAY, PANU-MIHAILESCO-ADAMESTEANU, SHOLL-SALES-LANGHAM, SPUHLER, SCHUT, GYARMATI, VERLINDE-OJEMANN, BLOOD, VERHAART, VERLINDE, SCHEIDY, v. BOGAERT und Mitarbeiter, KOBOZIEFF-GRUNER, KOCH und Mitarbeiter; beim Affen (Theropithecus gelada) von URBAIN.

Wir selbst verfügen über 14 Fälle, nämlich 6 beim Kalb, 6 bei der Katze und 2 beim Hund, die in diese Gruppe gehören. Während aber in den zahlreichen Mitteilungen der Literatur nur in den wenigsten Fällen von entzündlichen Prozessen oder deren Residuen die Rede ist (oder sich keine verwertbaren Angaben finden), fehlen diese kaum je bei unserem Material. Nur SPUHLER sowie v. BOGAERT und Mitarbeiter messen ihnen für die Entstehung der Kleinhirnfehlbildungen ursächliche Bedeutung zu, während z. B. JELGERSMA von „fraglichem Einfluß", SCHUT gar von „bedeutungslosen" Veränderungen spricht. Die entzündlichen Prozesse sind im Augenblick der Tötung der Tiere teilweise noch sehr intensiv, teils haben sie subakuten bis ausgesprochen chronischen Charakter, oder es lassen sich nur mehr ihre Spuren in Form bindegewebiger Vernarbungsprozesse in den meningealen Schichten und an den Gefäßen nachweisen. Dabei finden wir an unserem Material eine deutliche umgekehrte Proportionalität zwischen dem Ausmaß der Kleinhirnreduktion einerseits, der Frische und Intensität des

entzündlichen Prozesses andererseits: sind nur geringe und kaum erkennbare
Reste des Organs mehr vorhanden, wie dies nicht selten beim Kalb zutrifft, so
findet sich darüber eine stark verdickte meningeale Platte mit nur vereinzelten
Residuen entzündlicher Infiltration (vgl. Abb. 154); sind noch größere Teile
des Organs vorhanden, so kann der entzündliche Prozeß im vollen Gange angetroffen werden (Abb. 156 und 162).

Dieses Verhältnis kann nun dadurch verschoben werden, daß ohne Zweifel
Verlaufstempo und Intensität der entzündlichen Vorgänge von Fall zu Fall,

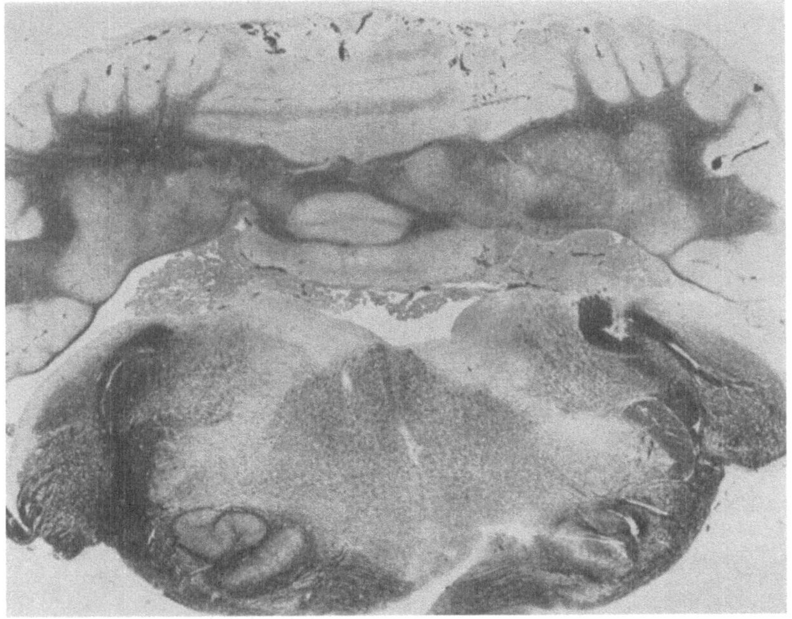

Abb. 148. Katze. Kleinhirnatrophie. Markscheidenfärbung nach WOELCKER. Mäßige Lichtung der Markscheiden im Kleinhirn. Nur in den medialsten Hemisphärenanteilen und im Wurm Andeutung von Foliation.
Ponsfaserung sehr schwach ausgebildet; obere Oliven gut erhalten

und wohl sogar im Einzelfall zeitlich, wechseln, daß der Prozeß vermutlich auch
erlöschen kann, bevor der Abbau des Kleinhirns vollständig ist, und schließlich
dadurch, daß je nach der Entwicklungsphase, in welcher sich das Organ zu
Prozeßbeginn befindet, nicht nur Abbau, sondern eine Störung und Fehlleitung
weiterlaufender Aufbauvorgänge erfolgt. Auf solche Unterschiede des Beginns
und Tempos mag wenigstens teilweise auch die ungleiche Beteiligung vom
Kleinhirn abhängiger Systeme, wie der unteren Oliven, der Kleinhirnstiele sowie
auch der Brückenfaserung und -kerne zurückzuführen sein. Die weitaus inter-
essantesten Aspekte bieten die *Kleinhirnatrophien der Katzen,* von denen unter
Einrechnung der eigenen gegen 50 Fälle beschrieben worden sind, oft unter
Bezeichnungen wie „familiäre cerebelläre Ataxie", „congenitale Ataxie", „familiäre olivo-ponto-cerebelläre Hypoplasie" usw. Es sei gleich vorweggenommen,
daß die letztere Bezeichnung insofern irreführend ist, als sie eine Homologie
mit der menschlichen olivo-ponto-cerebellären Atrophie vermuten lassen könnte,
welche aber etwas Grundverschiedenes, nämlich eine Marksklerose bei erhaltener
Rinde darstellt; darauf hat schon BROUWER, später mit Nachdruck SCHERER
(1944) hingewiesen (Abb. 148—150, 162).

Verwirrung hat auch der allgemein verwendete Ausdruck „familiär" gestiftet, indem er oft mehr oder weniger mit „vererbbar" verwechselt wurde. In den meisten Fällen jedoch weiß man bei diesen Katzen über die Aszendenz, besonders von väterlicher Seite, überhaupt nichts — das für den Menschen geprägte Wort „pater semper incertus est" gilt hier in den meisten Fällen!

Sofern über die Muttertiere etwas in Erfahrung zu bringen war, hat sich immer herausgestellt, daß frühere und spätere Würfe normal waren. In einigen Fällen wurden Züchtungsversuche mit ataktischen Katzen angestellt (VERHAART

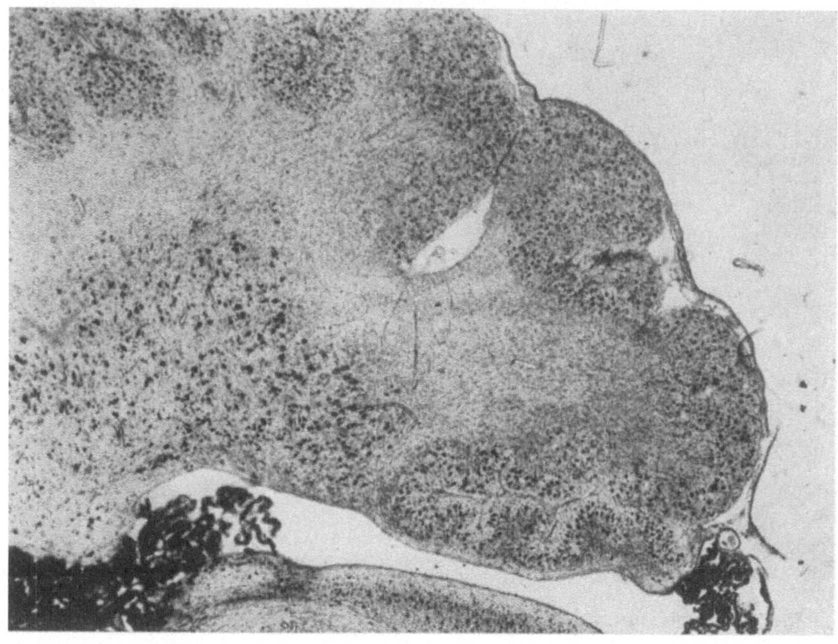

Abb. 149. Katze. Kleinhirnatrophie. Frontalschnitt durch eine Hemisphäre; Cresyl. Die Kleinhirnkerne sind erhalten, das Mark ist reicher an zelliger Glia als normal. Der Markkörper ist von einer einzigen Lage Cortex überzogen, welche nur in den lateralsten und basalsten Anteilen Andeutungen einer Foliation zeigt. Eine Abgrenzung der 3 Cortexschichten ist nirgends zu erkennen: Körner, PURKINJE-Zellen und GOLGI-Zellen untermischen sich von der Rindenmarkgrenze bis direkt unter die Pia. Ganz ventro-medial und in der Tiefe der einzigen angedeuteten Furche grenzt der Markkörper direkt an die Pia. Diese letztere ist fibrös verdickt (vgl. Abb. 75a)

1948, COLLET, in v. BOGAERT 1954), die aber in zahlreichen weiteren Würfen nie Junge mit Kleinhirndefekten ergaben. Einzig KOCH und Mitarbeiter (1955) berichten über gelungene Züchtungsversuche, doch sind die bisherigen klinischen und anatomischen Belege wenig überzeugend. „Familiär" ist also ein hier falsch angewendeter Begriff, denn es werden jeweilen nur *ein* Wurf oder sogar nur einzelne Tiere eines Wurfs betroffen. (Die Beurteilung der Häufigkeit wird dadurch erschwert, daß meist ein Teil der Jungkatzen eines Wurfes beseitigt wird, bevor die physiologischerweise bestehende Ataxie gegen Ende der 4. Woche verschwindet.) Eine Erbgebundenheit ist also nicht bewiesen, sondern sogar unwahrscheinlich. Damit aber gewinnen die Feststellungen von JELGERSMA, SPUHLER, VERLINDE, v. BOGAERT und unsere eigenen Befunde erhöhte Bedeutung, wonach offenbar entzündliche meningeale und encephalitische Prozesse während der Fetalentwicklung und darüber hinaus eine entscheidende Rolle spielen. Die in Einzelheiten unterschiedlichen, aber grundsätzlich übereinstimmenden histologischen Veränderungen mögen variieren je nach zeitlichen und

Intensitätsunterschieden der entzündlich bedingten Entwicklungshemmung, -fehlleitung und Rückbildung. Daß ein von außen das Organ angehender Prozeß und nicht eine phylogenetische oder neuronale Systemwahl maßgebend ist, zeigt auch der Umstand, daß hauptsächlich dorsale und laterale Teile sowohl des Wurmes (Palaeocerebellum) wie der Hemisphären (Neocerebellum) betroffen sind, während die tieferen Anteile und mit ihnen meist auch die Flocken (Archicerebellum) eher verschont bleiben. In diesem Sinne spricht auch die gelegentlich festzustellende und sich über alle entwicklungsgeschichtlichen Grenzen hinwegsetzende Asymmetrie der Entwicklungsstörung (Abb. 156). Eine unserer Beobachtungen bestätigt schon die Behauptung, daß analoge Prozesse verschieden schnell ablaufen und ungleich rasch zum gleichen Resultat führen:

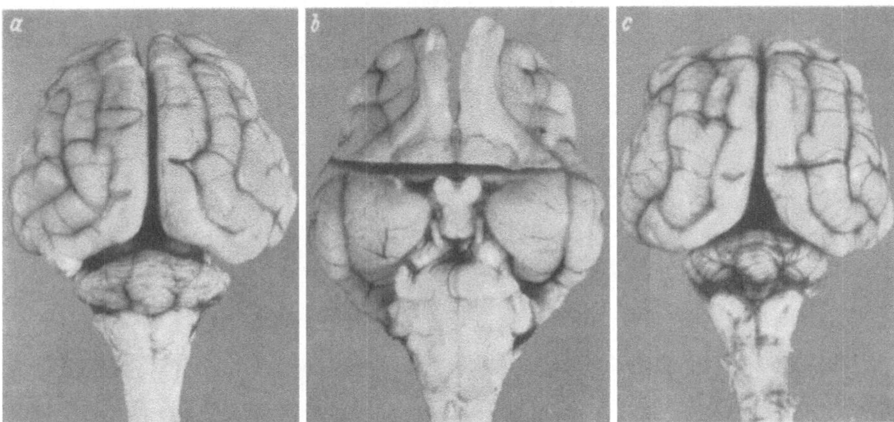

Abb. 150a—c. Zwei Katzen mit Kleinhirnatrophie, von benachbarten Höfen, aber verschiedenen Müttern stammend. a und b Gehirn des Tieres mit normalem Liquor, von oben und von basal; Pons schmächtig und dünn; c Gehirn des Tieres mit entzündlichem Liquor, von dorsal. Kleinhirn etwas größer als beim vorigen

Zwei 6monatige Katzen von verschiedenen Müttern, aber möglicherweise gleichem Vater (die 2 Jungtiere stammen von benachbarten Höfen) zeigen beide das Bild einer hochgradigen cerebellären Ataxie, während ihre überlebenden Geschwister normal sind. Bei der einen weist der suboccipital gewonnene Liquor 2/3 Zellen und negativen Nonne und Pandy auf, bei der anderen lauten die Werte 2600/3 und +++. Bei beiden findet sich eine starke Reduktion des Kleinhirns, welche bei dem ersten mit normalem Liquor hochgradiger ist als beim zweiten (vgl. Abb. 150). Bei beiden ergibt die histologische Untersuchung einen gleichartigen, subakuten meningitischen und encephalitischen Prozeß. Das Kleinhirn ist bis auf eine einfache Cortexlage über dem gleichfalls verkleinerten Markkörper reduziert, die Körnerschicht meist sehr schmal und gelichtet, die PURKINJE-Zellen teils in einer oder mehreren Reihen angeordnet, teils über den ganzen Cortex verstreut; die Molekularschicht fehlt, vielerorts die ganze Rinde, so daß der Markkörper freiliegt; die Kleinhirnkerne sind gut erhalten; Brückenfaserung und -kerne sind stark atrophisch, die unteren Oliven zellarm mit nur mäßiger Gliose. Fast nur der Liquorbefund vermochte also zu zeigen, daß zur Zeit der Beobachtung der entzündliche Prozeß beim einen Tier aktiver war als beim anderen.

Die sekundären Veränderungen an den Oliven und der Brücke (einfacher Zelluntergang ohne wesentliche zellig- oder fasergliöse Substitution) sind von Fall zu Fall verschieden stark, fehlen aber (nach der Literatur und unseren eigenen Erfahrungen) manchmal auch. Gelegentlich kann man in einzelnen Partien der sonst wohlausgebildeten Oliven eine auffallende Anzahl degenerierender, hyperchromatischer Ganglienzellen antreffen. Dieses unterschiedliche Verhalten läßt sich schwerlich anders als durch die ungleiche Dauer des Bestehens der Kleinhirnatrophie oder durch deren verschiedenes zeitliches Einsetzen und Entwicklungstempo erklären. Offenbar bestehen zwischen den einzelnen Teilen des ZNS während der Morphogenese nicht dieselben obligaten Abhängigkeiten,

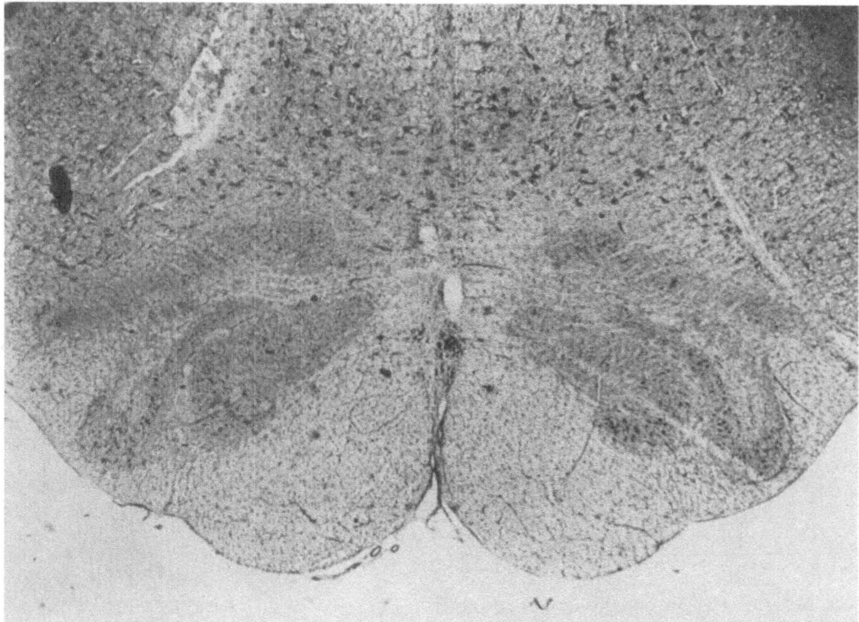

Abb. 151. Katze. Kleinhirnatrophie. Untere Oliven mit fast völliger Verödung bei nur geringfügigem gliösem Ersatz. Cresyl

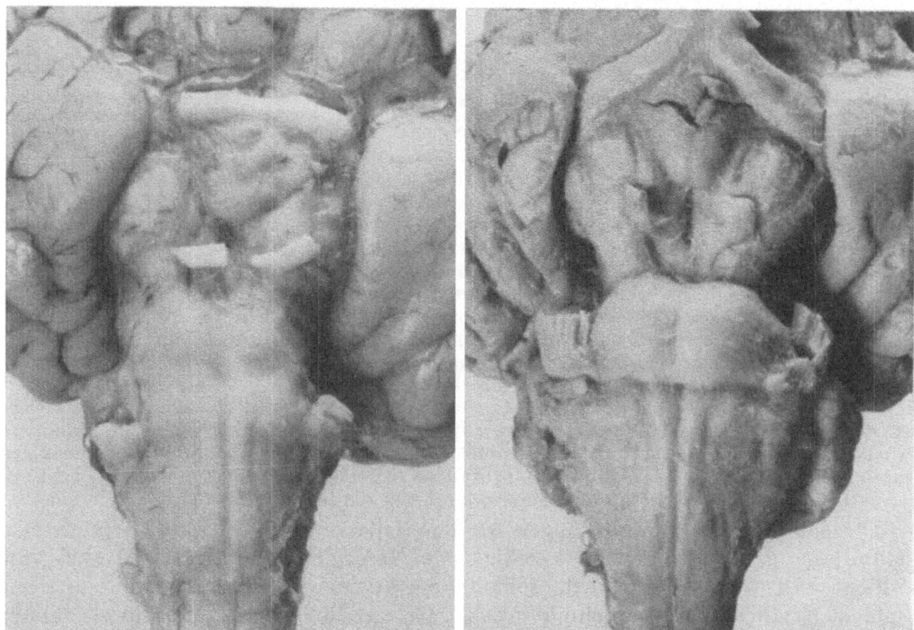

Abb. 152. Kalb der Abb. 154. Gehirn von ventral. Rechts: normales Vergleichsgehirn. Hochgradige Reduktion der Brückenfaserung, durch welche die sog. Pyramiden durchscheinen. Außerdem sind die Brücke und der nasale Teil der Oblongata im Querdurchmesser stark verringert. Normale Größe der Trigeminuswurzeln

wie sie später in der funktionellen Zusammengehörigkeit sowie in den sekundären und transneuronalen Degenerationen zum Ausdruck kommen (Abb. 151 und 152).

In manchen der von uns und anderen Untersuchern beobachteten Fälle bestanden neben der Kleinhirnatrophie auch Veränderungen am Großhirn oder

Rückenmark (v. BOGAERT und Mitarbeiter); diese sind nicht sekundär, sondern parallelgehend. So sahen wir bei mehreren Kälbern Hydrocephalus internus (oft einseitig stärker) mit hochgradiger Atrophie des Marklagers und Cortex, besonders im Gebiet der Occipitallappen. Der Hirnmantel war dort stellenweise papierdünn, oder es bestanden sogar nur von Pia überzogene Löcher. Es mag

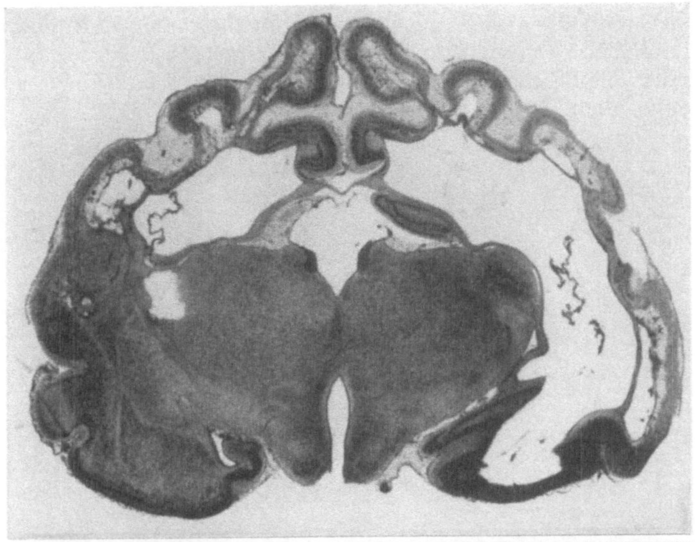

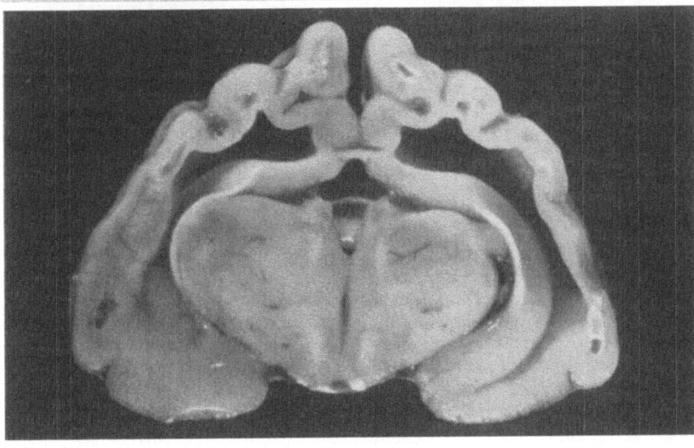

Abb. 153. Katze. Kleinhirnatrophie und hochgradige Degeneration des ganzen Großhirnmarkes und -cortex mit Hydrocephalus ex vacuo. Vom Mark sind lediglich geringe Reste eines wabigen, von Gefäßen durchzogenen Gewebes übriggeblieben, in dem sich reichlich Pseudokalk in groben Schollen abgelagert hat. Der Cortex, stellenweise auf eine dünne Lamelle reduziert, zeigt nur vereinzelt Andeutungen einer Schichtung mit Ganglienzellen; meistenorts ist er in ein gliöses und besonders mesenchymales Narbengewebe umgewandelt. Einigermaßen erhalten sind die basalen Rindengebiete der einen Seite. Oben: histologisches (Cresyl), unten: makroskopisches Bild

von Interesse sein, daß alle diese Tiere hochgradige klinische Störungen mit Unfähigkeit zu stehen (Astasie) aufwiesen.

Besondere Erwähnung verdient eine Katze, die neben schwerer cerebellärer Ataxie eine ausgesprochene Idiotie gezeigt hatte, und bei welcher neben der Kleinhirnatrophie eine weitgehende Zerstörung des Hemisphärenmarkes im Großhirn (unter Verschonung der Piriformisgegend) sowie des Cortex mit Hydrocephalus ex vacuo bestand. Die schon weit fortgeschrittene Vernarbung des zerstörten Cortex war mehr bindegewebiger als gliöser Natur. In den Meningen bestand eine starke Faserzubildung, und die Gefäße wiesen produktive Wandveränderungen auf. Es ist anzunehmen, daß nicht nur der bereits abgelaufene entzündliche Prozeß selber, sondern auch die durch ihn gesetzten Gefäßveränderungen für die Parenchymzerstörungen mitverantwortlich sind. Die Abb. 153 gibt einen Überblick über das Großhirn, Abb. 59 zeigt die reichlich in der zerstörten Marksubstanz auftretenden Verkalkungen.

Betont sei schließlich das gute Erhaltenbleiben der Vestibulariskerne in allen unseren Fällen, was auch in der Literatur mehrfach vermerkt wird. Dies stimmt mit der Klinik überein, indem die vestibulären Funktionen, soweit prüfbar, erhalten bleiben.

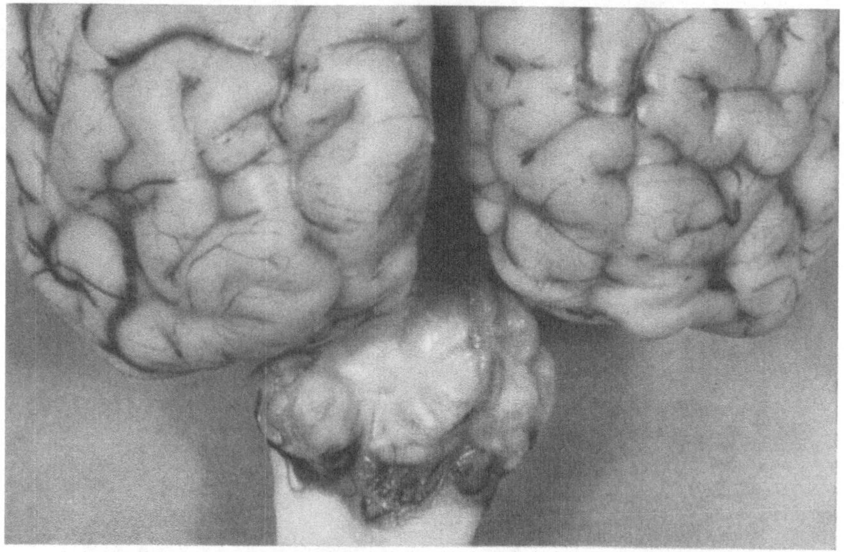

Abb. 154. Kalb. Hochgradige Atrophie des Kleinhirns, alle Anteile ziemlich gleichmäßig betreffend. Dorsal liegt im Zentrum und gegen links der Markkörper frei. Läppchen sind nur mehr andeutungsweise erhalten. Das Kleinhirnrudiment ist überdeckt von einer milchigtrüben, verdickten Leptomeninx. Das Großhirn ist makroskopisch normal

Klinische Zwischenbemerkungen. Das Bild der cerebellären Defektbildungen beim Tier bliebe unvollständig ohne einige klinische Betrachtungen:

Um die Lage in der klinischen Kleinhirnsymptomatologie beim Menschen zu charakterisieren, zitieren wir BRODAL (1950), der durch seine modernen experimentellen, vergleichend-anatomischen und -physiologischen Untersuchungen über das Kleinhirn und dessen Verbindungen besonders autorisiert ist; er schreibt: „Trotz einer reichen Literatur über die Symptome bei Kleinhirnerkrankungen des Menschen und trotz der Tatsache, daß verschiedene Autoren gewisse Symptome Läsionen bestimmter Teile des Kleinhirns zugeschrieben haben, ist in Wirklichkeit sehr wenig Sicheres über diese Frage bekannt. Man glaubt allgemein, daß, wenn die Symptome einseitig sind, sie die Seite betreffen, auf welcher das Kleinhirn geschädigt ist. Die meisten Kliniker betrachten die Hypotonie, die Asynergie mit Dysmetrie und Adiadochokinese als sichere Zeichen einer Läsion der Kleinhirnhemisphären, und von manchen wird Vorbeizeigen, sowie die Tendenz, nach einer bestimmten Seite zu fallen, ebenfalls zu dieser Symptomengruppe gezählt. Störungen des Ganges wurden als Ausdruck einer Wurmschädigung gewertet. Es besteht aber keine Einstimmigkeit über die Entstehung der verschiedenen Symptome. Ein bestimmtes Symptom, vom einen als eine Interferenzerscheinung mit einer bestimmten Grundfunktion betrachtet, wird von anderen als Ausdruck einer bestimmten Störung gewertet. Obschon die Neurologen sich darüber einig sind, daß die Kleinhirnsymptome die Ausführung der willentlichen, koordinierten Bewegungen und den Muskeltonus in Mitleidenschaft ziehen, gehen doch die Meinungen auseinander über die Frage, ob alle Störungen auf den Ausfall einer einzigen, primären Grundfunktion zurückzuführen seien. Es scheint, daß die Zeit noch nicht reif ist zu bestimmten Aussagen über diese Probleme, daß aber gute Gründe bestehen, die theoretischen Erwägungen darüber nicht allzu ernst zu nehmen."

Die Ausfallserscheinungen nach experimentellen Schädigungen des Kleinhirns — welche für anatomische und physiologische Studien in ausgedehntestem Maße vorgenommen worden sind — faßt BRODAL wie folgt zusammen:

„1. Das flocculo-noduläre Syndrom: entsteht bei Läsionen des Nodulus (und wahrscheinlich auch des Flocculus) und des angrenzenden Teils der Uvula. Charakterisiert durch die Schwierigkeit, das Gleichgewicht zu erhalten (gelegentlich als ‚Rumpfataxie' bezeichnet, obschon nicht eigentlich eine Ataxie). Keine Ataxie der Gliedmaßen, wenn der Körper unterstützt wird, kein Tremor und keine Hypotonie.

2. Das Syndrom des Lobus anterior (vermis): Steigerung der Stellreflexe und Enthirnungsstarre (wenn der L. anterior abgetragen wird). Noch unentschieden, ob weitere Symptome dazugehören.

3. Das neo-cerebelläre Syndrom: homolaterale Hypotonie und ataktische, asynergistische, ungeschickte Bewegungen; wenn der Nucleus dentatus einbezogen wird, auch Tremor (unregelmäßiger, grober Intentionstremor).

Die BOLKschen Ansichten einer somatotopischen Lokalisation im Kleinhirn wurden durch neuere Untersuchungen nicht bestätigt. Hypotonie, Asynergie und, wenn vorhanden, der Tremor, welche als Folge einer Schädigung des Neocerebellums auftreten, betreffen obere und untere Extremität auf der Seite der Läsion unbekümmert darum, welcher Teil der Hemisphäre entfernt worden ist." (Zitate BRODALS, aus der englischen Ausgabe übersetzt.)

Betrachten wir unser Tiermaterial, so sind die Verhältnisse in klinischer Hinsicht nicht wesentlich anders als beim Menschen, soweit dies wenigstens die Zuordnung der Symptome zu umschriebenen Defekten betrifft. Wir werden über die Diagnose eines angeborenen cerebellären Syndroms, vermutlich infolge Kleinhirnatrophie, nicht hinauskommen. In gewissen Fällen kann uns der Liquorbefund über die entzündliche Natur des Prozesses Aufschluß

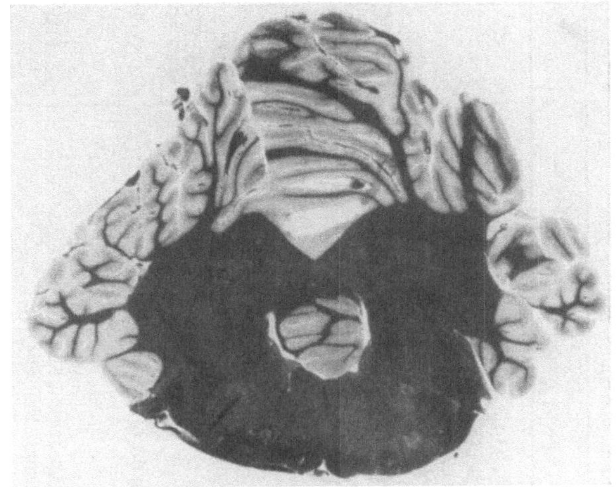

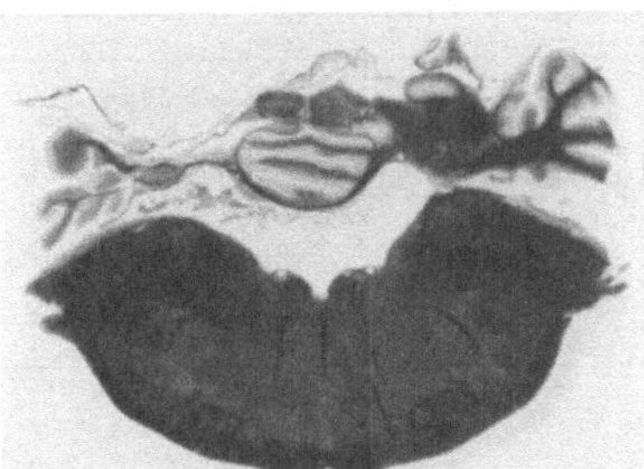

Abb. 155. Kalb. Kleinhirnatrophie (unten) und normales Vergleichspräparat (oben), Frontalschnitte auf gleicher Höhe, Markscheidenfärbung. Fast völliges Fehlen des Markkörpers, an den unsymmetrischen Hemisphären- und Wurmresten nur Andeutungen von Lobuli. Dorsal verbreiterte Leptomeninx.

geben. Die Ausdehnung der anatomischen Schädigung vermögen wir nicht abzuschätzen. Zeigen Kälber eine Astasie, so ist die Reduktion des Kleinhirns hochgradig oder total (beide Fälle von Aplasie) und stets bestehen daneben Veränderungen am Großhirn (Hydrocephalus, Mark-Rindenatrophie bis zur Porusbildung, Heterotopien, Balkenhypoplasie). Die psychischen Reaktionen sind bei diesen sehr jungen Tieren nicht leicht zu beurteilen, doch scheinen sie meist retardiert, reaktionsarm. Ein Tier mit totaler Aplasie des Kleinhirns und Defekten am Großhirn wies manche Eigenheiten auf, die an ein idiotisches Kleinkind erinnerten.

Besser läßt sich das psychische Verhalten bei Katzen studieren, wenn sie das gehfähige Alter erreicht haben. Unter unseren Fällen zeigten nur jene 2 Tiere ein abnormes Gebaren, die schwere atrophische und vernarbende Prozesse mit Verkalkungen bzw. Lissencephalie und Heterotypien am Großhirn aufgewiesen hatten (vgl. Abb. 153 und 10). Auch die allerdings durch weitere Fehlbildungen komplizierten Wurmagenesien verhalten sich klinisch recht ungleich. Nochmals sei betont, daß hier nach DE MORSIER zwar beim Tier, nicht aber beim Menschen ein cerebelläres Syndrom auftreten kann. Wir verweisen auf die nachfolgende listenartige Zusammenstellung von 17 unserer Fälle und möchten ihr nur einige grundsätzliche Bemerkungen beifügen.

Tabelle 5. *Übersicht über 17 eigene Fälle mit Kleinhirnatrophie*

Species	Cerebellum	Großhirn	Stehen	Gang und Gliedmaßenaktion	Tremor u. ä.	Tonus	Psyche
Fohlen	Wurmagenesie	Schwere Dysraphien, Balkenagenesie	Gut	Leichte Ataxie, bei Aufregung Kreisbewegungen bis zum Hinstürzen	Keiner	Normal	Eingeschränkt
Kalb	Wurmagenesie	Hydrocephalus, Balkenhypoplasie, occipitale Meningocele	Astasie	Unfähig zu gehen	Wackeln mit Kopf	Hypotonie? „allgemeine Schwäche"	Trinkt normal
Kalb	Wurmagenesie	Occipitale Meningocele, Balkenhypoplasie, Hydrocephalus	Lernte stehen	Unsicher	Keiner	?	„Etwas dumm"
Kalb	Totale Aplasie	Hydrocephalus	Astasie	Falltendenz nach rückwärts	Wackeln mit Kopf	Strecker-hypertonus; Opisthotonus	?
Kalb	Totale Aplasie	Hydrocephalus, Balkenhypoplasie, Rindenheterotopien	Astasie	Kann nicht gehen	—	Hypertonie	„Wie idiotisches Kleinkind"
Kalb	Atrophie auf entzündlicher Grundlage	Normal	Verbreiterte Standbasis	Ataktisch, ausfahrend, Falltendenz	—	Erhöht	?
Kalb	desgl.	Hydrocephalus, Porusbildung occipital	Astasie	Ohne Unterstützung hinfallend	Wackeln und Pendeln mit Kopf	Erhöhter Streckertonus	?
Kalb	desgl.	Hydrocephalus, Porusbildung occipital	Nur mit Unterstützung möglich	Hochgradig ataktisch, Hinstürzen	Pendeln mit Kopf	Keine Hypotonie	Appetit gut, lebhaft
Kalb	desgl.	Normal	Gut	Ataktisch, leicht schwankend und stolpernd; in schwierigem Terrain oft stürzend	Keiner	Normal	Normal
Kalb	desgl.	Normal	Breitspurig	Ataktisch, unkoordiniert, Falltendenz	Keiner	Keine Hypotonie	Normal

Kalb	desgl.	Hydrocephalus, Porusbildung occipital	Astasie	Wenn getragen, grobe, ausfahrende, unkoordinierte Bewegungen	Pendeln und Nickbewegungen mit Kopf	Keine Hypotonie	Psychisch eingeschränkt
Katze 4 Fälle	Atrophie und Entwicklungsstörung (besonders der Rindenarchitektur) infolge entzündlichen Prozesses	Normal	Verbreiterte Standbasis, unsicher, hinfallen aus Stand	Unkoordiniert, ausfahrend, dys- und hypermetrisch, gezielte Bewegungen hochgradig erschwert; Haltungsstörung beim Gehen verstärkt. Vestibuläre Funktionen normal	Rascher, feinschlägiger Tremor des Kopfes besonders bei Aufmerksamkeit	Rumpf erscheint etwas hypotonisch, nicht aber Gliedmaßen	Psychisch normal, lebhaft, aufmerksam, anhänglich spielfreudig
Bei allen 4 Tieren handelt es sich um Einzelfälle aus je einem einzelnen Wurf von gesunden Müttern							
Katze	Gleich wie oben	Schwere Zerstörung ausgedehnter Teile von Großhirnrinde und -mark mit Höhlenbildung und Verkalkungen im Markgebiet; weitgehend bindegewebige, von den Gefäßen ausgehende Vernarbung im Cortex; verschont sind die basalen Gebiete; Hydrocephalus ex vacuo	Klinisch-motorische Symptome wie oben				Psychisch eingeschränkt, idiotisches Verhalten, stimmungslabil, leicht erregbar; jedoch normal trinkend
Katze	Ohne entzündlichen Prozeß; Leptomeninx etwas fibrös. Kleinhirnanlage mit angedeuteter Körnerschicht; einzelne PURKINJE-Zellen am Platze und große Massen in Migration begriffen	Lissencephalie; Heterotopien des Cortex cerebri. Verzögerte Migration und Markreifung	Verbreiterte Standbasis, bewegte sich zumeist kriechend	Lernte nicht richtig gehen; unsichere wacklige Bewegungen, oft umfallen nach seitwärts, scheint auf Seheindrücke nicht zu reagieren	?	?	Zur Zeit der Tötung wenig differenziert; saugte

Oft ist bei Tieren von „Intentionstremor" die Rede; wenn wir an das im allgemeinen Teil dieses Buches über Willkürbewegungen Ausgeführte zurückdenken, werden wir vielleicht, um falsche Interpretationen zu vermeiden, lieber von Tremor bei gerichteten Be-

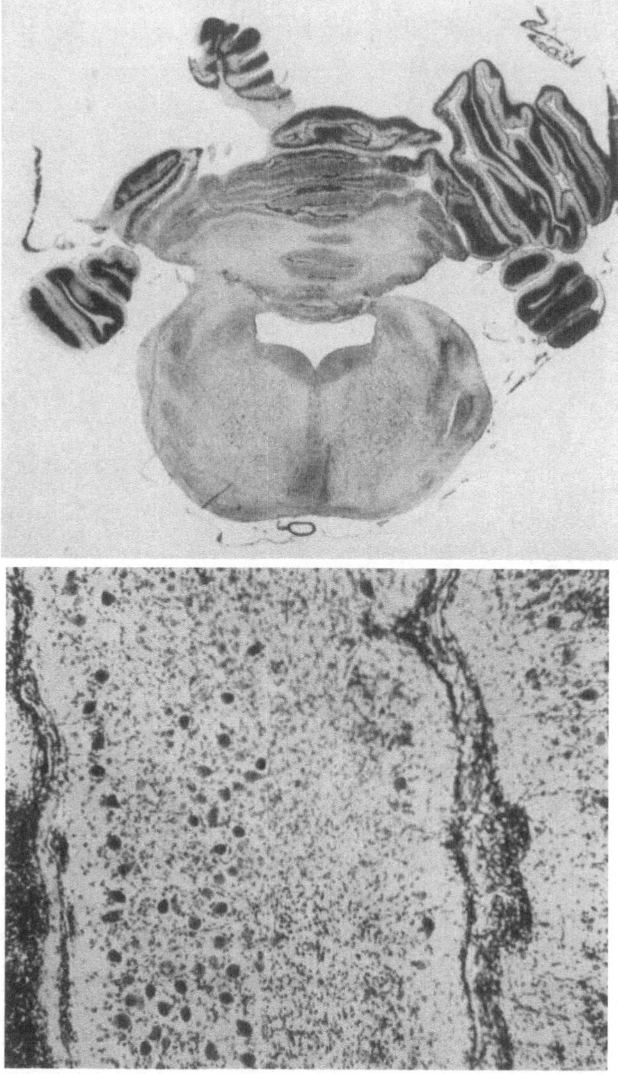

Abb. 156. Kalb. Atrophie des Cerebellums. Frontalschnitt; Cresyl. Beachtenswert die asymmetrische Atrophie der verschiedenen Anteile, ohne Übereinstimmung mit der entwicklungsgeschichtlichen Gliederung. Relativ gut erhalten scheinen auf diesem Schnitt die Flocculi, ein Hemisphärenanteil einer Seite sowie die dorsalsten Wurmlamellen. Doch fallen schon bei dieser geringen Vergrößerung das weitgehende Fehlen einer Molekularschicht sowie die Fragmentierung der Körnerschicht auf. — Unten: histologischer Schnitt; Cresyl. Cortexstruktur gänzlich durcheinandergeraten, Molekularschicht kaum erkennbar, PURKINJE-Zellen zerstreut, nur stellenweise in Reihen geordnet, Körner stark gelichtet; hochgradige entzündliche Infiltration in der Leptomeninx, übergreifend aufs Parenchym

wegungen sprechen. Die Beziehungen zwischen Schädigung des Nucleus dentatus und Auftreten von Tremor scheinen am klinischen Material bei weitem weniger einfach zu sein als im Experiment. Bei Katzen beobachten wir Tremor sowohl bei intaktem wie bei geschädigtem Dentatum. Es ist weiterhin auffällig, daß sowohl bei der Katze wie beim Kalb der Tremor auf den Kopf beschränkt bleibt und auch z.B. an den Vordergliedmaßen bei feineren Bewegungen, wie im Spiel (Katze) nicht zu beobachten ist. Außerdem ist er bei Katzen rasch und feinschlägig, beim Kalb dagegen grob und unrhythmisch (Wackeltremor); er wird also in seinem Charakter offenbar auch durch die einer Species eigene „Bewegungsmelodie" geprägt.

Unter „gerichteten" Bewegungen möchten wir (absehend vom Gehen, das ja beim normalen Tier auch eine bestimmte Richtung verfolgt) Bewegungen wie das Futtererfassen, das Ausstrecken des Kopfes oder der Vorderbeine nach einem zu erreichenden Gegenstand (Milch, Futter, Spielzeug usw.) verstanden wissen. Bei der Katze mit ihrer viel differenzierteren Bewegungsweise lassen sich Störungen dieser Bewegungen besser nachweisen als beim Großtier. Wir sehen hier als Teilerscheinungen des cerebellären Syndroms regelmäßig eine ausgeprägte Dys- und Hypermetrie; daß von Adiadochokinese beim Tier nicht gesprochen werden soll, ergibt sich aus der Unmöglichkeit, sie zu prüfen.

Auch für das experimentell erzeugbare flocculo-noduläre Syndrom können wir am klinischen Material keine Entsprechung finden. Die „grobe" Beeinträchtigung der Körpergleichgewichtshaltung (hier nicht bedingt durch vestibuläre Störungen) gehört regelmäßig zu dem von uns und allen anderen Untersuchern beobachteten Bilde. Es sind aber gerade die ventralen Wurmpartien und die Flocken, welche bei nur teilweisem Fehlen des Kleinhirns gewöhnlich noch am besten erhalten sind. Dies war selbst in dem von CARPENTER und PENNY als „feline truncal ataxia" beschriebenen Falle so.

Der Tonus. Im allgemeinen wird Hypotonie als eines der typischen Symptome der Kleinhirnschädigung betrachtet. Nach unserem Material und den Angaben in der Literatur verhalten sich die Tiere mit Kleinhirnatrophien in dieser Hinsicht ganz unterschiedlich. Während man bei einzelnen den Eindruck einer gewissen Tonusschwäche insbesondere des Rumpfgebietes (merkbar bei Katzen z.B. am „weichen Rücken" beim Gehen, Springen und Schwimmen) hatte, findet man bei anderen nichts Derartiges. Insbesondere konnten wir uns nie recht von einer Hypotonie der Gliedmaßenmuskulatur überzeugen. Dagegen zeigen Kälber nicht selten eine deutliche Streckerhypertonie, und zwar mit Regelmäßigkeit in jenen Fällen, wo zugleich eine Astasie vorhanden ist. Einzelne wiesen zudem Opisthotonushaltung auf. Man wäre versucht, hier an das Syndrom des Lobus anterior zu denken (mit einer Art Enthirnungsstarre), wenn nicht in diesen Fällen alle Teile des Cerebellums stark oder völlig reduziert wären. Außerdem war gerade eines der Kälber mit fehlendem Vermis eher hypotonisch.

Die vestibulären Funktionen. Klinisch lassen sich diese mit einiger Sicherheit fast nur bei der Katze prüfen, besonders durch das Verhalten auf einer rotierenden Scheibe und im freien Fall. Alle unsere Tiere zeigten normale Reaktionen mit sofortiger Korrektur der Körperhaltung, und dem entsprechen auch die gleichbleibenden Befunde wohlausgebildeter Vestibulariskerne. Nystagmus und Pupillenungleichheit haben wir nie beobachtet.

ANDERS beschrieb eine vererbbare Ataxie bei Kaninchen, bei der anatomisch zuerst Vestibular- und Cochlearnerven, dann Lemniscus medialis und lateralis, schließlich N. facialis und oculomotorius sowie auch das Cerebellum verändert waren.

Als Quintessenz kann man sagen, daß wir beim Tier wohl eine ganze Reihe von Symptomen kennen, die charakteristisch für eine Kleinhirnstörung sind, wie: Verlust der Fähigkeit, die normale Körperhaltung besonders im Stehen und Gehen beizubehalten; verbreiterte Standbasis; ataktischer Gang; Dysmetrie und Hypermetrie der Kopf- und Gliedmaßenbewegungen; Tremor; Tonusstörungen; daß wir jedoch nicht in der Lage sind, Rückschlüsse sicherer Art auf die Ausdehnung der Schädigung, auf die betroffenen Teile des Organs sowie auf die Natur des zugrunde liegenden Prozesses zu ziehen. Die Diskrepanz gegenüber den experimentellen Befunden dürfte unter anderem darauf zurückzuführen sein, daß der Zeitpunkt des Einsetzens sowie die Entwicklungsdauer des natürlichen Prozesses ganz andersartig sind als bei dem plötzlichen Ereignis der experimentellen Schädigung. Übrigens hat man auch bei dieser zwischen momentanen und dauernden Effekten zu unterscheiden.

3. Rindenatrophien

Störungen des Kleinhirnaufbaus, die man mit einiger Sicherheit in die Gruppe der Rindenatrophien einreihen darf, wurden vereinzelt bei der Katze (HERINGHAM-ANDREWES, VERLINDE), beim Kalb (INNES und Mitarbeiter, SIPPEL zitiert nach

SAUNDERS), beim Huhn (SCOTT, WINTERFIELD), beim manganvergifteten Makaken (v. BOGAERT-DALLEMAGNE), am gründlichsten aber beim Lamm durch INNES und verschiedene Mitarbeiter beschrieben. Diese Form verdient auch insofern besondere Beachtung, als es sich hier nachgewiesenermaßen um ein hereditäres Leiden handelt, ähnlich wie bei den Markerkrankungen der Jersey-Kälber (SAUNDERS), die im nächsten Abschnitt besprochen werden.

Die Krankheit wurde sowohl bei der Landrasse in England und Schottland wie bei Corriedale-Lämmern in Kanada beobachtet. Sie tritt gleich nach der Geburt in Erscheinung und ist nicht progressiv; die Tiere gehen unter den gewöhnlichen Bedingungen (Saugen verunmöglicht!) an Unterernährung zugrunde, können aber mit der Flasche und bei geeigneter Pflege gut am Leben erhalten werden. Klinisch sollen Hypotonie (einmal wird zwar auch „Rigidität" der Vorderbeine erwähnt), Asthenie, „Abnormitäten des Muskeltonus", Schwierigkeit der Gleichgewichtserhaltung und gelegentlich Tremor zu beobachten sein. Nystagmus fehlte und Anisokorie wurde nur ausnahmsweise gesehen.

Pathologisch-anatomisch schien das Kleinhirn normal und in seiner Größe nicht reduziert. Die histologischen Veränderungen blieben auf dieses Organ beschränkt.

Der Prozeß scheint mit degenerativen Veränderungen der PURKINJE-Zellen zu beginnen wie Verlust der Färbbarkeit, Vacuolenbildung im Protoplasma, Verschwimmen der Umrisse. Zugleich lichtet sich die Körnerschicht und die Glia der Molekularschicht beginnt zu proliferieren. Zwischen den reihenweise verblassenden PURKINJE-Zellen bleiben einzelne Exemplare mehr oder weniger erhalten. Oft finden sich Zellschatten, ohne Kern, mit mehr oder weniger homogener oder wabiger Struktur. In den am weitesten fortgeschrittenen Fällen sind die PURKINJE-Zellen ganz verschwunden, und an Stelle ihrer Schicht liegt eine Zone lockeren Netzwerkes. Die Körnerschicht kann sehr zellarm werden; in ihr liegen homogene, fädige Gebilde, von welchen nicht zu entscheiden ist, ob sie von degenerierten PURKINJE- oder GOLGI-Zellen stammen. Diese letzteren können die gleichen Entartungserscheinungen aufweisen wie die PURKINJE-Zellen. In der Körnerschicht findet sich, besonders um die Capillaren, eine dichte Proliferation fibrillärer Astrocyten. Leere Faserkörbe und gelegentlich torpedoartige Auftreibungen degenerierender Axone sind zu sehen. Im Nucleus dentatus zeigen die Ganglienzellen Hyperchromasie oder Veränderungen wie die PURKINJE-Zellen. Mikro- und Oligodendroglia sind vermehrt. Einzelne Zellen im Dentatum und gelegentlich solche in den Oliven weisen die Veränderungen der chronischen Zellerkrankung NISSLS auf. Fettprodukte sind in Ganglien- und Gliazellen nachweisbar, aber nicht in auffällig großen Mengen. Entzündliche Veränderungen fehlen. Die Ausbreitung des Prozesses ist auf das Kleinhirn beschränkt, dort ziemlich generell, ohne bestimmte Systematisation.

Es handelt sich um einen offenbar primär degenerativen Prozeß hauptsächlich der PURKINJE-, GOLGI-, Körner- und Dentatumzellen mit sekundärer mikrogliöser und astrocytärer Proliferation. Als Ursache wird eine subakute, zu einem späten Zeitpunkt der Fetalentwicklung sich auswirkende und genetisch bedingte endogene Stoffwechselstörung in Betracht gezogen, doch fehlen genaue Kenntnisse hierüber. Erbstudien machten es wahrscheinlich, daß ein vermutlich recessives Gen, welches in der Corriedale-Rasse und in allen aus ihr aufgebauten Zweigen verbreitet ist, verantwortlich zu machen sei.

Bei der von INNES und Mitarbeitern (1940) beschriebenen Atrophie, welche nur bei reinrassigen Hereford-Kälbern vorkam und nach Eliminierung gewisser Zuchtstiere nicht mehr auftrat, handelte es sich ebenfalls um eine genetisch bedingte, vermutlich recessiv-geschlechtsgebundene Störung, die sich in einem Entwicklungsstillstand mit degenerativem Rückbildungsprozeß äußerte. Eingehende genetische Untersuchungen konnten nicht durchgeführt werden. Die Ataxie war von Geburt an da. Das Kleinhirn war in allen Erstreckungen reduziert, die Folien verschmälert, das Gewebe zäh. Es bestand eine grobe Desorganisation der Rindenstruktur: Molekular- und Körnerschicht sehr schmal, Grenze zwischen beiden verschwommen, in der Molekularschicht starke Zelldichte mit Neuroblasten, Mikroglia und Astrocyten; PURKINJE-Zellen fast ganz fehlend, die verbleibenden mit regressiven Veränderungen. Markscheiden und Achsencylinder im Mark waren gut erhalten, die Kleinhirnkerne schienen normal, ebenso Kleinhirnstiele, Brücke, Oliven und Rückenmark.

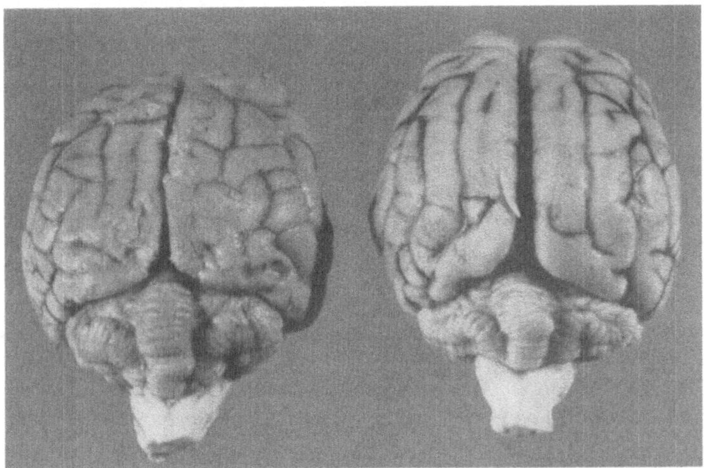

Abb. 157. Hund. Kleinhirnatrophie. Typ der PURKINJE-Zell- (cerebellofugalen) Atrophie. Gehirn von hinten, mit reduziertem Kleinhirn (rechts) neben normalem Vergleichspräparat (links)

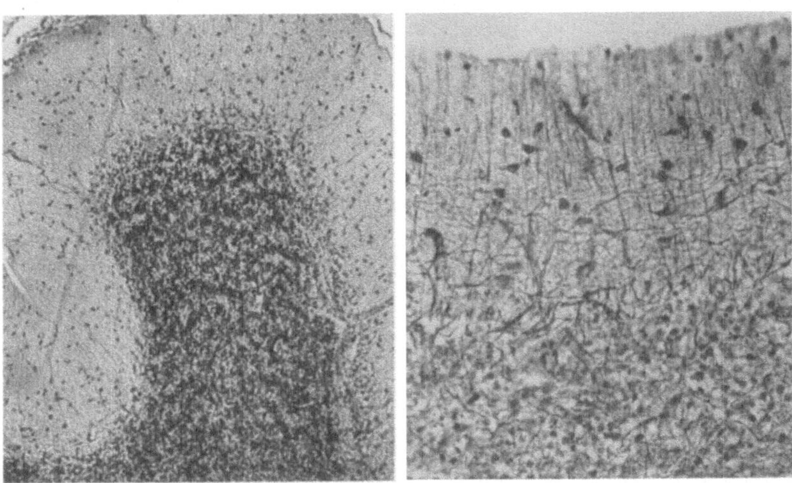

Abb. 158. Hund, gleicher Fall wie Abb. 157. Links: HE-Bild; zeigt normale Körner- und Molekularschicht, totalen Ausfall der PURKINJE-Zellen und an deren Stelle Wucherung der BERGMANN-Glia; 85 ×. Rechts: Bielschowsky; leere Faserkörbe in der PURKINJE-Zellschicht; 200 ×

Von WINTERFIELD wurde eine angeborene Störung mit unkoordinierten Bewegungen von Kopf und Hals bei jungen Hühnern beschrieben, welche in den USA in verschiedenen Hühnerzuchten auftrat und als „congenital loco" bezeichnet wurde. Das Kleinhirn war in den untersuchten Fällen stark atrophisch, auf $1/4$ bis $1/8$ seiner normalen Größe reduziert, Furchen und Folien sehr undeutlich ausgebildet. Die histologischen Veränderungen blieben auf das Cerebellum und zwar auf die Rinde beschränkt: Molekular- und Körnerschicht waren sehr schmal, viele Ganglienzellen zeigten degenerative Veränderungen (Schwellung, Verlust der NISSL-Substanz, Chromatolyse der Kerne), gebietsweise waren die PURKINJE-Zellen spärlich, die übriggebliebenen zeigten Degenerationserscheinungen. Infiltrate, Neuronophagien, Einschlußkörperchen und Nekrosen fehlten. Virusisolationsversuche auf dem bebrüteten Hühnerei, serologische Tests auf Newcastle-Krankheit und die bakteriologische

Untersuchung verliefen negativ. Es wird angenommen, daß es sich um einen geschlechts-gebundenen, recessiven Erbgang handle, doch betont der Autor selbst, daß dies unbeweisbar sei, solange nicht zuverlässige Pedigrees vorlägen.

Eine weitere Angabe über wahrscheinlich erbbedingte, vorwiegend den Cortex betreffende Hypoplasie und Entwicklungshemmung des Kleinhirns bei *Tauben* stammt von HOSHINO. Durch genaue Messungen wurden Größeneinbußen am Gesamthirn und Rückenmark, speziell aber am Cerebellum und den mit ihm in funktionellem Konnex stehenden Systemen er-mittelt. Am stärksten betroffen war die Molekularschicht, wenn sie auch nie ganz fehlte, weniger Körnerschicht und Mark. Auch die Kleinhirnstiele, die Formatio reticularis und die unteren Oliven waren hypoplastisch. Hervorzuheben ist, daß hier bereits Untersuchungen über die chemische Zusammensetzung dieser veränderten Gehirne im Vergleich zu normalen angestellt, also schon sehr früh (1919) moderne Fragen angeschnitten wurden.

Die Ataxie bei *Hausmäusen*, angeblich eine recessive Mutante, wurde von LYON genetisch verfolgt; anatomische und histologische Angaben fehlen gänzlich.

Eine systematisierte Affektion der PURKINJE-Zellen im ganzen Kleinhirn als Spät-schaden der experimentellen Manganvergiftung beim Affen haben eingehend v. BOGAERT-DALLEMAGNE beschrieben. Es finden sich in dieser Arbeit auch weitere Angaben über die bei Intoxikationen recht häufigen Kleinhirn-, insbesondere PURKINJE-Zellschädigungen, d.h. über die besondere Empfindlichkeit dieses Organs.

COHRS (in NIEBERLE-COHRS) erwähnt Schrumpfung und homogenisierende Erkrankung der PURKINJE-Zellen (sowie von anderen Zellarten im weiteren ZNS) bei der hereditären Ataxie oder sog. Kreuzlähme des Pferdes.

Wir selbst haben einen einzigen Fall eines hochgradigen, erst im Alter von einigen Monaten ziemlich rasch aufgetretenen cerebellären Syndroms bei einem Foxterrier beobachten können, bei welchem die histologischen Veränderungen eine Einreihung in diese Gruppe rechtfertigen. Es handelte sich dabei um den Typus einer Purkinjezell-Atrophie (cerebellofugale Atrophie). Die Abb. 157 und 158 mit begleitenden Texten mögen den Fall kurz charakterisieren.

4. Prozesse des Kleinhirnmarks

Hier ist neben dem Fall von RISIEN RUSSEL bei einer Katze (unilaterale Atrophie des Marks und Nucleus dentatus, verschiedener Kranialnerven und des rechten „Tractus pyramidalis") nur das Krankheitsbild bei Kälbern zu erwähnen, welches durch SAUNDERS vorbildlich untersucht und beschrieben worden ist.

Beim Menschen gehören in diese Gruppe die sog. *Marksklerosen* (olivo-ponto-cerebelläre Atrophie), die vermutlich Beziehungen zu anderen „atrophisierenden Prozessen" (SPATZ, S. 220) haben.

In einer Jersey-Reinzucht wurden während einer Zeitspanne von 15 Jahren 33 Kälber geboren, welche eine hochgradige Koordinationsstörung der Bewe-gungen mit verbreiterter Standbasis, Schwierigkeit der Gleichgewichtserhaltung, dys- und hypermetrische Bewegungen der Gliedmaßen, Falltendenz, groben Wackeltremor des Kopfes, gelegentlich Rigidität und nie Hypotonie zeigten. Die Symptome waren gleich nach der Geburt zu beobachten oder traten in der 1.—2. Lebenswoche in Erscheinung. Beide Geschlechter waren betroffen. Ge-naue Herdbücher erlaubten eine genetische Bearbeitung, welche einen autosomal-recessiven Erbgang wahrscheinlich machte. Die Ausschaltung zweier erblich belasteter Bullen aus der Zucht brachte ein vollständiges Verschwinden der Krankheit.

Bei den zwei anatomisch untersuchten Tieren fand sich makroskopisch nichts außer einem glasig-feuchten Aussehen des Kleinhirnmarks. Auf histo-logischen Schnitten erschien dieses als faseriges Netzwerk mit vacuolenartigen Ödemlücken; Achsencylinder, Markscheiden, Oligodendroglia und zum größten Teil auch Nervenzellen der Dachkerne und Nuclei dentati fehlten. Fettabbau-produkte ließen sich nicht nachweisen. Weder in den stark veränderten Markpartien noch in den sie umschließenden ödematösen Zonen bestanden Anzeichen einer reaktiven Gliose. Ähnliche, wenn auch geringgradigere Veränderungen fanden sich auf dem Niveau des Mittelhirns. Die Kleinhirnrinde wies außer

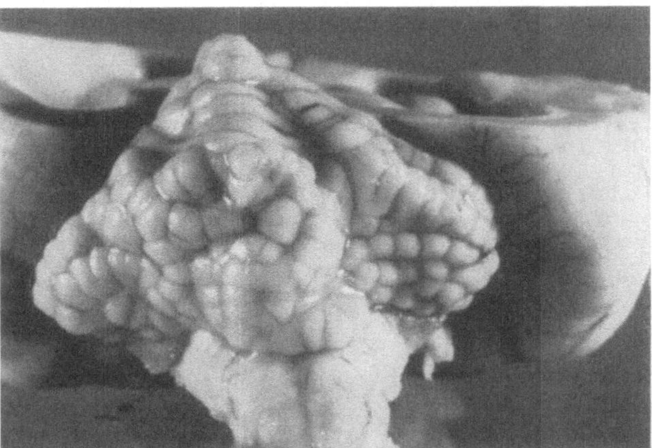

Abb. 159. Hund. Hydrocephalus internus und abnorme äußere Konfiguration des Kleinhirns

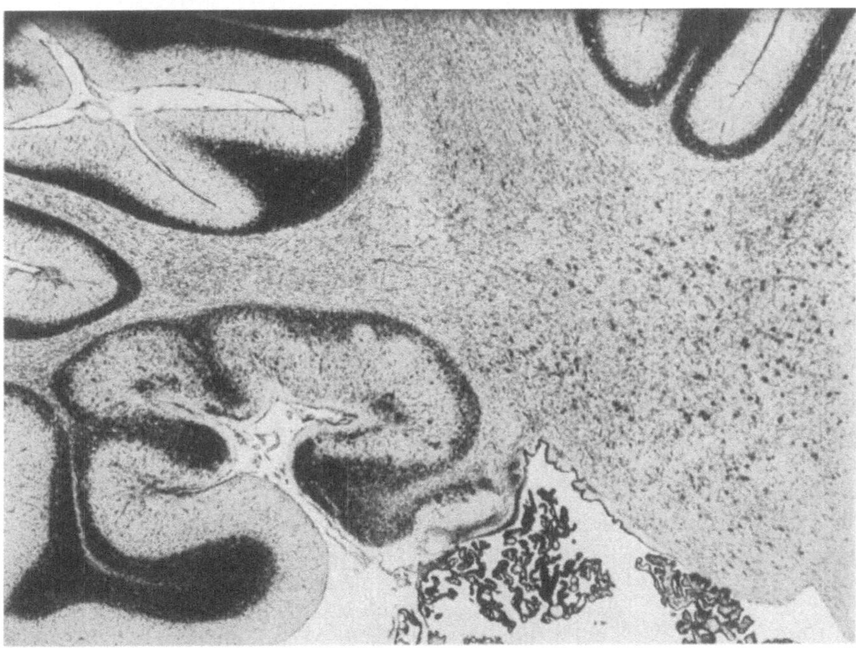

Abb. 160. Hund. Histologisches Bild vom Fall der Abb. 159; Cresyl. Im linken unteren Quadranten subpiale entzündliche Herdchen in den Furchentiefen, Gliaproliferation in der Molekularschicht, Verwerfung und Rarefizierung der PURKINJE-Zellschicht, unregelmäßige Verschmälerung und Auflockerung der Körnerschicht; dieser Bezirk entspricht den basalsten Teilen des Nodulus. Im übrigen normale Ausbildung des Cortex. Ausgeprägte Gliose des ganzen Kleinhirnmarks. Zellarmut im Nucleus dentatus

einem Ödem der Molekularschicht und leichten Abweichungen im färberischen Verhalten der PURKINJE-Zellen keine Schädigungen auf. SAUNDERS diskutiert die Frage, ob es sich hier um einen degenerativen Prozeß der weißen Substanz oder um eine Aplasie des Markgebietes handle, und neigt eher zu der zweiten

Annahme. Doch schließt er einen fetalen Entmarkungsprozeß nicht aus, betont aber, daß man über das Verhalten des noch nicht markreifen fetalen Gehirns gegenüber solchen — an sich ja nicht näher bekannten — Einwirkungen nichts wisse.

Es dürften vielleicht, in diesen frühen Entwicklungsphasen eher als im Erwachsenenalter, Analogieschlüsse zu den Verhältnissen beim Menschen gestattet sein. Die besondere Reaktionsweise des frühkindlichen Gehirns wurde von verschiedenen Untersuchern studiert und besonders betont, daß es auf Schädigungen hauptsächlich durch Verflüssigungsprozesse und völlige Auflösung des Gewebes mit Fehlen reaktiver, gliöser oder bindegewebiger Vernarbungsvorgänge antwortet. Stellt man auf die normalen Markreifungsvorgänge ab, so entsprechen späte fetale Stadien bei unseren größeren (unmittelbar nach der Geburt gehfähigen) Haustieren und solche während der ersten 2 Lebenswochen bei Hund und Katze einigermaßen denjenigen der ersten paar Säuglingsmonate beim Menschen. Doch harren diese Markreifungsvorgänge beim Tier zum größten Teil noch eingehenderer Bearbeitung.

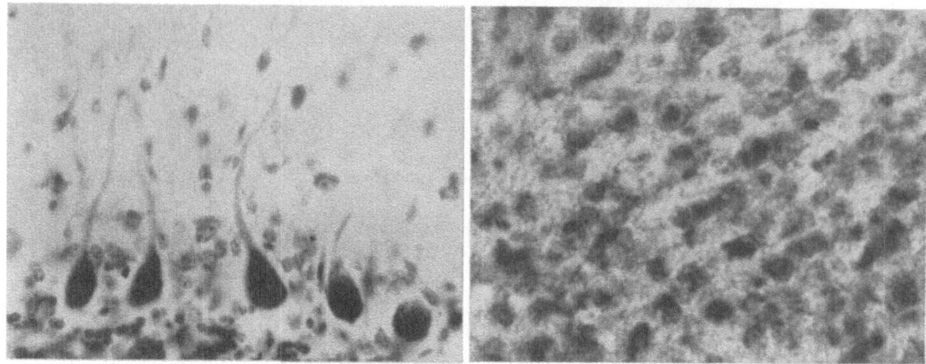

Abb. 161. Links: Detail aus dem Präparat der Abb. 160. Homogenisierung und Pyknose der PURKINJE-Zellen mit deutlichem Hervortreten der Fortsätze; beginnende Proliferation der BERGMANN-Glia; Cresyl; 320×. Rechts: dichteste zellige Markgliose bei Kleinhirnatrophie; junge Katze; Cresyl; 450×

Wir selbst konnten bei einem Hund und einer Katze mit cerebellärem (wahrscheinlich konnatalem, da sofort bei Gehbeginn in Erscheinung getretenem) Syndrom Veränderungen im Kleinhirnmark bei größtenteils wohlerhaltener Rindenstruktur beobachten, wie sie durch die Abb. 159—161 dargestellt werden. Mit dem von SAUNDERS bei den Jersey-Kälbern beschriebenen Prozessen haben sie nichts gemein. Es handelt sich, abgesehen von Cortexveränderungen geringen Umfangs beim Hund, um Vorgänge, die man als Markgliose, nicht aber als eigentliche Marksklerose ansprechen kann. Beim Hund bestand eine starke Atrophie der unteren Oliven. Über die zugrunde liegenden Ursachen ist nichts bekannt; die fibrös-infiltrativen Veränderungen an der Leptomeninx in manchen Präparaten des Hundes lassen an eine entzündliche Genese denken; doch ist das Erhaltenbleiben des Cortex dabei schwer verständlich. Unklar ist auch die Entstehungsweise der eigenartigen äußeren Konfiguration des Cerebellums (Abb. 159).

Zusammenfassend kann man feststellen, daß eine Marksklerose wie beim Menschen für das Tier bisher nicht beobachtet worden ist. Das bedeutet auch, daß die Bezeichnung olivo-ponto-cerebelläre Atrophie, weil irreführend, in der Tierpathologie nicht verwendet werden sollte.

5. Entzündliche Prozesse am ausgebildeten Kleinhirn

Wiederholt haben sowohl wir wie andere Untersucher beobachtet, daß entzündliche Prozesse auch im späteren Leben bei Tieren eine mehr oder weniger hochgradige Atrophie des vorher vermutlich voll ausgebildeten Kleinhirns bedingen können. Wir erinnern an den S. 191, Abb. 123 geschilderten Fall eines Hundes, wo eine schwere, subakut verlaufene Meningoencephalitis toxoplasmica bis zum Moment der Tötung bereits eine weitgehende Einschmelzung des Organs zustande gebracht hatte. Der Fall erinnert an die Schilderung von MARCHAND und Mitarbeitern (1905), welche bei einer schweren, diffusen Meningoencephalitis eines Hundes eine Hemiatrophie des Kleinhirns feststellten. Ähnliches sahen wir bei Ferkeln mit eitriger Meningoencephalitis.

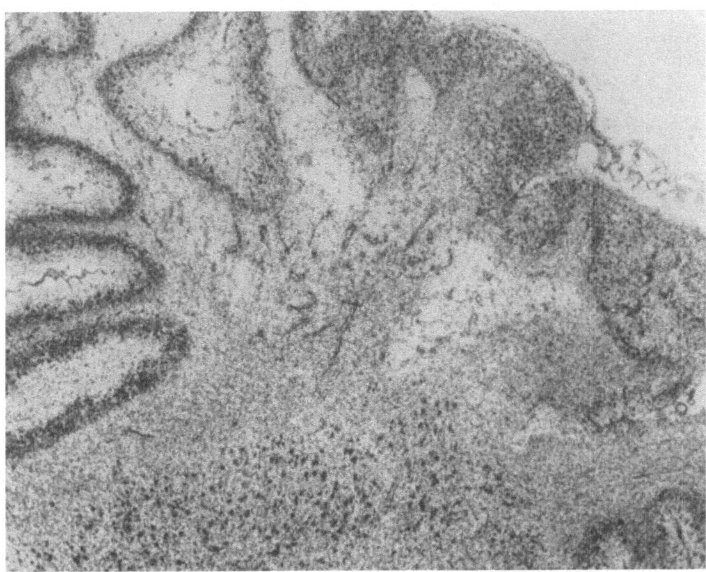

Abb. 162. Schnitt durch das Cerebellum (Hemisphäre) einer Katze; Cresyl. Die Rindenarchitektonik ist nicht zu erkennen, PURKINJE-Zellen und die spärlichen Körner bunt durcheinander geworfen; die Molekularschicht fehlt; teilweise ist der Cortex fast ganz weggeschmolzen. Am besten sind die Lamellen des Wurms (links) erhalten. Mitten im Mark liegt ein ausgedehnter entzündlicher Herd mit kollateralem Ödem. Im umgebenden Mark und den Kernen intensive Gliaproliferation. Die Leptomeninx ist verbreitert und infiltriert

VAN BOGAERT hat 1950 eine „*Encéphalite cérébelleuse*" bei 2 Katzen beschrieben. Beide stammten aus dem gleichen Wurf; die Störung fiel im Alter von etwa 10 Tagen (also beim frühesten Gehbeginn) auf. Das erste Tier verendete mit 20 Tagen, das zweite wurde im Verlaufe der 5. Lebenswoche getötet und pathologisch-histologisch untersucht. Der klinische Verlauf war progressiv, der Allgemeinzustand verschlimmerte sich ebenfalls zusehends. Atonie, Asthenie, Störungen der Labyrinthreflexe, abnorme Kopfhaltungen waren die Hauptsymptome. Diese Symptome und das Fehlen gesteigerter Stützreaktionen unterschieden das Bild von demjenigen der cerebellären Ataxie, wie es von vielen Autoren bei der Katze beschrieben wurde.

Histologisch bestand, beim Fehlen makroskopischer Veränderungen, eine Encephalitis mit Bevorzugung des Kleinhirns. Schwere Ausfälle der PURKINJE-Zellen, besonders in den Hemisphären, Schädigung der Nuclei dentati und vestibulares, in geringerem Grade der Radix mesencephalica des Trigeminus und des Nucleus reticularis von Pons und Oblongata fielen besonders auf. VAN BOGAERT hält dafür, daß dieses Bild von den bekannten Hypoplasien oder Atrophien des Kleinhirns bei der Katze grundsätzlich verschieden sei. Bei mehr pathogenetischer Betrachtungsweise und eingefügt in den Rahmen unseres eigenen Beobachtungsgutes scheint uns dies nicht ganz sicher. Offenbar bestand der Prozeß schon früh, möglicherweise ist sein Beginn noch ins intrauterine Leben zurückzudatieren. Jedenfalls fielen die ersten Symptome schon in einem Alter (10 Tage) auf, wo die Bewegungsweise der Katzen eben differenzierter zu werden beginnt.

Eigene Beobachtungen zeigten uns, daß der entzündliche Prozeß mehrere Monate andauern und zu einer makroskopisch erkennbaren Reduktion des Kleinhirns führen kann und dies vermutlich um so eher, je früher er einsetzt und je intensiver er abläuft (vgl. die Beobachtungen S. 227 und Abb. 150). VAN BOGAERT läßt die Frage der Ätiologie offen. VERLINDE

(1949) hat die Vermutung geäußert, es könnte eine Virusinfektion des Muttertieres während der Trächtigkeit, m.a.W. eine Embryopathie vorliegen. Er beobachtete Rindenatrophien

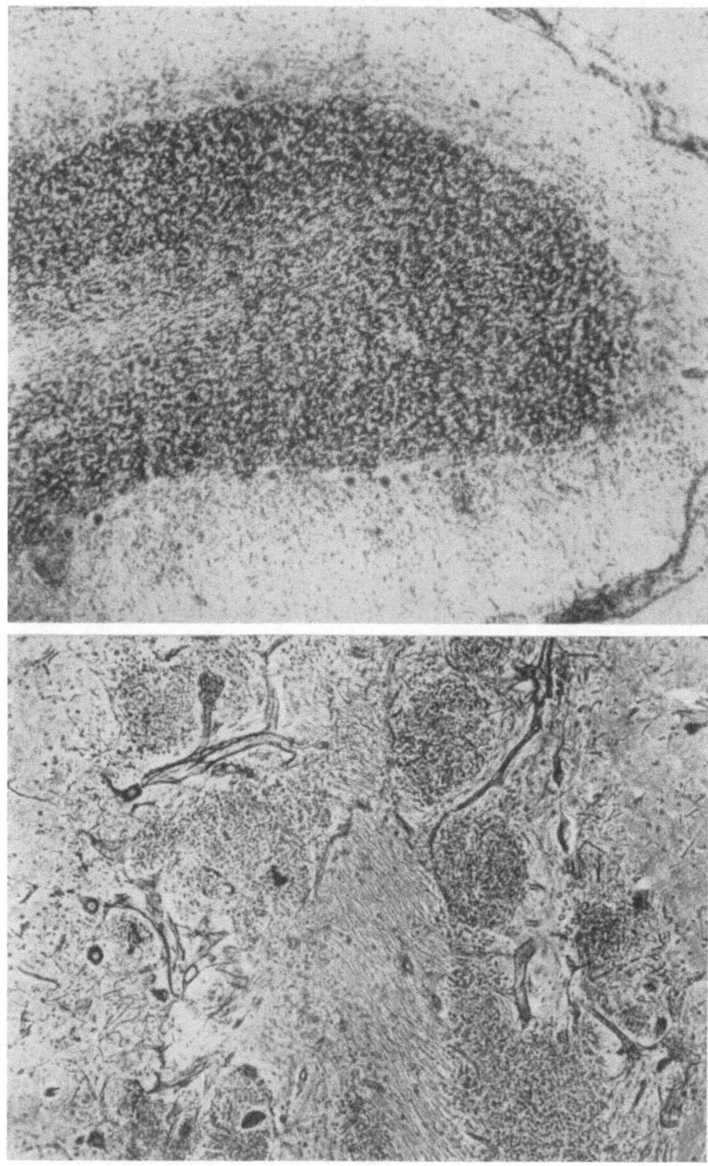

Abb. 163. Oben: Rind, 6 Monate alt. Klinisch hochgradige cerebelläre Ataxie. Encephalomeningitis disseminata mit besonderer Bevorzugung der Kleinhirnregion. Makroskopisch keine Atrophie. Starke lymphoplasmocytäre Infiltration der Leptomeninx. Gliastrauchwerk in der Molekularschicht. Ganz wenige PURKINJE-Zellen erhalten, starke Wucherung der BERGMANN-Glia. Infiltrierte Gefäße; Cresyl, 60×. Unten: Schnitt aus einem hochgradig abgebauten, makroskopisch stark reduzierten Kleinhirn, Rind, 2jährig; das Tier hatte seit ungefähr 8 Monaten Symptome zunehmender cerebellärer Ataxie gezeigt. Die Rindenstruktur ist in großen Zügen erhalten, aber durch den bereits in Vernarbung begriffenen entzündlichen Prozeß vielfach unterbrochen. Die Körner sind in Inseln erhalten, ganz selten liegen PURKINJE-Zellen beisammen. Grobe Fasernetze der Gefäße, aus denen die entzündlichen Infiltrate weitgehend geschwunden sind; Imprägnation nach REUMONT, schwache Vergr.

ohne makroskopische Reduktion des Kleinhirns bei 2 Kätzchen eines Wurfes, deren Mutter im 2. Trächtigkeitsmonat (Katzen tragen etwa 64 Tage) eine infektiöse Enteritis (häufig enzootisch vorkommende Viruskrankheit der Katze) durchgemacht haben sollte.

Auch bei 3 Rindern von $^1/_2$, 2 und 3 Jahren konnten wir ein cerebelläres Syndrom beobachten, das bei den beiden jüngeren Tieren je einen, beim dritten 8 Monate bestanden hatte. Nur in einem Falle fand sich eine makroskopische Reduktion des Kleinhirns (Abb. 164); bei allen aber zeigte die histologische Untersuchung entzündliche Veränderungen in den Meningen und im Parenchym,

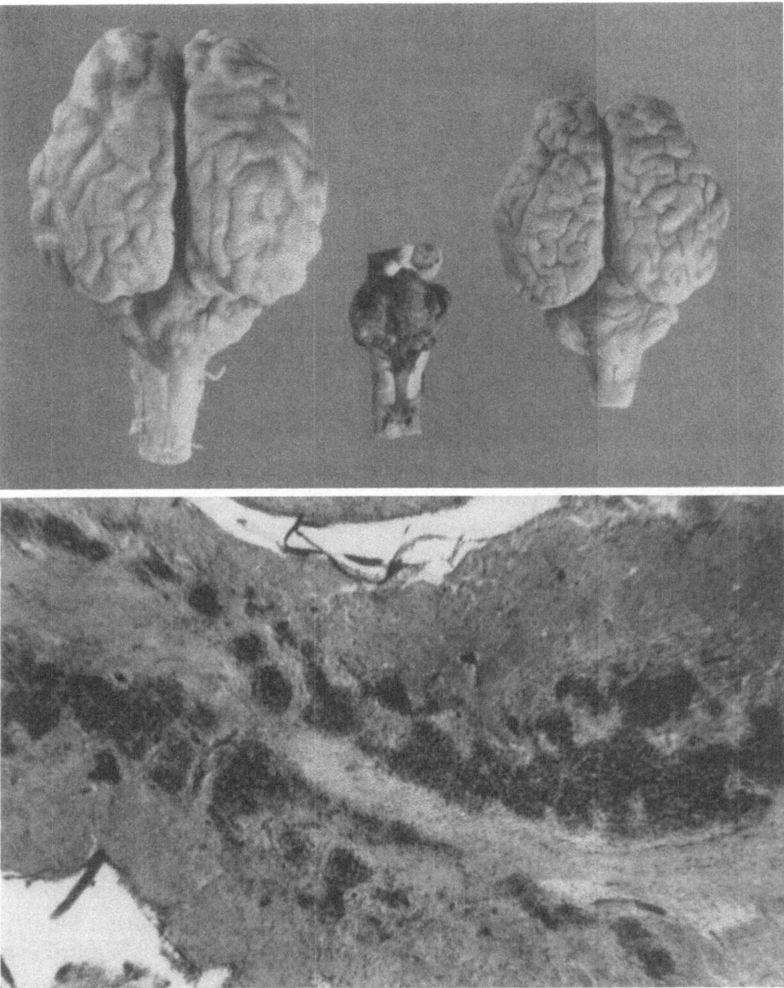

Abb. 164. Rind der Abb. 163 unten, 2jährig. Kleinhirnatrophie auf entzündlicher Grundlage. Oben: losgetrenntes Kleinhirn. Links: Gehirn eines normalen Rindes; rechts: eines neugeborenen Kalbes. Unten: Übersichtsbild eines Foliums mit der stark zerklüfteten Körnerschicht. HE

weitgehend beschränkt auf das Kleinhirn, mit teilweise fast selektiver Schädigung der PURKINJE-Zellen (Abb. 163 oben), leeren Faserkörben und Wucherung der BERGMANNschen Glia. Bei keinem dieser Fälle ist die Ätiologie abgeklärt worden; Erkrankungen anderer Organe bestanden nicht.

Fassen wir die wichtigsten Gesichtspunkte, die sich aus unserem Kleinhirnmaterial und der Durchsicht der Literatur ergeben, kurz zusammen:

1. Bei Tieren bestehen die klinischen Erscheinungen und pathologisch-anatomischen Veränderungen in weitaus den meisten Fällen bereits bei der Geburt oder werden erkennbar, sobald die Motorik etwas differenzierter wird.

16*

2. Die zugrunde liegenden Prozesse scheinen bei diesen konnatalen Formen nicht oder nur selten progredient zu sein. Bei Katzen, die über mehrere Jahre beobachtet wurden, blieb der Zustand stationär. Bei den übrigen Tieren sind die Beobachtungszeiten zu kurz für ein abschließendes Urteil.

3. In der überwiegenden Mehrzahl der Fälle liegen entzündliche Veränderungen vor, deren Beginn bei den konnatalen Formen in das Fetalleben zu datieren ist. Sie können nach der Geburt noch im Gange befindlich oder abgeklungen und nur an den narbigen Restzuständen erkennbar sein. Diese entzündlichen Prozesse verursachen je nach zeitlichem Einsetzen, Ausdehnung, Schwere und Ablaufstempo unterschiedliche Entwicklungsstörungen und -hemmungen sowie Rückbildungsvorgänge am Cerebellum und nicht selten auch an weiteren Teilen des ZNS.

4. Entzündliche Prozesse können auch im extrauterinen Leben einsetzen und zu mehr oder weniger selektiven Schädigungen des Kleinhirns oder einzelner seiner Bauelemente führen. Es handelt sich dabei um unbekannte Ursachen (Rind) oder um eitrige Prozesse (Schwein) und Toxoplasmose (Hund).

5. Die entzündlich bedingten Hemmungs- und Rückbildungsvorgänge am Kleinhirn sind in ihrer Ausdehnung nicht systematisiert und oft unsymmetrisch.

6. In Abhängigkeit von seiner Schädigung können mit dem Kleinhirn verbundene Systeme sekundär mehr oder weniger rückgebildet oder mangelhaft entwickelt sein, insbesondere die Brücke und die bulbären Oliven. Eine Abhängigkeit der dorsalen Nebenoliven vom Vermis hat sich auch bei unseren 3 Fällen von Wurmagenesie bestätigt.

7. Die langsam verlaufenden atrophisierenden Prozesse des Menschen, die zumeist mit anderen Systematrophien kombiniert sind (FRIEDREICHsche Krankheit, Opticusatrophie, Peronaeusatrophie) haben in der Tierpathologie bisher keine Entsprechung. Daran ist sicher nicht allein der Umstand schuld, daß die Tiere zu wenig lange überleben.

8. Die menschlichen Einteilungsschemata können für die Tierpathologie nur als Richtschnur dienen, lassen sich aber nicht einfach übertragen. So ist es fehlerhaft, Namen wie den der olivo-ponto-cerebellären Atrophie zu übernehmen, da die zugrunde liegenden Prozesse andersartig sind.

9. Die Heredität scheint bei Kleinhirnatrophien des Tieres keine große Rolle zu spielen. Als sicher vererbbare Prozesse sind nur die Rindenatrophie bei Lämmern (INNES und Mitarbeiter) und der Markschwund bei Jersey-Kälbern (SAUNDERS) bekannt. Die Bezeichnung „familiäre" Kleinhirnatrophie bei den Katzen weckt irrige Vorstellungen; es handelt sich nur um das Betroffensein mehrerer Exemplare eines Wurfes, dagegen ist eine Wiederholung oder gar Vererbung nie überzeugend nachgewiesen worden.

10. Möglicherweise erbbedingte Kleinhirnstörungen wurden ferner bei Hühnern (WINTERFIELD), Tauben (HOSHINO) und Hausmäusen (LYON) beschrieben.

V. Peripheres Nervensystem

Da zum mindesten bei den Säugern der anatomische (makro- und mikroskopische) Aufbau in groben Zügen der gleiche und die Funktionen (zentrifugale und zentripetale Leitung des Nervenimpulses) identische sind, so können gleiche oder ähnliche Störungen beim Menschen und speziell bei den Haustieren, wenn auch mit artlichen Unterschieden, erwartet werden. Diese Aussage verlangt einige Einschränkungen:

1. Die große Zahl und Mannigfaltigkeit der *Neuralgien,* die in einer Ärztepraxis vorkommen, fallen bei den Tieren fast ganz weg, da man bei ihnen durch die Sprache nichts

über Schmerzen oder Dysästhesien erfährt und nur aus abnormem Verhalten darauf schließen kann. Es liegen somit bei den Tieren wenig klinische Beobachtungen darüber vor und noch weniger pathologisch-anatomische Erhebungen, die ja auch beim Menschen bei Neuralgien spärlich sind. Über *Kausalgien* oder SUDECK*sche Atrophie* (Reflexdystonie, Troubles physiopathiques d'ordre réflexe) scheint bei Tieren nichts bekannt zu sein. (Vergleiche Trauma S. 364.)

2. Da keines der Tiere, mit Ausnahme der Affen, eine der menschlichen ähnliche Hand mit den differenzierten Einzelbewegungen hat, fällt die klinische Diagnose einer Lähmung eines einzelnen Nerven am Arm (Vorderbein) recht schwer, um so mehr, da auch die Abgrenzung von Sensibilitätsstörungen im Stiche läßt. So liegt denn auch der nicht selten diagnostizierten Radialislähmung beim Hund des öftern eine ausgedehntere Schädigung des Armplexus zugrunde. Eben ist die Affenhand erwähnt worden, und da ist es bemerkenswert, daß im SCHERERschen Buch mit dem ausführlichen Teil über die Neuropathologie der Primaten nichts über periphere Erkrankungen zu finden ist.

3. Bei den niederen Wirbeltieren soll die Gesamtzahl der Fasern bei den dorsalen und ventralen Wurzeln ungefähr gleich groß sein, bei den höheren Wirbeltieren ist das Verhältnis zugunsten der sensiblen Anteile verschoben (CLARA). Bei einem Vergleich der Nervenfaserkaliber der Tiere verschiedener Größe zeigt sich, daß kein auffallender Unterschied besteht. Besonders grobe Fasern finden sich nur beim Pferd (5—20 μ) und bei der Kuh (8—18 μ), wie sich überdies bei den Wiederkäuern eine auffallende Stärke peripherer Nerven infolge reichlichen Bindegewebes erkennen läßt.

Bei den Erkrankungen des peripheren Nervensystems muß *ätiologisch* an die folgenden Gruppen von möglichen Schädigungen gedacht werden: traumatische, toxisch-infektiöse, avitaminotische und neoplastische. Wir verweisen auf die einzelnen Kapitel und erwähnen hier nur, daß die experimentell avitaminotischen bei den Tieren einen breiten Raum einnehmen würden.

In unserer Darstellung gehen wir so vor, daß auch die Hirnnerven mit ihren Störungen mit einbezogen werden, daß die spinalen Nerven folgen, um schließlich einzelne spezielle Krankheitsformen anzuschließen.

A. Die Hirnnerven und einzelne ihrer Störungen

Nervus olfactorius. Hinsichtlich der Bedeutung des Geruchssinnes bestehen große Unterschiede zwischen einzelnen Tierarten, so daß makro- und mikrosmatische unterschieden werden. Zu den ersteren gehört vor allem der Hund als sog. Nasentier. Bei fast allen Säugern sind die Bulbi olfactorii verhältnismäßig stärker entwickelt als beim Menschen. Die Prüfung des Geruchssinnes ist oft schon beim Menschen mit Schwierigkeiten verbunden, bei Tieren äußerst schwierig, wenn nicht ganz unmöglich. Über „Arhinencephalie" finden sich Angaben bei den Mißbildungen.

Nervus opticus. Da das Augenbläschen embryologisch eine Ausstülpung des Gehirns, der Opticus somit kein eigentlicher peripherer Nerv ist, bestehen zwischen beiden engste anatomische, funktionelle und pathologische Beziehungen. Es heißt denn auch das bekannte Buch von BING-BRÜCKNER „Gehirn und Auge", worin einige Hinweise auf Befunde bei den Tieren sich finden, was nicht zu verwundern ist, da der Augenarzt BRÜCKNER seit Jahren für die ophthalmologischen Forschungen bei Tieren interessiert ist. Der Ausbau einer Vergleichenden Ophthalmologie muß sich in Zukunft zum Wohle beider Disziplinen anbahnen.

Zur *Anatomie* folgende Anmerkungen: Viele Tiere haben eine Palpebra tertia (Membrana nictitans) und einen Musculus retractor bulbi. Im Chiasma kreuzen sich die Fasern beim Pferd 5:1 (DEXLER), beim Hund etwa 3:2 und „bei Fischen, Amphibien, Reptilien und Vögeln kreuzen die in dem Sehnerven zusammengefaßten Neuriten der Ganglienzellen der Netzhäute im Chiasma je gesamthaft auf die Gegenseite hinüber" (BING-BRÜCKNER). Beim Menschen erfahren nur die aus den nasalen Netzhauthälften stammenden Fasern eine Kreuzung, während die aus den temporalen Hälften ungekreuzt bleiben. Die eben erwähnten Autoren geben weiter an, daß jedes Auge, zusammen mit dem gegenseitigen Lobus opticus, gewissermaßen ein Sehorgan für sich darstelle. Viele Fragen, so über die Unabhängigkeit beider Augen, über Konvergenz oder über temporäre Fusion, sollen noch der Klärung harren.

Hund und Affen haben noch ein beschränktes „Mittelhirnsehen". Über die Ausdehnung der Area striata haben wir in der Anatomie S. 15 berichtet. Nach UEBERREITER (1953) soll beim Hund eine einseitige Schädigung der Sehsphäre im Occipitallappen klinisch nicht wie beim Menschen eine Hemianopsie, sondern eine einseitige Blindheit bewirken. In diesem Zusammenhang sei auf die großen Verdienste von v. MONAKOW und seiner Schule um das Studium der phylogenetischen Wanderung der Sehzentren verwiesen.

P. VONWILLER, der sich durch die Einführung neuer Methoden zur morphologischen Erforschung des Nervensystems (elektive Färbungen, Dünnschnittmikrotom) verdient ge-

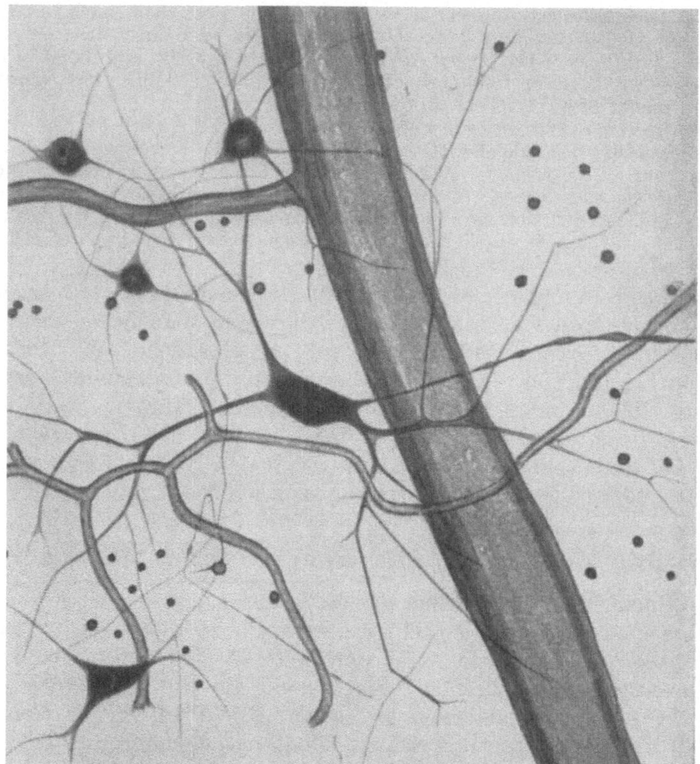

Abb. 165. Schwein. Flächenpräparat mit Aufsicht auf die Retina von der Innenseite her. Frischfärbung mit Nigrosin-Alkohol-Essigsäure. In der Mitte eine große Ganglienzelle mit dichotomisch sich verzweigenden Dendriten und einem Axon mit Varicositäten. Von oben nach unten eine große Vene. In der unteren Hälfte zahlreiche Blutcapillaren. Die vielen, scheinbar nackten Kerne sind Gliazellkerne. Die übrigen Netzhautschichten sind, weil ungefärbt, nicht sichtbar. (Zeichnung von P. D. Dr. VONWILLER, Rheinau, Zürich)

macht hat, stellte uns die Abb. 165 mit Einzelheiten aus der Retina des Schweines zur Verfügung.

Physiologisch ist man unter anderem über die Sehschärfe oder das Farbensehen bei Tieren noch ungenügend unterrichtet. In punkto Sehschärfe bestehen große Unterschiede zwischen einzelnen Tierarten (im Dunkeln lebende Tiere — Vögel der Lüfte). Zur Frage des Farbensehens erwähnen wir nur die schönen Untersuchungen von v. FRISCH bei Bienen.

Zur Pathologie des N. opticus. Eine isolierte *reflektorische Pupillenstarre* (ARGYLL ROBERTSON) mit Verengung auf Akkomodation und Konvergenz, nicht aber auf Belichtung ist bei Tieren nicht bekannt, wie ja auch die zugrunde liegenden Krankheiten (Tabes, Paralyse) nicht vorkommen. Spärliche und, wie uns scheint, nicht immer beweisende Angaben finden sich in der Veterinärliteratur über Beobachtungen von *Stauungspapillen.* Wir glauben eine sichere bei einem Rind mit Hirnödem festgestellt zu haben. McGRATH meint, daß sichere Fälle beim Hund selten seien, MÜLLER-FRITZSCH beschreiben eine solche bei Borna-Krankheit des Pferdes. Wahrscheinlich ist auch selten danach gesucht worden. Vielleicht werden Tiere mit erhöhtem Schädelinnendruck auch nicht genügend lange am Leben gelassen, damit sich eine Stauungspapille ausbilden kann.

Eine ,,*Druse*'' *am Sehnervenkopf* des Pferdes zeigt die Abb. 166. Man versteht darunter keulen-wolkenförmige Auflagerungen und Blutungen an der Sehnervenscheibe. Pathologisch-anatomisch handelt es sich um eine Neuritis exsudativa nervi optici nach Intoxikationen und Infektionen. Roesti hat 2 Fälle studiert und lehnt eine Identität mit dem gleichnamigen menschlichen Leiden ab, wegen des verschiedenen Verlaufes und der unterschiedlichen Art der Sehstörungen. *Neuritis optica* wird am ehesten noch bei der Staupeencephalitis der Hunde festgestellt. Den histologischen Schnitt bei einer Katze zeigt die Abb. 167. Eine einseitige tuberkulöse Neuritis optica sahen wir bei einem Rind.

Kongenitale Opticusatrophien sind besonders bei Guernsey-Kälbern beschrieben worden (Schweinitz-de Long). Ob sie durch Vererbung, Infektion oder Vitaminmangel bedingt sind, blieb ungeklärt. Aus dem Obersteinerschen Institut hat Hatschek eine Sehnervenatrophie bei einem Delphin beschrieben. Er sagt weiter: ,,Wie es scheint, ist das Opticusgebiet beim Delphin überhaupt in einer gewissen Rückbildung begriffen, wie die relative Kleinheit der vorderen Vierhügel und der Corp. gen. lat. und vor

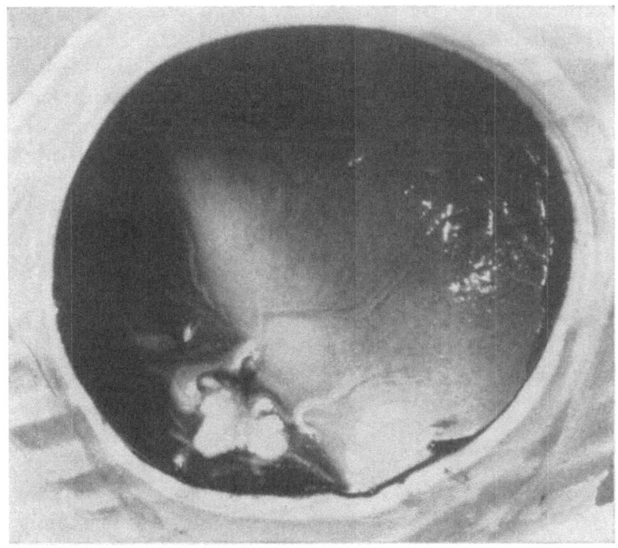

Abb. 166. Pferd. Einblick in den Hintergrund des eröffneten Auges. Rechts Tapetum lucidum. Höckrige Protrusion der Papille bei Neuritis optica

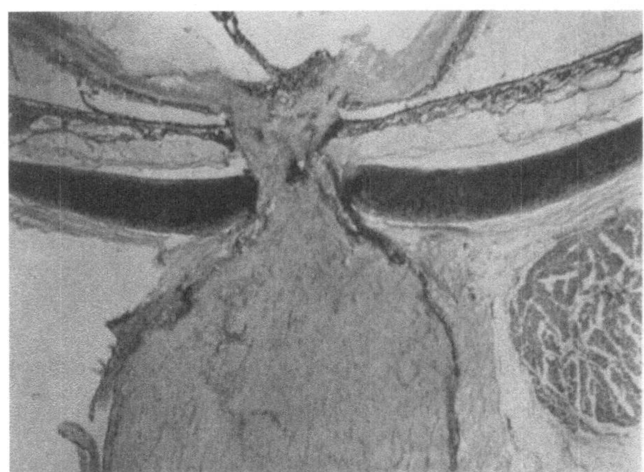

Abb. 167. Katze. Neuritis optica. Zellige Infiltration der Papille und des Nerven

allem der Umstand zeigen dürfte, daß es Delphine mit verkümmerten Bulbis gibt.'' Auch wurde eine totale Sehnervenkreuzung und nicht, wie zu erwarten, eine partielle festgestellt. Bei den Delphinen mit den seitlich am Kopf liegenden Orbitae soll ein binoculärer Sehakt ausgeschlossen sein. Jenen Autoren, die die Delphine zu den ,,intelligentesten'' Tieren rechnen und das gewiß windungsreiche Delphinengehirn gerne mit dem menschlichen vergleichen, möchten wir die obigen Angaben zum besonderen Bedenken empfehlen.

Bei Colliehunden fand SAUNDERS eine Hypoplasie des Opticus und Veränderungen in der Retina. Ob es sich um ein Erbleiden oder um andere Faktoren handelte, ließ sich nicht klären. Nach den Angaben von BEIN gelang es bei einzelnen Tieren des Basler Drehmausstammes, auch die Opticusaplasie weiterzuzüchten. Unter den Affen lassen sich Opticusatrophien nach SCHERER vor allem bei den Primaten nachweisen. Die makroskopischen Befunde einer von uns beobachteten Opticusagenesie bei einem Kalb sind in der Abb. 168 dargestellt. Eine Hypoplasie mit Atrophie des Bulbus, wahrscheinlich traumatischer Genese, konnten wir bei einem Vogel (Triel) aus dem Zoologischen Garten Basel nachweisen. *Retinopathie* (Retinaatrophie oder Ablösung) im Verlauf von Staupe- oder staupeähnlicher Encephalitis scheint bei Hunden nicht selten zu sein (STEEL). Eine Angiomatosis retinae, wie sie von v. HIPPEL beim Menschen beschrieben wurde, ist bei Tieren nicht bekannt (s. S. 291).

Außer beim Hund scheint die *Retinitis pigmentosa* unter Tieren selten zu sein. Bei einem Stier beschrieb sie VELHAGEN und beim Rind SACKMANN. Diese Autorin hebt unter den klinischen Zeichen hervor: Retinitis pigmentosa, Nystagmus, Störungen im Wasserhaushalt, veränderte qualitative und quantitative Blutwerte, Gehirnmißbildungen und gewisse Merkmale psychischer Art. Sie postuliert deshalb eine weitgehende Übereinstimmung zum LAURENCE-MOON-BIEDL-*Syndrom* des Menschen. Wegen des jugendlichen Alters des Tieres (7 Monate altes, weibliches Rind) wären Fettsucht und Hypogenitalismus noch nicht zu erwarten gewesen. Seit Jahren war die Retinitis pigmentosa in einer Irish-Setter-zucht in England bekannt, später auch in Holland, und 1949 hat SEIFERLE in der Schweiz sie als Nachtblindheit bei einem Wachtelhund beschrieben. Am 2. Int. Neuropathologenkongreß in London 1955 hat nun PARRY (Oxford) zusammenfassend über Degenerationen und Pigmentdystrophien in der Retina des Hundes berichtet und seine Befunde instruktiv belegt. Frühere seiner eingehenden Arbeiten sind im Literaturverzeichnis angegeben. Er unterscheidet konstitutionelle und erworbene Formen, generalisierte und zentrale Retinadegenerationen. Obschon mehrfach auf gewisse Analogien zur Retinitis pigmentosa des Menschen hingewiesen wurde, so sollen sich nach PARRY doch alle hundlichen Formen mehr oder weniger von den menschlichen unterscheiden.

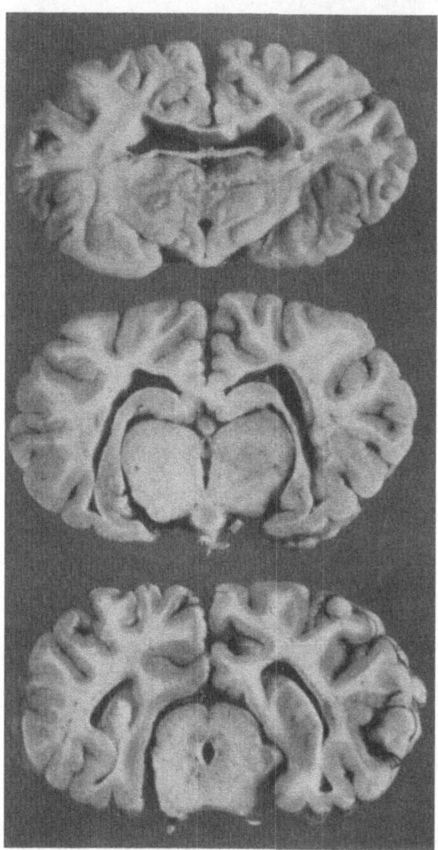

Abb. 168. Kalb. Totale Agenesie der Optici. Oben: Fehlen des Chiasmas, an dessen Stelle eine erbsengroße meningeale Cyste lag. Mitte und unten: Fehlen der Tractus optici

Bei primären *Opticusgeschwülsten* ist das Gliom und das Meningiom zu unterscheiden. Nur wenige hierher gehörende Tumoren sind bei Tieren bekannt. Beim Wellensittich ist eine Geschwulst der Neuroglia (ANDERS) und bei der Ratte ein Ganglioneurom (BULLOCK) beschrieben. Retinoblastome (Glioma retinae) untersuchten COLE beim Huhn, CHEVKI beim Hund und BLAND SUTTON bei Affe, Pferd und Schaf. In den Dissertationen von LÉGER und von MILLE sind Fälle von Augentumoren bei Tieren zusammengestellt. Vom vergleichenden

Standpunkt besonders hervorzuheben sind die Untersuchungen von SCHLUM-BERGER an 12 Goldfischen mit Limbus conjunctivae-Tumoren. Gleich wie beim Menschen soll der Oberrand am häufigsten befallen sein. Kein Eindringen von Tumorgewebe in die Orbita oder auf den Opticus bei den Goldfischen. Am auffallendsten waren ein Keratoconus und Buphthalmus. Beziehungen zur RECKLING-HAUSENschen Neurofibromatosis werden für wahrscheinlich gehalten (s. S. 255).

Nervi oculomotorius, trochlearis und abducens. Über isolierte Augenmuskelstörungen (Ptosis, Strabismus, Ophthalmoplegien) liegen bei Tieren wenig Beobachtungen vor. Nicht so selten ist der Nystagmus, der bei Rindern auch physiologischerweise vorkommt.

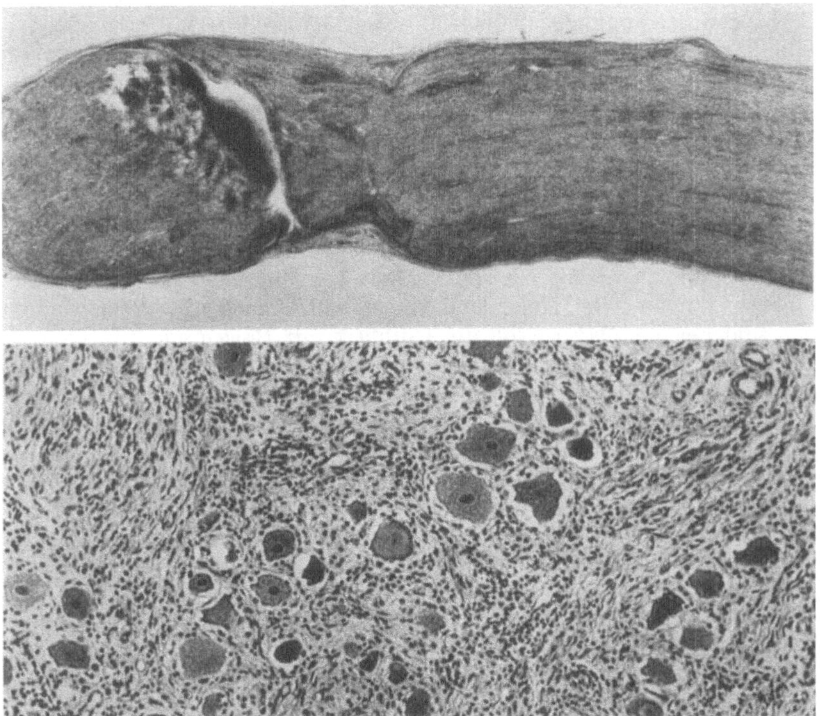

Abb. 169. Hund mit schwerer, subakuter Meningoencephalitis. Oben: Längsschnitt durch Nervus trigeminus mit starker zelliger Infiltration. Unten: Ganglion Gasseri mit Ganglienzellschädigungen (Kernpyknose, Zellschrumpfung, Homogenisierung des Plasmas), Vermehrung der Mantelzellen und zelliger Infiltration. Beide Präparate HE

Nervus trigeminus. Obschon in der Veterinärliteratur einige Fälle von *Trigeminus-neuralgie* vermerkt sind, so möchten wir doch nicht mit Sicherheit behaupten, daß dieses qualvolle Leiden des Menschen wirklich bei Tieren besteht. Da bei Lähmung des motorischen Anteils ein Ausfall der Kaumuskeln (Masseteren, Temporalis, Pterygoidei) eintritt, machen sich bei Tieren, besonders bei Hunden mit Tollwut oder nervöser Staupe, Störungen im Kauakt bemerkbar. Histologische Veränderungen im Trigeminus und im Ganglion Gasseri bei einem Hund mit schwerer Meningoencephalitis stellt die Abb. 169 dar.

Nervus facialis. Auch bei Tieren sind *Facialisparesen* nicht so selten. Wir haben davon mehrere beobachtet. Sie sind bei Pferd und Rind leichter zu erkennen als etwa beim Hund (Behaarung, Hängeohren). Bei unseren Fällen und soviel wir sehen, auch bei denen der Literatur, handelte es sich immer um periphere Lähmungen. Bei den etwa als zentrale Lähmungen beschriebenen Fällen lagen intrakranielle extracerebrale oder auch pontine Läsionen vor. Der echten zentralen Facialisparese des Menschen liegt eine supranucleäre Schädigung zugrunde. Der obere Facialiskern erhält die Fasern aus dem motorischen Rindenzentrum beider Hemisphären, der untere dagegen nur aus dem der gekreuzten Hemisphäre. Aus dem oberen Kern entspringen die Fasern des Stirnastes, der die Stirn- und Augenlidermuskeln innerviert. Bei einer einseitigen, supranucleären Bahnenschädigung wird der obere Facialiskern noch von der gegenseitigen Bahn versorgt, und der Stirnast fällt nicht aus, was klinisch daran zu erkennen ist, daß die von ihm versorgten Muskeln nicht gelähmt sind. Ein solches Vorkommnis ist unseres Wissens bei Tieren nie beobachtet oder beschrieben worden. Für die periphere Facialislähmung sind bei Mensch und Tier die gleichen Ursachen anzuschuldigen: Abkühlung (rheumatisch), Traumen, Entzündungen, Granulome (Tuberkulose, Aktinomykose), Geschwülste. Eine spezielle Form kann bei der Rüssellähmung des Elefanten vorliegen. Da der Rüssel zugleich Geruchs-, Greif- und Trompetenorgan ist, wird er von verschiedenen Nerven versorgt. Die zur Rüssellähmung des Elefanten führende Facialisparese soll nach HAMMER meist traumatischer Genese sein.

Nervus statoacusticus. Wie das Seh-, so ist auch das Hörvermögen bei den einzelnen Tierarten recht verschieden. Weiße Katzen mit blauen Augen z.B. sollen schwerhörig, solche mit roten Augen taub sein. Vorübergehende Taubheit wird z.B. bei Hunden nach Leuchtgasvergiftung beobachtet. Den morphologischen Veränderungen bei ererbter Nerventaubheit bei Menschen und Tieren ist ALTMANN nachgegangen. Bei Hund und Katze soll es sich um Pigmentanomalien handeln, und bei den Nagern soll die Taubheit mit Bewegungsstörungen einhergehen. Bei Mensch und Pferd soll eher eine primäre Atrophie, eine lokalisierte Organschwäche im Cochlearissystem vorliegen. Nach dem Verhalten (Ängstlichkeit, Nystagmus, Kopfverdrehungen, Auseinanderstellen der Beine, Hinstürzen) darf geschlossen werden, daß Drehschwindel auch bei Tieren vorkommt. Trotz gelegentlichen Literaturangaben zweifeln wir noch, daß eine echte MENIÈREsche *Krankheit* mit plötzlichen Anfällen von Drehschwindel, einseitigem Ohrensausen und Gehörabnahme, Falltendenz, Nystagmus, Erbrechen verschieden langer Dauer und freiem Intervall schon genügend sicher bei Tieren erkannt worden sei.

Nervus glossopharyngicus. Da der Ausfall des sensiblen Anteils (Ageusie) nicht zu prüfen ist, kennt man bei Tieren keine isolierte Schädigung dieses Nerven.

Nervus vagus. Entsprechend dem weiten Verbreitungsgebiet sind auch die Störungen durch Vagusschädigung vielgestaltig. Von HOFLUND wird versucht, einige der recht häufigen Störungen im Digestionstractus bei Rindern auf Veränderungen im Vagus zurückzuführen, wozu auch experimentelle Untersuchungen herangezogen werden.

In der Veterinärpathologie spielt die *Recurrensparese* eine praktisch wichtige Rolle, da beim Pferd das sog. Kehlkopfpfeifen oder Rohren dadurch verursacht wird. Es liegen Entzündungen, Intoxikationen, sehr selten Traumen, vergrößerte Lymphknoten, Aortenaneurysmen usw. zugrunde, doch weisen LENT besonders auf die Erblichkeit und MITCHELL auf rheumatische, osteo-arthritische Prozesse an der Wirbelsäule hin. Beim Hund soll die Recurrensparese schuld sein an der veränderten Stimme bei der Tollwut. Dem gleichen Mechanismus schreiben wir die eigenbeobachtete Aphonie bei einem Hund nach Triorthokresylphosphatvergiftung zu.

Nervus accessorius. Die isolierte Lähmung dieses Nerven ist schon beim Menschen selten. Bei Tieren ist sie unseres Wissens noch nicht bekannt.

Nervus hypoglossus. Seine Schädigung bewirkt vor allem eine Störung der Zungenbewegungen. Wohl lassen sich bei Tieren auch Atrophien, abnorme Bewegungen oder Tonusänderungen erkennen (geringer Widerstand beim Herausziehen der Zunge). Nicht auszulösen sind aber aktive, auf unseren Befehl

ausgeführte Einzelbewegungen und vor allem nicht dysarthrische Sprachstörungen.
Eine isolierte Lähmung des Hypoglossus wäre bei Tieren sehr schwer nachzuweisen,
besonders weil sich die Mitbeteiligung anderer bulbärer Nerven kaum ausschließen
läßt. Auf die Bulbärparalyse wird bei den Vergiftungen S. 391 eingegangen.

Es ist uns unbekannt, ob beim Tier das einseitige Ergriffensein mehrerer oder aller
Hirnnerven schon beobachtet wurde, wie es beim Menschen als „Syndrome paralytique
unilatéral global des nerfs craniens = Syndrome de GARCIN" beschrieben ist. Es ist meist
durch Tumoren der Schädelbasis verursacht (BAASCH). Dieses Syndrom wäre noch am ehesten
bei der nicht seltenen Basistuberkulose des Rindes zu erwarten. Als Vergleich ließe sich
die Hemiatrophia faciei bei einem Jagdhund (s. S. 271) heranziehen.

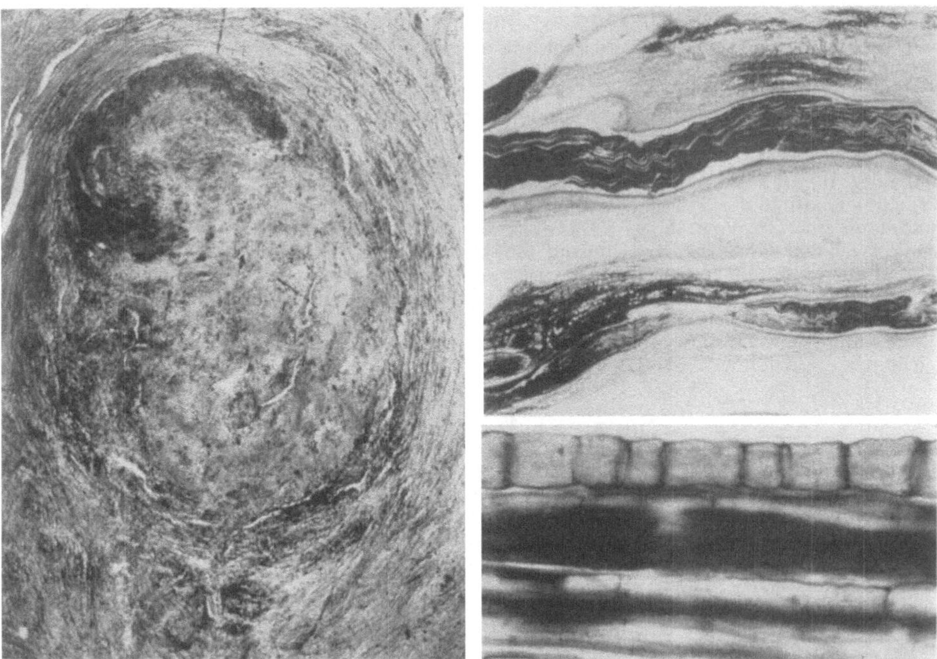

Abb. 170. Links: Hund. Lähmung des Plexus brachialis nach Trauma. Die Blutung ersetzendes Narbengewebe mit Kompression und Durchwucherung eines Nervenbündels; v. Gieson, schwache Vergr. Rechts oben:
Hund; posttraumatische Faserbündeldegeneration im Nervus radialis; darunter: Detail bei stärkerer Vergrößerung mit Markscheidendegeneration und leeren Neurilemmschläuchen. Markscheidenfärbung nach
SPIELMEYER

B. Die Spinalnerven und einige ihrer Störungen

Erkrankungen mit Funktionsausfällen einzelner spinaler Nerven sind auch
bei Tieren bekannt, am besten die Radialislähmung bei Hund, Rind und Pferd.
Im Gegensatz zum Menschen spielen sie in der Praxis eine untergeordnete Rolle.
Die Erfassung des motorischen Ausfalls eines einzelnen Nerven an den Extremitäten ist bei Tieren sehr schwer, die des sensiblen fast unmöglich. An
Neuralgien erwähnt die Veterinärmedizin solche verschiedener Nerven. Wir
glauben selber eine solche der Peronei bei einem Hund gesehen zu haben. In
der Annahme einer *Ischialgie*, obschon hie und da bei Tieren beschrieben, möchten
wir uns eher reserviert verhalten und beifügen, daß die zu Recht oder Unrecht
als häufigste Ursache bei der menschlichen Ischias beschuldigte Discushernie
auch bei Tieren vorkommt (s. S. 366ff.), aber hier nicht zu einer Wurzelreizung,
sondern zu einer Rückenmarkskompression führt. Als rheumatische Erkrankung
bei alten Pferden beschreibt MITCHELL osteoarthritische Veränderungen der

Wirbel mit Nervenschädigungen. Die frühere Annahme von Verengung der Foramina intervertebralia sei abzulehnen.

Die beiden Weltkriege und der moderne Verkehr erzeugten und bewirken ständig eine Fülle von traumatischen Läsionen der peripheren Nerven. Auch bei Tieren kommen Schädigungen durch Schlag, Stich, Schuß, Sturz u. a. vor. Die verschiedenen Möglichkeiten und die Stadien der Histopathologie bei peripheren Nervenverletzungen bebildert in hervorragender Weise der Atlas von LYONS-WOODHALL. Die morphologischen Veränderungen bei Schußverletzungen im speziellen bespricht KRÜCKE (1949). Nach Durchtrennung gehen die peripheren Nervenfasern nach dem WALLERschen Gesetz in sekundärer Degeneration zugrunde. Die ersten Zerfallserscheinungen finden sich an den Achsencylindern (schlechte Färbung bei Silberimprägnation mit Zerbröckelung). Dann zerfällt die Markscheide in Ballen und Kugeln unter Auftreten von Fettkörnchenzellen, wie dies die Abb. 170 zu erkennen gibt. Zwischen den Befunden im Tierexperiment und beim Menschen bestehen Unterschiede, indem beim letzteren im peripheren Stumpf viel länger Fettstoffe nachzuweisen sind. Regelmäßig kommen Gefäßveränderungen im peripheren Abschnitt vor mit Umwandlung der Gefäßwand in ein wabenförmiges Maschenwerk. Die Wucherung reticulären und kollagenen Bindegewebes im durchtrennten Nerv soll durch den Reiz der Abbauprodukte, aber auch durch Kreislaufstörungen bedingt sein.

In der ärztlichen Praxis finden in letzter Zeit die Ischiadicusschädigungen nach intraglutäaler Irgapyrininjektion zunehmende Beachtung. Irgendwie braucht es dabei einen direkten Kontakt der Flüssigkeit mit dem Nerven. Es folgt ein heftiges Schmerzstadium und dann eine oft monatelange Lähmung. Nach LÜTHY kommt es zu besonderen Veränderungen an den Muskeln: Erweiterung der kleinsten Gefäße, Blutungen, Ödem, scholliger Zerfall mit Nekrosen, später Granulationsgewebe und fibröse Narbe. In einem Oberschenkelmuskelpräparat eines Pferdes, das einige Zeit Irgapyrininjektionen erhalten hatte, sahen wir ebenfalls die multiplen Nekrosen, sulzige Durchtränkung, Blutungen, Ödem und starke Bindegewebsschwarten; sogar die Stichkanäle waren noch zu erkennen. Das Pferd wurde nicht deswegen getötet.

C. Spezielle Krankheitsformen

1. Die Polyneuritis

Das Vergleichende springt am ehesten heraus, wenn man einige der ätiologischen Faktoren betrachtet. *Physikalische* Schädigungen (thermisch, elektrisch) kommen auch bei Tieren in Frage. *Mangelerkrankungen* oder Avitaminosen werden im entsprechenden Kapitel aufgeführt. Wir betonen, daß diese bei den Tieren eine erhebliche Rolle spielen und viel experimentell darüber gearbeitet wurde. Einige *toxische* Einwirkungen werden im letzten Kapitel erwähnt. Hier sei nur vermerkt, daß bei Tieren die Alkohol- und Salvarsanpolyneuritis sowie Schlafmittelvergiftungen und die meisten gewerblichen Schädigungen wegfallen, dagegen nicht solche durch Arsen, Blei, Thallium u. a. Ob die Sulfonamide bei Tieren schon zu polyneuritischen Störungen führten, ist uns nicht bekannt, auch nicht, ob es eine Graviditätspolyneuritis gibt. Unter den *Stoffwechselerkrankungen* spielt beim Menschen der Diabetes mellitus die größte Rolle, der auch bei Tieren vorkommt, unseres Wissens ohne polyneuritische Komplikationen. *Überempfindlichkeitsreaktionen* etwa auf Seren, nach PETTE als allergische Reaktion aufzufassen, gibt es auch bei Tieren. Von *Infektionskrankheiten* sei zunächst beim Menschen die Diphtherie erwähnt, die, durch den LÖFFLERschen Bacillus verursacht, als Spontanerkrankung bei Tieren nicht vorkommt (s. S. 117). Bei der Leptospirose will GORCEVSKIJ bei Rind und Pferd schwere Dystrophien und Nekrosen in peripheren Nerven festgestellt haben. Die Beschälseuche (Dourine) als Invasionskrankheit der Pferde und Esel kann neben Erscheinungen am Genitalapparat zu Störungen von seiten des peripheren Nervensystems führen. Sie ist durch das Trypanosoma equiperdum verursacht.

SCHALTENBRAND schreibt in seinem Buch „Die Nervenkrankheiten", daß es auch eine Polyneuritis der Schweine gebe, die nichts mit der Teschener Krankheit zu tun habe und daß er, wie auch FRAUCHIGER, Übertragungen dieser Schweinepolyneuritis auf den Menschen beobachtet habe. Frauchiger hat vor Jahren folgendes festgestellt: Eine Frau erkrankte an einer Polyradiculoneuritis. Von den beiden von ihr gepflegten Schweinen erkrankte das eine vorher, das andere zugleich mit der Frau an polyneuritischen Symptomen. Die histologische Untersuchung des Nervensystems von einem der Schweine ergab: stellenweise Auflockerung der Pia spinalis mit leichten Blutungen und perivasculären, rundzelligen Infiltraten in der Nähe der Wurzelabgänge. Bakteriologisch und speziell virologisch blieben die Erkrankungen ungeklärt, ebenso die Fragen, wer wen eventuell infiziert hatte.

Eine Polyradiculoneuritis vom ascendierenden Landryschen Typus oder mit dem Syndrom nach Guillain-Barré mit der Dissociation albumino-cytologique (hohe Eiweißwerte bei geringer Zellzahl im Liquor) haben wir nie selber bei Tieren beobachtet und in der Literatur nichts darüber gefunden.

2. Die Mareksche Geflügellähmung

Sie kann unter den Polyneuritiden abgehandelt werden, weil sie zuerst von Marek (1907) als Polyneuritis interstitialis chronica aufgefaßt wurde; aber auch deswegen, weil bei der Sektion die Veränderungen an den Extremitätenplexus das in die Augen springende Merkmal sind, wie die Abb. 171 zeigt. Der heute wohl gebräuchlichste Name — Neuroencephalomyelitis enzootica gallinarum — weist auf eine andere Auffassung hin.

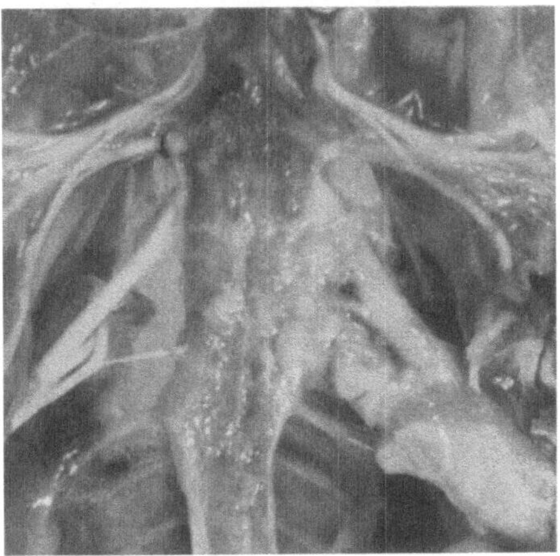

Abb. 171. Huhn. Neurolymphomatosis. Teilweise stark verdickte Nerven des Plexus lumbosacralis von ventral (besonders im rechten unteren Quadranten)

Wenn auch die Frage der Ätiologie bei weitem nicht gelöst ist, so scheint doch vieles für die Verursachung durch ein Virus zu sprechen. Nicht verstummen wollen die Stimmen, die sie für eine Avitaminose (besonders E-Avitaminose) halten. Fügen wir noch bei, daß ihre Beziehungen zur Leukose, zu den Reticuloendotheliosen, ja zu einigen Geschwulstformen (s. S. 315) nicht geklärt sind. Bestimmter als früher glaubt man den Parasitenbefall (Bandwürmer, Coccidien) als Ursache ausschließen zu können. Eine Übersicht mit viel Literatur über „Die Leukosen der Haustiere" gibt Jármai.

Der Verlauf und die klinischen Symptome sind vielgestaltig. Meistens werden Jungtiere bei hochgezüchteten Rassen befallen. Besondere klinische Erscheinungen sind: Lähmung der Beine oder Flügel, Gleichgewichtsstörungen, Verdrehen des Kopfes, unkoordinierte Bewegungen, Muskelatrophien, chronische Iritis. Schon 1946 berichtete das Veterinärpathologische Institut Bern in Verbindung mit uns über die pathologisch-histologischen Veränderungen am ZNS an Hand von über 80 untersuchten Fällen (Hauser-Frauchiger). In 75% war das ZNS mitbefallen, also ein weit höherer Prozentsatz als bis dahin angenommen wurde. Es wurden 3 Unterformen — disseminierte, meningeale, Übergriff aufs Rückenmark — herausgeschält. Im histologischen Bild finden sich neben Lymphocyten und Plasmazellen auffallend viel Histiocyten und junge Bindegewebszellen, ferner Zelluntergänge bis zur Neuronophagie und Gliawucherungen mit Gliaknötchen. Sichere Markscheidenausfälle fehlten sowie auch Einschlußkörperchen. Die entzündliche Infiltration am N. ischiadicus bei Neurolymphomatosis läßt die Abb. 172 erkennen.

Bei der zeitweise starken Zunahme der Geflügelfarmen, bei der großen Ausbreitung und enzootischen Ausdehnung der Geflügellähmung fehlte es nicht an Stimmen, die einen

Zusammenhang zu der menschlichen Poliomyelitis konstruieren wollten, eine Annahme, die
von FRAUCHIGER-BOURGEOIS nach klinischen und histo-pathologischen Untersuchungen sehr
in Frage gestellt wurde. Wie im III. Kapitel betont wird, werden in solchen vergleichend
wichtigen Fragestellungen nur exakte virologische Arbeiten weiterhelfen. LHERMITTE-
TRELLES haben bei einer Frau eine „Neurolymphomatose périphérique humaine" beschrieben
und dabei auf die große klinische und histologische Ähnlichkeit zur Geflügelneurolympho-
matose aufmerksam gemacht. Auch Prof. KRÜCKE schrieb uns nach Durchsicht unserer
MAREK-Präparate, daß manche Stellen im Nerven aussehen wie bei menschlicher Polyneuritis, andere wie bei leukämischer Infiltration des Nerven beim Menschen. Es ruft also
die MAREKsche Geflügellähmung noch in mancher Hinsicht nach erneuten Untersuchungen.

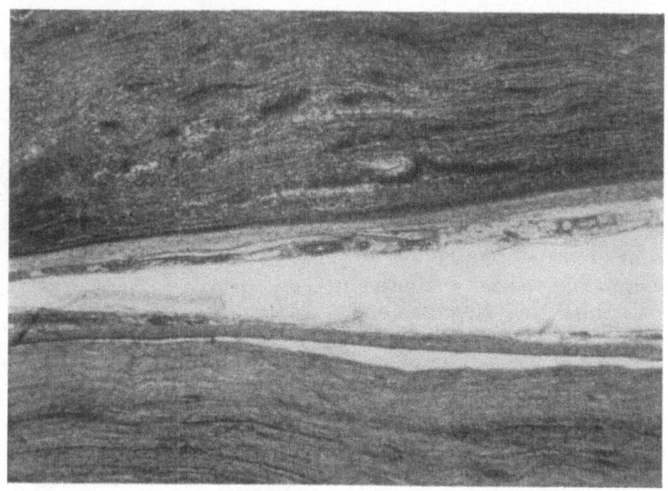

Abb. 172. Huhn. Neurolymphomatosis. Längsschnitt durch den Nervus ischiadicus mit starker lymphocytärer
Infiltration. HE, schwache Vergr.

3. Die Neuritis caudae equinae

Wiederum wurde dieses für das Pferd artspezifische Krankheitsbild kurz
vor der Jahrhundertwende von DEXLER klinisch und pathologisch-anatomisch
beschrieben. Das auffallendste Symptom ist der schlaff herunterhängende
Schweif, das dem Leiden auch den Namen *Hammelschwanz* eingetragen hat.
In den Sacraldermatomen lassen sich mehr oder weniger symmetrische, engere
oder weiter ausgedehnte Hypo- bis Anaesthesien nachweisen, die von einer
hyperästhetischen Zone umgeben sein können. Der After ist klaffend. Meist
sind noch Kotverhaltungen, Harnträufeln und Muskelschwund nachzuweisen.
Die herausgenommene Cauda präsentiert sich grau-speckig mit verschieden
dicken und zusammengeballten Nervensträngen, was die Abb. 173 zeigt. Histologisch ist Wucherung des interstitiellen Bindegewebes, des Peri- und Endoneuriums zu erkennen, meist mit Markscheidenzerfall, Blutungen und lymphocytären Infiltraten verbunden. AMMANN konnte in einem Fall Ausfälle in den
BURDACHschen Strängen darstellen. Histologische Bilder von unseren Fällen
finden sich in der Abb. 174.

Ätiologisch wird besonders das Trauma angeschuldigt, womit jedoch wahrscheinlich nicht das entscheidende kausale Moment getroffen ist. Denn andere
Tierarten erleiden ebenfalls Traumen der Lumbosacralgegend, ohne daß daraus
eine typische Neuritis caudae resultierte. Einer unserer Fälle bot die bisher
unseres Wissens nicht beschriebene Koincidenz mit einer weiteren interstitiellen
Neuritis, nämlich mit der des N. facialis. In einem anderen Fall, eine 14jährige

Stute betreffend, fanden sich neben der Caudaneuritis die pathologisch-anatomischen Organveränderungen der infektiösen Anämie. Die Rückenmarksläsionen waren morphologisch gekennzeichnet durch rundzellige Infiltration der weichen Häute, vereinzelte Erweichungsherde mit Lückenbildung und mesenchymaler Proliferation und eine Art Ependymitis granularis im Zentralkanal. Dieser Fall könnte der auch schon geäußerten Annahme zur Stütze dienen, wonach der Caudaneuritis ein chronisch infektiöser oder ein allergisierender Prozeß zugrunde liege. Prof. KRÜCKE hat Präparate von unserem Material gemacht und beurteilt, und er möchte einige in die *hypertrophische Neuritis* einordnen. Nach LÜTHY-IRSIGLER soll die Unterscheidung von Neurinomen und Ependymomen der Cauda equina beim Menschen recht schwierig sein.

Wie eingangs schon vermerkt, handelt es sich um eine für das Pferd artspezifische Erkrankung, und SCHERER sagt denn auch in seinem Buch, daß das Kapitel „Neuritis interstitialis hypertrophica der Cauda equina" in der menschlichen Pathologie ungeschrieben bliebe. Dazu sei bemerkt, daß mein (FRAUCHIGER) Lehrer VERAGUTH verschiedentlich eine Neuritis caudae equinae beim Menschen diagnostizierte und in seiner 1944 darüber erschienenen Arbeit sagt, daß sie nach dem amerikanischen Neurochirurgen ELSBERGsche Krankheit genannt werde. Hier werden ebenfalls Sensibilitätsstörungen und Parästhesien gefunden, meist mit tiefen Schmerzen in der Lumbosacralgegend. Bei operativer Eröffnung sollen starke Schwellung und Hyperämie der Caudawurzeln beobachtet werden. Sektionsbefunde scheinen nicht vorzuliegen.

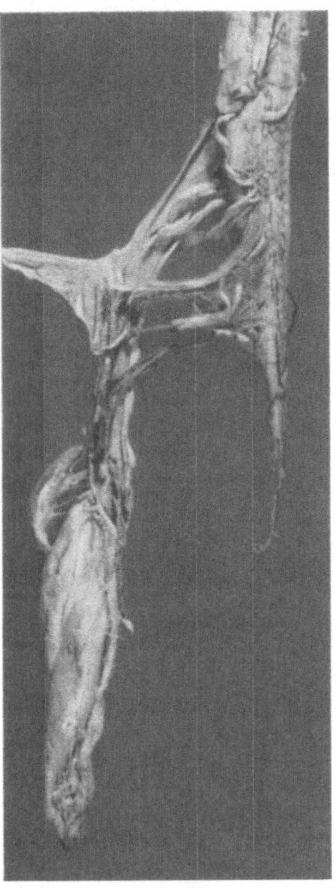

Abb. 173. Pferd. Neuritis caudae equinae. Extradural liegende spindelförmige Wucherung der Wurzeln. Rechts oben: Rückenmarksende

4. Die Neurofibromatosis

a) Bei der generalisierten Neurofibromatose des Menschen (RECKLINGHAUSENsche Krankheit) finden sich multiple Neurofibrome an den peripheren Nerven (Abb. 178), am Acusticus, an den Meningen und außerdem Mißbildungen der Haut (Pigmentflecken = Café au lait-Flecken, Naevi, Adenome, Fibrome). Durch Knochenveränderungen kann es zu Verkrümmungen kommen. Die Tumoren zeigen eine besonders starke Wachstumstendenz zur Zeit der Pubertät. Wahrscheinlich ist die dominante Vererbung. Die histologische Untersuchung deckt das Bild des Neurinoms auf. Sarkomatöse Entartung ist möglich. Das klinische Bild ist sehr variabel.

b) Die Neurofibromatose des Rindes. Sie ist gar nicht so selten. Da sie aber kaum klinische Erscheinungen macht, die cutane Form äußerst selten zu sein scheint (s. später) und eigentliche Hautveränderungen nicht vorkommen, wird sie in der Praxis nicht diagnostiziert und erst bei der Sektion erkannt. Sie kommt besonders bei älteren Tieren vor. Am meisten sind der Armplexus und der Sympathicus (innere Organe) befallen. Eine bösartige Umwandlung scheint

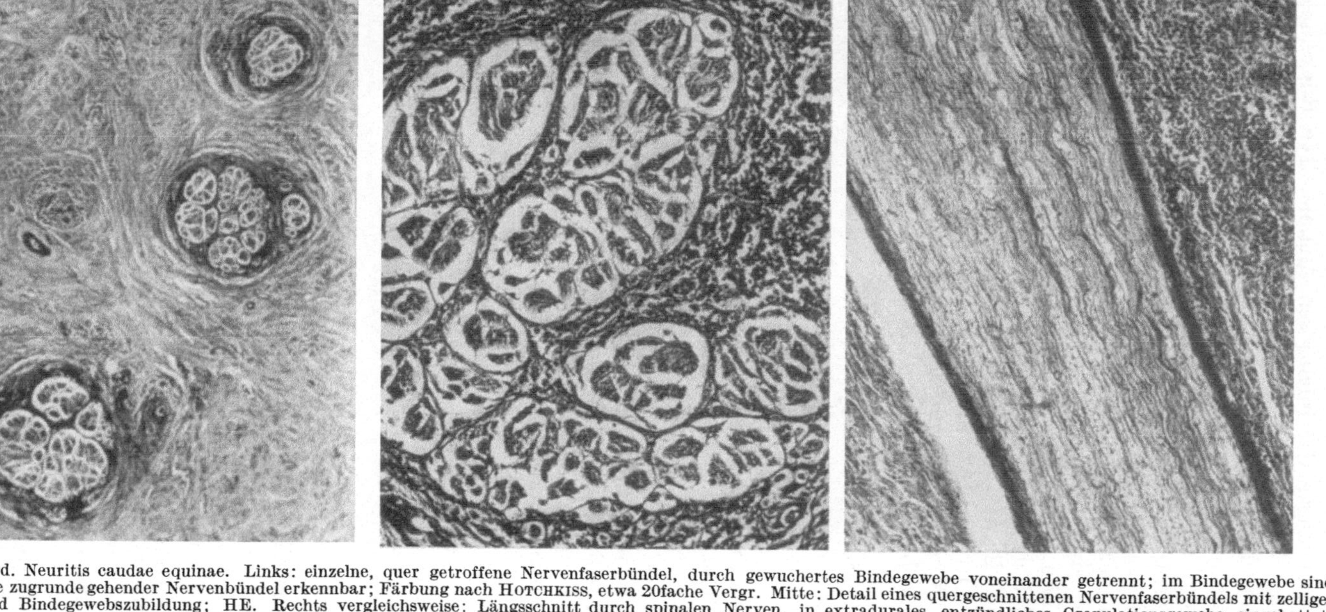

Abb. 174. Pferd. Neuritis caudae equinae. Links: einzelne, quer getroffene Nervenfaserbündel, durch gewuchertes Bindegewebe voneinander getrennt; im Bindegewebe sind vereinzelt Reste zugrunde gehender Nervenbündel erkennbar; Färbung nach HOTCHKISS, etwa 20fache Vergr. Mitte: Detail eines quergeschnittenen Nervenfaserbündels mit zelliger Infiltration und Bindegewebszubildung; HE. Rechts vergleichsweise: Längsschnitt durch spinalen Nerven, in extradurales, entzündliches Granulationsgewebe eingebettet; nicht Caudaneuritis. HE, mittlere Vergr.

sehr selten zu sein. Über die Vererbung, deren Verhältnisse gerade für die
menschliche Erkrankung wichtig wären, ist bis jetzt nichts Sicheres bekannt.
Es gibt schon eine ausgedehnte Literatur (DRIEUX-MENDOZA, VAN GILS).
MONLUX-DAVIS haben 25 Fälle untersucht, die sie als multiple Schwannome
bezeichnen, aber hervorheben, daß es keine sicheren Kriterien gebe, um Neuro-
fibrome und Neurilemmome klar zu unterscheiden. Mögliche makroskopische
Formen illustriert die Abb. 175. Bei der histologischen Untersuchung fällt auf
Querschnitten die starke Wucherung des Endoneuriums auf, wodurch die Nerven-
fasern von mehr oder weniger konzentrisch angeordneten Schichten fibrillären
Bindegewebes umgeben sind. Die Nervenfasern werden dadurch auseinander-

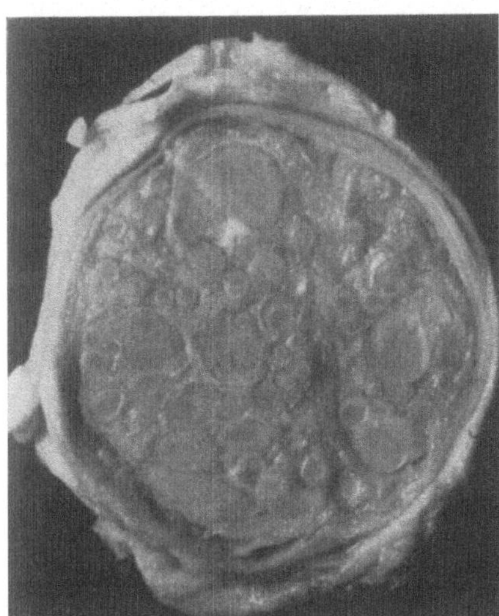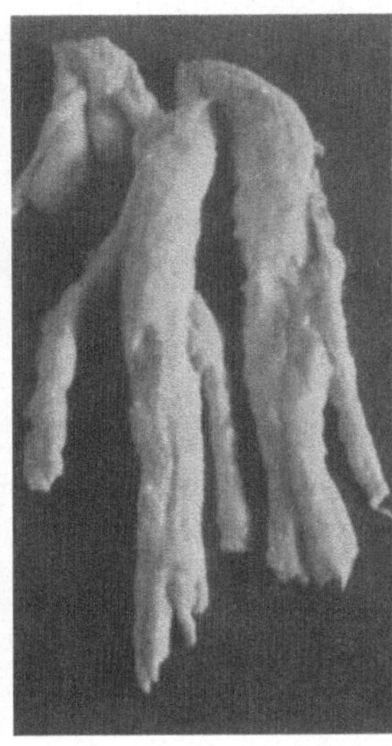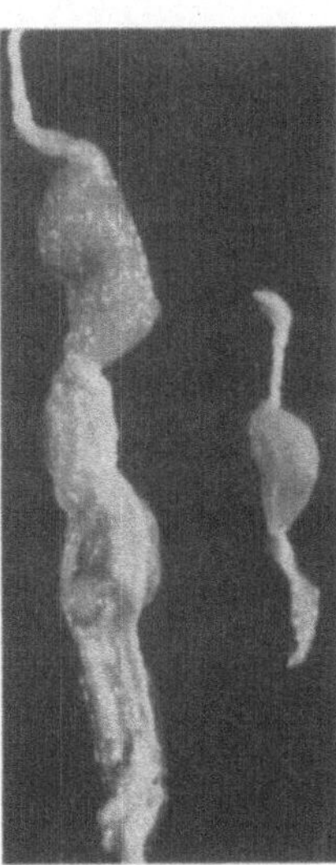

Abb. 175. Rind. Neurofibromatose. Links: Querschnitt durch einen Nerven des Plexus brachialis mit ge-
wuchertem Epi- und Perineurium; die einzelnen Faserbündel auseinandergedrängt und ihrerseits aufgetrieben.
Mitte: verdickte Nerven des Plexus brachialis. Rechts: freipräparierte einzelne Nervenfaserbündel zur Demon-
stration der diskontinuierlichen, knotigen, glasig-speckigen, im frischen Zustand dottergelben Auftreibungen,
in denen sich die Nervenfasern aufsplittern. Diese Knötchen lassen sich glatt aus dem gewucherten und ödematösen perineuralen Bindegewebe herausschälen

gerückt und teilweise zur Degeneration gebracht. Das Perineurium ist meist
weniger stark gewuchert. Histologische Bilder in der Abb. 176.

Die Neurofibromatose des Menschen und des Rindes werden als mögliche
Entwicklungsstörungen (Hamartome) angesehen. Sie sind sicher nahe verwandte
Krankheiten. Als hauptsächlichste Unterschiede haben wir bisher mit anderen
Untersuchern angegeben: den fehlenden Nachweis von Hautveränderungen, der
cutanen Form und von Knochenveränderungen. Nun sind wir kürzlich durch
die Freundlichkeit von Dr. G. H. FREDERIK (Utrecht) in den Besitz von Photographien gelangt, deren zwei in der Abb. 177 wiedergegeben sind. Bei einem
1jährigen Rind konnte er eine cutane Form der Neurofibromatose feststellen
und histologisch verifizieren, aber überdies, und dies wohl zum erstenmal,
konnten Knochenveränderungen gefunden werden (periostale und subperiostale
Cysten, proliferative Prozesse mit Vergröberung der Spongiosastruktur). Um
das Bild zu vervollständigen, schreibt Dr. FREDERIK uns noch, daß die Haut
und das Haarkleid des rechten Beines auffallend bläulich-bunt gefleckt waren
im Gegensatz zu der normalen Zeichnung an den anderen Gliedmaßen. Durch
diesen Fall, und besonders wenn sich noch weitere gleiche hinzugesellen sollten, wäre bei der RECKLINGHAUSENschen Krankheit des Menschen und der

Neurofibromatose des Rindes hinsichtlich Klinik und pathologischer Anatomie nicht mehr nur von naher Verwandtschaft, sondern von Identität zu reden. Aber auch dann noch bleiben Differenzen zu erwähnen: Der menschliche Recklinghausen wird in der Kindheit oder doch in jüngeren Jahren manifest, um später etwas „ruhiger" zu werden, während das Rind, nach bisherigem Wissen, im mittleren Alter (4—6 Jahre) oder erst später befallen wird. Besser würde man sagen, daß erst in diesen Jahren bei der Schlachtung die Krankheit festgestellt wird, womit

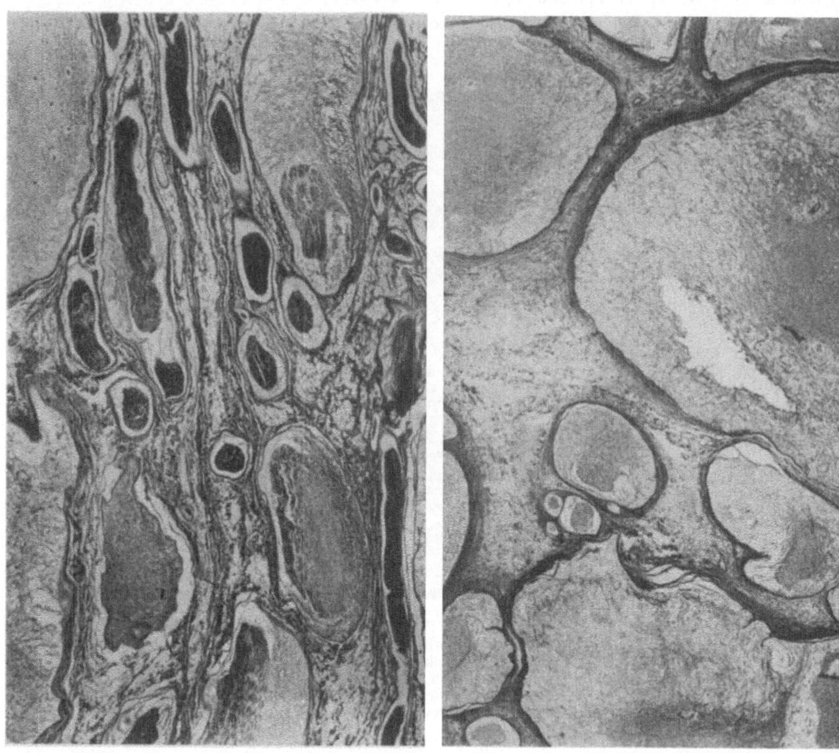

Abb. 176. Rind. Neurofibromatosis. Links: Schrägschnitt durch einen Nerven des Plexus brachialis; Färbung nach HEIDENHAIN, schwache Vergr. Einzelne Faserbündel gut erhalten, andere durch Exsudatmassen hochgradig aufgetrieben. Rechts: Querschnitt durch einige Faserbündel; in den großen Exsudatmassen liegen die erhaltenen, aber weit auseinandergedrängten Nervenfasern; das ebenfalls durch plasmatische Exsudatmassen verbreiterte Perineurium zeigt den Beginn kollagenfaseriger Organisation. Färbung nach HOTCHKISS, schwache Vergr.

nichts über die Zeit des Beginnes ausgemacht ist. Beim Rind sind auch einige kongenitale Fälle beschrieben worden, und im Fall von FREDERIK war das erkrankte rechte Vorderbein schon bei der Geburt etwas dicker.

Eine zentrale Neurofibromatose ist bisher beim Rind unbekannt, weshalb sich auch eine Differentialdiagnose gegenüber der *Tuberösen Sklerose* erübrigt (HALLERVORDEN). Die Tuberöse Sklerose ist überhaupt bei Tieren noch nicht beschrieben. Über Acusticustumoren wird nachfolgend berichtet. Die pathologisch-anatomische Abgrenzung der peripheren Neurofibromatose zu der *hypertrophischen Neuritis* ist nicht immer leicht. „Die Befunde an den peripheren Nerven sind in beiden Fällen prinzipiell die gleichen: beide Male handelt es sich um das Bild der mucoiden Degeneration, wie KRÜCKE sie bei verschiedenen Erkrankungen des peripheren Nervensystems, die mit einer Gefäßwandschädigung einhergehen, unter anderem auch bei der peripheren Neurofibromatose, beschrieben hat" (LAMBERS-ORTIZ). Prof. KRÜCKE hat bei der Durchsicht seiner Präparate von unseren Neurofibromatosen des Rindes die bisher bekannten Bilder mit bald mehr fibrom-, bald mehr neurinomartigem Charakter bestätigt, aber auch solche, die zum Bilde der hypertrophischen Neuritis gehören, festgestellt.

Wenigstens für das Rind möchten wir glauben, daß die verschiedenen histologischen Veränderungen nur Phasen im pathologischen Geschehen entsprechen.

c) Die Neurofibromatose bei anderen Tieren. In den letzten Jahren berichteten französische Militärtierärzte (COURRÈGES, LOUF) über cutane Neurofibromatose des Pferdes, also über diejenige Form, die beim Rind lange vermißt wurde. Aus der Abb. 178 ist eine solche papillomartige Wucherung zu ersehen. Banale Warzen sollen sich bei der histologischen Untersuchung als Schwannome ent-

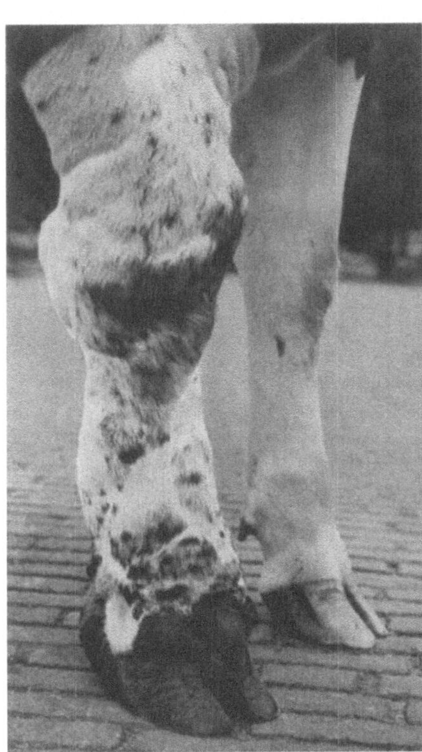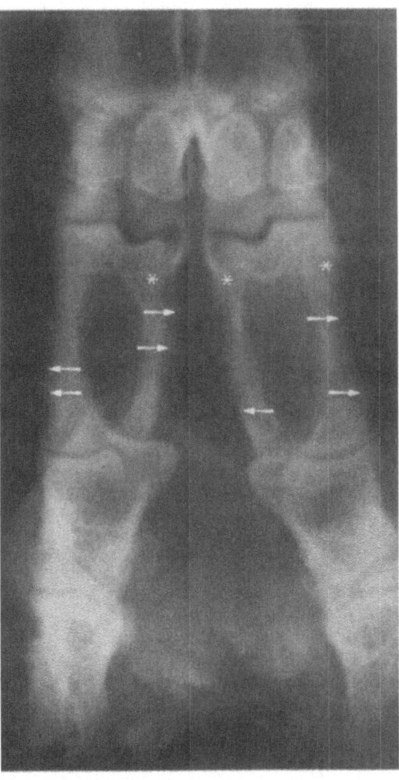

Abb. 177. Rind, 1jährig, friesische Rasse. Hochgradige cutane Neurofibromatose des rechten Vorderbeines mit bläulichen Hautflecken und groben, vielfach konfluierenden Knoten. Rechts: Röntgenbild der Zehenpartie mit Cysten (*) in den Fesselbeinen und periostalen Wucherungen (→). Photos Dr. FREDERIK, Utrecht

puppen können. Neben richtigen Knoten werden auch sog. Neuro-Naevi beobachtet, die sarkomatös entarten können. Eine erbliche Disposition scheint vorzuliegen. Reine Hautformen ohne Mitbeteiligung der Nervenstämme sollen vorkommen. Solche „Formes externes" seien auch schon beim Hund konstatiert worden. In der Dissertation von LIÉNARD sind die bisherigen Befunde bei Pferd und Hund zusammengestellt, und es wird angegeben, daß das ZNS mitbetroffen sein könne, leider ohne genauere Angaben gerade für diese wichtige Frage der vergleichenden Betrachtung.

Bei seinen Untersuchungen hat SCHLUMBERGER an 53 Goldfischen (Carassius auratus) 144 Tumoren festgestellt, die echte Neurinome sind. Der Autor findet, daß in mancher Beziehung die Erscheinungen der menschlichen RECKLINGHAUSEN-schen Krankheit sich bei Goldfischen wiederfinden. Bei beiden sollen darunter 10—15% maligne Neurilemmome sein.

Da nun mehrmals auf Hautveränderungen hingewiesen wurde, sei kurz auf die Beziehungen zwischen *Hauterkrankungen und Nervenerkrankungen* aufmerksam gemacht. „Diese Gemeinsamkeiten beruhen zum Teil auf der Tatsache, daß das Nervensystem sich aus dem äußeren Keimblatt entwickelt und dadurch bis in seinen Reifezustand gewisse Gemeinsamkeiten mit der Haut behält, die sich sowohl auf die anlagemäßigen Störungen als auch auf die Abhängigkeit von Stoffwechselveränderungen und Infektionskrankheiten beziehen" (SCHALTENBRAND 1949). Eine der menschlichen Haut ähnliche haben nur einige Hausschweinerassen. Die übrigen Tiere haben ein Fell, ein Haarkleid mit mancherlei Abwandlungen. Den Veränderungen dieser Gebilde muß zukünftig bei Nervenkrankheiten vermehrte Beachtung geschenkt werden, obschon Rötungen, Efflorescenzen, Bläschen, Naevi schwerer als beim Menschen zu erkennen sind. Eine „Veterinary Dermatology" hat KRAL

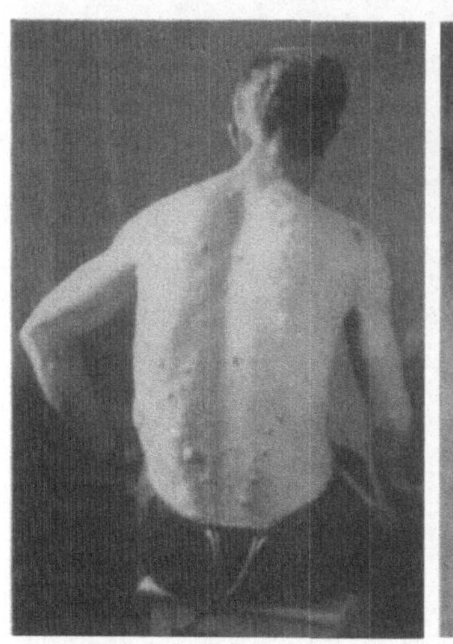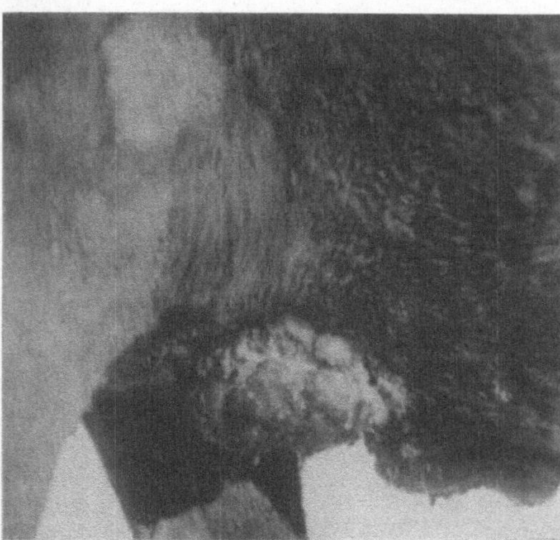

Abb. 178. Mensch. Cutane Neurofibromatosis. Rechts: Ausschnitt von der Unterbrustpartie eines Pferdes mit „Neurofibromatose cutanée à caractère malin": papillomartige Wucherungen und naevusähnliche Hautflecken (oben). Photo Cdt. LOUF, zur Verfügung gestellt durch die Redaktion der Rev. du Corps vét. de l'Armée, Paris

geschrieben. ROBERTSON berichtet über vier menschliche Fälle mit organischen Hirnerkrankungen, die von schweren Hautschäden (bullöse Eruption, generalisiertes Erythem und Blutungen) gefolgt waren. Auf lokalisatorische Erwägungen betreffend Hirngegend, die die Hautläsionen verursachten, wird verzichtet. Die „Neuro-dermite dorso-lombaire" des Hundes französischer Autoren (TASSEL) ist uneinheitlicher Natur (Myelitis, Wirbelveränderungen).

5. Weitere Geschwulstbildungen am peripheren Nervensystem

Multiple Neurinombildung an der linken ventralen Nervenwurzel des 6. Halssegmentes beim Pferd beschreibt RUMMEL. Als Zufallsbefund bei der Schlachtung eines Rindes fanden sich im 6. und 7. Halswirbel walnußgroße Neubildungen, die als Gliome beschrieben werden und wahrscheinlich von den SCHWANNschen Scheiden der Halsnerven ausgingen (CZAPALLA). Gleichsam en passant sei angeführt, daß auch bei Tieren die tumorartigen *Amputationsneurome* etwa als Neurektomiefolgen vorkommen.

Das Acusticusneurinom (Kleinhirn-Brückenwinkeltumor). Beim Menschen ist es der häufigste Tumor der Hirnnerven. In der Frequenz der „Hirntumoren" kommt es gleich nach den Gliomen und Meningiomen. Es kann einseitig oder doppelseitig auftreten, in letzterem Falle meist bei generalisierter Neurofibromatose. Die klinischen Zeichen sind bedingt durch das Befallensein des N. acusticus (Taubheit), des N. vestibularis (Schwindel), des Kleinhirns (Ataxien, Koordinationsstörungen), verschiedener anderer Hirnnerven wie Facialis, Trigeminus und durch allgemeine Tumorerscheinungen. Die Therapie besteht in der chirurgischen Entfernung.

Ein einziges Mal, und zwar bei einem Rind, glaubten wir makroskopisch einen Kleinhirn-Brückenwinkeltumor vor uns zu haben, der sich aber als ein vom Meatus acusticus eingewachsenes Granulationsgewebe (Aktinomykose) erwies (s. S. 334). So vertraten wir denn bis vor kurzem die Meinung, daß das Acusticusneurinom bei Tieren unbekannt sei, bis wir bei MONLUX-DAVIS (1953) Angaben über *Acusticustumoren bei 2 Rindern* fanden. Brieflich hat uns MONLUX diese Befunde bestätigt und beigefügt, daß er 1954 einen weiteren unilateralen Acusticustumor bei einer Kuh gefunden habe. Während bei den beiden ersten Tumoren klinisch Störungen von seiten des ZNS vorlagen, sich bei der Sektion aber keine weiteren Tumoren fanden, verbreiteten sich bei dem 3. Fall über das ganze periphere Nervensystem zahlreiche Geschwülste. Bei dem Kleinhirn-Brückenwinkeltumor handelte es sich um eine feste, fibröse, eingekapselte Geschwulst mit Zellen vom Typus A nach ANTONI und mit Körperchen nach VEROCAY. Diese wichtigen Befunde der vergleichenden Pathologie sollen später publiziert werden.

VI. Muskelerkrankungen

Als Erfolgsorgan des Nervensystems muß die Muskulatur durch Erkrankungen desselben in Mitleidenschaft gezogen werden. Doch ist bei verschiedenen Muskelerkrankungen nicht immer leicht zu entscheiden, wo der primäre Sitz der Störungen ist, ob muskulär oder neural. In der Humanpathologie sind die folgenden, meist an bestimmte Namen geknüpften Krankheitsformen anzuführen, die allerdings in der täglichen Praxis prozentual eine untergeordnete Rolle spielen: Dystrophia musculorum progressiva Erb, Myotonia congentia Thomsen, Dystrophia myotonica Steinert, Myasthenia gravis pseudoparalytica, Spinale Muskelatrophie des Erwachsenen Aran-Duchenne und des Kindes Werdnig-Hoffmann, Neurale Muskelatrophie Charcot-Marie-Tooth.

Im Kapitel über die Erbpathologie wurde schon auf fragliche Beziehungen von in diese Gruppe gehörenden Leiden bei Mensch und Tier aufmerksam gemacht. Bevor wir nun auf Beispiele aus der animalen Pathologie eingehen, sei betont, daß nach unseren heutigen Kenntnissen bei keiner Tierart als Spontanerkrankung eine den oben erwähnten menschlichen Dystrophien und Myopathien wesensgleiche Erkrankung bekannt ist. An mehr oder weniger gut begründeten Vergleichen hat es aber nicht gefehlt.

Eine der menschlichen **Spinalen Muskelatrophie** „homologe" Erkrankung will STOCKARD bei der Kreuzung von Bernhardinern mit Doggen erzeugt haben. Er spricht von einem hereditären und letalen Leiden. Im Lendenabschnitt des Rückenmarks wurden Ausfälle von Vorderhornganglienzellen gefunden neben Gliawucherung und Zellvermehrung in den Vorderwurzeln. Die jungen Hunde verhalten sich bis zum 3. Monat normal, dann setzt fast schlagartig eine eigenartige, symmetrische Lähmung der Oberschenkel der hinteren Extremitäten ein. Keine Progredienz des Leidens. Gegen eine Homologisierung mit der WERDNIG-HOFFMANNschen spinalen Muskelatrophie sprechen der eher stürmische Verlauf, das Fehlen einer Progredienz und das besonders starke Befallensein der Vorderwurzeln. Nicht zu vergessen ist, daß die Junghundelähmung bei Bastardierungsversuchen herausgekommen ist. Für den kindlichen Werdnig-Hoffmann nimmt HANHART eine subletale Mutation an mit eindeutig monomer recessivem Erbgang. Der Erkrankungsbeginn soll zweifellos nicht selten bereits in die intrauterine Lebenszeit fallen, so daß sich das Leiden als angeboren manifestiere. Die STOCKARDschen Junghunde waren bis zum 3. Monat normal.

Die in der Literatur immer noch mitgeschleppten Angaben über eine *Spastische Spinalparalyse bei Kaninchen,* von NACHTSHEIM genetisch und von

OSTERTAG morphologisch untersucht, sollten nun endgültig verschwinden, seit
SCHERER nachgewiesen hat, daß es sich dabei um eine angeborene Mißbildung
der Knochen des Beckengürtels und der Femora handelt. Nach brieflicher
Mitteilung anerkennt auch NACHTSHEIM diese Befunde, und OSTERTAG schreibt
uns, daß er sich immer gegen die Bezeichnung „spastische Spinalparalyse" ge-
wandt habe.

Auch wir haben 3 Braunsilberkaninchen beobachtet, die klinisch an eine spastische
Parese der Nachhand denken ließen. Bis jetzt konnten wir bei allen drei grobanatomisch
nur eine angeborene Luxation der Patella feststellen. Die Erbverhältnisse sind noch ungeklärt.

Das gleiche Schicksal der Ausmerzung müssen auch die Angaben von GÖTZE
und seinem Schüler ROSENBERGER erfahren, welche versuchten, das mit Recht

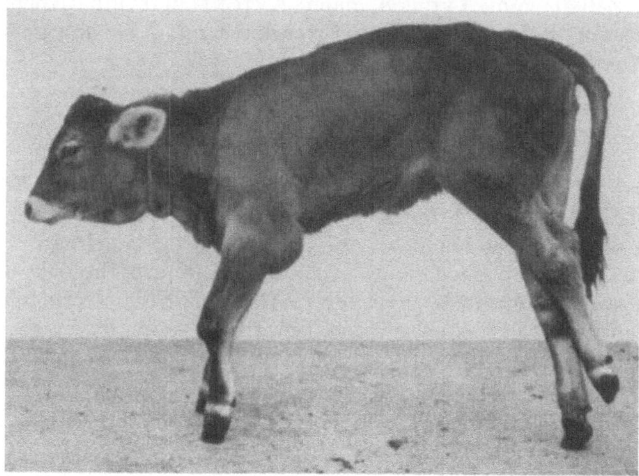

Abb. 179. Rind. Klinisches Bild der „spastischen Parese". Es erinnert auch an gewisse Formen der Diplegia
spastica infantilis (LITTLESche Krankheit des Menschen), ohne aber mit ihr wesensverwandt zu sein

von ihnen herausgeschälte Krankheitsbild der *Spastischen Parese der Nachhand
des Rindes* mit der Spastischen Spinalparalyse oder der Amyotrophischen Lateralsklerose des Menschen zu homologisieren. Erstens haben sie nie, wie versprochen,
die histologischen Veränderungen im ZNS dargetan, zweitens konnten wir selber
bei einigen Fällen keine morphologischen Veränderungen im ZNS finden, die
die klinischen Befunde erklärt hätten, und drittens werden die beiden erwähnten
menschlichen Leiden bei Tieren nie gefunden werden, da sie auf Läsionen der
Pyramidenbahnen beruhen und eben diese langen cortico-spinalen Bahnen den
Tieren fehlen, wie wir S. 17 ff. ausgeführt haben. In einer neueren Arbeit berichtet
WAGNER, daß er beim Stelzfuß des Rindes (spastische Parese der Nachhand)
keine Veränderungen im ZNS gefunden habe und der Sitz der Erkrankung wohl
in der Muskulatur zu suchen sei.

Myotonie der Ziegen. Um die von KOLB, später auch von CLARK und Mitarbeiter beschriebenen *Fainting goats* oder die *Myotonie der Ziegen* ist es still
geworden. Etwas voreilig wollte man sie der *Myotonia congenita Thomsen* des
Menschen gleichsetzen. Beim Aufstehen zeigten die Ziegen für einige Sekunden
ein Unvermögen sich zu bewegen und eine Art Rigidität. Durch Perkussion ließ
sich die myotonische Reaktion nachweisen. Elektrische Untersuchungen wurden
scheinbar nicht gemacht. Histologisch sollen weder in den Muskeln noch im
Nervensystem Veränderungen gefunden worden sein.

Bei fünf schottischen Terriern haben KLARENBEEK und Mitarbeiter Störungen beobachtet, die ebenfalls an die THOMSENsche Krankheit oder an die myotonische Dystrophie erinnerten. Während des Laufens trat bei diesen Terrierhunden eine Steifheit der Muskulatur auf, die das Weitergehen verhinderte. Die Tiere blieben sonst völlig gesund. Wegen des doch abweichenden klinischen Bildes und nicht entsprechenden elektrischen Befunden wird aber eine Identität mit den obigen humanen Erkrankungen abgelehnt und eher das Bild der Dezerebrationsstarre zum Vergleich herangezogen. Eine Rassendegeneration soll nicht ausgeschlossen sein. Statt der vielen Vermutungen wären pathologisch-anatomische oder genetische Untersuchungen wissenschaftlich besser gewesen.

Als **Myopathie primitive progressive** beschreiben BALL-LOMBARD die zunehmende Schwäche und Muskelatrophie bei einer Hündin und möchten sie der juvenilen Form Leyden-Moebius der Dystrophia musculorum progressiva gleichsetzen, wie uns scheint, bei zu wenig eingehender Untersuchung und nur an *einem* Tier. Für den Menschen stammt eine sorgfältige Darstellung genetisch-klinischer Art über die Dystrophia musculorum progressiva mit Sippenforschung von BECKER.

Wenn INNES angibt, bei einem Hund eine progressive Muskeldystrophie pseudo-

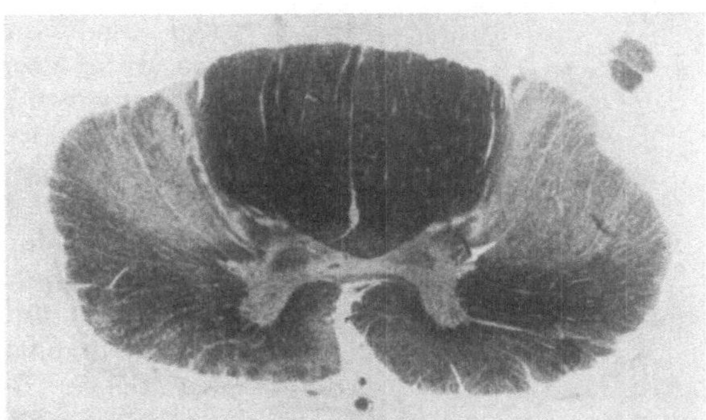

Abb. 180. Mensch. Amyotrophische Lateralsklerose. Markscheidenausfälle in den Pyramidenbahnarealen des Rückenmarks

hypertrophischer Art beobachtet zu haben, so darf auch hier nicht unbesehen eine Homologisierung gewagt werden. Über Befunde am ZNS wird in diesem Fall nichts gesagt, und es bestanden gleichzeitig ein bilateraler Katarakt und Hodenatrophie. INNES meint, daß eventuell eine Kombination mit der FRÖHLICHschen Krankheit bestanden habe. Die histologische Untersuchung der Muskeln beim Hund soll das charakteristische Bild für die progressive Muskeldystrophie ergeben haben. Dieses besteht beim Menschen in einer mehr oder weniger starken fischfleischartigen Verfärbung. Die Muskelzellen sind an Volumen reduziert, oft bis zu leeren Sarkolemmschläuchen, auch können sie vakuolisiert und fragmentiert sein. Es gehen nie alle Myofibrillen in ihnen zugrunde. Sekundär kommt es zu einer Binde- und Fettgewebswucherung bis zur Pseudohypertrophie.

Neben den bisher nur kurz gestreiften heredodegenerativen und idiopathischen Muskelerkrankungen gibt es noch eine Muskelpathologie, um die sich die Neurologie nach den Worten von VAN BOGAERT (1954) noch wenig gekümmert hat. Man hätte die Muskulatur bisher so behandelt, wie wenn ihre einzige Funktion wäre, sich zusammenzuziehen. Man beginne zu ahnen, daß der Muskel ein sehr komplexes Gewebe wäre mit einem komplizierten Stoffwechsel, mit nichts weniger als einfachen Beziehungen zum Nerven und mit einem Bindegewebe, das eigenen Gesetzen gehorche und vor allem endokrinen Einflüssen unterworfen sei. VAN BOGAERT-RADERMECKER weisen in diesem Zusammenhang unter anderem auf die akute und chronische Polymyositis, die Myositis nodosa, die Sklerodermie und die Dermatomyositis hin. Neben der Histopathologie sollen bei diesen „Kollagenkrankheiten" Stoffwechseluntersuchungen zur Klärung weiterhelfen. Eine von BOSANQUET und Mitarbeitern beschriebene Myopathie bei Schafen in England wird zur Traberkrankheit, der Dermatomyositis und zu Muskeldystrophien in Beziehung gesetzt, allerdings nicht unwidersprochen.

Trotzdem die Muskulatur, das Fleisch, der Nutztiere eines unserer Hauptnahrungsmittel ist, bleibt auch in der Veterinärmedizin die Muskelpathologie ein noch weitgehend neu zu bestellendes Gebiet. Bekannt sind natürlich auch bei Tieren Muskelatrophien im Verlauf der Senilität, bei Kachexien, bei Läsionen des Nervensystems und des Skeletes. Es scheint, daß wenigstens bei Haustieren, wo man gute Beobachtungen hat, sich ziemlich rasch Inaktivitätsatrophien einstellen. Die in Abb. 181 dargestellte Atrophie bei einem Hund ist teils neural bei Myelitis, teils durch Inaktivität bedingt. Bei den Avitaminosen, besonders bei der E-Avitaminose, wurde bereits auf Muskeldystrophien verwiesen.

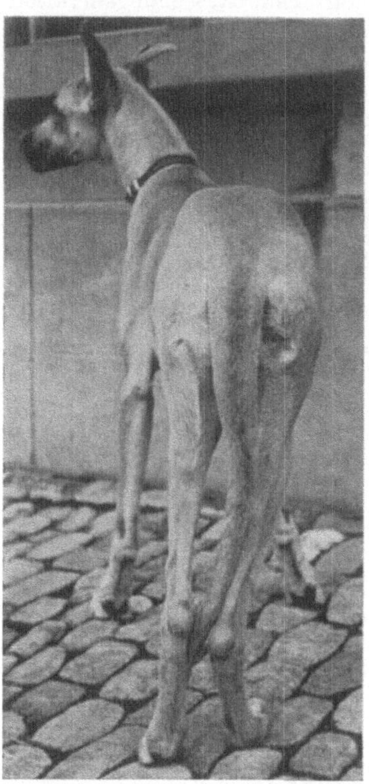

Abb. 181. Hund mit Myelitis und Parese der Hinterbeine. Muskelatrophie der linken Gefäß- und Oberschenkelgegend

Anschließend folgen noch einige Muskelerkrankungen bei Tieren, die von allgemein-, speziell aber auch von neuropathologischem Interesse sind. Auffallende angeborene *Hypertrophien einzelner Muskeln* werden vor allem bei Rindern beobachtet, die als „Doppellender" oder „double-muscled" bekannt sind. KIDWELL und Mitarbeiter haben dabei einen inkompletten recessiven Erbgang nachgewiesen. Befallen sind die Lenden-, Oberschenkel- und Schultermuskeln. Doppellender sollen auch beim Schaf vorkommen. *Pseudohypertrophien* werden gelegentlich beim Rind und Schwein angetroffen. Das Fett- und interstitielle Bindegewebe sind gewuchert. In einem Fall von Pseudohypertrophia lipomatosa bei einem Stier mit symmetrischem Befallensein der Oberschenkelmuskulatur glaubt PÉRUSSET die Ursache in einer Aplasie der Arteria femoralis profunda gefunden zu haben. MACKENZIE vermutet bei Riesenwuchs des Musculus glutaeus medius bei einem Schwein eine embryonale Dystrophie.

Fast nur in der deutschen Literatur finden sich Angaben über das „*Weiße Fleisch*" (Fisch- oder Hühnerfleisch). Bei der Schlachtung von Kälbern, Jungrindern, Schweinen und Schafen zeigen zuweilen einzelne Muskeln oder fast die ganze Muskulatur den durch den Namen gekennzeichneten Zustand. Es soll sich um eine primär hyaline Degeneration mit sekundär entzündlicher Reaktion handeln. Ätiologisch wird an Pigmentanomalien, eventuell in Zusammenhang mit Myoglobinurie gedacht, auf Grund einer C-Avitaminose. Diese Alteration hat Ähnlichkeiten zu der in Amerika und England auftretenden „Stiff lamb disease", die aber wahrscheinlich eine E-Avitaminose ist. Man vergleiche den Abschnitt S. 82.

Auf eine *Myosite atrophique progressive des masticateurs* beim Hund machten HÉBRANT-LIÉGEOIS aufmerksam, ohne sie mit einer Myopathie des Menschen oder anderer Tiere in Übereinstimmung bringen zu wollen. Später haben ROBIN-BRION zehn ähnliche Fälle beschrieben, wobei sie eine rheumatische Erkrankung für möglich erachten. Sie fanden sie nur bei kurzschnauzigen Rassen.

Eine **Myositis eosinophilica chronica** kommt beim Rind, Schwein und Hund (Kaumuskeln) vor. Nur einzelne Muskeln oder ganze Muskelgruppen sind befallen. Nicht entschieden ist die Frage, ob der Zerfall des Parenchyms primär und die Invasion der Eosinophilen sekundär ist, auch nicht, ob der Entzündungsprozeß durch Sarkosporidienbefall verursacht wird, was allerdings wenig wahrscheinlich ist.

Der menschlichen Myolysis haemoglobinurica vergleichbare Störungen finden sich in 2 Formen beim Pferd, als *Myoglobinaemia paralytica* und als *Myo-*

globinuria enzootica. Bei beiden Formen tritt Myoglobinurie auf, die erste ist mehr akut unter Befallensein der Lenden- und Kruppenmuskulatur, die zweite ist eher schleichend und befällt vorwiegend die Kau- und Schlingmuskulatur (BEIJERS).

Die enzootische Myoglobinurie wurde von RITTERSHAUS bei einem Zebra beschrieben. Diese war nach Überanstrengung und Durchnässung aufgetreten und hatte zu einer hyalin-scholligen Degeneration in der Glutäalmuskulatur geführt. Bei der im Kurischen Haff bekannten *Haffkrankheit* ist die Myoglobinurie ebenfalls ein klinisches Hauptzeichen. Menschen, Säuger und Seevögel erkranken nach dem Genuß von Fischen, die wahrscheinlich durch Abwässer vergiftet sind.

Bei dem **ROECKLschen Granulom des Rindes** (knotige Muskelnekrose) handelt es sich um rundliche oder abgeplattete, oft hintereinander angeordnete Knoten

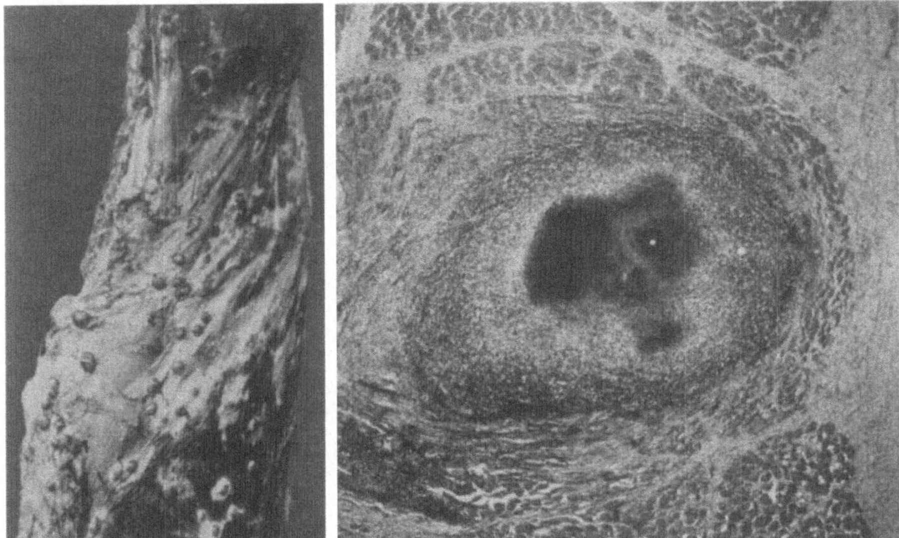

Abb. 182. Rind. ROECKLsches Granulom. Links: makroskopisch, Aufsicht auf die abgehäutete Rückenpartie. Rechts: histologisches Bild eines granulomatösen Knötchens mit zentraler Nekrose und beginnender Verkalkung in der geschädigten Muskulatur. HE, mittlere Vergr.

im subcutanen Bindegewebe und in der Muskulatur, wobei die Schwanzmuskulatur ein Lieblingssitz ist. Histologisch weisen sie das Bild von tuberkulösen Veränderungen auf (multiple kleine Abscesse mit fibröser, leuko-lymphocytär infiltrierter Kapsel oder aber Knötchen aus Granulationsgewebe mit zentraler Koagulationsnekrose und Riesenzellen vom LANGHANSschen Typus), ohne daß die spezifisch tuberkulöse Erkrankung erhärtet werden konnte (BENOIT-DAPPLES). Die Abb. 182 bietet einen Beleg für diese Veränderungen. Man darf sich mit Recht fragen, ob hier nicht eine Parallelerkrankung zum Besnier-Boeck des Menschen vorliegt. Weiteres darüber bei den Entzündungen S. 129 und den Pseudotumoren S. 332.

Es ist möglich, daß bei der von SAXER beschriebenen, durch Diplokokken verursachten, *infektiösen Muskelerkrankung* bei Kälbern und Rindern eine der menschlichen Polymyositis acuta ähnliche Erkrankung vorliegt. Wenn aber der Verfasser den sog. Zitterkrampf der Kälber (s. S. 211) mit in diese Erkrankung einbezieht, so müssen wir an Hand eigener Fälle von Zitterkrampf eine ablehnende Stellung beziehen. Muskelläsionen durch das Coxsackie-Virus (beim Menschen als epidemische Myalgie, Pleurodynie und Bornholmer Krankheit bekannt) sind bisher bei Tieren nicht nachgewiesen. Es vermutet aber INNES (1952) diese Ätiologie bei einem Hund mit Mononeuroradiculitis subacuta lymphocytaria.

Die Trichinenkrankheit (Trichinose, Trichinellose) besteht im wesentlichen aus einem durch ausgereifte Trichinellen (Darmtrichinelle) angeregten Darmkatarrh und einer durch junge Trichinen (Muskeltrichinelle) veranlaßten Muskelentzündung. Muskeltrichinen finden sich bei den verschiedensten Tiergattungen, so besonders bei Schweinen, Hunden, Katzen, Mäusen, Ratten und rattenfressenden Tieren. Nach BUNDESEN sollen 16% der fleischessenden Bevölkerung in den USA in irgendeiner Form von Trichinen befallen sein! Wegen der oft uncharakteristischen Symptome soll die menschliche Trichinose zu wenig erkannt werden. Ein geeignetes Wirtstier infiziert sich durch Aufnahme von Muskeltrichinellen mit trichinösem Fleisch.

Die Muskeltrichinellen werden im Magen frei, gelangen in den Dünndarm und werden geschlechtsreif. Die begatteten Weibchen bohren sich in die Darmwand ein. Hier gebären sie schubweise Jungtrichinellen, die sich mit dem Lymphstrom über den Ductus thoracicus in die Blutbahn tragen lassen. Mit dem Blutstrom gelangen sie zu den Organen des Körpers, wo sie sich jedoch nur in den quergestreiften Skeletmuskeln weiterentwickeln. Die Larven kapseln sich hier ein und können verkalken. Muskelschmerzen und Schwäche sind die klinischen Zeichen. Vor der Abkapselung soll sich um die Larven in den Muskeln ein basophiler Hof, dann eine hyaline Kapsel bilden. Um absterbende Trichinellen sammeln sich Fremdkörperriesenzellen. Der Trichinellenzerfall soll beim Menschen viel stärker als beim Tier sein, weshalb bei ihm auch heftigere Wirkung durch freiwerdende Stoffe eintritt (NEVINNY). In anderen Organen, speziell im ZNS degenerieren die Parasiten unter

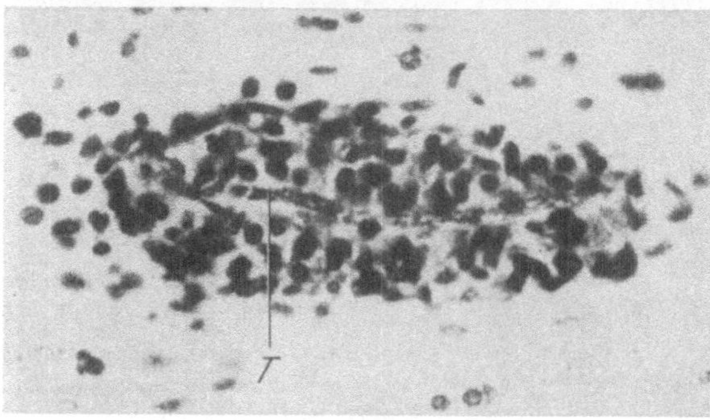

Abb. 183. Oben: Schwein. Trichinella spiralis in Skeletmuskel. Aufnahme mit Zirkularpolarisator. Unten: Mensch; Hirntrichinosis. Entzündliche Antwort auf Trichinenlarve *T*. (Nach HASSIN und DIAMOND aus Dublin 1954)

starker Reaktion des umgebenden Gewebes. Beim Menschen kann es zum Bild der Meningoencephalitis kommen. Im Liquor sind schon Jungtrichinellen nachgewiesen worden.

An Gehirnveränderungen bei menschlicher Trichinosis beschreiben GAMPER-GRUBER die folgenden: Hyperämie, Ödem und entzündliche Zellinfiltrate in den Meningen, Rindenverödungsherde im Großhirn, subcorticale Erweichungen mit reaktiven Granulomen, Thrombosierung kleiner Gefäße, Verfettung und Lipoidspeicherung in Ganglienzellen, Gliazellen und Gefäßendothelien, Wucherung der faserbildenden Glia im Cortex (s. auch VOLLAND). Ein gliöses Knötchen als reaktive Erscheinung auf Trichinellenauswanderung zeigt die Abb. 183. Die Veränderungen im Gehirnparenchym sind das Resultat von Fremdkörperreaktion auf den Parasiten, von nekrotisierender Wirkung desselben und von toxischen Substanzen, die bei seinem Absterben entstehen. Über Trichinellenbefall des ZNS bei Tieren ist uns nichts bekannt.

VII. Neurovegetative Störungen

Bei Mensch und Tier greift das vegetative Nervensystem mit seinen weitestgehenden Verflechtungen und Durchdringungen in die Funktionen aller Organe ein, hat man es dabei doch mit den sog. Lebensnerven (L. R. MÜLLER) zu tun.

Damit ist auch gegeben, daß sich die verschiedensten *human-* und *veterinär-medizinischen* Disziplinen damit zu beschäftigen haben. Die Wichtigkeit und Verselbständigung der Erforschung des vegetativen Nervensystems geht noch daraus hervor, daß eine spezielle Fachzeitschrift, die Acta neurovegetativa, besteht und kürzlich eine „Internationale Gesellschaft für neurovegetative Forschung" gegründet wurde (CORONINI, STURM, BIRKMAYER).

Für unsere Darstellung kommen aus dem für den Einzelnen nicht mehr überschaubaren Gebiet nur einige allgemeine Grundlagen und die Nennung von vergleichend bedeutungsvollen Erkrankungen in Frage.

Aus der *Phylogenese* sei angeführt, daß schon die Wirbellosen ein autonomes Nervensystem besitzen, wenigstens frontal und abdominal, das sich dem kranialen und sacralen parasympathischen System der Wirbeltiere vergleichen läßt. Der Nervus medianus der Insekten wird als sympathischer Nerv angesehen. Unter den Arthropoden haben die Dekapoden schon ein doppelt innerviertes Herz, vergleichbar der para- und orthosympathischen Innervation bei Wirbeltieren (KAPPERS).

Anatomisches. Die in den letzten Jahren stark vorwärtsgetriebene anatomische Forschung konnte noch nicht endgültig entscheiden, ob das vegetative Nervensystem ektodermalen oder mesodermalen Ursprungs ist, ob es sich dabei um ein Neuronensystem (Kontiguitätstheorie) oder um eine syncytiale Anlage (Kontinuitätstheorie) handelt (CAJAL und seine Schule contra APÁTHY, BETHE u. a.). Über die Leistungen kann die Anatomie nichts Entscheidendes aussagen. Die neueste Forschung stützt sich besonders auf die Arbeiten von FEYRTER, JABANERO, STÖHR jr., WEBER. Das autonome Nervensystem ist jener Teil des Nervensystems, das die glatte Muskulatur, den Herzmuskel und die Drüsen innerviert. Als höchste übergeordnete Stätte ist das Zwischenhirn (Diencephalon) zu betrachten und hierin vor allem die hypothalamische Region. Da auch die Kerne des extrapyramidalen Systems (Pallidum, Corpus Luysi, Zona incerta, Nucleus campi Foreli) zum Zwischenhirn gehören, ergeben sich nahe Beziehungen zu Störungen, die bei den Hyper- und Dyskinesien abgehandelt wurden. Aus einer Ausstülpung des Zwischenhirnbodens entwickelt sich die Neurohypophyse, die mit dem Hypophysenstiel und dem Infundibulum ein strukturell einheitliches Organ, die Pars neuralis hypophyseos, bildet. Damit ist die anatomische Verbindung des Zwischenhirns mit der wohl wichtigsten innersekretorischen Drüse, mit der Hypophyse, gegeben. Dies läßt uns die Koppelung des Vegetativum mit dem Endokrinium erkennen oder das „Schaltwerk des Lebens", mit den Worten von BIRKMAYER. Gewisse, von uns vorausgehend als dysglanduläre besprochene Funktionsstörungen könnten ebensogut hier abgehandelt werden. Man soll sich also stets vor Augen halten, daß mehr oder weniger ausgesprochen vegetative Störungen mit psychischen, extrapyramidalen und endokrinen vermischt sein und mithin ebensogut von diesen jeweiligen Blickpunkten aus beschrieben werden können.

Nachdem in der Psychiatrie und Psychopathologie jahrzehntelang die Hirnrinde als Primum movens auch für seelische Reaktionen (Freude, Lust, Trauer, Angst, Triebe, Persönlichkeitsstruktur beim Menschen und deren Störungen) angesehen wurde, ist sie zugunsten tieferer Schichten, des Zwischenhirns und des Hirnstamms, „entthront" worden. Es hat denn auch die vergleichende Psychopathologie von Mensch und Tier (FRAUCHIGER) ihr Augenmerk besonders diesen Hirnpartien zuzuwenden. Aus der einheitlichen Verankerung von Vegetativum und Psyche ergibt sich die wohlbekannte Erscheinung, daß vegetative stets mehr oder weniger mit psychischen Störungen vermengt sind und umgekehrt. Periodische Abläufe bei Psychosen (manisch-depressives Irresein) oder Drangphänomene wie Dipsomanie und Poriomanie etwa nach Encephalitis lethargica haben daran denken lassen, daß die Stammganglien eine zentrale Leitstätte für rhythmisches Geschehen seien. Überhaupt scheint das vegetative Nervensystem Träger und Gestalter des *Rhythmus* zu sein (Rhythmen bei Drüsen und Kreislauf, Periodizitäten bei Temperatur, Schmerz-, Stoffwechselschwankungen). Weniger als beim Menschen, oder kaum, werden bei Tieren die Diagnosen vegetative Dystonie oder Diencephalose gestellt.

Die bahnbrechenden elektrophysiologischen Untersuchungen von W. R. Hess über das Zwischenhirn bei Katzen haben unsere Kenntnisse über die Funktionen dieser Gebiete bereichert. Es bleibt noch zu erfahren, ob, was für die Katze gilt, auch für andere Tiere und den Menschen schlüssig ist. Die zugrunde liegenden anatomischen Ergebnisse am Hirnstamm der Katze sind von Monnier (1941) zusammengefaßt worden.

Wenn bisher vom peripheren vegetativen Nervensystem und vom Zwischenhirn die Rede war, so sollen für anatomische und pathologisch-anatomische Untersuchungen ihre übrigen „Stätten" nicht vergessen werden: im Rückenmark das Seitenhorn (Columnae intermedio-laterales), die Clarkesche Säule und die Substantia gelatinosa Rolandi (Laruelle-Reumont).

Das vegetative Nervensystem wirkt somit allein (autonom) oder ist doch wesentlich beteiligt bei folgenden Funktionen und Störungen: des Stoffwechsels (Trophik), des Kreislaufs, der Atmung, der Verdauung, des Genitalapparates, der Haut. Mehr topographisch gesprochen lassen sich mit Spiegel einzelne Funktionen in gewisse „Zentren" „lokalisieren": Der Stoffwechsel (Dystrophien), die Schlaf-Wachregulation, die Durchblutung ins Zwischenhirn, die Lichtreflexe (Argyll-Robertsonsches Zeichen) ins Mittelhirn, die Speichel-, Tränen-, Schweißsekretion und der Stoffwechsel in die Medulla oblongata.

Noch andere Disziplinen der Human- und Veterinärmedizin haben sich mit dem vegetativen Nervensystem zu beschäftigen, so die *Immunitäts-* und *Allergieforschung.* Das Einbeziehen neurovegetativer Funktionen in die Infektionslehre wird von Schwartz als neue Richtung vorgezeichnet, und Frei hat für die Tierpathologie ähnliche Wege beschritten. Nach Gozzano müssen bei den Beziehungen von Allergie und Nervensystem 4 Gesichtspunkte in Betracht gezogen werden: Beteiligung und Einfluß des Nervensystems auf den Mechanismus der allergischen Erscheinung, Wirkung der Allergie auf das Nervensystem, die Bildung von Antikörpern durch das Nervensystem und das Nervensystem als Antigen.

Der Schmerz. Eine wichtige Erscheinung, die mit dem vegetativen Nervensystem zusammenhängt, haben wir bisher nicht erwähnt, nämlich den Schmerz. Ein ganzes Neurovegetatives Symposion war 1952 in Salzburg dem „Schmerz und seiner Bekämpfung" gewidmet [Acta neurovegetativa Bd. 7, H. 1—4 (1953)]. Schon die Tatsache, daß viele Kenntnisse über die Anatomie der Schmerzleitungsbahnen im Tierexperiment studiert wurden, läßt die Folgerung zu, auch bei Tieren von Schmerzreaktionen und Schmerzempfindungen zu reden. Eine solche Erkenntnis bedurfte allerdings nicht dieses Umweges, denn seit alters her lehrt der Umgang mit Tieren, daß auch sie Schmerzen haben können, was man sich unter anderem bei der klinischen Untersuchung zunutze macht (hyperalgetische Zone). Bei Mensch und Tier werden wir darüber belehrt durch vegetative Veränderungen am Auge (Pupillen), am Herzen (Pulsveränderungen), an der Motorik und durch Schmerzlaute, beim Menschen überdies noch durch nennende Bezeichnungen. Über die subjektiven Empfindungen, über das Erleben des Schmerzes wissen wir bei Tieren nichts.

„Mag der Schmerz als eine Urbedingtheit des Lebens, ihm unabweichbar verbunden (Schopenhauer) oder eine überflüssige Plage der Menschheit (Leriche), ein sinnvoller, naturnotwendiger Warner (Sauerbruch) oder ein Hüter und Wächter von Gesundheit und Leben (Förster) betrachtet werden, immer ist er ein Phänomen, in dem sich die allem Lebendigen eigentümliche ‚Verschränktheit' (Goethe) von Struktur und Funktion ganz besonders sinnfällig spiegelt" (Clara 1953). Von allen Definitionen können für unsere vergleichende Stellungnahme nur diejenigen Geltung haben, die Mensch und Tier in sich schließen.

Einige Autoren, besonders angloamerikanische, wollen dem vegetativen Nervensystem nur eine efferente Leitungsrichtung zuerkennen, womit dieses System für die Aufnahme und Weiterleitung von Schmerzen nicht in Betracht käme. Im oben erwähnten Symposion hat sich Clara, nach Anführung von wahrscheinlich afferenten vegetativen Bahnen, dahingehend vorsichtig geäußert: „...ist die Frage der Zuordnung der vegetativen afferenten Fasern letzlich eine Frage der Definition, die aber in Anbetracht der innigen morphologischen und funktionellen Verknüpfung der somatischen (oikotropen) und vegetativen (idiotropen) Anteile des Nervensystems kaum völlig eindeutig gegeben werden kann." Es ist seit langem bekannt, daß die schmerzleitenden Fasern in den dorsalen Wurzeln der Spinalnerven ins Rückenmark eintreten. Doch soll der Schluß berechtigt sein, ,,daß auch in den ventralen Wurzeln afferente Fasern verlaufen, die zum größten Teil wohl vegetativer Natur sein dürften''. Da in der Aufnahme und Organisation des Schmerzes der Thalamus eine bedeutende Rolle spielt, werden selbst am Menschen durch Elektrokoagulation Ausschaltungsoperationen gemacht (MONNIER). Die Anatomie lehrt, daß beim Menschen die Hauptbahn für die Schmerzempfindungen im lateralen Vorderseitenstrang des Rückenmarks als Tractus spinothalamicus zieht. Es scheint nicht ganz sicher zu sein, daß unsere Haustiere einen entsprechenden Tractus haben '' ... it is interesting to note that only man and primates have a direct spino-thalamic tract'' (GLEES 1953). Wir fügen dem bei, daß damit eine andere lange Bahn für die Tiere mit Ausschluß der Primaten in Zweifel gezogen wird, diesmal eine zentripetale, während wir die zentrifugale, corticospinale Pyramidenbahn für nicht existierend erachten bei Tieren (s. S. 17ff.).

Pathologie vegetativer Ganglien. Da die Struktur und die Funktionen des autonomen Systems noch nicht völlig bekannt sind, sind auch die klinischen Symptome ungenügend erfaßt und nur wenige klar herausgeschält worden. Es liegt nicht in den Intentionen dieses Buches alles anzugeben, was an neurovegetativen Erscheinungsformen in den humanmedizinischen Lehrbüchern aufgeführt ist. Vielmehr soll vorerst an Hand der ausgezeichneten Arbeit von KÖHLER (1952) über den Stand dieses Wissens bei den Haussäugetieren berichtet werden, um anschließend einige Erkrankungsformen darzustellen.

An einem Material von 124 Tieren hat KÖHLER (Pathologisches Institut der Tierärztlichen Hochschule Hannover) verschiedene vegetative Ganglien mit den heutigen Techniken untersucht.

,,Wenn man zu der Frage, ob Beziehungen zwischen pathologischen Veränderungen an sympathischen Ganglien und stattgehabten Erkrankungen bestehen, Stellung nehmen soll, so sei darauf hingewiesen, daß es entgegen den Erwartungen keine Veränderungen an vegetativen Ganglien gibt, die als pathognostisch für bestimmte Krankheiten gelten könnten. Alle beschriebenen Veränderungen sind einzeln und in der Gesamtheit unspezifisch.'' Gemeint sind: Vacuolenbildung, Schrumpfung von Ganglienzellen, Ablagerung von hyalinen Substanzen und von Pigmenten, Kernveränderungen und Mehrkernigkeit, Faserkörbe, Fortsatzgestrüpp, Endplättchenverflüssigung, Fensterung, Wucherung der Hüllzellen u. a. Trotz der Unspezifität der gefundenen Veränderungen ist auch KÖHLER dafür, dem vegetativen Nervensystem einen selbständigen Platz in der pathologischen Anatomie einzureihen. Er gibt der Meinung Ausdruck, daß die Untersuchung bei Tieren bessere Beurteilungsmöglichkeiten biete als beim Menschen, da bei ihnen allgemeine Schädigungen etwa durch Alkohol, Nicotin und schwere seelische Belastungen wegfallen, was nicht heißt, daß nicht auch Angst, Niedergeschlagenheit usw. bei Tieren vorkommen.

,,Überprüft man die Untersuchungsergebnisse hinsichtlich ihrer Beziehungen zum *Alter*, so läßt sich ganz eindeutig feststellen, daß zwar mit zunehmendem Alter im großen und ganzen eine Zunahme der Quantität (und teilweise auch Qualität) der gefundenen Veränderungen erfolgt, aber — und das scheint mir außerordentlich wichtig zu sein — diese Zunahme geht keineswegs mit dem Alterungsprozeß vor sich'' (KÖHLER). Das heißt, daß noch andere Einflüsse als nur das Altern auf die Veränderungen an Ganglienzellen einen Einfluß haben. GODINA meint, daß die durch das Alter bedingten Umwandlungen beim Haustier weniger ausgesprochen wären als beim Menschen, beim Rind aber viel bedeutender als bei kleinen Wiederkäuern und beim Pferd. KÖPPS kommt nach Untersuchungen an den Gg. nodosa und stellata des Hundes sogar zu der Feststellung, daß an den Ganglienzellen der gesunden Tiere alle Veränderungen zu finden waren, die als nicht normal-histologisch gelten.

Unter den Erkrankungen bei Tieren mit vermutlich maßgeblicher Mitbeteiligung des vegetativen Nervensystems erinnert KÖHLER an einen Teil der Koliken beim Pferd, an den Herztod der Schweine (heute auch als Nebennierenerkrankung angesehen), an bestimmte Formen der Sterilität bei Rind und Pferd, an die Herzdilatation des Hundes, die sog. Teleangiektasie des Rindes. Der Autor meint nun nicht, daß diese Krankheiten unbedingt auf neurovegetativen Störungen beruhten, sondern nur Hinweise für zukünftige Forschungen seien. Ein vorzügliches Untersuchungsobjekt bildeten die Veränderungen an den Ganglien

bei der Fremdkörperperitonitis der Rinder. Bei der klinischen Diagnostik hilft
dabei gelegentlich die von KALCHSCHMIDT empfohlene Bestimmung einer HEAD-
schen hyperalgetischen Zone, die je nach Rassen verschieden leicht oder schwer
ausführbar ist. An Hand seiner Untersuchungen kommt KÖHLER zum Schluß,
„daß die Veränderungen an den vegetativen Ganglien Antworten auf gesetzte
Reize und somit sekundärer Natur sind. — Das schließt natürlich nicht aus,
daß möglicherweise auch primäre Erkrankungen des vegetativen Nervensystems
vorkommen können, die sekundäre Organveränderungen nach sich ziehen. —
Man muß sich darüber klar sein, daß es mit ganz wenigen Ausnahmen keinen
Krankheitsprozeß gibt, der bestimmte, charakteristische Veränderungen der
sympathischen Ganglien veranlaßt. — Man kann daher auch niemals aus den

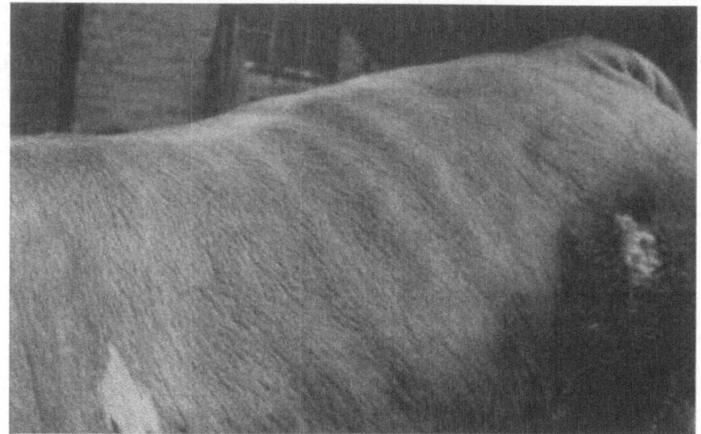

Abb. 184. Stier. Vorübergehende segmentäre Hautschwellungen bei Eiweißüberfütterung

gefundenen Veränderungen auf die Art der Erkrankung schließen, an der das
betreffende Individuum gelitten hat bzw. gestorben ist." Diese negativen Befunde bisheriger Bemühungen um die Deutung der pathologischen Veränderungen am vegetativen Nervensystem sollen nicht Resignation, sondern vielmehr
neuen Ansporn bedeuten.

Über Zwei- und Mehrkernigkeit sympathischer Ganglienzellen ist oft diskutiert worden,
was angibt, daß darüber keine einheitliche oder gar sichere Auffassung besteht. Wahrscheinlich bedeutet sie eine gestörte Zellfunktion. Nur bei den Nagern soll Mehrkernigkeit normal
sein. Auch dieser Frage ist KÖHLER speziell nachgegangen. Bei der Durchmusterung von
über 600 Ganglien von 120 Haustieren fand er nur in 2 Fällen und zwar bei sehr alten Tieren
(18jähriger Hund, 24jährige Wisentkuh) mehrere zweikernige Ganglienzellen und überdies
noch Amitosen, welch letztere als Ausdruck funktioneller Minderwertigkeit der betreffenden
Ganglienzelle angesehen werden.

Es folgen nun, in mehr aufzählender Weise, einige Zustände, denen oft keine
morphologisch faßbaren Veränderungen zugrunde liegen, die aber in vergleichender Betrachtung ein gewisses Interesse verdienen.

Mehr von der Seite der psychischen Störungen her wäre das „Aufziehen der
Milch" bei Kühen zu erwähnen, das als *Angioneurose* aufgefaßt wird. Aus ver-
schiedenen Ursachen kann mitten im Melkakt der Milchstrom unterbrochen
werden. Dies tritt besonders bei empfindlichen oder vegetativ leicht erregbaren
Tieren auf. Durch Stauung kommt es zu einem abnormen Füllungszustand der
Zitzenvenen. Auf Grund einer sympathisch neurotischen Störung entsteht eine
abnorme Kontraktion der glatten Muskulatur in den Zitzen. Wenn damit dem
Phänomen des „Nicht-Herablassens der Milch" gedacht wurde, so kann umgekehrt

auch der Mechanismus des „Herablassens" studiert werden. Nach der Methode von W. R. HESS hat dies ANDERSSON mit Elektroden im Hypothalamus bei Ziegen und Schafen gemacht und mit elektrischer Reizung einen Effekt auf die Milchabgabe bewirkt.

Obschon verschiedentlich auf Zwischenhirnerkrankungen eingegangen wurde, so erwähnen wir hier doch noch eine spezielle Diencephalose, nämlich den *Diabetes insipidus*. Bei Hund, Pferd und Katze sind wenige Fälle beschrieben. Ein gut untersuchter Hundefall ist der von POLLOCK mit Polydipsie und Polyurie und pathologisch-anatomisch mit einer Mamma-Adenocarcinommetastase im Hypothalamus. Man vergleiche auch den Abschnitt über die Hypophyse. Wer ausführlich über die menschlichen Verhältnisse orientiert sein will, greife zur „Pathologie des Stammhirns" von VEIL-STURM.

Die Hemiatrophia faciei (ROMBERG) mit Atrophie der Haut, des Bindegewebes, der Muskeln und der Knochen einer Gesichtsseite ist eine auch beim Menschen pathogenetisch nicht sicher geklärte Erkrankung. Meist soll sich der Schwund auf das Ausbreitungsgebiet des Trigeminus beschränken. Ähnliche Beobachtungen müssen bei Tieren äußerst selten gemacht worden sein. Wir haben nur 2 Literaturangaben gefunden. GRATIA beschrieb eine „Hémiatrophie faciale" bei einem Jagdhunde, bei dem auf der gleichen Seite eine Geschwulst (Gliom oder Gliosarkom) des Ganglion Gasseri gefunden wurde, die auch Nerven der

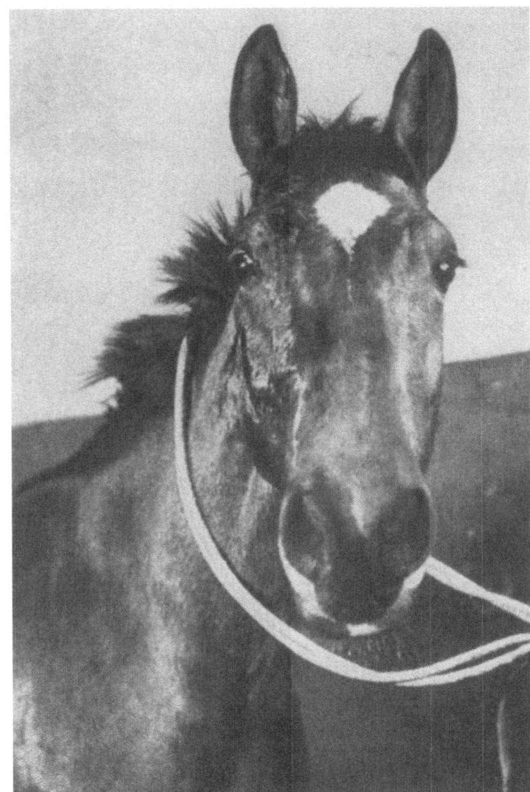

Abb. 185. Pferd „Vessada". Halbseitiges Schwitzen am Kopf und an der kranialen Halspartie, Hyperämie der Konjunktiven und Tränenfluß rechts

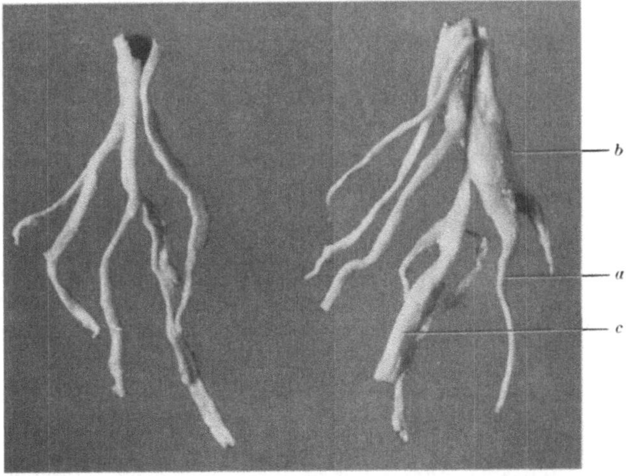

Abb. 186. Pferd „Vessada". Rechts: hintere Gehirnnerven und Halssympathicus der rechten Seite; verdickter Sympathicus (*a*) und stark vergrößertes Ganglion cervicale superius (*b*), verdickter Vagus mit Ganglion nodosum (*c*). Links: das entsprechende Präparat der linken normalen Seite

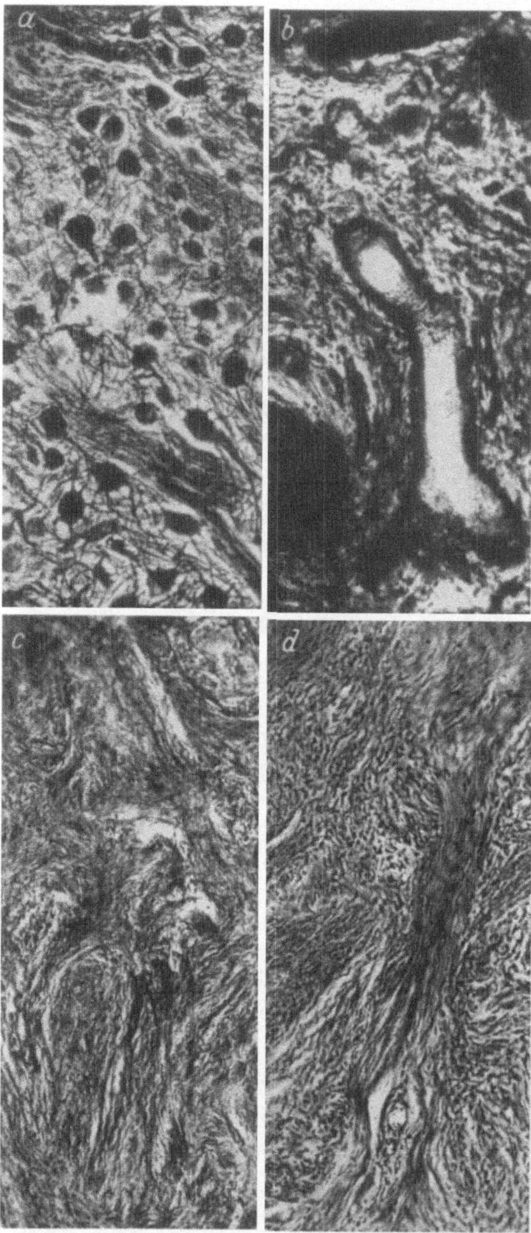

Abb. 187 a—d. Pferd „Vessada". a Ganglion cervicale craniale der linken, normalen Seite; Silberimprägnation nach FEYRTER; b, c und d gleiches Ganglion der rechten, erkrankten Seite; b Imprägnation nach FEYRTER; c Trichromfärbung, fast vollständiges Fehlen der Ganglienzellen, starke Zunahme des Bindegewebes; d Silberimprägnation nach REUMONT, erhaltene Bündel von Achsencylindern. Sämtliche Aufnahmen bei etwa 100facher Vergr.

Nachbarschaft in Mitleidenschaft gezogen hatte. Einen interessanten Hirnbefund bei einer Katze erhoben BALL-AUGER. Auffallende Atrophie der rechten Großhirn- und der Kleinhirnhemisphären mit echter parietaler Porencephalie. Auf der gegenüberliegenden Seite soll eine Hemiatrophia faciei, aber auch eine Hemiatrophie der Körperhälfte bestanden haben.

Sklerodermie. Die Hemiatrophia faciei wird auch zu den Trophoneurosen oder zu den Heredodegenerationen eingereiht, womit sie sich dem umfassenderen Gebiet der Sklerodermie einordnet. Ätiologie und Genese dieses Leidens sind beim Menschen ungeklärt. Unseres Wissens ist beim Tier noch keine sichere Sklerodermie bekannt, vermutungsweise deshalb, weil die Tiere vor Ausbildung und Erkennung des vollen Leidens zugrunde gehen oder abgetan werden. Als Vorstadien des atrophischen Prozesses wird beim Menschen ein Stadium des harten Ödems und ein induratives Stadium beschrieben. Unter den vielen ätiologischen Möglichkeiten ist auch ein pathologischer Eiweißzerfall oder ein Schwanken in der Stickstoffbilanz angeführt worden. Nun haben wir bei dem Stier der Abb. 184 eine wohl hierher gehörende Beobachtung gemacht. Nach Eiweißüberfütterung traten am Rücken segmentär angeordnete Hautschwellungen (hartes Ödem) vorübergehend auf, die an die *Sclérodermie en bandes* beim Menschen erinnerten. Zugleich ließ sich eine Überempfindlichkeit dieser Hautpartien feststellen.

Im Berner Oberland werden bei Stieren mit Eiweißüberfütterung gelegentlich ähnliche Beobachtungen gemacht, die des weiteren Studiums wert wären.

Hyperidrosis. Allgemeines und lokales *Schwitzen* aus mancherlei Ursachen ist auch bei Tieren bekannt. Da der Halssympathicus zugleich vasomotorische und

schweißsekretorische Fasern für die entsprechende Gesichtsseite führt, kommt
es bei seiner Reizung zu einer Hyperidrosis der versorgten Gebiete. Das Pferd
„Vessada" unserer Beobachtung zeigte ein genau auf die rechte Kopf- und Hals-
seite begrenztes Schwitzen, das sich bei Erregung bis zu Tropfenbildung steigern
konnte (Abb. 185). Dabei war diese Körperregion auch wärmer, aber ohne
besondere Piloreaktion. Als einziges weiteres klinisches Zeichen bestand noch
eine Ptosis am rechten Auge. Blut-, Harn- und Liquorbefunde normal. Die
histologische Untersuchung von Gehirn und Rückenmark ergab keine krank-

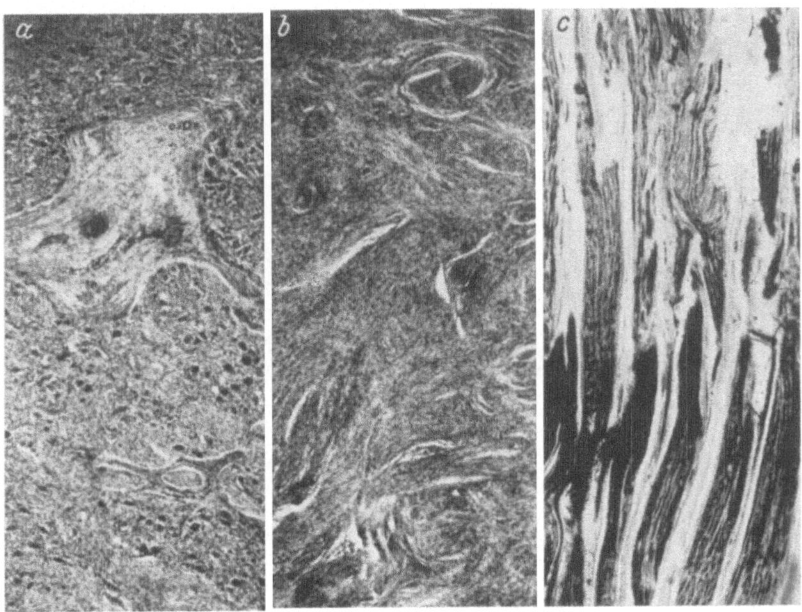

Abb. 188a—c. Pferd „Vessada". a Ganglion nodosum vagi der rechten Seite: Prozeß noch akuter und weniger
weit fortgeschritten als im Ganglion cervicale craniale; zahlreiche Ganglienzellen sind erhalten. Vermehrung
der Satelliten und zellige Infiltration; Bindegewebszubildung erst in der Umgebung der Gefäße hochgradiger.
HE, Vergr. 30fach; b und c Längsschnitte durch den Halssympathicus, wobei in der Hämalaun-Eosinfärbung (b)
die starke Bindegewebswucherung, in der Markscheidenfärbung (c) die teilweise hochgradige Entmarkung zu
erkennen sind

haften Veränderungen. Die interessanten pathologisch-anatomischen Befunde
am Halssympathicus und an den Ganglien werden in den Abb. 186—188 dargetan. Die gleichzeitig bestehende Ptosis könnte als Teilsymptom des HORNER-
BERNARDschen Symptomenkomplexes aufgefaßt werden, wobei in unserem Falle
Miosis und Enophthalmus fehlten. McGRATH gibt an, daß das HORNER-
Syndrom gelegentlich bei Hunden vorkomme, etwa bei Tumoren des vorderen
Mediastinums und des Hypothalamus oder auch des Halsmarkes. In einer Abbildung eines Hundes demonstriert er die volle Trias mit Enophthalmus, Ptosis
und Miosis. Durch Anaesthesie des Ganglion stellatum läßt sich auch beim Hund
ein Horner erzeugen (DIETZ).

Über **Dermographismus** bei Tieren haben wir nur die Angabe von PÉCUS
gefunden. Bei einem Pferd ließ sich durch Hautreizung eine derart starke Schwellung und Piloreaktion hervorrufen, daß man auf der Haut Buchstaben und
Zeichnungen anbringen konnte. Der *Herpes zoster* wird in der älteren Veterinärmedizin bei je einem Pferd und Hund erwähnt, ohne ganz sicher beglaubigt zu
sein. Das Zostervirus soll auf Tiere nicht übertragbar sein. Über andere hierher
zu zählende Erkrankungen liegen bei Tieren nur vereinzelte, unsichere oder gar

keine Beobachtungen vor, so über: Asthma bronchiale, angioneurotisches Ödem Quincke, Akrocyanose, Erythromelalgie und RAYNAUDsche Krankheit. Eine Art von Quincke-Ödem infolge fettiger Entartung im Halssympathicus bei

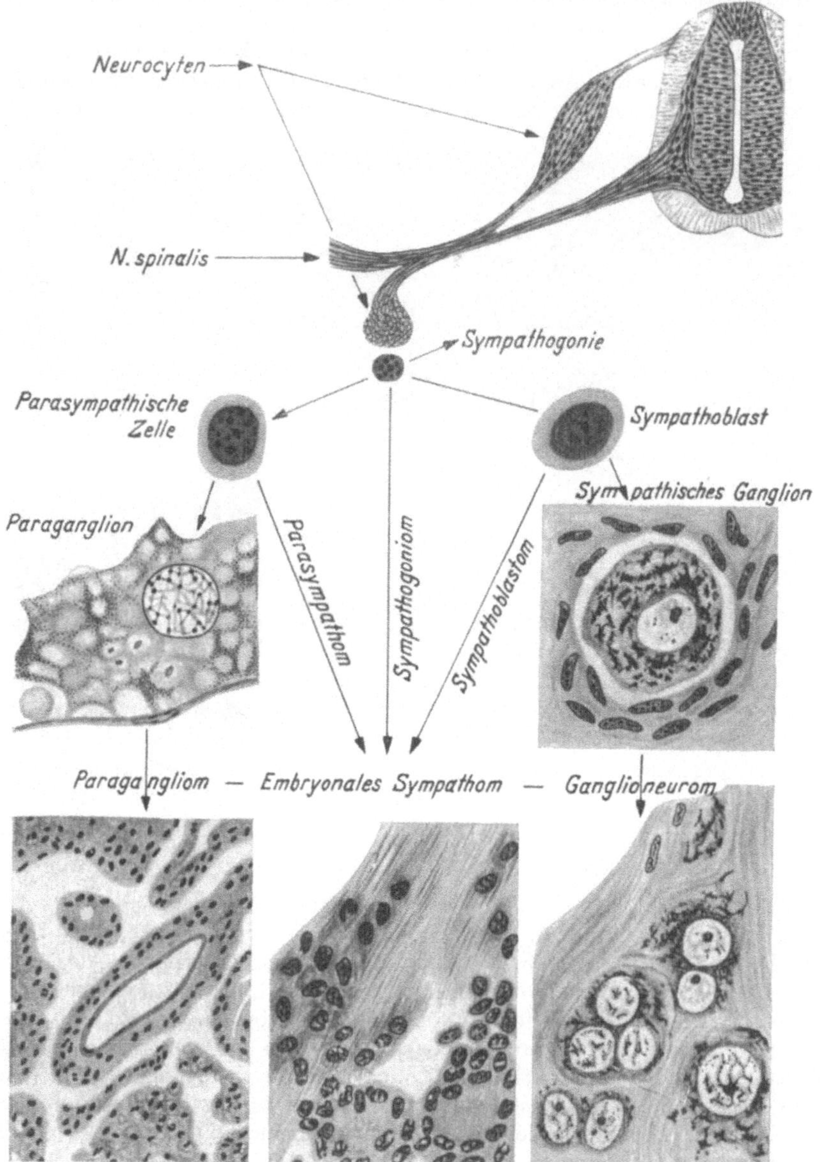

Abb. 189. Schema (nach ALEZAIS und PEYRON aus BÉRARD 1930) zur Darstellung der Beziehungen zwischen den verschiedenen Neubildungen des Sympathicus und der Paraganglien

Makaken fand ECKSTEIN. Das typische chronische Ulcus ventriculi scheint eine spezifisch menschliche Erkrankung zu sein. Allerdings kommen auch bei Tieren geschwürige Veränderungen der Magenschleimhaut gelegentlich vor, die aber meist in kurzer Zeit abheilen sollen (DOBBERSTEIN 1951). Die Rolle des vegetativen Nervensystems in der Pathogenese des Ulcus ventriculi ist besonders von LARUELLE-REUMONT studiert worden.

Zur Einführung und Übersicht für die **Geschwülste** des vegetativen Nervensystems wählten wir das in Abb. 189 wiedergegebene Schema. Ganz allgemein läßt sich mit TAMASCHKE sagen, daß bei unseren Haustieren bisher vereinzelte Sympathogoniome und bei Pferd und Rind Geschwülste des chromaffinen Systems unterschiedlicher Reifegrade beobachtet worden sind. Ein sympathogenes Ganglioneurom beim Pferd, das wahrscheinlich vom Plexus solaris ausging, beschrieb STÄTER und ein kompliziertes Ganglioneuroblastom des Sympathicus beim Rind BAUMGÄRTNER. Eine Literaturübersicht über die Nebennierengeschwülste bei Tieren und zugleich die Schilderung eines Phäochromocytoms des Nebennierenmarkes beim Hund geben MÜLLER und Mitarbeiter.

Beim Menschen konnte immer wieder festgestellt werden, daß die bösartigen Sympathicusgeschwülste eine Bevorzugung für das kindliche Alter haben. Von ihrem Primärsitz in den Nebennieren machen sie gerne Metastasen in verschiedene Organe (Leber, Lymphdrüsen, Knochen). Von unreifen zu reifen Formen (eine Unterscheidung von weitgehender Ermessenssache) werden unterschieden Sympathogoniome, Sympathoblastome, Ganglioneurome. Auch die Paragangliome (Phäochromoblastome, Phäochromocytome) lassen sich entwicklungsgeschichtlich von den sympathischen Stammzellen, den Sympathogonien, besonders des Nebennierenmarkes, herleiten.

VIII. Vasculäre Prozesse und Plexuspathologie

Da das Gefäßsystem sich überallhin im Nervensystem verteilt und Kreislaufverhältnisse für dessen Ernährung eine gewaltige Rolle spielen, müssen die gegenseitigen Bedingungen von innigstem Charakter sein. Didaktisch gesehen besteht eine Abhängigkeit des Kreislaufs vom Nervensystem (besonders von den Physiologen studiert) und eine Abhängigkeit des Nervensystems von den Gefäßen (von besonderer Wichtigkeit für die Klinik und die Pathologische Anatomie). In diesem Zusammenhang weist PETTE darauf hin, daß gerade bei diesen Untersuchungen die Pathologische Anatomie, vor allem unter der Führung von RICKER und seiner Schule, vorangegangen ist.

Es ist zu unterscheiden zwischen *ausgesprochenen Erkrankungen der intra- und extracerebralen Gefäße mit nachfolgenden Parenchymveränderungen einerseits und den kreislaufbedingten Parenchymausfällen ohne nachweisbare Gefäßerkrankungen andererseits.* Bei letzteren Vorkommnissen spricht man von funktionell bedingten Kreislaufschäden.

Daraus läßt sich entnehmen, daß dieses Kapitel mit allen anderen, besonders aber mit dem der entzündlichen Erkrankungen Überschneidungen bietet. Hält man sich überdies vor Augen, daß häufige und schwere Erkrankungen wie Arteriosklerose und Hirnblutungen hierher gehören, so geht noch hervor, daß dieses Kapitel in der Menschenpathologie eines der ausgedehntesten, wenn nicht sogar das wichtigste ist. Anders vorerst noch in der Tierpathologie. Den Gründen zu dieser anderen Bedeutung und Wertung nachzugehen, ist unser Hauptanliegen. Natürlich gilt auch hier das schon mehrfach angeführte Argument, daß die tierischen Nervenkrankheiten noch weit weniger eingehend erforscht sind. Aber für die Gefäßpathologie im allgemeinen ist dieses Argument nicht gleichermaßen stichhaltig. Sicher ist, daß den sog. funktionellen Störungen bei Tieren nie die gleiche Bedeutung wie beim Menschen zukommen wird.

Anatomisches. Unter den Gründen für das Andersverhalten stößt man zuerst auf anatomische Gegebenheiten, die, wie uns scheint, bisher zu wenig berücksichtigt wurden, auch von den Physiologen, was die oft widersprechenden tierexperimentellen Ergebnisse mitbedingen half. Vom Standpunkt der vergleichenden Untersuchungen wurde uns das Buch von ASK-UPMARK (1935) eine Fundgrube. Für die Gehirnarterien im allgemeinen werden folgende Besonderheiten hervorgehoben: Im Gegensatz zu allen Arterien des Körpers sind sie in dem virtuell geschlossenen „Kasten" des Schädels gelegen, sie sind von mit Liquor gefüllten perivasculären Räumen umschlossen, eine Membrana limitans gliae grenzt sie gegen das Hirngewebe ab, an der Hirnbasis besteht ein spezieller Circulus arteriosus (WILLISI), eine besondere Angioarchitektonik und Struktur der

Arterienwand (dicke Elastica interna, Fehlen der Elastica externa, eher dünne Media und Adventitia) zeichnen sie aus. Zudem müssen gerade in diesem Zusammenhang Größe und Gewicht der tierischen Gehirne im Vergleich zum menschlichen beachtet werden. Das Hirngewicht des Hundes variiert der Rassengröße entsprechend sehr stark und liegt zwischen 45 und 120 g, beim Rind um 480 g, beim Pferd um 650 g und beim Menschen im Durchschnitt zwischen 1200—1500 g. Hält man sich diese Zahlen und das Bild des reichverzweigten Gefäßnetzes in einem speziell gefärbten Hirnschnitt vor Augen, so leuchtet ein, wieviel größer

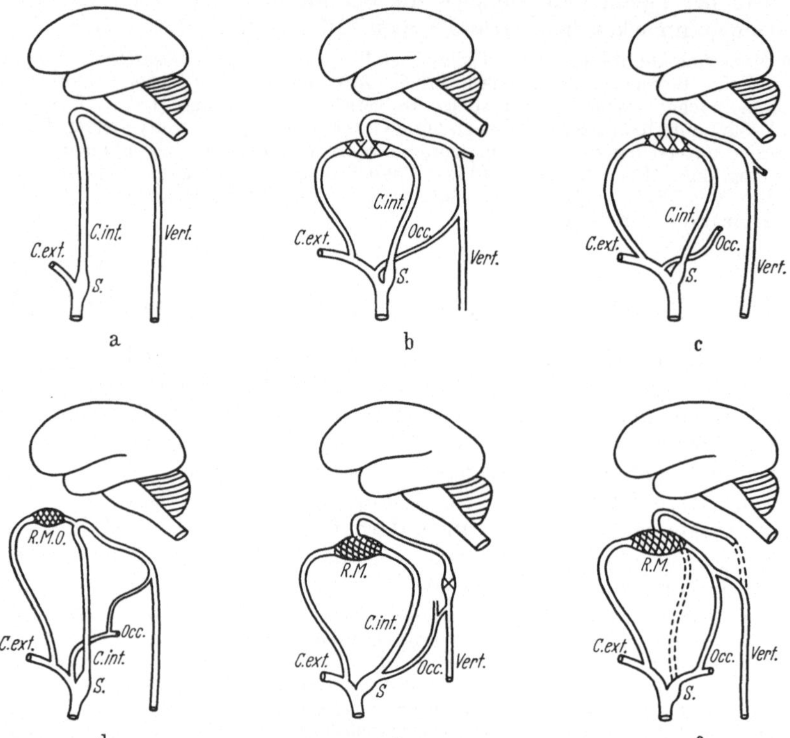

Abb. 190a—f. Schema über die cerebrale Blutversorgung bei verschiedenen Säugern. (Aus Ask-Upmark.) a Mensch; b Hund; c Katze; d Pferd; e Schwein; f Schaf. *C.int.* Carotis interna; *C.ext.* Carotis externa; *Occ.* Arteria occipitalis; *Vert.* Arteria vertebralis; *S* Sinus caroticus; *R.M.* Rete mirabile

der Gefäßbaum des menschlichen Gehirns im ganzen sein muß. Schon dieser anatomische Grund allein läßt annehmen, daß beim Menschen Gefäßerkrankungen und Kreislaufstörungen weit häufiger und klinisch auffälliger sein müssen.

Nach den grundlegenden Befunden von Pfeifer und an Hand eigener nach seiner Methode angefertigter Schnitte am Hundegehirn schließen wir uns der heute fast allgemein geltenden Ansicht an, daß es Endarterien im Sinne Cohnheims im Gehirn nicht gebe. Es bleibt allerdings ungeklärt, wieso es trotz Anastomosen bei Verschluß eines Gefäßes doch im Versorgungsgebiet zu entsprechenden Ausfällen kommt.

Von humananatomischer Seite, vor allem von Spatz, wird immer wieder auf die Krümmungen im Verlauf der inneren Carotiden und der Vertebralarterien für die Drosselung des Blutdrucks hingewiesen und außerdem auf den Carotissyphon als „Pufferorgan". Vorausgreifend sei hier schon erwähnt, daß man bei Tieren wenig über den Blutdruck, seine Höhen und Schwankungen mit den verschiedenen Folgen weiß. Bei allen Diskussionen darüber und über die Fortpflanzung der Pulswelle ist prinzipiell nie zu vergessen, daß die Körperachse des Menschen vertikal, diejenige der meisten Tiere aber horizontal liegt. Hierzu müssen nun die überaus wichtigen anatomischen Belege von Ask-Upmark herangezogen werden. Aus seiner weit mehr Tiere umschließenden Arbeit haben wir einige verschiedene Gefäßversorgungstypen in der Abb. 190 zusammengestellt.

Beim Menschen haben wir die Aufteilung der Carotis communis in eine Carotis externa und interna, die als das wichtigste Gefäß für die Blutversorgung des Gehirns anzusehen ist. Anders bei den Tieren: Entweder ist die Carotis interna nur ein mehr oder weniger wichtiger Zufluß neben anderen oder sie ist gar nicht vorhanden wie etwa beim Rind. Ein Carotissyphon besteht bei Tieren nicht, dagegen haben die meisten Säuger ein *Rete mirabile caroticum*, das nun seinerseits beim Menschen fehlt, wie schon Vesal festgestellt haben soll. Dieses Rete mirabile liegt entweder im Sinus cavernosus oder extrakranial am Beginn der Carotis interna. Das Gefäßnetz (Rete mirabile) soll den Druck, der in den zuführenden Arterien herrscht, herabmindern und Druckschwankungen ausgleichen, so daß der Druck in den Gefäßen des Gehirns ungefähr auf konstanter Höhe gehalten werde. Das einzige immer vorhandene Gefäß wäre die Carotis externa. Die Abb. 190 läßt überdies erkennen, ein wie bedeutungsvolles Gefäß für die Blutversorgung des Gehirns die A. vertebralis ist.

A. Vasculäre Prozesse

1. Die Arteriosclerosis cerebri des Menschen

Die Gehirnarteriosklerose ist gewöhnlich Teilerscheinung einer allgemeinen Arteriosklerose. Vom Krankheitsprozeß sind vor allem die Basisgefäße ergriffen, aber auch die kleineren und kleinsten Gefäße können befallen sein. Grundsätzlich

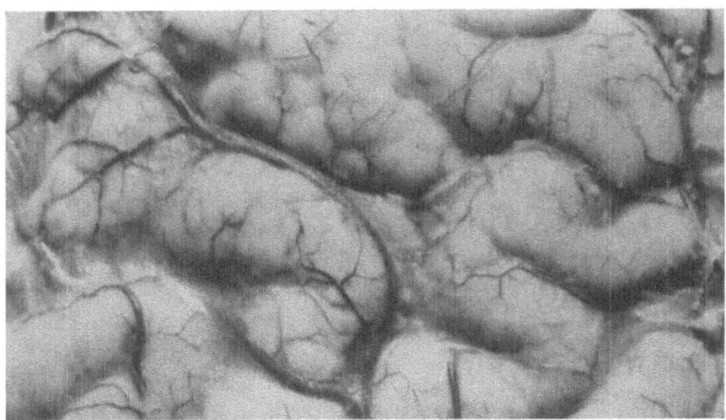

Abb. 191. Mensch. Granuläre Atrophie der Hirnrinde bei Arteriosklerose und Alkoholismus

besteht der Prozeß aus Bindegewebswucherung und fettiger Degeneration. Es resultieren daraus eine Verdickung der Media, Ersatz der Muskulatur durch Bindegewebe, Kalkablagerungen, Auflockerung der Intima und Schwund der Elastica. Dadurch verliert das Gefäß seine Elastizität und verengt sich. Die Folge davon sind ungenügende Ernährung des Gehirns und die Neigung zu Blutungen, was sich pathologisch-anatomisch in der allgemeinen Hirnatrophie, in granulärer Atrophie (Abb. 191), in einem Status lacunaris besonders der Stammganglien und in Erweichungen kundtun kann. Klinisch äußert sich diese Erkrankung vorwiegend in dem allen organischen Hirnprozessen gemeinsamen

psychoorganischen Syndrom mit charakteristischen Gedächtnis- und Merkfähig-
keitsstörungen. Sie kann in Demenz und Psychose ausgehen.

Die Hirnarteriosklerose ist beim Menschen eine der häufigsten und schwersten
Erkrankungen, deren Ätiologie oder Ätiologien noch ungeklärt sind. So blickt
denn auch die Humanpathologie gerade bei dieser Krankheit fragend nach der
Zoopathologie. Zum *Problem der Arteriosklerose bei Tieren* muß die Veterinär-

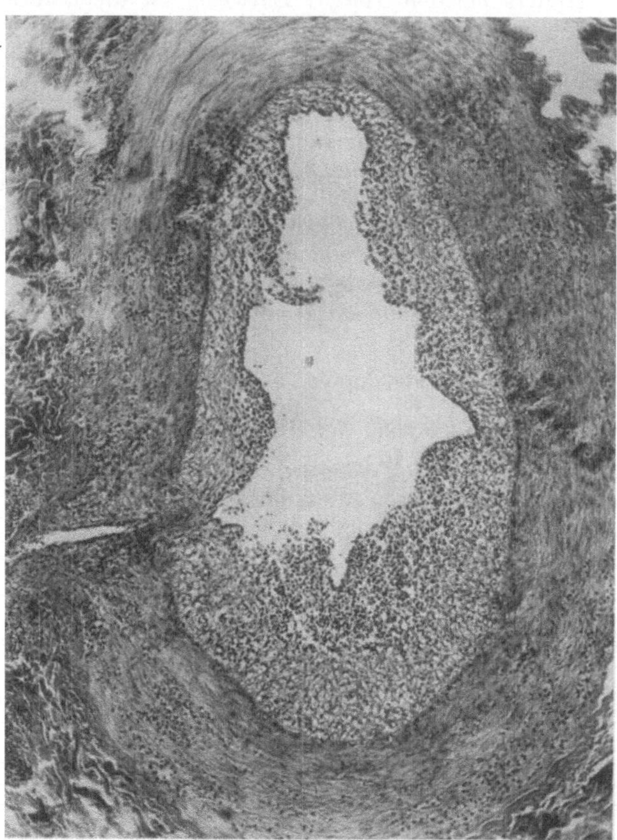

pathologie vorerst ge-
stehen, daß die Arterio-
sklerose als Krankheit
bis heute bei den Säugern
überhaupt nicht nach-
gewiesen werden konnte,
und daß lediglich bei
alten Papageien verein-
zelt Aortaveränderungen
gefunden wurden, die der
Arteriosklerose des Men-
schen an die Seite ge-
stellt werden können.

Diese allgemein gehal-
tene Aussage, die der An-
sicht der meisten heutigen
Veterinärpathologen ent-
sprechen dürfte, verlangt
einige Ergänzungen. Schon
H. Fox, der zu Tausenden
Sektionen besonders an Zoo-
tieren ausgeführt hat, stellt
sich auf den Standpunkt,
daß Intimaproliferationen,
Kalk- und Fetteinlagerun-
gen in den großen Arterien
auch bei Tieren gefunden
werden, somit die gleichen
Veränderungen wie bei der
menschlichen Arterioskle-
rose, wenn auch eben sel-
tener. Er beschreibt sogar
(1934) in Gehirngefäßen
einer Gans hyaline Degeneration der Media, Auffase-
rung der Elastica mit Ödem
und Strukturveränderun-
gen im umgebenden Hirn-
gewebe. Auch KRAUSE, der

Abb. 192. Huhn. Neurolymphomatose. Kleine Arterie des Nervus ischiadicus. Lymphoreticuläre Proliferation in der Intima, starke Bindegewebszubildung der Media mit locker verstreuten Lymphoidzellnestern. v. Gieson,
etwa 100×

an großem Material und eingehend diese Frage studierte, kommt zum Schluß, daß die
Arteriosklerose klinisch und praktisch bei Tieren keine Rolle spiele, anderseits aber doch
einige Übereinstimmungen mit den atherosklerotischen Prozessen bestünden, so besonders
beim Huhn, beim Hund und bei Wiederkäuern. Von entsprechenden Veränderungen an
Gehirngefäßen wird nichts gesagt. Eine Abhängigkeit vom Blutdruck wäre unbekannt.

Bei seinen ausgedehnten Untersuchungen über die Neuropathologie der Affen hat
SCHERER nur in einem einzigen Fall, nämlich bei einem 20jährigen Schimpansen, eine Athero-
sklerose der Hirnbasisgefäße beobachtet, aber ohne Parenchymschädigungen. Die von
LUCKE geschilderte Arteriosklerose von Hirngefäßen bei 4 Affen wird von SCHERER angezweifelt, hingegen glaubt er an eine Artdisposition für Kreislaufschäden bei der Gattung
Macacus rhesus, hat er doch in 17 Fällen „Mottenfraßherde", laminäre Erbleichungen, Ausfälle in der Körnerschicht des Kleinhirns und die „Akute amaurotische Epilepsie" (s. S. 207)
beschrieben. BEVANS und Mitarbeiter wollen ebenfalls bei älteren Hunden arteriosklerotische
Veränderungen festgestellt haben, ohne sie aber den menschlichen gleichzusetzen, und

außerdem berichten sie über experimentelle Versuche bei jungen Hunden mit Cholesterin-verfütterung und nachfolgenden arterioskleroseähnlichen Umwandlungen bestimmter Gefäße.

SCHEIDEGGER (Basel) berichtete an der Tagung der Schweiz. Gesellschaft für Geronto-logie (Mai 1954) über Arteriosklerose bei Vögeln. Dabei erwähnte er auch die Befunde bei einem 56—57 Jahre alten Raubvogel, der zeitlebens nur mit Katzenfleisch gefüttert worden war. Die Aorta und die feinen Hirngefäße, nicht aber die Basisgefäße, waren vom arterio-sklerotischen Prozeß befallen. Encephalomalacische Herde wurden ebenfalls gefunden. Nach mündlicher Mitteilung von Dr. KÖHLER besitzt das Veterinärpathologische Institut Hannover Schnitte von einer sicheren Arteriosklerose bei einem alten Strauß. In unserem doch viel-gestaltigen neurologischen Tiermaterial ließen sich keine Veränderungen finden, die eine Ein-reihung in diese Krankheit nahelegten. Als „kongophile Angiopathie" bezeichnet VON BRAUN-MÜHL (1956) die Einlagerung von mit Kongorot anfärbbaren Substanzen zwischen die Schich-ten der verquollenen Wände von Meningeal- und Hirngefäßen bei greisen Hunden, bei denen er außerdem mit spezieller Silbertechnik „senile Plaques" nachweisen zu können glaubt (s. S. 96).

2. Die Endangitis obliterans Winiwarter-Buerger

(Arteriitis obliterans, Thrombangitis obliterans, Teleangiostenose)

Die verschiedenen Bezeichnungen bezeugen, daß man sich bisher unter den Humanpathologen über den zugrunde liegenden Prozeß noch nicht einig ist. Erst seit wenigen Jahren hat man versucht eine *cerebrale Form* des Winiwarter-Buerger abzugrenzen. Darüber besteht schon eine ansehnliche Literatur (LIN-DENBERG-SPATZ, MINKOWSKI, LLAVERO). Der Zürcher Pathologe v. ALBERTINI hat sich eingehend damit beschäftigt, und seinen Arbeiten entnehmen wir fol-gendes: Die Annahme einer besonderen cerebralen Form der Endangitis obliterans von Winiwarter-Buerger im Sinne von SPATZ kann nicht bestätigt werden. Die Endangitis obliterans befällt im Prinzip nur die großen und mittelgroßen Arterien, von den Hirnarterien nur die Carotis interna und die basalen Hirn-arterien. In den pialen und intracerebralen Ästen kommen bei Endangitis obliterans nur sekundär zugeordnete Veränderungen wie Kollaps, Kontrak-tionen, fortgeleitete Thromben und möglicherweise auch embolisch eingeschleppte Gerinnsel vor. Für sie gibt es wahrscheinlich überhaupt keine typische Form der Hirnläsion; am häufigsten sind grobe Herdläsionen (ischämische Erweichungs-herde) zu erwarten bei Lokalisation in den großen Hirnarterien. Man könnte somit bestenfalls von einem „Carotissyndrom" oder „Basalsyndrom" sprechen. Nach v. ALBERTINI ist die Endangitis obliterans eine eigenartige, akut entzünd-lich beginnende und exquisit chronisch verlaufende, herdförmig umschriebene Affektion, welche die großen und mittelgroßen Arterien befällt. Das chronische Stadium ist gekennzeichnet durch sichelförmige Einengung der Arterienlichtung infolge Ablagerung von vorwiegend aus Fibrin hervorgegangenen, sog. fibrinoiden Exsudatmassen, die meist nur wenig organisierende Zellen enthalten und im Sinne von MARCHAND als Pseudogewebe bezeichnet werden. Dieses Pseudo-gewebe erweckt den Eindruck eines Entartungszustandes, besonders wenn darin Lipoide und Kalk eingelagert sind.

Es bestehen somit in der Humanpathologie Schwierigkeiten der pathologisch-anatomi-schen Abgrenzung des Winiwarter-Buerger von anderen nichtspezifischen Arterienerkran-kungen, und die Ätiologie ist noch nicht geklärt. Zu Unstimmigkeiten Anlaß bietet aber auch die Frage der Abgrenzung einer cerebralen Form. So ist es denn nicht verwunderlich, daß von der Tierpathologie her nur einige Hinweise auf Vergleichsmöglichkeiten zu geben sind. Aus eigenem Material haben wir nichts einzufügen.

HOLZ (1937) vergleicht den Fall einer Ponsblutung beim Pferd mit der Endangitis obliterans, ohne genauere Ausführungen. Ein Jahr später berichtet er über Intimaveränderungen in den Arterien bei der ansteckenden Blutarmut der Pferde, die er als Thrombangitis obliterans bezeichnet. Pathogenetisch soll es sich um den gleichen Prozeß wie bei der Ependymitis granularis handeln.

Es werden aber auch Beziehungen zu den Retikulosen erwähnt. Als Arteriitis
obliterans beschreibt SCHERER bei einem Pekinesenhund schwerste Veränderungen,
vor allem von seiten des Endothels, in zahlreichen mittelgroßen Pialarterien der
Großhirnkonvexität. Das Lumen war stellenweise ganz verschlossen. Keine
Thromben, aber zahlreiche Erweichungsherde. Der Autor betont jedoch selber,
daß wesentliche Unterschiede zum menschlichen Winiwarter-Buerger bestehen.

Als eine scheinbar nur dem Hund eigentümliche Erkrankung hat wiederum SCHERER
die „Endarteriitis der kleinen Hirnrindengefäße" abgrenzen wollen. Es liegt dabei eine
ganz diffuse, auffallend symmetrische Proliferation der kleinen Rindengefäße ohne jede

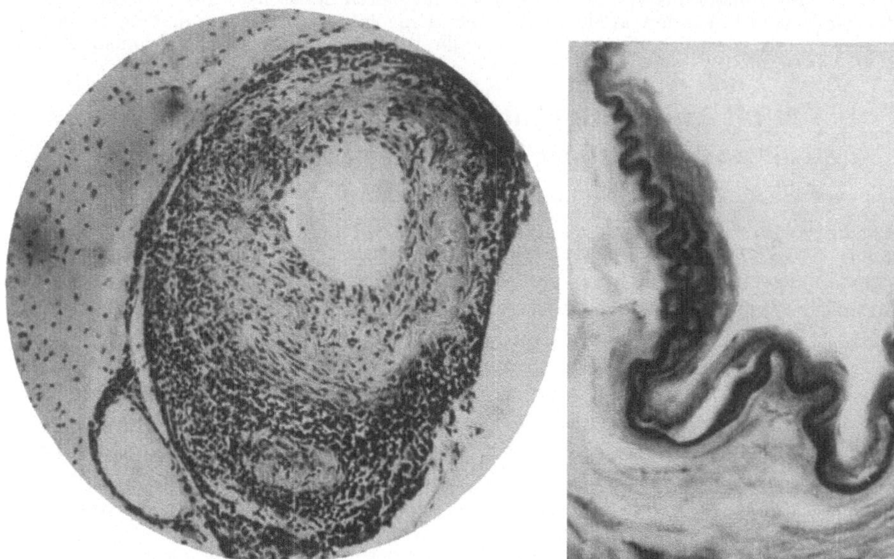

Abb. 193. Links: Maus. Basalgefäß. Alle Schichten betreffende Arteriitis, mit stark produktiver Komponente
in der Intima und lebhafter rundzelliger Infiltration in Media und Adventitia. Cresyl, etwa 160×. (Präparat
Prof. JACOB, Hamburg.) Rechts: Hund; Arterie der Leptomeninx mit Intimakissenbildung und Aufsplitterung
der Elastica interna bei chronischem Nierenleiden. v. Gieson-Fuchselin, etwa 400×. (Photo Dr. DAHME,
München)

entzündliche Infiltration vor, die nur stellenweise von pseudolaminären Erbleichungen begleitet ist. Daneben lassen sich an einigen Stellen schichtförmige Makrogliaproliferationen
und eine geringfügige, aber diffuse lympho- und plasmacelluläre Infiltration der Meningen
erkennen. Völlig identische Bilder sollen bei keiner anderen Species und auch nicht beim
Menschen vorkommen, mithin auch keine Identität zum Winiwarter-Buerger. Am ehesten
soll eine Intoxikation die Ursache sein. Bei den entzündlichen Erkrankungen S. 164 wurde
dieses besondere Verhalten der Gefäße schon diskutiert.

Bei 2 Pferden mit chronisch verlaufenen Hirnprozessen stellte SEIFERLE in
allen untersuchten Gehirnpartien, besonders aber im Streifenkörper, Gefäßschädigungen fest, die als End- und Periangitis obliterans bezeichnet werden.
Da v. WINIWARTER seine Studien bei juveniler Extremitätengangrän begann,
ging auch KÖHLER beim Tier an die peripheren Arterien heran und konnte
dann die „Endarteriitis obliterans der Zehenarterien beim Pferd" abgrenzen.
Durch Beschreibung und Abbildungen werden die für den Menschen geschilderten Intimaveränderungen belegt, und es wird betont, daß sie den Vergleich
zur WINIWARTER-BUERGERschen Krankheit nahelegen. KÖHLER kommt zu dem
Schlusse, daß neben den Gelegenheitsursachen (mechanisch-traumatische, thermische) im wesentlichen nur infektiös-allergische von größerer Bedeutung wären.
Sichere Beweise für einen ursächlichen Einfluß der Gefäßnerven sollen noch
ausstehen. Unter den vielen Hunderten von untersuchten Hundegehirnen will

McGrath nur 2 Fälle beobachtet haben, die als eine Form von Arteriosklerose, nämlich Endarteriitis obliterans, zu klassifizieren wären. Gleich summarisch wie diese Einteilung sind auch die histologischen Beschreibungen, so daß sich nichts Sicheres für unsere Belange entnehmen läßt. In der Abb. 193 werden endangitische Prozesse bei einer Maus ohne klinische Daten und bei einem Hund mit chronischem Nierenleiden gezeigt.

3. Die Periarteriitis nodosa

Die Periarteriitis nodosa stimmt bei Tieren, vor allem beim Schwein, in den wesentlichen Punkten mit der menschlichen Erkrankung überein. Sie wurde noch nie beim Pferd und den kleinen Wiederkäuern beobachtet. Der Prozeß

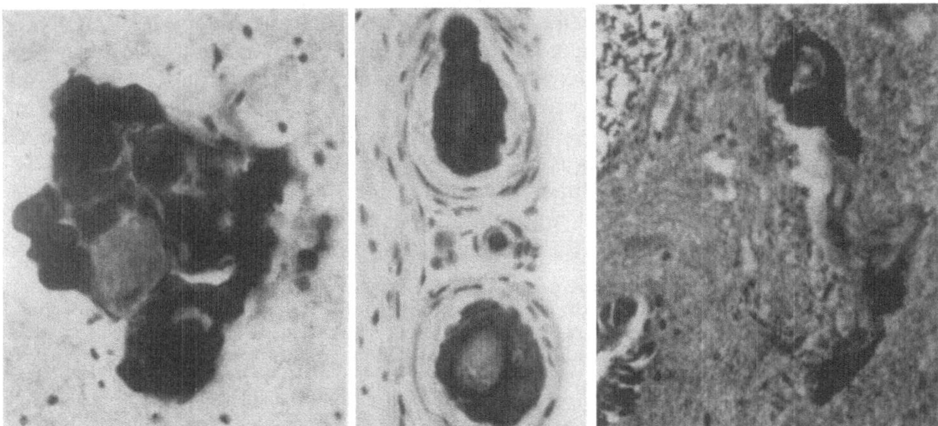

Abb. 194. Links: Hase. Gefäßverkalkung im Kleinhirnmark; HE, 350×. Mitte: Katze; Meningitis purulenta. Kalkinkrustationen der Intima; HE, 360×. Rechts: Kalb; hochgradige Melanose der Rückenmarkshäute. Melanineinlagerung in kleinem Gefäß des Rückenmarksgraus. HE

scheint in der Media zu beginnen. Wenigstens beim Schwein ließe sich von einer Panarteriitis oder Panangitis reden. Da bei dieser Tierart die Veränderungen in den Hautarterien fehlen, ist die Diagnose noch nie am lebenden Schwein gestellt worden. Stünzi nimmt eine hyperergische Reaktion an. Wichtig ist die Feststellung dieses Autors, daß seine 36 Fälle alle aus der gleichen Gegend stammten, und zwar aus Alpweiden von über 1000 m Höhe. Nach Nieberle lag einem schweren Muskelrheumatismus beim Hund ebenfalls eine Periarteriitis nodosa zugrunde. Beim Menschen ist überdies noch eine *hyperergische Arteriitis*, z.B. nach Seruminjektionen, bekannt, wobei es zu Ausfällen in der Media und zur Verdickung der Elastica kommt.

Neben den eben genannten 3 Erkrankungen, die sich mehr oder weniger scharf voneinander abgrenzen lassen, gibt es noch eine ganze Reihe anderer mit organischen Gefäß-, speziell Gefäßwandschäden, verursacht durch verschiedene Noxen und Infektionen. Es seien vorerst die folgenden, nur dem Menschen zukommenden, erwähnt: die Syphilis, der Alkohol und der psychische Stress.

Bei der Lues cerebrospinalis können besonders Gefäßäste im Subarachnoidealraum ergriffen sein. Bei der Heubner*schen Endarteriitis* sind im chronischen Stadium vorwiegend das Endothel und das subendotheliale Bindegewebe gewuchert. Sind die Endothel- und Adventitiazellen der Capillaren stark vermehrt, so spricht man mit Nissl und Alzheimer von einer Endarteriitis syphilitica der kleinen Hirnrindengefäße. Diese Gefäßveränderungen sind aber für die syphilitische Infektion nicht spezifisch. Auf die, auf dem Boden einer chronischen Alkoholvergiftung entstehende Polioencephalitis haemorrhagica superior wurde schon S. 81 hingewiesen, und der Polyneuritis alcoholica liegen vorwiegend degenerative

Veränderungen an den peripheren Nerven zugrunde. Wieweit seelische Konflikte, psychische Dauerbelastungen und Überaktivität *(Managerkrankheit)* organische Gefäßschäden setzen, läßt sich nicht so leicht entscheiden. Sicher ist aber, daß sie bei Tieren gegenüber dem Menschen eine untergeordnete Rolle spielen.

Es sei nochmals betont, daß die Gefäßveränderungen nach spezifischen und unspezifischen Meningitiden grundsätzlich die gleichen sind, und daß es sich dabei um Intimaproliferationen handelt. Diese sind wesentlich mitbeteiligt bei den frühkindlichen Hirnschäden, die später zu Schwachsinn, Idiotie oder cerebraler Kinderlähmung führen (EICKE).

Neben den bakteriellen gibt es besonders auch bei Tieren parasitäre und mykotische Gefäßschäden (SCHLOTTHAUER). Man vergleiche das Kapitel Entzündungen und die Angaben über senile Veränderungen S. 95 ff.

B. Kreislaufschäden

Unter den *cerebralen Kreislaufstörungen ohne Gefäßschädigung* wären die Gehirnanämie und -hyperämie zu erwähnen, Diagnosen, die in der Tierpathologie sowohl klinisch wie pathologisch-anatomisch noch gerne gestellt werden. Sie kommen wohl selbständig vor, sind aber meist nur Begleitzustände anderweitiger Erkrankungen (Intoxikationen, Infektionen u. a.). Auf die Probleme der Hirnschwellung und des Hirnödems wurde beim Dummkoller S. 213 eingegangen. Da bei Großtieren täglich etwa $^1/_2$—1 Liter Liquor cerebrospinalis produziert und nun nicht nur auf dem Blutwege, sondern auch in den Lymphbahnen der Nervenscheiden abtransportiert werde, sollte man, so meint KNEPPER, bei der Ödementstehung vermehrt an diese Verhältnisse denken.

Auf anoxämische Prozesse mußte schon bei den Krampfanfällen und der Epilepsie näher eingegangen werden. Nochmals sei auf die grundlegenden Untersuchungen von SCHOLZ und seiner Schule über Kreislaufschäden des Gehirns verwiesen. Im Prinzip sind diese auch nekrotisierend, aber nicht erweichend. Nur die neuronalen Strukturen verfallen der Nekrose. Als mildester Ausdruck einer irreversiblen Schädigung wird die *elektive Parenchymnekrose* angesehen. Den damit verbundenen Fragen über die feineren histologischen Umwandlungen, den Überlebens- und Wiederbelebungszeiten der verschiedenen Hirnabschnitte wurde tierexperimentell besonders mit Elektrokrämpfen (SCHOLZ-JÖTTEN) und im Histaminkollaps oder bei wiederholten Blutverlusten (MEESSEN) nachgegangen.

Ganz allgemein ist zu sagen, daß über funktionelle Kreislaufschäden spontaner Art bei Tieren wenig bekannt ist. Doch liegen einzelne, wie bald zu ersehen ist, gute Beobachtungen vor. Je nach dem Befallensein einer bestimmten Gehirnarterie wird beim Menschen etwa von einem Thalamussyndrom (Arteria cerebri media), einem Ponssyndrom (Arteria basilaris et vertebralis) oder einem Kleinhirnsyndrom (Arteriae cerebellares) gesprochen, eine klinische Abgrenzung, die sich beim Tier nicht durchführen läßt.

1. Die Hirnblutungen

Um in diesen weitschichtigen und für den Kliniker äußerst wichtigen Fragen vom Standpunkt der Pathologischen Anatomie übersichtlich vorzugehen, lehnen wir uns an die Ausführungen „Zur Differentialdiagnose der Apoplexia sanguinea" von v. ALBERTINI an. Die Blutungen innerhalb des Schädels werden topographisch in 3 Regionen aufgeteilt: Durablutungen, Leptomeninxblutungen und cerebrale Blutungen.

a) Durablutungen

Von den grob traumatischen epi- und subduralen Hämatomen wird bei den Traumen S. 350 ff. gesprochen. Die den Neurologen und Chirurgen nicht so selten beschäftigenden *traumatischen Subduralhämatome* nach oft nur geringem Kopftrauma ohne Fraktur sind wahrscheinlich bei Tieren ganz selten. Auch über die sog. Brückenvenen, die vom Cortex gegen die Wand des Sinus longitudinalis ziehen, und deren Zerreißung als Ursache für die Blutungen angesehen wird, ist uns bei Tieren nichts bekannt. Es werden aber von ANTHONY am Elefantengehirn papillenförmige Erhebungen beschrieben, welche die sinusnahen, vom Cortex zur Dura ziehenden Venen begleiten. Ebenso ungewiß ist für uns, ob schon eine *Pachymeningitis (Pachymeningiosis) haemorrhagica interna* sicher beobachtet worden ist. Bei dem in Schüben verlaufenden menschlichen Leiden handelt es sich um Diapedesisblutungen aus den gewucherten Capillaren der Durainnenschicht auf der Basis einer allgemeinen Erkrankung (Alkoholismus) oder einer anderen Gehirnkrankheit (Progressive Paralyse, Tumoren). Die Abb. 245 und 195 zeigen ein subdurales Hämatom und eine Meningealblutung bei Tieren.

b) Leptomeninxblutungen

Da auch hier die traumatische Genese im Vordergrund steht, müssen die Angaben S. 350 ff. berücksichtigt werden, wo gesagt wird, daß diese auch bei Tieren vorkommen. Die Blutung aus den weichen Hirnhäuten kann nach außen in den Subduralraum oder aber nach innen, subarachnoideal, erfolgen. Nach v. ALBERTINI geht die traumatische Leptomeninxblutung, speziell nach Contrecoup-Wirkung, immer nach außen, also subdural. Im Gegensatz dazu steht die gedeckte Subarachnoidealblutung. Diese Form ist nach dem gleichen Autor pathognomonisch für Blutungen aus basalen Hirnaneurysmen, wobei er aber zugibt, daß das Auffinden der Aneurysmen oft sehr schwer sein kann und es gelegentlich auch noch andere Ursachen gebe. Bei diesen oft

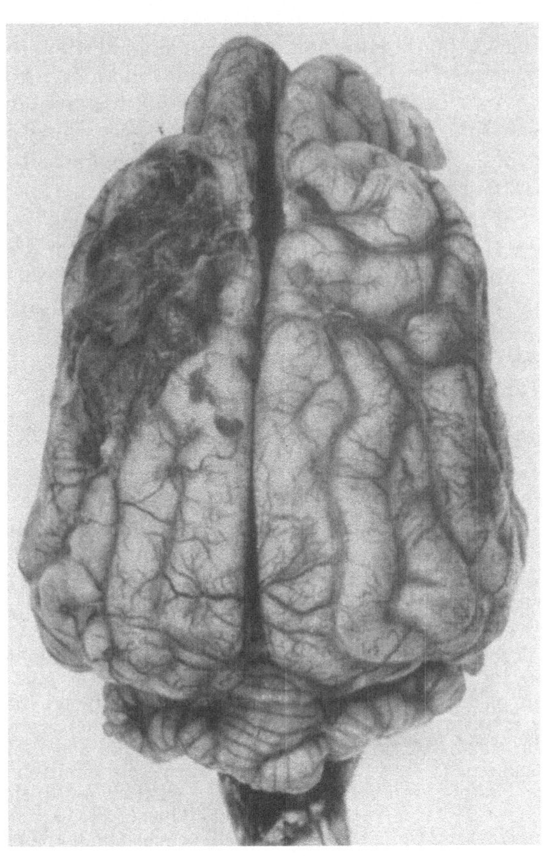

Abb. 195. Hund. Akute, hämorrhagische Meningoencephalitis mit ausgedehnter arachnoidealer Blutung über der linken Hemisphäre, frontal und parietal

multiplen Aneurysmen der basalen Hirnarterien soll es sich mit wenig Ausnahmen um kongenitale Mißbildungen handeln. Über das Vorkommen von kongenitalen basalen Aneurysmen und deren Blutungen konnten wir bei Tieren nichts in Erfahrung bringen.

Nur McGRATH gibt an, unter Tausenden von Untersuchungen an Hundegehirnen 4mal eine unkomplizierte Hirnblutung — all of which were associated with aneurysms — beobachtet zu haben. Eine etwas lapidare Angabe für diese vergleichend so wichtige Frage. Und wenn dann in einem Fall, durch eine Abbildung belegt, die apoplektische Blutung auf Grund eines cerebralen arteriellen Aneurysmas im linken Parietallappen lag, so wird man nochmals etwas stutzig über die Zuverlässigkeit der Beobachtung, besonders weil außerdem eine chronische Endocarditis valvularis mit Kongestion der Lungen vorlag.

c) Cerebrale Blutungen

Sie lassen sich in verschiedene Unterformen einteilen.

Aneurysmatische Form. Darunter ist zu verstehen die Encephalorrhagie als Folge eines echten intracerebralen Aneurysmas. Bei der Ruptur eines solchen kommt es zu einer ausgedehnten Massenblutung und damit zum klassischen Bild der Apoplexie. Diese intracerebralen Aneurysmen liegen meist im Gebiete der A. cerebri media und haben sich in irgendeiner Richtung in die Hirnsubstanz eingegraben. Häufiger als die kongenitalen sollen hier die mykotischen Aneurysmen sein. Diese letzteren sind nun auch in einzelnen Fällen beim Tier bekannt. Köppen beschreibt ferner die Lähmung bei einem Fohlen als Folge einer Aneurysmablutung der A. basilaris. Diese war durch eine Sklerostomenlarve verstopft. Auf Blutungen, durch andere Parasitenlarven verursacht, wurde schon S. 203 hingewiesen.

Hypertonische Form. Unumstritten ist, daß Hirnblutungen am häufigsten bei Hypertonikern vorkommen. Über die Pathogenese stehen noch folgende Hauptfragen in Diskussion: Aus welchen Gefäßabschnitten erfolgen die Blutungen, liegt ihnen eine Gefäßerkrankung zugrunde, oder handelt es sich um funktionelle Kreislaufstörungen und schließlich, welche Gefäßkrankheiten lassen sich nachweisen, und in welcher Beziehung stehen sie zum Grundleiden der Hypertonie ?

Vor allem von Schwartz ist behauptet worden, daß die Blutungen aus den kleinsten Gefäßen hervorgehen als Folge einer funktionellen Zirkulationsstörung. Auch v. Albertini vertritt die Meinung, daß es spezifische hypertonische Hirninsulte gebe mit Verursachung von ischämischen Nekrosen oder gelegentlich auch von herdförmig begrenzter Purpura. Daneben aber hält er für gesichert, daß die Massenblutung auf dem Boden von sklerotischen Gefäßwandveränderungen entstehe, und zwar durch Rhexis der erkrankten Gefäße. In jedem Fall von hypertonischer Massenblutung will er die bekannten Mantel- oder Kugelblutungen im Bereich von kleineren Arterien gefunden haben (s. Abb. 198). Die degenerativen Veränderungen der Arteriolen wären früher als Arteriolosklerose unter die Arteriosklerose subsumiert worden, was heute nicht mehr angehe. Was aber diese Arteriolosklerose eigentlich sei, wisse man noch nicht. Eine komplexe Wanddegeneration führt zu einer Verdickung der Intima, komplex deshalb, weil fettig-hyaline und eventuell auch fibröse Umwandlungen mitspielen. Die Arteriolosklerose stelle somit ein Leiden sui generis dar, und zwar soll nach v. Albertinis Meinung das Grundleiden die essentielle Hypertonie sein. In Übereinstimmung mit anderen Autoren wird angenommen, daß die Massenblutung nicht aus intakten, sondern aus schwer geschädigten Arterienabschnitten erfolgt. Die Arteriolosklerose ist nicht die Ursache, sondern die Folge der essentiellen Hypertonie. Die Massenblutung erfolgt zum großen Teil aus rupturierten Kugelblutungen, und zwar in den vom Druck besonders beanspruchten Gebieten. Die Kugelblutungen sind keine echten Aneurysmen, sondern Arterienwandhämatome, entstanden durch Einreißen im Bereich schwerer arteriolosklerotischer Veränderungen, also Aneurysmata dissecantia. Als auslösende Ursache der Zerreißung müssen Blutdruckwellen der Hypertonie angesehen werden.

In diesen praktisch wichtigen, weitausholenden und teilweise noch ungelösten Fragen um die *Massenblutung* beim Menschen werden nicht alle Untersucher den Ansichten von v. Albertini zustimmen. Wir wählten sie aber unter anderem deshalb, weil sie uns in ihrer klaren Aufteilung eine Stellungnahme von der Tierpathologie her erlauben. Über die Arteriosklerose bei Tieren ist vorgängig berichtet worden. Die Arteriolosklerose spielt vorerst in der Veterinärpathologie keine Rolle und auch nicht die essentielle Hypertonie. Eher dürfte zukünftig der nephrogene Hochdruck vermehrt in Betracht gezogen werden, besonders bei Hunden, die nicht selten an verschiedenen chronischen Nierenleiden erkranken. Im Zusammenhang mit den Nephrosklerosen dürften dann auch die Thesen von Schürmann über die *Dysorie* (Grenzschädigung) diskutiert werden. Als Grundursache der Dysorie wird ein Insuffizientwerden des Gefäßendothels als Blutgewebsschranke angesehen.

Es ist für dieses Thema eine Bereicherung, daß uns Dr. DAHME vom Institut für Tierpathologie in München ermächtigt hat, seiner Spezialarbeit vorgreifend, mitzuteilen, daß er mit dem Hochdruck besonders bei chronischen Nierenleiden beim Hunde beschäftigt ist. Auch er denkt an eine Gefäßwandüberbelastung, und er findet es auffällig, daß die Arterien des Gehirns weniger betroffen sind als diejenigen anderer Organe. Ihm verdanken wir eine Photo der Abb. 193. Diese Diskrepanz im Verhalten der Arterien des Gehirns und anderer Organe ist unseres Erachtens bei Tieren zur Hauptsache auf die eingangs zu diesem Kapitel erwähnten anatomischen Besonderheiten zurückzuführen (andere Gefäßverteilung, Einbau eines Rete mirabile zur Druckherabsetzung und Milderung der Druckschwankungen).

Beim Menschen ist der Schlaganfall, die *Apoplexie*, in der überwiegenden Zahl der Fälle durch eine Blutung aus den Aa. lenticulostriatae bedingt, weshalb

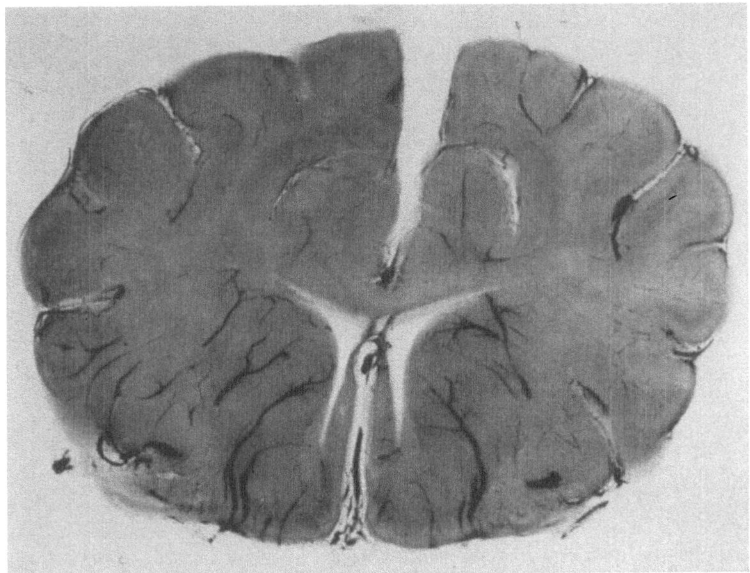

Abb. 196. Hund. Normal; Frontalschnitt auf der Höhe des Caput nuclei caudati. Benzidinreaktion nach PICKWORTH, aufgehellt. Zahlreiche, parallelliegende, starke, von der Hirnbasis bis gegen das Ventrikelufer aufsteigende Gefäße

sie geradezu Arterien der Hirnblutung heißen. Diese steigen an der Außenfläche des Putamen empor und sind, nach CLARA, besonders groß. Andere Gründe für die besondere Neigung zur Ruptur könnten nach BING sein, daß es sich um wirkliche „Endarterien" handle, und daß sie beinahe rechtwinklig von dem mächtigen Ast der Carotis abgehen, so daß sich in ihnen fast der gleiche Druck finde und Schwankungen desselben ungeschwächt weitergeleitet werden. In der veterinärmedizinischen Literatur haben wir nur bei BARONE-SCHAFER, die die Gehirnarterien bei Equiden untersuchten, die genaue Angabe gefunden, daß bei dieser Tierart eine bestimmte Arterie der Artère de l'hémorragie cérébrale Charcot gleiche. Die Abb. 196 zeigt, daß auch beim Hund von der Hirnbasis starke Gefäße gegen die Stammganglien ziehen. Eine besondere Blutungsneigung einer der Arterien dieser Region bei irgendeiner Tierart ist aber nicht bekannt.

In den Ausführungen von DOBBERSTEIN (1951) über das Wesen der vergleichenden Pathologie steht der Satz: „Auch der Schlaganfall ist ein bei Tieren unbekanntes Krankheitsbild." Unserer Ansicht nach kann diese Aussage nicht ohne weiteres hingenommen werden. Mit der Bezeichnung „Schlaganfall" wird vor allem das zeitliche Moment, das plötzliche Eintreten, hervorgehoben, gleich wie in dem schon auf HIPPOKRATES zurückgehenden medizinischen Terminus

„Apoplexia cerebri". Beim Menschen sind die klinischen Hauptsymptome die schlagartig auftretende Lähmung verbunden mit meist gleichzeitiger Bewußtlosigkeit. Dieser Symptomenkomplex kann entstehen durch eine echte oder klassische Apoplexie, d.h. durch eine Zerreißung arterieller Gefäße mit einer Massenblutung ins Gehirn, oder aber durch Erweichung einer Gefäßprovinz infolge mangelhafter Blutversorgung (Embolie, Thrombose).

Der *echte apoplektische Insult* ist sicher bei Tieren verhältnismäßig viel seltener als beim Menschen.

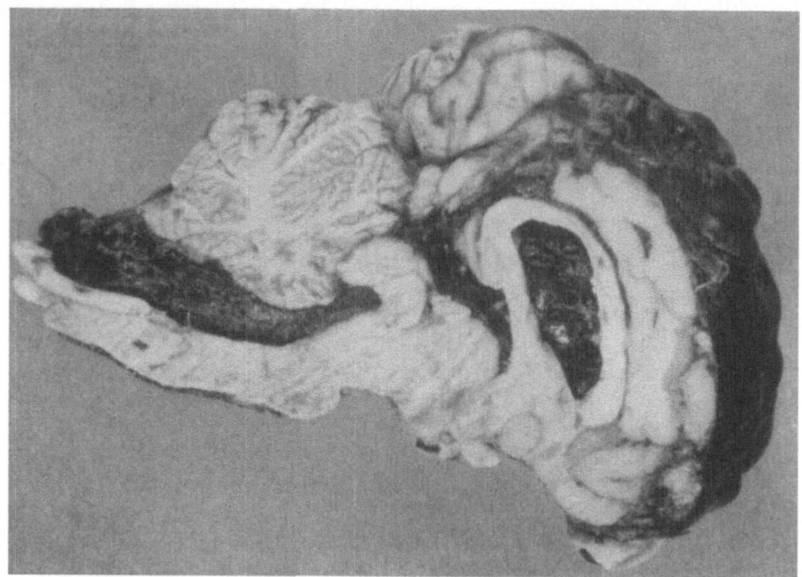

Abb. 197. Rind, 2jährig. Blieb auf der Weide plötzlich liegen, nachdem es am gleichen Tag zusammen mit den anderen Tieren von Hunden herumgehetzt worden war. Unter bulbären und meningealen Symptomen innerhalb 2 Std verendet. Sektion bis auf das Gehirn völlig negativ; Milzbrand bakteriologisch ausgeschlossen. Massive Blutung mit Tamponade im ganzen Ventrikelsystem sowie subarachnoideal um große Teile des Gehirns und bis gegen das caudale Drittel des Halsmarkes. Weder die makroskopische noch die histologische Untersuchung vermochte die Quelle der Blutung aufzudecken

Als Beleg dafür, daß er auch bei Tieren vorkommt, mögen zunächst 2 Beispiele aus unserer Sammlung dienen:

Rinder weiden auf einer Wiese. Am Vormittag sind sie von einem Schäferhund herumgejagt worden, scheinbar ohne Schaden zu nehmen. Nachmittags beginnen sie sich wiederum auf der Weide zum Ruminieren hinzulegen. Plötzlich bemerkt der Hirt, daß ein 2jähriges Rind den Kopf eigenartig streckt und damit Zuckungen macht. Bald legt es sich auf die Seite und bietet ein zunehmend bedrohliches Bild. Mageninhalt läuft aus der Nase. Bei der wenige Minuten später erfolgten Ankunft des Tierarztes sind die Augen schon gebrochen, und das Tier wird entblutet. Bei der Sektion finden sich keine besonderen Veränderungen der inneren Organe und auch keine Schädelverletzung. Am Gehirn zeigt sich, daß das ganze Ventrikelsystem mit Blut tamponiert ist. Das Blut ist am Velum medullare caudale in den subarachnoidealen Raum ausgetreten und hat sich um die Oblongata, gegen die Hirnbasis und bis an die Oberfläche der Hemisphären ausgebreitet. Die Abb. 197 läßt diese Befunde erkennen. Histologisch waren an verschiedenen Hirnstellen die Wände von kleinen Parenchymgefäßen eigenartig hyalinisiert.

Ein ungefähr 7jähriger Mandrill des Zoologischen Gartens Zürich (Direktion: Prof. H. HEDIGER) war anfangs Juli etwas viel an der Sonne. Für einige Stunden zeigte er Benommenheit, war dann aber wieder munter. Drei Wochen später wurde beobachtet, wie der Mandrill plötzlich von seinem Sitzplatz etwa 2 m tief herunterfiel und gleich tot war. Man vermutete einen Hirnschlag. Die Sektion wurde vom Vet.-Pathologischen Institut Zürich (Prof. STÜNZI) ausgeführt. Die inneren Organe waren ohne Besonderheiten und die Schädelknochen intakt. Das Gehirn wog 210 g. Im linken Corpus striatum fand man eine Massenblutung. Blutungen lagen außerdem um die Oblongata und an der Hirnbasis, Blutcoagula in den Seitenventrikeln und im 4. Ventrikel. Wir erhielten einige Hirnstücke zur histologischen Untersuchung. Eine sichere Ursache für die Massenblutung ließ sich nicht erkennen. Hingegen fanden sich in näherer und weiterer Umgebung derselben in den Gefäßscheiden Blutpigmente, die den Verdacht nahelegten, daß bei der Besonnung 3 Wochen vor dem plötzlichen Tod eine Gefäßschädigung eingetreten war. Einige kleinere Herdblutungen schienen sich dann zur Massenblutung verdichtet zu haben.

Als weitere Belege führen wir noch einige Literaturangaben an. DAVIS-LEADBETTER berichten von einem 2jährigen Stier, der plötzlich den Kopf nach links verdrehte und Drehbewegungen des ganzen Körpers nach links zeigte. Parese des linken Vorderbeines und Herabhängen des gleichseitigen Augenlides. Abliegen in Seitenlage, leichter allgemeiner Tremor und nach wenigen Stunden Eintritt des Todes. Im Gehirn liegt in der Fossa interpeduncularis frisch geronnenes Blut. Das benachbarte Hirngewebe ist erweicht und rostbraun. Im linken Seitenventrikel liegt eine 2 cm lange Larve von Hypoderma bovis.

Auch HOLZ (1937) spricht von apoplektischen Insulten des ZNS bei Tieren. Es sei nochmals auf die S. 18 erwähnte Ponsblutung bei einer Löwin verwiesen, wo klinisch eine Apoplexie diagnostiziert worden war.

Diesen Belegen für das Vorkommen der Apoplexie bei Tieren müssen einige Bemerkungen angefügt werden: Die häufigste Folge eines Schlaganfalles beim Menschen ist die Halbseitenlähmung. Im ersten Stadium sind die Glieder schlaff und die Sehnenreflexe erloschen. Aber schon nach wenigen Tagen ändert sich das Bild, und es tritt der wohlbekannte postapoplektische Zustand auf mit der spastischen Hemiparese (spastisch gelähmte Glieder, gesteigerte Sehnenreflexe, Auftreten des BABINSKI-Reflexes). Dieses Restbild nach einem Schlaganfall nun ist nach unserem Wissen noch nie bei einem Tier beobachtet worden, was mit ein Argument für unsere Auffassung vom Fehlen der Pyramidenbahnen bei Tieren ist (s. S. 17). Aus dem Gesagten geht hervor, daß die Apoplexia cerebri bei Tieren, wenn auch weit seltener als beim Menschen, bekannt ist; was aber bei ihnen nicht vorkommt, ist der postapoplektische Zustand der spastischen Hemiparese.

Aus gerichtlichen und anderen Gründen kann die Frage nach dem Alter einer pathologisch-anatomisch festgestellten Hirnblutung auftauchen. Sie läßt sich, falls nicht auf genaue klinische Angaben gezählt werden kann, nur schwer sicher beantworten. Eine Rolle spielen dabei die Blutpigmente. STRASSMANN sagt, daß Fettkörnchenzellen vom 3. Tag weg und Hämosiderin erst am 6. Tag deutlich nachzuweisen seien. Vorher sollen nur Braunfärbung des Zellplasmas oder feine Körnchen wahrnehmbar sein. In Stichkanälen des Mäusegehirns soll Hämosiderin nach 72 Std erscheinen. Hämosiderinhaltige Phagocyten sollen oft jahrelang nachweisbar bleiben. Das Fe-freie Hämatoidin wurde nach 11—14 Tagen gefunden, oft mit Hämosiderin vermischt. Es kann auch ganz fehlen und ist keineswegs das Zeichen für ein besonderes Alter der Blutung.

Was die Botaniker Hitzschlag oder *Apoplexie bei Pflanzen* nennen, ist etwas ganz anderes. Besonders bei Aprikosen- und Kirschbäumen kann im Frühsommer das eben entfaltete Laubwerk fast über Nacht verdorren und braun an den Zweigen hängen. Als Ursachen solcher rasch vor sich gehender Welkekrankheiten kommen Infektionskrankheiten (Pilze, Bakterien, Viren) in Betracht (GÄUMANN).

Embolisch-thrombotische Form. Bei diesen Vorkommnissen, bei der Embolie wie bei der Thrombose, handelt es sich um Arterienverschlüsse, deren gewöhnliche Folge eine *ischämische Infarzierung* mit sog. weißer Erweichung ist. Immer noch nach v. ALBERTINI kommt es nur ausnahmsweise zu einer „roten Erweichung", und dann handelt es sich um eine „sekundär hämorrhagisch gewordene" Encephalomalacie. Die hämorrhagische Umwandlung erfolgt durch Diapedesisblutungen aus Capillaren, das Bild der umschriebenen Purpura bietend. Bei Purpurablutungen können die einzelnen Ring-, Kugel- oder Mantelblutungen sehr dicht stehen und gelegentlich konfluieren, ohne aber einen gleichen Zerfall des Gewebes wie bei der Massenblutung zu bewirken. Es ist noch ungeklärt, warum bei der Hirnembolie das eine Mal eine anämische, das andere Mal eine sekundär hämorrhagische Encephalomalacie auftritt. Druckverhältnisse, Kollateralkreislauf, Tempo des Arterienverschlusses und Gefäßkaliber werden dabei eine Rolle spielen. Bei den kleinen peripheren Ästen tritt bei Embolie eher eine rote Erweichung ein (Rindenblutung). Von weiterer Bedeutung ist, ob der Embolus bland oder infiziert ist. Die Abb. 198—200 belegen geschilderte Verhältnisse.

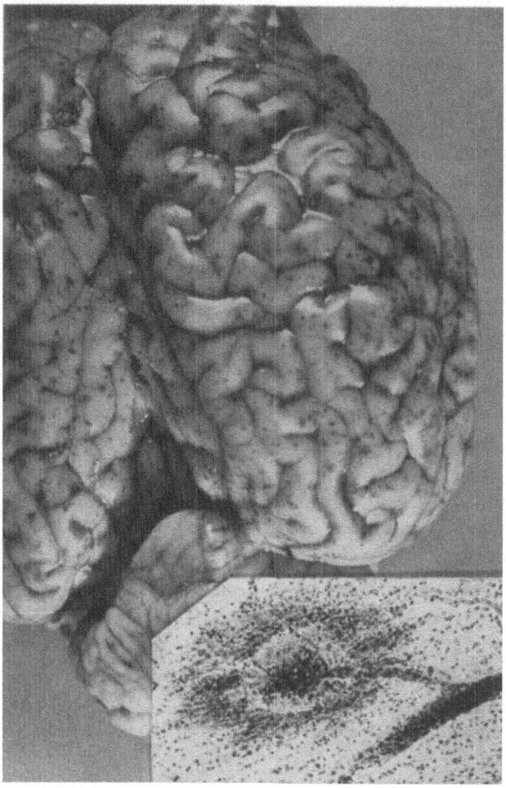

Aus der Veterinärpathologie: Venenthrombosen sind im Gegensatz zum Menschen bei den Haustieren selten. Arterienthrombosen dagegen sind relativ häufig. Beim Pferd vor allem sind sie durch das Schmarotzertum des Strongylus vulgaris bedingt. Gehirnthrombosen und Embolie der Hirnarterien scheinen dagegen bei Tieren äußerst selten zu sein. Als Hauptgrund dafür mögen die schon angegebenen anatomischen Verhältnisse gelten: kleineres Gehirnvolumen, andere Gefäßversorgung mit keinem direkten Arterienstamm wie die Carotis interna des Menschen, Einbau eines abfangenden Rete mirabile. Bei Tieren muß immer daran gedacht werden, daß Parasitenlarven (Onkosphären von Tänien, Sklerostomen-, Ascaridenlarven, Jungtrichinellen u. a.) als Emboliequelle dienen können. Wir verweisen z. B. auf die tödlich verlaufenen Blutungen in die Schädelhöhle von Hirschen infolge Einschwemmung von Metastrongyliden (BAUDET-

Abb. 198. Kalb. Meningealblutungen bei Diplokokkensepti-kämie. Rechts unten: kleine Kugelblutung in der Großhirn-rinde. HE, 80×

VERWEY, V. D. BURG). Als Gegenstück zu der gut bekannten Thrombose der Carotis interna des Menschen schildert SEIFERLE bei akut verlaufenem „Dummkoller" die Thrombose der A. carotis interna dextra bei einem Pferd (vgl. dazu auf Abb. 190 die Kleinheit der Carotis interna des Pferdes nach ASK-UPMARK). Es war dabei zu allgemeinem Hirnödem gekommen und gleichzeitig zu einem umschriebenen Erweichungsherd in der rechten Großhirnhemisphäre infolge Embolie in die A. meningea media. Die Thrombose als Emboliequelle lag hier oberhalb des Rete mirabile.

Eine Hirnembolie bei einem Hund, der epileptiforme Anfälle gezeigt hatte, beschrieben CAPDEBIELLE-HUSSENET: in der linken Großhirnhemisphäre wurde eine hämorrhagische Cyste mit einem Strongylus vasorum gefunden. Durch eine Thrombose der A. cerebelli inferior soll es beim Pferd nach VOSSHAGE zu einer „zentralen" Facialisparese gekommen sein.

Das sog. *intermittierende Hinken* des Pferdes wird, auch nach neueren Untersuchungen von UEBERREITER, auf eine Thrombose der Bauchaorta und der Extremitätenarterien zurückgeführt. In einem Fall bestätigte sich auch uns diese Ursache. Eine Lähmung des N. peronaeus kann sich einstellen, meist ohne Muskelatrophie. Sehr oft dürfte Sklerostomenbefall (Strongyliden) die Thrombosierung verursachen. Es versteht sich, daß nicht in jedem

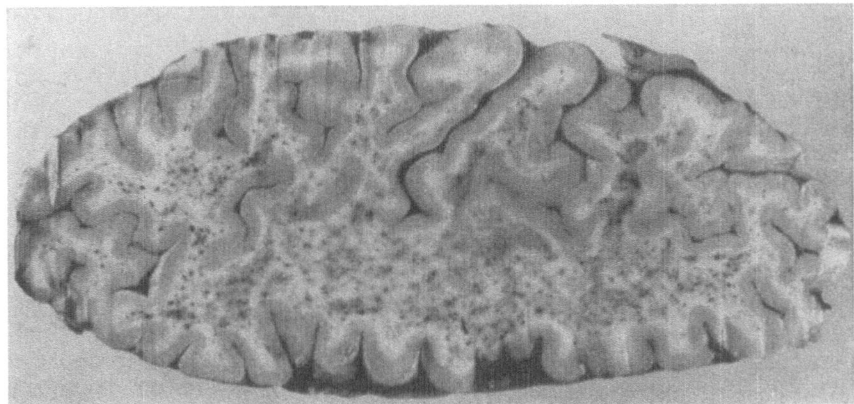

Abb. 199. Mensch; Purpura cerebri bei Fettembolie

Fall von intermittierendem Hinken beim Pferd nur diese Genese in Betracht fällt. Zu denken ist weiterhin an angeborene Aortenstenose, Kompression durch Tumoren, neurologische Affektionen. So lagen in einem anderen von uns beobachteten Fall wohl eine kurze Verengung der Aorta abdominalis in ihrem Endteil vor, aber außerdem in den Vorderhörnern des Lumbalmarkes eigenartig geschlängelte, dünnwandige und weite Venen. Diese wahrscheinliche Venenanomalie hatte wohl das Krankheitsbild mitbestimmen helfen.

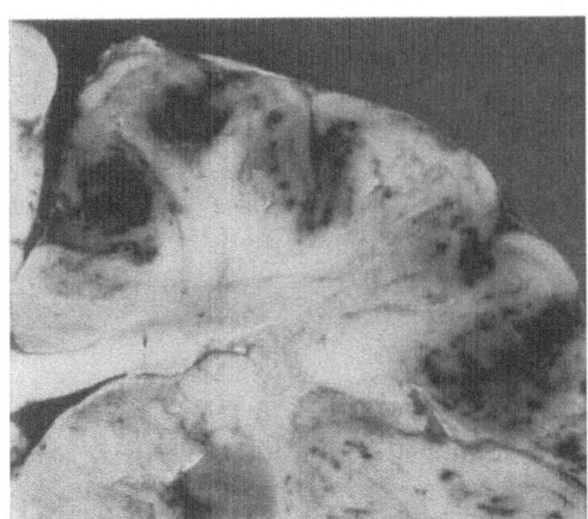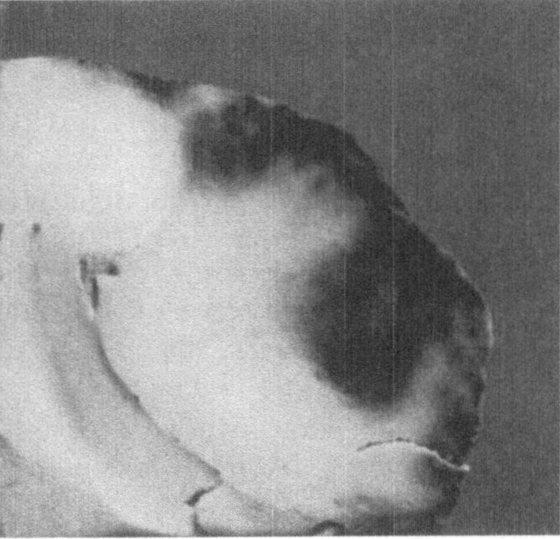

Abb. 200. Links: Mensch. Senile Demenz. Ausgedehnte corticale Blutungen. Rechts: Hund; Toxoplasmose-Meningoencephalitis; herdförmige corticale Blutungen

Über eine symmetrische spinale Poliomalacie bei Schafen in Kenya berichtet PLOWRIGHT. In den grauen Vorderhörnern wurden infarktähnliche Erweichungen festgestellt und Ähnlichkeiten mit Swayback oder mit Nematodiasis abgelehnt. Pflanzenvergiftungen oder Infektionen schienen nicht in Frage zu kommen.

Hierzu noch einige Angaben aus der tierexperimentellen Forschung. Es berichtet KRAUSE (1927), daß zur Erzeugung von Luftembolien bei 3 Pferden Versuche unternommen wurden. Eine Kanüle lag kopfwärts in der Jugularis. Mit einer Fahrrad- oder Autopumpe wurde „bis zur Ermüdung des Operateurs" Luft eingepumpt, ohne die geringste Reaktion!? Bei ihren Entmarkungsversuchen an verschiedenen Tieren erzeugten HURST-COOKE capilläre Fettembolien durch Injektion einer „Serum-Mayonnaise" in die Carotis. Wenn beim Menschen bei Fettembolien vorwiegend das Rindengrau befallen wird, so fanden diese Autoren die meisten Läsionen in der weißen Masse.

Die Abschnürung an der A. cerebri media 2—3 mm nach Abgang von der Carotis interna bei Hunden und Affen führte nach GLOBUS-EPSTEIN nur zur Infarktbildung. Man fand typische Ringblutungen. Erst nach intravenösen Gaben von gefäßerweiternden Mitteln wurden Hämorrhagien in das Infarktgebiet erzeugt. WHISNANT und Mitarbeiter bewirkten bei Hunden durch Injektion von „red vinyl acetate" in die Carotis cerebrale Infarkte auf der gleichen Seite.

Hier wären noch die *Pialvenen- und Sinusthrombosen* zu erwähnen, die gelegentlich durch Stauung besonders zu Diapedesisblutungen führen können. Diese Vorkommnisse werden in der Veterinärpathologie kaum erwähnt. HAUSER beschreibt bei einem Stier im Anschluß an eine Alveolarperiostitis eine venösmetastatische Thrombose des Sinus circularis basilaris. Bei einer jungen Katze mit Hydrocephalus internus beobachteten wir am Zusammenfluß des Sinus sagittalis superior mit dem Sinus transversus eine dunkelrote spindelförmige Verdickung. Histologisch entspricht ihr ein innerhalb der Sinuswände gelegenes teils frisches, teils älteres Blutkoagulum, in das Fibroblasten und Capillaren einsprossen. Wir haben somit das Bild einer blanden, aber ätiologisch ungeklärten Sinusthrombose vor uns.

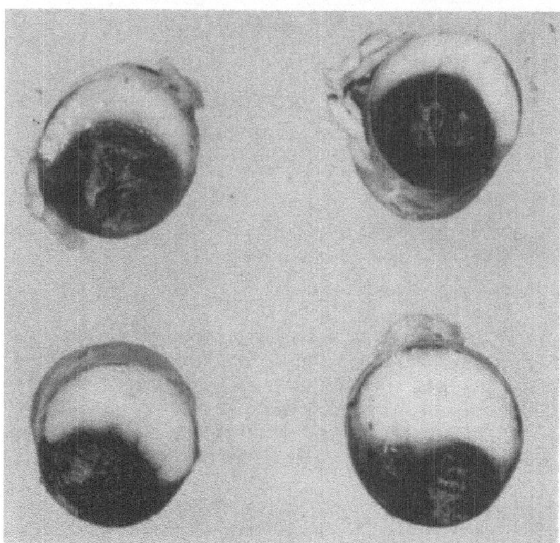

Abb. 201. Hund. Rasch entstandene, massive Blutung, ausgehend von der Fissura longitudinalis ventralis, im ganzen Lumbosacralabschnitt des Rückenmarks; Ursache ungeklärt

Andere, seltene Formen cerebraler Blutung. Nur summarisch gibt v. ALBERTINI für diese Gruppe die folgenden Bedingungen an: Hämorrhagische Diathesen bei Leukämie, Thrombopenie, Sonnenstich, ferner bei gewissen toxischen Infektionen und bei Intoxikationen. Bei diesen Zuständen liegt meist das Bild der Purpura cerebri vor. Nicht zu vergessen sind Blutungen im Bereich von Tumoren des Gehirns oder seiner Häute.

Dazu noch einige Hinweise aus der Zoopathologie. Aus Italien berichtet BARBONI über Hirnblutungen bei Rindern durch Theileria annulata verursacht und verweist auf andere Infektionserreger (Piroplasmen, Babesien). YAMAGIWA-TAJIMA haben in Japan bei 27 Schafen und 1 Pferd funktionelle Kreislaufstörungen in Form von herdförmigen Parenchymschäden (pseudolaminäre Ausfälle) und Erbleichungen bis Nekrosen nachgewiesen, die am häufigsten an den Windungskuppen oder im SOMMERschen Sektor des Ammonshornes lagen. Sie vermuten eine Intoxikation oder eine Mangelkrankheit. Unsere Abb. 198 verweist auf Meningealblutungen und Purpura cerebri bei einem Kalb mit Kälbermilzbrand (Diplokokkensepsis). Bei elf männlichen Junghunden, die wegen Lähmungen der Hinterbeine untersucht wurden, stellten HUTT und Mitarbeiter Blutungen im Rückenmark und in den Gelenken fest. Nach den Erbverhältnissen soll ein geschlechtsgebundenes recessives Gen und nach den verschiedenen Bluttests eine Hämophilie vorliegen. Echte *Hämophilie* soll bisher nur beim Menschen, beim Hund und beim Schwein bekannt sein. Bei einem Hund sahen wir eine perakute, massive Blutung ins Lumbalmark (Abb. 201), deren Ursache ungeklärt blieb. Ringblutungen treten besonders bei der ansteckenden Blutarmut der Pferde auf (Holz). Urbain und Mitarbeiter stellten bei einem Affen nach Hitzschlag Hirnblutungen besonders im Kleinhirn fest.

2. Gefäßmißbildungen und -geschwülste

Dazu kann die Tierpathologie vorerst nur wenig Material beisteuern. In der Menschenpathologie haben diese Erkrankungen seit dem Aufschwung der Neurochirurgie wachsendes Interesse gefunden. Virchow hat eine erste Einteilung vorgeschlagen, an der seither von verschiedenen Untersuchern Abänderungen vorgenommen oder eigene Unterteilungen versucht wurden. Für unsere Belange genügt eine kursorische Behandlung.

Allgemein pathologisch-anatomisch werden sie zu den Mißbildungen (Hamartomen) oder zu den dysontogenetischen Prozessen gerechnet, wobei die Abgrenzung gegen die Geschwülste nicht immer leicht ist. Da die „angiomatösen" Neubildungen mesenchymalen Ursprungs sind, sich aber im ursprünglich ektodermalen Nervensystem entwickeln, ist histologisch diesen Wechselbeziehungen besondere Beachtung zu schenken. In den meisten Fällen dürfte die Entwicklung von den Gehirn- und Rückenmarkshäuten ausgehen.

Einige kurze Angaben über die Verhältnisse beim Menschen:

Das *Angioma cavernosum* kann einzeln oder multipel in verschiedenen Hirnteilen vorkommen, wo es vorwiegend subcortical liegt. Es setzt sich aus bluthaltigen Hohlräumen zusammen, die durch bindegewebige Septen abgetrennt sind. Durch Druck und Kreislaufstörungen führt es zur Schädigung des Gehirngewebes. Beim *Angioma racemosum* findet sich zwischen dem Knäuel von selbständigen, erweiterten Gefäßen noch Nervensubstanz. Die *Teleangiektasien* bestehen aus erweiterten, mit Endothel ausgekleideten, meist voneinander isolierten Gefäßhohlräumen. Sie liegen mit Vorliebe in der Brücke. Die bisher genannten 3 Mißbildungen zeigen oft Übergänge. Bei Rupturen können schwere Blutungen erfolgen.

Die anatomischen Hauptzeichen der Sturge-Weberschen *Krankheit* sind ein Naevus vasculosus der Haut, angiomatöse Veränderungen in der Chorioidea des gleichseitigen Auges und in den weichen Hirnhäuten derselben Seite. Eine Folge davon kann Atrophie und Verkalkung der darunterliegenden Hirnabschnitte sein, die sich röntgenologisch nachweisen lassen.

Beim *venösen Rankenangiom (Varicosis)* handelt es sich um rein venöse Mißbildungen. Sie bestehen aus varicös erweiterten Venen oder in einer ungeordneten Ansammlung mehrerer, nur venöses Blut führender Gefäße. Peters meint, daß es sich meist um ein *arteriovenöses Aneurysma* handle, das seinerseits einen Kurzschluß zwischen arteriellem und venösem Schenkel des Blutkreislaufs durch ein großes Gefäß oder ein Konvolut von Gefäßen an Stelle des Capillarkreislaufs darstellt. Sie liegen meist cortical oder subcortical, und sie zeichnen sich klinisch durch epileptiforme Anfälle, subarachnoideale Blutungen und gelegentlich durch ein am Schädel hörbares Geräusch aus.

Eigentliche *Gefäßgeschwülste (Angioblastome* oder *Angioretikulome)* liegen am häufigsten im Kleinhirn, wo sie auch Lindau-*Tumoren* genannt werden. Seltener finden sie sich in der Oblongata, im Rückenmark oder in den Großhirnhemisphären. Wohl immer soll ein Zusammenhang der Tumoren mit den Meningen bestehen. Das Angioblastom des Kleinhirns hat Verbindungen zu gleichen Fehbildungen der Retina (v. Hippelsche Krankheit). Werden beide gemeinsam nachgewiesen, so spricht man von Hippel-Lindauscher Krankheit. Diese wird, wie auch die Sturge-Webersche Krankheit zu den Dysplasien mit blastomatösem Einschlag, den neurocutanen Syndromen oder auch zu den *Phakomatosen* (van der Hoewe) eingereiht. Die Lindau-Tumoren des Kleinhirns können solid oder mit Cystenbildung verbunden sein.

Zur Tierpathologie übergehend sei gleich bemerkt, daß kein Sturge-Weber und kein Hippel-Lindau bekannt ist. Weder in der Literatur noch im eigenen Material sind uns je ein *arteriovenöses Aneurysma*, eine *Varicosis spinalis* oder ein *Hämangiom der Wirbelsäule* begegnet. Olsson (Stockholm) glaubt letzteres röntgenologisch festgestellt zu haben (mündliche Mitteilung). Aus Südchile meldet WOLFFHÜGEL eine Paraplegia cruralis parasitaria bei der Hauskatze. Um das Lendenmark soll dorsal und ventral ein Krampfadergeflecht (Varicosis) liegen. Dieses sei durch Wurmbefall (Nematoden) verursacht.

Eine ganz besondere Mißbildung, die als Angiomatose mit Kleinhirnatrophie bezeichnet wird, haben VAN BOGAERT-INNES beim Schaf beschrieben. Ein Lamm starb 2 Tage nach der Geburt. Die Kleinhirnatrophie interessiert hier nicht. Im ganzen Gehirn und Rückenmark, Meningen und Plexus inbegriffen, lagen

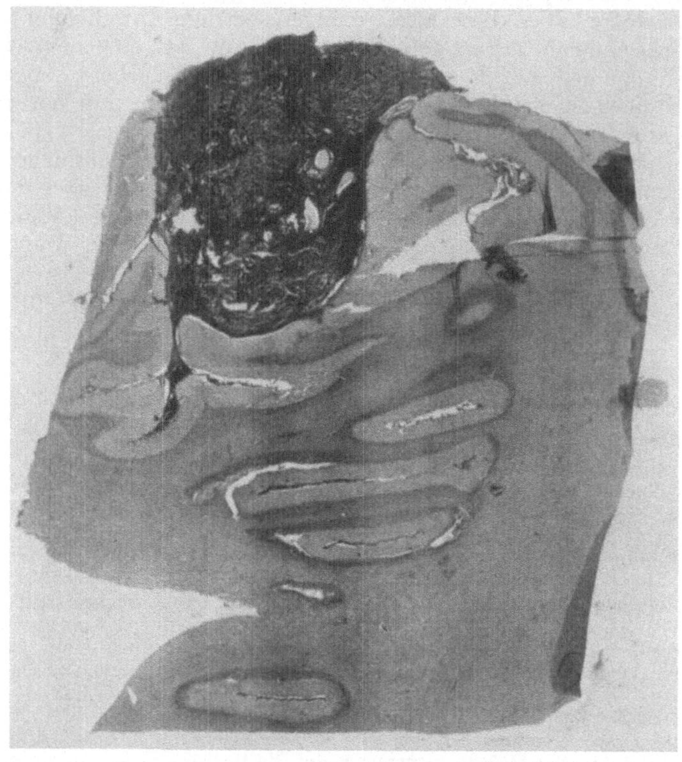

Abb. 202. Pferd, 9jährig. Dummkollerartige Erscheinungen. Klinische Befunde und Sektion nicht für infektiöse Anämie sprechend. Volumszunahme des Gehirns mit occipitalen Druckwülsten; keine Ependymitis granularis. Fibrose der Lingula, ausgehend von den leptomeningealen Gefäßen und verdrängend in den Kleinhirnwurm einwachsend. Übersichtsbild (Horizontalschnitt), v. Gieson

gewundene und erweiterte Venen. Arterien und Arteriolen normal. Diese „Angiomatose" oder „Phlebektasie" (vgl. Swayback S. 94) war besonders ausgesprochen am Großhirn und dann in den caudalen Abschnitten des Rückenmarks, wo auch eine Hydromyelie bestand. Dem Lamm fehlte der Schwanz, und es hatte eine Skoliose. Die Autoren möchten diesen Fall mit jenen menschlichen vergleichen, wo Syringomyelie und Angiomatosis vergesellschaftet sind. Hämangiomatose innerer Organe kommt bei verschiedenen Tieren, so bei gewissen Hühnerstämmen vor. Befallen sind vorwiegend Leber und Milz. Besonders bekannt ist die Teleangiektasie der Leber beim Rind. Über Mitergriffensein des Gehirns konnten wir nichts in Erfahrung bringen. Je ein Haemangioma cavernosum der Hypophyse des Pferdes haben STIETZ und PINUS beschrieben.

In seinen Beiträgen zur Pathologie des ZNS (1938) hat HOLZ wohl zum erstenmal auf eine *Uvulafibrose* des Kleinhirns eines Pferdes aufmerksam gemacht. Das Tier soll an infektiöser Anämie gelitten haben und an einer Thromboembolie der Gekrösearterien eingegangen sein. In der Uvula fand sich ein bohnengroßer, blaugrauer, sklerotischer Bezirk, der sich vom Nachbargewebe ziemlich gut abgrenzte. In ihm war der Gefäßreichtum auffallend. Histologisch bestand der „Tumor" aus kernarmem kollagenem Bindegewebe. In der Umgebung starke Adventitiafibrose der Arterien, wie sie auch sonst bei der infektiösen Anämie angetroffen wird. Hypothetisch denkt HOLZ an ein Ausheilungsstadium der Ependymitis granularis. Nun haben auch wir bei einem Pferd etwas Ähnliches beobachtet. Das Tier wies keine Zeichen für infektiöse Anämie auf, hingegen klinisch Dummkollererscheinungen mit entsprechenden Druckwülsten an den Occipitalpolen des Großhirns. Wiederum am Kleinhirnwurm, aber diesmal an der Lingula, fand sich eine ziemlich gut abgegrenzte, weißliche Verhärtung. Histologisch erwies sie sich ebenfalls gut und ohne Kapselbildung abgegrenzt, stand aber in Verbindung mit der leicht verdickten und gefäßreichen Leptomeninx der Umgebung. Die Wucherung selber bestand aus kollagenem Bindegewebe mit Einlagerung erweiterter Arterien, deren Wände eine Adventitiafibrose aufwiesen. In Anlehnung an HOLZ ließe sich in unserem Fall (Abb. 202) von einer *Lingulafibrose* reden, womit allerdings nichts über Ursache und Pathogenese gesagt ist. Bei anderen Tieren oder beim Menschen ist uns vorerst nichts Ähnliches bekannt.

C. Plexuspathologie

Die Kenntnisse über den gröberen und feineren Bau von Plexus chorioidei und Meningen sind kürzlich (1955) von SCHALTENBRAND zusammengestellt worden unter Berücksichtigung der vergleichenden Verhältnisse. Textlich und illustrativ reich belegt ist dort zu erfahren, was man schon alles weiß, aber auch, wieviel nicht gesichert ist. Nachdem gesagt wird, daß von den Dipneusten an die Plexus der Großhirnhemisphären auftreten, steht der Satz: „Sie werden bei den Vögeln und Säugern sehr viel mächtiger als die Plexus im 4. Ventrikel." Für das Pferd, vielleicht auch für andere Haustiere gilt diese Aussage nicht oder nicht immer. Wir sind stets aufs neue erstaunt zu sehen, wie groß der Plexus des 4. Ventrikels beim Pferd ist, und zwar besonders der Teil außerhalb des Kammerraumes. Ohne exakte Messungen oder Wägungen vorgenommen zu haben, halten wir ihn für gelegentlich wesentlich größer als die 3 Plexus im Großhirn zusammen. Es ist wohl nicht bekannt, welche Funktionen gerade dem extraventrikulären Anteil des Rautenplexus zukommt. Sollte man dies je erfahren, so würden unsere Vorstellungen über die Liquorproduktion und -resorption wenigstens beim Pferd bereichert. Mit Recht hebt SCHALTENBRAND hervor, daß trotz einigen Unterschieden im Feinbau des Plexusepithels (Vorhandensein von Wander- und Mastzellen) dieser bei fast allen Tierarten von einer überraschenden Gleichförmigkeit sei.

Bei 24 verschiedenen Säugetierarten untersuchten TSUSAKI und Mitarbeiter die Wanderzellen im interstitiellen Bindegewebe des Plexus im Seitenventrikel. Der Zellreichtum soll ziemlich stark schwanken. Am häufigsten wurden Lymphocyten nachgewiesen. In den Epithelzellen des Plexus im Pferdegehirn wurden von KARASSZON eigenartige, kompakte, vakuolisierte oder morulaartige Einschlüsse gefunden, die sich nach GERLACH dunkelblau färbten. Vor allem seit den Arbeiten von STÖHR jr. ist bekannt, daß die Plexus innerviert sind. Bei Hund und Katze zeigte TSUKER eine reiche Nervenversorgung, teils in den Gefäßwänden, teils im Stroma.

Auf die allgemeine physiologische Bedeutung der Plexus, vor allem als Produktionsstätten des Liquors, brauchen wir nicht zurückzukommen, da diese Frage S. 24 erwähnt wurde. Nur ein, allerdings nicht unwidersprochen gebliebener Gesichtspunkt sei ergänzend in Erinnerung gerufen. In ihrer „Biologischen Einführung" betonen MONAKOW-MOURGUE, daß die Plexus chorioidei neben den Blutdrüsen zu den am frühesten sich differenzierenden Organen gehören, daß sie beim Wachstum und bei der feineren Ausgestaltung der Tektogenese des Medullarrohres lebhaft mitwirken, indem sie von ihrem eigenen Material Stoffe (Kolloide, Lipoide, Glykogen) an das Medullarrohr abgeben und so eine Art „Ammendienst" leisten. So soll die Annahme nicht fern liegen, daß auch bei Erkrankungen des Erwachsenen, z.B. den Psychosen und speziell bei der Schizophrenie, der Hirnsubstanz und besonders den corticalen Strukturen wichtige stoffliche Elemente vorenthalten und schädliche (eventuell nicht entgiftete) zugeführt werden.

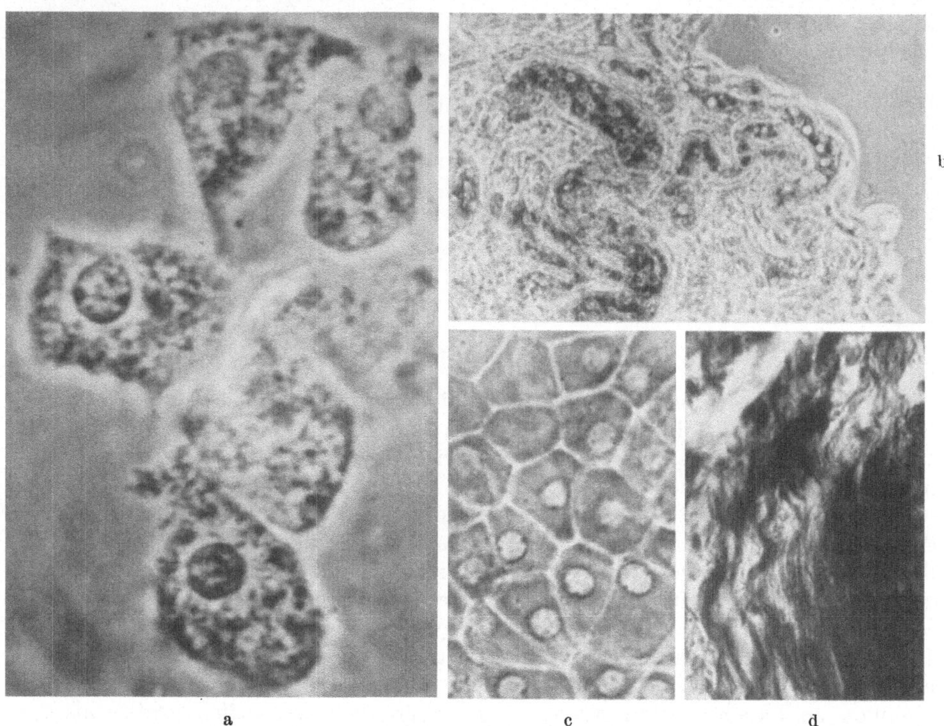

Abb. 203a—d. Phasenkontrastaufnahmen von Plexus chorioidei. a—c von frischem, ungefärbtem Material; d Schnitt, v. Gieson. a Kind; Tod in Avertinnarkose; einzelne Epithelzellen mit Nucleolus und Mitochondrien; b Hund mit Hydrocephalus; Gefäßschlingen; c menschlicher Embryo; Aufsicht auf Deckepithel; d Mensch, Senilität; starke Fibrose und Epithelatrophie. Vergr. a 1040×; b 240×; c und d 540×

Eine Bereicherung zum Studium der Strukturen und der Funktionen des Plexus bietet die Phasenkontrastmikroskopie (FRAUCHIGER). Solche Aufnahmen zeigt die Abb. 203. Wichtig ist die Frischentnahme des Materials, was besonders beim Tier möglich ist, und die sofort anzuschließende Betrachtung ohne Fixierung und mit oder ohne Färbung.

Eine ausführliche Darstellung der pathologischen Anatomie und Histologie der Plexus und des Ependyms, bearbeitet von BIONDI, findet sich im Band XIII/4 des Henke-Lubarsch. In freundlicher Weise hat uns der Verfasser schon vorher das Manuskript zur Verfügung gestellt. Im Kapitel der Stoffwechselerkrankungen wurde schon bei den Cholesteatomen und bei den senilen Veränderungen (Silbergebilde, Altersfibrose) auf seine Ansichten verwiesen. Mit BIONDI stimmen wir überein und haben es schon betont, daß die Bildung kleiner Wärzchen an der Ventrikeloberfläche (*Ependymitis granularis*, Ependymgranulationen) in zahlreichen Fällen bei Mensch und Tier als Endzustand abgelaufener Entzündungsvorgänge angetroffen wird, und daß ihr keine spezifische Bedeutung zukommt.

Ausgedehnte Verkalkungen in den Plexus können zu sog. *Hirnsteinen* führen. Entartungen, entzündliche Reaktionen und Fibrose bei verschiedenen Pferden mit Dummkollererscheinungen zeigt die Abb. 204.

Aus der Mayo-Klinik haben DUNN-KERNOHAN kürzlich die folgenden Veränderungen als häufig und mit dem Alter zunehmend, aber für dieses nicht charakteristisch, beschrieben: Abflachung der ependymalen Deckzellen mit vermehrten Vacuolen und Lipoidpigmenten. Proliferation des Bindegewebes und Bildung hyaliner Plaques. Zellproliferation, hyaline und fettige Degeneration, Auftreten von Psammomkörperchen und Cysten im Stroma. Intimaverdickung und Mediafibrose an den Gefäßen.

Als wahrscheinliche Erstbeobachtung hat SCHLEGEL 1915 *Tuberkelbildungen am Adergeflecht* des Seitenventrikels und am Ependym bei einer Kuh beschrieben, die erst am Tage vor der Schlachtung Gehirnreizungserscheinungen und dann Lähmungen aufgewiesen hatte. Es lag aber auch eine Leptomeningitis disseminata tuberculosa vor. Über die Veränderungen anderer Organe wird nichts gesagt. URBAIN-NOUVEL beschrieben Plexustuberkulose beim Affen. Nach BERTRAND-SALVAING kann die Plexustuberkulose beim Menschen hämatogen bei Generalisation entstehen, aber auch sekundär bei heftigem meningitischem Prozeß durch Übergriff.

Unter den *Tumoren* der Plexus lassen sich verschiedene Formen abgrenzen. HENSCHEN (1955) beginnt mit den Plexuscysten, Xanthomen und Cholesteringranulomen. Über die letzteren wurde S. 85 berichtet. Es folgen dann

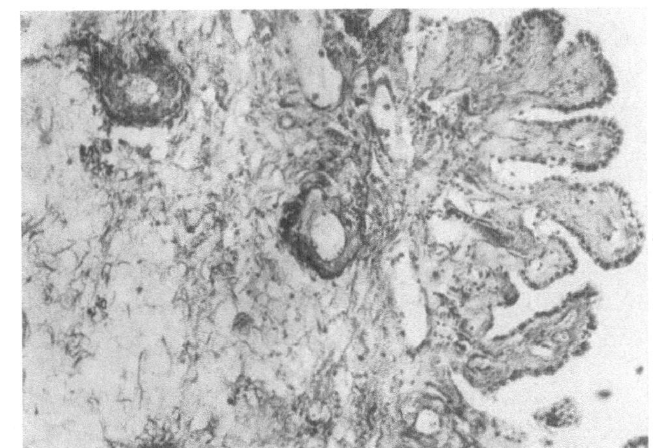
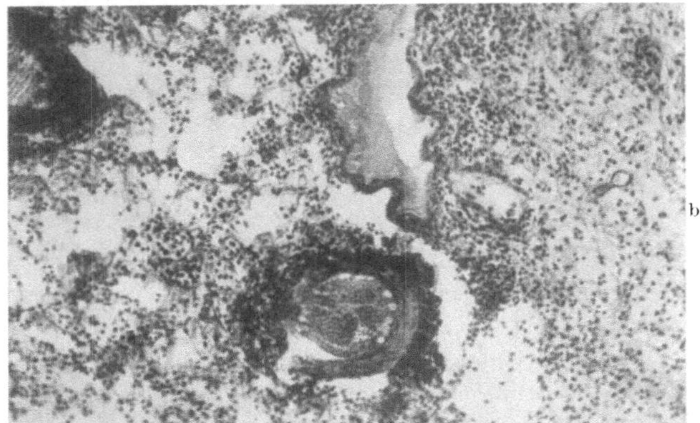
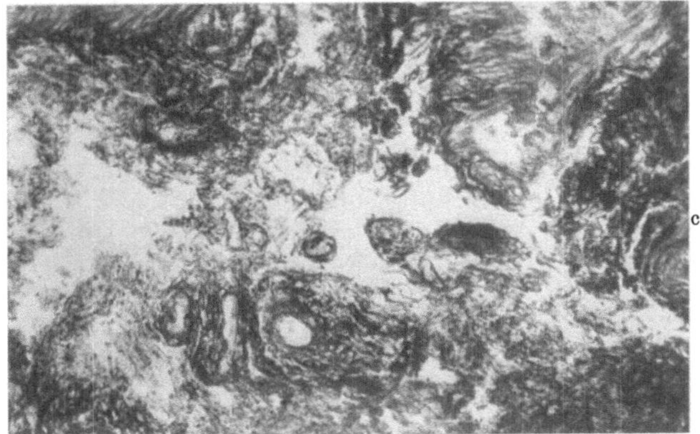

Abb. 204a—c. Pferde mit Dummkollererscheinungen. Plexus choriodeus des Seitenventrikels; v. Gieson, 100×. a Ödematös-gallertige Entartung; b entzündliche, leukocytäre Infiltration; c Fibrose

die mesenchymalen Tumoren, wozu als wichtigste beim Menschen die *Plexusmeningiome* oder intraventrikulären Meningiome zu rechnen sind. Solche scheinen beim Tier bisher nicht beschrieben zu sein.

DUNN-KERNOHAN (1956) berichten, daß beim Menschen Meningiome an den Plexus gleichsam in Reinkultur studiert werden könnten und daß sie, wie auch WEED an Laboratoriumstieren beobachtet habe, von Häufchen arachnoidealer Zellen ausgingen.

Als Komparatives zu den angiomatösen Plexustumoren ist der schon 1913 von ACKERKNECHT angeführte taubeneigroße Tumor im rechten Seitenventrikel bei einem Pferd zu erwähnen, das keine neurologischen Auffälligkeiten gezeigt hatte. Der Autor hielt den „Tumor" für ein Angioma racemosum oder ein kavernöses Lymphangiom. Bei den Lipomen ist nur das von SCHÖNBERG untersuchte Lipoma durum des linken Seitenventrikels bei einem 8 Monate alten Schwein anzuführen: Der apfelförmige Tumor lag zwischen den Hemisphären. Histologisch baute er sich aus Fettzellen und Bindegewebe auf.

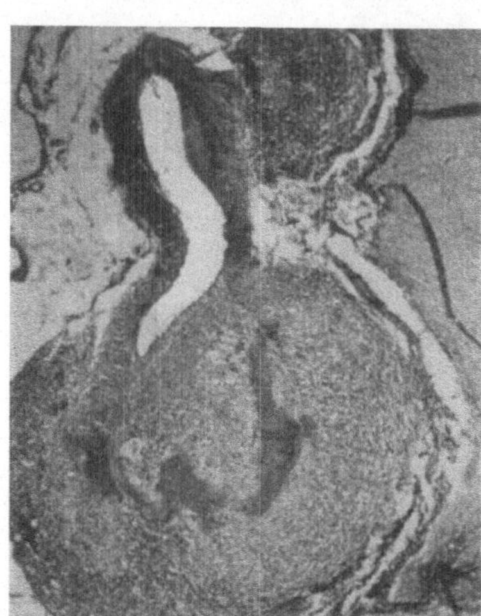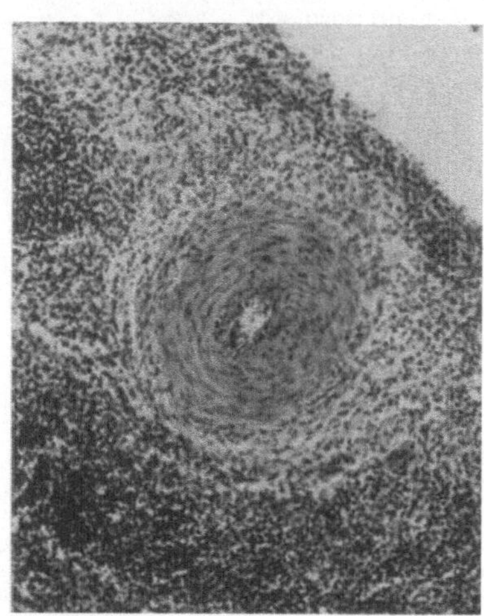

Abb. 205. Rind. Meningitis tuberculosa. Links: Arrosion eines Meningealgefäßes durch das Granulationsgewebe; HE, schwache Vergr. Rechts: Peri- und Mesarteriitis. HE, mittlere Vergr.

In den Hirnkammern kommen 2 Formen von primären Papillomen vor: das *Plexuspapillom* und das *Ependympapillom*. HENSCHEN hebt hervor, daß die Grenze zwischen gutartigen und bösartigen Papillomen unscharf sei und damit die Trennung in Plexuspapillome und Plexuscarcinome oft etwas willkürlich gemacht werde. Unter dem Komparativen erwähnt er, daß Plexuspapillome bei Hund, Pferd, Rind und bei der Maus beschrieben seien. Wir fügen hinzu, daß VERLINDE-OJEMANN ein Plexusadenom (Chorioidepitheliom) im Seitenventrikel einer Katze fanden. Das von OPPERMANN beschriebene Kleinhirncarcinom des Pferdes wurde später von STEINER einer nochmaligen histologischen Untersuchung unterzogen und als Chorioideapapillom deklariert. HAMERTON berichtet über ein Plexuspapillom in den Großhirnventrikeln eines Wellensittichs. Das primäre Carcinom des Rautenplexus bei dem Hund von COTCHIN ist deshalb interessant, weil neueren Datums und sowohl klinisch wie morphologisch gut untersucht.

Die 6jährige Colliehündin hatte während 5 Monaten Nystagmus, Schwindel und Kopfverdrehen nach links gezeigt. Der vom Ventrikeldach ausgehende Tumor wies papilläre und solide Partien auf und zeigte bei zahlreichen Mitosen und einigen Psammomkörnern infiltratives Wachstum gegen das Kleinhirn.

Auch wir haben für das Rind nur das von SCHLEGEL beschriebene Plexuscarcinom im Seitenventrikel bei einer 12jährigen Kuh gefunden. Das Tier hatte nur während einiger Tage epileptiforme Anfälle gezeigt. Im JOESTschen Handbuch sind zwei vasculäre Papillome bei Pferden angegeben. *Metastatische Plexusgeschwülste* sollen bei Tieren sehr selten sein. Es wird nur auf ein kleinzelliges Rundzellensarkom ebenfalls beim Pferd hingewiesen, das vom Plexus in die Großhirnhemisphären einwuchs, und dessen Primärtumor in der Niere lag.

IX. Raumfordernde Prozesse (Tumoren)

Einige allgemeine Feststellungen aus der *vergleichenden Geschwulstpathologie* (Onkologie) mögen dem speziellen Thema der Gehirntumoren vorausgeschickt werden. Sie stützen sich vor allem auf Ausführungen von DOBBERSTEIN und von TAMASCHKE.

Die Entstehung von Krebszellen soll ein biologisches Grundphänomen sein, und so sollen die Blastome auch nicht als Kulturkrankheiten oder als Folgen der Domestikation angesehen werden. Nicht nur bei Wirbeltieren, sondern auch vereinzelt bei Insekten, Muscheln und Schnecken sowie bei höheren Pflanzen sind geschwulstartige Neubildungen nachgewiesen worden. Bei der Beurteilung früherer Zusammenstellungen über tierische Tumoren soll man eine gewisse Kritik walten lassen. Auf die Frage, ob alle beim Menschen bekannten Geschwulstformen auch bei den übrigen Wirbeltieren vorkommen, oder ob es auch artspezifische Geschwülste gebe, antwortet DOBBERSTEIN: „Tatsächlich hat man auch bisher beim Tier keine neue, beim Menschen bisher unbekannte Geschwulst gefunden. — Man kann aber bereits heute sagen, daß, von einigen Sonderfällen abgesehen, praktisch alle Geschwülste des Menschen auch bei den Tieren vorkommen." Als solche Sonderformen werden das Chorionepitheliom und die GRAWITZ-Tumoren der Niere genannt.

Bei vergleichenden Statistiken muß bedacht werden, daß alle Haustierbestände zahlenmäßig weit hinter der menschlichen Population zurückstehen (vgl. S. 29). Die Lebenserwartung ist bei unseren Haustieren geringer als beim Menschen, und das akut gewordene Problem der Überalterung stellt sich bei ihnen nicht. Infolge Inzucht, Inzestzucht und Überzüchtung sind einige dysontogenetische Tumoren bei einzelnen Tierrassen oder Familien wesentlich häufiger als beim Menschen, und dazu führt nun DOBBERSTEIN die Gliome und Glioblastome überwiegend bei Bulldograssen, die Hämangiomatosis bei Hühnerfamilien und das Melanosarkom bei Schimmelpferden an. Für die Virustumoren der Tiere (Sarkome der Hühner) soll noch kein Analogon beim Menschen gefunden sein. „Es wäre zu wünschen", schreibt DOBBERSTEIN, „daß die Erforschung der tierischen Tumoren mehr als bisher vorangetrieben würde. Das Geschwulstproblem ist ein biologisches Grundproblem, das am Menschen allein niemals gelöst werden kann und das in vollem Umfang nur verstanden werden kann, wenn man es auf möglichst breiter Basis zu klären versucht."

TAMASCHKE hat in einer ausgedehnten Arbeit 5245 Geschwülste bei Haustieren aus der Literatur zusammengestellt und ausgewertet. Es scheint, als ob Geschwülste bei Hund, Pferd und Rind wesentlich häufiger vorkommen als bei den übrigen Haustieren. Die prozentuale Verteilung von 4846 genauer klassifizierten Tumoren auf verschiedene Gewebsarten machte sich wie folgt: Stützgewebe 34,2%, Muskelgewebe 3,2%, Epithelgewebe 56,2%, Mischgeschwülste 5,2% und *Nervengewebe* 0,9%. „Sehr selten sind ferner die Geschwülste des Nervensystems, die im allgemeinen unter 1% bleiben und lediglich für das Pferd 1,6% betragen." Bei Schaf und Ziege wurden keine Geschwülste des Nervensystems gefunden, für das Schwein nur das auch von uns S. 296 erwähnte Lipom und bei der Katze nur ein Neuroblastoma retinae. Unsere Sammlung birgt ein Astrocytom und eine diffuse Sarkomatose bei der Katze. Aus der Arbeit über Spontantumoren bei Laboratoriumssäugern von TAMASCHKE seien nur die beiden Teratome beim Kaninchen erwähnt, wovon das eine an der Hirnbasis, das andere in der Hypophyse lag.

Nach diesen Ausführungen über die vergleichende allgemeine Onkologie sind die folgenden Punkte für die spezielle Betrachtung der Hirntumoren zu bedenken: Die Erforschung der menschlichen Hirntumoren hat durch den Aufschwung der Neurochirurgie einen enormen Impuls erfahren. Eine weitausgebaute klinische Symptomatologie zur Erfassung der „Frühstadien", Fragen der Operabilität und der Malignität, histologische Untersuchung von Operationsmaterial, Versuche zur Umklassifizierung haben die Hirnpathologie vor neue und praktisch wichtige Probleme gestellt. Dagegen steht die Erforschung der tierischen Hirntumoren noch im Stadium der menschlichen um die Jahrhundertwende: bei der Sammlung und der ersten Sichtung. Ihr fehlt und wird immer fehlen, der Auftrieb durch die Hirnchirurgie. Dafür dürfte die Erkenntnis, daß das tierische Material zu einer breiteren biologischen Auffassung und zu einer eventuellen Neuklassifizierung führen könnte, ein Stimulus sein für die vergleichende Forschung. Dazu gehört weiterhin die tierexperimentelle Richtung, die durch carcinogene Substanzen wie etwa Methylcholanthren, bei Mäusen Hirntumoren zu erzeugen versucht. Nach ZIMMERMANN sollen die experimentellen Untersuchungen bis zu einem gewissen Punkt eine Antwort auf die Frage nach der Lieblingslokalisation der Gliome geben: Wird der krebserzeugende Stoff in die Nähe der Ventrikelwand gebracht, so entwickeln sich Ependymome, im Marklager Glioblastome, im Occipitallappen Oligodendrogliome, im Balken Spongioblastome und im Cerebellum Medulloblastome. Umgebungsfaktoren spielen offenbar eine Rolle. Die Lokalisation der experimentell erzeugten Tumoren soll ungefähr derjenigen bei spontanen Neoplasmen entsprechen.

Häufigkeit und Klassifikation. Es scheint, als ob Hirntumoren bei Tieren selten oder vielmehr bisher selten festgestellt worden sind. Gründe dafür sind, daß sie klinisch nur ganz ausnahmsweise, makroskopisch sicher oft nicht erkannt werden und daß mikroskopisch leider zu selten danach gesucht wird. In seiner Zusammenstellung hat BARBONI 74 Fälle bis 1938 aus der Literatur aufgeführt, wobei die Paragliome (Ganglioneuroma, Neuroblastome retinae, Chorioidepitheliom, Pinealom) mitgezählt wurden. Trotz ihrer Unvollständigkeit gibt diese Statistik doch einen ungefähren Maßstab über die *Häufigkeit* der bis dahin erkannten Hirntumoren bei Tieren. UEBERREITER gab 1953 bekannt, daß er 22 eigene Fälle von raumbeengenden Prozessen bei Tieren besitze und in der Literatur 147 primäre intrakranielle Tumoren auffinden konnte.

In seinem kürzlich (1956) publizierten Buch sagt McGRATH, daß er 46 pathologisch-anatomisch verifizierte primäre Hirntumoren bei Hunden beobachtet habe, meistens bei Boxern und Boston Terriern. Nach einer tabellarischen Zusammenstellung verteilen sie sich auf folgende Formen: 14 Astrocytome, 8 Ependymome, 2 Oligodendrogliome, 2 undifferenzierte Gliome, 2 Medulloblastome, 5 Meningiome, 5 Hypophysenadenome, 1 Hypophysenadenocarcinom, 2 Kraniopharyngiome, 3 Angiome und 2 Hamartome. Weitere 5 Gliomfälle (Hund: 3, Katze: 1, Huhn: 1) beschreibt PERLSTEIN.

Nehmen wir die bei den Gliomen angemerkten Angaben von HJÄRRE hinzu, so resultiert aus neueren Statistiken, daß bei zielgerichtetem Suchen die Zahlen über die *Häufigkeit der Hirntumoren bei Tieren* bald in die Hunderte oder in die Tausende gehen werden. Beim Menschen schwanken die Angaben über die Häufigkeit von Hirntumoren je nach Herkunftsort (Neurochirurgien, allgemeine Spitäler, allgemeine Prosekturen, Sterblichkeitsstatistiken).

SCHERER meint, daß über 1% aller Todesfälle überhaupt durch Hirngeschwülste verursacht seien. In der Schweiz betrugen sie nach dem Eidg. Statistischen Amt für das Jahr 1953 um $^1/_4$% der Gestorbenen (Geschwülste des zentralen und peripheren Nervensystems und des Auges zusammen). Die bisher niedrigen Zahlen bei Tieren dürfen nun nicht ohne weiteres nur auf eine ungenügende Untersuchung der Tiergehirne zurückgeführt werden. Es bestehen hier sicher starke artliche Schwankungen. *Besonders zu beachten ist, daß gerade bei den dem Menschen am nächsten stehenden Tieren, bei den Affen, nach* SCHERER (1944) *keine sichere Hirngeschwulst bekannt ist.* Doch hat schon SELLHEIM 1936 ein atypisches Gliom (Gliosarkom) bei einem 4jährigen Cercopithecus anubis am rechten Occipitallappen beschrieben. Auch bei den Mäusen, deren Gehirne doch zu Tausenden bei experimentellen Studien untersucht wurden, sind nur wenige Tumoren bekannt (SLYE). „Für andere Arten dagegen (Hund, Pferd) ist es möglich, daß systematische Untersuchungen eine ebenso große oder noch größere Häufigkeit als beim Menschen ergeben würden." Diese Aussage von SCHERER ermangelt noch der zukünftigen Erhärtung.

Die folgenden Zahlen könnten aber für deren Richtigkeit sprechen: Oben wurde gesagt, daß McGRATH 46 primäre Hirntumoren erwähnt hat auf eine Gesamtzahl von einigen Tausend untersuchten Hunden (eine genaue Zahl fehlt leider). Weiter hinten wird angegeben, daß HJÄRRE bei laufenden Obduktionen von Hunden eine Gliomfrequenz von 0,62% errechnete. Um nochmals einen

Vergleich zum Menschen zu haben, zitieren wir eine Angabe von G. WEBER (Neurochirurgische Klinik Zürich): Nur etwa 0,37% aller Todesfälle in der Schweiz sind durch Hirntumoren bedingt.

Die relative Häufigkeit von Hirntumoren bei den Haustieren hängt nicht nur mit der Tierart zusammen, sondern auch mit dem Alter, wobei zu bedenken ist, daß aus wirtschaftlichen und anderen Gründen eigentlich nur Hunde, Katzen und Pferde ein höheres Alter erreichen. SCHLOTTHAUER diagnostizierte unter 130 hirnerkrankten Hunden 6 Hirntumoren (4 primäre und 2 metastatische).

Bei weiterem Nachdenken über die Möglichkeit zur Erklärung des eventuellen häufigeren Vorkommens von Hirntumoren beim Menschen ist auch der Satz von HENSCHEN zu berücksichtigen: „Die Großhirnhemisphären bilden beim Menschen den unvergleichlich größten Teil des Gehirns — nach SNELL etwa 78% des totalen Hirngewichts — und es ist schon aus diesem Grunde zu erwarten, daß ein sehr großer Teil der hirneigenen Tumoren von der Substanz derselben ausgehen wird." Daraus sollte geschlossen werden können, daß bei Tieren hirneigene Tumoren seltener sein müßten, da bei ihnen verschiedenstufig die Großhirnhemisphären einen kleineren Prozentsatz ausmachen. Beim Rind z.B. haben wir durch Wägung nur 67% des Gesamthirngewichts für die Großhirnhemisphären bestimmt.

Noch ein anderer Gedanke HENSCHENs kann einen Fingerzeig geben: „Die Matrix der überwiegenden Mehrzahl aller Großhirngliome befindet sich ... an gewissen Prädilektionsstellen der Ventrikelwände, wo zellige Reste der ursprünglichen periventrikulären Matrix postfetal und sogar während der ersten Kinderjahre zu sehen sind." Hier hätte man zu bedenken, daß bei den Tieren andere Hirnreifungszeiten bestehen, und daß die Wegstrecke von der ventrikelnahen Matrix zu den Endstätten im Cortex viel kürzer ist.

Über *Hirntumoren bei Wildtieren* ist nur wenig bekannt. KRAUSE z.B. erwähnt in seiner Wildtierpathologie nur ein Rundzellensarkom der Dura bei einem Hirsch. Weitere Einzelbefunde folgen später. Unter den Haustieren ist, wie aus dem Bisherigen schon hervorging, weitaus am stärksten der Hund vertreten mit fast der Hälfte aller beschriebenen Tumoren. Für die vergleichende Forschung kann die sehr interessante Feststellung gemacht werden, daß nach den Ergebnissen verschiedener Untersucher vorwiegend einige bestimmte Hunderassen Träger solcher Geschwülste sind. Dabei verhält es sich unseres Erachtens nicht so, daß eine bestimmte Rassen*gruppe* vermehrt betroffen ist, wie meist angegeben wird. Vielmehr finden sich Hirngliome besonders bei den am Ende jeder Rassenreihe auftretenden Formen (Boxer, Bulldoggen, Bostonterrier), die nach STUDER die Merkmale der Embryonisation zeigen, als da sind: Schnauzenverkürzung, Brachygnathie, brachycephale Schädelform u. a. m.

Zu den einleitenden Gesichtspunkten gehören noch einige Angaben über die Klinik und die histologische Klassifikation. Detaillierte Ausführungen folgen bei den einzelnen Fällen.

Die klinische Symptomatologie ist bei den intrakraniellen Tumoren der Tiere im allgemeinen recht monoton. Selbst die Zeichen des gesteigerten Hirndruckes (Druckpuls, cerebrales Erbrechen, Kopfweh) lassen sich sehr schwer fassen, was um so mehr die Diagnose erschwert, als Lokalzeichen nur in ganz wenigen Ausnahmefällen auftreten und nachweisbar sind. Das Tiergehirn reagiert auf Raumbeengung meist nur als Ganzes. Es möge nochmals auf den fast immer gewaltigen Größenunterschied zum menschlichen Gehirn aufmerksam gemacht sein. Von keiner praktischen Zielsetzung getrieben, sind auch die notwendigen Hilfsmethoden (Ventrikulo-, Angio-, Elektroencephalographie) nicht ausgebaut worden. Mehr als nur Ansätze für eine animale Neurochirurgie gibt es noch nicht (ÜBERREITER).

Frühere Autoren (GRÜN, JUNGHERR-WOLF, BARBONI) haben versucht, die tierischen Fälle in die bekannten *Klassifikationsschemata* der Humanneuropathologie einzuordnen, ein Unterfangen, das weitgehend gescheitert ist. Einmal

sind viele der früheren Beschreibungen in bezug auf die Histologie recht mangelhaft und das Material noch nicht mit den heutigen Methoden verarbeitet. Dann
gibt es auch für die menschliche Hirntumorpathologie noch keine einheitliche
Klassifikation, sondern lediglich einzelne hervorragende Einteilungsversuche wie
diejenigen von DEL RIO HORTEGA, ROUSSY-OBERLING, BAILEY, OSTERTAG,

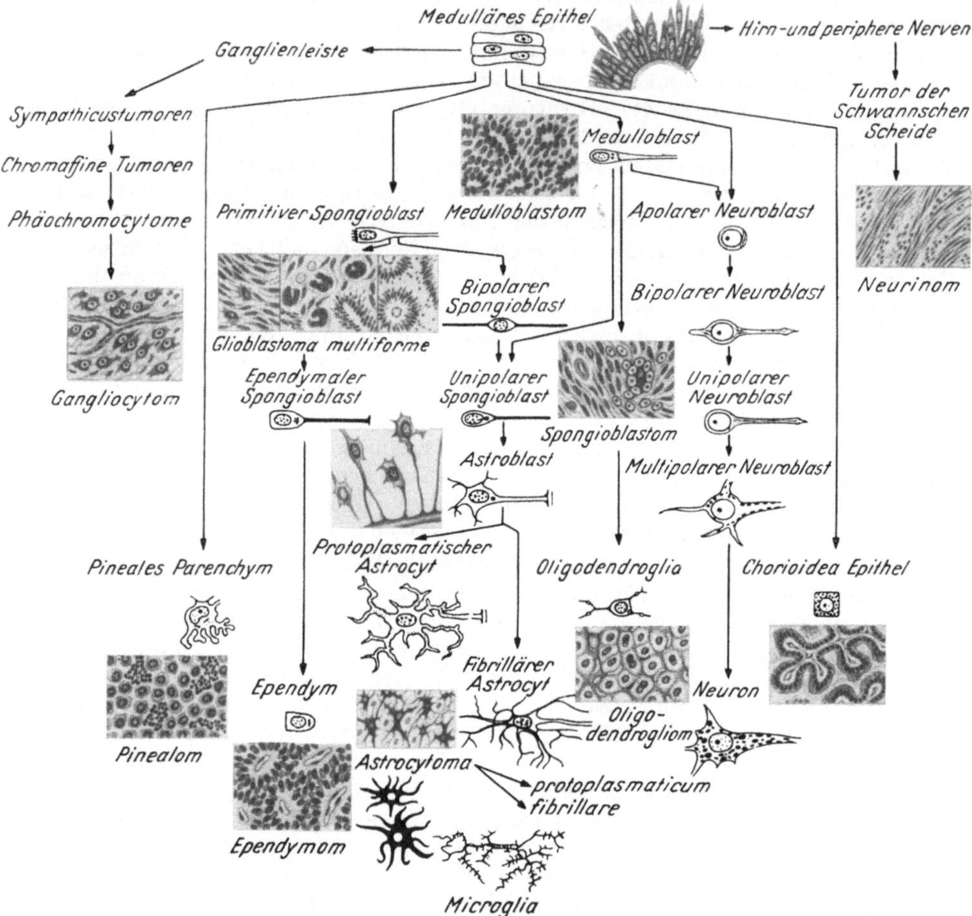

Abb. 206. Koordination der Tumoreinteilung von BAILEY-CUSHING und des Schemas von ZÜLCH.
(Aus JENTZER 1949)

ZÜLCH. ,,Eine endgültige, in jeder Hinsicht ideale Klassifikation der Gliome
und Paragliome wird es wohl nie geben, dazu ist der Bau dieser Geschwülste
viel zu bunt und kompliziert", sagt HENSCHEN. Um doch ein Schema vor Augen
zu haben, geben wir die Abb. 206. Wie die meisten anderen Einteilungen beruht
auch diese auf der Theorie der Histogenese, d.h. der Herkunft der Tumorzellen
von bestimmten embryologisch angelegten Zelltypen. Wie uns scheint, müssen
in zukünftigen Klassifikationsversuchen die tierischen Hirntumoren miteinbezogen werden, was zu einer Verbreiterung der Basis und einer eventuellen Neu-
konzeption über die Herkunft der einzelnen Tumorzellen führen könnte.

Amerikanische Autoren (J. W. KERNOHAN und Mitarbeiter) haben den Versuch unternommen, die Einteilung der Gliome des Menschen zu vereinfachen, um vor allem dem Neurochirurgen prognostische Hinweise zu geben. Sie haben sich vom histogenetischen Einteilungs-

prinzip entfernt und stützen sich dabei auf das Kriterium der Entdifferenzierung oder Anaplasie (Zell- und Kernpleomorphismus, Kernhyperchromatose, Häufigkeit der Mitosen). Entsprechend den vier tumorbildenden Zelltypen des ZNS (Astrocyten, ependymale Zellen, Oligodendroglia und Nervenzellen) unterscheiden sie 4 Gruppen: das Astrocytom, Ependymom, Oligodendrogliom und Neuro-Astrocytom. Je nach dem Entdifferenzierungsgrade erhält ein Tumor innerhalb seiner Gruppe eine Ordnungszahl von 1—4 zugewiesen, wobei 1 den reifsten, 4 den undifferenziertesten Grad bedeutet. Daneben lassen sie als Gruppe für sich das Medulloblastom bestehen. Für die meist schlecht differenzierten tierischen Gliome läßt sich diese Einteilung recht gut gebrauchen, wie wir am eigenen Material gesehen haben, ohne damit sagen zu wollen, daß das KERNOHANsche Vorgehen nun bei tierischen Gliomen allein Geltung haben soll. Vielmehr möchten wir gerade die folgenden Sätze aus dem Buch von ZÜLCH für die Tierpathologie warm empfehlen: ,,Wir erfassen bei den Geschwülsten neben dem *Zelltyp* ... besonders auch Ausbreitung und Wachstumsart der Geschwulstzellen, Verhalten gegenüber dem Hirngewebe (Markscheiden, Zellverbände = Architekturen), den Zellreichtum, die Lebensdauer der Zellen, die Faserbildung, das Verhalten des Bindegewebes (Gefäßbindegewebe, freie Fasern) und die regressiven Vorgänge wie Nekrosen, Verfettung, Verkalkung, Verschleimung usw. Für die Einordnung einer Geschwulst werden *alle* diese Größen berücksichtigt, und nur die in der *Mehrzahl* dieser Punkte übereinstimmenden Formen werden zur gleichen Art gerechnet. Gleiche oder ähnliche Zellformen *allein* — bei sonst unterschiedlichem Verhalten! — kann nicht ausschlaggebendes Merkmal für die Eingliederung einer Geschwulst sein.'' Dieser Auffassung schließt sich neuerdings STOCHDORPH an und er versucht die Hirntumordiagnostik wieder in die allgemeine Geschwulstlehre einzugliedern.

Beim Menschen kann schon die Lokalisation eines Tumors Hinweise für seinen mutmaßlichen Typus abgeben, so z.B. die Lage im Kleinhirn für ein Medulloblastom. Derartige Kennzeichen gibt es bei Tieren nicht. Beim Tier scheinen die primären Tumoren des Gehirns zu überwiegen. SCHERER spricht von $^3/_4$ primären und $^1/_4$ metastatischen. Die Gliome und die Bindegewebsgeschwülste (meist Meningiome) halten sich etwa die Waage. Unter den sekundären Tumoren läßt sich zwischen Metastasen von Primärgeschwülsten anderer Organe (Mamma, Prostata, Niere, Milz, Haut) und bloßen ,,Übergriffsformen'' unterscheiden, die besonders bei Pferd und Hund nicht so selten sind (Siebbeintumoren, Osteosarkome des Schädels).

Die nachfolgende Weiterführung unseres Themas geht in Richtung einer Abgrenzung der eigentlichen Hirntumoren von den Pseudotumoren. Außerdem sind zur Entlastung dieses Kapitels die Geschwülste des Rückenmarks, des peripheren Nervensystems, des vegetativen Nervensystems, der Gefäße und Plexus bei den entsprechenden Kapiteln behandelt worden. Die großangelegte Abhandlung von HENSCHEN ,,Tumoren des ZNS und seiner Hüllen`` im Henke-Lubarsch wird uns als Leitfaden dienen hinsichtlich Einteilung, aber auch deshalb, weil hier zum erstenmal die Befunde bei Tieren in einem jeweiligen Anhang ,,Komparatives`` herangezogen werden. Diese Angaben werden von uns natürlich berücksichtigt, durch eigene Literaturauszüge ergänzt und durch selbstbeobachtete Fälle bereichert. Vergleichend sind aber auch jene menschlichen Krankheitsbilder wichtig, denen vorerst aus dem Tierreich nichts an die Seite zu stellen ist, sei es, daß uns entsprechende Literaturangaben entgangen sind oder, daß es sich um wirklich nur-menschliche Krankheiten handelt.

A. Extradurale Tumoren

Unter den extraduralen Tumoren, die die Hirnhäute und das Gehirn beeinflussen können, ist topographisch zwischen denen des Schädeldaches und denen der Schädelbasis zu unterscheiden. Die Basis ist embryologisch und morphologisch viel komplizierter, und deshalb sind die aus ihr resultierenden Tumoren auch vielgestaltiger.

1. Extradurale Epidermoide, Dermoide und Teratome

Die wichtigsten der hierher gehörenden Gebilde, die *epidermoidalen Cholesteatome* sind schon S. 86 erwähnt. Nach den Angaben im JOESTschen Handbuch sind solche bisher ausschließlich beim Pferd beobachtet worden. Dort werden auch

Teratome beim Rind (Kleinhirngegend), bei Kaninchen und bei Meerschweinchen aufgezählt. Intrakranielle *Zahnheterotopien* und *Odontome* werden wiederum besonders beim Pferd gefunden. Über ein gewaltiges Odontom bei einer alten Ziege, das zu einem „versteinerten Gehirn" geführt hatte, berichtet Roth, bei dem sich auch eine Zusammenstellung der älteren Literatur findet. Bei einem Pferd, das epileptiforme Anfälle gezeigt hatte, war die wahrscheinliche Ursache ein Odontom in der hinteren Schädelgrube (Eigenbeobachtung).

2. Tumoren der Schädelknochen

Schädelveränderungen bei *multiplem Myelom* oder beim *eosinophilen Granulom* sind bei Tieren unbekannt. Auch über die *Hyperostosis frontalis interna*, die nach Morel mit cerebralen und endokrinen Störungen vergesellschaftet sein kann, haben wir in der veterinärmedizinischen Literatur nichts gefunden. Aus dem Formenkreis der *Osteodystrophia fibrosa* mit den beiden Erscheinungsformen der *Ostitis deformans* Paget und der *Ostitis fibrosa* v. Recklinghausen interessieren hier nur die Fragen der Beeinflussung des ZNS und, ob solche Vorkommnisse bei Tieren schon bekannt sind. Bei der Paget-Krankheit des menschlichen Schädels hat Grünthal vor allem Druckschädigungen auf bestimmte Partien des Kleinhirns beschrieben. In seiner reich dokumentierten Arbeit über Knochenerkrankungen der Säugetiere sagt Christeller, daß ein großer Teil der tierischen Skeleterkrankungen in das Gebiet der Ostitis fibrosa gezählt werden müsse unter Abtrennung von der Rachitis und der Osteomalacie. Bei der Ostitis fibrosa der Schweine (Schnüffelkrankheit), der Ziegen und der Hunde werden von Christeller wohl Veränderungen am Schädel, aber nur am Gesichtsschädel angegeben. Nur bei Affen (Macacus rhesus und Cynomolgus) werden Verdickungen auch des Hirnschädels vermerkt, ebenso bei einem Orang-Utan von Koch-Deimel. Über Kompressionswirkungen auf das Gehirn ist nichts angeführt. Die spezielle Form der Ostitis deformans Paget scheint bei Tieren überhaupt nicht bekannt zu sein. Im Lehrbuch von Nieberle-Cohrs steht, daß eine ähnliche Krankheit als Zufallsbefund beim Kaninchen gesehen wurde.

Gutartige Osteome der Schädelknochen scheinen bei Tieren selten zu sein. Ein kompaktes Osteom am Schädel des Pferdes schildert Fisher, ohne weitere Angaben. Dagegen sind Osteosarkome, Osteochondrosarkome und Melanosarkome, die nach Zerstörung der Schädelknochen auf die Hirnhäute übergreifen, auch bei Tieren bekannt. Im Joestschen Handbuch findet sich die Abbildung eines Hundeschädels mit eröffneter Schädelhöhle infolge Osteochondrosarkom. Hirnstörungen (Benommenheit, Apathie, Exophthalmus, Mydriase) bei gleicher Erkrankung schildert Schlotthauer. Kraniale *Chordome*, z.B. Clivuschordome, als Überreste der embryonalen Chorda dorsalis, sind bei Tieren noch unbekannt.

3. Tumoren der Gewebe und Organe der Schädelkonvexität und Schädelbasis

Hierher zu zählen sind unter anderem: Nerventumoren, Mucocelen und Cholesteatome der Nasennebenhöhlen, Sarkome, Augentumoren und Carcinome der Schleimhäute. Einige ältere Fälle der veterinärmedizinischen Literatur sind zu wenig genau untersucht, als daß sie hier wieder erwähnt zu werden verdienen. Henschen weist auf die um die Jahrhundertwende in Schweden enzootisch aufgetretenen *Siebbeingeschwülste* bei Rind und Pferd hin. Sie waren meist vom Charakter der Carcinome und derart groß, daß ihr Ausgangsort nicht festgestellt werden konnte. Auffallend war die starke Ansteckungsfähigkeit dieser malignen Tumoren, deren Ursache nicht geklärt wurde.

Bei einem Cockerspaniel fand TROY neben und hinter dem rechten Auge eine harte und schmerzhafte Schwellung. Der Hund war blind und wies cerebrale Störungen auf. Ein Adenocarcinom, wahrscheinlich von der Schleimhaut der nasalen Atmungswege ausgehend,

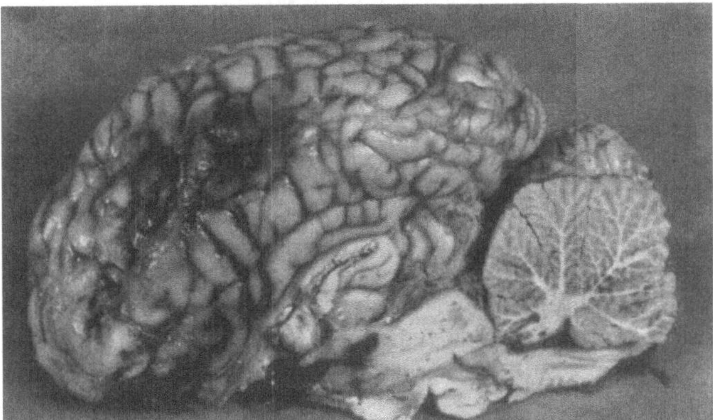

Abb. 207. Pferd. Impressionen an der Frontoparietalgegend der rechten Hemisphäre durch Cyste bei Sinusitis frontalis

war durch die Knochen bis zur Dura vorgedrungen und hatte die rechte Großhirnhemisphäre komprimiert. Die Abb. 207 läßt die Eindellung der rechten Großhirnhemisphäre bei einem Pferd erkennen, die durch eine Cyste bei Sinusitis frontalis verursacht wurde. Daß auch

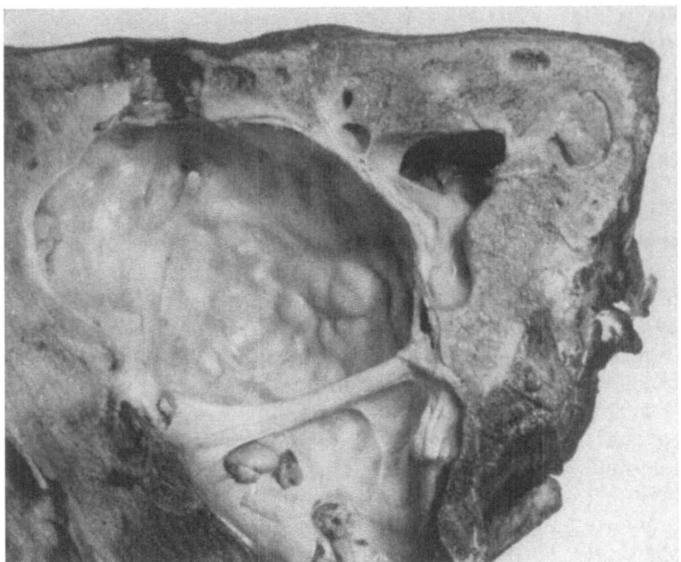

Abb. 208. Kuh. Tuberkulose der Schädelknochen mit höckerigen Verwölbungen des inneren Periosts

spezifische Entzündungen der Schädelknochen, in unserem Falle die Tuberkulose, zur Beeinträchtigung des Gehirns führen können, zeigt die Abb. 208 mit den höckerigen Vorwölbungen des inneren Periosts. Die nicht seltenen Melanosarkome besonders bei Pferd und Rind können Metastasen in die Schädelknochen legen, die gelegentlich in die Schädelhöhle einbrechen.

COHRS (im Handbuch NIEBERLE-COHRS) beobachtete beim Kaninchen Tuberkulose der Kopfknochen mit Kompressionserscheinungen am Cerebellum.

B. Tumoren der Hirnhäute

1. Tumoren der Dura mater

a) Primäre Tumoren, Meningiome

Bevor wir auch hier der Darstellung von HENSCHEN folgen (schon in der Namengebung weichen wir ab, denn er spricht von Meningomen und nicht von Meningeomen oder Meningiomen), lassen wir uns von den Ausführungen FANKHAUSERs leiten, in denen er 1948 unsere Rindermeningiome in vergleichender Sicht beschrieb. Einige ergänzende Einfügungen werden vorgenommen.

Unter Meningiomen versteht man knollige, von einer Kapsel umschlossene Geschwülste, die subdural liegen, meist mit der harten Hirnhaut verschmolzen sind und nur verdrängend gegen das Gehirn vorwachsen. Sie sind bald von derber Konsistenz, oft sogar mit Verkalkungen, Knorpel- und Knocheninseln durchsetzt, grauweiß oder gelblich, bald aber weich, blaurot, vascularisiert und dadurch nicht selten Sitz von Blutungen. Die heute wohl vorherrschende Ansicht geht dahin, daß sie von den PACCHIONIschen Granulationen der Arachnoidea ihren Ausgang nehmen, nicht nur, weil sie diesen in ihrem histologischen Bau oft gleichen, sondern auch, weil ihre Lokalisation ungefähr der Verteilung der erwähnten Gebilde entspricht.

Hierzu folgende Bemerkungen: Die Meningiome ließen sich somit ebensogut oder besser bei den Tumoren der weichen Hirnhäute einreihen, bleiben aber nach dem Schema von HENSCHEN auch für uns bei den duralen Tumoren. Nach heutigem Wissen trägt die Arachnoidea cerebralis bei Tieren im Gegensatz zum Menschen nur an der Falx cerebri Granulationen. Die PACCHIONIschen Granulationen sollen einigen Tieren, z.B. dem Kaninchen, fehlen und bei anderen, z.B. beim Pferd, inkonstant sein. Es dürfte eine Aufgabe der tierischen Neuroanatomie sein, diesen Verhältnissen ein besonderes Interesse zu schenken.

Beim Menschen finden sich weitaus die meisten Meningiome in der parasagittalen Zentralregion, d.h. nahe der Mediane und ungefähr am Übergang vom Stirn- zum Scheitellappen. Vereinzelt werden sie dann auch entlang dem Verlauf der mittleren Hirnhautvenen und besonders häufig wiederum in der Gegend der Lamina cribrosa, des Tuberculum sellae und des Keilbeins angetroffen. Hierzu nochmals einige Bemerkungen: Bei Herleitung der Meningiome von den PACCHIONIschen Granulationen entscheidet man sich für die mesenchymale Genese. Einige Autoren vertreten aber ihre neurektodermale Abstammung. DIEZEL (1954) glaubt, beide Standpunkte vereinigen zu können. Er schreibt: „Die embryologische Forschung kann zeigen, daß sich in einem als ‚Indifferenzstadium‘ bezeichneten Entwicklungsstand das von der Neuralleiste abzuleitende Neuroektoderm mit dem Kopfmesoderm mischt. Dieser aus doppeltem (neuroektodermalen und mesodermalen) Keimblattmaterial aufgebaute Zellkomplex ist unter anderem die Matrix für die Hirnhäute." Nach diesem Autor wären somit die Meningen und damit auch die Meningiome aus keimblattverschiedenen Gewebskomponenten aufgebaut. „Die Vielgestaltigkeit der Meningeome ist durch 2 Momente bedingt: 1. Am Geschwulstaufbau sind die beiden Matrixkomponenten quantitativ unterschiedlich beteiligt; 2. beide Keimblattanteile können verschiedene Differenzierungen erlangen. [Neuroektodermaler Anteil: arachnotheliale (meningotheliale), neurinomatöse, spongioblastomatöse, melanomatöse Strukturen. Mesodermaler Anteil: lipomatöse, angiomatöse, fibromatöse, chondromatöse Strukturen."] Diese Konzeption von DIEZEL läßt recht gut den oft stark unterschiedlichen histologischen Bau der Meningiome verstehen.

FANKHAUSER weist dann mit Recht darauf hin, daß es sich bei der Beschreibung von Sarkomen, Fibrosarkomen, Melanosarkomen, Psammosarkomen älterer

Autoren in vielen Fällen um Meningiome nach der heutigen Nomenklatur gehandelt habe. Die unterschiedliche Benennung durch die älteren Autoren, human- und veterinärmedizinischer Herkunft, besonders aber der letzteren, erklärt sich dadurch, daß z.B. die Meningiome des Rindes stark den Bindegewebsgeschwülsten verschiedenen Reifungsgrades (Fibrom, Fibrosarkom) gleichen. Die

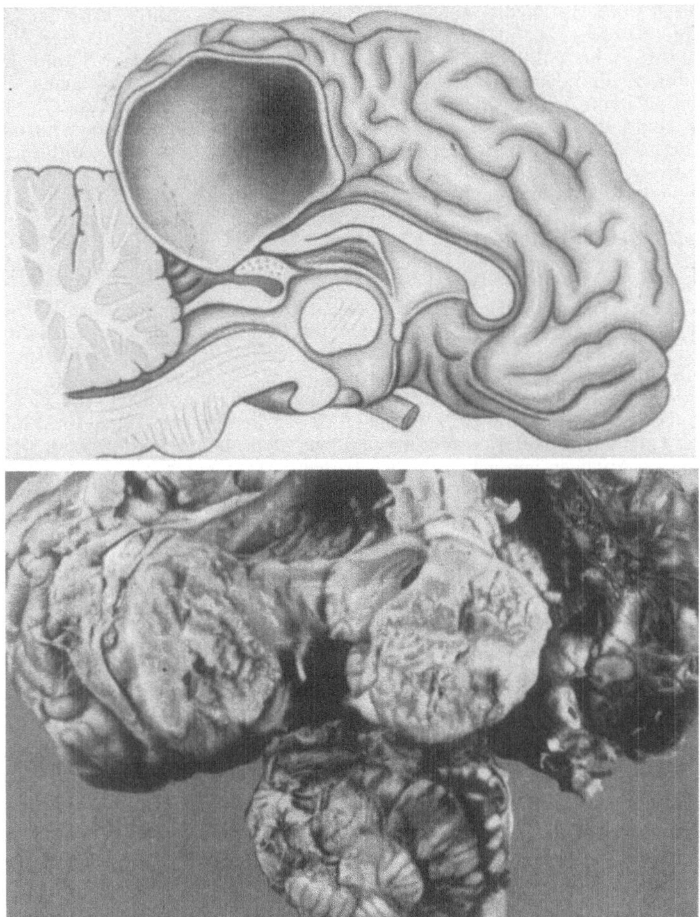

Abb. 209. Kuh. Parasagittales Meningiom. Oben: Medianansicht der linken Hemisphäre mit höhlenartiger Druckatrophie im Occipitallappen (Zeichnung). Unten: median gespaltenes Meningiom in situ von oben

häufige Verkalkung der typischen Zellwirbel und Zwiebelschalenfiguren hat ihnen den Namen Psammom eingetragen. Der mehr endotheliale Charakter einiger Fälle beim Hund ließ dagegen die Bezeichnungen peritheliales Sarkom und Endotheliom zu.

Die Schilderung eines Falles mag die Verhältnisse beim Tier und ihre Unterschiede zum Menschen beleuchten:

Eine 9jährige Kuh fiel dem Besitzer auf, weil sie nicht mehr wie üblich sich hinlegen wollte. Sie blieb stundenlang stehen. Die Futteraufnahme wurde des öftern ohne ersichtlichen Grund unterbrochen. Dann machten sich eigentümlich gestreckte Kopfhaltung, unsicherer Gang und Herabsetzung des Sehvermögens bemerkbar. Beidseitige Ptosis und Tränenfluß rechts. Puls, Temperatur und Milchleistung unverändert. Nach 3wöchiger Beobachtung Tötung unter der Verdachtsdiagnose eines Hirntumors. Allgemeinsektion o.B.

Gehirnsektion: Zwischen den Occipitallappen liegt, mit der Wand des Sinus longitudinalis superior und der benachbarten Dura verklebt, eine rundliche, kleinapfelgroße Geschwulst mit leicht unregelmäßiger, aber glatter Oberfläche, derb-elastisch, etwas speckig und von graugelber Farbe. Sie ragt etwas in die Fissura interhemisphaerica hinein und bettet sich tief in den linken Occipitallappen ein, die Rinde, das darunterliegende Mark und auch das Caudalende des Balkens zur Atrophie bringend, wie es die Abb. 209 veranschaulicht. Der Tumor läßt sich leicht herausschälen. Er ist nirgends mit der Hirnsubstanz verwachsen, vielmehr überall noch durch die weiche Hirnhaut von ihr getrennt. Auf der Schnittfläche bemerkt man, zwischen das meist graue Gewebe eingesprengt, baumartige Verästelungen einer krümeligen, mehr gelblichen Substanz. Histologisch besteht der Tumor zum größten Teil aus breiten Zellbändern, in deren meist kräftig gefärbtem Protoplasma die einzelnen Zellindividuen sich nur schwer voneinander abgrenzen lassen. Doch handelt es sich in der Mehrzahl um spindelige, lang ausgezogene Elemente. Sonst aber scheinen ihre zahlreichen, langgestreckten, drehrunden Kerne in fortlaufende, sich überkreuzende und verschmelzende Protoplasmastreifen eingelagert zu sein. Die Kerne enthalten mäßig viel Chromatin, und viele zeigen einen dunklen, oft unregelmäßig geformten Nucleolus. Mitosen sind nicht selten. Im Maschenwerk der sich durchflechtenden Zellzüge liegen Inseln mit mehr polygonalen oder rundlichen Zellen (endotheliale Elemente). Diese Inseln sind nun von zahlreichen kleinen Gefäßen durchsetzt, welche hochgradig erweitert und blutgefüllt sind. An einzelnen Stellen zeigen sie auch beginnende Nekrose oder Blutungen. Andere Geschwulstpartien sind lockerer gebaut und lassen die Zellformen besser erkennen. Hier und dort Wirbelbildungen; Verkalkungen fehlen. An seiner Oberfläche ist der Tumor von einer vielschichtigen Kapsel lockeren Bindegewebes überzogen. Man hat mithin das Bild des *parasagittalen Meningioms* bei einer Kuh vor sich.

Bei fast allen Meningiomen der Rinder handelte es sich um erwachsene Tiere, in punkto Alter somit um Übereinstimmung zum Menschen. Über die parasagittalen, im Winkel zwischen Sinus und Falx sich entwickelnden Meningiome des Menschen orientiert man sich am besten bei OLIVECRONA. Auch er bemerkt, daß sie früher unter verschiedenen Namen, wie Endotheliome, Psammome, Fibrome der Dura mater bekannt waren.

Die Meningiome gehören beim Menschen zu den häufigsten intrakraniellen Tumoren und werden an Häufigkeit nur von den Gliomen übertroffen. Sieht man von den Sarkomen der Hühner ab, so dürfte diese Häufigkeitsstufung auch bei Tieren gelten, wenn man bei der bisher geringen Zahl von bekannten Tierhirntumoren überhaupt schon von Verhältniszahlen zu reden wagt. Vom makroskopischen und mikroskopischen Bau war oben schon die Rede. In der Abb. 210 geben wir noch einige histologische Bilder von verschiedenen Meningiomtypen bei Tieren. Nach CUSHINGs Vorschlag werden gewöhnlich 2 Hauptformen beim Menschen unterschieden: die typische runde Form und die Rasenform, die sich als flacher Tumor, meist an der Innenfläche der basalen Dura, darstellt.

Zur Deutlichmachung des auch die humane Neuropathologie interessierenden Problems über *multiple Meningiome* und das *Zusammentreffen von Meningiom mit anderen Tumoren* fügen wir einen Fall unserer Sammlung ein, bei dem beide Fragenkomplexe kombiniert sind:

Eine 5jährige Simmentalerkuh war seit längerer Zeit auf dem rechten Auge blind. Beim Weiden ging sie im Kreise herum und stürzte gelegentlich hin. Ein somnolenter Zustand stellte sich ein. Bei der letzten Untersuchung stand das Tier mit hängendem Kopf, geschlossenen Augen, völlig apathisch da. Langsam und träge fraß es noch, aber mit Unterbrechungen, wenn ihm das Futter ins Maul geschoben wurde. Nur mühsam ließ es sich bewegen, achtete auf keine Hindernisse und drohte bei passivem Wenden des Kopfes hinzustürzen. Wegen Verdacht auf Hirngeschwulst oder tuberkulöse Meningitis wurde die Kuh getötet. Die Allgemeinsektion ergab nichts besonderes. *Makroskopische Hirnbefunde:* Dem uns zugeschickten Gehirn liegen drei grauweiße, derbe Knoten bei, die sich zwischen harter und weicher Hirnhaut fanden. Ein weiterer solcher Knoten von Walnußgröße liegt noch links in der Tiefe der Inselregion in situ. Er ist mit der Pia, nicht aber mit der Hirnsubstanz selbst verwachsen. Durch ihn sind Teile der Inselwindungen und des lateralen Streifenkörpers zur Atrophie gebracht. Der ganze linke Thalamus ist von einem sehr weichen Gewebe eingenommen, das gelbgrau, schwärzlich und grünlich marmoriert ist. Teilweise ist es scharf, teilweise unscharf gegen das Hirngewebe abgegrenzt. Nirgends geht es bis an die Hirnoberfläche. Dieses Bild eines Glioblastoma multiforme zeigt die Abb. 224.

Mikroskopische Untersuchung. Die derben Knoten bestehen aus dichtgedrängten Massen rundlicher und spindelförmiger Zellen, die sich in überkreuzenden und durchflechtenden Zügen zusammenordnen. Zahlreiche neugebildete Gefäßchen durchziehen den Tumor und eine dünne Schicht kollagenen Bindegewebes überzieht seine Oberfläche. Diagnose: *Multiple Meningiome*.

Der große Tumor im linken Thalamusgebiet variiert in seinem histologischen Aufbau sehr. Er ist außerordentlich zellreich und besteht aus rundlichen und polygonalen oder mehr lang-

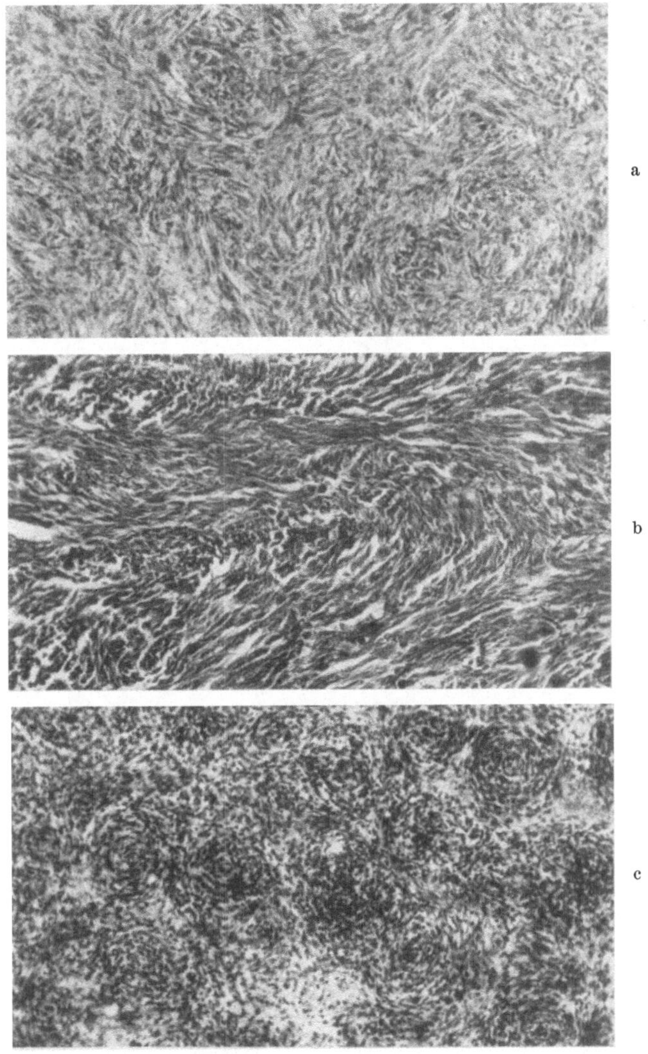

Abb. 210a—c. Histologische Bilder von Meningiomen; alle v. Gieson, 100×. a Hund; haselnußgroßes Meningiom, ins Kleinhirn eingebettet; b Kuh; aus dem Meningiom der Abb. 209; palmwedelartige Struktur; c Kuh; zwiebelschalenartige Struktur, peritheliomatöser Typus

gestreckten, spindeligen Zellen. Einzelne Zellen haben Gliafasern gebildet. Neubildung zahlreicher Gefäßchen, Mitosen und sehr viele amitotische Kernteilungen sowie ausgestreute Kernfragmente deuten auf rasches, destruktives Wachstum. Mehrere kleine Nekroseherde, an deren Rand sich die Geschwulstzellen palisadenartig anordnen. Reichliches Blutpigment verrät ältere und frischere Hämorrhagien. Stellenweise liegen die Tumorzellen in dichten perivasculären Mänteln, während dazwischen noch normales Hirngewebe erhalten ist. Diagnose: *Glioblastoma multiforme*.

Unseres Wissens ist bisher sonst noch nie beim Rind das gleichzeitige Vorkommen mehrerer Meningiome oder gar ihre Kombination mit einem Gliom beschrieben worden. Beim Menschen soll diese Kombination relativ selten sein. Hingegen sollen Meningiome nicht selten multipel auftreten. In der Humanpathologie hat das Zusammentreffen von Meningiomen mit der Neurofibromatose und besonders mit dem Acusticustumor rege Beachtung gefunden.

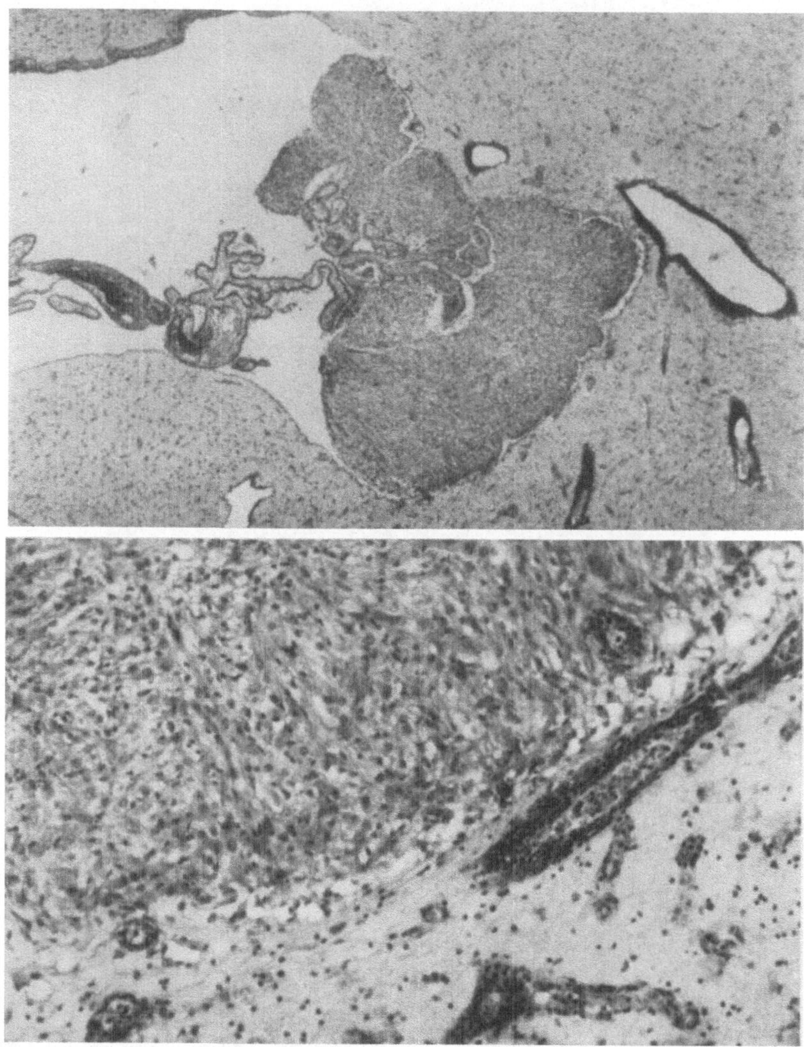

Abb. 211. Huhn. Multiple spindelzellige Sarkome. Oben: einer der Tumoren am Seitenventrikel; erweiterte und infiltrierte Gefäße in der Umgebung; HE. Unten: in Zügen angeordnete, spindelige Tumorzellen; entzündliche Gefäßreaktion in der Umgebung; HE, mittlere Vergr.

Im „Komparativen" gibt HENSCHEN an, daß beim Hund, Pferd und Rind Meningiome beschrieben seien und schildert für jede Tierart einige Fälle. Ergänzend erwähnen wir aus neuerer Literatur zwei *maligne Meningiome* beim Hund. Bei dem 12jährigen, weiblichen Scottishterrier von DAVIS und Mitarbeiter lag der cystisch entartete Tumor an der Basis der Brücke, beim 8½jährigen, weiblichen Zwergpudel von COTCHIN-HALL drang der Tumor von der Dura des Occipitale ins Cerebellum ein. In unserer Sammlung finden sich 5 Fälle von

Meningiomen (3 beim Rind und 2 beim Hund). Alle Tiere waren weiblichen Geschlechts wie auch die beiden eben zitierten Fälle mit malignen Meningiomen. Schulz und Thomas beschreiben bei einem Hammel ein großes, kompaktes Osteom in der linken Hemisphäre, das nach ihnen von der falxnahen Dura ausgegangen ist. Hinsichtlich Geschlechterverteilung hätte man damit eine Übereinstimmung zum Menschen, wo Frauen häufiger als Männer von Meningiomen befallen sind. Wie vorgängig gesagt, darf aber das kleine tierische Tumormaterial nur mit Vorsicht zu Vergleichen hinsichtlich Häufigkeit herangezogen werden.

b) Sekundäre Tumoren der cerebralen Dura

Diese sind von untergeordneter Bedeutung. Auch hierzu kann die Tierpathologie Fälle des Übergreifens von Tumoren der knöchernen Schädelwand und durch Einwachsen längs der Kranialnerven beibringen.

2. Tumoren der weichen Hirnhäute

Nach Henschen soll bei diesen Geschwülsten in erster Linie der Formenreichtum auffallen und überdies soll die Klassifikation der vielen einzelnen Fälle recht schwierig sein. ,,Auch über die Natur der Zellen, die die Tumoren aufbauen, ob sie mesenchymaler oder neuroektodermaler Herkunft sind, gehen die Meinungen noch sehr weit auseinander."

a) Epidermoide, Dermoide, Teratome und Kraniopharyngiome

Man könnte die schon früher aufgeführten epidermoidalen Cholesteatome auch hier angeben. Bemerkenswert ist, daß bei 2 Kaninchen je ein

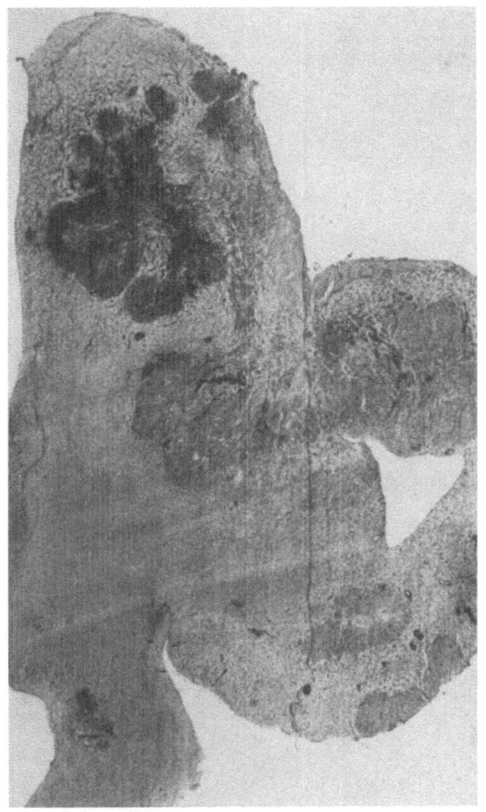

Abb. 212. Huhn. Multiple spindelzellige Sarkome. Flachschnitt durch eine Großhirnhälfte. Zahlreiche knollige Geschwülste verschiedener Zelldichte, umgeben von Zonen mit Ödem und entzündlicher Infiltration; HE

Teratom in der Gegend des Tuber cinereum beschrieben ist. Die *Kraniopharyngiome* gehören beim Menschen zu den verhältnismäßig häufigen intrakraniellen Tumoren. Der Lage nach werden infra-, intra- und supraselläre unterschieden. Meist sind sie cystischer Natur. Man nimmt an, daß sie sich aus Resten des embryonalen Hypophysenganges entwickeln. In der veterinärmedizinischen Literatur konnten wir 4 Fälle auffinden, alle beim Hund (White, McGrath 2 Fälle). Saunders-Rickard fanden bei einer 7jährigen Boxerhündin eine solche Geschwulst. Das Tier hatte an einer Dystrophia adiposogenitalis, an Diabetes insipidus, an einer suppurativen Dermatitis und an ,,hypothalamischer Hyperphagie" gelitten.

b) Begrenzte mesenchymale Tumoren

Hierher gehörende Meningiome, Fibroblastome, Fibrosarkome und Sarkome sollen nach Henschen auch beim Menschen selten und ungenügend erforscht sein. Nur ganz wenige

Fälle sind beim Tier bekannt. Es wird je ein Lipom beim Pferd und beim Rind angegeben. Dasjenige beim Schwein haben wir weiter vorne vermerkt. Auf die angiomatösen Mißbildungen und Tumoren wurde bei den vasculären Prozessen eingegangen.

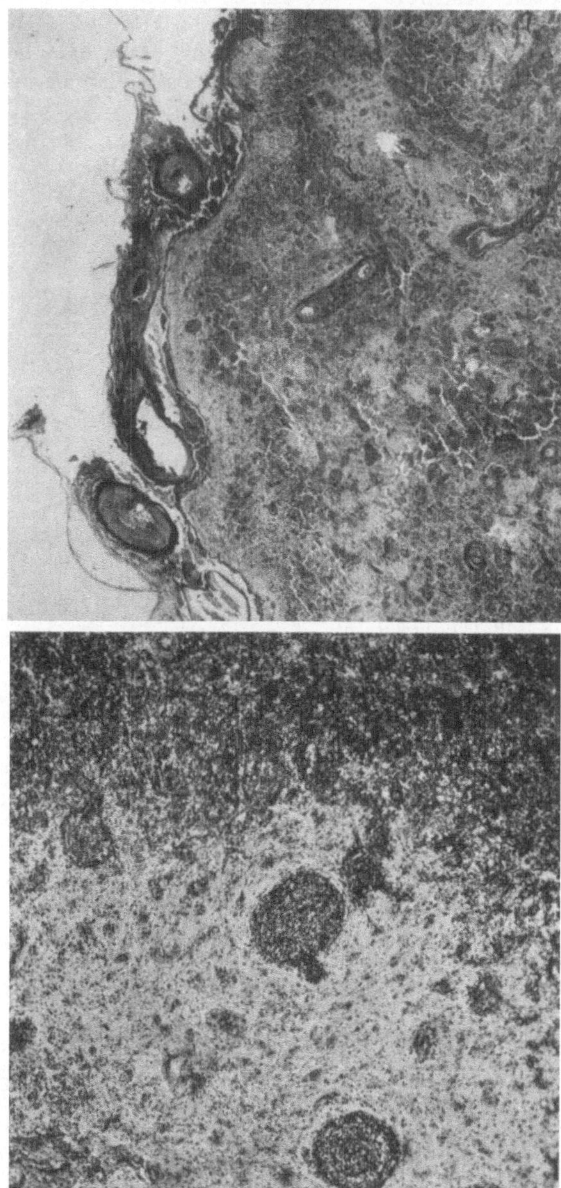

Abb. 213. Pferd mit Dummkollererscheinungen. Periadventitielles Sarkom der Basis des linken Stirnlappens. Oben: Übersicht; Ausbreitung des Tumors in der Leptomeninx und den Gefäßscheiden. Unten: Detail von der Tumorgrenze; HE, 100×

c) Diffuse sarkomatöse und endotheliomatöse Tumoren

In der älteren Veterinärliteratur wurden nicht selten Sarkome diagnostiziert, mit besonderer Berechtigung aber Melanosarkome. In vielen Fällen tritt hier die schwer zu entscheidende Frage auf: entzündliches Granulom oder Blastom? Da außerdem einige bekannte tierische Erkrankungen wie die infektiöse Anämie

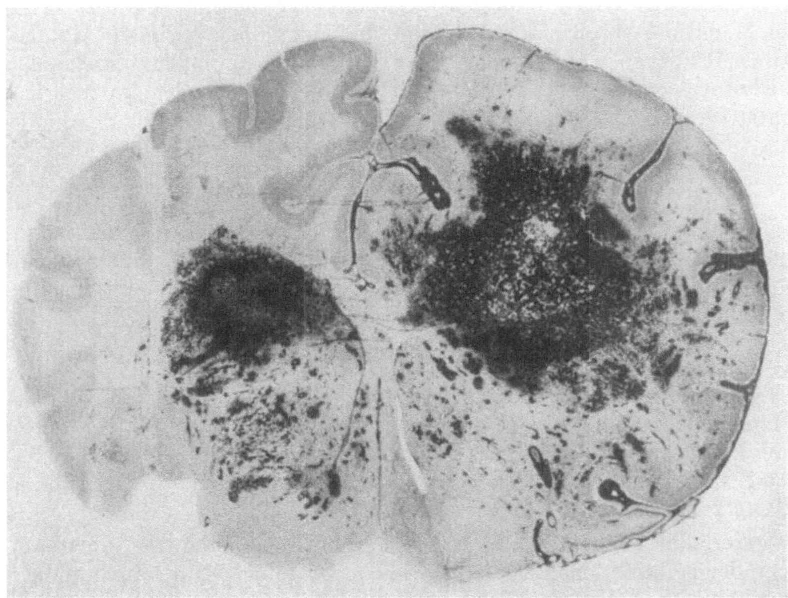

Abb. 214. Hund (Airedaleterrier). Periadventitielles Sarkom im Mark beider Großhirnhemisphären. Verwaschene Rindenmarkgrenze infolge kollateralen Ödems besonders in der rechten Hemisphäre. Ausbreitung von Tumorgewebe in den Piasepten. Cresyl

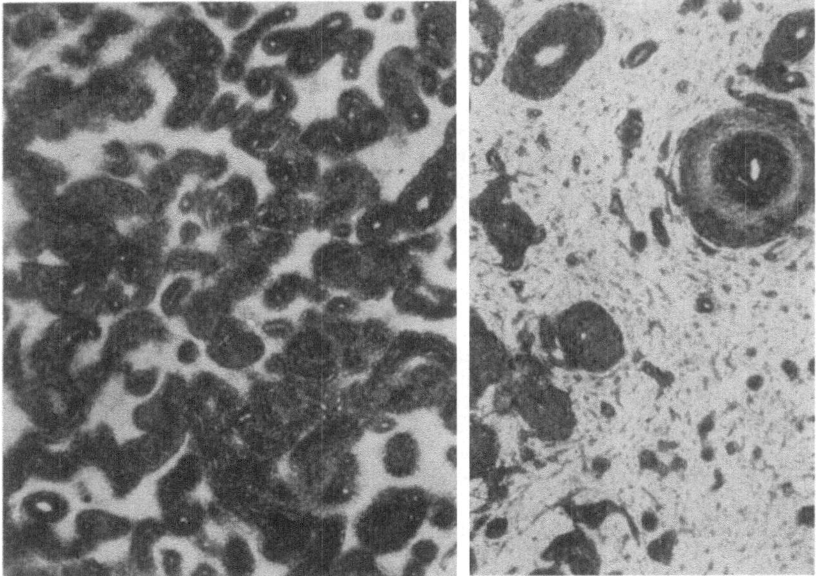

Abb. 215. Hund der Abb. 214. Fast ausschließliche Ausbreitung des Tumorgewebes in den Gefäßscheiden mit Verdrängung des nervösen Parenchyms. Links: Tumormitte. Rechts: Tumorrand. Cresyl, 30×

der Pferde, die Leukosen und die Neurolymphomatose des Geflügels in diese Gruppe gehören, werden sie nachfolgend bei den Pseudotumoren besprochen.

Um aber hier schon ein histologisches Bild von tierischen Sarkomen, unter anderem periadventitiellen, zu geben, folgen die Abb. 211—215.

Gliomatosen und Gliome der weichen Hirnhäute abzutrennen, wie dies HENSCHEN für den Menschen tut, ist für die Tiere bei dem noch geringen Material nicht opportun. Hingegen war die spezielle Betrachtung der *Melanoblastosen* und der *Melanoblastome* gerade bei Tieren (Pferden) wohl angezeigt, wozu wir auf die Pigmentstörungen S. 88ff. verweisen.

C. Tumoren des Gehirns

Die primären Tumoren des Gehirns sind entweder neuroektodermaler oder mesenchymaler Natur. Neben diesen beiden Hauptgruppen gibt es noch Misch- und Kombinationsformen.

1. Neuroektodermale Tumoren (Gliome und Paragliome)

Zur allgemeinen Charakteristik, Klassifikation und Häufigkeit braucht den einleitenden Bemerkungen zu diesem Kapitel nichts beigefügt zu werden, was für eine komparative Betrachtung bedeutungsvoll wäre. Außer auf die hier befolgte Zusammenstellung von HENSCHEN, sei nochmals auf die Abhandlungen von BAILEY und von ZÜLCH verwiesen.

Besonders interessant für eine vergleichende Betrachtung dürfte aber das Abwägen der verschiedenen *klinischen Symptome* sein. Gerade auch in der Tumordiagnostik zeigen sich wesentliche Unterschiede zwischen Mensch und Tier und große Schwierigkeiten bei letzterem, womit nicht gesagt sein soll, daß diese nicht auch beim Menschen oft beträchtlich sein können. Der Anreihung der einzelnen Hauptzeichen des tumorkranken Menschen sollen Bemerkungen aus der Tierklinik zugefügt werden:

Der *Kopfschmerz*, durch Dehnung der Dura oder des Trigeminus bedingt, tritt sicher auch bei Tieren auf, läßt sich aber nur aus veränderten Reaktionsweisen erkennen. Das *Schädelscheppern* bei der Schädelperkussion, infolge Undichtwerden der Nähte, scheint bei Tieren nicht nachgewiesen zu sein. *Cerebrales Erbrechen* dürfte gelegentlich vorkommen. Nach veränderter Statik und Bewegung zu schließen, kommt auch bei Tieren *Schwindel* vor, der sich aber nicht feiner differenzieren läßt. Wie bei den Opticuserkrankungen bemerkt, ist die *Stauungspapille* nur äußerst selten bei Tieren nachgewiesen worden, wohl kaum je bei einem Hirntumor. Selbst MCGRATH sagt dazu — rarely, if ever — beim Hund. *Zentrale Krampfanfälle* sind ein Hauptcharakteristikum auch bei Tieren. *Hirnnervenstörungen* sind beobachtet worden, auch Anomalien des Pulses *(Druckpuls)* oder *Respirationsveränderungen* (verlangsamte, vertiefte, CHEYNE-STOKESsche Atmung). *Psychische Veränderungen*, unter denen das „organische Psychosyndrom" mit Störungen des Gedächtnisses, der Assoziationstätigkeit und Veränderungen der Affektivität das häufigste ist (WALTER-BÜEL), lassen sich in dieser Form bei Tieren nicht nachweisen. Hingegen werden auch Dösigkeit, Schwerfälligkeit und Benommenheit wahrgenommen. Die Messung des *Liquordruckes* spielt bei Tieren praktisch keine Rolle. Die verschiedenen *Röntgenuntersuchungen* (Encephalo-, Ventrikulo-, Arteriographie) und auch die *Elektroencephalographie* haben sich noch nicht eingebürgert. Es ist nicht ausgeschlossen, daß inskünftig auch bei Tieren die Verwendung *radioaktiver Substanzen* (Isotopen) die Erkennung und Lokalisation von Hirntumoren erleichtert.

Aus dieser Aufzählung darf entnommen werden, daß die Frühzeichen für Hirntumoren bei Tieren kaum oder gar nicht zu erfassen sind. Es scheint bei ihnen aber so zu sein, daß das Gehirn eine weitgehende Toleranz gegen Neubildungen hat, besonders wenn diese langsam wachsen. Im Gegensatz zu den Befunden beim Menschen sind bei ihnen Lokalzeichen kaum oder gar nicht zu erkennen. Das wesentlich kleinere Tiergehirn reagiert in toto. Nach HOLZ (1935) sollen nicht Größe oder Sitz der Neubildung, sondern endotumäre Druckschwankungen (Ödembildungen, Blutungen) oder Sekundärerscheinungen wie Hirnödem und Meningitis das Manifestwerden endokranieller Neubildungen beim Pferd bestimmen.

Eine *Eigenbeobachtung* möge das Gesagte illustrieren und zur pathologischen Anatomie überleiten:

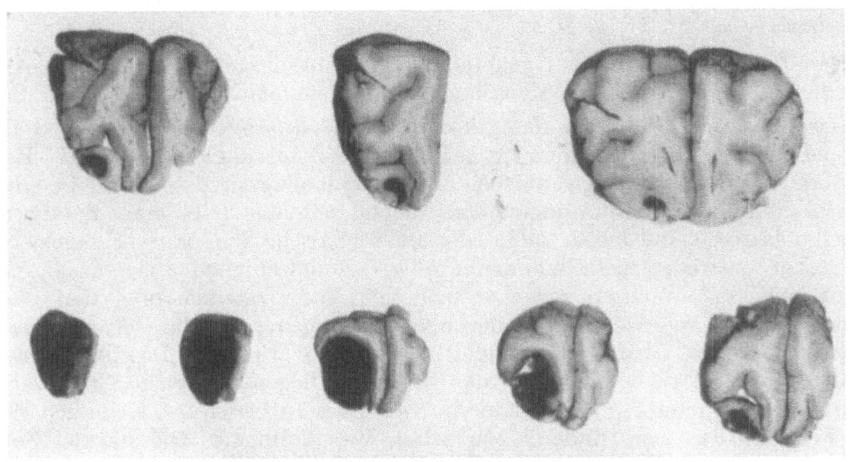

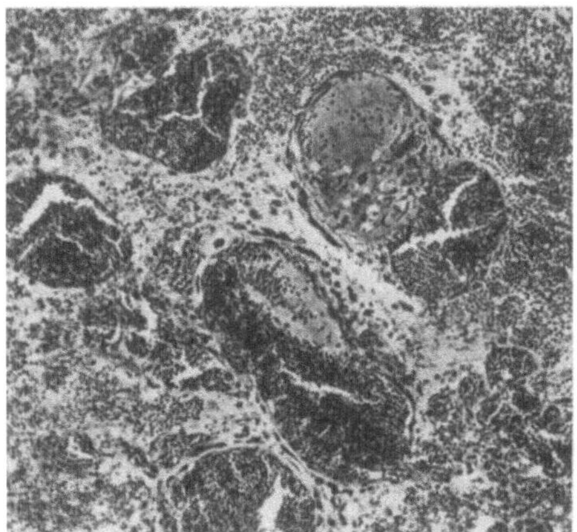

Abb. 216. Hund, Foxterrier. Tumor, Glioblastom oder Medulloblastom, im rechten Bulbus olfactorius. Oben: Serie von Frontalschnitten. Unten: histologisches Bild (Bielschowsky, 100×): Zellreichtum, Invasion sinusoider Gefäße von Tumorzellmassen

Ein 8jähriger, männlicher Foxterrier soll seit längerer Zeit ziemlich ängstlich gewesen sein und große Scheu vor Musik, Straßenlärm und Gewittern gezeigt haben. Zehn Tage vor der Tötung traten plötzlich Schiefhalten des Kopfes, Manegebewegungen und Gleichgewichtsstörungen auf. Die Allgemeinsektion ergibt nichts Besonderes. *Gehirnsektion:* Die Pialgefäße sind stark gefüllt. Der rechte Bulbus olfactorius ist in eine rötlichschwarze, außen etwas graue, weiche und ungefähr kirschengroße Masse verwandelt. Auf Frontalschnitten läßt sich diese veränderte Zone, sich verjüngend, caudalwärts bis auf die Höhe des Vorderhornes verfolgen (Abb. 216). Das übrige ZNS zeigt keine pathologischen Veränderungen. Mikroskopisch kann man erkennen, daß der Tumor ziemlich glatt gegen das normale Hirngewebe abgesetzt ist. An einer Stelle schiebt sich eine Blutung dazwischen. In den äußeren Partien liegen zahlreiche tangentiale und radiäre Gefäße. Einige mittelgroße Gefäße zeigen normale Wände, größere scheinen sehr dünnwandig und sinusoid. In den von Blutungen oder Nekrosen erfüllten Teilen erkennt man große, gestaute Gefäße und

Gebiete, in denen die Gefäße reichlich proliferiert sind und sich erhebliche Wandwucherungen abheben. Breite Straßen polymorpher Zellen begleiten die Gefäße. Dazwischen liegen unregelmäßig begrenzte Inseln von lockerer angeordneten Zellen, die meist einen runden, ovalen oder nierenförmigen Kern haben. Sie können auch in dichten Rasen oder rosettenähnlichen Gruppen stehen. Kleinere, hyperchromatische Kerne und Mitosen sind recht häufig. Der Pleomorphismus ist in den locker gebauten Zonen ausgeprägter. Wir haben diesen Fall in unserem Buch „Die Nervenkrankheiten unserer Hunde" als *Medulloblastom* publiziert. Nach Durchsicht unserer Schnitte hält Prof. ZÜLCH diesen Tumor für ein fragliches *Glioblastom*.

Damit dürfte der Moment gekommen sein, um einige Kennzeichen der verschiedenen *Gliomarten* beim Menschen namhaft zu machen:

Das häufigste Gliom ist das *Glioblastoma multiforme*, das rasch und infiltrierend wächst und besonders im erwachsenen Alter angetroffen wird. Es ist bei Männern etwas häufiger als bei Frauen. Lieblingssitze sind die Großhirnhemisphären und die Stammganglien. Nicht selten geht es vom Balken aus. Die Glioblastome sind meist solide oder auch cystische Tumoren. Feingeweblich können sie entweder mehr klein-rundzellig, spindelzellig oder riesenzellig-polymorph sein. Sie wachsen gerne entlang den Fasersystemen oder den Gefäßbahnen. Durch regressive Veränderungen entstehen sekundäre Architekturen. Es werden kaum Gliafasern gebildet. Zahlreiche Mitosen. Das Bindegewebe ist am Aufbau stark beteiligt. In der Randzone liegen zahlreiche Gefäßknäuel, die besonders regelmäßig am Rande von Nekrosen auftreten, wo sich auch Wälle von Fettkörnchenzellen finden. Nur selten Verkalkungen. Die starken Gefäßerweiterungen und die Brüchigkeit der Wände ermöglichen kleinere und größere Blutungen. Die Glioblastome haben die Neigung, eine Hirnschwellung mit hochgradiger Vergrößerung des anliegenden Markes auszulösen.

Nach der Häufigkeit folgen die *Astrocytome*, wobei sich diejenigen des Großhirns von denen des Kleinhirns, des Pons und des Mittelhirns unterscheiden. Großhirnastrocytome wachsen eher langsam, infiltrierend oder gut abgegrenzt. Sie kommen in jedem Lebensalter vor. Ihr Bau kann solid oder cystisch sein. Verkalkungen kommen vor. Sind die Tumoren voll ausgereift, so lassen sich fibrilläre und protoplasmatische Astrocytome unterscheiden. Doch finden sich in der gleichen Geschwulst oft auch undifferenzierte Stellen. Die Astrocytome haben meist mittelgroße, runde, bohnen- oder nierenförmige Kerne von mittlerem Chromatingehalt. Der Zellreichtum ist nicht groß, und die Zellen sind gleichmäßig verstreut. Mitosen sind sehr selten. Bei den fibrillären Formen sind die Gefäße selten. Nekrosen und Blutungen fehlen fast immer. Die Astrocytome des Kleinhirns sind gutartiger und bevorzugen das 1. und 2. Lebensjahrzehnt. ZÜLCH nennt sie Spongioblastome des Kleinhirns.

Die *Oligodendrogliome* sind meistens solide, verdrängend oder infiltrierend wachsende Tumoren besonders des Großhirns und der Stammganglien. Der histologische Bau ist eher monoton. Dicht gelagerte chromatinreiche Rundzellen durchsetzen diffus die Rinde vom Mark herkommend. Charakteristische Architektur: Nackte Kerne liegen in einem feinfädigen Netz von kleinen Kämmerchen aus hellen, vakuoligen Lücken, sog. Honigwabenbildung. Die Gefäße sind reichlich am Aufbau beteiligt, meist in Form dichter Capillarnetze in der Wachstumszone. Oft sind sie verkalkt. Die Oligodendrogliome neigen zu Verschleimung und cystischem Zerfall.

Auch die *Medulloblastome* bevorzugen das 1. und 2. Lebensjahrzehnt. Sie liegen meistens im Kleinhirnwurm. Sie sind die eigentlichen „Hirnkrebse" der Kinder. Gerne setzen sie Metastasen über den Liquorweg. Histologisch bestehen sie aus dicht gelagerten, länglichen Zellen mit runden oder ovalen Kernen. Oft Bildung von Pseudorosettenformen. Häufig Mitosen. Starker Kernzerfall. Die

Medulloblastome neigen im allgemeinen nicht zu degenerativen Vorgängen. Die spärlichen Gefäße sind meist Capillaren. Es werden von den Geschwulstzellen weder Gliafasern noch Gitterfasern gebildet. Blutungen kommen nicht vor.

Ependymome sind seltener. Sie werden zu den Paragliomen eingeteilt. Mit Sitz im Großhirn kommen sie fast nur im Kindes- und Jugendalter vor. Im 4. Ventrikel werden sie etwa pflaumengroß und sind fest mit dem Kammerboden verwachsen. Histologisch sind sie einheitlich zellreiche, isomorphe Geschwülste mit dicht gepackter Lagerung der Zellen. Sie können mehr mosaikartig oder epithelial den Gefäßen entlang wachsen und erhalten ihr charakteristisches Gepräge durch die gleichmäßige Verteilung und Anordnung der Gefäße in den Zellmassen, wobei „kernfreie Höfe" manschettenartig um die Lumina ausgespart sind (Leopardenfellstruktur). Da die Zellfortsätze an den Gefäßwänden ansetzen, bilden sich sog. Strahlenkronen. Es können sich Ependymschläuche bilden. Die Gefäße neigen zur Intimaproliferation mit Verschluß des Lumens, woraus regressive Vorgänge bis zu Cystenbildung resultieren.

Diese Angaben über die menschlichen Gliomformen sind nur als Hinweise zu betrachten. Eingehende Beschreibungen müssen in Spezialwerken nachgesehen werden. Typische Formen lassen sich auch vom weniger Geübten in der histologischen Tumordiagnostik erkennen. In Einzelfällen können sich gelegentlich auch die Kenner über die Einreihung nicht einigen. Wahrscheinlich bestehen, wie wir bald sehen werden, noch besondere Schwierigkeiten bei den tierischen Gliomen.

Über die zur Zeit wohl größte Sammlung *tierischer Gliome* verfügt HJÄRRE (Stockholm). Nach brieflicher Mitteilung sollen es ungefähr 50 Fälle sein, von denen die meisten von Hunden, und zwar von kurznasigen, stammen sollen. Etwa die Hälfte soll näher untersucht sein. Leider datiert die letzte Arbeit dieses Autors aus dem Jahre 1938 und ist schwedisch geschrieben. Allerdings hat HENSCHEN dieses Material weitgehend mitverwertet. HJÄRRE stellt folgendes fest: Gliome kommen beim Hund häufiger vor, als man nach der Literatur meinen könnte. Bei den in 15 Jahren obduzierten Hunden wurden 23 Gliome gefunden, was einer Gliomfrequenz von 0,62% entspricht. Er meint, daß sogar besonders gliomdisponierte Boxerstämme in Schweden vorkommen. Keine Geschlechtsdisposition. Auftreten der Gliome durchschnittlich im Alter von 7 Jahren, bei Boxern fast 9 Jahren, also ungefähr in derselben Altersperiode wie beim Menschen, wenn auf 1 Hundejahr 6—7 Menschenjahre gerechnet werden. Die Lokalisation war bei 80% im Großhirn, bei 20% im Kleinhirn. Bei den Boxern war mehr als die Hälfte im Lobus piriformis und Lobus temporalis lokalisiert. Meist handelte es sich um Glioblastome und Astrocytome, denen die Oligodendrogliome folgten. Nur in einem Fall (metastasierendes heteromorphes Glioblastom) wurde multiples Auftreten beobachtet. Verkalkungen waren selten. Oligodendrocytome nur bei erwachsenen Hunden, ein cerebelläres Medulloblastom bei einem jungen Hund.

Im „Komparativen" erwähnt HENSCHEN noch einige weitere Fälle beim Hunde. Bei Katzen sollen Gliome sehr selten sein. Ein fibrilläres Astrocytom aus unserer Sammlung wird durch die Abb. 217 belegt. Ein weiteres Gliom bei der Katze führt W. MÜLLER an. Bei Schweinen sollen noch keine Gliome beschrieben sein. Nach HENSCHEN sind Gliome auch bei Vögeln bekannt; er verweist auf die von BELMONTE, JACKSON, JUNGHERR-WOLF beschriebenen Fälle, die auch von BLOUNT erwähnt werden. Wenn man bedenkt, wie schwierig gerade beim Geflügel die histologische Differentialdiagnose zwischen chronisch entzündlichen und tumorösen Prozessen sein kann, so erhalten die nachfolgenden Einwände gegen die obigen Vogelgliome ein besonderes Gewicht: JACKSON (1948) untersuchte über 50 sog. Gliome beim Huhn. Nach ihm dürfte es sich jedoch bei den Gliomen des Geflügels um eine proliferative Reizbeantwortung auf einen eventuellen spezifischen Parasiten handeln. In seiner neuesten Arbeit (1954) wird die entzündliche Genese durch einen hypothetischen Faktor in den Vordergrund geschoben und gesagt, daß das Glioblastoma multiforme (Spongioblastom) die häufigste Hirntumorform beim Geflügel sei. ERICHSEN-HARBOE hegen ebenfalls Zweifel an der Echtheit der sog. Geflügelgliome und denken an einen chronischen Entzündungsprozeß, für einige Fälle vor allem an die Toxoplasmose. In Betracht zu ziehen ist auch das Newcastle-Virus.

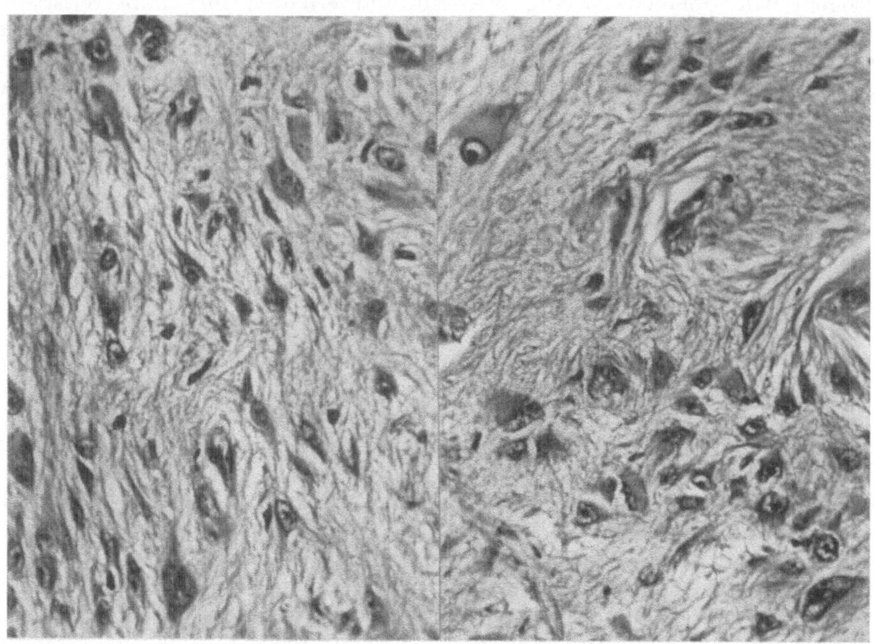

Abb. 217. Katze. Wahrscheinlich Astrocytom mit in Nestern oder Zügen angeordneten, meist strahligen Zellen, welche einen großen Zelleib, bläschenförmige Kerne mit größerem Nucleolus oder chromatinreiche Kerne mit mehreren Brocken aufweisen. Gebietsweise liegen Züge von kleineren, spindeligen Zellen. Mitosen sind nur vereinzelt vorhanden, ebenso Riesenzellen mit meist einem Kern. Links: Partie mit kleinen, spindeligen Zellen, rechts: mit großen, verzweigten. Beides HE bei 220facher Vergr.

Über das Vorkommen von Gliomen bei Wildtieren weiß man eigentlich nichts Bestimmtes. Von Fox wird ein etwas unsicheres Gliom beim Wellensittich angegeben.

Im Lehrbuch von NIEBERLE-COHRS (1949) steht noch zu lesen, daß das *Ependymom* bei Tieren bisher nicht beobachtet sei. Aber HENSCHEN gibt die Abbildung eines kleinzelligen, monomorphen Ependymoms der Hemisphäre eines Pferdes und bemerkt, daß die beiden Hundegliome von DAWES (1930) wahrscheinlich Ependymome waren. Bei McGRATH sind 8 Ependymome vom Hund aufgezählt, und zwar als Eigenbeobachtungen. Schon vor Jahren konnten wir im Hirnanatomischen Institut Zürich (Prof. M. MINKOWSKI) den Hirntumor einer Kuh mikroskopieren, die epileptiforme Anfälle gezeigt hatte. Der Tumor war in einem Seitenventrikel gelegen und wurde als Ependymom eingereiht. Die ohne Zwischensubstanz dicht gelagerten Zellen mit spärlichem Protoplasma und großen, blasigen Kernen waren meistenteils strahlenförmig um die Gefäße orientiert. Es dürfte somit feststehen, daß Ependymome auch bei Tieren (Hund Pferd, Rind) vorkommen.

Das *Medulloblastom* scheint nach CORDY bis 1953 nur zweimal bei Hunden beschrieben zu sein. Er fügt nun ein nach allen Seiten gut untersuchtes Medullo-blastom bei einem Stier hinzu. Bei MCGRATH finden sich zwei weitere vom

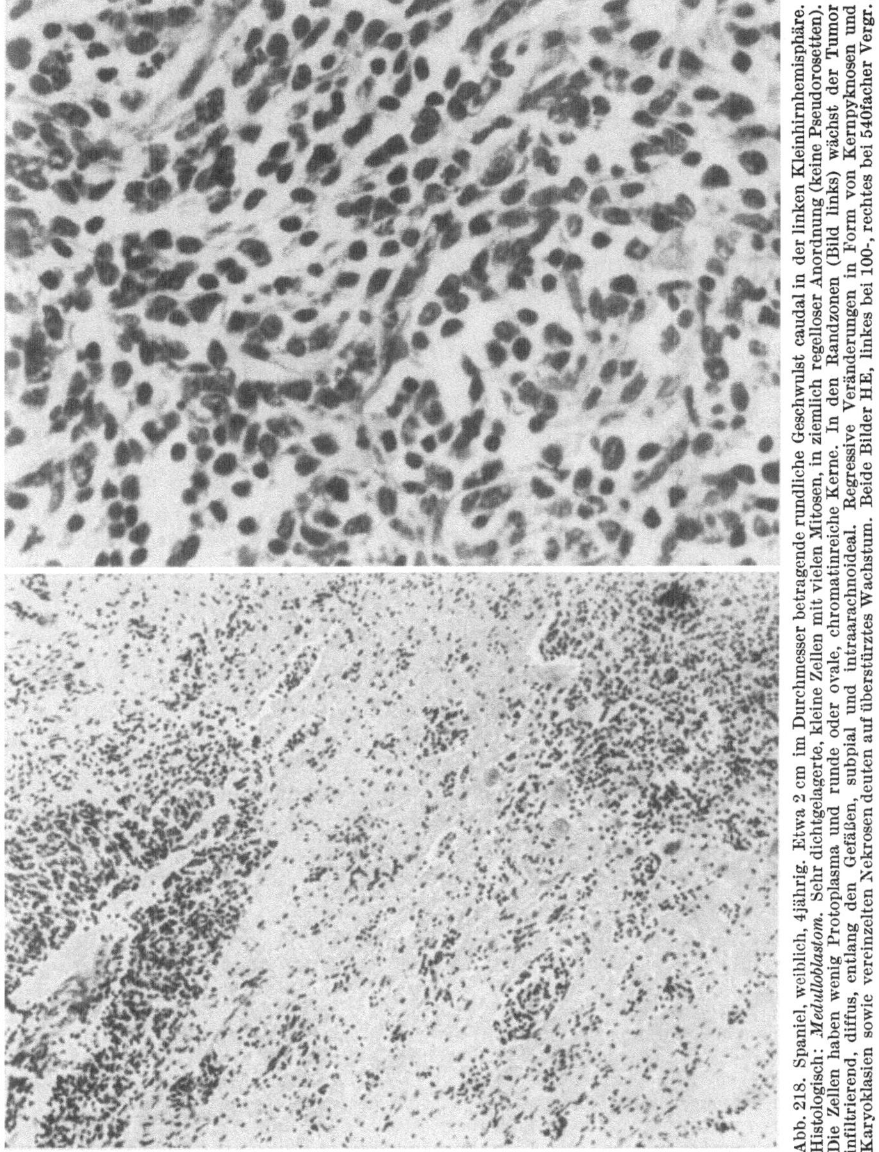

Abb. 218. Spaniel, weiblich, 4jährig. Etwa 2 cm im Durchmesser betragende rundliche Geschwulst caudal in der linken Kleinhirnhemisphäre. Histologisch: *Medulloblastom.* Sehr dichtgelagerte, kleine Zellen mit vielen Mitosen, in ziemlich regelloser Anordnung (keine Pseudorosetten). Die Zellen haben wenig Protoplasma und runde oder ovale, chromatinreiche Kerne. In den Randzonen (Bild links) wächst der Tumor infiltrierend, diffus, entlang den Gefäßen, subpial und intraarachnoideal. Regressive Veränderungen in Form von Kernpyknosen und Karyoklasien sowie vereinzelten Nekrosen deuten auf überstürztes Wachstum. Beide Bilder HE, linkes bei 100-, rechtes bei 540facher Vergr.

Hund. Histologische Details aus einem Medulloblastom unserer Sammlung zeigt die Abb. 218.

Es wird angenommen, daß Medulloblastome und auch andere neuroektodermale Tumoren von Resten der äußeren Körnerschicht des Kleinhirns ausgehen. Es ist noch zu wenig bekannt, daß bei älteren Embryonen und Neugeborenen, und zwar bei Mensch und Tier, ein Stratum granulosum externum besteht. Daraus sollen nach KUHLENBECK (1950) leicht pathologische Prozesse entstehen können. Im frühen extrauterinen Leben verschwindet normalerweise diese äußere Körnerschicht wieder. Sie wird auch als OBERSTEINERsche Schicht bezeichnet, da sie bei Mensch und Säugern von diesem hervorragenden vergleichenden Neuroanatomen studiert wurde.

In der alten Zusammenstellung der „Geschwülste der Kaltblüter" von M. PLEHN (1906) fanden wir keine Angaben über solche des ZNS. SCOTT schildert einen Tumor an der Kleinhirnbasis bei einem Krokodil, der als Metastase eines Lebersarkoms erkannt wird. Aus der Literatur bis 1931 haben SLYE und Mitarbeiter einige Fälle von intrakraniellen Neubildungen bei sog. niederen Tieren (lower animals) zusammengesucht und schildern als Eigenbeobachtungen: bei der Maus je ein Endotheliom,, ein Adenom des Ependyms und ein solches der Hypophyse; außerdem ein Hypophysenadenom beim Sittich. Vgl. die Hypophysenneubildungen beim Wellensittich von SCHLUMBERGER S. 74. Bei dem von YAMANE beschriebenen Zusammentreffen von Atresia coli und Gehirngliomen bei Pferden ist ungewiß, ob es sich überhaupt um Gliome handelte. Nach den Abbildungen waren es vorwiegend Pachygyrien.

Bei dem „*Hirntumor*" *der Ameise*, die Manegebewegungen und asoziales Verhalten gezeigt hatte, fand BRUN eine Geschwulst im Oberschlundganglion, bei der sich nicht sicher entscheiden ließ, ob es sich um einen Absceß oder um ein Gliom handelte. Zu dieser Beobachtung passen die Worte von DOBBERSTEIN (1951): „Bisher kennen wir echte Geschwülste nur bei Wirbeltieren. Vereinzelte Mitteilungen über ‚geschwulstartige' Wucherungen bei Insekten bedürfen noch näherer Klärung."

Im eigenen Material haben wir an Gliomen: 4 beim Hund, 3 beim Rind und 1 bei der Katze. Wir verzichten vorerst auf eine genaue Typenbezeichnung, da einige von ihnen von guten Kennern mit verschiedenen Namen belegt wurden. Einen Eindruck davon gibt die Zusammenstellung S. 325.

2. Mesenchymale Tumoren

Mesenchymale Tumoren scheinen bei Tieren verhältnismäßig häufiger zu sein als neurektodermale. Dabei gibt es starke Überschneidungen und große Unsicherheit der Abgrenzung zu den chronisch entzündlichen Prozessen, insbesondere auch zu den Reticuloendotheliosen, auf die bei den Pseudotumoren näher eingegangen wird. Unter den tierischen Hirntumoren bieten die größten Schwierigkeiten gewisse cerebrale Erkrankungen der Hühner, wie S. 315 schon betont wurde. Auch Prof. ZÜLCH ist der Meinung, daß es sich bei den „Astrocytomen" der Hühner von JUNGHERR-WOLF um mesodermale Tumoren handle.

Mehr oder weniger sicher eingereiht finden sich in unserer Sammlung: an *Sarkomen* 3 beim Huhn, 2 beim Pferd und 1 bei der Katze; an *Peritheliomen* 2 beim Hund.

Der *Katzentumor*, von dem die Abb. 219 und 220 stammen, bietet folgende Einzelheiten: Von der 10jährigen, weiblichen Katze war kein Vorbericht zu erhalten. Bei der Klinikeinweisung war das Tier mager und apathisch. Der Kopf wurde nach rechts abgedreht. Der Gang war unsicher, breitspurig, und es wurden Zeigerbewegungen gegen den Uhrzeiger gemacht. Öfteres Hinstürzen nach kopfüber. Facialislähmung rechts. Auf der gleichen Seite Atrophie der Masseteren. Patellarreflexe abgeschwächt. Pupillenstarre in Mydriase beidseits. Leicht xanthochromer Liquor. *Gehirnsektion:* Vom 8. Hirnnerv bis zum Lobus piriformis ist das Basisrelief durch eine grauweiße, höckerige Masse verdeckt. Der rechte Lobus piriformis ist größer und derber. Auf Schnitten ist dieses Gebiet (basale Rinde, Mandelkern) derber als links und von gelblicher Färbung. Unscharfe Abgrenzung zum normalen Gewebe. Das Tumorgewebe erstreckt sich nach caudal bis zur Basis des Brachium pontis. Der linke Seitenventrikel ist verengt und verdrängt. Auch Kleinhirn und Brücke sind vom Tumor infiltriert. *Histologie:* Schnitte auf der Höhe des Kleinhirns zeigen sehr zellreiches Gewebe, das auch die Pia durchwuchert und stellenweise von dieser aus in die Kleinhirnrinde eindringt. Die Zellen haben einen schmalen Plasmasaum, kleine, dunkle, scharfgezeichnete, leicht anisomorphe Kerne, die nicht selten Karyoklasien und Mitosen zeigen. Diese Zellen bilden dichtgedrängte Rasen in einem mesenchymalen Gerüst mit wuchernden kleinen Gefäßen. Das Tumorgewebe füllt die Maschen der weichen Hirnhaut bis zum Lobus piriformis und umbettet und durchwuchert die Gehirnnerven, besonders den Trigeminus bis zum Ganglion Gasseri. Regressive Veränderungen bis zu größeren Nekrosen

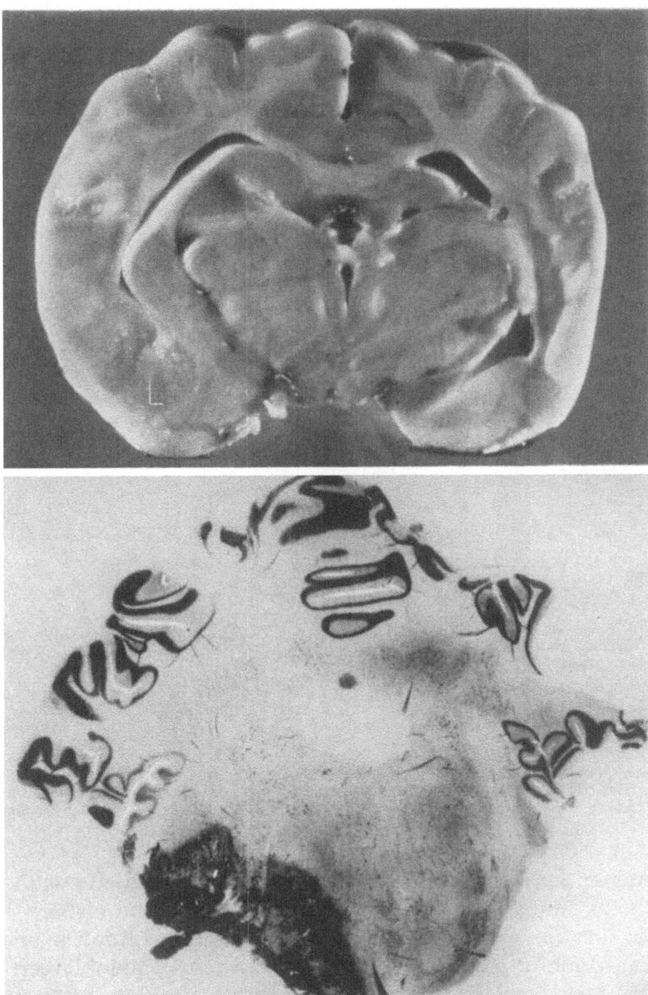

Abb. 219. Katze. Diffuse Sarkomatose der Hirnbasis. Oben: Auftreibung des rechten, vom Tumorgewebe infiltrierten Lobus piriformis (*L*) mit Verdrängung der lateralen Thalamuspartien. Unten: Einwucherung des Tumorgewebes in die rechte Ponshälfte; Cresyl

sind hier häufiger. Die Gefäße des umgebenden Hirngewebes tragen perivasculäre Mäntel von Lymphocyten und Plasmazellen. Vor Jahren hatten wir diesen Tumor als *Medulloblastom* eingereiht. Prof. ZÜLCH kam nun nach Durchsicht unserer Schnitte zu einer anderen Diagnose, der wir uns anschließen. Er schreibt uns: „Der hochgradig zellreiche Tumor der Brücke und des Mittelhirns erfährt seine Architektur im wesentlichen durch die Lagerung der Zellen in den Markbahnen und den Maschen der Arachnoidea. Beide lassen sich gut trennen im Fettbild, das eine Ablagerung nur in der Brücke anzeigt. Dadurch — Leptomeninx — erklärt sich wahrscheinlich auch der große Reichtum an Bindegewebsfasern im ganzen Gebiet, was gelegentlich an ein Granulom erinnert. Trotzdem möchte ich eher an ein echtes Blastom glauben, zumal bei der Betrachtung der Randzone, wo die perivasculäre Ausbreitung so deutlich wird. — Interessant ist allerdings die starke makrogliöse Reaktion der Randzone, die zum Teil excessiv wird. — Vergleicht man mit den menschlichen Tumoren, so müßte man am ehesten an ein Sarkom der weichen Häute bzw. Gefäße *(diffuse Sarkomatose bzw. periadventitielles Sarkom)* denken. Weniger würde ich vermuten, daß es sich um einen neuroepithelialen Tumor, d.h. in diesem Falle um ein Oligodendrogliom handelt. Ich glaube, diese Serie Schnitte gestattet eine solche Entscheidung nicht."

Die ausführlich gegebene Darstellung erlaubt unter anderem folgende Rückschlüsse: Bei Tieren wie beim Menschen kann die Abgrenzung einer Sarkomatose, diffuser oder lokalisierter Art, große Schwierigkeiten bereiten. Die Einreihung eines tierischen Hirntumors in ein Schema der Humanpathologie muß mit wohl-

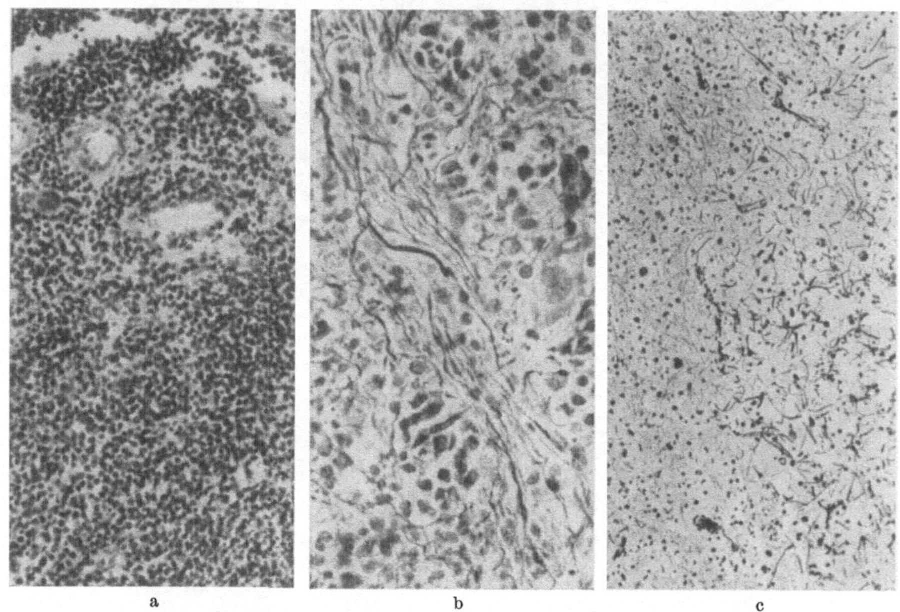

Abb. 220a—c. Katze der Abb. 219. a Dichtgelagerte Tumorzellen mit kompakten, runden Kernen; wenige weitlumige Gefäße; HE, 160×; b Darstellung von Achsencylindern, die mitten durch das Tumorgewebe ziehen; Pons; Reumont, 350×; c Wucherung von Astrocyten (rechts) als Reaktion auf das Tumorgewebe (links); Globus, 100×

überlegter Vorsicht geschehen. Bis vor wenigen Jahren haben auch wir technisch und färberisch zu wenig differenziert gearbeitet, um eine sichere Diagnose zu erreichen, was für die Großzahl der in der früheren Literatur niedergelegten tierischen Hirntumoren gilt. Nach der Jahrhundertwende haben MARCHAND und Mitarbeiter mehrfach über Sarkome berichtet; aus dem neueren Schrifttum sei etwa das Fibrosarkom der Nervenhüllen des N. infraorbitalis bei einem Spaniel von COTCHIN (1954) angeführt.

3. Metastatische Hirntumoren

Diese sind beim Menschen keine Seltenheit. Nach den Angaben von HENSCHEN fallen als Sitz und Art der Primärtumoren in erster Linie in Betracht: die bronchopulmonalen Carcinome, das Mammacarcinom und die Nierentumoren. Schon wegen ihrer Häufigkeit verdienen sie die Bezeichnung encephalophil. Im eigentlichen Sinne encephalophil sind aber die melanotischen Tumoren (bei Tieren nicht selten) und das Chorionepitheliom (bei Tieren nicht vorkommend). Die Ausbreitung geschieht am häufigsten auf dem Blutwege. Die Hirnlokalisation macht

sich mit Vorliebe in der Rinde oder subcortical. Metastatische Hirntumoren
können den Bau des Primärtumors erkennen lassen oder davon abweichen,
was die Diagnose erschwert.

Carcinommetastasen im Gehirn der Tiere sind, nach der Literatur zu urteilen,
selten (HENSCHEN). Als Gründe dafür werden angegeben, daß Gehirnspezialisten
der Veterinärmedizin fehlen, und daß sekundäre Carcinome im ZNS bei Tieren
nicht so häufig vorkommen wie beim Menschen. Eine Erklärung dafür möchte

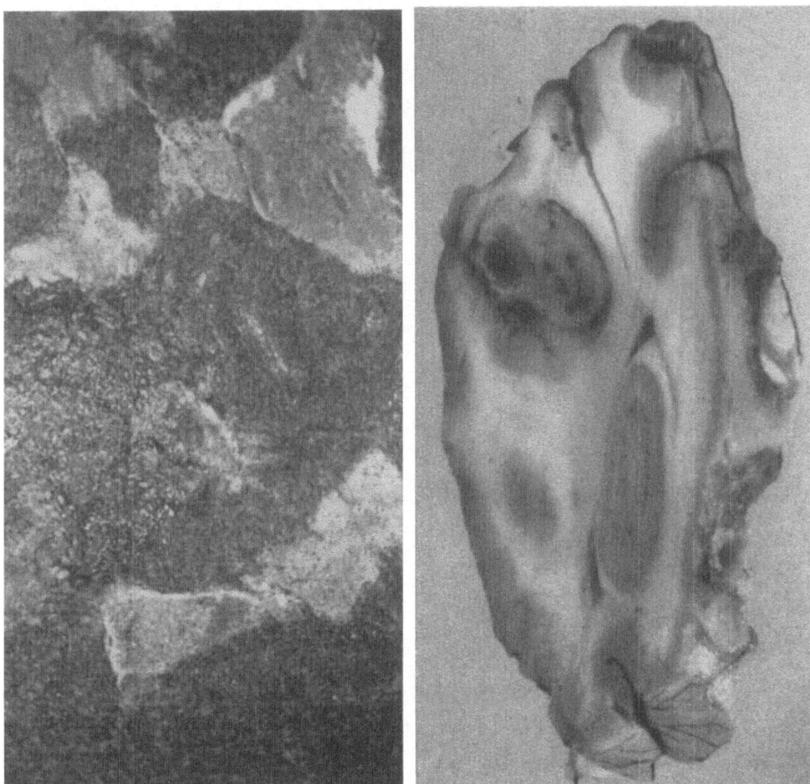

Abb. 221. Hund, 11jährig. Epileptiforme Anfälle. Metastasen eines Mammacarcinoms in beiden Scheitellappen.
Rechts makroskopisch: kugeliger, scharf abgegrenzter Tumor mit Blutungen; von der Pia durch den Cortex bis
ins Marklager reichend. Links: histologisches Übersichtsbild. HE; Tumorzellen in einem Maschenwerk von
Gefäßen und Bindegewebe. Ausgedehnte Blutungen und Nekrosen

sein, daß das Gehirn der Tiere kleiner als beim Menschen ist und damit auch
weniger der gepumpten Blutmasse aufnimmt. Dazu noch einige Ergänzungen
unsererseits: Es stimmt, daß die Gehirne von Tieren zu wenig und zu wenig
genau untersucht werden, was aber um so notwendiger wäre, da klinisch nur
in Ausnahmefällen ein Hirntumor, also auch eine Metastase zu diagnostizieren
ist. Gerade bei klinisch oder durch allgemeine Sektion festgestellten Tumoren
anderer Organe sollte eine genaue Hirnsektion angeschlossen werden. Erst dann,
d.h. wohl in ferner Zukunft, wird man etwas Bestimmtes über die Häufigkeit
von metastatischen Hirntumoren bei Tieren aussagen können. Unter den
Gründen für das eventuell zahlenmäßig geringere Auftreten bei Tieren müßte
nochmals auf die Kleinheit des tierischen Gehirns und auf seine andersartige
Blutversorgung hingewiesen werden, welche im VIII. Kapitel besprochen wurde.

Bronchopulmonale und Mammacarcinome machen auch beim Hund am häufigsten Hirnmetastasen. Wenn HENSCHEN in Anlehnung an RUBARTH angibt, daß diese meistens im Cerebellum sitzen, so sei ihm vorerst nur entgegengehalten, daß alle unsere 3 Hirnmetastasen bei Hunden im Großhirn lagen. Auch bei der

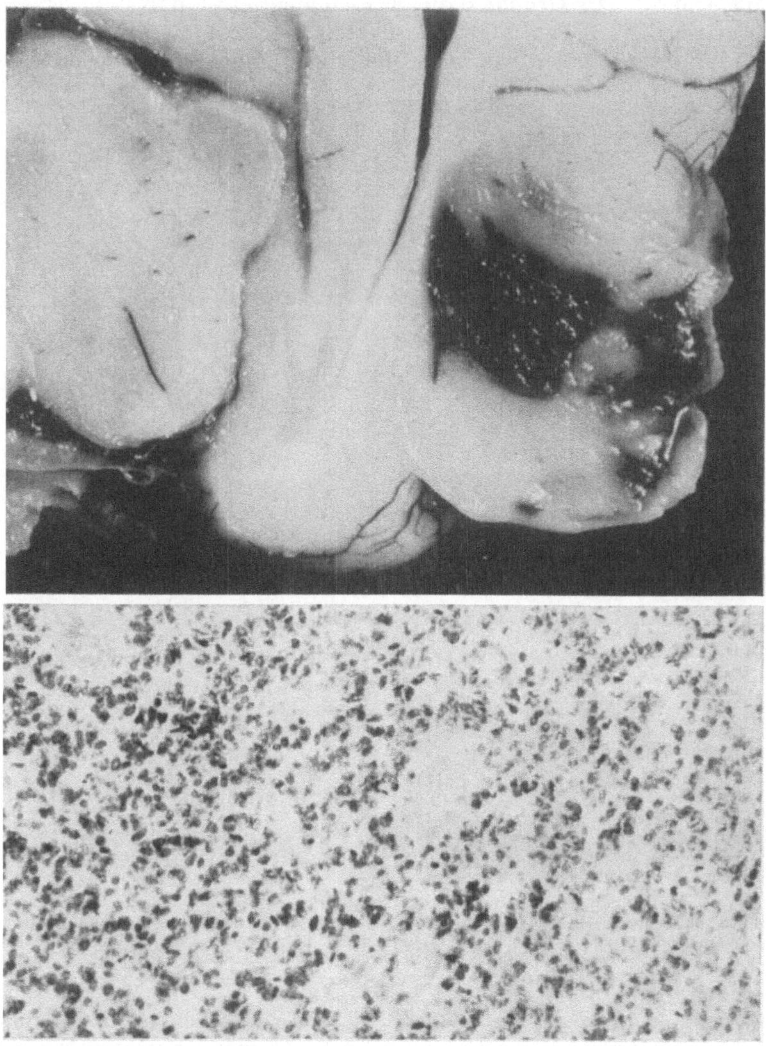

Abb. 222. Hund, 13jährig, mit epileptiformen Anfällen. Metastase eines kleinzelligen Bronchuscarcinoms im rechten Temporallappen. Histologisch Zellen teilweise in Palisadenstellung; Capillarreichtum und zahlreiche Mitosen. HE, mittlere Vergr.

Hündin mit einem Mammacarcinom von KERSTEN fanden sich alle 4 Metastasen in den Großhirnhemisphären. Zu Hirnmetastasen bei Tieren neigen noch die Melanosarkome und die Hämangioendotheliome.

Bei der in Abb. 221 dargestellten Hirnmetastase eines Mammacarcinoms bei einem Hund ließ sich die Diagnose histologisch sofort stellen wegen der Übereinstimmung zum Primärtumor. Bei der Lungentumormetastase (Bronchuscarcinom) der Abb. 222 unterschieden sich Primärgeschwulst und Metastase jedoch histologisch. Der Primärtumor erwies sich als gut abgegrenzt und aus teilweise gebogenen Schläuchen mit hochprismatischem Epithel bestehend. Es herrschte eine netzartige Struktur von Zellen vor, die alle einen deutlichen Leib, größere, blasige Kerne hatten und wahrscheinlich reichlich kollagene Fasern bildeten. Bei der Hirnmetastase dagegen handelte es sich um einen vorwiegend kleinzelligen, recht capillarreichen Tumor, bei dem eine gewisse perivasculäre Gruppierung der Zellen deutlich war. Außerdem waren hochgradige mitotische Vermehrung und deutlich infiltrierendes Wachstum in den Randzonen nachzuweisen. Überdies sahen wir je eine haselnußgroße Metastase eines Nierencarcinoms im linken Gyrus cinguli und im Zwischenhirn bei einem Bernhardiner, der kaum 24 Std nervöse Störungen (Aufregung, Aggressivität) gezeigt hatte und wegen Tollwutverdacht getötet worden war (Abb. 223).

Aus der Literatur seien erwähnt: Die Schädel- und Frontallappenmetastase eines Hodencarcinoms (CARNAT), die Mammacarcinommetastasen im Thalamus (POLLOCK) und multiple Mammacarcinommetastasen (KERSTEN), alle beim Hund. Über Pigmenttumoren s. S. 90.

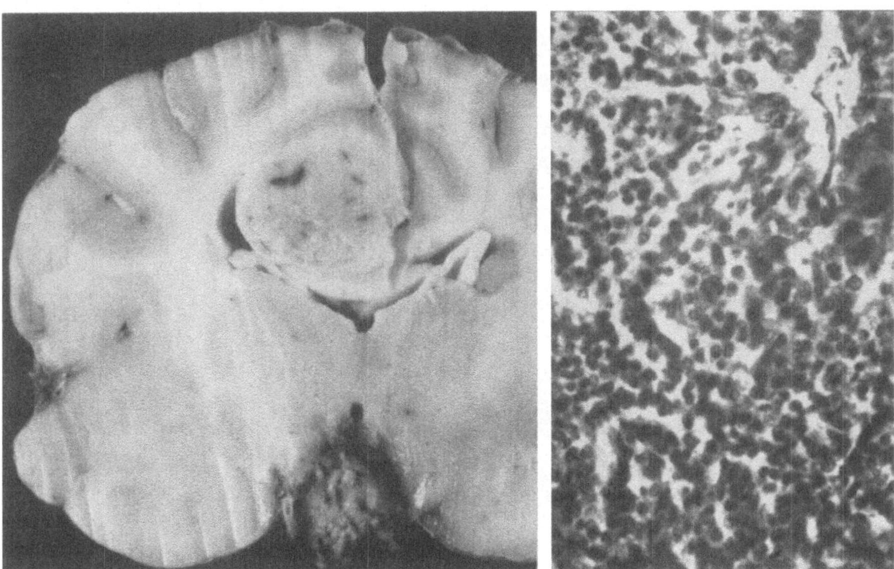

Abb. 223. Hund, Bernhardiner. Metastasen eines Nierencarcinoms im linken Gyrus cinguli mit darunterliegendem Mark und im Zwischenhirn. Rechts: im histologischen Schnitt (Cresyl, mittlere Vergr.) sind die kubischen oder rundlichen Zellen in langen, gewundenen Reihen oder ringartig angeordnet, derart den tubulären Bau des Primärtumors imitierend

D. Ergebnisse aus unseren tierischen Hirntumoren

Gewisse Prinzipien, Schwierigkeiten und Erfordernisse lassen sich gerade aus Selbsterlebtem erkennen, weshalb dieser etwas spezielle Abschnitt angegliedert wird.

Unsere 26 Hirntumorfälle machen 1% des gesamten tierischen neuropathologischen Materials aus. Die Verteilung auf verschiedene Tierarten ist wie folgt: Hunde 13, Rinder 5, Hühner 3, Pferde und Katzen je 2, Wellensittich 1. Wie schon mehrmals betont, muß den tierischen Nervenkrankheiten und dem Sektionsmaterial „nachgegangen" werden. Dies trifft in besonderem Maße für die Hirntumoren zu. Zur Frage der Häufigkeit s. S. 298. Im Laufe der Jahre haben wir erfahren, daß nur eine auch für die menschlichen Hirntumoren geltende, neuzeitliche histologische Verarbeitung nutzbringend für die Einordnung ist. Wenn selbst ein so hervorragender Humanneuropathologe wie SPIELMEYER den Hirntumoren gegenüber sagen konnte: „Davon verstehe ich nichts" (zitiert in „The Founders of Neurology" von HAYMAKER), so gilt dieser Satz mutatis mutandis von den meisten Veterinärpathologen. Damit soll vor allem gesagt sein, daß jeder, der sich mit tierischen Hirntumoren beschäftigen will, dies nicht „nur so nebenbei" tun möge. Eine solche Aufgabe verlangt längeres Einarbeiten und dauernde Mühewaltung. Da dies nicht immer und überall möglich ist, halten wir es für angezeigt, gewisse „Sammelstellen" zu bezeichnen. Für unser Sprachgebiet dürfte dies ein Anliegen der „Arbeitsgemeinschaft für Veterinärpathologen" sein.

Wenn wir auch gestehen müssen, daß unsere Fälle früher nicht immer nach den heutigen technischen Anforderungen verarbeitet wurden, so läßt sich doch aus ihnen erkennen, daß manche tierischen Hirntumoren nicht ohne weiteres in ein Schema der menschlichen Hirngeschwülste sich einreihen lassen. Wir ver-

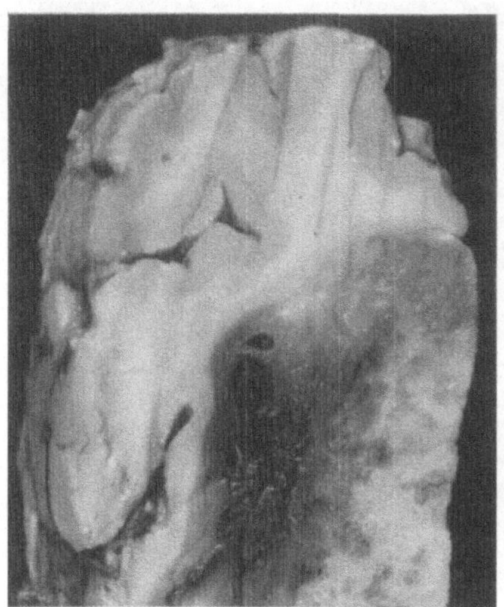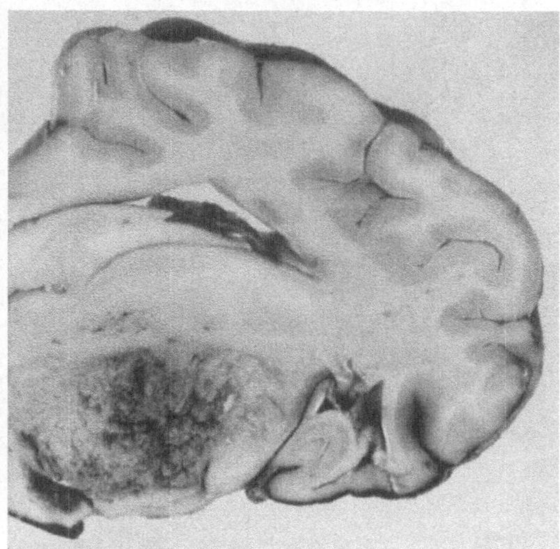

Abb. 224. Glioblastoma multiforme. Links: Mensch, Hemisphärenmark. Rechts: Kuh, Thalamus

kennen nicht, daß dies auch für einzelne menschliche Tumoren gilt. Es könnte aber so werden, daß die Hirntumoren aus beiden Bereichen später einmal nach einem gemeinsamen, breiteren Gerüst für ihre Einordnung rufen.

Prof. ZÜLCH, der in freundlicher Weise unsere Schnitte durchgesehen, beurteilt und uns damit zu großem Dank verpflichtet hat, fügte seinen Befunden unter anderem folgende Bemerkung bei: Je mehr Tiergeschwülste er sehe, um so schwieriger werde ihm die Klassifikation. Diese scheinen ihm sehr wesentlich von denen des Menschen abzuweichen. Seine schon vorher bestandene Skepsis gegen die durch carcinogene Stoffe erzeugten Hirntumoren bei Tieren und deren etwas vorschnelle Einreihung in ein menschliches Schema sei durch unsere Fälle noch erhöht worden. — Die Schnitte von 2 Fällen verdanken wir Prof. LÜTHY (Zürich), der in freundschaftlicher Weise einige andere Präparate durchgesehen hat. Neben Allgemeinpathologen, die für uns ebenfalls einige Fälle beurteilten, versuchten natürlich wir selbst immer eine Bestimmung des Tumors. Daraus resultierten verschiedene, oft weit auseinandergehende Diagnosen, die erkennen ließen, wie große Schwierigkeiten der Klassifikation sich bieten. Gerade auf diesen Punkt wurde auch bei den im Text eingestreuten Beobachtungen aufmerksam gemacht.

Auf der nachfolgenden Tabelle, in der einige weitere Fälle kurz zusammengestellt sind, sollen die „kursiv" gesetzten Diagnosen die vorerst geltenden sein.

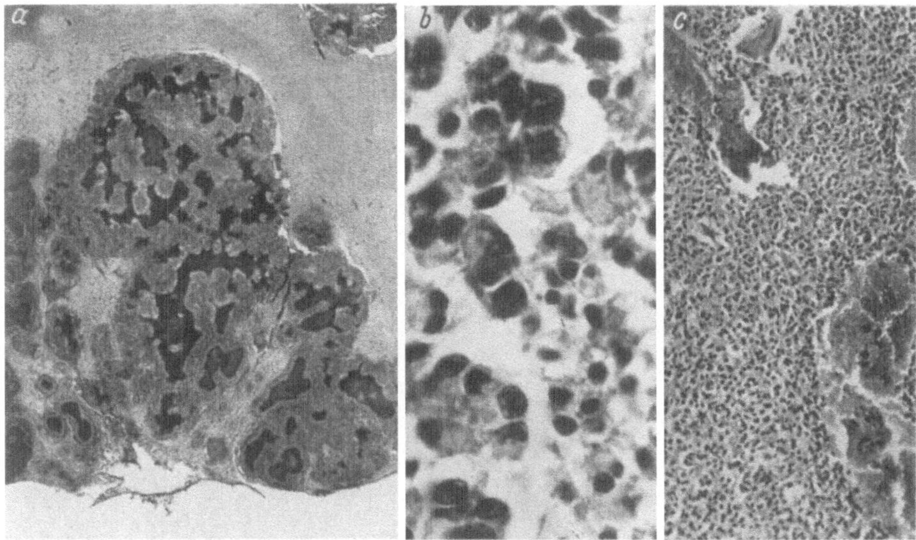

Abb. 225a—c. a Histologische Übersicht und b Zellbild aus dem Glioblastoma multiforme der Kuh Abb. 224; c Mensch; Glioblastoma multiforme mit Blutungen und Nekrosen; 100×. Alle Präparate HE

Tabellarische Zusammenstellung einiger unserer Fälle

Tierart	Verlauf, Klinik	Makro-, Mikrobefunde	Diagnosen
1. Kuh, 6jährig	Seit 8 Tagen schlecht gefressen. Schwankender Gang, Niederstürzen, Opisthotonus. „Cerebrale Störung"	Derber Tumor im Marklager von rechter Hemisphäre und Thalamus. Windungen abgeflacht. Mäßig zellreich, polymorph, gefäßreich, Nekrosen. Randstellung der Kerne	Astrocytom, *Glioblastoma multiforme* Abb. 224—226
2. Hund, Boxer ♂, 7½jährig	Verdacht auf Vergiftung. Exitus in wenigen Tagen	Im linken Frontallappen grauweißer Herd in Mark, Rinde und Balken. Zelldichter Tumor, wenig Capillaren, Kerne rundoval, Mitosen	Medulläres Gliom, Astroblastom, Medulloblastom, Neurospongiom, *Oligodendrogliom.* Kleinzelliges Sarkom. Abb. 227
3. Hund, 11jährig. Deutscher Schäferhund	16 Tage krank. Diagnose: cerebelläre Ataxie	Haselnußgroßer Tumor über dem Kleinhirn, Kapsel, konzentrische Anordnung spindeliger Zellen, Wirbel, Cystenbildung	*Meningiom.* Metastase? Abb. 210a
4. Hund, 13jährig, ♂. Französische Bulldogge	Seit einigen Wochen epileptiforme Anfälle	Im linken Lungenlappen Bronchuscarcinom, im rechten Temporallappen subpialer Tumor. Kleinzellig, capillarreich, Mitosen	*Metastase* von kleinzelligem Bronchuscarcinom Abb. 222
5. Pferd, 7jährig	Seit länger Dummkollererscheinungen	Im linken Stirnlappen basal gräulich-speckiger Tumor. Unscharf begrenzt, kleinzellig, perivasculäre Ausbreitung	Blastom? Granulom? *Periadventitielles Sarkom* Abb. 213
6. Hund, 6jährig, ♀. Französische Bulldogge	14 Tage epileptiforme Anfälle	Im rechten Gyrus ectosylvius erbsengroßer Tumor. Unscharf. Mäßig zellreich, infiltrierend, Mitosen, polymorphe Kerne, wenig Gefäße	Malignes Gliom? Spongioblastom? Astrocytom? Glioblastom. *Nicht zu klassifizieren* Abb. 228

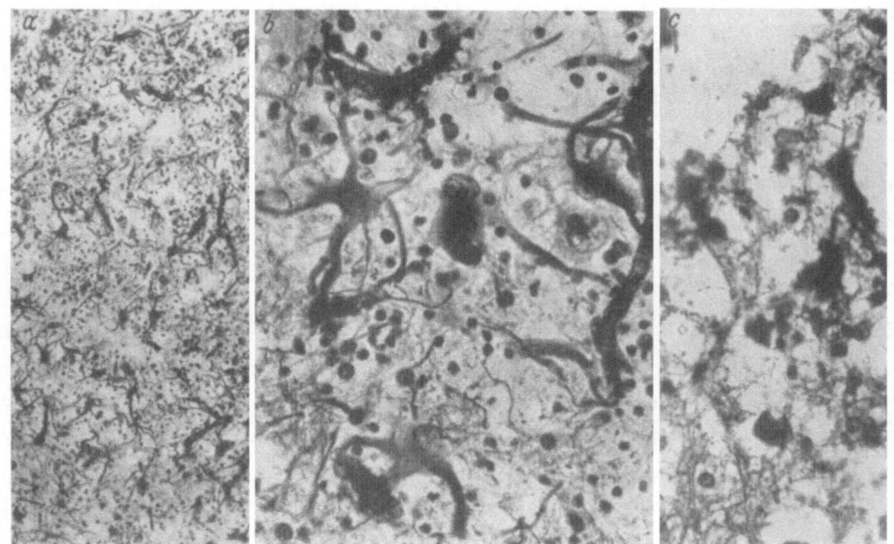

Abb. 226a—c. a und b Glioblastoma multiforme der Kuh Abb. 224. Tumorpartie mit reichlichen Astrocyten; GLOBUS-Imprägnation; c Kuh; Glioblastoma multiforme. Lockeres Gliafasernetz; HOLZER-Färbung

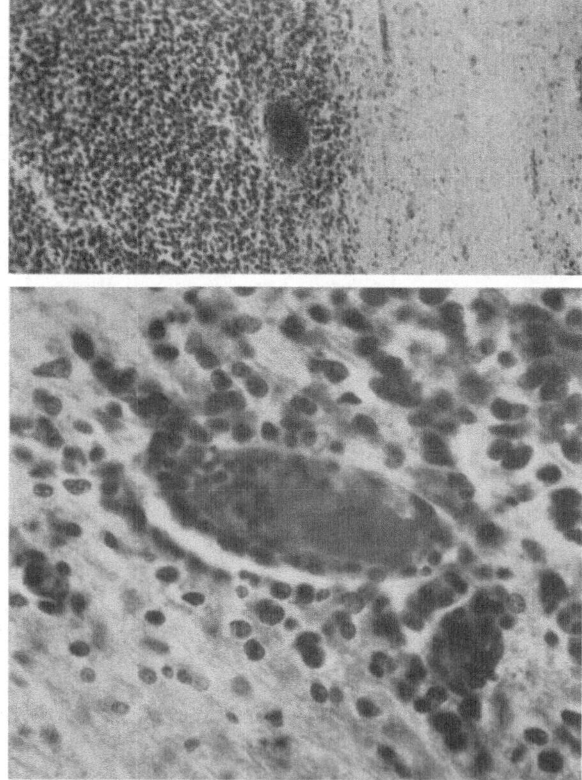

Abb. 227. Hund, Deutscher Boxer. Nicht sicher klassifizierbares Gliom. Oben: ziemlich scharfe Tumorgrenze gegen das normale Gewebe. Unten: Detailbild aus der Grenzzone mit Infiltration der Gefäßscheiden durch die Tumorzellen. HE, Vergr. etwa 350×

Was läßt sich überdies mit allen Vorbehalten aus diesen sechs ausgewählten Beispielen herauslesen? Die Tiere standen alle im mittleren bis höheren Alter. Über die Verteilung auf Geschlechter läßt sich nichts sagen. Die Zeit vom Auftreten der faßbaren Krankheitszeichen bis zur Tötung betrug wenige Tage bis wenige Wochen. Motorische Störungen waren die Hauptzeichen, die als cerebrale Affektion gedeutet wurden. Die cerebelläre Ataxie ließ eine Kleinhirnerkrankung annehmen. Einzelheiten über weitere klinische Befunde sind weggelassen. Die Makro- und Mikrobefunde sind sehr kurz gehalten und werden dafür durch Abbildungen erläutert.

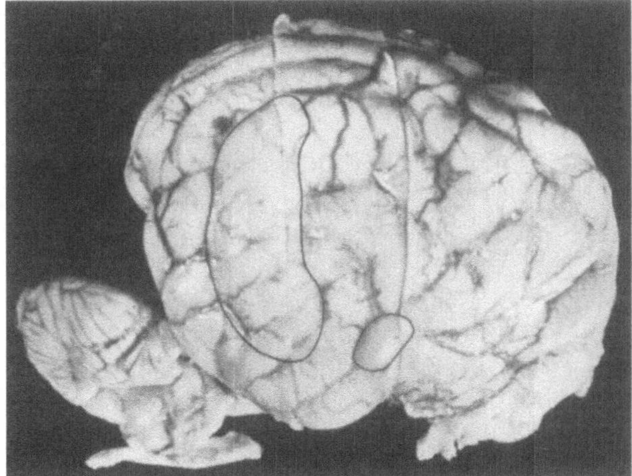

Abb. 228. Hund (Französischer Bully). Gliom der rechten Großhirnhemisphäre. Umrandet sind die gefäßarmen, glatten, bleichen Windungspartien, unter denen der Tumor liegt

E. Pseudotumoren

Wir wollen unter dieser Bezeichnung nicht allein den Pseudotumor cerebri im engeren Sinne verstehen, welcher sogleich besprochen werden soll, sondern alle raumfordernden Prozesse im Bereich des Gehirns, mit Ausnahme der vorgängig abgehandelten Neoplasmen autochthoner oder metastatischer Natur. Mithin gehören auch die granulomatösen Prozesse, der Hirnabsceß und die cystischen Parasiten des ZNS hierher.

1. Der Pseudotumor cerebri (NONNE)

Darunter wird beim Menschen eine mit Tumorsymptomen und Stauungspapille einhergehende Hirnvolumenzunahme ohne Vorhandensein eines Neoplasmas oder anderer raumfordernder Prozesse verstanden. Neuere Untersuchungen (DUNN und Mitarbeiter) machen es wahrscheinlich, daß ursächlich allergische, hormonale und Stoffwechselgeschehnisse oder auch entzündliche und vasculäre Prozesse (KETZ) eine entscheidende Rolle spielen. Anatomisch handelt es sich um eine Hirnschwellung oder ein Hirnödem bei gestörtem Wasser-Elektrolytgleichgewicht; es wurde deshalb auch wiederholt vorgeschlagen, den Terminus überhaupt fallen zu lassen und die entsprechende pathologisch-anatomische Bezeichnung zu verwenden. Die Weite der Ventrikel bleibt unverändert, entgegen der früheren Auffassung, daß es sich um einen Hydrocephalus durch Resorptionsstörung oder Hypersekretion handle. Die Krankheit scheint durch konservative Behandlung mit Salz- und Wasserentzug im günstigen Sinne beeinflußbar zu sein. In gewissen, allerdings seltenen Fällen, kann die Thrombose duraler Sinus mit gestörtem venösem Abfluß das Krankheitsbild verursachen.

Die Fragen „Hirnödem" und „Hirnschwellung" wurden im IV. Kapitel bei der Besprechung des „Dummkollers" abgehandelt. Über Sinusthrombosen und Cholesteatome s. S. 290 bzw. 85.

Beim Tier können gelegentlich entzündliche Prozesse das — in der Tierneurologie begreiflicherweise noch weniger scharf umrissene — Bild eines Tumors vortäuschen. Wir haben es dann mit einer „Encéphalite pseudotumorale" zu tun, wie sie beim Menschen z.B. von Jéquier und Ott-Buffat beschrieben worden ist. So haben wir bei Hunden mehrfach nach dem Verlauf, nach dem Alter und der Rasse des Patienten, und verleitet durch ausgesprochene Herdsymptome (z.B. Schiefhaltung des Kopfes und Manegebewegungen nach einer Seite, Anisokorie) sowie durch die Liquorbefunde (geringe Pleocytose und Eiweißzunahme) klinisch einen Tumor für wahrscheinlich gehalten, während Sektion und histologische Untersuchung eine subakute, disseminierte Encephalitis aufdeckten.

Kaum etwas bekannt ist beim Tier über Hirnvolumenzunahme bei Zuständen wie Hypertension (akute Glomerulonephritis), Behinderung des venösen Abflusses durch rechtsseitige Herzinsuffizienz oder Mediastinaltumoren, arteriovenöse Anastomosen mit Erweiterung der intrakraniellen Gefäße oder verminderte Schädelkapazität (Oxycephalie). Nach stumpfen Schädeltraumen (Commotio, Contusio) kann auch beim Tier gelegentlich eine Hirnschwellung auftreten (vgl. Kap. X).

2. Die granulomatösen Prozesse

Gewisse infektiöse Noxen können außer den mehr disseminierten Veränderungen, im ZNS wie in anderen Organen, chronisch-produktive, granulomartige Prozesse verursachen. Wir möchten in erster Linie die tierischen Retikulosen erwähnen, besonders die Vallésche Krankheit des Pferdes (Seifried-Krembs), die Neurolymphomatose des Geflügels, die Leukose bei Rind und Schwein, eventuell auch bei anderen Tieren, sowie gewisse durch uns beobachtete granulomatöse Veränderungen unbekannter Ätiologie beim Hund und Schaf (vgl. Abb. 231, S. 330 und Abb. 266). Außerdem zählen wir hierher die ausgesprochen produktiven Formen von Tuberkulose, Aktinomykose, Botryomykose, Rotz sowie die nekrobacillären Herde beim Kalb. Auch die Toxoplasmose macht beim Tier wie beim Menschen gelegentlich eine granulomartige Encephalitis; für sie und die Granulomencephalitis des Kaninchens verweisen wir auf das III. Kapitel, S. 188 ff.

a) Retikulosen

Wilke hat an einer Reihe von Fällen beim Menschen das Wesen der primären Retikulosen des ZNS dargestellt und zugleich hervorgehoben, daß von den deutlich entzündlichen Prozessen (Granulomencephalitis mit unbekannter Ätiologie) bis zu richtigen Blastomen (adventitielle Sarkome) alle Übergänge vorkommen und eine scharfe Grenze überhaupt nicht zu ziehen ist oder mit anderen Worten, daß sich hier am ZNS gleich wie in der allgemeinen Pathologie die Frage „Entzündung oder Blastom?" stelle. Das histologische Bild wird von Wilke wie folgt charakterisiert: Es finden sich „in den betroffenen Gewebsbezirken, unter welchen ventrikelnahe Gebiete besonders hervortreten, einmal freie Rundzellen vorwiegend von lymphocytärem, weniger von plasmacellulärem und selten von leukocytärem Charakter. Diesen Infiltratzellen begegnet man innerhalb der Gefäßscheiden und frei im Gewebe zerstreut. Ferner gibt es mehr fixe Gewebselemente sowohl von histiocytärem als von fibroblastischem Charakter. Im ersten Fall kam es dabei lokal auch zur Neubildung faserigen Bindegewebes außerhalb der Gefäße (Bindegewebsfelder). Im dritten Fall tritt die plasmacelluläre Komponente stärker in den Vordergrund, und als besonderes Merkmal finden sich Riesenzellen vom Sternbergschen Typus. In allen 3 Fällen verursacht das Nebeneinander von freien Rundzellinfiltraten und von mehr fixen Elementen histiocytären und fibroblastischen Charakters das Bild eines entzündlichen Granulationsgewebes. Die Proliferation geht von mesodermalen Elementen der Gefäßwände aus, während die Glia geringe oder fast gar keine proliferativen Veränderungen aufweist". Wilke vermutet ätiologisch ein infektiöses Agens, vielleicht ein Virus und zieht Parallelen zur sog. infektiösen Anämie (Valléschen Krankheit) des Pferdes, bei welcher subependymal oft ausgedehnte granulomatöse Veränderungen entstehen.

In neuester Zeit hat Holz verschiedene Tierkrankheiten vom Gesichtspunkt der Beteiligung des reticulo-mesenchymalen Gefäßgewebes an den ZNS-Veränderungen aus betrachtet und zusammengefaßt. Während dies für die VALLÉ-sche Krankheit des Pferdes und für die von ihm nicht erwähnte Neurolymphomatose (MAREKsche Krankheit) des Geflügels sicher berechtigt ist, kann man sich fragen, ob wirklich auch die Hundestaupe, die Schweinepest und die Newcastle-Krankheit des Geflügels hierher gezählt werden müssen. Das mesenchymotrope Verhalten der letztgenannten Vira mit primärer Schädigung und Mobilisierung an den Elementen der Gefäßwand ist zwar unbestritten, doch dürften die regressiven Veränderungen am Parenchym, die lebhafte Beteiligung der Glia, die je nach Krankheitsphase und Verlauf wechselnd zusammengesetzten entzündlichen Gefäß- und Gewebsinfiltrate und nicht zuletzt die oft akute Verlaufsart diese Krankheiten von den beiden ersterwähnten hinreichend distanzieren.

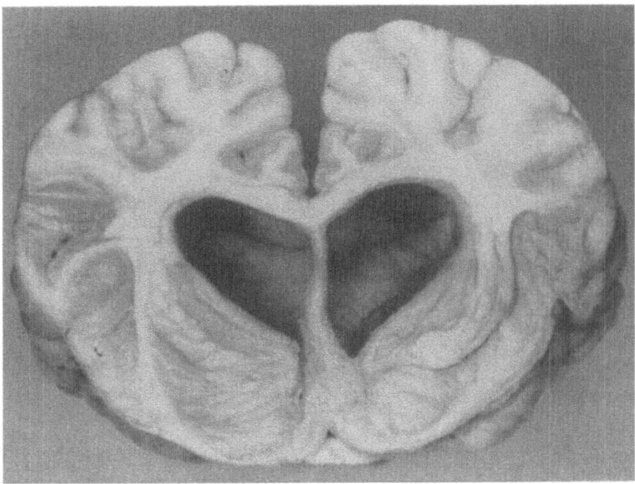

Abb. 229. Pferd mit infektiöser Anämie. Einblick in die erweiterten Seitenventrikel mit Ependymitis granularis

Bei der *infektiösen Anämie* der Pferde (Virus von CARRÉ und VALLÉ) beschränken sich die Veränderungen hauptsächlich auf die Ventrikelufer. Unter dem Ependym — dieses intakt lassend oder teilweise durchbrechend — bilden sich oft mächtige Schichten lymphoreticulären Gewebes, in dem auch die Gefäßwandelemente proliferieren und sich feine kollagene Fasern ausbilden können. Dazwischen liegen Gruppen und Reihen von Ependymzellen zerstreut. Diese Veränderungen *(Ependymitis granularis)* (Abb. 230) sind bei stärkerer Ausbildung bereits von bloßem Auge erkennbar; die Auskleidung der Ventrikel erscheint gelblich-glasig, samtartig verdickt und leicht rauh oder höckerig. Gelegentlich kann von dem granulomatösen Gewebe unter Durchbrechung des Ependymbelages die gegenüberliegende Seite des Hohlraumsystems erreicht und eine Verklebung oder Verwachsung gebildet werden. Im Aquädukt und IV. Ventrikel kann die Passage so stark verengert sein, daß es zu einer Verlegung mit sekundärem Hydrocephalus kommt (vgl. Abb. 229). Auch der Ventrikel des Bulbus olfactorius kann, wie HOLZ gezeigt hat, gänzlich durch das gewucherte Zellmaterial ausgefüllt sein.

Neben diesen subependymalen Veränderungen finden sich im ganzen Gehirn und in den Meningen diffuse oder herdförmige, lymphoide und adventitielle, gefäßabhängige Zellproliferationen. An den Hirngefäßen sind sie meist diskontinuierlich und exzentrisch; sie bevorzugen den arteriellen Teil des Gefäßbaums (HOLZ). Analoge, wenn auch zumeist weniger auffällige Veränderungen finden sich im Rückenmark, insbesondere am Zentralkanal. Die Veränderungen

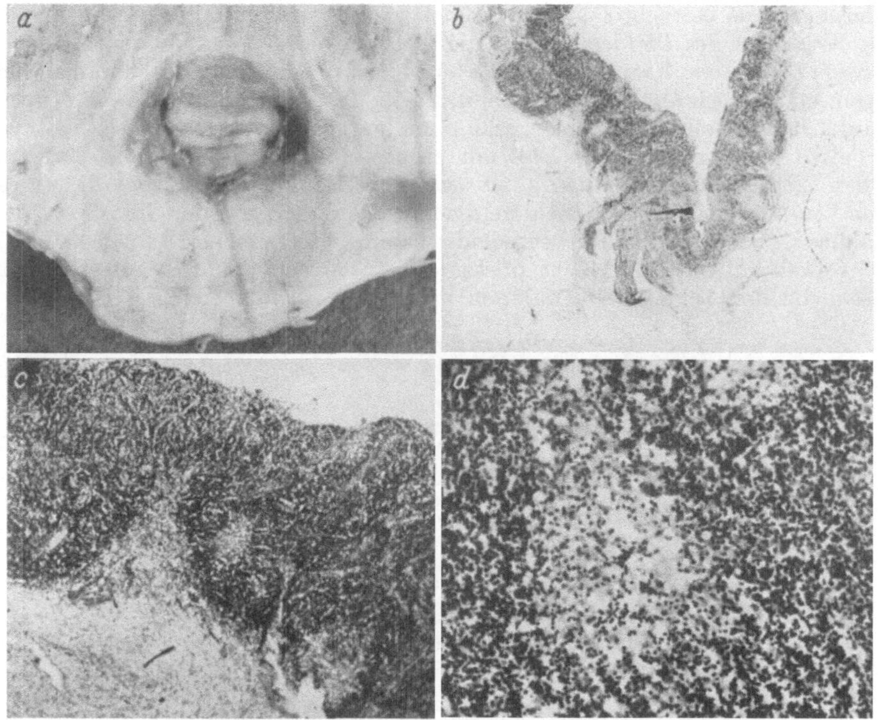

Abb. 230a—d. Pferd der Abb. 229. a Frontalschnitt durch Brücke, IV. Ventrikel und einen Teil des Kleinhirns; Verlegung des Ventrikellumens durch Ependymwucherung, dadurch Rückstauung des Liquors und Hydrocephalus internus. b—d Proliferation des Ependyms und des subependymalen lympho-reticulären Gewebes; b am Aquädukt bei schwacher, c am Seitenventrikel bei mittlerer und d bei stärkerer Vergr. Alle Bilder Cresylfärbung

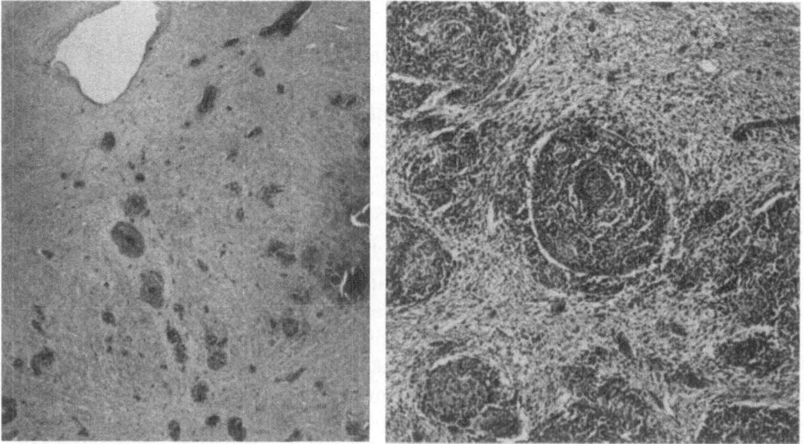

Abb. 231. Hund, 10jährig. Klinisch Tumorverdacht. Pathologisch-anatomisch; granulomartige, rundzellige, periadventitielle Wucherungen im Mittelhirn, Sarkom? HE, links 12×, rechts 80×

wechseln nach Schwere und Verteilung von Fall zu Fall nicht unwesentlich, und nicht immer besteht eine Parallelität zum Grade der klinischen Erscheinungen. Sie sind flächenhaft (an den inneren Oberflächen) oder disseminiert (in Parenchym und Meningen); richtig tumorartige, ins Parenchym vordringende Prozesse sind bisher unseres Wissens nicht beobachtet worden. Erwähnenswert ist schließlich die nicht seltene Hämosiderinspeicherung in Makrophagen, sowohl subependymal wie an den Blutgefäßen; sie stammt wohl von den gelegentlich auftretenden kleinen Diapedesisblutungen.

Bei der Neurolymphomatosis oder MAREKschen *Krankheit* des Geflügels zeigt sich die Grenzstellung dieser retikuloseartigen Prozesse zwischen entzündlichem und neoplastischem Geschehen besonders deutlich. Über die Veränderungen am peripheren Nervensystem und die Beziehungen zur Leukose ist im V. Kapitel die Rede gewesen. Neben den mehr oder weniger massiven Lymphoidzellproliferationen in den Gefäßscheiden finden sich oft sehr beträchtliche Wucherungsvorgänge am Gefäßmesenchym selbst, die zu regelrechten tumorartigen Bildungen verschmelzen, wie dies in der Abb. 232 zum Ausdruck kommt. Ob sarkomatöse Neubildungen, die nicht selten bei Hühnern zu beobachten sind, damit etwas zu tun haben, ist vorerst weder zu beweisen noch auszuschließen. Hühner scheinen eine Neigung zu tumorartigen Bildungen bei entzündlicher Schädigung zu haben, wie dies unter anderem die Untersuchungen von ERICHSEN-HARBOE bei Toxoplasmose zeigen.

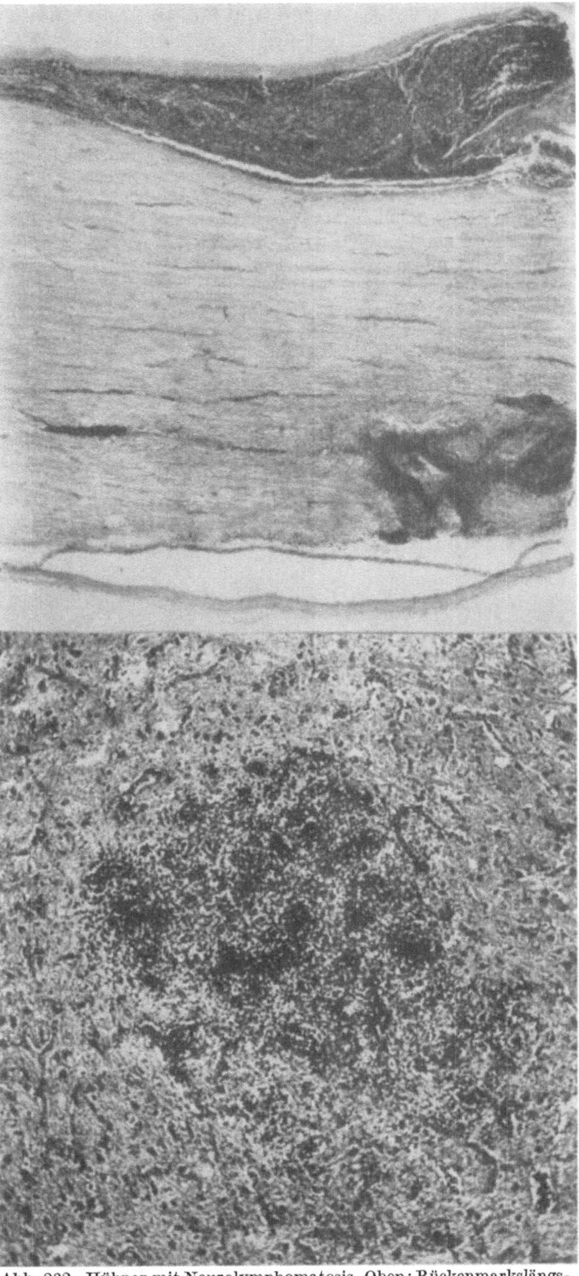

Abb. 232. Hühner mit Neurolymphomatosis. Oben: Rückenmarkslängsschnitt mit starker subpialer Lymphoidzellwucherung unter Kompression des Rückenmarks und direkter Invasion desselben; HE, 30×. Unten: lymphoidzelliger Herd im Cortex; HE, 100×

Es finden sich auch bei anderen Tieren (Eigenbeobachtungen bei Hund und Schaf) vom Gefäßmesenchym ausgehende granulomatöse Prozesse des ZNS, die ätiologisch unabgeklärt sind und Einzelbefunde darstellen. Die Abb. 231 und 266 geben davon einen Eindruck. Die Zuordnung erfolgt natürlich nur nach morphologischen Kriterien und soll in ursächlicher Hinsicht nichts vorausnehmen. Wie fließend die Übergänge zu „richtigen" Neoplasmen aus der Gruppe der periadventitiellen Sarkome sind, mag der Vergleich der beiden soeben genannten mit den Abb. 214, 215 zeigen.

Schließlich wären die Veränderungen im ZNS bei den Leukosen zu erwähnen, die nach DOBBER STEIN bei Tieren sehr selten sind. Er fand wiederholt in den adventitiellen Räumen von Hirngefäßen Lymphoidzellwucherungen, die aber offenbar nie zu tumorartiger Ausdehnung heranwuchsen. Größeres Ausmaß können die leukotischen Neubildungsprozesse im Bereich des Rückenmarks (Innen- und Außenseite der Dura, Wurzeln) annehmen, worauf im Kap. XI eingegangen wird. Dies deckt sich auch mit den Befunden bei den verschiedenen lymphoblastischen Erkrankungen des Menschen, wo (nach DUBLIN) ebenfalls die Lokalisation an den spinalen Meningen (epi- und subdural) häufiger ist als die intrakraniale. Es kommen ZNS-Veränderungen vor bei Lymphosarkom, Lymphoblastom, Reticulumzellsarkom und bei der HODGKINschen Krankheit (beim Tier unbekannt), wobei der primäre Sitz in Gehirn und Rückenmark selbst selten sei und zwischen den einzelnen Formen fließende Übergänge bestünden.

b) Tuberkulome

Die Tuberkulose des ZNS und seiner Hüllen wurde ausführlich im III. Kapitel, S. 120—129 abgehandelt. Hier soll nochmals festgehalten werden, daß bei produktiven Formen die Konglomerattuberkel sich zu tumorartigen Massen auswachsen können, wobei die meningitische Komponente oft gering und umschriebenen Charakters ist. Statt längerer Ausführungen geben wir als Beispiel die Abb. 233 von einem Rind, bei welchem ein pflaumengroßer, gut abgegrenzter Konglomerattuberkel im Cerebellum ein Kleinhirnsyndrom, später durch Verlegung des IV. Ventrikels mit sekundärem Hydrocephalus internus auch cerebrale Symptome verursachte. Die Begleitmeningitis war nur umschrieben, geringfügig und unspezifisch, so daß auch die Liquoruntersuchung ein entsprechendes Resultat ergab: mäßige Pleocytose und geringe Eiweißzunahme, kein Fibrinstrumpf.

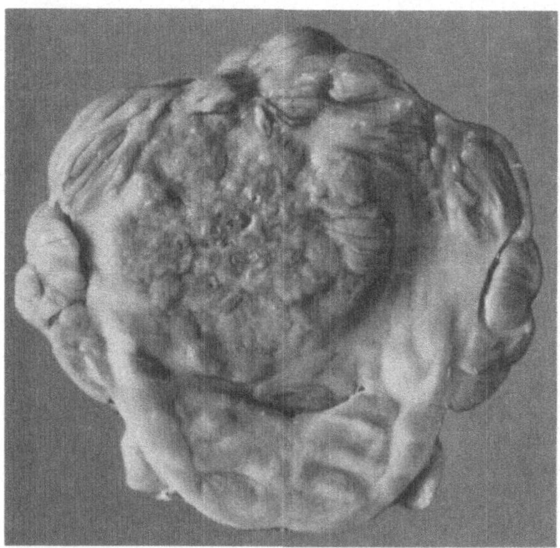

Abb. 233. Rind. Großes, gut abgegrenztes Tuberkulom im Kleinhirn mit Verlegung des IV. Ventrikels

Meist fällt auf, daß bei abgegrenzten tuberkulösen Prozessen das Gehirn, gleich wie bei echten Tumoren, sehr lange Toleranzzeiten hat, d.h. daß beim Auftreten der klinischen Symptome die Veränderungen bereits einen beträchtlichen Umfang erreicht haben. Gelegentlich können selbst ausgedehnte Prozesse klinisch stumm bleiben; wir sahen dies z.B. bei einer Kuh mit einem hühnereigroßen Herd in dem einen Stirnhirn.

Es wurde bereits erwähnt, daß das Krankheitsbild des *Morbus Besnier-Boeck-Schaumann* und mithin auch dessen zentralnervösen Lokalisationen beim Tier nicht bekannt sind. Beim Menschen sind sie nach ESSELLIER-KOSZEWSKI-LÜTHY-ZOLLINGER weniger selten, als allgemein angenommen wurde. Das klinische Erscheinungsbild ist entsprechend den unterschiedlichen anatomischen Veränderungen recht wechselnd. Die Autoren unterscheiden eine chronische Meningoencephalitis und -myelitis, eine chronische disseminierte Encephalitis und eine chronische Chorioependymitis, welch letztere klinisch meist als Hirntumor diagnostiziert wurde. Als gemeinsamer Zug aller histologischen Formen wird der granulomatöse Charakter hervorgehoben.

Vergleichsweise — mit allen nötigen Vorbehalten bezüglich der Ätiologie! — wäre hier ein mehr nekrotischer Herd im Occipitallappen eines Rindes zu erwähnen, den JOEST in Verbindung mit der sog. knotigen Muskelnekrose beobachtet hat (vgl. S. 265).

Beim Menschen spielt, besonders im amerikanischen Schrifttum, die sog. *rheumatische Encephalitis* eine bedeutende Rolle. Wir erwähnen sie hier, weil die histologischen Veränderungen granulomatösen Charakter haben. Beim Tier ist darüber unseres Wissens nichts bekannt, wie ja überhaupt das Rheumaproblem in der Tiermedizin noch kaum richtig in Angriff genommen ist. Man muß dabei allerdings bedenken, daß Tiere, selbst sog. Luxustiere (pet animals), mit chronischen Krankheiten und zweifelhafter Prognose nie lange am Leben erhalten werden. Wo aber bliebe die ganze Rheumaforschung und -behandlung ohne die chronisch Kranken?

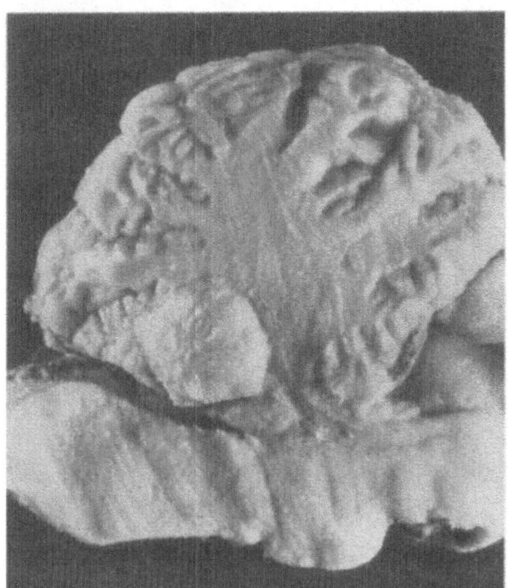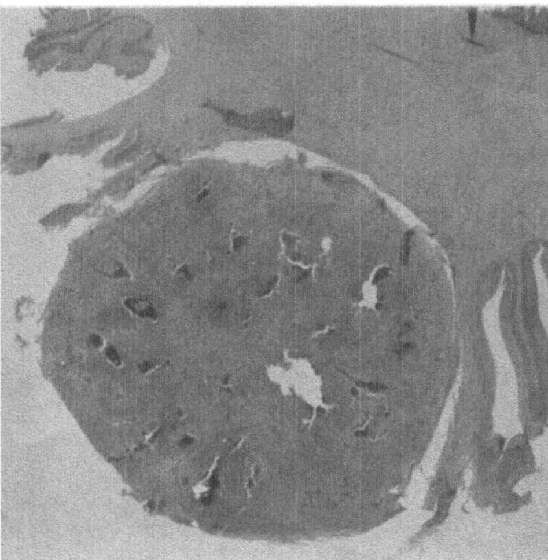

Abb. 234. Kuh. Aktinomykom in den caudalen Teilen des Kleinhirnwurmes. Rechts: histologischer Schnitt bei Lupenvergrößerung mit zahlreichen kleinen, Drusen enthaltenen Abscessen. HE

c) Aktinomykose

Aktinomykotische Prozesse, die per continuitatem, lympho- oder eventuell auch hämatogen in die Meningen und ins Gehirn gelangen (s. auch III. Kapitel), führen hin und wieder zu tumorartigen, granulomatösen Neubildungen, wovon die Abb. 234 von einem selbstbeobachteten Fall ein Beispiel darstellt.

Es handelte sich um eine ältere Kuh, welche klinisch eine cerebelläre Gang- und Koordinationsstörung gezeigt hatte. Die Sektion verlief bis auf den Befund am Gehirn negativ. In der caudoventralen Partie des Kleinhirnwurms lag eine gut kirschgroße, rundliche, grauweiße, derbe Geschwulst, Rinde und Marklager tief einbuchtend. Ihre glatte Oberfläche schien makroskopisch sauber gegen das Kleinhirngewebe abgegrenzt. Die Schnittfläche war speckig, in der Randzone von grauer, zentral mehr weißer Farbe und von kleinen, orangegelben, etwas verästelten Herdchen durchsetzt. Die mikroskopische Untersuchung zeigte den typischen Aufbau aktinomykotischen Granulationsgewebes. Das Granulom bestand aus:

1. Einer breiten Randzone von stark proliferierenden Bindegewebszellen verschiedenen Reifungsgrades mit beträchtlicher Zubildung kollagenen Fasermaterials. Mehr oder weniger dichte Durchsetzung mit Leukocyten, Lymphocyten und Plasmazellen. Leukocyten stellenweise zu kleinen Abscessen massiert.

2. Einer Innenzone mit dichten Rasen von Plasmazellen, jungen Fibroblasten, Polyblasten, Lymphocyten und Leukocyten, welch letztere teils diffus zerstreut, teils in dichten Haufen zusammengepackt liegen. Im Zentrum oder am Rande dieser Leukocytenrasen schollige, ziemlich gleichmäßig acidophil gefärbte, unregelmäßig vieleckig begrenzte Massen; an deren Rändern bei stärkerer Vergrößerung charakteristische Endkölbchen des Pilzmycels. In unmittelbarer Nachbarschaft der Drusen Rasen sehr großer, schwach tingierter Zellen mit

feinwabigem Protoplasma und kleinen, pyknotischen Kernen. Keine Riesenzellen. Auch hier lockeres Maschenwerk kollagener Faserzüge.

Während stellenweise durch die Bindegewebsschicht eine glatte Abgrenzung gegen das Kleinhirn geschaffen ist, strahlt anderenorts das Granulationsgewebe mit einer schmalen Zone perivasculärer, lympho-plasmocytärer Infiltrate ins angrenzende Hirngewebe ein. In der weiteren Umgebung, Kleinhirnrinde und -mark, liegen verstreut leichte Gefäßinfiltrate. Auch Degeneration von Ganglienzellen und progressive Veränderungen an der Glia fallen auf.

Von HAUSER wurden eine Aktinomykose im rechten Temporooccipitallappen einer Kuh, mit Mischinfektion und infolgedessen ausgesprochen absceßartigem Charakter, ferner ein aktinomykotisches Granulom des Felsenbeins mit Otitis

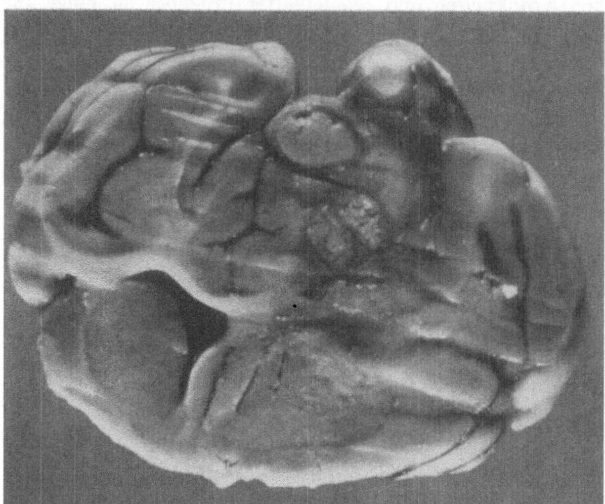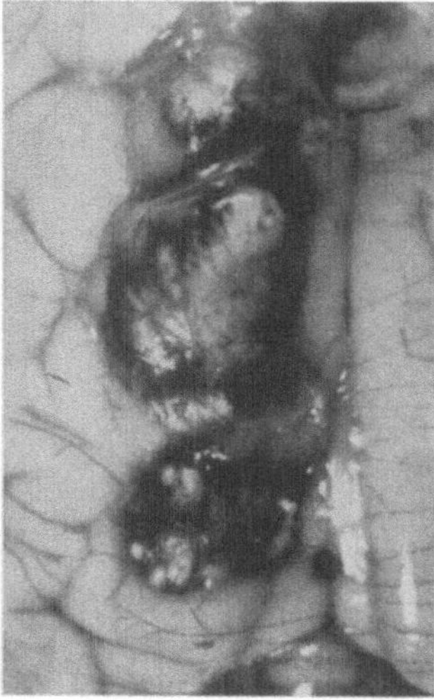

Abb. 235. Reh. Multiple Hirnabscesse (Streptokokken). Links: Frontalschnitt auf der Höhe des Caudatumkopfes. Rechts: Aufsicht auf das Großhirn

media purulenta, welche zu einer Facialisparese geführt hatte, bei einem Rind beschrieben. Aktinomykose des ZNS scheint im allgemeinen bei Tieren selten zu sein. Über aktinomykotische Hirnabscesse beim Menschen siehe bei KLOSS-THURNER.

Endlich können granulomatöse Prozesse im ZNS und den Meningen ausnahmsweise auch durch *Rotz* oder *Botryomykose* (Pferd) verursacht sein. Wir verweisen auf die Angaben im III. Kapitel und auf das Literaturverzeichnis (DOBBERSTEIN, DORNIS, WERRMANN).

3. Der Hirnabsceß

Über die vorwiegend diffusen eitrigen Prozesse im ZNS — Meningitis purulenta, Myelitis und Encephalitis purulenta (metastatische Herdencephalitis), Ependymitis purulenta, Pyocephalus — wurde bereits im III. Kapitel gesprochen, und einzelne Angaben (Traumen) finden sich im nächsten Kapitel. Hier stehen also nur die umschriebenen, makroskopischen, solitär oder multipel auftretenden, raumbeengenden Abscesse zur Diskussion.

Hirnabscesse — viel seltener auch Rückenmarksabscesse — können bei allen Tierarten vorkommen, sind aber im ganzen nicht gerade häufig. Am meisten wurden sie früher beim Pferd (nach DEXLER in mehr als 60% der Fälle im Gefolge von Druse, d.h. Streptokokkeninfektionen) beobachtet; heute, infolge des Rückganges der Pferde und der erfolgreicheren Behandlung dieser Infektionen, eher beim Rind, bei kleinen Wiederkäuern (mit Einschluß wildlebender), bei Schwein, Hund, Katze, kleinen Labortieren und Huhn, ferner Affen und manchen Wildtieren. Da sich jedoch weder nach Entstehungsweise, Ätiologie noch patho-

logischer Anatomie zwischen den einzelnen Tierarten grundsätzliche Unterschiede
erkennen lassen, können die Hirnabscesse gesamthaft besprochen werden.

Sie entstehen — wie die eitrigen Meningitiden — durch örtliches Übergreifen
aus der Umgebung (per continuitatem oder lymphogen), besonders aus den

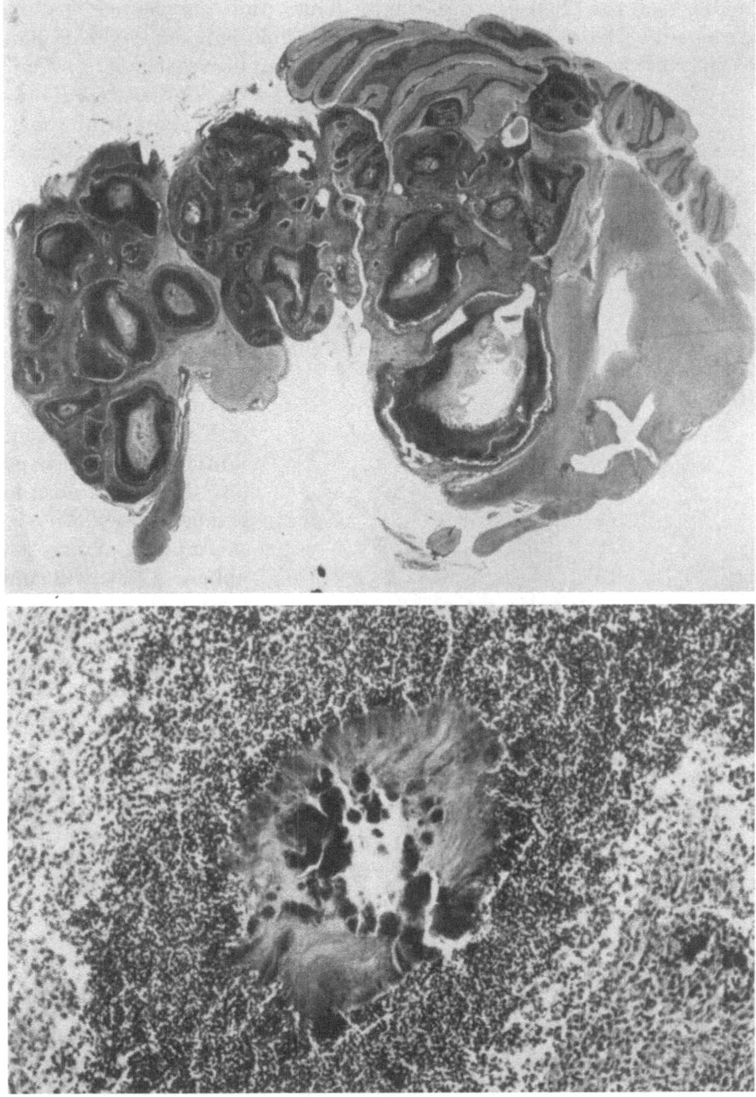

Abb. 236. Reh. Hirnabscesse in beiden Occipitallappen mit Verdrängung gegen das Kleinhirn; in Bindegewebe
eingebettete Makro- und Mikroabscesse mit dünner fibröser Kapsel, breitem, dichtem zelligem Wall und nekro-
tischem Zentrum; HE. Unten: aktinomykotisch-drusenartiger Mikroabsceß mit zentraler Nekrose und Verkalkung
(bakteriologisch Eitererreger). HE, 90×

Kopfhöhlen (Nasen-, Kiefer-, Stirn-, Sphenoidal-, Hornsinus, Backzahn-, Pulpa-
höhlen), den retropharyngealen Organen (Lymphknoten, Luftsäcke) oder vom
Mittel- und Innenohr her auf Meningen und Gehirn. In diesen Fällen sind sie
meist solitär. Ob eine Meningitis oder ein Absceß entsteht, hängt vermutlich

vom Erreger-Wirtsverhältnis ab. Hämatogen entstandene Abscesse dagegen sind oft, wenn auch nicht immer, multipel. Ursächlich kommt eine große Zahl von Erregern in Frage, und wenn in jedem Einzelfall eine bakteriologische Untersuchung durchgeführt würde, wäre vermutlich die Liste noch reichhaltiger. Es sind die gleichen Bakterien, die bei der eitrigen Meningitis S. 116 aufgeführt wurden. Hier sei nur betont, daß beim Rind und Schwein B. pyogenes die Hauptrolle spielt. Beim Einbruch von Zahnfacheiterungen in die Schädelhöhle handelt es sich häufig um Mischinfektionen mit Fäulniserregern (Pferd); der Eiter ist in diesen Fällen dunkel, mißfarben und sehr übelriechend. Auch aktinomykotische Infektionen können durch Mischinfektion zu ausgedehnten Abscedierungen führen. Als Ausgangsort metastatisch-hämatogen eingeschleppter Abscesse kommen Eiterungsprozesse z. B. in Lungen, Gelenken, Haut- und Klauen, Leber, Nieren, Nabel in Frage. In seltenen Fällen können auch Metazoenlarven auf ihrer Wanderung Eitererreger ins ZNS einschleppen und zu Abscessen Anlaß geben (Hypodermalarven, Oestruslarven, Onkosphären von Taenia multiceps und T. echinococcus u.a.m.). Auch im Anschluß an perforierende Verletzungen können sich Abscesse bilden.

Otogene Abscesse werden gelegentlich bei Laboratoriumstieren (Kaninchen, Meerschweinchen, Ratte, Maus), aber auch bei Schwei-

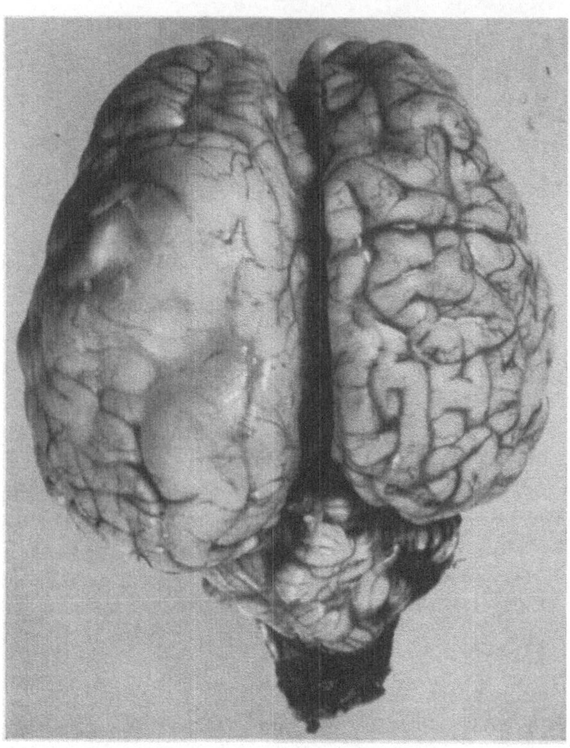

Abb. 237. Rind. Großer, fast die ganze linke Hemisphäre ausfüllender Hirnabsceß. Bakteriologisch Staphylococcus pyogenes albus

nen, Katzen und anderen Haustieren beobachtet; sie sitzen dann im Gebiet der hinteren Schädelgrube oder im Occipitallappen, während rhinogene Abscesse die Riechkolben, die Frontallappen und Hirnbasis bevorzugen.

Der anatomische Bau der Abscesse stimmt bei Mensch und Tier weitgehend überein. Das Verhältnis von produktiven Komponenten und Einschmelzungszonen wechselt dabei stark von Fall zu Fall und bei multiplen Abscessen sogar gebietsweise. Unter den produktiven Anteilen verstehen wir die Bindegewebsproliferation und Gefäßneubildung, die untermischt ist mit lympho- und leukocytärer Infiltration. Der Gewebseinschmelzung geht stets eine diffuse und verschieden dichte leukocytäre Infiltration voran; ihr Tempo scheint sehr unterschiedlich zu sein. So haben z.B. die Streptokokkenabscesse beim Reh eine starke produktive Komponente und die Tendenz zur Bildung ausgedehnter Absceßkonglomerate (Abb. 235, 236), während andererseits die Pyogenesabscesse beim Rind sich durch umfangreiche Gewebseinschmelzungen mit reichlichen, rahmartigen, gelbgrünlichen Eitermassen, durch relativ dünne Abkapselung (pyogene Membran) und oft nur geringfügige entzündliche Begleitreaktion im umgebenden Parenchym auszeichnen. Erstaunlich ist oft auch, wie umfangreich die Abscesse werden können, bis deutlichere klinische Störungen auftreten (vgl. Abb. 237, 238). So kann es beim Rind zur eitrigen Einschmelzung ausgedehnter Partien einer Großhirnhemisphäre kommen, bis sich Symptome zeigen, die allerdings dann rasch bedrohlich werden (Hirndruck). Man rechnet, daß bis zur Bildung einer bindegewebigen Demarkationszone der eitrigen Gewebseinschmelzung von den Gefäßscheiden her wenigstens 3 Wochen beansprucht werden.

Abschließend sind die von CHRISTIANSEN studierten Veränderungen bei der *Nekro-bacillose der Kälber* (sog. Kälberdiphtherie) zu erwähnen. Es handelt sich um einzelne oder

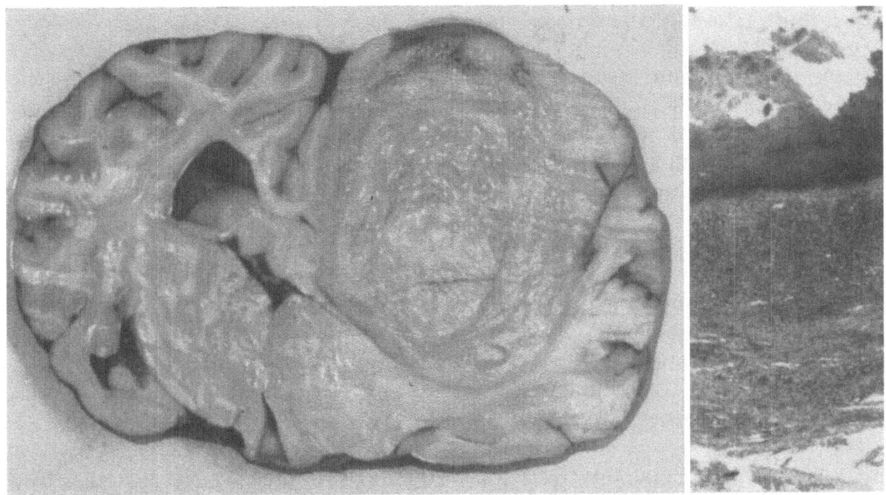

Abb. 238. Rind wie Abb. 237. Frontalschnitt auf der Höhe der Massa intermedia. Der Absceß verlegt den linken Seitenventrikel und komprimiert den gleichseitigen Thalamus und die andere Hemisphäre. Rechts: histologische Übersicht der Wand eines ähnlichen Abscesses. Von oben nach unten: Abscoßeiter, pyogene Membran und zunehmend fibröse Kapsel. HE, schwache Vergr.

multiple, umschriebene, hämatogene und rasch sich entwickelnde Koagulationsnekrosen. Sie stellen trockene Herde bis zur Größe einer Haselnuß dar und sind durch eine schmale Zone mit Blutungen und leukocytärer Infiltration vom übrigen Gehirngewebe getrennt. In ihrem Innern sind alle Strukturen restlos zugrunde gegangen. CHRISTIANSEN fand derartige Herde bei 11% aller Kälber mit Nekrobacillose.

4. Cystische Parasiten des Zentralnervensystems

Die Entwicklungsstadien einer Reihe von Zestoden können sich, beim Menschen und bei verschiedenen Tierarten, in Form von Blasen im Gehirn, seltener im Rückenmark entwickeln. Sie tun dies fast obligaterweise (Taenia multiceps, T. solium) oder gelegentlich, beim Hauptsitz in anderen Organen (T. echinococcus). Unter ihnen spielt, nach der Häufigkeit seines Vorkommens bemessen, bei den Tieren die größte Rolle der

a) Coenurus cerebralis

Die Coenurusblase oder Hirnquese ist das im Gehirn, bei weitem seltener im Rückenmark verschiedener Pflanzenfresser (in erster Linie Schaf und Rind, aber auch Ziege, Gemse, Reh, Mufflon, Antilopen, Gazellen, Kamel; Kaninchen, Hasen; ganz ausnahmsweise Pferd) einzeln oder multipel sich entwickelnde Finnenstadium eines Bandwurms, der *Taenia multiceps* (LESKE 1780), welcher im Dünndarm besonders von Hunden, aber auch von Füchsen und Schakalen schmarotzt. Der nach Invasion des Hundedarms in 3—4 Wochen (nach WAGNER in 2—2$^1/_2$ Monaten) herangereifte Bandwurm produziert zu Hunderten embryonisierte Eier, welche mit dem Kot abgehen, das Gras verunreinigen und von den Pflanzenfressern damit aufgenommen werden. Im Darm des Pflanzenfressers werden die Larven, sog. Oncosphären, frei, bohren sich in die Darmwand ein und gelangen durch die Pfortadergefäße in die Leber; was nicht bereits hier abgefangen wird, kommt über das rechte Herz in die Lunge, wo eine weitere „Siebung" stattfindet. Die in diesen beiden Organen zurückgehaltenen Larven sterben ab, verkäsen und verkalken. Bei Massenbefall soll dadurch makroskopisch ein Bild entstehen, welches zu Verwechslungen mit Tuberkulose Anlaß geben könnte (Pseudotuberculosis verminosa nach WAGNER). Die Larven, welche den großen Kreislauf erreichen, werden in alle Körperteile verschleppt, finden aber nur im ZNS und insbesondere im Gehirn die ihnen zusagenden Entwicklungsbedingungen. [Es sind nur ganz wenige Fälle bekannt, wo eine Finnenblase der Taenia multiceps sich anderswo, z.B. unter der Haut, entwickelt hat. Dies würde das Gegenstück darstellen zu den äußerst seltenen Funden von Finnen der Taenia serialis im ZNS. SANDGROUND (zitiert bei FANKHAUSER) beschrieb letzteres bei einem aus Westafrika stammenden Cercopithecus; RAILLET und MOLLEREAU (zitiert nach PRÉVOST) fanden eine Finne von T. serialis in der Arachnoidea des Lumbalmarkes beim Hauskaninchen.] Die Larven wandern zuerst an der Hirnoberfläche oder im Parenchym eine gewisse Strecke weit und setzen sich dann irgendwo — meist nahe unter der Hirnoberfläche oder unter dem Ependym, seltener in der weichen Hirnhaut — fest. WAGNER konnte bei der experimentellen Invasion des Schafes nach 8—14 Tagen feinste Bläschen von 1—2 mm Durchmesser, ohne Scolices, an der Hirnoberfläche feststellen. Die meisten dieser Larven gehen ebenfalls noch zugrunde, so daß sich fast stets nur eine, selten mehrere und nur ganz ausnahmsweise zahlreiche Blasen entwickeln. Wenn die Blase ungefähr die Größe einer Kirsche erreicht hat, beginnt an ihrer Innenseite die Bildung von Scolices, d.h. von ins Blaseninnere eingestülpten, hakenkranzbewehrten Bandwurmköpfen. Deren erste sind nicht früher als 2$^1/_2$—3 Monate nach Invasion des Gehirns ausgereift, doch werden laufend noch neue zugebildet. Sie stehen in dichten, unregelmäßigen Gruppen, und ihre Zahl kann einige Hundert betragen. Die Blase selbst wird höchstens hühnerei- bis apfelgroß. Durch ihr Wachstum bringt sie die umliegenden Hirnpartien zur Druckatrophie und, sofern sie oberflächlich an der Konvexität liegt, unter Umständen auch die Knochen des Schädeldaches. Durch Verlegung der Liquorpassage kann es zu Erweiterungen im Ventrikelsystem, oft einseitig (vgl. Abb. 239 oben), kommen. Die Blasen sitzen meistens in den Großhirnhemisphären, nahe der Oberfläche oder den Seitenventrikeln, sehr selten dagegen im Hirnstamm und nur ganz ausnahmsweise in der hinteren Schädelgrube. Sie sind weißlichgelb, durchscheinend, mit klarer, farbloser Flüssigkeit gefüllt; ihre dem Hirn anliegende Außenseite ist etwas pelzig-sammetig.

Bei etwa 5% der Tiere stellt sich während der Invasion und Wanderung der Oncosphären eine Meningoencephalitis ein, welche meist nur vage und flüchtige Symptome macht. Ab und zu kann sie aber schwerer verlaufen und bereits in diesem Stadium den Tod herbeiführen. WAGNER stellte dies z.B. bei einem Lamm am 18. Tag nach der experimentell provozierten Invasion fest. Im biologischen Sinne sind solche Fälle „Versager", da dadurch die Weiterentwicklung des Parasiten unterbrochen wird. Werden mit den Oncosphären Eitererreger eingeschleppt, so kann es zu einer eitrigen Meningoencephalitis oder einer Absceßbildung kommen.

Bei normaler Entwicklung der Blase dauert der im Zwischenwirt verbrachte Zyklusteil 6—7 Monate, der ganze Entwicklungskreis des Parasiten somit (nach WAGNER) 8—9$^1/_2$ Monate.

Die klinischen Erscheinungen, welche erst bei einer beträchtlichen Größe der Blasen deutlich werden, bestehen vor allem in psychischer Abstumpfung oder in Aufregungszuständen (was miteinander abwechseln kann), Drängen nach vorwärts, Drangwandern, Manege-bewegungen, Zeigerbewegungen (daher der volkstümliche Name „Drehkrankheit"), und zwar häufig nach der Seite des Sitzes der Blase zu, in unphysiologischen Stellungen, Um-

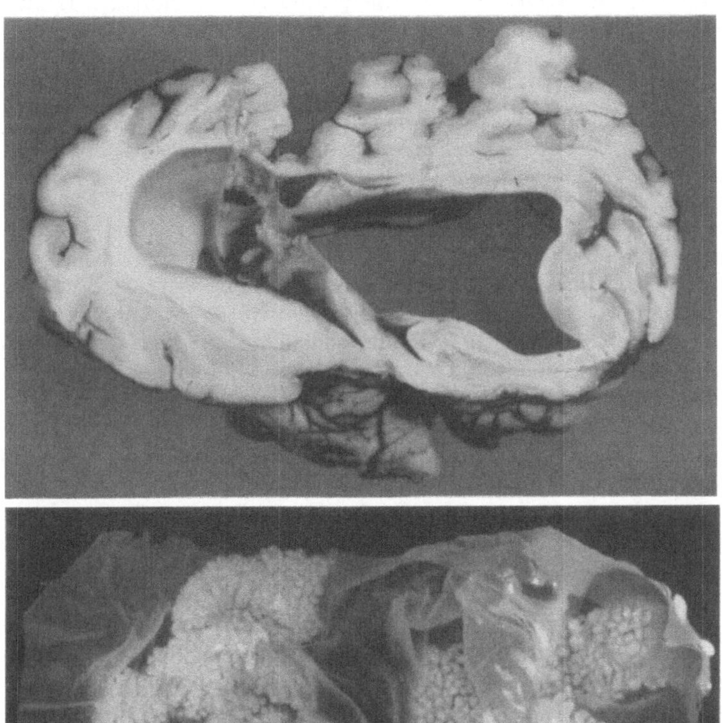

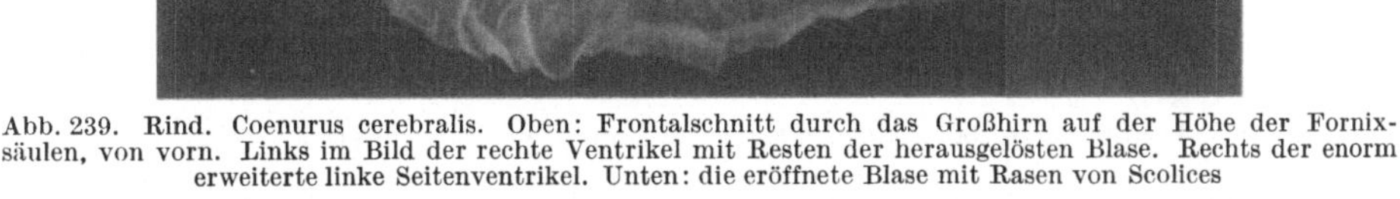

Abb. 239. Rind. Coenurus cerebralis. Oben: Frontalschnitt durch das Großhirn auf der Höhe der Fornix-säulen, von vorn. Links im Bild der rechte Ventrikel mit Resten der herausgelösten Blase. Rechts der enorm erweiterte linke Seitenventrikel. Unten: die eröffnete Blase mit Rasen von Scolices

stürzen, Opisthotonus usw. Unter natürlichen Verhältnissen sollte das Tier an der Krankheit zugrunde gehen und der Schädel von Raubtieren (wilden Hunden, Schakalen, Füchsen) ausgeräumt werden, was um so eher möglich ist, je mehr die Schädeldecke druckatrophisch wurde. Solange man über den Entwicklungscyclus der Parasiten nicht aufgeklärt war, wurden häufig die Köpfe der geschlachteten Schafe von den Hirten den Hunden vorgeworfen und so der Verbreitung der Krankheit Vorschub geleistet. Auf der Kenntnis des Entwicklungs-zyklus beruht die fast ausschließlich prophylaktische Bekämpfung der Krankheit: periodische Entwurmung der Hütehunde und Vernichtung der Köpfe aller erkrankten oder der Krankheit verdächtigen Tiere. In vielen Ländern ist die Coenurosis der Haustiere dadurch praktisch zum Verschwinden gebracht worden.

Schafe sind empfänglicher als Rinder; im Alter von über 4 Jahren werden aber auch sie nur noch selten befallen. In unserem Lande vermuten wir, daß sich — bei sehr seltenem Vorkommen unter Haustieren — der Parasit bei den Wildtieren [Gemsen, eventuell Rehen als Zwischenwirten, Füchsen(?) als Hauptwirten] erhält. Beim Schaf scheint eine pränatale Invasion des Lammes durch transplacentäre Übertragung schon beobachtet worden zu sein (WAGNER).

Es mag schließlich erwähnt werden, daß schon vor 300 Jahren (J. J. WEPFER, Schaffhausen) das gleiche praktiziert wurde wie mancherorts noch heute, nämlich die operative Entfernung der Coenurusblase beim Tier, besonders beim Rinde. Approximative lokalisatorische Diagnose durch klinische Symptome und Schädelperkussion, Trepanation, Absaugen der Blasenflüssigkeit, Extraktion der Blasenwand. Bei richtiger Indikationsstellung und kunstgerechtem Vorgehen sollen die Erholungsaussichten gut sein (VLĂDUTIU 1955).

Die makroskopischen und histologischen Verhältnisse gehen aus den Abb. 239 und 240 von einem selbstbeobachteten Falle beim Rind hervor. Die Blasenwand, von wechselnder Dicke ($^1/_{10}$—$^1/_5$ mm), weist auf der Innenseite ein lockeres, teilweise mit vielen großen und kleinen Vacuolen durchsetztes Bindegewebe auf, an der Außenseite dagegen eine mit zahlreichen Zotten versehene Cuticula. Die lockere Innenschicht besteht aus feinen, sich netzartig durchflechtenden Fasern mit relativ spärlichen, in losen Gruppen liegenden, kleinen, ovalen, rundlichen oder länglichen, mäßig chromatinhaltigen Kernen. Manchmal trifft man ganz feinwandige, auf kurze Strecken spindelig erweiterte Capillaren. Die Vacuolen durchsetzen die ganze Wand, sind aber gegen die Cuticula zu am zahlreichsten und größten. Die ganze Schicht färbt sich blaßacidophil, am kräftigsten in der Nähe der Cuticula. Diese weist basal eine Zone dichtgedrängter, kleiner, chromatinreicher Kerne auf, welche ohne scharfe Grenze in die reticulär-gelatinöse Innenschicht übergeht. Nach außen schließt sich eine breite Lage geschichteter, in Zapfen angeordneter, nur vereinzelte Kernreste enthaltender, hornartiger Substanz an. Sie ist bald ziemlich kompakt, bald aus einer lockeren Innen- und einer homogenen, acidophilen, stark lichtbrechenden Außenschicht zusammengesetzt. Die der Blase anliegende Ventrikelwandung ist in Falten gelegt, der Ependymbelag teilweise verschwunden, teilweise stark verbreitert durch Wucherung langer, spindeliger, senkrecht zur Oberfläche angeordneter Zellen. Das Gewebe ist ödematös aufgelockert und gegen den Ventrikel zu mit einer ungleich dicken Lage von Infiltratzellen, vorwiegend eosinophilen Granulocyten, bedeckt. Diese sind teilweise stark regressiv verändert, und oft stellt der Belag überhaupt nur eine nekrotische Masse dar. Subependymal liegen oft ausgedehnte Nester von Lymphoiden und Polymorphkernigen (nicht Keimlagerreste!). Daneben finden sich weit verstreut in Ependymnähe kleine, unregelmäßig geformte Kalkkonkremente. Riesenzellen vom Fremdkörpertypus werden des öfteren beschrieben. Nach GALLEGO (zitiert in JOESTs Handbuch) ist im benachbarten Hirngewebe eine Mobilisation der Mikroglia auffällig (Stäbchenzellen, gliogene Körnchenzellen).

Gelegentlich kommt es bei bakterieller Infektion oder aus anderen Gründen zum Absterben der Coenurusblase und zur Verkalkung. Es restieren dann erbs- bis nußgroße, trockene, käsige oder kalkige, weißliche oder gelbe Herde, die auf der Schnittfläche eine flechtenartige Zeichnung aufweisen. Histologisch lassen sich darin ab und zu Reste der Parasitenmembran nachweisen.

Beim Menschen scheint die cerebrale Coenurosis zu den größten Seltenheiten zu zählen. FISCHER im Handbuch von HENKE-LUBARSCH erwähnt nur den von BRUMPT und MARIE-FOIX beobachteten Fall; BECKER-JACOBSON teilten 1951 deren vier mit und äußerten die Meinung, daß Coenurusblasen auch beim Menschen häufiger seien als allgemein vermutet, daß sie aber oft mit Cysticercen verwechselt würden. WEHRLI gibt an, daß ungefähr ein Dutzend Fälle in der ganzen Weltliteratur zu finden sei.

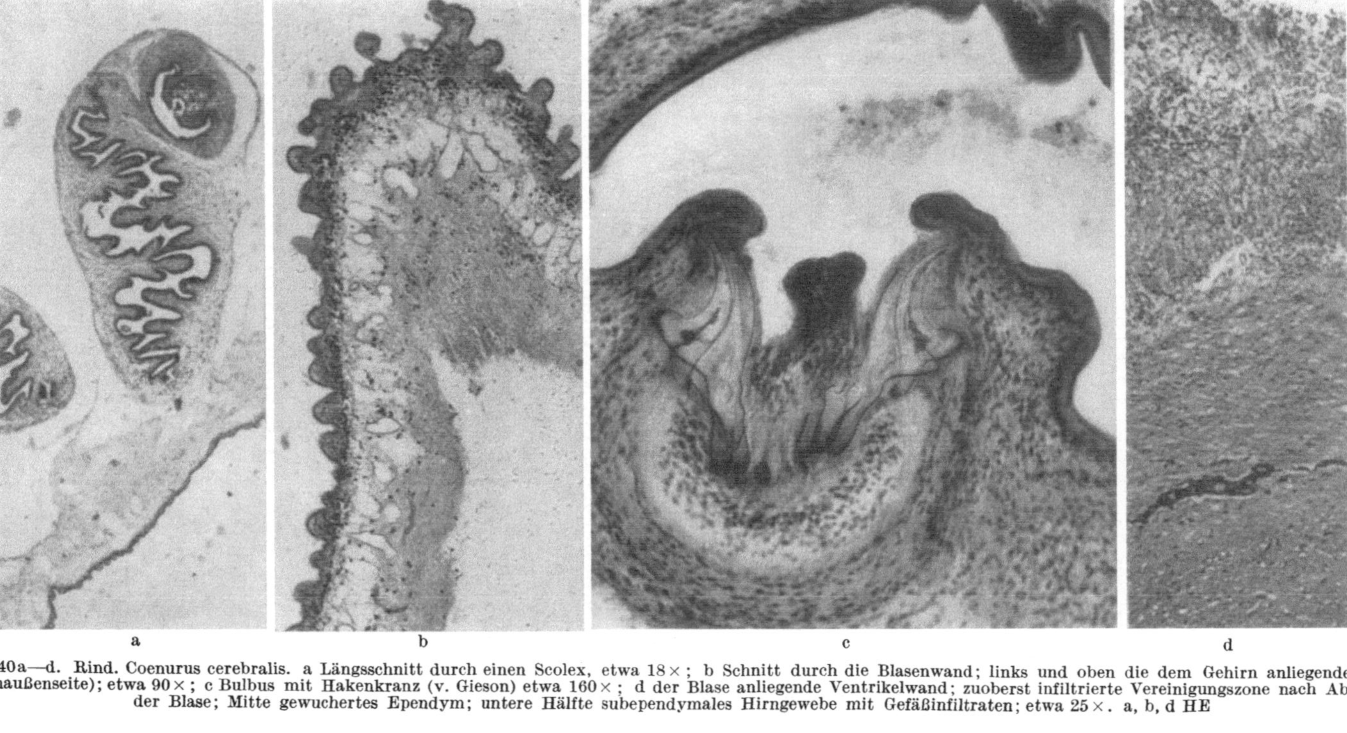

Abb. 240a—d. Rind. Coenurus cerebralis. a Längsschnitt durch einen Scolex, etwa 18×; b Schnitt durch die Blasenwand; links und oben die dem Gehirn anliegende Seite (Blasenaußenseite); etwa 90×; c Bulbus mit Hakenkranz (v. Gieson) etwa 160×; d der Blase anliegende Ventrikelwand; zuoberst infiltrierte Vereinigungszone nach Ablösung der Blase; Mitte gewuchertes Ependym; untere Hälfte subependymales Hirngewebe mit Gefäßinfiltraten; etwa 25×. a, b, d HE

b) Cysticercen

Bei den Cysticercen handelt es sich ebenfalls um die blasenförmigen Finnen-
stadien von Tänien, insbesondere der *T. solium* des Menschen, viel seltener der
T. saginata (Mensch), die sich im ZNS des Menschen und verschiedener Tiere,
nebst ihren Hauptsitzen in anderen Organen, gelegentlich aufhalten. Die Band-
wurmlarven gelangen in der gleichen Weise, wie dies beim Coenurus geschildert
wurde, ins ZNS. Beim Schwein, das am häufigsten mit Finnen der T. solium
behaftet ist, sitzen sie hauptsächlich in der Muskulatur (Cysticercus cellulosae)
und nur ausnahmsweise im ZNS; dagegen stellt dieses beim Hund geradezu den
Lieblingssitz dar. Da wir nicht über eigenes Material verfügen, zitieren wir die
Beschreibung im Handbuch von JOEST:

„Der Parasit tritt in Form mehr oder weniger zahlreicher, erbsengroßer, kugeliger, mit
wasserklarer Flüssigkeit gefüllter, zartwandiger Bläschen auf, die an ihrer Innenfläche je
einen reichlich hirsekorngroßen, weißlichen Scolex tragen. Die Finnen sitzen regellos sowohl
in und unter der Pia als auch in der Hirnsubstanz. Die ersteren ragen halbkugelig über die
Hirnoberfläche hervor und machen dann entsprechende Druckatrophie an den Schädelknochen. JOEST sah dies, ebenso wie DEXLER, in auffälliger Weise bei einem Hunde, dessen
Gehirn (samt Pia) etwa 40 Finnen beherbergte. Die im Gehirn selbst liegenden Parasiten
bedingen ihrer Größe entsprechende Druckatrophien der Hirnsubstanz und ragen auch bisweilen in die Seitenventrikel hinein. Abgestorbene Cysticercen bilden etwa hanfkorngroße,
kalkige Knötchen in der Hirnsubstanz."

Neben anderen Autoren haben DEXLER, JOEST und BAUMANN-BÖHM Cysti-
cercosen des Gehirns bei Hunden beschrieben. Beim Menschen, der außer seiner
Rolle als Hauptwirt auch diejenige des Zwischenwirts übernehmen kann, kommen
Cysticercen in den Meningen, in Hirn und Rückenmark (im letzteren allerdings
selten) zur Beobachtung. Dabei können sie in zwei verschiedenen Formen auftreten, einmal als Cysticercus cellulosae wie oben für das Tier geschildert, gelegentlich aber als eigenartige Riesenform (Cysticercus racemosus; Trauben-
hydatide VIRCHOWS). Die Finne wächst dabei zu einem bis 15 cm langen Schlauch
aus, an welchem Ausstülpungen entstehen, die sich ihrerseits zu Blasen entwickeln und schließlich nur mehr mit stielförmigen Verbindungen an der Haupt-
blase hängen. Durch Ausbildung zahlreicher sekundärer Blasen entsteht dann
die Traubenform des ganzen Gebildes.

Vom Cysticercus cellulosae finden sich gewöhnlich mehrere Cysten; sie sitzen gerne an
der Oberfläche der Großhirnhemisphären und besonders an den Zentralwindungen oder in
deren Nachbarschaft. Intracerebrale Cysten können solitär oder multipel, gelegentlich
sogar sehr zahlreich sein und die ganze Hirnsubstanz durchsetzen (emmentalerkäseartiges
Aussehen). Sie können aber auch am Ependym oder sogar frei in den Liquorräumen liegen;
es kommt dann zu reaktiv-entzündlichen Prozessen am Ependymbelag, zu Verklebungen,
Liquorabflußstörungen und sekundärem Hydrocephalus.

Die racemöse Form scheint eine Vorliebe für die hintere Schädelgrube, besonders die
Gegend der Cisterna magna, zu haben. Die seltene Cysticercose des Rückenmarks ist S. 382
erwähnt.

c) Echinokokken

Es liegen eine Reihe vorwiegend älterer Beschreibungen von Echinokokken
im ZNS bei Tieren — Pferd und Rind — vor (GLOKKE, MEDDA, MARTIN, KNOLL).
Sie finden sich zusammengefaßt in JOESTs Handbuch. Es handelt sich stets
um den unilokulären Typus mit fertilen oder sterilen Blasen, die tauben- bis
gänseeigroß werden und im Innern manchmal Tochterblasen enthalten (E. hy-
datidosus). Selten sind zwei oder noch mehr Blasen vorhanden; sie sitzen in den
Meningen, im Gehirn selbst oder in den Ventrikeln und verursachen druck-
atrophische Veränderungen am umliegenden Parenchym, gelegentlich sogar am
Schädelknochen. Durch mitgeschleppte Bakterien kann es in ihrer Nachbarschaft
zu infizierten roten Erweichungen und zur Bildung von Abscessen kommen.
Ältere Blasen werden durch eine derbe Bindegewebskapsel abgeschlossen.

Beim Menschen bestehen grundsätzlich ähnliche Verhältnisse. Gelegentlich können Echinokokken des Gehirns sehr großen Umfang annehmen, wobei recht oft auch der Schädel in Mitleidenschaft gezogen wird (kranio-cerebrale Form), sei es durch direkte Invasion der Knochen oder durch sekundäre Druckatrophie und Perforation. Neben der weit häufigeren cystischen Form kommt gelegentlich auch die alveoläre zur Beobachtung. Besonders große Blasen scheinen sich im Kindesalter zu entwickeln. Die Blasen sitzen mit Vorliebe in den Großhirnhemisphären, rechts etwas häufiger als links, kommen aber auch im Kleinhirn vor und seltener im Rückenmark, wo sie stets bedeutend kleiner bleiben. Hier liegen sie fast ausnahmslos extradural; WEHRLI meint, daß die wenigen beschriebenen Fälle mit subduralem Sitz Verwechslungen mit Cysticercen gewesen sein dürften. Sie können auch von der Umgebung aus in den Wirbelkanal eindringen. Schließlich kommt — wie bei Tieren — eine Echinokokkose der Wirbel vor, die sekundär das Rückenmark in Mitleidenschaft ziehen kann (Syndrome pseudo-pottique). Der Befall des ZNS ist fast ausnahmslos ein sekundärer; nach FISCHER beträgt der Prozentsatz der Beteiligung des ZNS in Deutschland ungefähr 1,5%, während er in Ländern mit starker Verbreitung der Krankheit wie z.B. Australien sehr viel höher (10% und mehr) liegen soll.

Es ist zu beachten, daß bei allen diesen parasitären Krankheiten sehr große geographische Unterschiede bestehen. In Mitteleuropa, den USA und anderen Ländern mit relativ weit entwickelten hygienischen Verhältnissen sind sie zu Seltenheiten geworden, während sie anderswo noch recht verbreitet sind. So

Übersicht über die cystischen Parasiten des ZNS

Name und wichtigste Synonyma sowie Hauptwirte des Bandwurms	Name und hauptsächlichste Wirte des Finnenstadiums	Lieblingssitz im ZNS, Formeigenheiten	Andere Lokalisationen des Finnenstadiums
Taenia multiceps (LESKE) (T. coenurus, Polycephalus multiceps) Hund (Hütehunde); Fuchs, Schakal	Coenurus cerebralis *Schaf, Rind*; Ziege, Reh, Gemse, Antilopen- und Gazellenarten; Pferd, Kamel; Kaninchen, Hase; sehr selten Mensch (Schmutzinfektion)	Großhirnhemisphären, Nähe Konvexität oder Ventrikel, seltener subpial; sehr selten hintere Schädelgrube und Rückenmark. Meist solitär, seltener zwei oder mehr Blasen; zahlreiche Scolices	Ganz selten im subcutanen Bindegewebe Thyreoidea, Muskulatur. Verkalkte Oncosphären von Wanderung in verschiedenen Organen
Taenia serialis (GERVAIS) (Multiceps serialis) Hund; Fuchs	Coenurus serialis Kaninchen, Hase; Eichhörnchen; Pferd, Ziege, Nerz	Ausnahmsweise beim Kaninchen in Gehirn oder Rückenmark; Tochterblasen	Hauptsitze: Muskulatur, Nieren, Bauchhöhle
Taenia pisiformis (BLOCH) (T. serrata) Hund (Jagdhund); Katze, Fuchs, Silberfuchs	Cysticercus pisiformis Hase, Kaninchen, Ratte, Maus	Bei Kaninchen, Hund, Hase ausnahmsweise im Gehirn erbsen- bis haselnußgroße Blasen, mit je 1 Scolex; oft traubenförmig beisammenliegend	Hauptsitze: subserös an Leber, Netz, Mesenterium, Magen; selten in Lungen
Taenia solium L. (Einsiedlerbandwurm) Mensch	Cysticercus cellulosae (Schweinefinne) *Schwein*, Wildschwein; *Hund*, Katze, *Ratte*; brauner Bär, Eisbär; Pferd, Rind; Affe; *Mensch* (durch Genuß ungenügend gekochten finnigen Schweinefleisches)	Besonders bei Schwein, Hund und Mensch: Gehirn und Rückenmark als Cysticercus cellulosae (solitäre oder meist multiple Einzelblasen mit 1 Scolex); oder C. racemosus (Riesenform mit zahlreichen traubigen Sekundärblasen)	Hauptsitz ist das Bindegewebe der quergestreiften Muskulatur (bei Schwein besonders Nacken, Oberschenkel, Zunge); ferner in Auge, Leber, Milz, Lunge, Niere, Lymphknoten, Myokard

Name und wichtigste Synonyma sowie Hauptwirte des Bandwurms	Name und hauptsächlichste Wirte des Finnenstadiums	Lieblingssitz im ZNS, Formeigenheiten	Andere Lokalisationen des Finnenstadiums
Taenia saginata (GOEZE) (Taeniarhynchus saginatus) Mensch (häufigster Menschenbandwurm unserer Gegenden)	Cysticercus inermis (C. bovis; Rinderfinne) *Rind*, selten Schaf, Ziege; für den Menschen nicht sicher nachgewiesen	Ausnahmsweise bei Masseninvasion junger Tiere (Kalb) im Gehirn Finne klein; 1 Scolex	Hauptsitz: Bindegewebe der Skeletmuskulatur, mit Bevorzugung von Kaumuskulatur, bei Saugkälbern von Myokard, ferner: Zungen-, Kehlkopf-, Schlundmuskulatur; Zwerchfell. Bei Masseninvasion ausnahmsweise Lymphknoten, Lunge, Leber
Taenia echinococcus (BATSCH) (Echinococcus granulosus) Hund (häufiger auf dem Land) Fuchs, Schakal, Wolf	Echinococcus (Hülsenwurm) in verschiedenen Formen auftretend: *E. unilocularis* (einfache, runde Blase mit mehreren Scolices); oft bilden sich aus Brutkapseln oder Köpfen im Innern Tochterblasen, die sessil oder losgelöst sein können: *E. hydatidosus*; oder die Tochterblasen bilden sich aus Parenchymschicht der Mutterblase nach außen (früher als E. granulosus bezeichnet, welcher Name nun für die Tänie reserviert ist)	Ausnahmsweise im Gehirn und Rückenmark bei Mensch, Rind, Pferd; bei den beiden letzteren Species nur die unilokuläre Form vorkommend	Hauptsitze: Leber, Lunge; ferner: Herz, Milz, Niere, Muskeln, Bauchfell, Gekröse, Knochenmark, Lymphknoten, Schilddrüse, Gebärmutter, Euter; Auge; bei Mensch und Tier uni- und multilokuläre Form vorkommend. (Reservoir eventuell kleine Nagetiere, besonders Mäuse.)
Taenia (sive Echinococcus) alveolaris (POSSELT) Hund	Echinococcus multilocularis (oft auch als E. alveolaris bezeichnet): zahlreiche erbsengroße Blasen durch Bindegewebsstränge verbunden; zentral verkäst und verkalkt, nur peripher Scolices. *Mensch, Rind, Schaf, Schwein*; Ziege, Pferd, Esel, Hund, Katze, Gemse, Hase, Maus, Eichhörnchen; Affe, Truthahn u. a.	Mensch	
Anhang: Trichinella spiralis Ow. (Klasse: Nemathelminthes) Darmtrichine *Haus*- und Wildschwein, Hund, Katze; Bär, Fuchs, Silberfuchs, Dachs, Marder, Iltis, *Ratte*, Maus, *Mensch*	Muskeltrichine (Abgabe von Embryonen durch die sich in Darmwand einbohrenden Weibchen; Embryonen wandern aktiv und passiv in Körper aus). Infektion vor allem durch Aufnahme von ungekochtem, trichinösem Fleisch.	Trichinöse Meningoencephalomyelitis: Mensch (relativ selten)	Hauptsitz: Skeletmuskulatur. Oft ohne klinische Symptome.

stehen z.B. in einer bibliographischen Übersicht aus Uruguay (Rodriguez) den 2 Arbeiten über multiple Sklerose deren 34 über Echinokokken des ZNS gegenüber!

Um die Einordnung der verschiedenen in Frage kommenden Parasiten und ihre Wirtsbeziehungen zu erleichtern, geben wir die Übersicht S. 343 und 344, welche nur wichtige orientierende Hinweise bietet.

Daraus lassen sich auch ohne Mühe die fleischhygienischen und anderen Maßnahmen ableiten, welche zur Verhütung der Übertragungen ergriffen werden müssen, und deren strenge Handhabung wenigstens in Mittel- und Westeuropa diese Parasitosen weitgehend zurückgedämmt hat.

X. Traumatische Schädigungen

Grundsätzlich sind bei Tieren die gleichen äußeren Einwirkungen auf Schädel und Wirbelsäule und damit auf das von ihnen umschlossene ZNS möglich wie beim Menschen. Es wäre auch falsch zu sagen, daß sie an sich ungemein viel seltener seien als beim Menschen, denn ein großer Teil unserer Nutztiere wird zum Zwecke der Schlachtung mit perforierenden oder stumpfen Kopftraumen betäubt. Dagegen sind die zufälligen und ungezielten Traumen bei Tieren nicht

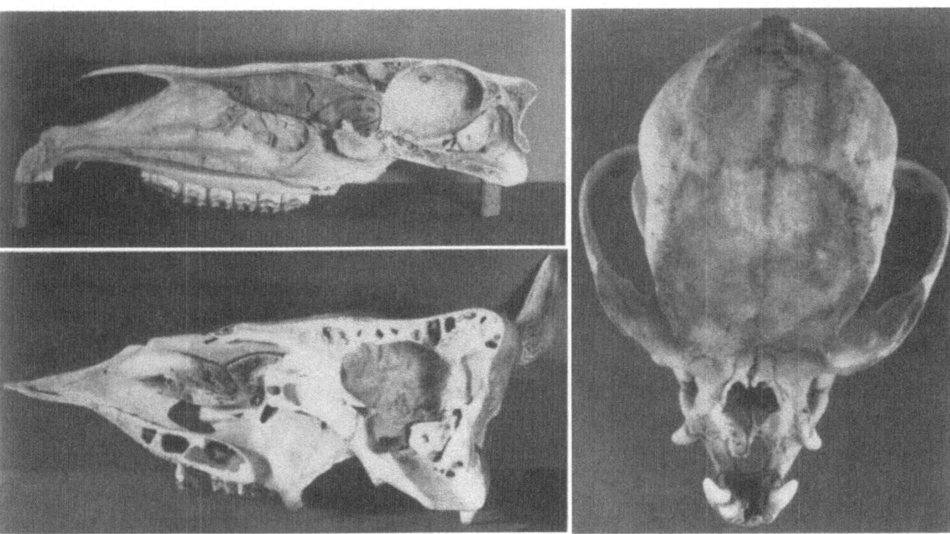

Abb. 241. Darstellung verschiedener Schädelformen bei Haustieren. Links oben: Pferd, links unten: Rind, beide Schädel median gespalten. Man beachte das größenmäßige Überwiegen des Gesichts- oder besser Freßschädels über den Hirnschädel, der beim Rind außerdem ein weitläufiges System von Hohlräumen der Ossa frontalia, parietalia und occipitalia aufweist. Rechts: Schädel eines Pekinesenhundes von dorsal. Bei diesen Zwerghunderassen (brachycephalen Rassen) besteht eine gewisse Annäherung an die menschlichen Verhältnisse mit Zurücktreten der Kieferpartien und Überwiegen der stark gewölbten und relativ ungeschützten Hirnschale, bei höherem relativem Hirngewicht („Beibehaltung von Jugend- oder Embryonalcharakteren" Studer)

annähernd so häufig. Dies hat verschiedene Gründe, welche hier kurz in Anlehnung an Fankhauser dargelegt seien:

Ein sehr wesentlicher Punkt ist sicher die weit geringere Gefährdung unserer Haustiere durch traumabedingende Situationen. Im modernen Straßenverkehr, der so vielen Menschen zum Verhängnis wird, haben sie kaum mehr viel zu suchen; dies gilt selbst für das Pferd. Hunde, welche das Hauptkontingent unter den vierbeinigen Straßenbenützern stellen, sind auch am meisten gefährdet. Die Kriegsverletzungen, früher bei Pferden häufig, sind mit der Motorisierung der großen Armeen verschwunden. Auch die mannigfachen berufsbedingten Gefährdungen, welchen der Mensch ausgesetzt ist, fallen beim Tier weitgehend weg; man könnte vielleicht eine Parallele sehen in den Unfällen von Sportpferden beim Renn- und

Springbetrieb, oder von Polizei-, Wacht- und Sanitätshunden beim Einsatz. Selten sind Schädeltraumen bei Wiederkäuern und Schweinen; selbst die vielen Rivalitätskämpfe bei horntragenden Tieren führen kaum je zu ernsthaften Folgen (eine Ausnahme s. S. 358), obschon teilweise die Wucht der den Schädel treffenden Stöße nichts zu wünschen übrig läßt. Ein Analogon zur Dementia pugilistica (BRANDENBURG-HALLERVORDEN) menschlicher Boxergrößen kennen wir also nicht. Bei Katzen kommen Schädeltraumen und Wirbelfrakturen besonders nach Stürzen aus größerer Höhe (Balkon, Hausdach) zur Beobachtung.

Selbst bei gleicher Exposition aber müßten Hirntraumen bei den meisten Haustieren wesentlich seltener sein als beim Menschen und zwar aus anatomischen Gründen, d. h. wegen des ganz anderen Schädelbaus und anderer Lagerung des Gehirns sowie wegen der andersartigen Relationen zwischen Größe des Gesichts- und Gehirnschädels.

Ein Kopftrauma, das beim Menschen mit großer Wahrscheinlichkeit den Hirnschädel trifft, tut dies beim Haustier nur in den seltensten Fällen; viel häufiger sind Beschädigungen im Bereich der Stirn- und Nasenbeine und der Kiefer. Bei Rind und Schwein ist überdies das Gehirn durch eine doppelte Knochendecke mit stark gekammerten Höhlen geschützt (vgl. den Rinderschädel in Abb. 241). Teilweise mächtig ausgebildete Knochenpartien (Protuberantia occipitalis; Jochbogen; Orbitaränder) und die zumeist stark entwickelten Musculi temporales bieten weiteren Schutz. Schließlich tragen auch die andere Art des Stehens und sich Fortbewegens auf 4 Beinen, das unterschiedliche Verhalten beim Stürzen und die größere Standsicherheit der Tiere ohne Zweifel zur Verminderung der Traumamöglichkeiten bei.

Ein letzter Grund nicht für das seltene Vorkommen, aber für unsere höchst mäßigen Kenntnisse auf diesem Gebiet, besteht in dem geringen Interesse, welches man solchen Fragen in der Tiermedizin entgegenbringt und in dem Umstand, daß Tiere mit Hirntraumen in der Praxis draußen meist abgetan und nicht einmal genauer untersucht werden, sobald die Prognose quoad restitutionem auch nur zweifelhaft erscheint. Über Spätschäden sind deshalb, wie die nachfolgenden Ausführungen zeigen werden, die Berichte außerordentlich spärlich.

1. Gedeckte Hirnschädigungen

Wir werden nur auf solche Vorkommnisse eingehen, die bei Tieren wirklich beobachtet sind. Für die Verhältnisse beim Menschen, bei dem diese Gruppe von Schädigungen besonders in der Berufs-, Unfall- und Begutachtungsmedizin eine große Rolle spielt, verweisen wir auf die Darstellungen in einschlägigen Hand- und Lehrbüchern.

a) Die Commotio cerebri

Hirnerschütterungen kommen bei einzelnen Haustieren (Hund, Katze, Pferd, Rind) gelegentlich zur Beobachtung, besonders nach Stürzen oder Verkehrsunfällen. Die Symptomatologie gestaltet sich begreiflicherweise weit einfacher und monotoner als beim Menschen. Zu beobachten sind initialer Schock, Benommenheit, Charakterveränderungen, Verkennen der Umgebung, Ataxien, Paresen oder totale Lähmungen, Sphincterlähmungen, Untertemperatur (Zwischenhirnschädigung ?). Dagegen wissen wir über ausgesprochene und lang dauernde Spätschäden, über die postkommotionellen vegetativen und psychischen Störungen (posttraumatische Encephalosen, BRUN) kaum etwas beim Tier. Ob sie nicht vorkommen oder infolge Fehlens des sprachlichen Mitteilungsvermögens der Beobachtung entgehen, bleibe dahingestellt; ein Faktor, der in der menschlichen Begutachtungspraxis eine eminente Rolle spielt, fällt jedenfalls hinweg: derjenige der Begehrlichkeit, des Entschädigtseinwollens (Rentenneurose).

In der Frage nach den anatomischen Grundlagen der Commotio herrscht auch in der Humanmedizin keine Einigkeit. Während die einen diffuse Schädigungen insbesondere des Hirnstammgebietes als anatomisches Substrat der Störungen betrachten, betonen andere (PETERS), daß oft keine mit unseren heutigen Methoden nachweisbaren Strukturveränderungen selbst bei letal verlaufenden Fällen vorliegen; insbesondere sollen die DURET-BERNERschen Blutungen im Stammhirn nicht obligate Folge einer Commotio sein. PETERS gelang es auch, im Tierexperiment tödlich verlaufende Commotionen ohne anatomisch nachweisbare Schäden zu erzeugen.

Die Tierpathologie hat bisher nicht Wesentliches zu diesen anatomischen Streitfragen beigetragen. Ob auch bei Tieren im Anschluß an ein stumpfes Schädeltrauma eine seröse Meningitis auftreten kann, ist kaum bekannt, aber durchaus möglich. HOFMANN beobachtete bei einem Stier mit stumpfem Trauma (Aufschlagen des Kopfes bei Sturz) eine starke Erhöhung des lumbalen Liquordruckes (Liquorbefunde aber normal) sowie rasche Erholung nach Entlastungspunktion.

b) Die Contusio cerebri

Nicht grundsätzliche, sondern graduelle Unterschiede scheinen zwischen der Commotio und der *Hirnkontusion* zu bestehen. Neben den fast stets sich einstellenden Blutungen sind die *Rindenprellungsherde* charakteristische Folgen der Kontusion. Die Blutungen können auf verschiedene Weise entstehen: Rhexisblutungen, kompakt, verdrängend, innerhalb des Gefäßbereichs bleibend; Diapedesisblutungen als Spätschädigungen durch reaktiv-entzündliche und degenerative Gefäßläsionen; Schalenblutungen mit zentraler Nekrose infolge Fettembolien. Die Prellungsherde entstehen nicht nur am Ort des Auftreffens der Kraft, sondern ebenso und zuweilen stärker am Reflexionsort der Kraftlinien (Contrecoup-Wirkung). Beim Menschen finden sich — abhängig natürlich von der Richtung und Intensität des einwirkenden Traumas — bestimmte Lieblingsstellen sowie Gesetzmäßigkeiten, die Häufigkeit des Vorkommens von Läsionen an Stoß- und Gegenstoßstelle betreffend. Grundsätzlich entstehen Prellungsherde um so eher, je geringer das Liquorpolster ist, also an jenen Stellen, wo die Hirnwindungen dem knöchernen Schädel dichter anliegen. Viel seltener sind sie dort, wo das Gehirn die membranösen Fortsätze der Dura (Falx, Tentorium) berührt.

Über Einzelfragen betreffend Weiterleitung und Reflexion der einwirkenden Kräfte in Schädel, Liquorräumen (äußeren und inneren) und Gehirn, über die Frage der Schädelelastizität und der Kompressibilität der Gehirnsubstanz gehen die Meinungen noch auseinander. Schleuderung, Abriß- und Scheerungswirkungen, Zerrungen zwischen den in ihren physikalischen Eigenschaften verschiedenartigen Gewebskomponenten, Sogwirkungen u. a. m. werden verantwortlich gemacht.

Die Rindenprellungsherde bieten einen charakteristischen Aspekt. Sie liegen auf den Windungskuppen und imponieren anfänglich lediglich als corticale, teilweise subcorticale Rhexisblutungen; auch in der darüberliegenden Leptomeninx sieht man regelmäßig, wenn auch in geringer Ausdehnung, Hämorrhagien. Überlebt das Tier, so schließt sich eine keil- oder vielmehr napfförmige Einschmelzung des Gewebes an, die sich im Endstadium durch völligen Abtransport des nekrotischen Materials in eine subpiale, liquorgefüllte Cyste umwandelt. Beim Tier sind derartige Spätzustände allerdings nur selten zu beobachten. Wir selbst sahen bei einem Hund, der 2 Monate zuvor von der Eisenbahn erfaßt und beiseite geschleudert worden war, cystische Veränderungen ohne umgebende entzündliche Reaktion und mit ganz geringer marginaler Gliose im Gebiet der Lobi piriformes und Stammganglien. Das Tier hatte klinisch eine grundlegende Charakterveränderung mit affektiver Verblödung, Polyphagie, Allotriophagie, Drangwandern sowie auffallende Abmagerung bei fehlenden Organbefunden (klinisch und autoptisch) gezeigt. Die in den Abb. 242 und 243 oben dargestellten Prellungsherde des Cortex eines anderen Hundes (nach Kollision mit Auto) sind einen Tag alt; das Tier wurde euthanasiert. Auch bei einem weiteren Fall mit gleichzeitigem subduralem Hämatom über dem Kleinhirn (Abb. 245) und einer Überlebenszeit von 7 Tagen (bis zur Tötung) fiel die verhältnismäßige Kleinheit und regelmäßige, rundliche Begrenzung der Prellungsherde an den Windungskuppen auf. Die Blutungen waren in unseren Fällen kompakt, durch Gefäßrisse entstanden; gelegentlich fanden sie sich auch in der Tiefe der Furchen. Zwei Tiere (Dackel) entwickelten nach stumpfen Kopftraumen (stürzende Tanne, Autounfall) ohne gröbere Rindenkontusionsherde eine schwere Hirnschwellung, der sie nach einer Woche erlagen.

In tieferen Partien des Gehirns sahen wir bisher nur bei einem Falle Veränderungen: Eine junge Katze, die von einem stürzenden Blumentopf auf den

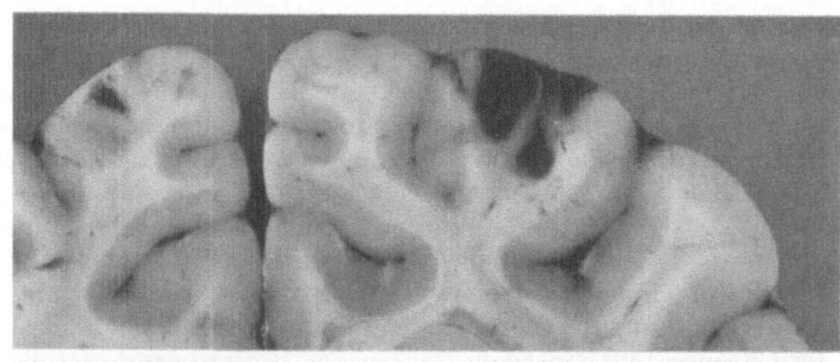

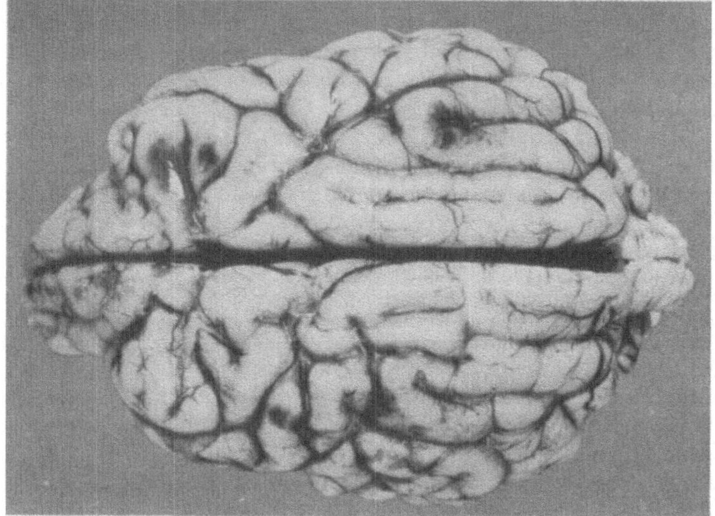

Abb. 242. Hund. Multiple Rindenprellungsherde am Großhirn nach Kollision mit Auto. Oben: Frontalschnitt. Unten: Aufsicht

Schädel getroffen wurde, zeigte einen großen Blutungs- und Erweichungsherd in Hypothalamus, ventralem Thalamus und Stammganglien, also auf der Seite des Gegenstoßes. Das Tier blieb gelähmt und wies diencephale Symptome (Hypothermie und dauernde Schlafsucht) auf (Abb. 244).

Die von uns beobachteten Rindenprellungsherde lagen in der Gegend des Gyrus prae- und postcruciatus, im parietalen und temporalen Gebiet der Konvexität und an den caudo-lateralen Flächen der Occipitallappen. Orbitale Prellungsherde, wie sie PETERS experimentell bei der Katze fand, konnten wir nicht feststellen. Auch Blutungen in der Nachbarschaft der Ventrikel fehlten.

Blutungen in der Oblongata stellten wir bei einem Pferde fest, welches sich nach hinten überschlagen hatte, aufs Genick stürzte und innerhalb einer Stunde unter schweren vegetativen Symptomen (Kreislauf- und Atmungsstörungen, profuses Schwitzen) ad exitum kam. In der Genickgegend fanden sich auch ausgedehnte subcutane und intramuskuläre Blutungen (Abb. 243 unten).

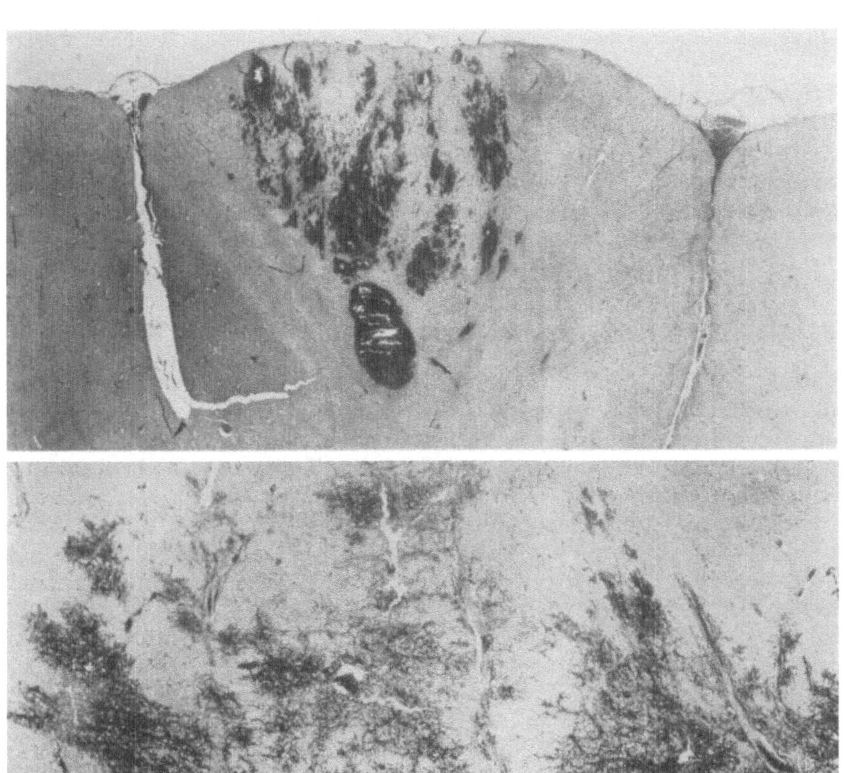

Abb. 243. Oben: Hund der Abb. 242. Rindenprellungsherd mit Blutungen und beginnender Erweichung; HE, Lupenvergr. Unten: Pferd; traumatische Ponsblutungen nach Sturz aufs Genick. Typus der Sickerblutungen; HE, Lupenvergr.

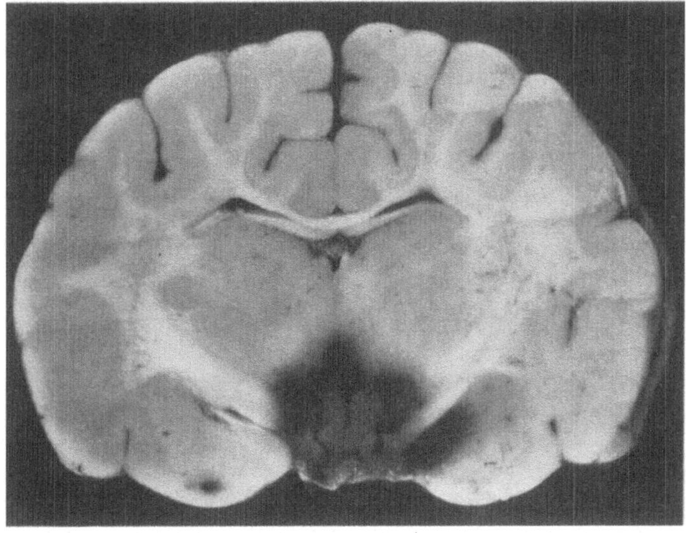

Abb. 244. Junge Katze. Schlag auf den Schädel durch einen aus geringer Höhe herabfallenden Blumentopf. Massive Blutung im Zwischenhirn. Klinisch Schlafsucht

Während sich beim Tier der Unfallvorgang oft schwer rekonstruieren läßt, können aus Spuren am Kopf (Haut, Subcutis, Muskulatur, Schädel) doch einigermaßen Ansatz und Richtung der einwirkenden Kräfte bestimmt werden. Doch ist bei dem komplizierten Schädelbau Vorsicht in der Interpretation am Platze.

Mitteilungen über Schädigungen des Corpus callosum bei stumpfen Kopftraumen, wie sie von LINDENBERG und Mitarbeitern in 16% ihrer menschlichen Fälle festgestellt wurden, sind uns für das Tier nicht bekannt. Es ist dabei zu bedenken, daß der Balken auch beim höheren Säuger im Vergleich zum Menschen bescheiden ausgebildet ist.

c) Die meningealen Blutungen

Wie wir bereits angemerkt haben, kommt es bei stumpfen Schädeltraumen neben Parenchymschädigungen meist zu mehr oder weniger ausgedehnten Blutungen infolge Zerreißung meningealer Gefäße. Oft aber ist die meningeale Blutung überhaupt die einzige gröbere Folge des Traumas. Obschon nach streng anatomischen Gesichtspunkten in extradurale, durale, subdurale, subarachnoideale und subpiale Blutungen unterteilt wird, beschränken wir uns hier auf die Darstellung von epiduralen und subduralen Blutungen; subpiale Hämorrhagien begleiten meist die Rindenkontusionen; betreffend Pachymeningiosis haemorrhagica interna siehe bei ,,Pachymeningitiden`` im III. Kapitel, S. 132 ff.

Epidurale Blutungen im Bereich des Gehirns werden am ehesten bei Pferden beobachtet (Stürze, besonders bei Springpferden). Da die Dura ziemlich gefäßarm ist, sind sie aber selten. Meist wird die Dura an umschriebener Stelle von ihrer Verlötung mit der Schädelinnenseite gelöst, und es entsteht aus den eingerissenen Gefäßen (Rhexisblutung) ein epidurales Hämatom (Cephalhaematoma internum). Durch Druck kann es zu umschriebenen Atrophien des Gehirns, unter Umständen sogar zu Schwund der über dem Hämatom liegenden Schädelknochen kommen. Das Hämatom ist gelegentlich von Infraktionen der Schädelknochen begleitet.

Häufiger als die epiduralen sind nach unseren Beobachtungen die subduralen Blutungen (von Gefäßen der Arachnoidea, Duragefäßen, venösen Blutleitern ausgehend). Sie sind mehr flächenhaft ausgebreitet oder umschrieben und voluminöser: subdurales Hämatom. Wir haben sie wiederholt besonders bei Hunden und Katzen nach Straßenunfällen, bei letzteren auch nach Sturz aus großer Höhe beobachtet. Die Abb. 245 zeigt ein kompaktes subdurales Hämatom über dem Kleinhirn bei einem Hund.

Diese Blutungen können nach Traumen mit oder ohne Verletzung der Schädelknochen und mit oder ohne Gehirnkontusion entstehen. Je nach ihrer Ausdehnung sind geringere oder stärkere klinische Erscheinungen zu erwarten. Zumeist hat man es beim Tier mit akuten Zuständen zu tun, während über die Spätfolgen und die anatomischen Restzustände nur wenig bekannt ist (bindegewebige Organisation, cystische Umwandlung: Hygroma durae matris). Blutungen, welche keine gröberen Störungen verursachen, bleiben wohl meist unerkannt und werden infolgedessen kaum einer späteren pathologisch-anatomischen Untersuchung zugeführt.

Die *klinischen Erscheinungen* der subduralen Blutungen bei Tieren sind ebenfalls noch wenig studiert. Hat ein gröberes Trauma stattgefunden, so sind die Symptome von seiten der Blutung — die sich eventuell auch erst allmählich entwickelt — von den kommotionellen Erscheinungen überlagert und treten erst nach deren Abklingen deutlicher hervor, sofern das Tier so lange am Leben gelassen wird. Wir sahen bei unseren Fällen in den ersten Stunden zumeist schwere Benommenheit, gehäufte epileptiforme Anfälle, Anisokorie, einmal allgemeine Rigidität, einmal intermittierende Streckkrämpfe. Bei längerer Dauer kann sich der Allgemeinzustand bessern, und das Bild wird dann von psychischen Veränderungen (Aufgeregtheit oder Abstumpfung, affektive Verblödung, Beißsucht, Bösartigkeit, letzteres besonders bei Katzen) und Bewegungsstörungen (Ataxie, abnorme Kopfhaltung, Rollbewegung usw.) sowie Reflexanomalien beherrscht. Die Symptome werden aber kaum je eine lokalisatorische Diagnose gestatten. Viele Tiere erliegen auch frühzeitig anderweitigen Verletzungen, besonders Verblutungen aus Rissen innerer Organe (Lunge, Leber, Milz, größere Gefäße der Brust- und Bauchhöhle).

Lieblingssitze der Hämatome sind, soweit bisher ein Urteil möglich ist, die Konvexitäten der Großhirnhemisphären, die Hirnbasis (Schädelbasisfrakturen) und die dorsale Abdachung des Kleinhirns. Gelegentlich kann sich die Blutung auch mehr oder weniger weit dem Rückenmark entlang hinziehen.

Beim Menschen spielen die traumatischen subduralen Hämatome, sowohl die akuten als besonders die chronischen, eine große praktische Rolle und sind in klinischer, therapeutischer und pathologisch-anatomischer Hinsicht vielfach eingehend bearbeitet worden. Wir verweisen beispielsweise auf die monographische Darstellung von KRAYENBÜHL-NOTO und führen hier nur die unerläßlichsten Punkte zum traumatischen, chronischen subduralen Hämatom an.

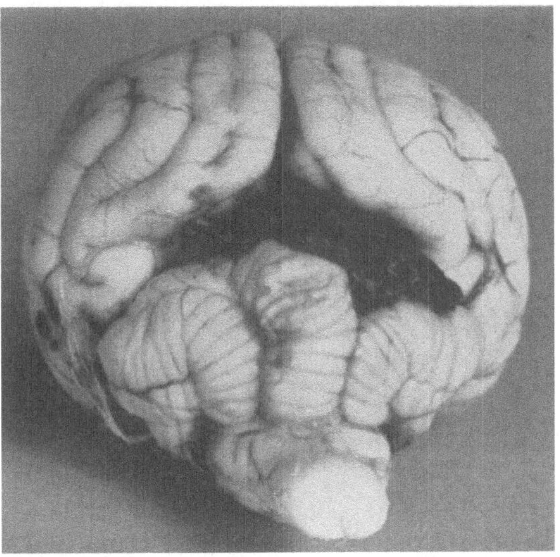

Abb. 245. Hund. Subdurales Hämatom über Wurm und rechter Hemisphäre des Kleinhirns und kleine Rindenprellungsherde am linken Occipitallappen. Verkehrsunfall. Rollbewegungen nach rechts, psychisch wenig verändert. Euthanasie nach 1 Woche

Dieses tritt erst nach einem freien Intervall von Tagen oder Wochen im Anschluß an ein, oft eher leichtes, Kopftrauma klinisch in Erscheinung. Schädelfrakturen sowie auch Hirnverletzungen fehlen zumeist. Sonst aber bestehen nach PETERS gegenüber dem akuten traumatischen Hämatom nur graduelle, nicht aber grundsätzliche Unterschiede. Als Quellen der Blutung sollen duraeigene Gefäße oder (den Raum zwischen Sinus longitudinalis dorsalis und Pia überspannende) sog. Brückenvenen in Frage kommen; sie sind aber meist nicht zu eruieren. Das Hämatom, geronnenes und flüssiges Blut enthaltend, ist nach außen durch die Dura, nach innen durch eine feine bindegewebige oder fibrinöse Haut sackartig abgeschlossen. Das thrombosierte Blut wird mit der Zeit durch Einsprossen gefäßführenden Bindegewebes von der inneren Seite der Dura her organisiert, wobei Fibrinabscheidungen als „Leitschienen" dienen. Die entstehende „Narbe" kann als epileptogener Herd wirken, aber auch durch Zirkulationsstörungen, sekundäre entzündliche Ergüsse oder Hirnödem zu bedrohlichen Hirndruckerscheinungen führen. Die Behandlung ist eine chirurgische, indem das Hämatom mit Membran mehr oder weniger total ausgeräumt wird.

Bei den Tieren sind schließlich hier noch die zur Schlachtung gewisser Kategorien (Kälber, Schafe, Ziegen, Kaninchen, Geflügel) vielfach üblichen Betäubungsmethoden mit stumpfem Schlag auf den Hinterschädel (Keule, Hammer usw.) zu erwähnen. Sie werden bei nicht fixiertem Kopf appliziert und sind im allgemeinen nicht so stark, um Schädelzertrümmerungen zu verursachen. Die Betäubungswirkung ist aber durch die Commotio und die meist ausgedehnten subduralen Blutungen anhaltend genug, um inzwischen das Entbluten zu gestatten. Es wäre wünschenswert, daß diese wohl unvermeidlichen

Eingriffe (wo nicht die elektrische Betäubung angewendet wird) und das dadurch anfallende Material zum Studium der Folgen stumpfer Gewalteinwirkungen auf den tierischen Schädel und auf das Gehirn herbeigezogen würden. Damit könnten entsprechende experimentelle Untersuchungen, durch die jeder mit dem Tier fühlende Mensch entschieden abgestoßen wird, weitgehend überflüssig gemacht werden. Man kann überdies den Wert derartiger Untersuchungen für die menschliche Pathologie nur bedingt anerkennen, da ja die baulichen Voraussetzungen an Schädel und Gehirn bei Mensch und Tier teilweise so sehr verschieden sind.

d) Die geburtstraumatischen Schädigungen

Im Gegensatz zu den Verhältnissen beim Menschen stellen geburtstraumatische Schädigungen des Nervensystems in der Veterinärmedizin kein praktisches

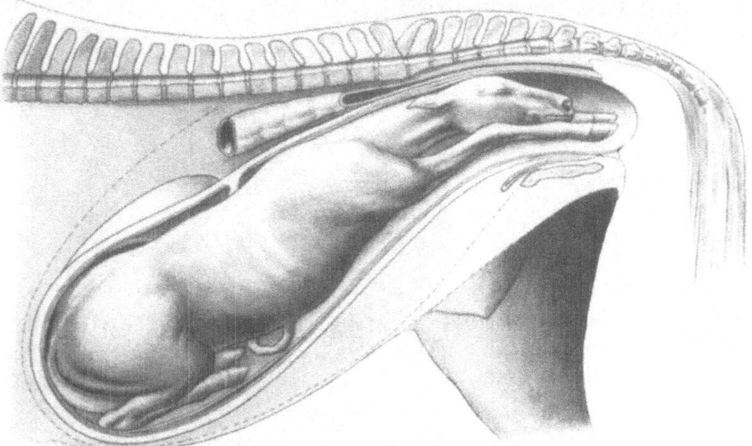

Abb. 246. Pferd: Lage des Feten zu Beginn der Geburt, halbschematisch. (Aus STOSS)

Problem dar. Vereinzelte Mitteilungen, welche Tiere betreffen, stammen nicht von tierärztlicher Seite (SCHERER). Auch unsere persönliche Erfahrung ist nur bescheiden. Dafür gibt es Gründe verschiedener Art:

In erster Linie sind es anatomische und geburtsmechanische Unterschiede. Sehen wir von den Katzen und Hunden, vielleicht noch vom Schwein ab, so hat beim geburtsreifen Feten nicht der Kopf, sondern die Schulter- und insbesondere Beckenpartie den größten Querdurchmesser. Diese stellen also bei einem bestehenden Mißverhältnis zwischen Beckenweite und Größe des Feten die wesentlichen Hindernisse für eine normale Geburtsentwicklung dar. Außerdem ist die Geburtslage bei den meisten Tieren eine wesentlich andere als beim Menschen (s. als Beispiel die Abb. 246 und 247). Stellt ausnahmsweise einmal beim Großtier der Kopf allein schon ein absolutes Geburtshindernis dar, so kann von einer Entwicklung des ganzen Feten per vias naturales ohnehin keine Rede sein, und es kommt dann je nach Umständen (wirtschaftliche Gesichtspunkte!) nur die Schlachtung des Muttertieres, die Fetotomie oder die Sectio caesarea in Frage.

Muß aber einmal bei einer Extraktion der Schädel über das normale Maß hinaus beansprucht werden (durch Anlegen von Geburtshaken oder -schlingen), so ist besonders beim Kalb (dem Hauptobjekt tierärztlicher Geburtshilfe) bereits eine solche Stabilisierung der Schädelknochen da, daß das Gehirn kaum Schaden leiden kann. Etwas anders sind in dieser Hinsicht die Verhältnisse bei Schwein, Hund (besonders bei brachycephalen Rassen) und Katze; doch kommt hier eine forcierte manuelle oder Zangenextraktion infolge der Größenverhältnisse wenig in Frage, und der Kaiserschnitt stellt die Methode der Wahl dar.

Am ähnlichsten sehen der Situation beim Menschen Abnormitäten wie hydrocephale Feten. Hier wird man, wenn die Fontanellen weit sind, natürlich das Junge opfern und den Schädel zur Entleerung und zum Kollabieren bringen, wie man dies auch bei Meningocelen und Encephalocelen tut, sofern sie ein Geburtshindernis darstellen. Es ist uns aber auch schon begegnet, daß bei einem chondrodystrophen Kalb mit hochgradigem Hydrocephalus der Schädel bereits total konsolidiert war, so daß zur Rettung des Muttertieres der Kaiserschnitt ausgeführt werden mußte.

Eine wesentliche Rolle spielt ferner der Umstand, daß geschädigte und deshalb lebensschwache Junge zumeist von den Tierbesitzern eliminiert werden oder von selbst sterben, und daß nur selten jemand sich veranlaßt fühlt, sie pathologisch-anatomisch untersuchen

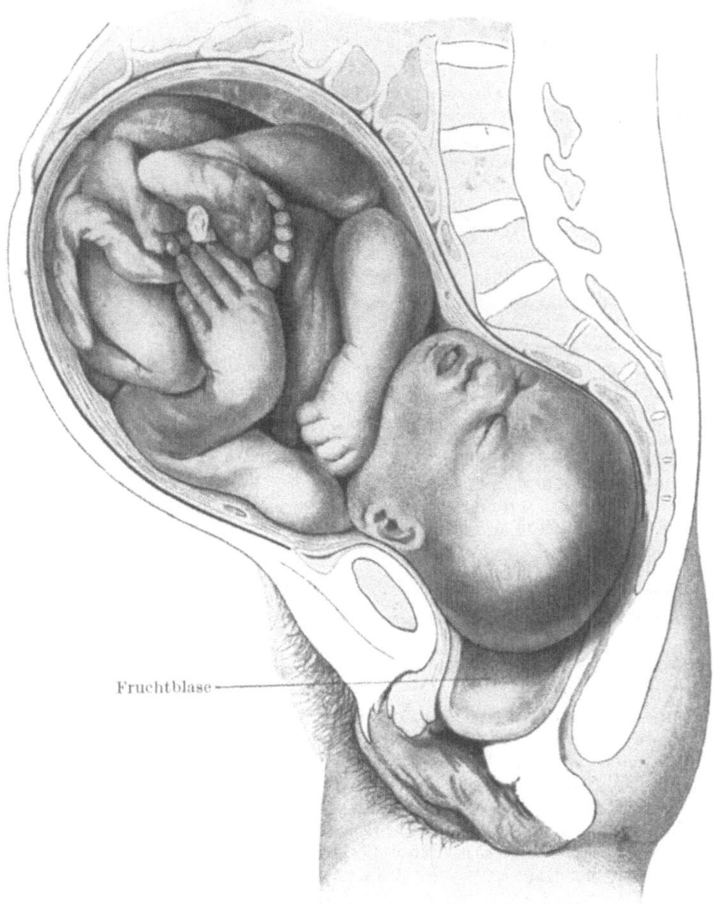

Abb. 247. Mensch: Lage des Uterus und Fetus am Ende der Schwangerschaft. (Aus Bumm)

zu lassen. Dies vor allem beim Schwein, wo bei großen Würfen der Abgang einzelner Ferkel kaum Beunruhigung auslöst, sowie bei Hund und Katze, wo sogar oft mehrere Junge des Wurfes frühzeitig eliminiert werden, um einer übermäßigen Vermehrung vorzubeugen.

Zuletzt muß noch daran erinnert werden, daß bei den sofort nach der Geburt gehfähigen Arten (Pferd, Wiederkäuer, Schwein) die Reife des Gehirns beim ausgetragenen Feten weiter fortgeschritten ist als beim menschlichen Säugling, und daß dadurch die Vulnerabilität des Organs eine geringere ist.

Beim Menschen sind die unter der Geburt eintretenden Schädigungen (Geburtstraumen im weiteren Sinne) nur eine Gruppe von Ursachen, die zum Zustandsbild der sog. cerebralen Kinderlähmung führen. Obschon nur diese hier besprochen werden sollen und anderes in früheren Kapiteln abgehandelt wurde, bringen wir eine Tabelle von Eastman-De Leon, welche übersichtlich die verschiedenen Möglichkeiten fetaler, nataler und postnataler derartiger Hirnschädigungen beim Menschen aufzeigt. Es wird Sache zukünftiger Untersuchungen und der Materialsammlung sein, beim Tier Vorkommendes in diese Gruppen einzuordnen.

Ätiologie der cerebralen Kinderlähmung (vorgeschlagen von der American Academy of Cerebral Palsy; aus Eastman-De Leon)

I. Pränatale Faktoren (verantwortlich für etwa 30% der Fälle)
  1. Hereditäre (selten)
  2. In utero erworben
     a) Pränatale Infektion (Toxoplasmose, Rubeolen, andere mütterliche Infektionen)
     b) Pränatale Anoxie — bei der Mutter: CO-Vergiftung, Strangulation, Anämie, Hypotension, z.B. nach spinaler Anaesthesierung; Placenta-Infarkt, Abruptio placentae, Nabelschnurumschlingung
     c) Pränatale cerebrale Blutung — Toxämie der Mutter, direktes Trauma, hämorrhagische Diathese der Mutter
     d) Rhesus-Faktor — Kernikterus, Rh-bedingt
     e) Stoffwechselstörungen — Diabetes
     f) Keimdrüsenbestrahlung — Röntgenstrahlenschädigung

II. Natale Faktoren (verantwortlich für etwa 30% der Fälle)
  1. Anoxie
     a) Mechanische Atmungshemmung
     b) Atelektase
     c) Narkotische Wirkung (von Medikamenten)
     d) Placenta praevia oder Abruptio placentae
     e) Anoxie oder Hypotension der Mutter
     f) Steißlage mit verzögertem Kopfaustritt
  2. Cerebrale Blutungen und Quetschungen
     a) Traumatisch — Schwergeburten, Disproportionalität von Kind und Geburtswegen, fehlerhafte Lagen, unsachgemäße Zangenhilfe, Zurückbleiben des Kopfes, forcierte Wehen (Hypophysenpräparate)
     b) Plötzliche Druckveränderungen — Sturzgeburt oder Sectio caesarea, konstitutionelle Faktoren (Frühreife)
     c) Blutungstendenz — Hypoprothrombinämie, Anaemia neonatorum

III. Postnatale Faktoren (verantwortlich für weniger als 10%)
  1. Trauma — subdurales Hämatom, Schädelbrüche, Wunden und Kontusionen des Gehirns (akzidentell)
  2. Infektionen — (bei Kindern häufiger als bei Erwachsenen) Meningitis, Encephalitis, Hirnabsceß
  3. Intoxikationen — Blei, Arsen, Anilinderivate
  4. Vasculäre Faktoren — (bei Kindern weniger häufig als bei Erwachsenen) — kongenitales Aneurysma des Circulus Willisi, hypertensive Encephalopathien, bakterielle oder Fettembolien, Gefäßthrombosen, plötzliche Druckänderungen
  5. Anoxie — CO, Strangulation, Höhenkrankheit, Niederdruckschäden, Hypoglykämie
  6. Neoplasmen oder späte Entwicklungsstörungen — Hirntumoren, Hirncysten, Hydrocephalus

IV. Unbekannte Ursachen (in ungefähr 30% aller Fälle)

Um die Bedeutung solcher Prozesse für das menschliche Wohlergehen zu zeigen, sei aus der soeben erwähnten Arbeit zitiert, daß in den USA zwischen 350000 und 550000 Personen mit cerebraler Kinderlähmung (cerebral palsy) leben sollen. Jährlich gebe es etwa 11200 Fälle, oder eine Gebärklinik mit 3000 Geburten je Jahr habe 10—18 derartig geschädigte Kinder zu erwarten. Eine andere Statistik besagt, daß auf 1000 Kinder, die den ersten Monat überleben, nahezu 6 eine frühkindliche Hirnschädigung aufweisen. Eine der klinisch bekanntesten Formen ist die Littlesche Krankheit (Diplegia spastica infantilis), die beim Tier nicht vorkommt (s. S. 262).

Zwei Fragenkomplexe stehen beim Menschen hier im Vordergrund: 1. Die besondere Reaktionsweise des fetalen oder frühkindlichen, noch nicht markreifen Gehirns, und 2. die überragende Bedeutung von Zirkulationsstörungen und damit hypo- und anoxämischen Zuständen in utero und unter der Geburt für die Schädigung der noch unreifen Gewebe des ZNS.

GöLLNITZ hat in seiner Monographie auf die Bedeutung dieser Hirnschäden für die Psychiatrie des Kindesalters hingewiesen; er vermutet beispielsweise, daß ein großer Hundertsatz der Enuretiker hirngeschädigt seien. Auch er betont die Vielfalt der in Frage kommenden exogenen Faktoren und prägt für alle diese Störungen der Hirnentwicklung den Ausdruck „Encephaloperoma infantis".

Das Geborenwerden bringt *beim Menschen* ohne Zweifel die tiefgreifendsten körperlichen (und psychischen?) Umstellungen mit sich und dabei mit einer derartigen Plötzlichkeit, daß auch schon vom „sozusagen katastrophalsten Ereignis" (WOHLWILL) gesprochen wurde. Die wichtigsten Faktoren für das körperliche Geburtstrauma sind Mißverhältnisse zwischen der Weite der mütterlichen Geburtswege und der Größe des kindlichen Schädels, wodurch es zu Zerrungen, Kompressionen und sogar Sogwirkungen am Gehirn kommen kann. Von Einfluß sind ferner die Dauer der Geburt und der Reifegrad des Kindes; Frühgeburten sind in erhöhtem Maße gefährdet. Gelegentlich können aber selbst bei Spontangeburten voll ausgetragener Kinder Schäden entstehen, wobei die Symptome erst nach Monaten in Erscheinung treten (BROUWER). Die häufigsten Folgen mechanischer Geburtstraumen sind Blutungen, subdural oder innerhalb der Hirnsubstanz. Es kommt vor allem zu Zerreißungen von venösen Blutleitern oder zu Abrissen von Venen, welche in diese einmünden; in erster Linie entstehen sie bei Zerrungen oder Einrissen der Dura, der Falx und des Tentoriums. Besonders lebensgefährdend sind subtentorielle Blutungen in die hintere Schädelgrube (Medulla oblongata!). Innerhalb des Gehirns gehen die Blutungen vor allem von der V. magna Galeni (Ventrikelblutungen) oder der V. terminalis (subependymär) aus. Außer Blutungen können auch ischämische Nekrosen entstehen. Als Folge- und Endzustände werden beobachtet: Gliöse Narben bei unvollständigen, Schizogyrien und Porencephalien bei totalen Erweichungen, dann schwere Zerstörungsprozesse wie Hydranencephalie, Ulegyrien, Hemiatrophien, Status marmoratus. Durch Verklebungen der Liquorabflußwege kann auch ein Hydrocephalus internus entstehen. Unter der Bezeichnung „*Encephalitis congenita Virchow*", besser E. neonatorum, verbergen sich nach SIEGMUND drei verschiedene Dinge: 1. normale Myelinisations- und Umbauvorgänge des Frühgeburtengehirns, welche bisher in den Einzelheiten noch nicht genügend bekannt sind; 2. geburtstraumatische Gewebszerstörungen und die anschließenden Resorptions- und Reparationsvorgänge; 3. ein noch mangelhaft bekannter Rest von echten, wahrscheinlich infektiös bedingten Encephalitiden bei Neugeborenen und Säuglingen: Encephalitis congenita vera. Aus diesem Rahmen herausgenommen wurden durch die moderneren Untersuchungen die Toxoplasmose-Encephalitis (s. S. 188 ff.) und andere Embryopathien.

Das *bei Tieren* bisher gesicherte Wissen ist bald zusammengefaßt. Von SCHERER wurden bei zwei 3monatigen Tigern des gleichen Wurfes wahrscheinlich geburtstraumatisch bedingte Läsionen je einer Großhirnhemisphäre beschrieben. Bei einem der Tiere bestand eine hochgradige Atrophie der rechten Parietooccipitalregion, beim anderen eine nur geringfügige Volumabnahme der linken Hemisphäre. Das erste wiederum zeigte schwere porencephale Zerstörungen der dorsocaudalen Hemisphärenabschnitte rechts mit teilweise völliger, teilweise leichterer Desorganisation der Rindenstrukturen, mit totaler Entmarkung der anliegenden Partien des Centrum ovale und intensiver Fasergliose, mit mäßiger homolateraler Atrophie des Thalamus bei erhaltenen Stammganglien. Das zweite Tigerjunge wies, neben einem porencephalen Defekt links occipital, eine typische Schizogyrie auf der Kuppe der ersten Frontalwindung links auf, mit leicht verdickten, von Eisenpigment verfärbten Meningen, einem gegen die Tiefe spitz zulaufenden Krater im Cortex und schweren Zellausfällen in den anstoßenden Rindenabschnitten. Klinisch hatten beide Tiere Drehbewegungen gezeigt.

Wir konnten eine in vielen Teilen vergleichbare Beobachtung bei 2 Servalgeschwistern (Felis serval), einem Männchen und einem Weibchen, machen. Die beiden stammten von einem 8jährigen Muttertier und schienen bis zum Alter von 4 Wochen gesund, als die Mutter sie plötzlich nicht mehr säugen wollte. Beide lagen schlaff herum, mit starkem Opisthotonus. Durch künstliche Fütterung schienen sie sich wieder erholen zu wollen, doch nach 10 Tagen traten Aufregungszustände, Kieferkrämpfe, epileptiforme Anfälle, Tremor, hochgradiger Opisthotonus auf; das Weibchen war völlig gelähmt. Die beiden Tiere wurden nach ein- bzw. zweiwöchiger Krankheitsdauer in extremis getötet.

Pathologisch-anatomisch fanden sich, außer an den Gehirnen, keine gröberen Veränderungen (blasse, asthenische Skeletmuskulatur, Stauungsbezirke in den Lungen).

Gehirn: Beim weiblichen Tier subdurale Blutungen, am stärksten beidseits über der Parieto-Occipitalregion mit Anlehnung an den Sinus sagittalis dorsalis und das Tentorium. An beiden Stirnpolen und seitlich von der Gegend des linken Sulcus cruciatus, Verklebungen der Dura mit der Hirnoberfläche. Am Gyrus cruciatus trichterförmige Einziehung der Hirnrinde. Pia über dem Kleinhirn etwas trüb, sulzig und gelblich verfärbt. Subdurale Blutung in der Lenden-Kreuzregion. Beim Männchen links in der Parietalregion kleine Blutung bereits in der Subcutis; Schädeldach und Dura längs der Falx, links frontal und ausgedehnter rechts parietal, breit verklebt; an den gleichen Stellen, aber weniger ausgedehnt, Verklebungen von Dura, Leptomeninx und Hirnoberfläche; starke orangegelbe Pigmentierung dieser Zonen. Links parieto-occipital, auf der Mitte des Gyrus lateralis, eine längsverlaufende, rinnenartige

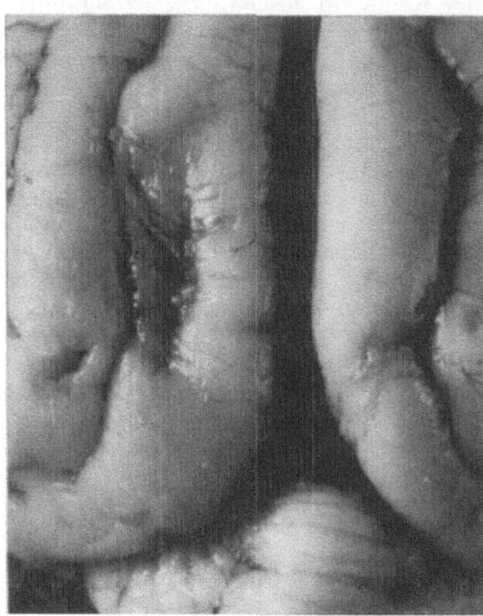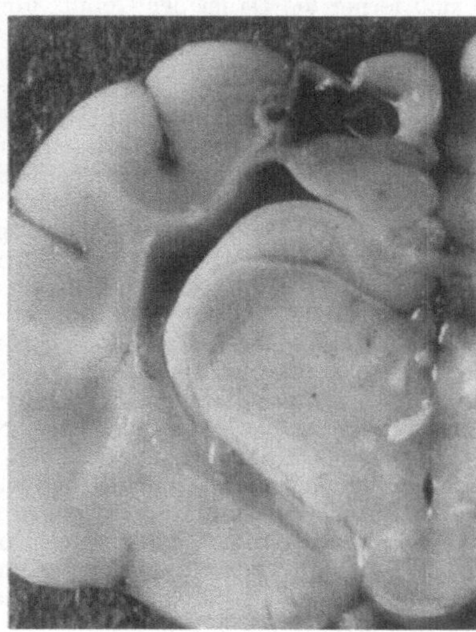

Abb. 248. Serval (Felis serval), 3 Wochen alt. Traumatische Schädigung der Hirnrinde, wahrscheinlich infolge Herumschleppens durch das Muttertier. Links: Aufsicht auf linke Parietalregion. Rechts: Frontalschnitt; Zerfallshöhle nach Blutung im linken Gyrus lateralis

Einziehung der Windungskuppe. Auf Frontalschnitten kommt darunter eine glattwandige, von feinen Septen durchzogene, gekammerte Höhle zum Vorschein, die nicht mit dem Seitenventrikel, wohl aber in der Mitte der Rinne mit dem Subarachnoidealraum in Verbindung steht (s. Abb. 248; die Verbindung nach außen ist auf diesem Frontalschnitt nicht getroffen).

Histologisch: Bei beiden Gehirnen an den Defektstellen völlige Destruktion des Rindenaufbaus, teilweise auch des darunterliegenden Markes. In der Nachbarschaft ist die Desorganisation ebenfalls bedeutend und klingt dann in der weiteren Umgebung ab. Auffällig ist der Reichtum an extra- und intracellulärem, gelbem Pigment. Die gliöse Vernarbung ist geringfügig.

Es liegt also auch hier eine wahrscheinlich traumatisch bedingte (subcutane Blutung!) Schädigung des unreifen Gehirns vor. Da die Geburt leicht und normal verlief, ist eher an eine Verletzung durch das Muttertier beim Herumschleppen der Neugeborenen zu denken.

Ein weiterer Fall scheint uns in die Gruppe der Anoxieschäden zu gehören: Ein Schnauzerwelpe, welcher nach verschleppter Geburt asphyktisch auf die Welt kam und mit Mühe durchgebracht wurde, fiel schon in den ersten Lebenswochen durch sein absonderliches Gebaren auf: er wanderte meist ruhelos, oft in engen Kreisen, im Gehege umher, war affektlos, fraß sehr gierig große Mengen und blieb trotzdem mager, legte sich oft unvermittelt und wahllos hin (z.B. gleich nach dem Fressen ins Futtergeschirr) und versank in tiefen Schlaf. Sonst schien er bei der Untersuchung körperlich normal; weitere neurologische Symptome waren nicht festzustellen. Die histologische Untersuchung des makroskopisch unauffälligen Gehirns zeigte, daß es sich um eine Entwicklungshemmung handelte, indem sowohl die Markreifung im Großhirn wie die Zellmigration stark verzögert waren.

Wieweit neurologische Störungen verschiedener Art, besonders aber epileptiforme Anfälle ohne ersichtliche Ursachen, auf Anoxieschäden unter der Geburt zurückzuführen sind, läßt sich heute nicht beurteilen. Doch wäre das Augenmerk jedenfalls darauf zu richten, bevor man von einer genuinen Epilepsie bei Tieren, z. B. dem Hunde (McGRATH) spricht.

Ein *Cephalohaematoma* externum und eventuell internum konnten wir einmal bei einem zweitägigen Ferkel mit Gleichgewichtsstörungen beobachten. Es heilte ohne Therapie ab. Solche sicher nicht allzu seltenen Vorkommnisse werden aber von den Besitzern kaum gemeldet.

Gelegentlich kann man bei Großtieren, insbesondere Kälbern, Plexuslähmungen an Vorder- oder Hintergliedmaßen infolge Zerrung (und vermutlich Blutergüssen) bei forcierter Extraktion antreffen. Die Gliedmaßen des Feten sind beim Großtier die Hauptangriffsorte für die nötigen Kraftanwendungen des Geburtshelfers. Die Lähmungen haben aber eine beachtliche Heiltendenz; Sektionsbefunde sind uns nicht bekannt. Auch eine KLUMPKE-*Brachialplexuslähmung* mit occulopupillärem Symptomenkomplex (durch Mitläsion sympathischer Fasern), wie sie beim Menschen nach Zerrung eines Armes bei der Geburtshilfe vorkommt, haben wir weder selbst beobachtet noch kennen wir Fälle aus der Literatur.

e) Einwirkungen elektrischer Energie

Die Auswirkungen der den Körper durchströmenden elektrischen Energie sind von verschiedenen Faktoren abhängig, so der Stromstärke, Stromart, Einwirkungsdauer, Größe und Lage der Berührungsfläche und vom Stromweg, aber auch von der Art der durchströmten Gewebe und ihrer Leitfähigkeit bzw. ihrem Widerstand. Die Spannung wirkt sich insofern aus, als bei hohen Werten in Geweben mit größerem Widerstand durch die Energieumwandlung extreme Temperaturen erzeugt und damit Verbrennungen hervorgerufen werden können. Beim Wechselstrom ist wesentlich die Frequenz. Frequenzen von 40—60 Hertz sind am gefährlichsten; unser technischer Strom hat meist 50 Hertz. Schließlich spielen noch die Leitfähigkeit der Umgebung (Boden, Wasser) sowie die individuelle Empfindlichkeit eine Rolle. Tiere sind im allgemeinen gegenüber der ungewohnten Einwirkung auch schwacher elektrischer Schläge recht empfindlich. Man macht sich dies praktisch zunutze, indem Weiden mit einem einzigen Draht umzäunt werden können, durch welchen eine Batterie mit Unterbrecher periodische Stromstöße geringer Stärke und Spannung schickt. Die Tiere lernen bald, auch den ungeladenen Draht zu respektieren.

Bei den Folgen der Einwirkung von Elektrizität sind zu unterscheiden a) direkte elektromechanische Wirkung; b) Hitzebildung (Verbrennungen, Hitzekoagulation und c) indirekte Wirkungen (Sturz usw.).

Natürlich sind für Haus- und besonders für Wildtiere die Möglichkeiten, mit technischem oder Hochspannungsstrom in Berührung zu kommen, viel geringer als für den Menschen. Abgesehen von vereinzelten Elektrounfällen, die sich besonders in Ställen und Scheunen bei mangelhaft isolierten Leitungen oder durch das Herabhängen von Hochspannungsleitungen auf Weiden ereignen können, sind es vor allem die elektrischen Betäubungsmethoden zum Zwecke der Schlachtung sowie der Blitzschlag, welche eine praktische Rolle spielen.

Was die pathologisch-anatomischen Veränderungen beim Menschen (JELLINEK, JENNY) anbetrifft, so scheint es sich bei Starkstromwirkung vor allem um Verbrennungen — auch am Gehirn — zu handeln. Dagegen sind für die gelegentlich fatalen Folgen anderer Stromeinwirkungen die pathologischen Befunde noch spärlich, und die Pathogenese ist umstritten. Kreislaufstörungen scheinen eine erhebliche Rolle zu spielen und für den raschen Tod wird eher eine kardiale Ursache (Kammerflimmern) als eine zentrale angenommen. Bei Spätschäden zentraler Art werden primär ebenfalls Blut- und Liquorzirkulationsstörungen (Ödembereitschaft) angeschuldigt. Für die Fälle mit sofortiger Bewußtlosigkeit denkt man an Veränderungen im Gel — Sol-Verhältnis der Hirnkolloide (Thixotropie) wie bei der Commotio (HALLERVORDEN).

Die „*Blitzlähmung*" scheint beim Menschen oft reversibel zu sein (PANSE). Ob dies bei Tieren ähnlich wäre, ist nicht bekannt. Derartige Unfälle ereignen sich am häufigsten auf Weiden, wo zumeist sachgemäße Hilfe nicht rasch genug zur Stelle ist; außerdem werden Tiere, die man in komatösem Zustand antrifft, rasch entblutet, um wenigstens die Verwertung

des Fleisches zu ermöglichen. Über die anatomischen Veränderungen beim Tod durch Blitzschlag scheinen auch beim Menschen keine systematischen Untersuchungen vorzuliegen
(PETERS).

Bei der elektrischen Betäubung der Schlachttiere, die mit besonderen Apparaten vorgenommen wird (Durchströmung des Kopfes wie beim Elektroschock), und welcher sich
natürlich unmittelbar die Entblutung anschließt, haben DOBBERSTEIN-WILMES Diapedesisblutungen festgestellt ähnlich denen bei Starkstromschädigungen des Menschen.

Um reversible Prozesse handelt es sich bei der elektrischen Betäubung der Fische, welche
vor allem zum Laichfischfang in den Flüssen sehr viel angewendet wird (AMMANN).

Über eine Anzahl weiterer physikalischer Einwirkungen auf das ZNS, wie Hitze, Kälte,
Röntgenstrahlen, Ultraschall, starke Luftdruckschwankungen (Unterdruckkammer, Detona-
tionen), atomische Explosionen (HANSEN-COFFIN) liegen zwar experimentelle Untersuchungen
in großer Zahl vor, dagegen hat die angewandte Tiermedizin hier bisher wenig beizutragen.

2. Offene Hirnverletzungen

Offene Verletzung des Gehirns — man spricht von solchen, wenn die Dura
eröffnet ist — gehen immer mit Zerreißungen oder Abschürfungen der Haut
und mit Zertrümmerungen des Schädels in geringerem oder größerem Umfang
einher. Sie sind grundsätzlich als infiziert zu betrachten. Sie kommen beim
Tier, wie gesagt, selten vor, sofern man von der Betäubung mit Kugel- oder
Bolzenschußapparaten bei Schlachttieren und von Kopfschüssen bei Jagdwild
absieht.

Grundsätzlich lassen sich an dem bescheidenen und nicht entfernt die praktische Wichtigkeit wie beim Menschen beanspruchenden Material beim Tier ähnliche Prinzipien erkennen
wie in der Humanpathologie. Schlagverletzungen mit mehr oder weniger spitzen Gegen-
ständen können direkt bis ins Gehirn eindringen. Auch stumpfe Traumen führen hie und
da unter Abschürfung, Laceration oder Zerplatzen der Haut und Zertrümmerung der Schädelknochen zur offenen Hirnwunde; hier besorgen Knochensplitter die Zerreißung der Dura
und Zerstörung von Hirngewebe. Was beim Menschen das Messer und andere richtige oder
Gelegenheitswaffen ähnlicher Art, das können beim Raubtier die Fangzähne oder bei Wiederkäuern die Hörner und Geweihe bewirken. Eindringende Projektile verhalten sich verschieden: Steckschüsse, Durch- und Prellschüsse sind möglich; dagegen werden wegen der
anderen Schädelkonfiguration beim Tier Zirkulärschüsse kaum zu erwarten sein.

Die zur Schlachtung applizierten Schüsse machen ziemlich monotone Läsionen, wobei
diejenigen mit Kugeln durch das Hineinreißen von Knochensplittern meist größere Zerstörungen verursachen als jene mit Bolzen; oft wird dabei auch noch die Schädelbasis zer-
trümmert. Es wird meist (unter Auflegen des Schußapparates auf die Stirne) ein Frontal-
oder Parietallappen getroffen mit Richtung gegen schräg medial und caudal, so daß in
den Stammganglien, im Thalamus oder Mittelhirn grobe Gewebszertrümmerungen entstehen.
Außerdem führen die Schlächter oft noch eine dünne Holz- oder Metallrute durch das
Schußloch ein und bohren damit in Richtung des Foramen occipitale. Dadurch werden vor
allem noch Gefäße zerrissen und die ohnehin massiven Blutungen verstärkt. Bei kleineren
Tieren (z.B. Hund und Katze) kommt es auch bei Verwendung kleinkalibriger Geschosse
durch die allseitige plötzliche Druckausbreitung zu schweren Sprengwirkungen am Schädel.
Endlich wird gelegentlich die Betäubung — besonders wenn es darum geht, das Gehirn zu
schonen — durch den Genickstich vorgenommen, d.h. ein schnelles Einführen des Messers
durch die Membrana atlanto-occipitalis gegen die Oblongata.

Die Feststellung der verschiedenen Veränderungen ist von forensischer Bedeutung für
die Entscheidung, ob ein Tier vor dem Entbluten vorschriftsmäßig betäubt worden ist
(Betäubungszwang und Schächtverbot).

Die Abb. 249 vermittelt einen Eindruck von zwei verschiedenartigen Kopfschußver-
letzungen bei Tieren.

Bei Rehböcken, kaum je bei Geißen, findet man nicht selten umschriebene
oder diffuse eitrige Meningitiden, gelegentlich sogar Einschmelzungshöhlen innerhalb des Gehirns (Abb. 250), mit Spuren eines Traumas auf der Stirne. Es darf
mit SCHNEIDER angenommen werden, daß es sich dabei um perforierende Verletzungen durch die Gabeln (Geweih) handelt, welche sich die Rivalen bei den
Brunstkämpfen beibringen. Es ist dies eine der seltenen Gelegenheiten, Spätschäden perforierender Schädelwunden bei Tieren zu sehen. Die (hämatogen

entstehenden) Hirnabscesse des Rehes betreffen dagegen ohne Unterschied beide Geschlechter.

Im Anschluß an die beiden ersten Abschnitte dieses Kapitels (gedeckte und offene Hirnverletzungen) lassen wir noch einige allgemeine Angaben aus einer Arbeit von UEBERREITER

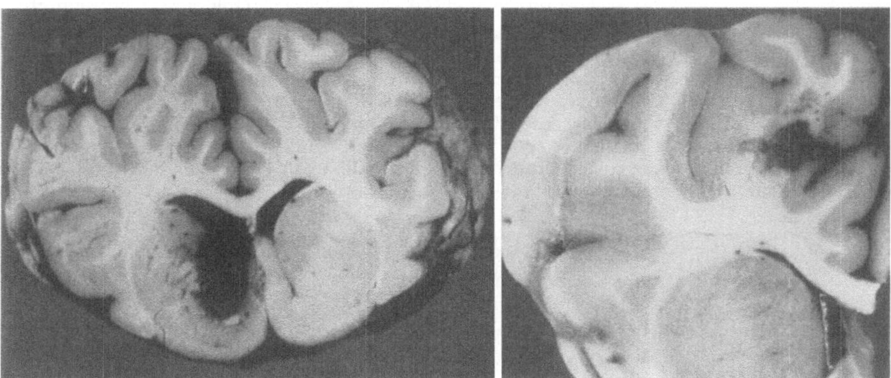

Abb. 249. Links: Kuh. Verletzung durch einen in Schlachthöfen zur Tötung verwendeten Bolzenschußapparat. Rechts: Reh; Durchschuß einer Schrotkugel

(1947) über *Frakturen des Hirnschädels* folgen. An der Wiener chirurgischen Tierklinik wurden unter 715 Frakturen beim Pferd 51 Schädelfrakturen beobachtet, wovon 38 den Gesichtsschädel und 13 den Hirnschädel betrafen. Unter 2311 Frakturen beim Hund aus der gleichen

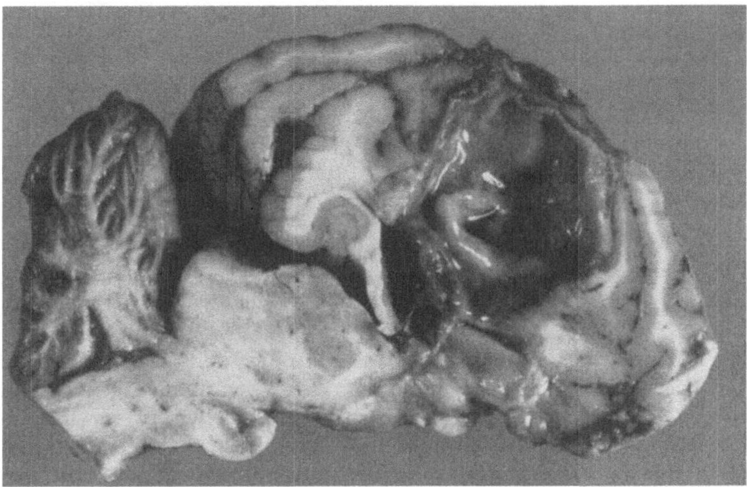

Abb. 250. Rehbock, 1³/₄jährig. Anfang Februar eingefangen; stand apathisch und steif herum; ging nach 8 Tagen ein. Kleine perforierende Verletzung am Schädeldach caudo-median von rechter Gabel, wahrscheinlich im Spätsommer bei Brunstkämpfen zugezogen. Große eitrige Einschmelzungshöhle (Mischinfektion mit Staphylokokken und E. coli) in der rechten Hemisphäre, mit kollateralem Ödem und Verdrängung der linken Hirnhälfte. Gehirn sagittal-paramedian geschnitten; man blickt auf die innere Wand der Höhle in der rechten Hemisphäre

Berichtszeit befanden sich 99 Schädelfrakturen, worunter nur 15 (also 0,65% der Gesamtzahl) am Hirnschädel. Als Ursachen werden Hufschläge, Hornstöße, Anrennen, Stürze, Sichüberschlagen, Zusammenstoß mit Kraftfahrzeugen, Überfahrenwerden, Hieb-, Stich- und Schußverletzungen genannt, und nach dem Charäkter der Fraktur Biegungsbrüche (Einwirkung einer Gewalt an umschriebener Stelle), Berstungsbrüche (Zusammenpressen des Schädels zwischen 2 Flächen) und Keilbrüche unterschieden. Je nach der Heftigkeit und Ansatzstelle der Kraft kommt es zu Dislokationen von Knochenteilen in den Schädelinnenraum, zu offenen Hirnverletzungen, zu Blutungen und kommotionellen Schädigungen, oder es geht überhaupt ohne Beeinträchtigung des Gehirns ab. Bei jungen Tieren wurden durch Kompressionswirkung entstandene Trennungen der Schädelknochen in den Suturen beobachtet. Zur Frage der Prognose betont der Autõr, daß diese oft nicht so desperat ist, wie gemeinhin angenommen wird. Er zitiert eine Reihe von Heilungen bei konservativer oder chirurgischer Therapie aus Literaturberichten. Als prognostisch ungünstig werden Basisfrakturen (Hirnstamm) und solche im Nackenteil des Schädels (Oblongata) betrachtet.

Später hat UEBERREITER über Erfahrungen an 119 Hunden und 18 Pferden mit traumatischen Hirnschädigungen berichtet (1953). Von den 48 mit Hirnerschütterung eingelieferten Hunden wurden 36 geheilt, einer wurde getötet, 7 starben infolge Mitverletzung innerer Organe; bei den restlichen 4 Tieren konnte bei der Sektion weder am Gehirn noch an anderen Organen etwas Pathologisches festgestellt werden. Von den 5 Fällen beim Pferd heilten 3 ab, während die anderen beiden wegen weiterer Verletzungen abgetan werden mußten. Bei den 71 Hunden mit Contusio cerebri bestand 10mal auch eine Schädelfraktur, einmal eine Atlasfraktur und einmal eine Luxatio occipito-atlantoidea. 44 Fälle heilten, 5 wurden

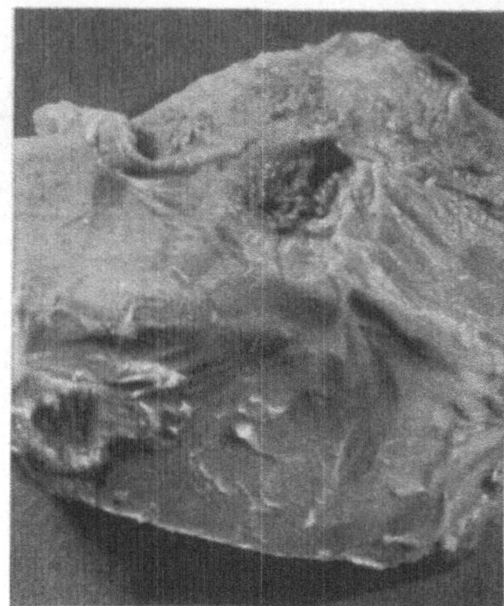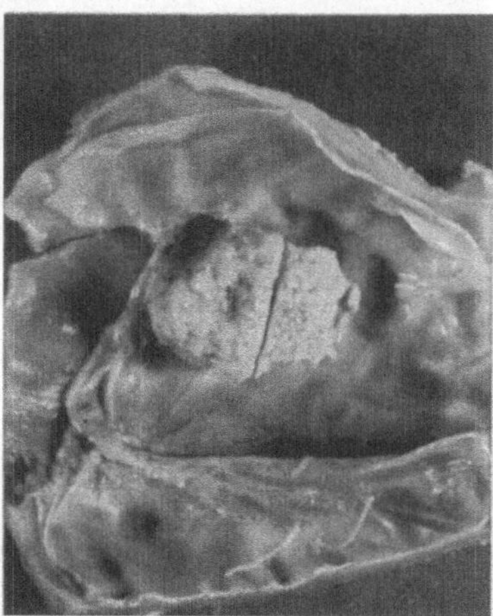

Abb. 251. Pony. Perforierende Verletzung des Schädeldaches durch Nagel. Links: Schädeldach von außen mit Perforationsstelle und Ostitis der Umgebung. Rechts: Innenseite mit entzündlichem Granulationsgewebe, das eine Kompression des Gehirns bewirkte. (Präparat von Prof. LEUTHOLD, Bern)

getötet, 10 starben infolge der Hirnverletzung und 12 an der Mitverletzung anderer Organe. Bei allen 27 sezierten Hunden wurden verschiedengradige Veränderungen von leichten Blutungen bis zur Hirnzertrümmerung makroskopisch festgestellt. Von den 13 Pferden mit Hirnkontusion (2 davon zugleich mit Schädelbasis-, 3 mit Schädeldachfraktur) heilten 7 aus; 6 wurden geschlachtet (Basisfraktur 2, Wirbelfraktur 3, interkurrente Erkrankung 1).

Neben offenen Schädelfrakturen mit mehr oder weniger schweren Hirnverletzungen, wie sie nicht so selten beim Hund vorkommen, und den erwähnten traumatischen Meningitiden beim Rehbock verfügen wir in unserem Material über einen Fall beim Sundatiger (tödlich verlaufene eitrige Meningitis und oberflächliche Rindenverletzungen mit Blutungen in der Temporalregion beidseits, entstanden nach Kopfbiß durch einen Rivalen) sowie über einen weiteren beim Pony (infiziertes Granulom der Schädeldecke mit Hirnkompression nach perforierender Verletzung durch einen Nagel; Abb. 251).

3. Akut-traumatische Schädigungen des Rückenmarks

Es werden nur solche Fälle besprochen, die durch ein von außen einwirkendes Trauma, fast immer unter Zusammenhangstrennungen der Wirbelsäule, zu einer momentan eintretenden Schädigung des Rückenmarks führen. Rückenmarkskompressionen mit Einschluß der Discushernie sind im nächsten Kapitel abzuhandeln.

Rückenmarksschädigungen durch Wirkung äußerer Gewalt sind in der Mehrzahl der Fälle gedeckte, d.h. verlaufen ohne Eröffnung des Duralschlauches, welcher Zerreißungen beträchtlichen Widerstand entgegensetzt. Eine Ausnahme bilden die seltenen Schuß- und Stichverletzungen. Gelegentlich kann es zu einer indirekten traumatischen Schädigung des Rückenmarks kommen, wenn von einer eitrigen Osteomyelitis aus (z.B. bei Katzen und Hunden nach Bißverletzungen des Kreuzbeins) ein Durchbruch in den Epiduralraum erfolgt.

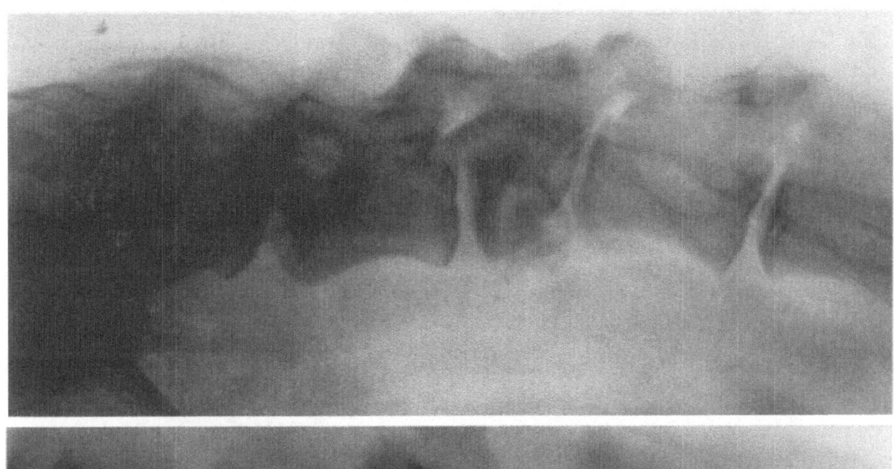

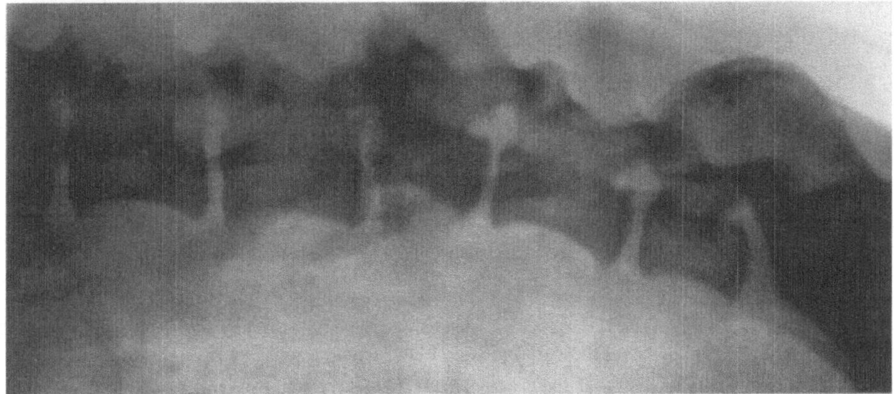

Abb. 252. Oben: Hund (Riesenschnauzer, männlich, 8 Monate). Vor 4 Wochen von Auto überfahren, seither Parese beider Hinterbeine mit abgeschwächten Patellarreflexen und Muskelatrophien, Lähmung des Schweifes und der Sphincteren mit Inkontinenz, Sensibilitätsausfall in der ganzen Gesäßregion, seit einigen Tagen Penisvorfall. Keine Dislokation an Wirbelsäule palpierbar, jedoch Druckschmerz über hinterer Lendenwirbelsäule. Röntgen ergibt Stauchungsfraktur des 6. Lendenwirbels mit Aufknickung des Wirbelkanalbodens nach dorsal. Sektion zeigt Kompression und Quetschung der caudalen Hälfte der Intumescentia lumbosacralis des Rückenmarks über dieser Stelle, bei intakter Dura. Seitliche Aufnahme, Positivkopie; Becken links im Bild. Unten: Hund (französischer Stellhund). Vor 3 Wochen von Bus angefahren; sofort Paraplegie und Sphincterlähmung, dann Muskelatrophien. Decubitus. Patellarreflexe lebhaft(!). Dornfortsatz von L 5 steht höher, dort Druckschmerz und hyperästhetische Zone. Zerreißung des Discus zwischen L 4 und L 5 mit Dislokation des letzteren nach dorsal und nahezu völliger Verlegung des Wirbelkanals. Knochenwucherung im Gebiet der kleinen Wirbelgelenke. Seitliche Aufnahme, Positivkopie; Becken rechts im Bild

Wirbelfrakturen und -luxationen mit starker Dislokation können zwar zu Zerreißungen oder Einrissen der Dura führen, doch bleibt auch hier die Verletzung meist eine gedeckte, indem keine offene Verbindung bis zur Körperoberfläche besteht.

Klinisch bietet die traumatische Rückenmarksschädigung das Bild einer mehr oder weniger vollständigen Querschnittsläsion mit entsprechenden Symptomen, die im nächsten Kapitel näher angegeben werden (Abb. 252).

Je nach Intensität kann man am Rückenmark ähnliche Stufen der Schädigung unterscheiden wie am Gehirn. Das Vorkommen einer Commotio medullae spinalis kann sicher auch beim Tier nicht geleugnet werden, da man Fälle beobachtet, wo nach einem stumpfen Trauma auf die Wirbelsäulenregion, nach

Abklingen der Schockerscheinungen, ein Querschnittssyndrom resultiert, das sich aber binnen kurzem zurückbildet.

Bei einer Katze konnten wir z.B. im Anschluß an ein stumpfes Trauma, gefolgt von Paraplegie, in Abwesenheit von Wirbelsäulen- oder sichtbaren Rückenmarksverletzungen ein deutliches Ödem des betroffenen Rückenmarksabschnittes histologisch feststellen.

Es liegen aber kaum andere pathologisch-anatomische Beobachtungen vor, so daß die Grenzen gegen Rückenmarkskontusionen ohne gröbere Zusammen-

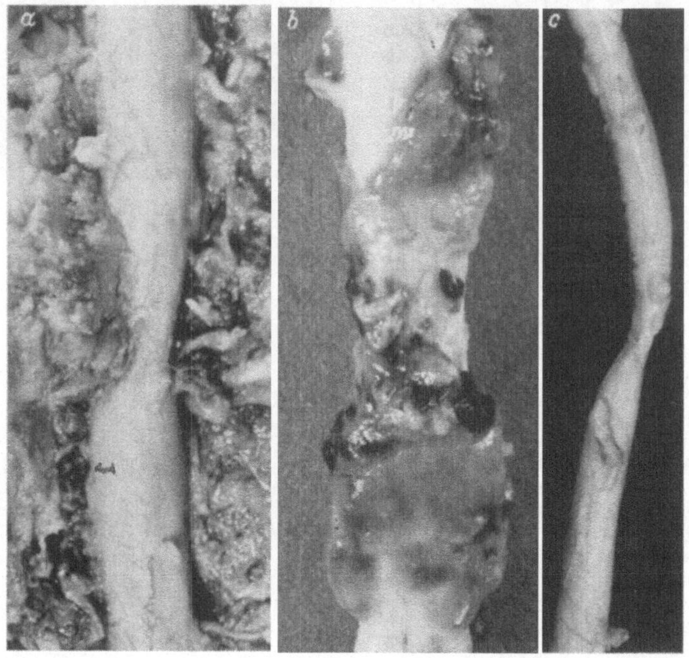

Abb. 253a—c. Drei Hunde mit Rückenmarkskompression durch Wirbelfraktur. a Rückenmark im Wirbelkanal; b Kompressionsstelle mit Blutkoagula und sulzigen Exsudatmassen; c freipräpariertes, von ventral komprimiertes Rückenmark (Sanduhrform), von der Seite

hangstrennungen vorerst nicht festzulegen sind. Es mag allerdings scheinen, daß bei der freien Aufhängung des duraumkleideten Rückenmarks im fettgepolsterten Wirbelkanal eine Quetschung oder Prellung ohne Wirbelverlagerung kaum möglich ist. In den weitaus meisten Fällen traumatischer Rückenmarksschädigung handelt es sich — wenn man von der Discushernie absieht — um Wirbelfrakturen und -luxationen, d.h. um Zusammenhangstrennungen an Wirbelkörpern, Wirbelbögen und Wirbelgelenken (besonders Bandscheiben).

HANSEN und OLSSON haben an einem Material von 122 Fällen von Wirbelsäulentraumen nach Unfällen beim Hund die Häufigkeit von Wirbelkörperfraktur und Discuszerreißung studiert und festgestellt, daß erstere etwa doppelt so häufig wie die zweite und weder vom Alter noch von der Rasse abhängig ist. Bei Hunden unter einem Jahr (vor Schluß der Epiphysenfuge) handelt es sich zumeist um eine traumatische Epiphyseolysis. Die traumatische Discuszerreißung unterscheidet sich nach Auftreten wie nach pathologisch-anatomischen Verhältnissen vom Discusprolaps der chondrodystrophoiden Hunderassen (s. nächstes Kapitel). Diese Studie zweier Tierärzte scheint uns nicht nur fachlich vorbildlich, sondern auch durch die darin dokumentierte Einstellung, die mit folgendem Satz gekennzeichnet wird (in Übersetzung): „Die Achtung vor dem lebenden Wesen ließ es nicht zu, derartige Untersuchungen experimentell durchzuführen."

Bei der Schädigung des Rückenmarks durch Wirbelverschiebung sind nicht allein der Grad der Kompression maßgebend, sondern auch die in ihrer näheren und weiteren Umgebung sich einstellenden Veränderungen: Zirkulationsstörungen, Ödem, Blutungen, resorptive und reparative Vorgänge und eventuelle sekundäre auf- und absteigende Degenerationen (vgl. nächstes Kapitel) (Abb. 253).

Aus hier bereits erwähnten Gründen werden Tiere mit Rückenmarkskompression und entsprechenden klinischen Zustandsbildern nur selten lange am Leben erhalten; wohl nie über Zeitspannen wie der Mensch. Infolgedessen wissen wir beim Tier weder über Restitutionsaussichten noch über anatomische Spätstadien Wesentliches. Vereinzelte Beobachtungen bei Discusprolapsen (Kap. XI) zeigen, daß eine weitgehende funktionelle Wiederherstellung selbst bei schweren

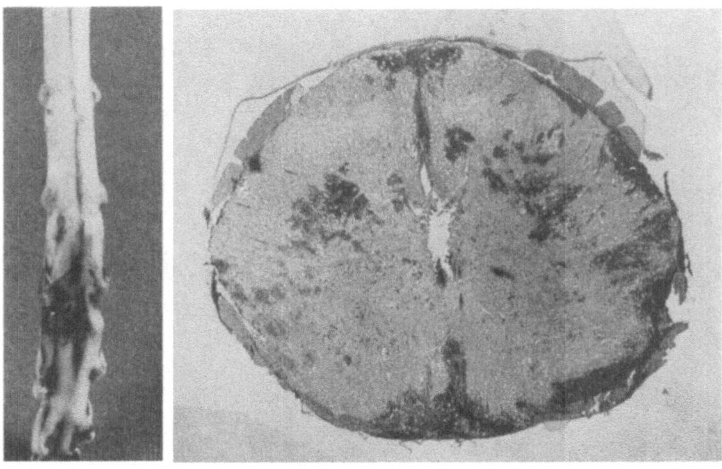

Abb. 254. Kaninchen. Sog. Spontanfraktur eines unteren Lendenwirbels. Links: Ventralseite des Lendenmarks, Blutung. Rechts: Querschnitt durch das ödematöse und erweichte Rückenmark mit meningealen und Parenchymblutungen. HE, Lupenvergr.

Rückenmarksschädigungen umschriebener Art möglich ist. Bei den Wirbelfrakturen und Luxationen besteht aber — neben den Mühen der Pflege — die Hauptschwierigkeit in der Konsolidierung der Wirbelsäulenläsion, welche beim unverständigen Tier durch konservative Maßnahmen nie zu erreichen ist; erfolgversprechende chirurgische Methoden müßten erst entwickelt werden.

Wirbelfrakturen und Luxationen sind am häufigsten bei kleinen Haustieren, die sich im Straßenverkehr bewegen, also Hund und Katze; in zweiter Linie bei Pferden und selten bei Rind und anderen Haustieren. Auch bei Wildtieren können sie vorkommen. Die Ursachen sind ähnliche wie beim Menschen: Überfahrenwerden, Anrennen, Stürze, Schlag durch herabfallende schwere Gegenstände usw.

Beim Kaninchen beobachtet man nicht so selten sog. Spontanfrakturen der hintersten Lendenwirbel oder Luxationen im Lenden-Kreuzgelenk, mit Blutung und Kompression im hintersten Rückenmarkabschnitt. Als Folge stellt sich eine schlaffe Paraplegie mit Sphincterlähmung ein. SCHERER glaubt, daß es sich dabei um Karenzerscheinungen (Mineralstoffmängel) handle (Abb. 254).

Eine besondere Art traumatischer Rückenmarksschädigung haben wir bisher dreimal bei Ebern beobachtet, denen zur Vornahme der Kastration eine Epiduralanaesthesie (d.h. epidural beabsichtigte) appliziert worden war. Alle 3 Tiere blieben nach Abklingen der Anaesthesie paraplegisch. Es zeigte sich, daß die Injektionsstelle statt kunstgerecht lumbosacral, einen oder zwei Wirbel weiter kranial lag, dort wo das Rückenmark den Wirbelkanal noch ziemlich ausfüllt.

Das Anaestheticum (Cocainpräparat) wurde ins Rückenmark placiert, wo es sich offenbar vorwiegend in der lockeren grauen Substanz nach vorn und hinten ausbreitete und zu einer ausgedehnten Gewebsnekrose mit Höhlenbildung Anlaß gab (Abb. 255).

Beim Menschen werden nicht so selten als Spätfolgen von Traumen an Gliedmaßen und ihren Gelenken Störungen beobachtet, welche früher als psychogener oder hysterischer Natur (CHARCOT) aufgefaßt wurden, denen man aber seit den Untersuchungen BABINSKIS und seiner Mitarbeiter eine „reflektorische" Genese mit abnormen Impulsen über das Niveau nicht nur des Rückenmarks, sondern auch des Mittel- und Zwischenhirns zuschreibt (troubles

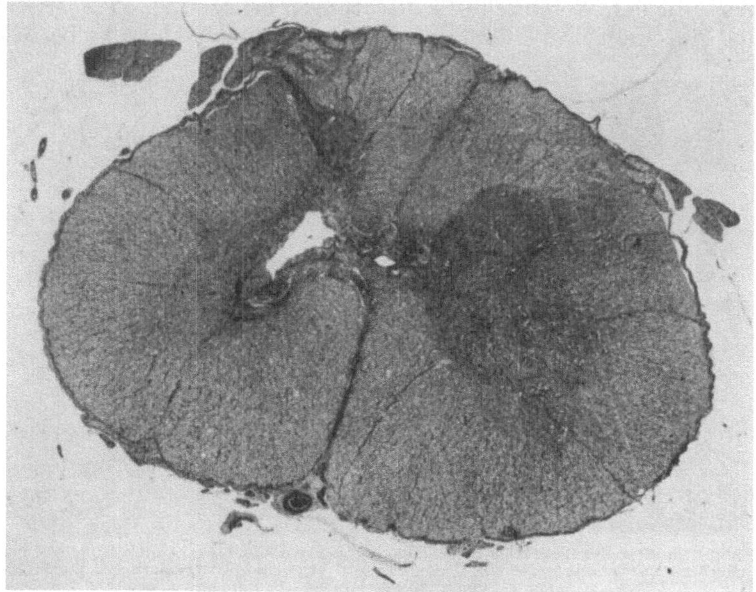

Abb. 255. Schwein. Rückenmarksschädigung durch falsch plazierte Lumbalanaesthesie. Frontalschnitt durch die Lendenschwellung, v. Gieson. Im Zentrum der grauen Substanz einer Seite Zerfallshöhle, umgeben von Erweichungszone. Starke Schrumpfung des Graus mit fast völligem Verschwinden der Ganglienzellen; dadurch merkliche Hemiatrophie des Rückenmarks in diesem Abschnitt

physiopathiques d'ordre réflexe). Klinisch zeichnen sie sich nach DE MORSIER aus durch Lähmungen, Kontrakturen, Muskelatrophien, Adynamie, Akinesie, Zittern, vasomotorische und thermische Störungen, Cyanose, Ödeme, Steigerung der mechanischen und Verlangsamung der elektrischen Reizbarkeit der Muskeln, Steigerung der Sehnenreflexe, Schmerzen, Sensibilitätsstörungen, segmentäre Kalkverluste der Knochen (SUDECKsche Atrophie), Sehnenverkürzungen und trophische Störungen. Die alte und die neue Auffassung charakterisieren genügend die Vielfalt der möglichen Ursachen solcher Störungen; anatomische Befunde liegen kaum vor. Beim Tier wurde auf derartige Syndrome bisher nicht genügend geachtet. Genaue Beobachtungen wären aber sehr erwünscht und könnten zur Objektivierung beitragen, da beim Tier Faktoren wegfallen, welche beim Menschen sicher mitbestimmend sind (Rentenneurose).

XI. Pathologie der Wirbelsäule
und raumfordernde Prozesse im Wirbelkanal

Rückenmarksschädigungen durch von außen an die Wirbelsäule herangelangende Traumen sind im vorhergehenden Kapitel besprochen worden. Auch in anderen Kapiteln finden sich Beiträge zur Pathologie des Rückenmarks, so daß nur noch verbleibt, was anderswo nicht untergebracht werden konnte. Es

sind erwähnt in Kapitel I: die dysraphischen Störungen (Spina bifida, Meningo-
cele spinalis) und die Verdoppelungen, die Syringomyelie und Hydromyelie;
II. degenerative Prozesse auf der Grundlage von Stoffwechselstörungen und
Avitaminosen; III: die Myelitiden und spinalen Meningitiden verschiedenster
Ätiologie; IV: Rückenmarksveränderungen bei Kleinhirnatrophien; V: die
Neuritis caudae equinae; VI: die spinale Muskelatrophie bei Hunden; VIII:
Gefäßveränderungen im Bereich des Rückenmarks.

1. Die Spondylitiden

Spondylitische Veränderungen verschiedenster Ätiologie sind bei Tieren nicht selten,
wirken sich aber, solange sie nicht zu Rückenmarks- oder ausgedehnteren Wurzel- und

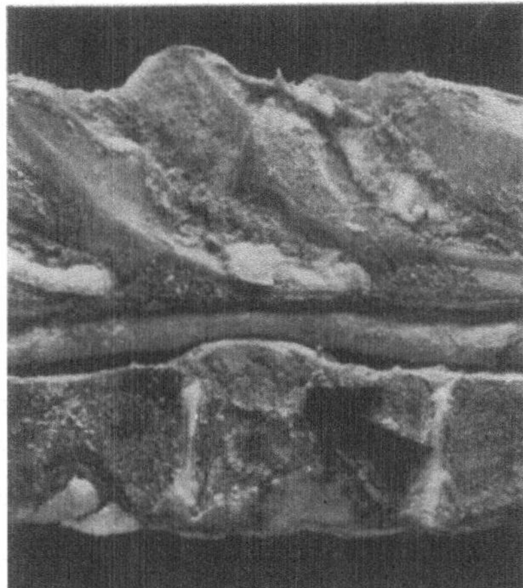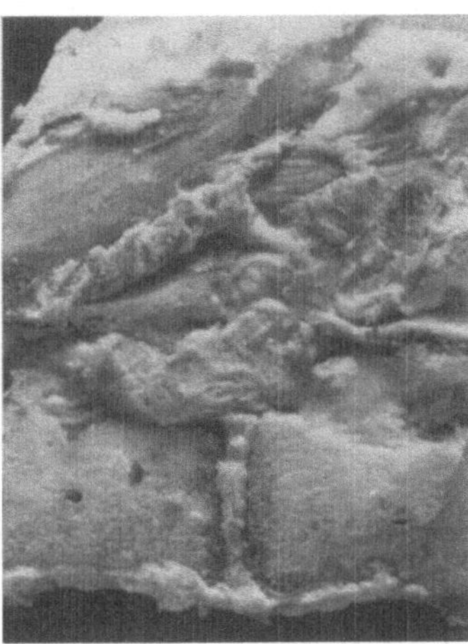

Abb. 256. Zwei Bilder von Spondylitis tuberculosa beim Rind. Links: beginnende Rückenmarkskompression
durch Granulationsgewebe im dorsalen Teil eines Wirbelkörpers und einer Bandscheibe. Rechts: vollständige
Verlegung des Wirbelkanals (Rückenmark entfernt) durch die tuberkulöse Wucherung und Zusammensintern
des Wirbelbogens

Spinalnervenschädigungen führen oder durch beträchtliche Ausdehnung eine Beeinträchtigung der statisch-mechanischen Wirbelsäulenfunktionen bedingen, nicht im gleichen Maße
klinisch aus wie beim Menschen. Dafür ist einmal die ganz andere — horizontale — Lage
der Wirbelsäule mitverantwortlich, indem diese nicht Tragsäule, sondern Tragbrücke des
Körpers ist und Schädigungen einzelner Wirbel durch die überbrückenden Spanneinrich-
tungen des Muskel- und Bandapparates besser kompensiert werden können. Außerdem
werden viele subjektive Beschwerden, welche beim Menschen oft Frühsymptome der Erkrankung darstellen, oder die in manchen Fällen das Bild beherrschen (Ermüdbarkeit,
Schmerzen, Sensibilitätsstörungen), beim Tier viel weniger beachtet oder nicht richtig inter-
pretiert. Wir sind daher klinisch weitgehend auf relativ ,,grobe'' Fälle angewiesen, d.h.
praktisch auf solche, bei denen es zu motorischen Störungen infolge Schädigungen am nervösen Gewebe kommt.

a) Die Spondylitis tuberculosa

Sie kommt vor allem beim Rind, weniger häufig beim Schwein und sehr selten
beim Pferd und anderen Tierarten zur Beobachtung. Zumeist handelt es sich
um eine echte Spondylitis, d.h. Erkrankung von Körper oder Bogen des Wirbels
selbst (Osteomyelitis tuberculosa), seltener um periostale, spezifische Wucherungen. Die Tendenz zu Neubildungen am erkrankten Knochen ist bedeutend, wogegen die Einschmelzungsprozesse gering bleiben, so daß ein Zusammensintern
der Wirbel wie bei der POTTschen *Krankheit* des Menschen kaum beobachtet
werden kann. Über die menschliche ,,Wirbelsäulentuberkulose und ihre Differentialdiagnose'' siehe bei BROCHER.

Die klinischen Symptome werden meist erst spät deutlich, sei es, daß die Auftreibung der betroffenen Wirbelteile so stark wird, um eine Rückenmarkskompression zu bewirken, oder sei es, daß das Granulationsgewebe den periostalen Überzug durchbricht und in den Wirbelkanal eindringt. Die Dura leistet dem Prozeß sehr lange Widerstand; selbst bei hochgradiger Einengung des Wirbelkanals pflegt sie — abgesehen von einer entzündlichen Reaktion — nicht mit einbezogen zu werden. Weiter fortgeschrittene Stadien zu beobachten, haben wir nicht Gelegenheit, da die Tiere bei eintretenden Lähmungserscheinungen mit Tendenz zur Progression geschlachtet werden, selbst wenn nur eine Verdachtsdiagnose möglich ist. Die thorakalen und lumbalen Wirbel scheinen etwas häufiger befallen als die Halswirbel.

Nicht selten werden bei der Schlachtung von Rindern und Schweinen tuberkulöse Spondylitiden festgestellt, welche intra vitam unerkannt blieben, da sie keine Rückenmarkskompression verursachten. Über die Häufigkeit dieser Erkrankung geben daher am ehesten Schlachthofstatistiken Auskunft; das übliche Längsspalten der Wirbelsäule bei den großen Schlachttieren ermöglicht dabei einen guten Überblick (Abb. 256).

b) Weitere Spondylitisformen

Neben den tuberkulösen kommen gelegentlich — auch wieder am häufigsten bei Rind und Schwein — andere bakteriell bedingte Spondylitiden zur Beobachtung. Sie sind verursacht durch metastatisch-hämatogene Keimeinwanderungen. In erster Linie wird B. pyogenes angetroffen, beim Schwein nicht so selten die bruzellöse Infektion. Es handelt sich dabei um vereiternde Granulome mit einem spezifischen Wandaufbau aus Bindegewebszellen, Lymphoiden, Epitheloidzellen und Riesenzellen. Solche Abscesse stellen in der Mehrzahl der Fälle Überraschungsbefunde bei der Schlachtung dar. Auch aktinomykotische Spondylitiden kommen, obzwar sehr selten, vor. Wir selbst verfügen über eine einzige derartige Beobachtung: Bei einer Kuh mit Einschränkung der Beweglichkeit des Halses und steifer Kopfhaltung fand sich Aktinomykose des letzten Cervicalwirbels, jedoch ohne Beeinträchtigung des Rückenmarks. Gelegentlich kann es auch von einem Eiterungsprozeß in der Nähe der Wirbelsäule aus zu einem Einbruch in den Wirbelkanal und eventuell zu umschriebener eitriger Einschmelzung des Rückenmarks kommen; wir sahen dies einmal als Komplikation eines großen dorsalen, retropleuralen Abscesses und Lungenabscesses bei einem Lamm.

Beim Rind (Race parthenaise) hat Priouzeau als sog. Mal vertébral abscedierende Spondylitiden beschrieben, welche ziemlich häufig vorkommen sollen. Er möchte in der Pathogenese dem Trauma die primäre Rolle zuschreiben und glaubt, daß sich die Infektion mit verschiedenen Erregern (Tuberkulose, Staphylokokken, B. pyogenes) erst sekundär im geschädigten Wirbel einstelle. Solange nicht genauere Untersuchungen vorliegen, bleibt diese Frage offen.

Die Echinokokken der Wirbel sind nach Cohrs meist solitär und steril. Sie können absterben und neigen zu Verkäsung und Verkalkung. Sie sind vereinzelt bei Pferd und Rind beobachtet worden (Goldmann-Sögel).

McGaughey beobachtete auf Ceylon 2 Hunde mit aktinomykoseartigen Granulomen in Thorakalwirbeln und Rückenmarkskompression. Die Hunde waren mit Spirocerca lupi infiziert (Oesophagitis).

Aktinomykotische Spondylitis bei Rindern soll in Colorado häufig sein (Jensen-Mackey).

2. Die Discushernie (Discusprolaps)

Im Jahre 1896 beschrieb Dexler eine „Kompressionsmyelitis" des Hundes, als deren Ursache er Vorwölbungen der unteren thorakalen und oberen lumbalen

Zwischenwirbelscheiben gegen den Wirbelkanal zu erkannte. Er glaubte, daß es sich um degenerative, spontan auftretende Vorgänge an Knorpel und Knochen der „Wirbelkörpergelenke" handle, mit nachfolgenden hyperplastischen Wucherungsprozessen an den Bandscheiben und der dadurch mechanisch gereizten Dura, woran sich eine lokale Querschnittsmyelitis anschließe. Er nannte den Prozeß *Enchondrosis intervertebralis*. DEXLER hat damit, bevor man in der Humanmedizin auf die Bedeutung der Bandscheibenveränderungen aufmerksam wurde, ein Krankheitsbild erkannt und teilweise richtig gedeutet, welches vergleichend von großem Interesse ist. Spätere Untersuchungen (JOEST, WIEDEMANN, TILLMANNS: zitiert bei FANKHAUSER; RISER, OLSSON, HANSEN, TÖNDURY, HOERLEIN) haben dazu beigetragen, den Discusprolaps beim Hunde klinisch, pathogenetisch und pathologisch-anatomisch als wohlumgrenztes Krankheitsbild herauszuarbeiten. Eigenartigerweise blieb es dagegen im britischen Schrifttum bis vor kurzem darüber still; noch 1949 wurde der Discusprolaps beim Hund als „anatomisch unmöglich" bezeichnet (BODDIE).

Klinische Betrachtung. Je nach dem Grade der Schädigung und dem Sitz des Prolapses (oder multipler Prolapse) ist das klinische Bild verschieden. Bei geringgradigen Protrusionen, die wohl nicht zu richtigen Rückenmarkskompressionen führen, dagegen eine entzündliche Lokalreaktion, Zirkulationsstörungen und Ödem verursachen, beherrschen die Schmerzerscheinungen das Bild. Die Tiere sind bewegungsscheu, liegen herum oder stehen mit gestrecktem Kopf und aufgekrümmtem Rücken, vermeiden das Treppensteigen und jegliche Hindernisse, springen nicht und wollen sich weder berühren noch hochheben lassen. Die Muskulatur des Rückens, besonders in der Lendengegend. ist gespannt und schmerzhaft, die Hautempfindlichkeit für Berührungs- und Schmerzreize gesteigert. Der Gang ist trippelnd, vorsichtig. Sitzt der Prolaps cervical, so fallen vor allem die steife Haltung von Kopf und Hals, das Vermeiden des Kopfdrehens und die Weigerung, Futter vom Boden aufzunehmen, in die Augen.

Diese Symptome können wieder abklingen, oder es kann sich, mehr oder weniger plötzlich, eine Lähmung des Hinterkörpers (beim Sitz der Hernien an den unteren thorakalen und den oberen lumbalen Bandscheiben) einstellen. Diese letztere tritt aber oft gleichzeitig mit oder ohne Schmerzphänomene auf. Die Art und der Grad der Lähmung sind wechselnd, und es lassen sich nach unseren Erfahrungen keine zuverlässigen Schlüsse in bezug auf Umfang und genauere Lokalisation des Prolapses daraus ziehen. Oft werden anfänglich die Hinterbeine schlaff nachgezogen; mit der Zeit stellen sich Muskelatrophie und -verkürzung ein, und die Gliedmaßen werden rigide; die Tiere tragen sie dann oft straff nach vorn unter den Leib gestreckt. Wir bezweifeln aber, daß damit ein gleicher Zustand erreicht ist wie bei der spastischen Paraplegie des sonstwie rückenmarksgeschädigten Menschen. Die Patellarreflexe sind häufig gesteigert und die reflexogene Zone stark erweitert; später sind sie oft wegen der Rigidität der Gliedmaßen schwer zu prüfen. Die Schmerzempfindung am Hinterkörper ist mehr oder weniger vollständig erloschen, gelegentlich besteht kranialwärts, aber etwas caudal von der Kompressionsstelle, eine hyperästhetische Zone. Eine exakte Höhenlokalisation ist aber mittels der Sensibilitätsuntersuchung keinesfalls möglich. Bei starken Reizen, z.B. Klemmen mit einer Zange, läßt sich oft an den gelähmten Gliedmaßen Bewegungsfähigkeit nachweisen, indem sowohl ipsi- wie kontralaterale Flexionen ausgeführt werden, ohne daß dabei das Tier Anzeichen einer cerebralen Perzeption (Zurückschauen, Beißen usw.) zeigt. Dies ist wie der erhaltene Patellarreflex ein Zeichen dafür, daß die Schädigung oberhalb des 3. Lumbalsegments liegt. Oft besteht Harninkontinenz, eigenartigerweise, da bei dem üblichen Sitz der Prolapse die entsprechenden Rückenmarkssegmente kaum je betroffen sind; wir haben jedenfalls selbst nie eine Hernie unterhalb L 3—4 gesehen. McGRATH gibt 13 derartige Fälle an gegenüber 51 mit Sitz von L 3—4 an kranialwärts, doch ist nicht ersichtlich, ob er dabei die Veränderungen bei nicht chondrodystrophoiden Rassen mitzählt, was wir für wahrscheinlich halten (s. später). Die Beweglichkeit des Schweifes kann erhalten oder aufgehoben sein. Im ganzen scheint uns, daß die Beziehungen zwischen Läsion und Symptomen weit plastischer sind, als es nach schematischen neurophysiologischen Vorstellungen zu erwarten wäre.

Die cervicalen Hernien, welche oft multipel sind, machen entsprechend ihrem höheren Sitz am Rückenmark andere Symptome; sie scheinen etwas weniger häufig als die thorakolumbalen zu Lähmungen Anlaß zu geben. OLSSON-HANSEN zählten bei 39 Hunden 63 cervicale Hernien, wovon die meisten an den Bandscheiben C 2—3, C 5—6 und C 6—7 ihren Sitz hatten, während sie an C 3—4—5 und besonders C 7—D 1 selten waren.

Auffallend an der Discushernie des Hundes ist die Rassengebundenheit. In Europa sieht man sie am häufigsten bei Dackeln und Dachshundbastarden, in den USA offenbar mehr bei Cockerspaniels (SCHNELLE, McGRATH). In unserem Material figurieren Dackel, Dackelbastarde, Spaniels, Pekinesen und je ein Scotchterrier- und ein Niederlaufhund-Bastard. Früher suchte man die Häufigkeit der Discushernie bei diesen Rassen durch rein mechanische Momente zu erklären. Man nahm an, daß bei den kurzbeinigen Tieren mit relativ langem Rücken die Belastungsverhältnisse ungünstig seien, und zwar insbesondere am Übergang zwischen Brust- und Lendenwirbelsäule, wo sich gleichsam der Drehpunkt der Wirbelsäulenbiegungen befinde. Da diese mechanischen Faktoren allein — wenn ihre Mitwirkung auch keineswegs abgestritten werden soll — die Konzentration auf einige Hunderassen nicht zu erklären vermag (Windhunde, Reit- und Tragpferde z.B. beanspruchen sicher diesen Wirbelsäulenabschnitt ebenso stark), haben wir schon 1948 die Vermutung geäußert, daß eine chondrodystrophoide (chondrodysplastische) Veranlagung dieser Rassen im Sinne einer Systemschwäche prädisponierend wirken könne. Die betreffenden Rassen zeigen ja tatsächlich gewisse Bauanomalien wie Kurz- und Krummbeinigkeit, die in diesem Sinne gedeutet werden können. Die Alterungs- und Rückbildungsprozesse, welche in den Bandscheiben bei allen Rassen schon sehr früh einsetzen (von OLSSON röntgenologisch, von TÖNDURY histologisch untersucht), müssen bei den Dackeln und ähnlich gebauten Rassen besonders stark sein. Dieser Gedanke wurde auch von HANSEN aufgenommen und vertreten. Systematische Untersuchungen an unterschiedlichen Rassentypen über den Bau der Bandscheiben, das Größenverhältnis zwischen ihnen und den Wirbeln sowie über die Entwicklungs- und Rückbildungsvorgänge müßten wertvolle Aufschlüsse auch für die menschliche Wirbelsäulenpathologie ergeben.

Die Rolle des Traumas in der Entstehung des Discusprolapses ist nicht ganz geklärt. Untersuchungen von HANSEN-OLSSON zeigten, daß gröbere, die Wirbelsäule treffende Traumen weit häufiger zu Wirbelkörperfrakturen als zu Discuszerreißungen führen; die letzteren unterscheiden sich überdies anatomisch eindeutig von der Discushernie. Dies trifft für alle Rassen, eingeschlossen die „chondrodystrophoiden", zu. Wenn überhaupt, so scheint uns das Trauma in seiner leichteren Form, vielleicht auch als wiederholte Einwirkung, eine *auslösende* Rolle spielen zu können; es bestünde dann eine Parallele zu den Verhältnissen beim Menschen. In den Anamnesen unserer Fälle finden sich öfters Angaben, daß die Störungen aufgetreten seien nach einem Sprung von einem Stuhl, nach dem Herumtollen beim Spaziergang oder während der Jagd. Ein Dackel war sofort gelähmt, als man ihn einen Meter tief herunterfallen ließ; er erholte sich im Verlauf von ungefähr 3 Monaten und erlitt nach knapp einem Jahr ein Rezidiv, als er einem anderen Hund nachrannte. Oft aber findet sich auch bei eingehendem Nachfragen kein Anhaltspunkt für ein Trauma.

Die Prognose ist schwer zu beurteilen, da die wenigsten Tiere lange genug am Leben gelassen werden. Sie ist aber nicht a priori schlecht. Manche Hunde, welche mit der nötigen Sorgfalt und Geduld gepflegt werden, heilen nach Wochen oder Monaten aus, und zwar auch solche mit Lähmungen. Wesentlich an der Behandlung scheint uns die Verhinderung von Decubitus, Muskelatrophien und Gelenksversteifungen zu sein, während alle anderen therapeutischen Maßnahmen fraglichen Wert besitzen. Ausschlaggebend für die klinische Heilungsmöglichkeit dürfte die Stabilisierung des vorgefallenen Discus und das Abklingen der konsekutiven vasalen und entzündlichen Lokalreaktion sein. Daß auch beim Menschen nicht die mechanische Kompressionswirkung allein maßgebend ist, wurde unter anderen von PETTE betont. Wir verfügen über Beobachtungen bei Hunden, die selbst nach schweren, später anatomisch verifizierten Rückenmarkskompressionen (vgl. Abb. 257) ihre Gehfähigkeit wiedererlangt hatten. Solche Feststellungen, mit welchen auch OLSSON einiggeht, zwingen dazu, die Dauerresultate der operativen Behandlung abzuwarten, bevor ein abschließendes

Urteil über diese Methode gefällt werden kann. Dies bedeutet keinerlei Einschränkung am Wert des Beitrags, welchen OLSSON, Stockholm (mit Bearbeitung der pathologischen Anatomie durch HANSEN), zum Problem der Discushernie beim Hund geliefert hat.

OLSSON hat die Röntgenkontrastdarstellung des spinalen Subduralraumes und damit die topische Diagnostik ausgearbeitet. Er benützte Thorotrast, während Nachuntersuchungen (HOERLEIN, DOUGLAS) gezeigt haben, daß modernere Kontrastmittel wie Pantopak, ebenso gute Resultate mit geringeren Nebenwirkungen (Leptomeningitis) ergeben. Nach mündlicher Mitteilung wird OLSSON über Kontrastmittelschädigungen am Hunderückenmark nach 4—5jähriger Beobachtungszeit berichten. Zur röntgenologischen Diagnose der Wirbelsäulen-

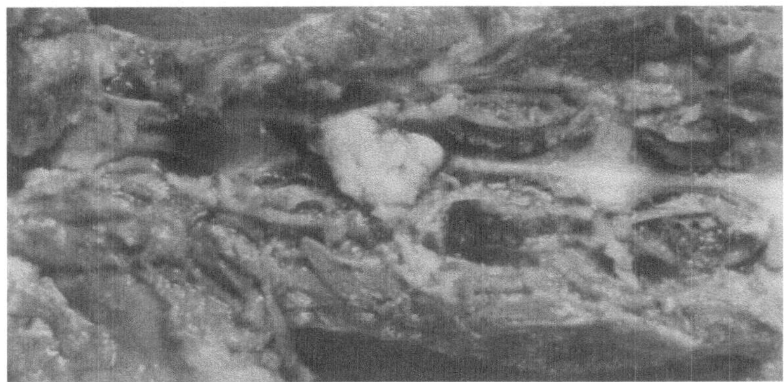
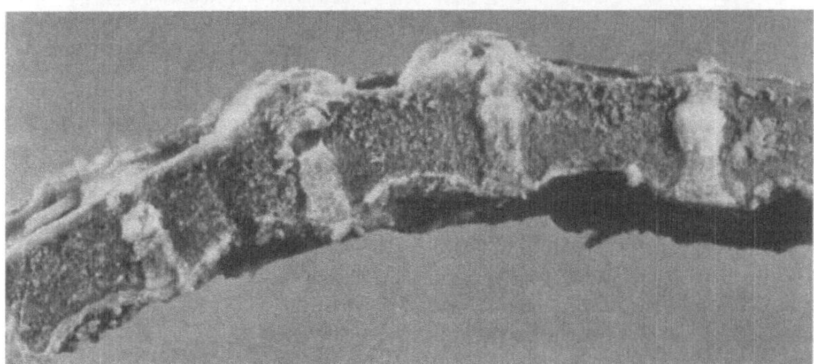

Abb. 257. Zwei Fälle von Discushernien beim Dackel. Oben: Aufsicht auf den eröffneten Wirbelkanal; höckeriger, breiter Prolaps zwischen 1. und 2. Lendenwirbel. Unten: Längsschnitt durch die obere Lendenwirbelsäule nach Abtragen der Wirbelbogen; Discushernien zwischen L 1/2 und L 3/4, welche das Rückenmark hochgradig komprimiert hatten. Trotzdem erlangte der Hund seine Gehfähigkeit wieder

veränderungen bei menschlicher Ischias siehe bei BROCHER 1940. OLSSON hat die von LINDBLOM für den Menschen vorgeschlagene Technik der *Discusfenestrierung* auf den Hund übertragen mit dem Ziel, den bereits geschädigten und prolabierten Discus zur Vernarbung und Stabilisierung zu bringen und damit dem betroffenen Rückenmarksabschnitt raschere Erholung zu ermöglichen. Dabei wird durch seitliches Durchstechen des Anulus fibrosus das Bandscheibeninnere eröffnet und nachher ausgekratzt. Die Laminektomie — beim Hund technisch schwieriger als beim Menschen — wird dadurch vermieden. (Wir konnten uns selbst davon überzeugen, daß die Kleinheit der Patienten und die Enge der anatomischen Verhältnisse die Laminektomie zu einer recht heiklen Angelegenheit machen. Dadurch, daß das Rückenmark den Wirbelkanal nahezu ausfüllt, ist seine Verletzung fast unvermeidlich, wenn der Prolaps angegangen werden soll.) Die bisherigen Resultate der Fenestrierung scheinen ermutigend zu sein; für alle Einzelheiten der Operationstechnik verweisen wir auf die grundlegende Arbeit von OLSSON (1951).

Pathologische Anatomie. Am häufigsten finden sich die Prolapse auf den zwei hintersten thorakalen und den drei vordersten lumbalen Bandscheiben, während sie weiter caudal- und kranialwärts selten sind, mit Ausnahme der Halswirbelsäule. Vom letzten Hals- bis zum 7. Brustwirbel verhindert wohl das quer über die dorsale Discuskontur ziehende Ligamentum conjugale costarum die Prolapse (HANSEN). (Der Hund hat 7 Hals-, 13 Brust- und 7 Lendenwirbel.) Gelegentlich handelt es sich lediglich um mediane (unter dem Ligamentum longitudinale dorsale ohne dessen Zerreißung gelegene) oder laterale, glänzende, glatte, gespannt-elastische Vorwölbungen der dorsalen Discuskontur, die um so flacher werden, je mehr der Rücken aufgebogen wird. Solches haben wir mehrfach beobachtet bei Dackeln, die in der Schmerzphase ohne Paresen getötet worden sind; es handelt sich hier offenbar um das Vorstadium der eigentlichen Discusruptur, um die Herniation im engeren Sinn. Die Katzenbuckelhaltung dieser Tiere als Ausweichreaktion wird dadurch erklärt. Dieser Vorgang dürfte vermutlich reversibel sein, was Spontanheilungen ermöglicht. In den meisten zur

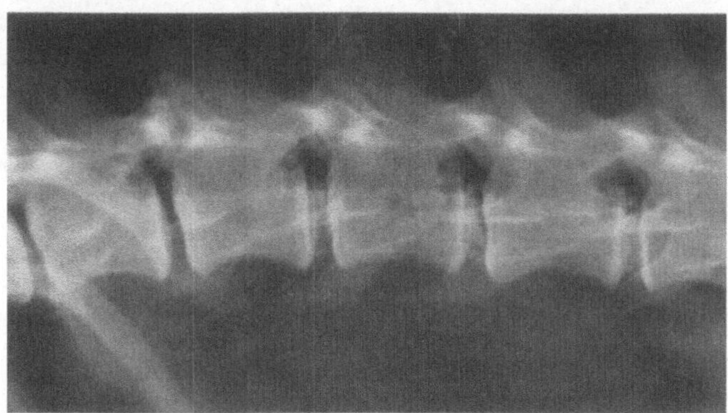

Abb. 258. Dackel, Discushernie. Röntgenbild der kranialen Lendenwirbelsäule mit Kalkschatten in den Bandscheibenzentren zwischen den Lendenwirbeln 2—5. Die Hernie befand sich aber am Discus zwischen 1. und 2. Lendenwirbel (2. Bandscheibe von links), war also auf dem Röntgenbild lediglich durch eine leichte Verschmälerung der Zwischenwirbelspalte angedeutet

Obduktion kommenden Fällen hingegen tritt das Pulposusmaterial aus dem Discusinnern durch breite oder spaltförmige Risse in dorsalen Lamellen des Anulus fibrosus, im Periost und hinteren Längsband, in den Epiduralraum aus. Es liegt dann dort als mehr oder weniger weit über die beiden benachbarten Wirbelkörper ausgebreitete weißlich-gelbe, krümelig-trockene, nicht sehr derbe, oft blumenkohlartig-höckerige Masse. Ist der Prolaps stärker gewölbt und konsistenter, so kommt es zu sanduhrförmigen Einschnürungen am dorsalwärts verdrängten Rückenmark, breitet er sich weiter und flacher aus, so ist die Kompression zwar geringer, die nie fehlende Verklebung und reaktive Pachymeningitis aber ausgedehnter. Bei längerer Dauer kann die Dura mit dem Prolaps verwachsen sein. In wechselndem Umfang werden auch Gefäße geschädigt und dadurch mehr oder weniger ausgedehnte Blutungen verursacht.

Es muß hier eingefügt werden, daß der Ascensus medullae beim Hund — wie überhaupt beim Haustier — sehr geringfügig ist. Der Conus terminalis liegt auf der Höhe des letzten Lendenwirbels. Der Epiduralraum ist verhältnismäßig schmal, das Rückenmark hat wenig Spielraum um auszuweichen. Durch die Prolapse kommt es also nicht wie beim Menschen zu einer Wurzelreizung oder -kompression, sondern zu einer direkten Schädigung des Rückenmarks. Dies bedingt natürlich auch die grundsätzlichen Unterschiede des klinischen Bildes.

Durch die mechanische Kompression sowie die zirkulatorischen und entzündlichen Reaktionen kommt es zu mehr oder weniger ausgedehnten Querschnittsschädigungen des betroffenen Rückenmarksabschnittes. Das Rückenmark ist hier rötlichgelb verfärbt, hyperämisch, oft erweicht, bei längerer Dauer wabig und mit Höhlen durchsetzt, der Umfang seines Querschnittes verringert, die Zeichnung von weißer und grauer Substanz verwischt und verschoben (Abb. 260). Nach Töndury kann es auch zum Einreißen (oder entzündlichen Durchbrechen ?) der Dura und zur subduralen Ausbreitung von Pulposusmaterial kommen. Wir haben mehrmals Zerreißungen oder Arrosionen der Arteria spinalis ventralis mit ausgedehnten Blutungen im Subduralraum gesehen, mit entsprechender Ausweitung des Symptomenbildes. Zwei dieser Tiere kamen rasch ad exitum, die Sektion zeigte, daß die Blutung sich bis an die Hirnbasis hinauf erstreckte.

Die Prolapse können solitär oder multipel sein; gelegentlich kann man nach ihrem Aussehen vermuten, daß sie ungleichen Alters sind. Oft zeigen auch die benachbarten Bandscheiben beträchtliche degenerative Veränderungen. Es sind also zumeist mehrere „disponiert" zum Prolaps.

Die histologischen Veränderungen an den Bandscheiben sind vor allem durch HANSEN und, an unserem Material, durch TÖNDURY studiert worden. Wir geben hier auszugsweise die Darstellung von TÖNDURY (welcher uns auch in entgegenkommender Weise sein Bildmaterial zur Verfügung stellte), ergänzt durch Befunde von HANSEN, welche dieser an einem sehr großen Material erhoben hat (Abb. 259).

An der normalen Bandscheibe des Dackels besteht der Faserring aus konzentrischen Lamellen parallel laufender Fasern, die sich in flachen Schraubenwindungen von einem Wirbelkörper zum anderen ziehen. In benachbarten Lamellen laufen die Fasern gegensinnig. Die äußeren Lamellen sind derb und scharf begrenzt, faserreich und zellarm, die inneren zunehmend lockerer und

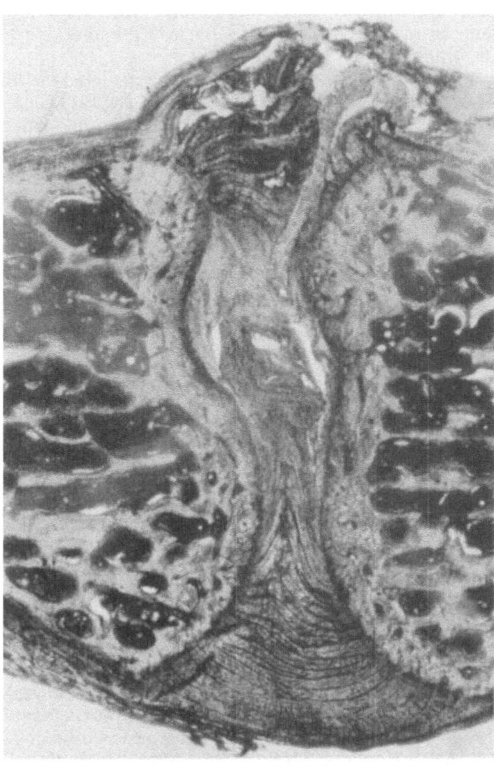

Abb. 259. Dackel. Discushernie. Sagittalschnitt durch die verschmälerte Bandscheibe L 3/4. Einriß in den dorsalen Lamellen und im hinteren Längsband, Periost abgehoben. Das ausgetretene Gallertmaterial noch in organischer Verbindung mit den innersten Lamellen. Innerste ventrale Lamellen in Gallerthöhle hineingezogen. Lupenvergr. (Aus TÖNDURY 1953)

breiter, dazu mit ihrer ganzen Fläche ineinander verzahnt. Die ventralen Anteile des Ringes sind viel kräftiger als die dorsalen. Durch Einstrahlen in Knorpel und Knochenränder der Wirbelkörper schaffen die Fasern eine unverschiebliche Verbindung. Der weiche, gelatinöse, wasserreiche Nucleus pulposus ist rundlich, liegt exzentrisch gegen die dorsale Seite hin und buchtet beidseits die Abschlußplatten der Wirbelkörper etwas ein. Er ist ebenfalls von wenigen Fasern durchsetzt. Die Bandscheiben sind gefäßlos, die Ernährung erfolgt also nur durch Diffusion von den Rändern her.

Es mag hier betont werden, daß WENGER (1915) in seiner gründlichen Arbeit über die Wirbelsäule des Pferdes fast alle diese Bauprinzipien der Bandscheiben bereits dargelegt hat.

Beim Dackel wird das Pulposusgewebe bereits im Verlaufe des ersten Lebensjahres wasserärmer; es wird homogen, zuerst an der Peripherie, dann auch im Innern, in zunehmendem Maße tritt Knorpelgewebe auf. Regressive Umwandlungen mit Kalkeinlagerung folgen bald. Diese Elastizitätsverluste bedingenden Veränderungen finden sich auf allen Höhen der Wirbelsäule. Später kommt es zu regressiven Prozessen am Faserring, zuerst an den inneren Lamellen, mit Fibrolyse und körnigem Zerfall. Unter der normalen mechanischen Beanspruchung kann es zu Einrissen besonders in den schwächeren dorsalen Lamellen und zu einem Einquellen von Pulposusmaterial zwischen diese kommen. HANSEN spricht von intradiscoidalen Protrusionen. Das prolabierte Material kann die äußersten Lamellen, das Periost und das dorsale Längsband vorwölben, aber noch umschlossen bleiben (Hernie; vgl. oben) oder aber unter Durchbrechung dieser Schranken in den Epiduralraum einquellen (Prolaps), was entsprechende klinische Erscheinungen (Lähmung) hervorruft. Der Austritt des Materials erfolgt durch spalt- oder trichterförmige Läsionen des Faserringes, wobei die Lamellen neben der Zerreißung meist schwere regressive Veränderungen zeigen. HANSEN fand alle Zwischenstufen von leichten Herniationen des Nucleus pulposus zwischen die inneren Lamellen bis zum totalen Prolaps. Die entleerten Bandscheiben pflegen zusammenzufallen, was auf dem Röntgenbild als Verschmälerung des Zwischenwirbelraumes erkennbar sein kann, jedoch meist nicht mit genügender Sicherheit, um die lokalisatorische Diagnose zu ermöglichen.

HANSEN untersuchte die Wirbelsäulen von 561 Hunden der verschiedensten Rassen und Altersstufen. Darunter fand er in 43 Fällen Discushernien, nämlich bei 39 Tieren der chondrodystrophoiden Rassen, bei 3 Spaniels und einer Dachsbracke. Die meisten lagen in der

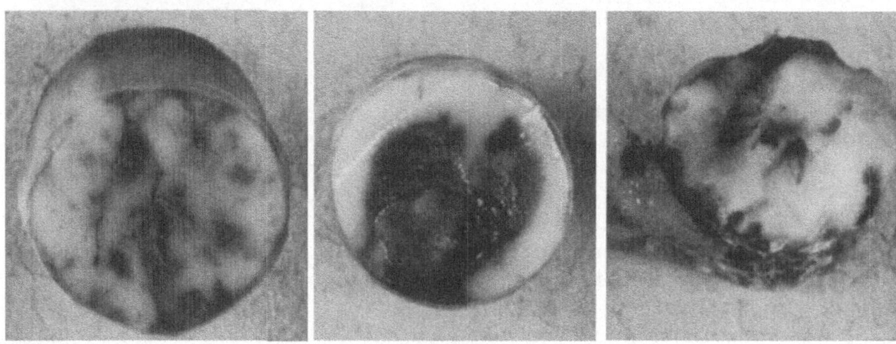

Abb. 260. Dackel. Rückenmarkskompression bei Discushernie. Drei Querschnitte von Kompressionsstellen mit Blutungen und Erweichungen

thorakolumbalen Gegend mit deutlicher Bevorzugung der Bandscheibe zwischen letztem Brust- und erstem Lendenwirbel. Cervicale Prolapse waren vergleichsweise selten. Zwischen letztem Hals- und 7. Brustwirbel wurde nie ein Prolaps, trotz intradiscoidalen Protrusionen, beobachtet (Lig. conjugale costarum). Histologische Untersuchungen der Bandscheiben zeigten, daß bei den meisten Tieren der befallenen Rassen schon früh und in weitem Umfange (wenn auch mehr lumbal und thorakal als cervical) eine chondroide Umwandlung mit nachfolgender Verkalkung der Nuclei pulposi einsetzt. Dies ist bei den nichtchondrodystrophoiden Rassen viel seltener und erst wesentlich später der Fall; außerdem hat bei ihnen die Involution des Gallertkerns mehr fibroiden Charakter. Durch Messungen hat HANSEN endlich gezeigt, daß der Anteil der Bandscheiben an der Gesamtlänge der Wirbelsäule beim Hund 17,44% beträgt (beim Menschen nach BRADFORD-SPURLING 25%, zit.), bei Pferd und Katze aber, bei denen man Discushernien nicht beobachtet, bloß 11,13 bzw. 11,81%. Am Rückenmark fand HANSEN Ödem, Blutungen, Erweichung, Infiltration mit Polynucleären, Abbau durch Körnchenzellen und Bindegewebszubildung von der Pia und den Gefäßen her, Befunde, die sich mit den unsrigen decken. — MAREK (zit. in JOESTs Handbuch) will die der Discushernie entsprechenden Veränderungen zweimal beim Schwein beobachtet haben.

Es spielen also, um noch einmal das Wesentlichste zusammenzufassen, verschiedene Faktoren bei der Entstehung der Bandscheibenprolapse beim Hund eine Rolle: der verhältnismäßig bedeutende Anteil, welchen die Discen bei dieser Species an der Gesamtlänge der Wirbelsäule ausmachen; die früh beginnende, allgemeine und teilweise hochgradige regressive Veränderung der Bandscheiben bei gewissen Rassen, welche man nach ihrem Habitus als chondrodystrophoid bezeichnen kann (Dackel, Pekinesen, Cockerspaniels); die mechanische Beanspruchung gewisser Wirbelsäulenabschnitte, besonders am Übergang von Brust- zu Lendenwirbelsäule; die geringere Stärke des dorsalen Sektors des Anulus fibrosus. Dagegen scheint das grobe Trauma allein kaum Bedeutung zu besitzen.

Die lumbalen und cervicalen *Bandscheibenhernien beim Menschen* haben nach der klinischen, röntgenologischen, pathologisch-anatomischen und therapeutischen Seite hin zahlreiche Bearbeitungen gefunden: Wir erwähnen als Beispiele diejenige von PETIT-DUTAILLIS-DE SÈZE sowie von KRAYENBÜHL-ZANDER.

Wie beim Hunde ist auch *beim Menschen* die Rolle des Traumas noch Gegenstand von Kontroversen. Wiederholte geringfügige (z.B. gewisse Berufs-) Traumen scheinen wesentlicher zu sein als schwere. Oft dürften sie lediglich auslösender Faktor sein. Am häufigsten sind die Bandscheiben in der stark beweglichen unteren Lendenregion beteiligt, besonders diejenigen zwischen L 4—5. Deshalb und weil beim Menschen ein bedeutender Ascensus medullae besteht, kommt es nicht zur Rückenmarkskompression (ausnahmsweise nur werden solche Fälle beobachtet bei cervicalem und medianem Sitz größerer Hernien), sondern zu Wurzelschädigungen und damit in einem großen Teil der Fälle zum Krankheitsbild der sog. Ischias. Die Protrusionen, ob median, paramedian oder lateral, respektieren beim Menschen zumeist die Membranen, die sie vom Epiduralraum trennen; es handelt sich also um Hernien, vergleichbar den leichteren, intradiscoidal bleibenden beim Hund, nicht aber um jene Prolapse, die beim Hund Rückenmarkskompressionen und Lähmungen verursachen. Beim Mensch besteht also die Möglichkeit der Reposition und Stabilisierung durch konservative Therapie. Dagegen glauben wir nicht wie TÖNDURY, daß die Remissionen bei bereits gelähmten Hunden durch den gleichen Vorgang bedingt sind. Wir vermuten vielmehr, daß nach dem Abklingen der anfänglichen Begleiterscheinungen des Prolapses (Stauung, entzündliches Ödem), also der „Kompressionsmyelitis" die restlichen erhaltenen Verbindungen über die Kompressionsstelle hinweg genügen, um das funktionelle Zusammenspiel zwischen proximalem und distalem Rückenmarksabschnitt wiederherzustellen, um so mehr, als diese letzteren offenbar anatomisch durchaus intakt bleiben. Wir waren jedenfalls nie in der Lage, auf- oder absteigende Degenerationen nachzuweisen.

Einen neuen und unerwarteten, weil den bisherigen Auffassungen widersprechenden Aspekt bringt eine experimentelle Arbeit von SCOTT-CLEMENTE (1955), sofern sich ihre Ergebnisse bestätigen sollten. Katzen, denen das Rückenmark vollständig durchtrennt wurde, wurden teils als Kontrollen unbehandelt gelassen, teils wurde ihnen intravenös Piromen (komplexes bakterielles Polysaccharid) verabreicht. Ober- und unterhalb der Durchtrennungsstelle wurden elektrophysiologische Potentialableitungen vorgenommen. Nach der Tötung der Tiere wurden die Stümpfe histologisch kontrolliert. Bei beiden Gruppen wurde die Fähigkeit zur Regeneration von Fasern im Seitenstrang nachgewiesen. Bei den Kontrolltieren hinderte aber eine gliöse Abkapselung das Auswachsen der Fasern. Piromen dagegen soll eine solche Abkapselung verhindern und das Nachwachsen von Fasern durch die Narbe in den gegenüberliegenden Stumpf des Rückenmarks erlauben. In diesem Zusammenhang sei auch an die alten Experimente von OSAWA erinnert, der bei alternierenden Hemisektionen des Rückenmarks an Hunden eine Wiederherstellung der Motorik beobachtete.

Dies alles sind gewichtige Hinweise, daß bei der Rückenmarksfunktion und damit sicher auch im anatomischen Aufbau dieses Organs bei den Tieren mit anderen Voraussetzungen gerechnet werden muß als beim Menschen.

Die Vermutung, daß beim Hund chondrodystrophoide Anlagen mitverantwortlich seien, wurde schon angezweifelt mit der Begründung, daß die Discushernie ebenso häufig sei beim Menschen, dem man derartige Eigenschaften nicht wohl zuschreiben dürfe. Dafür spielen hier andere Faktoren eine Rolle wie die vertikale Stellung der Wirbelsäule, der Bau der Wirbel und ihrer Gelenke, die unnatürlichen Belastungen (Beruf) u. a. Im übrigen haben die Untersuchungen TÖNDURYs und seiner Mitarbeiter gezeigt, daß sich an den Bandscheiben des Menschen analoge Involutionsvorgänge abspielen wie beim Dackel, und zwar auch mit weitgehender zeitlicher Entsprechung, wenn man ein Lebensjahr des Hundes ungefähr sieben menschlichen gleichsetzt. Der Anulus fibrosus des 4jährigen Kindes weist bereits keine Gefäße mehr auf, und mit dieser lediglich auf Diffusion beruhenden Ernährung setzen auch schon die ersten Entartungsvorgänge und Elastizitätsverluste ein.

3. Die Spondylosis deformans

Die grundlegenden Arbeiten über die pathologische Anatomie der deformierenden Spondylose (und damit teilweise auch der Discushernien) beim Menschen wurden von SCHMORL und seiner Schule durchgeführt. Es konnte dabei festgestellt werden, daß über ein Drittel aller Fälle Einbrüche von Pulposusgewebe in die Spongiosa der anliegenden Wirbelkörper (SCHMORLsche Knötchen) aufwiesen, daß als Beginn der deformierenden Spondylosis das weiche Bandscheibeninnere gegen ventral verschoben und dadurch eine Vorwölbung der vorderen Bandscheibenkontur erzeugt wird, und endlich, daß auch Bandscheibenvorwölbungen in den Wirbelkanal hinein vorkommen.

Nach AUFDERMAUR entstehen die Randwülste der vorderen Wirbelkörpergrenzen, welche für die Spondylosis typisch sind, durch Abheben des Periosts an den seitlichen Kanten des vorderen (ventralen) Längsbandes und durch eine entsprechende, reaktive Knochenneubildung. Sie beginnt seitlich und setzt sich nach vorne zu in die besonders beanspruchten Teile des äußeren Faserringes fort. Das verdickte Faserknorpelgewebe, in welches hinein

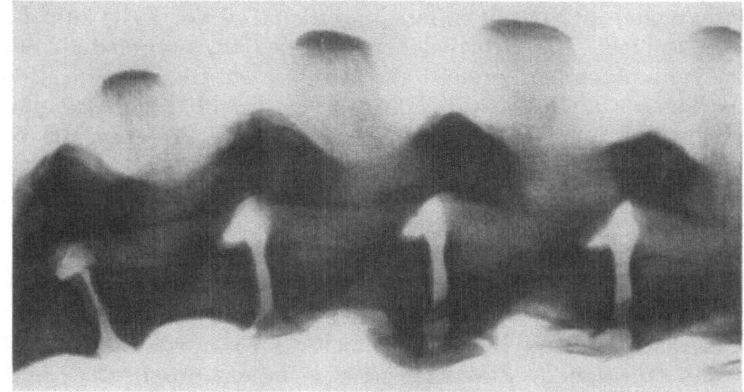

Abb. 261. Hund, Schäfer, 9jährig. Spondylose. Röntgenbild des Wirbelsäulenpräparates, Lumbalabschnitt

allmählich der kompakte Knochen des Randwulstes wächst, scheint nicht lediglich aus prolabiertem Bandscheibenmaterial zu bestehen, sondern aktiv gewuchert zu sein. Zuletzt überbrücken die Randwülste, von beiden Seiten her miteinander verschmelzend, bogen- oder henkelförmig den Zwischenwirbelraum; an anderen Wirbeln kann die Vereinigung ausbleiben. Bei vollständiger Überbrückung kann auch das ventrale Längsband mit in den Verknöcherungsprozeß einbezogen werden. Später setzt ein oberflächlicher Abbau, der den Randwulst glatt werden läßt, und ein innerer Abbau ein, so daß Knochen ungefähr von der Dichte des Wirbelkörpers restiert. An den Zwischenwirbelgelenken konnte AUFDERMAUR nur sehr selten Veränderungen finden, im Gegensatz zu LIECHTI, welcher röntgenologisch zumeist gleichzeitig eine Arthrosis der kleinen Wirbelgelenke beobachtete. Im Gefolge der Spondylosis deformans stellt sich meistens, und zwar am häufigsten im Bereich der unteren Brustwirbelsäule, eine Kyphose ein. AUFDERMAUR hält deshalb dafür, daß die Spondylosis deformans dem Formenkreis der SCHEUERMANNschen Adoleszentenkyphose zugehöre. Wachstumsfaktoren bereits in einem frühen Alter scheinen eine Rolle zu spielen, weshalb die Spondylose nicht einfach als Alterskrankheit bezeichnet werden kann, auch wenn sie mit zunehmendem Alter vermehrt zur Manifestation kommt. Sie sei deshalb nicht identisch mit der Alterskyphose (SCHMORL und JUNGHANNS), die infolge Erschlaffung des Bandapparates und Abnutzung der Bandscheiben zur Verkrümmung und Versteifung der Wirbelsäule führt. Als differentialdiagnostisch wichtige Gesichtspunkte gegenüber der chronischen, rheumatischen Wirbelsäulenentzündung (Spondylitis ankylopoëtica Bechterew) führt AUFDERMAUR an: die seitliche Lage der Osteophyten und ihr Ausgehen vom Wirbelkörperrand bei der Sp. ankylopoetica, ihre mehr ventrale Lage und ihr Ausgehen von Stellen unter- oder oberhalb des Wirbelkörperrandes bei der Sp. deformans; Verschonung des vorderen Längsbandes und Ankylosierung der Zwischenwirbelgelenke bei der BECHTEREWschen Krankheit, meist in beiden Teilen umgekehrtes Verhalten bei der deformierenden Spondylose.

Wir haben die Kennzeichen der Spondylosis deformans des Menschen etwas ausführlicher wiedergegeben, weil sie uns als Grundlage für die Betrachtung des beim Tier Vorkommenden dienen.

Grundsätzlich sind die Verhältnisse beim Tier weitgehend übereinstimmend und die Unterschiede fast nur durch die andere Lage der Wirbelsäule bedingt. Wenn nach ihrer Häufigkeit die Krankheit besonders bei den Nutztieren eine geringe Rolle spielt, so ist dies auf die andere Altersschichtung dieser Tierpopulationen zurückzuführen sowie auf den Umstand, daß die Prozesse unerkannt bleiben, solange sie nicht grobe klinische Störungen verursachen.

Das Leiden kommt bei verschiedenen Tierarten (Pferd, Schaf, Katze) zur Beobachtung, am häufigsten aber beim *Hund*. Über die klinische und pathologische Seite der Frage haben neben anderen SCHICK, IPOLYI, FANKHAUSER und HANSEN gearbeitet; die röntgenologischen Aspekte beschäftigten besonders POMMER und SCHICK (Abb. 261). Die Veränderungen beim Hund sind denen beim Menschen grundsätzlich gleich. Auch beim Hund kommt es zu ventralen Vorwölbungen der Discuskontur mit anschließender fibröser Verdickung, Abhebung des Periosts und des — im Vergleich zum menschlichen — sehr schwachen ventralen Längsbandes; anschließend setzt die Bildung knöcherner Osteophyten von den Abschlußplattenrändern her ein, und durch ihre Verschmelzung kommt es zu Versteifungen der Wirbel gegeneinander (Abb. 262). Mehr oder weniger ausgedehnte Partien der Hals-, Brust- und Lendenwirbelsäule können betroffen sein. Am

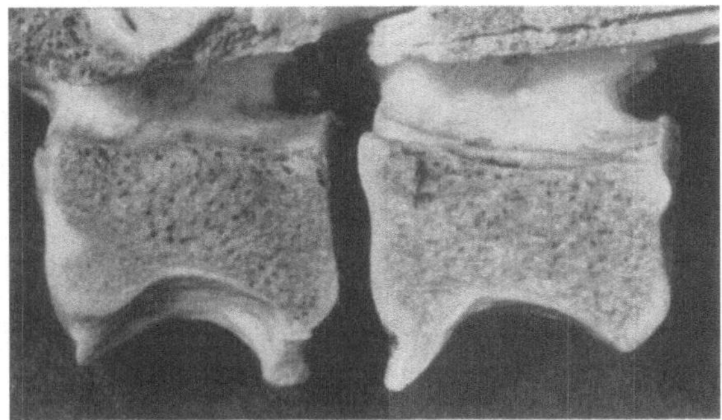
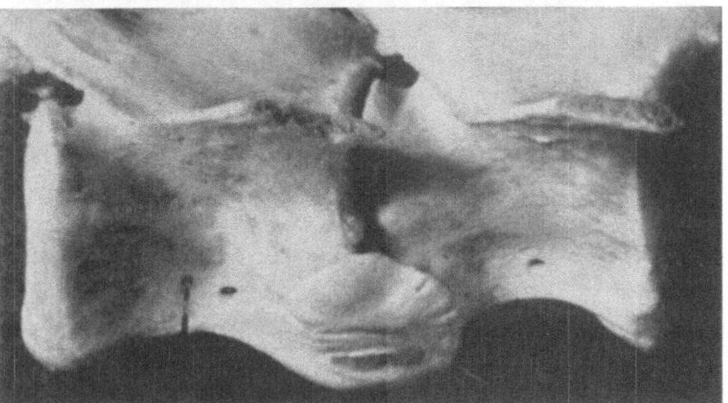

Abb. 262. Zwei macerierte Wirbelpräparate von Deutschen Schäferhunden mit Spondylosis deformans. Oben: median durchsägte Lendenwirbel mit schnabelförmigen ventralen Randzacken. Unten: zwei Lendenwirbel von der Lateralseite mit großem, überlappendem Schnabel am linksseitigen unteren Wirbelkörperrand

weitesten schreitet der Prozeß zumeist an der Lendenwirbelsäule fort, welche auf ganze Strecken versteift sein kann; wesentlich seltener sind schwere Symptome verursachende Spondylosen des Halsabschnittes, und am wenigsten scheinen die Brustwirbel betroffen, besonders im mittleren Abschnitt. Eine Seitenbevorzugung wie beim Menschen (Rechts- oder Linkshändigkeit!) haben wir weder selbst je beobachtet noch in der Literatur erwähnt gefunden.

Vorwölbungen der Bandscheiben gegen den Wirbelkanal, median oder paramedian gelegen, aber stets die obersten Faserringschichten, das Periost und hintere Längsband respektierend, sind häufig. Sie entsprechen den Discusprotrusionen des Typus II von HANSEN (Abb. 263) und stellen glatte, derbe, sehnig-glänzende, kleine Knötchen oder mediane, längsgerichtete Kämme dar, die das Rückenmark vermutlich nur bei ungewöhnlich starker Ausbildung in Mitleidenschaft zu ziehen vermöchten. (Typus I = eigentliche Discushernie.)

Histologisch scheint der Prozeß mit degenerativen Veränderungen an den Bandscheiben und den knorpeligen Abschlußplatten der Wirbelkörper zu beginnen. Im Gebiet der ventralen Wirbelränder und in den entsprechenden Zonen des Anulus fibrosus kommt es zur Bildung

von Knochengewebe in den faserigen Massen und zuletzt zu knöcherner Überbrückung des
Zwischenwirbelraumes an der Ventralseite. Gelegentlich liegen Arthrosen der kleinen Wirbelgelenke vor. Wenn auch mit POMMER beim Befallensein der kleinen Wirbelgelenke von
Spondylarthritis ankylopoëtica gesprochen werden kann, so ist damit nicht eine Gleichsetzung zur BECHTEREWschen Krankheit des Menschen gemeint. Es scheint sich dabei
mehr um ein Übergreifen des spondylotischen Prozesses auf das Gebiet der dorsalen Gelenke
und der Bogen zu handeln. *Ein ,,Bechterew" ist bisher beim Tier nicht bekanntgeworden.*

Die Spondylosis deformans kommt bei allen Hunderassen vor, besonders den
größeren Gebrauchshunden wie Deutschen Schäfern, ist dagegen gerade bei den

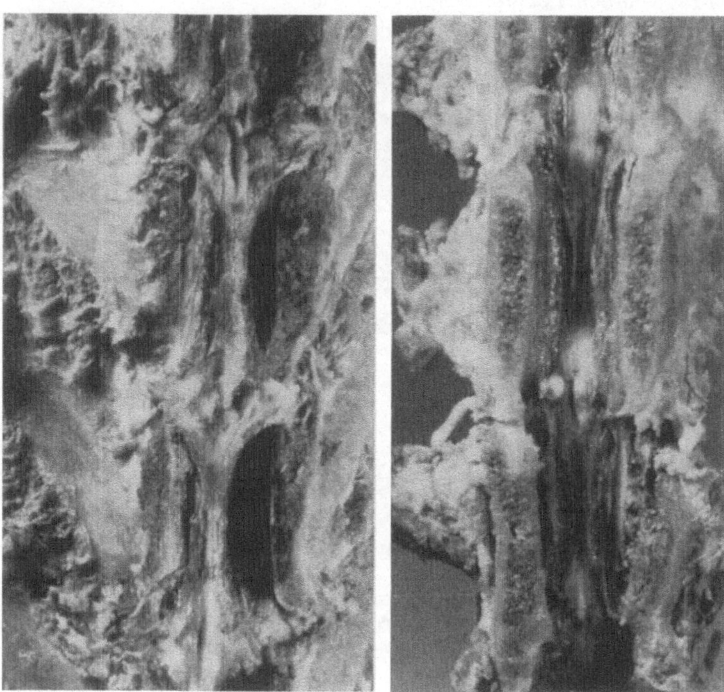

Abb. 263. Zwei Beispiele der Veränderungen an der dorsalen Bandscheibenkontur und dem Lig. longitudinale
dorsale bei der Spondylosis deformans des alten Hundes. Bildung derber Höcker und Kämme. Links: Deutscher
Schäfer, männlich, 10jährig. Rechts: Deutsche Schäferhündin, 9jährig. Aufsicht auf den Boden des Wirbelkanals im mittleren Lendenabschnitt

chondrodystrophoiden (dem Discusprolaps unterworfenen) auffällig selten. Es
besteht auch ein deutlicher Altersunterschied insofern, als die Discushernien
vom 4. Lebensjahr weg oder sogar früher sich ereignen, die Spondylosis aber
selten vor dem 7. Jahr klinisch in Erscheinung tritt. Röntgenologisch konnte
SCHICK Randzackenbildung vom 6. Jahr ab feststellen. Dies spricht beim Hunde
zugunsten einer Alters- und Belastungserscheinung.

Die klinischen Symptome sind abhängig vom Ausmaß des Prozesses und stets am
schwersten bei generalisiertem Auftreten. Sie äußern sich vorwiegend in Schmerzerscheinungen, Bewegungsscheu, Steifigkeit, später Paresen mit Muskelatrophien, Abschwächung
bis Erlöschen der Patellarreflexe, Herabsetzung der Hautempfindlichkeit, Sphincterstörungen,
Schürf- und Decubitalwunden, gelegentlich Mißempfindungen mit Automutilation. Der Verlauf ist progredient und therapeutisch kaum zu beeinflussen.

Die anatomischen Grundlagen der klinischen Symptome sind noch nicht
genügend abgeklärt. Sicher spielt die Versteifung der Wirbelsäule durch die
Knochenzacken und -brücken nicht die alleinige Rolle. Reaktiv-entzündliche
und degenerative Prozesse an den Nervenwurzeln und ihren Hüllen kommen

jedenfalls vor, in gleicher Weise wie bei den Ossifikationen der Dura. Die oft anzutreffenden kleinsten Gliaherdchen in Hinter- und Seitenstrangfeld sowie in der grauen Substanz des Rückenmarks könnten ebenfalls Anzeichen für den Ausfall zentripetaler Faserbündel sein. Ob auch eine Einengung der Zwischenwirbellöcher vorkommt (DUUS; s. unten), müßte genauer untersucht werden.

Als Beispiel der Spondylosis bei einer anderen Tierart geben wir die Abb. 264, wo die Versteifung der Lendenwirbelsäule besonders auffällig ist. Bei diesem Maultier (Tragtier) dürfte die chronische Beanspruchung die auslösende Rolle gespielt haben. Man könnte also füglich von einer ,,Berufskrankheit" reden.

Beim Hund ist die Spondylosis des Halsabschnittes nicht allzu selten. Es kommt dabei kaum zu Paresen, sondern die Tiere zeigen vor allem Bewegungsscheu, steife, gestreckte Kopfhaltung, Widerstreben, ihr Futter vom Boden aufzunehmen, heftige Schmerzäußerungen bei passiven Bewegungen von Kopf und Hals.

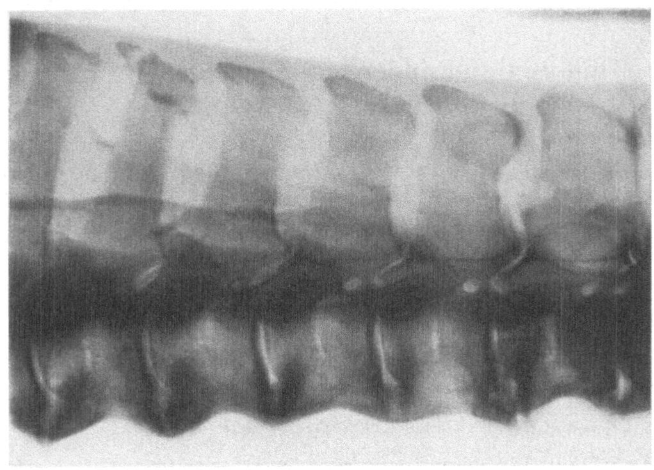

Abb. 264. 20jähriges Maultier, das als Tragtier arbeitete. Ausschnitt aus Röntgenaufnahme der Lendenwirbelsäule (von Präparat). Versteifung des ganzen Abschnittes durch ventrale Brücken, die teils die Zwischenwirbelspalte noch erkennen lassen, teils in Wirbelkörperspongiosa umgebaut sind. Kleine Wirbelgelenke weitgehend frei; Usuren und Exostosen an den Dornfortsätzen

Zur röntgenologischen Diagnose der deformierenden Spondylose beim Hund hebt SCHICK als wichtigste 3 Symptome hervor: 1. die Randzackenbildung, welche mit dem Alter zunimmt, 2. die Sklerosierung der Wirbelkörper vom 6. Lebensjahr weg und 3. die Verschmälerung der Zwischenwirbelspalten.

Verschiedene beim Menschen bekannte Erkrankungen im Bereich der Wirbelsäule sind beim Tier nicht beschrieben und auch weniger zu erwarten infolge der ganz anderen Bau- und Belastungsverhältnisse, z.B. *die Spondylolisthesis*.

Eine spinale Ataxie bei Fohlen gewisser Voll- und Halbblutzuchten in den USA beschrieb OLAFSON, zitiert bei DIMOCK-ERRINGTON. Die Tiere, welche leichte Unsicherheit der Nachhand bis regelrechte Paresen mit mehr oder weniger raschem Auftreten, Stationärbleiben der Erscheinungen oder Progredienz zeigen, werden volkstümlich als ,,Wobblers" bezeichnet. Als anatomische Grundlagen sahen DIMOCK-ERRINGTON verschiedengradige Verschiebungen von Halswirbeln gegeneinander, so daß regelrechte Knickungen im Verlauf des Wirbelkanals entstanden. In anderen Fällen waren dadurch oder durch reaktive Knochenhypertrophien die Foramina intervertebralia eingeengt. In den Wurzeln fanden sich Degenerationserscheinungen. OLAFSON führt das Leiden auf eine abnorme Lockerung der Halswirbelgelenke zurück. Dadurch würden Zerrungen des Rückenmarks verursacht, in dem Blutungen und Erweichungen sowie cystische Hohlräume auftreten. Er fand auch einmal einen Erweichungs- und Blutungsherd in einem Occipitallappen. INNES hat neuerdings zur Diskussion gestellt, ob es sich bei dieser Krankheit nicht um die spinale Nematodiasis handeln könnte wie beim sog. Kumri der Pferde in Indien (s. S. 201). Danach wäre anzunehmen, daß die pathologisch-anatomische Seite noch nicht geklärt ist.

Von DUUS und Mitarbeitern ist für den Menschen behauptet worden, daß es im Verlauf der Spondylosis deformans infolge Elastizitätsverlust zu einer Osteochondrose der Wirbel (Degeneration der Abschlußplatten und Sklerose des angrenzenden Knochens) komme, und daß diese ihrerseits zu einer Verschiebung der Wirbelkörper zueinander und zu einem Hineinquetschen der hinteren seitlichen Wirbelkörperkanten in die Foramina intervertebralia führe. Dadurch würden die Wurzeln und Gefäße, welche durch diese Foramina ziehen, geschädigt, was sich auch durch die histologische Untersuchung nachweisen lasse. DUUS ist der Auffassung, daß diese Art der Schädigung bei der großen Häufigkeit der Osteochondrose eine wesentlich größere Rolle spiele als die Discushernie, eine Auffassung, die nicht von allen Fachleuten geteilt wird.

4. Tumoren und andere raumbeengende Prozesse im Bereich des Rückenmarks

Neubildungen autochthoner oder metastatischer Natur in den Wirbeln, in den Rückenmarkshäuten sowie im Rückenmark selbst, an den spinalen Wurzeln und Ganglien sowie Neoplasmen der Umgebung, die — z.B. durch die Zwischenwirbellöcher — in den Wirbelkanal einwachsen, sind bei Tieren bisher nicht in größerer Zahl beschrieben worden. Von HENSCHEN übernehmen wir das den menschlichen Rückenmarkstumoren zugrunde gelegte Einteilungsschema und fügen — aus der gleichen Quelle und mit eigenen Ergänzungen — hinzu, was bei Tieren mitgeteilt worden ist.

I. Extradurale Tumoren
1. Spinale Epidermoide, Dermoide und Teratome
   Pferd: extramedulläres Cholesteatom (DEXLER)
2. Spinale extradurale Tumoren
   a) para- und intervertebrale
      Hund: Chondrom L 3 (HAIMS); Osteoidchondrom D 1 (TILLMANNS); Myxoma hyalinum (HOLZMANN); Spindelzellsarkom (FRICK); Fibrosarkom des Latissimus dorsi (JAKOB); Lymphosarkom, Plasmazellmyelom, Adenocarcinome, Fibrosarkom (MCGRATH)
      Pferd: Sarkom C 2 (GAUTIER); Melanosarkom (PETERSEN, PETIT)
      Kuh: Sarkom D 1 (DÖRRWÖCHTER); Myxosarkom (BRATSCHIKOW)
   b) vertebrale Tumoren [wie Lipome, Angiome, multiple Myelome, Lymphosarkom, Osteome (Riesenzelltumoren), Chordome, osteogene Sarkome, Metastasen verschiedener bösartiger Neoplasmen]
      Pferd: Carcinommetastase in Lendenwirbel (NIEBERLE, zitiert COHRS)
      Rind: „Schwannome" der Spinalnerven in 6. und 7. Cervicalwirbel (CZAPALLA)
   c) Tumoren des Epiduralraumes (Fibrome, Fibrosarkome, Chondrome, Lipome, Hämangiome, epidurale Meningiome, sanduhrförmige Nerventumoren)
      Hund: kleinzelliges oder Endothelialsarkom D 4—5 (DEXLER); epidurales Meningiom (MCGRATH); lymphoidzelliger Tumor mit Myelomalazie D 13 - L 1 (eigener Fall)
      Kuh: extradurales Lipom L 3—4 (EBINGER)
      Kaninchen: epidurales Melanosarkom (HOLZ-HEUTGENS)

II. Tumoren der Rückenmarkshäute
   A. Tumoren der Dura mater
      1. Primäre Meningiome
         Hund: Endothelsarkom D 4 (DEXLER); Meningiom L 4—5 (KRAMER-BEIJERS); intradurale Meningiome (MCGRATH); intradurales Meningiom mit endotheliomatösem Charakter (eigener Fall)
         Pferd: „Sarkom" L 5—S 1 (DIECKERHOFF); „Lymphosarkom" (HOBMAIER); Melanosarkom, lumbal (LIEBERT); subdurales, kavernöses Peritheliom (AMMANN) *Rind:* „Lymphosarkom", lumbosacral (REINEMANN), „Rundzellensarkom" D 5 (VOGT)
      2. Sekundäre Meningiome

B. Tumoren der Leptomeningen
 1. Begrenzte mesenchymale Tumoren (Meningiome, Lipome, Angiome)
    Hund: solitäre und multiple Rund- und Spindelzellsarkome (KITT); Angiom
    (SCHLOTTHAUER)
    Kaninchen: echtes, intramedulläres Lipom (LEHMANN)
 2. Diffuse Sarkomatosen
 3. Gliomatöse Tumoren (primär; sekundär)
 4. Melanotische Tumoren
    Pferd: Melanosarkome bei Schimmeln (v. DORSSEN, PETIT)
    Schaf: generalisierte Melanosarkomatose (LUND)
 5. Metastatische Tumoren

III. Intramedulläre Tumoren
 1. Primäre (Gliome, Ependymome, Neurofibrome; sowie nichtgliomatöse wie Angiome,
    Melanoblastome usw.)
    Hund: neurogenes Sarkom, Neuroblastom (McGRATH): nicht sicher klassierbar, da
    ohne Beschreibung
    Katze: cervicales Astroblastom (MILKS-OLAFSON)
    Kuh: fibrilläres Astrocytom in Intumescentia cervicalis (CHRISTENSEN)
 2. Sekundäre (Metastasen; Einwucherungen)
    Schaf: Metastase eines lymphoreticulären Sarkoms der Lungen (eigener Fall)

IV. Tumoren der spinalen Wurzeln und Ganglien
 Primäre und sekundäre
 Pferd: multiple Neurofibrome, sacral (HUDSON)
 Fisch: Neuroma gangliocellulare (TAKAHASHI)
 Maus: primäre Tumoren von Wurzeln und Meningen (STEWART)

Um weiterhin einen Eindruck von der artlichen *Aufteilung der Rückenmarkstumoren beim Menschen* zu vermitteln, übernehmen wir aus HENSCHEN die Statistik von RASMUSSEN und Mitarbeiter (1940) aus der Mayo-Klinik über 557 Fälle (in Klammern die prozentualen Anteile): Chordome 23 (4); Sarkome 55 (10); Meningiome 140 (25); extramedulläre Hämangioendotheliome 47 (8,5); intramedulläre Tumoren 64 (11,5); Neurofibrome 163 (29); extramedulläre Filumependymome 32 (6); verschiedene 33 (6). (Vergleiche auch die Zusammenstellung von MALECI 1954.)

Es wäre verfrüht, bei dem geringen Material eine Einreihung nach Häufigkeit auch für die Tiere vornehmen zu wollen. Das bisherige Fehlen angioblastischer Wirbeltumoren (s. S. 291) und die Seltenheit von Metastasen bösartiger Neoplasmen im Bereich von Wirbelsäule und Rückenmark mögen besonders auffallen.

Klinisch machen die Rückenmarkstumoren auch beim Tier je nach Sitz und Ausdehnung Para- oder Tetraparesen und -plegien mit Sensibilitätsstörungen, Reflexanomalien und gelegentlich mit Sphincterstörungen. Es ist zuweilen erstaunlich, wie erheblich die Rückenmarks-Querschnittsschädigungen sein können, ohne daß eine vollständige Lähmung eintritt. Dies hängt auf der einen Seite vom Wachstumstempo des Tumors ab (bei sehr langsamem Wachsen können sich die Blut- und Liquorzirkulation an die veränderten Verhältnisse anpassen), sicher aber auch von der größeren Autonomie und dem intersegmentalen Leitungsprinzip des tierischen Rückenmarks. Plötzliche Ereignisse (Commotio, Contusio, Kompression durch Wirbelbruch oder Discushernie) dagegen führen zu brutalen Umstellungen mit schweren Störungen der Zirkulation und Ödem und damit zu einem vollständigen Querschnittssyndrom, selbst wenn die rein mechanische Kompression verhältnismäßig gering ist.

Zur Illustrierung geben wir stichwortartig die Krankengeschichten zweier eigener Fälle, eines solitären meningealen Tumors der Lumbalregion beim Hund (mit Abb. 265) und einer Metastase von multiplen lymphoreticulären Sarkomen der Lunge im Thorakolumbalabschnitt beim Schaf (Abb. 266).

Kleine Münsterländer-Hündin, 7jährig. In der Jugend schwere Staupe mit Bronchopneumonie. Mit 5 Jahren Blutentnahme für Toxoplasmoseteste (negativ), damals gesund.
Vor 9 Monaten in Behandlung wegen rascher Ermüdbarkeit und Schweratmigkeit; Lungen-

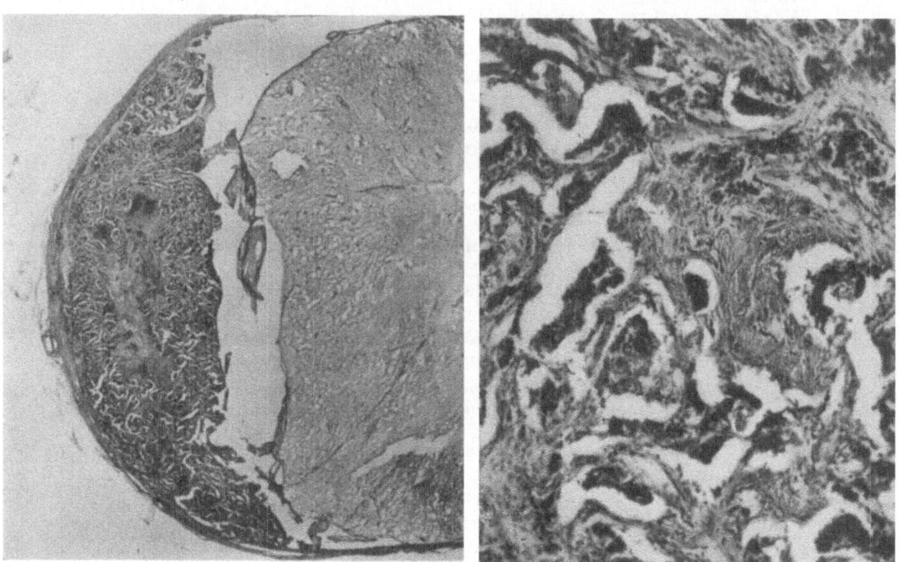

Abb. 265. Hund. Endotheliomatöses Meningiom mit Kompression des Lendenmarkes. Links: Übersicht. Rechts:
unregelmäßige Gruppen endothelialer Zellen in einem Netzwerk von bindegewebigem Stroma. Cresyl, 100×

emphysem und Kreislaufinsuffizienz; die vorgeschlagene Behandlung wird nur teilweise
durchgeführt. Anschließend Auftreten ,,rheumatischer'' Beschwerden; etwa 4 Monate vor
dem Ende werden Inkoordination und Parese der Hinterbeine deutlich. Röntgen (leer)
negativ, Liquorpunktion wird verweigert. Diagnose: subakute Myelitis oder komprimierender

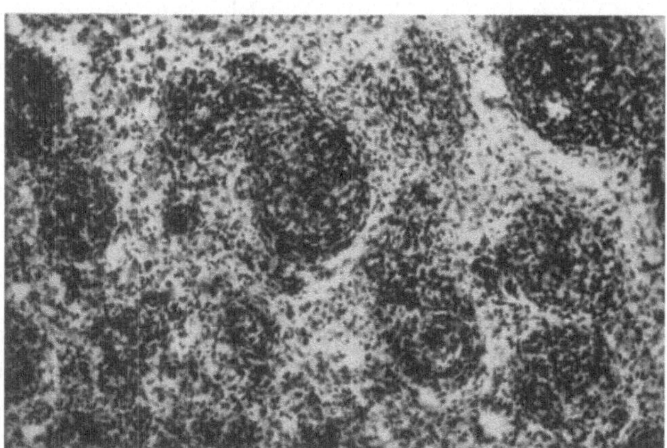

Abb. 266. Schaf. Metastase eines lymphoreticulären Sarkoms im Seitenstrangfeld des Lumbalmarkes.
Beschreibung des Falles s. S. 381. HE, schwache Vergr.

Prozeß ? Fortschreitende Verschlechterung mit Sphincterstörungen, Muskelatrophien, Erlöschen der Patellarreflexe und der Hautempfindlichkeit für Berührungs- und Schmerzreize
an den Hinterbeinen, Schürfverletzungen an den Hinterzehen. Vermutungsdiagnose einer
Schädigung in den caudalen Lumbalsegmenten. Euthanasie. Die Allgemeinsektion ergibt
neben dem klinisch festgestellten Lungenemphysem und einer Herzdilatation und -hyper-
trophie eine chronische Tracheobronchitis und knotige Hyperplasien an der Milz.

Am Rückenmark fällt, dorsal unter der Dura bläulich durchschimmernd, auf der Höhe der Intumescentia lumbalis eine 1,5 cm lange und 3—4 mm breite, leicht nach außen vorgewölbte Zone auf. Querschnitte zeigen an dieser Stelle eine spindelförmige, derbe Gewebsmasse, von der Innenseite der Dura ausgehend und die weichen Häute einbeziehend, welche auf der Höhe ihrer größten Ausdehnung am Frontalschnitt das Rückenmark bis auf einen schmalen rechtsseitigen Saum komprimiert.

Histologisch besteht der Tumor aus verschieden breiten, sich durchflechtenden Zügen kernarmen, kollagenen Bindegewebes, welche aus der verdickten Dura hervorgehen und rückenmarksseitig in die gleichfalls verbreiterte Pia münden. Zwischen den Bindegewebsbalken liegen rundliche, ovale oder langgestreckte, kleinere und größere Gruppen dichtgepackter Zellen, welche die Charaktere junger Bindegewebszellen aufweisen und teilweise in Quirl- oder Schalenfiguren angeordnet sind. Auch innerhalb dieser Zellgruppen liegen netzartig feinste kollagene Fasern. Den Bindegewebsbalken entlang läuft eine Schicht flacher Zellen mit kleinen, kompakten Kernen. Gefäße sind nur spärlich vorhanden, am meisten noch in der innersten, pianahen Zone des Tumors: hier kommen auch Rasen ganz undifferenzierter Zellen mit runden, dunklen Kernen und schmächtigen Zellkörpern vor. In den angrenzenden Rückenmarksabschnitten, welche ödematös und, besonders in der Randzone, gliareich sind, fällt eine deutliche Zunahme der adventitiellen Gefäßelemente auf. Auch in der dem Tumor nicht direkt benachbarten Leptomeninx ist Proliferation mesenchymaler Zellen erkennbar. Man kann den Tumor als *Meningiom mit endotheliomatösem Charakter* auffassen.

Weibliches Schaf, 4jährig. Seit mehreren Wochen zunehmende Parese der Hinterbeine. Bei der Untersuchung: Das Tier vermag sich mit Unterstützung zu erheben und geht dann auch auf den Hinterbeinen, aber unter starkem Zusammenknicken; beim Versuch, eine raschere Gangart anzuschlagen, fällt es zusammen. Die Muskelatrophie ist nicht deutlich; bei Klemmen und Stechen werden die Hinterbeine angezogen. Die Allgemeinuntersuchung ergibt nichts Auffälliges. Bei der Sektion finden sich lediglich in der Lunge Veränderungen in Form disseminierter, weißlich-gelber, derber Knötchen, nicht sehr zahlreich, die als Folge einer Strongylose aufgefaßt werden. Histologische Untersuchung: besonders peribronchial, aber auch im Interstitium, teilweise einbrechend in die Alveolen, intensive, herdförmige Proliferation von lymphoiden und Reticulumzellen. Daneben stellenweise das Bild der verminösen Bronchopneumonie mit mäßiger, leukocytärer Infiltration, Desquamation von Alveolar- und Bronchialepithelien und vereinzelten Strongylidenlarven: Anzeichen eines entzündlichen Prozesses im Sinne der verminösen Bronchopneumonie. Diese ist aber nicht das Beherrschende, vielmehr dominiert die lymphoreticuläre Proliferation.

Am Rückenmark fiel auf Frontalschnitten schon von bloßem Auge ein keilförmiger weißlicher Bezirk (mit Basis an der Oberfläche) im Gebiet des dorsalen Seitenstrangfeldes der rechten Seite auf. Er hatte die größte Ausdehnung auf der Höhe der oberen Lumbalsegmente und erstreckte sich 2—3 cm nach kranial und caudal, allmählich kleiner und undeutlicher werdend. Die histologischen Verhältnisse werden durch die Abb. 266 belegt. Es handelt sich um eine gut begrenzte Zone, in der das adventitielle Gewebe der ortsständigen Gefäße lebhaft proliferiert, so daß das nervöse Parenchym fast gänzlich verdrängt wird. Obschon auch mehr oder weniger reichlich lymphoide Zellen beteiligt sind, machen doch die histio-adventitiellen Elemente den Hauptanteil aus. Es handelt sich um durchaus analoge Veränderungen wie jene im Gehirn eines Hundes, die in der Abb. 231, S. 330 zur Darstellung kamen. Fraglich ist, wo man diesen Prozeß einreihen soll. Da Lymphknoten und innere Organe sonst normal waren und die Veränderungen im Rückenmark nicht diffuser Art sind, also nicht eine generalisierte Lymphomatose vorliegt, ist man versucht, eher von einem *lymphoreticulären Sarkom* der Lunge mit Metastase im Rückenmark zu sprechen. Man muß sich allerdings darüber klar sein, daß solche Grenzfälle kaum eindeutig abzuklären sind.

Neben den echten Neubildungen gibt es, wie am Gehirn, so auch am Rückenmark, andere raumbeengende Prozesse wie entzündliche Granulome, Parasiten, epidurale Abscesse, Kalluswucherungen von Wirbelfrakturen usw. AMMANN beschrieb einen einzigartigen Fall bei einem Pferd, wo von einem kleinen Wirbelgelenk zwischen 6. und 7. Halswirbel aus eine „Gelenksgalle" (sackförmige Ausstülpung der Gelenkskapsel, mit Synovia gefüllt) in den Wirbelkanal hineinhing und zur Rückenmarkskompression mit reaktiver Entzündung geführt hatte. Der gleiche Autor sah außerdem Kompressionserscheinungen am Rückenmarksende eines Pferdes, bedingt durch fibröses Wucherungsgewebe bei chronischer Leptomeningitis.

Cysticerken kommen bei Mensch (BÄRTSCHI-DE LA CUADRA) und Tier, wenn auch selten, im Bereich des Rückenmarks vor und dann meist in der

Lumbalregion; sie sind hier langgestreckt und können zu einer Kompression führen. Auch *Echinokokken* wurden gelegentlich beobachtet, sei es im Wirbelkanal oder innerhalb von Wirbelkörpern. Die Larven von *Hypoderma bovis* nehmen auf ihrer Wanderung bekanntlich nicht selten den Weg über den Wirbelkanal; vereinzelt kann es dort zu umschriebenen Eiterungsprozessen mit Rückenmarksschädigung kommen (CORDIEZ, KRUPSKI-OSTERWALDER). Eine *Cysticerkose* des Lendenmarks ist von BAUMANN-BÖHM beim Hund und von HAMERTON bei Lemur catta beschrieben worden. Die spinale Nematodiasis und verwandte Prozesse sind im letzten Abschnitt des III. Kapitels dargestellt (INNES-PILLAI).

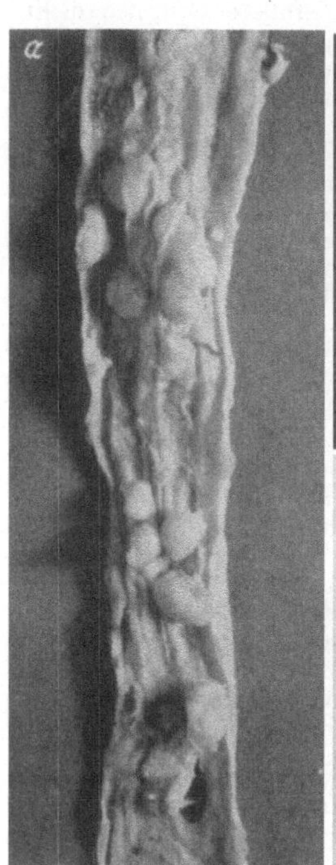
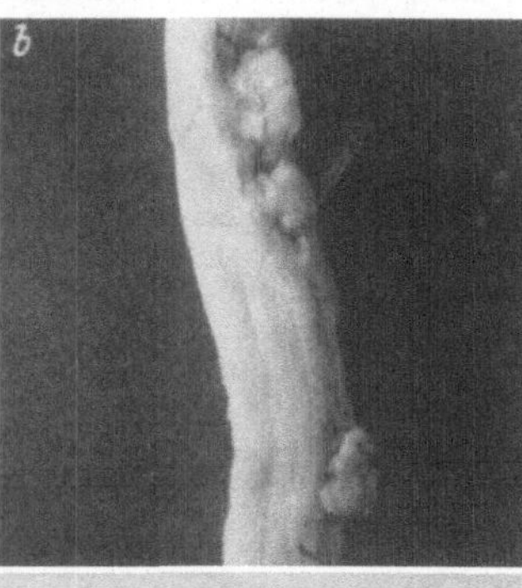
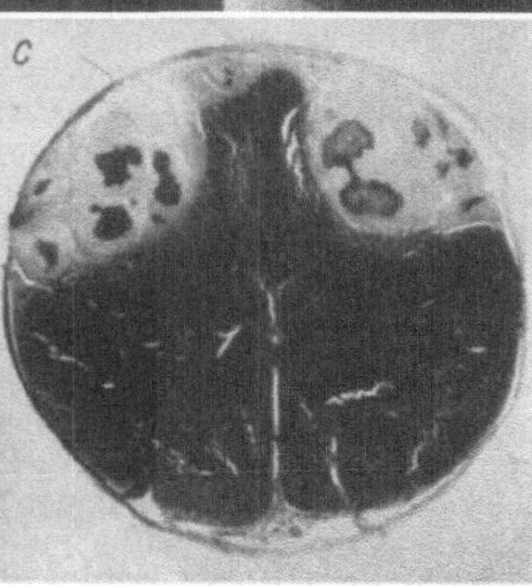

Als Beispiel für derartige „Pseudotumoren" mag die Abb. 267 dienen, welche multiple Tuberkulome des Subduralraumes mit vielfachen Rückenmarkskompressionen zeigt. Dazu folgende Daten: Ältere Kuh, seit vielen Wochen Störungen; Mühe beim Abliegen und Aufstehen, was offenbar mit Schmerzen verbunden; sperriger, widerwilliger Gang, steht mit gesenktem Rücken da; Freßlust bis zum Tag der Schlachtung gut; Kopf und Hals bleiben frei beweglich; das Tier kann den Stall noch selbst verlassen; es ist seit längerer Zeit wegen „rheumatischer Beschwerden" behandelt worden.

Die Sektion ergibt eine Lungentuberkulose, einen faustgroßen tuberkulösen Herd im linken Stirnhirn (!), sowie eine große Zahl rundlicher oder ovaler, bis erbsengroßer tuberkulöser Granulome zwischen Dura und Rückenmarksober-

Abb. 267a—c. Kuh. Multiple, kleinere und größere, subdurale Tuberkulome, die das Rückenmark an verschiedenen Stellen seines Querschnittes mehr oder weniger stark komprimierten. a Durainnenseite; b freigelegter Rückenmarksabschnitt; c Rückenmarksquerschnitt mit starker beidseitiger Kompression im Gebiet der dorsalen Seitenstrangfelder und Hinterhörner; Markscheidenfärbung. Vgl. dazu die Ausführungen über Pyramidenbahnen auf S. 19

fläche, sozusagen in der ganzen Ausdehnung des Rückenmarks. Sie haften teils stärker an der Dura, teils mehr an der Rückenmarksoberfläche. Die histologische Untersuchung zeigt, daß sie von den Leptomeningen ausgehen. Das Rückenmark wird von ihnen an zahlreichen Segmenten und an ungleichen Stellen des Querschnitts, häufig aber latero-dorsal, komprimiert, und zwar zum Teil hochgradig.

Bei der Rinderleukose werden ab und zu lymphoidzellige Wucherungen im Bereich des Rückenmarks, meist epidural in der Lumbalregion, beobachtet *(Lymphadenose des Epiduralraums)*. Das speckige, aus der Nierenregion einwuchernde Gewebe umscheidet die spinalen Nerven und Wurzeln sowie das Rückenmark, was zu Lähmungserscheinungen führen kann. Manchmal kommt es zu einer Lymphadenose der Dura, ausgehend von deren Innenseite, mit Verdickung durch lymphoidzellige, flächenhafte Wucherungen (DOBBERSTEIN in JOESTs Handbuch). Daß auch die Neurolymphomatose der Hühner zu tumorartigen Massierungen lymphoreticulären Gewebes und zur Kompression des Rückenmarks führen kann, belegt die Abb. 232 im IX. Kapitel.

XII. Grundsätzliches zum Verhalten des Nervensystems bei Vergiftungen

Sowohl für die Human- wie für die Veterinärmedizin gibt es eine Reihe von Lehr- und Handbüchern der Toxikologie, worin allgemeine Fragen, die spezielle Systematik der einzelnen Vergiftungen und deren Therapie abgehandelt sind. Dies muß bedeuten, daß in diesem kleinen Kapitel lediglich versucht werden kann, in allgemeiner Weise auf die Bedeutung der Gifte für das Nervensystem hinzuweisen und einige grundsätzliche Fragen anzuschneiden wie

1. Unterschiede zwischen Menschen- und Tier-Toxikologie;
2. Geographische und zeitbedingte Verschiedenheiten;
3. Spezifische Nervengifte und solche mit indirekter Wirkung auf das Nervensystem;
4. Symptomatologie und pathologische Anatomie;
5. Praktische Gesichtspunkte in der Tierpathologie;
6. Überschneidungen von Vergiftungen mit anderen Störungen (der Ernährung, des Stoffwechsels; Infektionen, Parasitosen).

Diesen einleitenden Ausführungen folgt dann die Aufzählung einiger Vergiftungen oder Vergiftungsgruppen, wobei, den Absichten dieses Buches entsprechend, das Gemeinsame und das Trennende zwischen Mensch und Tier besonders zu betonen sein wird. Es wird deshalb bald eine spezifisch menschliche, bald eine beim Tier wichtige Vergiftung in den Vordergrund gerückt. Einzelheiten müssen in Spezialwerken nachgesehen werden, von denen für den Menschen dasjenige von MOESCHLIN und für die Tiere jenes von FRÖHNER-VÖLKER erwähnt seien. Die ausgedehnte Literatur über experimentelle Vergiftungsforschungen bleibt fast gänzlich unberücksichtigt.

1. Vergleicht man das Inhaltsverzeichnis je eines Lehrbuches über menschliche oder veterinäre Vergiftungslehre, so fallen sofort beträchtliche Unterschiede auf, wie sie aus der nachfolgenden Liste zu ersehen sind:

	Tiere (FRÖHNER-VÖLKER) Seiten	Mensch (MOESCHLIN) Seiten
Anorganische Gifte	87	141
Organische Gifte	84	160
Pflanzengifte.	152 (Futter)	40 (Drogen)
Nahrungsmittel		30
Tierische Gifte	10	7

Beim Tier spielen somit Gifte pflanzlicher Herkunft die weitaus größte Rolle. Dabei handelt es sich aber nicht wie beim Menschen um *Drogenvergiftungen*, vielmehr entspricht diese Gruppe den *Nahrungsmittelvergiftungen*, die man beim Tier besser *Futtervergiftungen* nennt. Intoxikationen durch anorganische und organische Stoffe, wie sie beim Menschen vor allem als suicidale, akzidentelle und gewerbliche vorkommen, spielen in der Tierpathologie dagegen eine weit geringere Rolle. Natürlich gibt es, besonders in Industriegebieten, Schädigungen bei Tieren durch Abgase, Abwässer u. a., die manchmal zu beträchtlichen wirtschaftlichen Verlusten führen. Oft entstehen sie auf dem Wege über das „verseuchte" Futter. Als Beispiele dazu seien die chronische Arsenvergiftung durch Hüttenrauch und die Fluorvergiftung durch Flugstaub etwa aus Aluminiumwerken genannt. Solche örtlich beschränkten Vorkommnisse sind sowohl wirtschaftliche als auch medizinische Probleme. Eine Parallele zu den menschlichen Verhältnissen besteht insofern, als nach geeigneten Schutzmaßnahmen gesucht werden muß (Gewerbehygiene in Anwendung aufs Tier), ansonst die Tierhaltung an solchen Orten schwer beeinträchtigt oder verunmöglicht wird.

FRÖHNER-VÖLKER lehnen für das Tier den Ausdruck „gewerbliche" Vergiftung ab, um ihn durch „ökonomische" zu ersetzen.

Um grundsätzliche Unterschiede von möglichen Ursachen der Vergiftungen bei Mensch und Tier zu beleuchten, geben wir die Zusammenstellung von MOESCHLIN (Material der Medizinischen Universitätsklinik Zürich) wieder:

<table>
<tr><td>66%</td><td>Suicid</td></tr>
<tr><td>24%</td><td>Akzidentelle</td></tr>
<tr><td>10%</td><td>Gewerbliche</td></tr>
</table>

Ursache der eingewiesenen Vergiftungsfälle (aus MOESCHLIN)

Allein schon aus dem Grunde, daß Selbstmord und Selbstmordversuch beim Tier nicht vorkommen (vgl. FRAUCHIGER 1953), muß bei ihm die Aufgliederung eine grundsätzlich andere sein. Allgemeingültige statistische Unterlagen über Zusammensetzung und Häufigkeit der Vergiftungsfälle bei Tieren sind uns nicht bekannt. In Anlehnung an FRÖHNER-VÖLKER läßt sich folgende Einteilung geben:

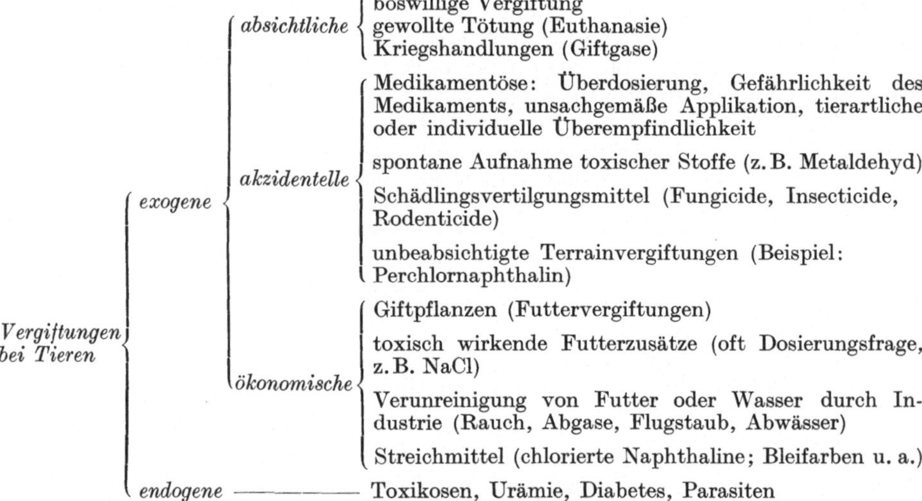

Um diesen Verhältnissen nochmals diejenigen beim *Menschen* gegenüberzustellen, folgt auf S. 385 eine zweite Tabelle aus MOESCHLIN, und zwar über die Verteilung auf die verschiedenen *Giftgruppen*.

2. *Geographische Unterschiede* wirken sich beim Tier wahrscheinlich viel stärker als beim Menschen aus, was vor allem für die zahlreichen Pflanzenvergiftungen (Futterpflanzen) gilt, die von mannigfachen Faktoren wie Wirtschaftsweise, Zusammensetzung der Flora, Klima- und Wetterverhältnissen abhängen. Sie spielen eine große wirtschaftliche Rolle besonders in Gebieten mit extensiver, einseitiger Viehhaltung und extremem Klima (Steppen), während sie in unseren mitteleuropäischen Ländern seltener sind. In der Schweiz z.B. werden kaum

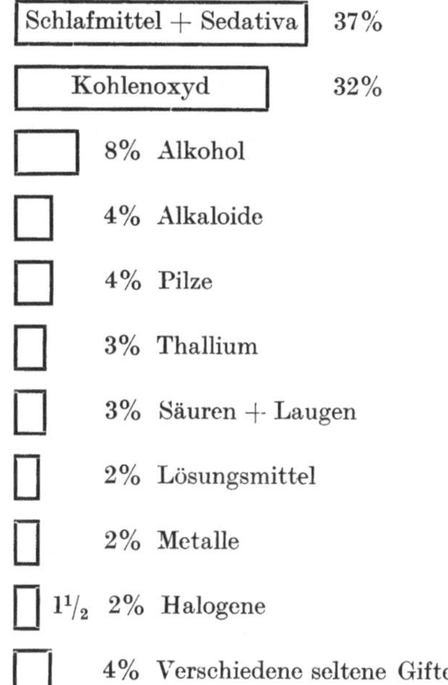

Verteilung auf die verschiedenen Giftgruppen beim Menschen (aus MOESCHLIN)

je Futtervergiftungen größeren Ausmaßes bei Schafen beobachtet, während sie in den USA bedeutungsvoll sein müssen, nehmen sie doch im Buch „Sheep diseases" von NEWSOM über ein Viertel des Umfanges ein.

Auch sonst gibt es wesentliche örtliche Unterschiede in Abhängigkeit von Industrien und vom wechselnden Gebrauch toxischer Substanzen. Die sog. Hyperkeratose oder X-Disease, in den USA verbreitet, aber auch in Deutschland bekannt (KÖHLER), ist eine chronische Vergiftung des Rindes durch Holzschutzmittel (chlorierte Kohlenwasserstoffe), die in der Schweiz noch unbekannt ist. Dagegen hatten wir bei uns Tiervergiftungen mit Millionenschäden durch Perchlornaphthalin nach militärischen Vernebelungsübungen. Zeitbedingte Unterschiede sind abhängig vom wechselnden Gebrauch toxischer Substanzen, von entsprechenden Schutzmaßnahmen und gesundheitspolizeilichen Vorschriften. Neu aufgetreten sind beispielsweise Vergiftungen durch moderne Insecticide, andere Schädlingsbekämpfungsmittel und Medikamente, wie Sulfonamide. Es ist somit auch das Gebiet der Toxikologie ständig in Wandlung begriffen.

3. Eine allgemeingültige *Definition des „Giftes"* zu geben, ist nicht leicht. Vielfach spielt die Dosierung eine entscheidende Rolle. Lebensnotwendige oder therapeutisch nützliche Stoffe können toxisch wirken, wenn sie plötzlich in großen Mengen (Kochsalz) oder dauernd in unphysiologischen Dosen (Fluor) aufgenommen werden. Außerdem spielen bei einzelnen Stoffen die individuelle Verträglichkeit und in der Tiermedizin besonders die tierartlichen Unterschiede eine Rolle, denen man bei der Therapie und besonders in der Anaesthesiologie Rechnung zu tragen hat. So ist Quecksilber, das in Salbenform bei Pferden viel verwendet wird, für das Rind hochtoxisch; Chloroform wirkt bei Katzen rasch tödlich, während es bei anderen Tierarten zur Inhalationsnarkose verwendet wird.

Als eigentliche „*Nervengifte*" sind Stoffe zu bezeichnen, die unmittelbar auf das Nervensystem schädigend wirken. Dabei sind Unterschiede der Empfindlichkeit in den verschiedenen Abschnitten des Nervensystems zu beachten.

Gewisse Stoffe greifen mehr am peripheren und/oder vegetativen, andere am zentralen Nervensystem oder nur an einzelnen Teilen desselben an. Als allgemeine Regel kann gelten, daß phylogenetisch jüngere Anteile gegenüber Giften empfindlicher sind als ältere, das Großhirn also eher leidet als z.B. das Rückenmark. Dieses Verhalten macht man sich bei der Narkose zunutze. An Nervengiften im engeren Sinne sind unter anderem zu erwähnen: Arsen, Blei, Strychnin, Metaldehyd, Narkose- und Betäubungsmittel und die Toxine von Clostridium tetani und botulinum.

Daneben gibt es Gifte, die nur mittelbar auf das Nervensystem einwirken. Durch Kreislaufstörungen, Gefäßschädigungen und Veränderungen des Blutes bewirken sie hypoxämische Zustände, für die das ZNS besonders empfindlich ist. Selbst primär toxisch ausgelöste Erscheinungen wie Krampfanfälle können über die dabei auftretenden Durchblutungsstörungen zu sekundären Schäden am Nervensystem führen und damit zu einem Circulus vitiosus.

4. Der außerordentlich großen Zahl von Stoffen, die unter bestimmten Voraussetzungen toxisch auf das Nervensystem einwirken können, steht eine verhältnismäßig gleichförmige *klinische Symptomatologie* gegenüber. Es handelt sich dabei entweder um Herabsetzung und Ausschaltung nervöser Funktionen (verschiedengradige Einschränkung des Sensoriums, motorische und sensible Ausfallserscheinungen, Lähmung vegetativer Vorgänge) oder um Steigerung, sei es durch Reizung oder Enthemmung (umschriebene oder generalisierte tonische oder tonisch-klonische Krämpfe). Für die Diagnostik sind neben den nervösen auch andere Symptome bedeutungsvoll: Erbrechen, Durchfall, Kreislaufstörungen, Blut- und Harnveränderungen. Außerdem müssen herangezogen werden: die Anamnese, das Suchen nach der Giftquelle sowie toxikologische Untersuchungen.

Ähnliches wie über die Klinik ist über die *pathologische Anatomie* der Vergiftungen zu sagen. Die Veränderungen am nervösen Parenchym sind unspezifisch. Meist handelt es sich um degenerative Prozesse vor allem an den Ganglienzellen, aber auch an den Nervenfasern und ihren Hüllen, besonders am peripheren Nerven. Einige Gifte haben die Eigenart, in bestimmten Gebieten des ZNS elektiv anatomisch faßbare Spuren zu hinterlassen. Von besonderer Empfindlichkeit sind die PURKINJE-Zellen der Kleinhirnrinde. Bei chronischen Vergiftungen, die im Gegensatz zum Menschen bei Tieren nur selten zur Beobachtung kommen, können reaktive Veränderungen am Gefäßapparat und an der Glia auftreten.

Im Anschluß an die Ausarbeitung der Ganglienzellfärbung durch NISSL wurden in zahlreichen vorwiegend experimentellen Arbeiten verschiedene angeblich spezifische Ganglienzellveränderungen beschrieben. NISSL selbst hat diese Ansichten widerlegt und gezeigt, daß aus der Art der anatomischen Schädigung nicht auf die Natur des verursachenden Giftes geschlossen werden kann, was später SPIELMEYER auch für die infektiösen Prozesse darlegte.

5. Der im materiellen Sinne begrenzte Wert des tierischen Patienten bringt es mit sich, daß eine Abklärung des Vergiftungsverdachtes am Einzelfall häufig nicht vollständig durchgeführt werden kann, weil die Kosten der nötigen chemischen Analysen bald zu hoch werden. Man muß sich deshalb oft mit einer am Sektionstisch gestellten Möglichkeits- oder Wahrscheinlichkeitsdiagnose begnügen, welche durch histologische Untersuchungen und durch den Ausschluß anderer, z.B. bakterieller Ursachen unterstützt werden kann. Bei einzelnen Giften kann der Tierversuch weiterhelfen, obschon stets nur der direkte Giftnachweis entscheidend ist. Anamnese und klinischer Verlauf können weitere Anhaltspunkte bieten. Der Anamnese gegenüber ist stets einige Skepsis geboten, da von den Besitzern eingegangener Hunde und Katzen besonders häufig

zu Unrecht eine böswillige Vergiftung vermutet wird. — Bei der Behandlung geht es in der Tiermedizin weniger um die Erhaltung eines Einzelwesens, als um die möglichst rasche Abklärung der Vergiftung zur Verhütung weiterer Schäden. Eingehendere toxikologische Untersuchungen werden dagegen bei Massenvergiftungen von Tieren durchgeführt, da größere materielle Werte auf dem Spiel stehen.

6. Noch sei angefügt, daß sich speziell bei der Besprechung der Vergiftungen Überschneidungen mit Zuständen ergeben, die in diesem Buch andernorts abgehandelt sind, z.B. mit Stoffwechselstörungen (IV. Kapitel), einigen Infektionen und Parasitosen (III., V. Kapitel) und vasculären Prozessen (VIII. Kapitel).

Es folgen nun unter Einordnung in die verschiedenen Vergiftungsgruppen Beispiele, um das Vergleichende noch deutlicher hervorzuheben.

a) Spezifisch menschliche Intoxikationen

Zu spezifisch-menschlichen Intoxikationen führen vor allem jene Genuß- und Betäubungsmittel, die *Süchtigkeit* hervorrufen, obschon es auch Beispiele scheinbarer Süchtigkeit bei Tieren, z.B. Ziegen und Rindern nach Tabakblättern, gibt (REKO). Beim Menschen gehören hierher hauptsächlich Alkohol, Nicotin sowie Rauschgifte, Analgetica, Hypnotica und Narkotica. Tödliche Vergiftungen durch Stoffe aus diesen Gruppen kommen beim Tier vor bei Überdosierung oder bei Verfütterung aus böswilliger Absicht. Erwähnenswert ist, daß z.B. Katzen und Rinder durch Morphiumgaben mit Exzitations- und Tobsuchtszuständen reagieren.

Der Alkohol. Alkoholvergiftungen sind bei Tieren zu experimentellen Zwecken studiert worden. Nur selten kommt die „spontane" Aufnahme vor mit alkoholhaltigen Futtermitteln, z.B. Schlempe und Treber in Brauereien und Brennereien, wobei es zum Bild der akuten Alkoholvergiftung kommen kann.

Als pathologisch-anatomische Veränderungen werden angegeben: Hyperämie von Gehirn und Meningen, blutige Verfärbung des Liquors, gelegentlich hämorrhagische Herde im Parenchym, Verblassung der Ganglienzellen mit Schwund von Kern und NISSL-Substanz.

Beim Menschen sind Alkoholvergiftungen in unseren Breiten eine der Hauptursachen für Erkrankungen des Nervensystems. Sie gehören vor allem ins Arbeitsgebiet des Psychiaters. Beim chronischen Alkoholismus können Gehirn, Rückenmark und periphere Nerven alteriert sein. Häufig kommt es dabei zu einer Atrophie des Gehirns mit innerem Hydrocephalus. Die *alkoholische Polyneuritis* mit Schrumpfung der Nerven und Markscheidendegeneration wurde S. 252 erwähnt und die Polioencephalitis haemorrhagica superior S. 81 bei den experimentellen B_1-Avitaminosen. Unter den weniger bekannten alkoholischen Hirnschädigungen wären noch die MARCHIAFAVAsche *Krankheit* und die „laminäre corticale Sklerose" anzuführen, wozu JÉQUIER-WILDI 2 Fälle beisteuern. Die erstere Erkrankung ist schon bei der Pathologie des Balkens S. 49 erwähnt, wo gesagt wird, daß im Zentrum des Corpus callosum scharf begrenzte Markscheidenausfälle auftreten. Histologisch werden zahlreiche Fettkörnchenzellen, Hyperplasie der Capillaren und Arteriolen, teils gut erhaltene, teils ungleich verdickte Achsencylinder beobachtet. Nach McALPINE und Mitarbeiter hätten gewisse Formen der hämorrhagischen Leukencephalopathie infolge Schimmelpilzvergiftungen bei Pferden, wie sie von KING-MEEHAN (1950) beschrieben wurden, große Ähnlichkeiten zur MARCHIAFAVAschen Krankheit. Ähnliche Veränderungen wie beim Pferd fand KING bei Elchen.

b) Pflanzengifte

Pflanzengifte kommen beim Menschen vor allem als Drogengifte in Betracht, und einige der unter a) angeführten Intoxikationen, wie z.B. diejenigen durch das Mohngift Opium, könnten ebensogut hier genannt werden. Bei Tieren dagegen führen sie zu den eigentlichen Futtervergiftungen. Zu den häufigeren pflanzlichen Vergiftungen in Frankreich, die bei Tieren mit nervösen Erscheinungen einhergehen, zählt ROBIN: Mohn, Feldmohn, Goldregen, Klee, Wicke, Runkelrüben und besonders Schachtelhalme. Diesen wären z.B. noch anzufügen: Bingelkraut, Eibe und falsche Akazie. Bei Pferden soll nach ROBIN der Goldregen wie das ebenfalls pflanzliche Gift *Strychnin* (Brechnuß) wirken, somit Erregungen, Konvulsionen oder auch Niedergeschlagenheit verursachen, allerdings ohne die für Strychninvergiftung typischen tetanischen Muskelkontraktionen. Schachtelhalmvergiftung kann beim Pferd zu einer Art „Taumelkrankheit" führen, auf die schon S. 80 bei den B_1-Avitaminosen eingegangen wurde. In Nordkalifornien soll gelegentlich ebenfalls bei Pferden eine Störung auftreten, die als „chewing disease" bezeichnet wird, da die Tiere ein dauerndes Kauen, Zungenschlagen, langsamen Gang und Lethargie zeigen. CORDY konnte nachweisen, daß es sich um eine Vergiftung durch eine Kornblumenart (Centaurea solstitialis L.) handelt. Pathologisch-anatomisch wurden bilateral-symmetrische, fokale Nekrosen in den vorderen Partien des Pallidum und in der Substantia nigra gefunden.

c) Anorganische Stoffe

Unter den anorganischen Stoffen erwähnen wir zuerst das *Stickstofftrichlorid* (NCl_3). In England, den USA und einigen anderen Ländern war während vieler Jahre eine neue Hundekrankheit bekannt unter den Namen „canine hysteria", „running fits" oder „fright disease". Enzootisch und epizootisch, gleichsam in Seuchenzügen, hatte sich die Krankheit, die besonders Jungtiere befiel, über weite Gebiete ausgebreitet. Die Hunde wurden unruhig, ängstlich, heulten und zeigten unbändigen Fluchtdrang, oder aber Angriffslust und Bösartigkeit. Auf geringe Geräusche hin konnten epileptiforme Anfälle auftreten. Es ist auffallend, wie wenig pathologisch-anatomische Untersuchungen, besonders auch des Nervensystems, gemacht wurden. Neben vielen anderen Ursachen dachte man vor allem an eine Infektion oder eine Intoxikation. MELLANBY erbrachte dann den Beweis, daß die Krankheit durch Hundefutter (Biskuits) hervorgerufen wurde, bei dessen Herstellung der Weizen mit Stickstofftrichlorid gebleicht worden war. Nachdem später auch bei Menschen Erkrankungen aus gleicher Ursache vermutet wurden, folgten Verbote dieses Bleichungsprozesses.

Thallium. Als Ratten- und Mäusevertilgungsmittel ausgestreut und dann auch von kleineren Haustieren aufgenommen, bewirkt es nicht selten Vergiftungen (Abmagerung, Haarausfall, pustulöse Ausschläge). Von SCHULTE wurde bei Hunden der chemische Giftnachweis auch aus Gehirn und Rückenmark erbracht. Im ZNS beschreibt er Schrumpfung von Ganglienzellen. Als klinische Symptome, ebenfalls bei Hunden, erwähnen TEUNISSEN-DE WAEL: spastisch-ataktischen Gang, Lähmung der Nachhand und epileptiforme Anfälle. Es sei noch darauf hingewiesen, daß Ratten- und Mäusegifte nicht nur diese töten, sondern auch Raubvögel, die die vergifteten Nager fressen. Beim Menschen wird das Thallium etwa zu Selbstmord- und Mordversuchen verwendet.

Blei. Unter den Zeichen der chronischen Bleivergiftung stehen beim Menschen die Radialislähmung und die Encephalopathia saturnina im Vordergrund. Nach ROEMMELE, der dieses Problem einer vergleichenden Mensch-Tierbetrachtung unterzog, ist das Bild beim Tier weniger schön und schwerer zu erkennen. LIEBERMAN beschreibt beim Hund in 6 Fällen Anfälle mit Laufbewegungen im Liegen, klonische Kieferkrämpfe und Opisthotonus. Es sollen kein Bleisaum am Zahnfleisch und kaum erwähnenswerte Blutveränderungen bestanden haben.

d) Organische Stoffe

Bei den organischen Stoffen führen wir zuerst das *Kohlenmonoxyd* an. Die Kohlenoxydvergiftung ist eine der häufigsten beim Menschen, und zwar entsteht sie durch freiwillige oder unfreiwillige Vergiftung mit Leuchtgas, das 10—15% CO enthält. Außerdem findet sich Kohlenoxyd in den Auspuffgasen von Kraftwagen und bei unrichtiger Verbrennung in Heizöfen. Bekannt ist die besondere Vulnerabilität der Pallida für diese Vergiftung. Natürlich leiden auch andere Hirnpartien wie der Cortex, bei dem es zum Zustand der Granularatrophie kommen kann (vgl. Abb. 191). Die Tiere können unter gleichen Umständen wie der Mensch (Ausnahme Suicidabsichten) durch CO-Vergiftung geschädigt oder getötet werden. Bei Hunden ist auf vorübergehende Taubheit aufmerksam gemacht worden. Nach experimentellen Untersuchungen beschreibt RIX bei der akuten Vergiftung: ringförmig um die Gefäße gelagerte Blutungen; und bei der chronischen: „Lichtungsbezirke" mit den Stadien der starken perivasculären Durchtränkung und Auflockerung des Hirngewebes bis zum Endstadium mit schwerstem Parenchymschwund.

Metaldehyd, sog. Meta wird in Tablettenform als Trockenbrennstoff viel verwendet und liegt deshalb öfters in Haushaltungen oder nach dem Abkochen im Freien herum. Von

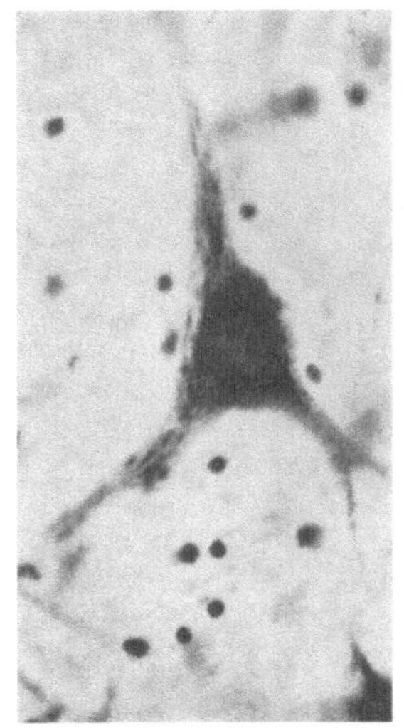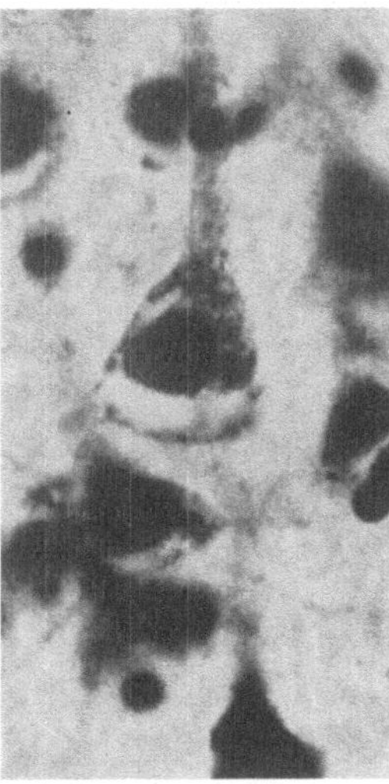

Abb. 268. Hund. Metavergiftung. Ganglienzellen aus dem Cortex; Verklumpung und Auflösung der NISSL-Substanz. NISSL-Färbung

Kindern oder Hunden aufgenommen, führt es zu schweren Intoxikationserscheinungen. Diese sind von LEUENBERGER experimentell studiert worden. Die Hunde zeigen Schwanken der Nachhand, Schreckhaftigkeit, Liegen auf dem Bauch mit vonsichgestreckten Beinen, Drehbewegungen, Spasmen, klonisch-tonische Krämpfe, Opisthotonus, Exophthalmus und Liquorvermehrung ohne entzündliche Reaktion. Neben Veränderungen des Blutes und innerer Organe lassen sich am Gehirn Piaödem, Blutungen, Ependymablösungen und schwere Ganglienzellschädigungen mit Tigrolyse nachweisen, wie es die Abb. 268 zeigt. TEUCHNER beschrieb die Anwendung der Mikromethode nach KOFLER (Bestimmung des eutektischen Punktes) zum Nachweis des Metaldehyds in Magen- und Darminhalt.

Kürzlich beobachteten wir Hyperkinesen choreiformer Art und allgemeine Muskelschwäche mit tödlichem Ausgang bei einem Hund, der 100 mg (= 8,3 mg/kg KG) Yohimbin aufgenommen hatte. Nach dem Fehlen von Angaben in der FRÖHNERschen Toxikologie ist anzunehmen, daß diese Vergiftungsart sehr selten ist.

Das *Triorthokresylphosphat* ist durch Massenvergiftungen von Soldaten während des Krieges auch in unserem Land vermehrt bekannt geworden. B. und K. M. WALTHARD wollten die Grundlage für die Spätschäden in einer primären Erkrankung der Skeletmuskulatur sehen, was nicht unwidersprochen blieb. *Weichigelit,* das diesen Stoff enthält, wird als Gummiersatz von Schuhmachern gebraucht. Abfälle davon werden gelegentlich von Hühnern gefressen, wodurch Lähmungen auftreten. HARTWIGK spricht dabei von einer periaxialen Neuritis. An peripheren Nerven wurden Markscheidenschädigungen nachgewiesen. Am ZNS wurden vorerst noch keine histologischen Veränderungen gefunden. Bei einem Hund und einem Hahn, die bei den Soldatenvergiftungen ebenfalls Triorthokresylphosphat erwischt hatten, beobachteten wir Lähmung der Extremitäten und überdies Aphonie.

Nach militärischen Vernebelungsübungen mit Perchlornaphthalin in Alpentälern wurden noch nach Jahren, wahrscheinlich über Boden und Futter, Vergiftungserscheinungen vor allem bei Rindern beobachtet. Diese bestanden in Marasmus, Apathie, Muskelzuckungen, Atrophie der Skeletmuskulatur (vgl. Abb. 269) und Sensibilitätsstörungen. Die histologische Untersuchung des Nervensystems ließ keine wesentlichen Veränderungen erkennen.

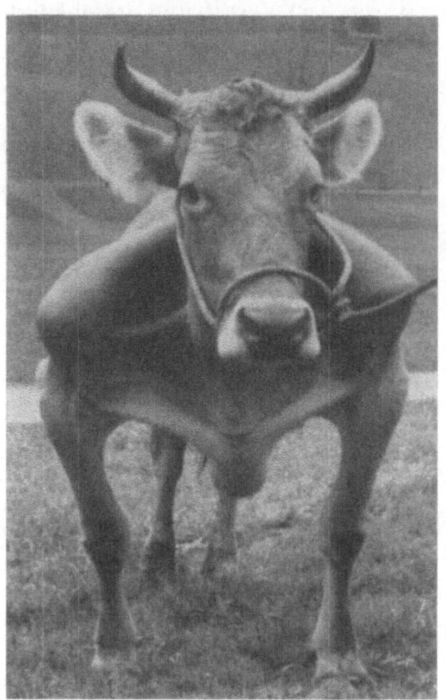

Abb. 269. Kuh. Chronische Perchlornaphthalinvergiftung. Muskelatrophien des Schultergürtels und sog. Abblatten durch Serratuslähmung

Die Insecticide. Beim Menschen berichtet CAMPBELL über Polyneuritis, und THÖLEN-METZELER nennen z.B. das DDT ein cerebrospinales Gift, vor allem der Großhirnrinde und des Kleinhirns. Nach MÜLLER sollen die pathologisch-anatomischen Veränderungen am ZNS auffallend gering sein im Verhältnis zur klinischen Bedeutung der nervösen Symptome im Vergiftungsbild, was auch SCHRÖTER-DANNEEL nach Vergiftungsversuchen an Hühnern bestätigen. DALLEMAGNE und Mitarbeiter untersuchten die Fettablagerungen in verschiedenen Organen bei Hunden. In den Nervenzellen des ZNS ließen sich einzelne Fetttropfen, meist an der Peripherie nachweisen, die aus der Zelle ausgestoßen und von Mikroglia zu den perivasculären Lymphräumen transportiert werden. Im peripheren Nervensystem werden sie durch Histiocyten phagocytiert. Achsencylinder und Markscheiden scheinen von der fettigen Degeneration nicht erfaßt zu sein. Wir konnten einige Kälber beobachten, die dadurch geschädigt worden waren, daß sie Milch von Kühen erhielten, deren Futter mit Insecticiden besprengt worden war. Die Kälber lagen matt da, streckten die Zunge heraus, mit der sie merkwürdige Roll- und Drehbewegungen machten. Dabei wurde der Kopf in den Nacken gezogen und hie und da nach hinten geschnellt. Bei einigen traten epileptiforme Anfälle und Opisthotonus bis zum Exitus auf. Liquoruntersuchungen und Histologie des ZNS blieben ohne pathologische Befunde. Es scheint, daß besonders auch Hunde, Katzen und Fische gegenüber Insecticiden empfindlich sind. Neuere Literatur auch in diesen Fragen findet sich bei MUNCH.

e) Bakterientoxine

Die beim **Starrkrampf (Tetanus)** auftretenden und andauernden Muskelkrämpfe werden durch das Gift des anaeroben Clostridium tetani hervorgerufen. Außer dem Menschen erkranken besonders die Einhufer (Pferde) daran, seltener

Rinder, Ziegen, Schafe, Schweine und nur ausnahmsweise Hunde, Katzen und
Geflügel. Nach dem Eindringen des Erregers in den Organismus beginnt die
Verkrampfung zuerst in der Kopfmuskulatur, von wo sie sich auf andere Muskel-
gruppen ausbreitet. Das Sensorium bleibt in der Regel frei. Im Gegensatz zu
Pferden werden Rinder eher abgestumpft. Die Abb. 270 zeigt einige klinische
Symptome beim Rind, bei dem die Krankheit gerne nach der Geburt auftritt
(Tetanus puerperalis). Neben der tonischen Starre treten im Laufe des Leidens
Krampfanfälle auf wie bei der Strychninvergiftung. An den motorischen Ganglien-
zellen des Rückenmarks sollen degenerative Veränderungen nachweisbar sein. —
In die Erde gelangt der Bacillus wahrscheinlich häufig durch den Mist, vor allem
von Pferden, die ihn latent in ihrem Darm beherbergen. Daraus erklärt sich die

Tatsache, daß mit Erde ver-
unreinigte Wunden besonders
gefährlich sind.

Der **Botulismus** ist eine
Toxi-Infektion alimentären Ursprungs bei Mensch und Tier.
Synonyma sind: Wasenmeister-
krankheit, Wurstvergiftung,
Lahmsiekte, Staggers. Der Botulismus ist charakterisiert durch
ein neuroparalytisches Syndrom, das durch Läsionen in
der Oblongata und an den Kernen der Hirnnerven bedingt ist.
Es handelt sich um die Aufnahme des Clostridium botulinum, von dem es mehrere
Stämme gibt, und seiner Toxine.
Beim Menschen erfolgt die Er-

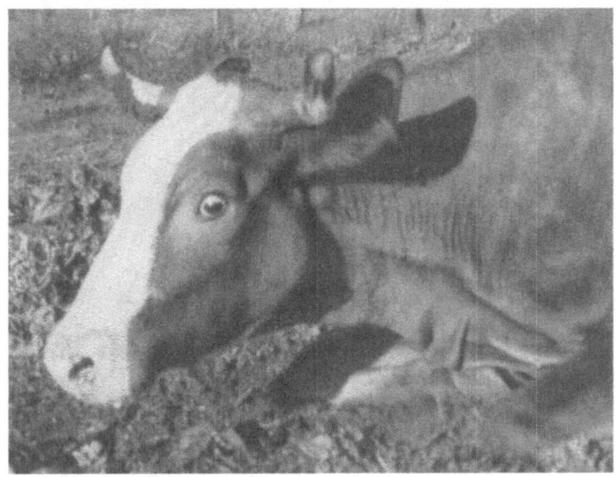

Abb. 270. Kuh. Tetanus. Gestreckte, steife Kopfhaltung mit
Kontraktion der Halsmuskulatur; weitgeöffnetes, starres Auge,
zurückgelegtes Ohr, Masseterkrampf

krankung durch den Genuß verdorbener Speisen (Konserven). Die Erkrankung
beginnt mit Magen-Darmerscheinungen, denen dann Kopfweh und Schwindel
folgen. Pupillen- und Augenmuskelstörungen setzen ein. Hirnnerven können
gelähmt werden, bis schließlich Bulbärparalyse eintritt. Die Bindung des Giftes
an das Nervensystem ist sehr hartnäckig. Unter den Tieren werden besonders
Rinder und Pferde befallen. Hunde galten lange für refraktär, bis dann MÉRY
einige Fälle, die vor allem nervöse Störungen zeigten, beschrieben hat. Auch
die Tiere werden durch Nahrung und Trinkwasser infiziert. Festliegen, komatöse Zustände und Lähmungen können die ersten Symptome sein. Kau- und
Schluckstörungen weisen auf die beginnende Bulbäraffektion hin. An pathologisch-
anatomischen Veränderungen beschrieben DOBBERSTEIN-PIENING bei Schwänen:
kleinere und größere Blutungen im Kleinhirn und Hirnstamm; in deren Umgebung stellenweise unregelmäßig begrenzte Gewebsnekrosen. Nie lympho-
oder leukocytäre Zellextravasate oder Gefäßthrombosen. Deutlicher Zelluntergang der PURKINJE-Zellen und starke Gliareaktion in der Oblongata. PAMUKCU
untersuchte 55 Rinder, die an Botulismus erkrankten, und von denen 73%
starben oder geschlachtet werden mußten. Hinsichtlich Angriffsort und pathologische Anatomie soll noch keine Einigkeit bestehen. Die Allgemeinsektion ergab vor allem Blutungen in die Serosen. Die Veränderungen in der Hirnrinde
zeigt die Abb. 271. Im Gegensatz zu obigen Angaben fanden sich also bei den
Rindern leichte entzündliche und Gefäßreaktionen. In den peripheren Nerven
sah er schollige Myelinzerfall. PAMUKCU vermutet eine schädigende Wirkung

des Botulinustoxins auf die motorischen Endplatten und auf das vegetative Nervensystem. Ähnliche, wenn auch geringfügigere histologische Veränderungen fanden wir kürzlich im Gehirn von Kühen bei einer Stallenzootie von Botulismus. — Nach VERGE sollen Frösche, Reptilien und Fische gegen diese Krankheit refraktär sein.

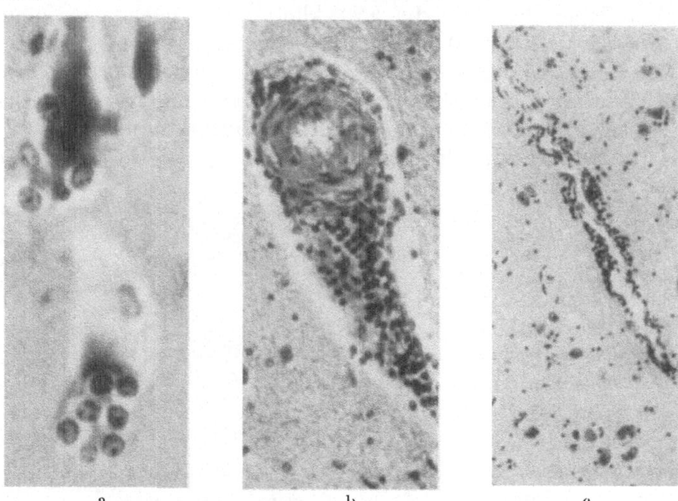

Abb. 271a—c. Rind. Akuter Botulismus (aus PAMUKCU 1954). a Ganglienzellen des Cortex mit degenerativen Veränderungen, pericellulärem Ödem und Satellitose; b Cortexarteriole mit Rundzellinfiltrat; c Cortex, leichte perivasculäre Infiltration. Alles HE

f) Tierische Gifte

Auf Vergiftungserscheinungen durch tierische Gifte braucht nur kurz hingewiesen zu werden, da pathologisch-anatomische Befunde am ZNS fast ganz fehlen (Schlangen, Bienen, Spinnen, Skorpione u. a.). In einigen Ländern, vor allem tropischen, werden zahlreiche Verluste bei Haustieren (Schafe, Rinder u.a.) durch *Tick paralysis* (Zeckenlähmung) gemeldet. Man vermutet, daß es sich um ein Toxin der Zecken handelt (NEWSOM). Auch Simulidae (Kriebelmücken) können in einigen Gegenden (Donaubecken, Deutschland) beträchtliche Schäden unter Weidetieren verursachen. Ihr Gift wirkt vor allem lähmend auf das Atemzentrum. In Fällen von Erblindung wurden pathologisch-anatomisch Netzhautblutungen und Atrophie der Papille beobachtet.

Literatur

Hauptwerke für das ganze Buch

ACKERKNECHT, EB.: Zentral-Nervensystem im Handbuch der vergleichenden Anatomie von ELLENBERGER und BAUM. Berlin: Springer 1943.
BECCARI, N.: Neurologia comparata. Firenze: Sansoni 1943.
BIESTER, H. E., and L. H. SCHWARTE: Diseases of poultry. Iowa State College Press 1948.
BIGGART, J. H.: Pathology of the nervous system. Edinburgh: Livingstone 1949.
BLACKWOOD, W. M., T. C. DODDS and J. C. SOMMERVILLE: Atlas of neuropathology. Edinburgh: Livingstone 1949.
BRODAL, A.: Neurological anatomy in relation to clinical medicine. Oxford: Clarendon 1948 u. 1950.
BRODMANN, K.: Vergleichende Lokalisationslehre der Großhirnrinde. Leipzig: Johann Ambrosius Barth 1909.
CLARA, M.: Das Nervensystem des Menschen. Leipzig: Johann Ambrosius Barth 1953.
COHRS, P.: Nervensystem. Im Lehrbuch der speziellen pathologischen Anatomie der Haustiere von NIEBERLE-COHRS. Jena: Gustav Fischer 1949.

COURVILLE, C. B.: Pathology of the central nervous system. Pacific Press Publ. Ass. 1945.

DOBBERSTEIN, J.: Zentrales und peripheres Nervensystem. In JOESTS Handbuch der speziellen pathologischen Anatomie der Haustiere. Berlin: Schoetz 1937.

DUBLIN, W. B.: Fundamentals of neuropathology. Springfield: Ch. C. Thomas 1954.

EDINGER, L.: Vorlesungen über den Bau der nervösen Zentralorgane des Menschen und der Tiere. Leipzig: F. C. W. Vogel 1911.

FRAUCHIGER, E.: Seelische Erkrankungen bei Mensch und Tier, 2. Aufl. Bern: Huber 1953.

—, u. R. FANKHAUSER: Die Nervenkrankheiten unserer Hunde. Bern: Huber 1949.

—, u. W. HOFMANN: Die Nervenkrankheiten des Rindes. Bern: Huber 1941.

FULTON, J. F.: Physiologie du système nerveux. Paris: Vigot 1947.

HULL, TH. G.: Diseases transmitted from animals to man. Springfield: Ch. C. Thomas 1955.

HUTYRA, F. v., J. MAREK u. R. MANNINGER: Spezielle Pathologie und Therapie der Haustiere. Jena: Gustav Fischer 1945.

INNES, J. R.-M.: Sur certains aspects de la neuropathologie animale intéressant la recherche médicale. Acta neurol. belg. 7, 373 (1952).

JAKOB, A.: Normale und pathologische Anatomie und Histologie des Großhirns. Leipzig: Franz Deuticke 1929.

KAPPERS, C. A.: Anatomie comparée du système nerveux. Paris: Masson & Cie. 1947.

KAPPERS, C. A., G. C. HUBER and E. C. CROSBY: The comparative anatomy of the nervous system including man. New York 1936.

KIDD, J. G.: The pathogenesis and pathology of viral diseases. New York: Columbia Univ. Press 1950.

KUHLENBECK, H.: Vorlesungen über das Zentralnervensystem der Wirbeltiere. Jena: Gustav Fischer 1927.

MARBURG, O.: Mikroskopisch-topographischer Atlas des menschlichen Zentralnervensystems. Leipzig: Franz Deuticke 1927.

MARTIN, P., u. W. SCHAUDER: Lehrbuch der Anatomie der Haustiere. Stuttgart: Schickhardt u. Ebner 1938.

McGRATH, J. T.: Neurologic examination of the dog. With clinicopathologic observations. Philadelphia: Lea a. Febiger 1956.

MINGAZZINI, G.: Anatomia clinica dei centri nervosi. Torino: Unione tipografico 1913.

MONAKOW, C. v.: Die Lokalisation im Großhirn. Wiesbaden: J. F. Bergmann 1914.

MONAKOW, C. v., u. R. MOURGUE: Biologische Einführung in das Studium der Neurologie und Psychopathologie. Stuttgart: Hippokrates 1930.

OBERSTEINER, H.: Anleitung beim Studium des Baues der nervösen Centralorgane. Leipzig: Franz Deuticke 1912.

PETERS, G.: Spezielle Pathologie der Krankheiten des zentralen und peripheren Nervensystems. Stuttgart: Georg Thieme 1951.

RANSON, ST. W., and S. L. CLARK: Anatomy of the nervous system. Philadelphia: W. B. Saunders Company 1953.

RIVERS, TH. M.: Viral and rickettsial infections of man. Philadelphia: J. B. Lippincott Company 1952.

SCHALTENBRAND, G.: Die Nervenkrankheiten. Stuttgart: Georg Thieme 1951.

SCHERER, H. J.: Vergleichende Pathologie des Nervensystems der Säugetiere. Leipzig: Georg Thieme 1944.

SCHRÖDER, P.: Einführung in die Histologie und Histopathologie des Nervensystems. Jena: Gustav Fischer 1920.

SPIELMEYER, W.: Histopathologie des Nervensystems. Berlin: Springer 1922.

STANG, V., u. D. WIRTH: Tierheilkunde und Tierzucht. (Mit Bearbeitung des Nervensystems durch H. DEXLER.) Wien: Urban & Schwarzenberg 1926—1932.

VILLIGER, E., u. E. LUDWIG: Gehirn und Rückenmark. Leipzig: Wilhelm Engelmann 1940.

VOGT, C. u. O.: Sitz und Wesen der Krankheiten im Lichte der topistischen Hirnforschung und des Variierens der Tiere. Leipzig: Johann Ambrosius Barth 1937.

Allgemeiner Teil

ACKERKNECHT, EB.: Das Zentralnervensystem im anatomischen Unterricht der Tierheilkunde. BAUM-Festschrift 1929.

ANDERSON, J.: How to stain the nervous system. Edinburgh: Livingstone 1929.

ARUCH, E.: Malattie del sistema nervoso. Milano: Vallardi 1900; 2. Aufl. 1914.

BAUER, K. F.: Organisation des Nervengewebes und Neurencytiumtheorie. München: Urban & Schwarzenberg 1953.

BAUN, FR.: Histologisch-statistische Untersuchungen am Großhirn des Pferdes. Diss. Hannover 1951.

BEHRENS, H.: Der Liquor cerebrospinalis des Pferdes. Habil.-Schr. Hannover 1950.

BRAUN, A.: Der segmentale Feinbau des Rückenmarks des Pferdes. Acta anat. (Basel) Suppl. **12** (1950).

BROOK, G. B.: Experimental and clinical studies of the spine of the dog. London: Baillière 1936.

BUDDENBROCK, W. v.: Vergleichende Physiologie — Nervenphysiologie, Bd. 2. Basel: Birkhäuser 1953.

BURDACH, K. F.: Vom Bau und Leben des Gehirns. Leipzig 1819.

COHRS, P.: Das subfornikale Organ des dritten Hirnventrikels und seine Ontogenese. Anat. Anz. **83**, 109 (1937).

— u. L. CL. SCHULZ: Artspezifische Hypertrophie des Kleinhirnwurms bei Säugern. Anat. Anz. **101**, 23 (1954).

CORNWALL u. Mitarb.: The cerebellum. Baltimore: Williams & Wilkins Company 1929.

CROSBY, E. C., and T. HUMPHREY: Studies of the vertebrate telencephalon. J. Comp. Neur. **74**, 309 (1941).

—, and R. T. WOODBURNE: The mammalian midbrain and isthmus regions. J. Comp. Neur. **94**, 1 (1951).

DEXLER, H.: Die Nervenkrankheiten des Pferdes. Leipzig u. Wien: Franz Deuticke 1899.

DIEPEN, R.: Über das Hypophysen-Hypothalamussystem bei Knochenfischen. Verh. anat. Ges. **51**, 111 (1953).

DOBBERSTEIN, J.: Wesen und Aufgaben einer vergleichenden Pathologie. Berlin: Akademie Verlag 1951.

— Der Krebs der Tiere im Vergleich zum Krebs des Menschen. Strahlenther. **96**, 259 (1955).

DORN, E.: Der Saccus vasculosus der Fische. In Handbuch der mikroskopischen Anatomie des Menschen. Berlin: Springer 1955.

ECONOMO, C. v.: Zellaufbau der Großhirnrinde. Berlin: Springer 1927.

EDINGER, L.: Untersuchungen über das Vorderhirn der Vögel. Abh. Senckenberg. naturforsch. Ges. **20**, H. 4 (1905).

EDINGER, T.: Die Paläoneurologie am Beginn einer neuen Phase. Experientia (Basel) **6**, 250 (1950).

FANKHAUSER, R.: Der Liquor cerebrospinalis in der Veterinärmedizin. Zbl. Vet.med. **1**, 136 (1953).

— Neuropathologische Befunde bei Wildtieren. Schweiz. Arch. Tierheilk. **97**, 53 (1955).

FEREMUTSCH, K., u. E. GRÜNTHAL: Beiträge zur Entwicklungsgeschichte und normalen Anatomie des Gehirns. Basel: Karger 1952.

FOX, H.: Diseases in captive wild mammals and birds. Philadelphia: J. B. Lippincott Company 1923.

FRAUCHIGER, E.: Bemerkungen über Willkürbewegung, Pyramidenbahn und extrapyramidales System. Schweiz. Arch. Neur. **60**, 396 (1947).

— Die Bedeutung der Seelenkunde von KLAGES für Biologie und Medizin. Bern: Huber 1947.

— Den Manen eines Großen unserer Wissenschaft, Prof. H. DEXLER. Schweiz. Arch. Tierheilk. **93**, 359 (1951).

— Der Lumbalwulst (glycogen body) des Rückenmarks der Vögel. Schweiz. Arch. Neur. **69**, 400 (1952).

— Das Problem der „Händigkeit" im Lichte neurologischer und hirnanatomischer Forschung. Wien. Arch. Psychol. u. Psychiatr. **3**, H. 2 (1953).

GLEES, P.: The central pain tract. Acta neurovegetativa (Wien) **7**, 160 (1953).

GRAU, H.: Gedanken über die gegenwärtige Sicht der Anatomie am Beispiel des Nervensystems. München. Univ. Reden, Neue Folge H. 3, 1953.

GROBER, J.: Vergleichende Klinik (Human- und Veterinärmedizin). Dtsch. tierärztl. Wschr. **1951**, 22.

GROTH, W.: Untersuchungen über den Feinbau einiger Stammganglien des Großhirns beim Pferd. Diss. Hannover 1951.

GRÜNTHAL, E.: Über Unterschiede im Gehirnbau der Anthropoiden und des Menschen. Fortschr. Neur. **1936**, 261.

— Zur Frage der Entstehung des Menschengehirns. Mschr. Psychiatr. **115**, 129 (1948).

HAUG, H.: Der Grauzellkoeffizient des Stirnhirnes der Mammalia in einer phylogenetischen Betrachtung. Acta anat. (Basel) **19**, 60—100, 153—190, 239—270 (1953).

HAYMAKER, W.: The founders of neurology. Springfield: Ch. C. Thomas 1953.

HOFER, H.: Die Palaeoneurologie als Weg zur Erforschung des Gehirns. Naturwiss. **22**, 566 (1953).

— Beobachtungen am Hirnrelief der Außenfläche des Schädels. Ber. oberhess. Ges. Naturwiss. Heilk. **27** (1954).

HOFFMANN, G.: Topographischer und zytologischer Atlas der Medulla oblongata von Schwein und Hund. Dtsch. Akad. Berlin, Bd. IX. 1955.

HUBER, G. C., and E. C. CROSBY: The reptilian optic tectum. J. Comp. Neur. **57**, 57 (1951).

JACOB, H.: Die „Eigenform" des Menschengehirns und die Schädel-Hirnphysiognomie. Neue Erg. Probl. Zool. **1950**, 327.

JAFFÉ, R.: Anatomie und Pathologie der Spontanerkrankungen der kleinen Laboratoriumstiere. Berlin: Springer 1931.

JAKOB, CHR., u. CL. ONELLI: Vom Tierhirn zum Menschenhirn. München: J. F. Lehmann 1911.

KAISER, H. E.: Pathologische Erscheinungen an Knochen der Saurischier und Ornithischier (Dinosaurier). Zbl. Path. **91**, 196 (1954).

— Die Wandlung der Typen (Baupläne) und die Frage des „Alterns" der Stämme. Z. Altersforsch. **1955**, Nr. 118.

KLAGES, L.: Der Geist als Widersacher der Seele. Leipzig: Johann Ambrosius Barth 1929. Bonn: Bouvier 1954.

— Ursprünge der Seelenforschung. Leipzig: Reclam 1942.

— Grundlegung der Wissenschaft vom Ausdruck. Leipzig: Johann Ambrosius Barth 1936. Bonn: Bouvier 1950.

— Vom Wesen des Bewußtseins. Leipzig: Johann Ambrosius Barth 1953.

KLATT, B.: Gefangenschaftsveränderungen bei Füchsen. Jena. Z. Naturwiss. **67**, 452 (1932).

KOCH, W., u. B. DEIMEL: Über Krankheiten der Menschenaffen. Veröff. morph. Path. **1952**, H. 27.

KOEGEL, A.: Zoonosen (Anthropozoonosen). Basel: Reinhardt 1951.

KOLB, E., u. TH. HIEPE: Untersuchungen über das Vorkommen von Fermenten im Liquor von Rindern und Pferden. Zbl. Vet.med. **2**, 583 (1955).

KRAUSE, C.: Pathologie und pathologische Anatomie des Nutz- und Raubwildes. Erg. Path. **34**, 229 (1939).

KUHLENBECK, H.: The ontogenetic development ... of the cortex telencephali in the chick. J. Comp. Neur. **69**, 273 (1938).

KUHLENBECK, H., and R. N. MILLER: The pretectal region of the rabbit's brain. J. Comp. Neur. **76**, 323 (1942).

MAGNUS, R.: Körperstellung. Berlin: Springer 1924.

MARCHAND, L., et G. PETIT: Méningo-encéphalite foetale ... chez un cheval. Bull. Soc. centr. Méd. vét. **1907**, 261.

MAREK, J.: Klinische Diagnostik. Jena: Gustav Fischer 1937.

MASSERMANN, J. H.: Principles of dynamic psychiatry. Philadelphia: W. B. Saunders Company 1947.

MEESSEN, H., u. J. OLSZEWSKI: Cytoarchitektonischer Atlas des Rautenhirns des Kaninchens. Basel: Karger 1949.

MINGAZZINI, G.: Symptomatic epilepsy in birds. Arch. of Neur. **9**, 576 (1923).

MINKOWSKI, M.: Zum Problem der ersten Anfänge einer seelischen Entwicklung beim Foetus. Z. Kinderpsychiatr. **1947**, H. 1/2.

MOENNING, E. v.: Beitrag zur Myelographie beim Hund. Diss. Hannover 1952.

MOLLARET, P.: Technique de prélèvement et caractères normaux du liquide céphalo-rachidien lombaire et sous-occipital de quelques espèces de singes. C. r. Soc. Biol. Paris **117**, 1095 bis 1097 (1934).

MONNIER, M.: Topographische Tafeln des Hirnstammes der Katze und des Affen. Wien: Springer 1950.

MONTI, F.: La semiologia del sistema nervoso negli animali domestici. Vet. ital. **7**, Suppl. Nr. 3 (1956).

MOREL, F.: La massa intermedia. Acta anat. (Basel) **1947**, 203.

OBERSTEINER, H.: Über vergleichende pathologisch-anatomische Untersuchungen des Nervensystems. Arb. Neurol. Inst. Wien. Univ. **1894**, H. 2.

O'CONNOR-HALLORAN, P.: A bibliography of references to diseases of wild mammals and birds. Amer. J. Vet. Res. **16**, No 61, part 2 (1955).

PALÁGYI, M.: Naturphilosophische Vorlesungen. Leipzig: Johann Ambrosius Barth 1924.

PATZIG, H.: Erbbiologie und Erbpathologie des Gehirns. In Handbuch der Erbbiologie des Menschen, Bd. 5. Berlin: Springer 1939.

PAWLOW, I. P.: Die höchste Nerventätigkeit (Das Verhalten) von Tieren. München: J. F. Bergmann 1926.

PIERQUIN: Traité de la folie des animaux. Paris 1839.

PORTMANN, A.: Die biologische Bedeutung des ersten Lebensjahres beim Menschen. Schweiz. med. Wschr. **1941**, 921.

— Die Ontogenese und das Problem der morphologischen Wertigkeit. Mitt. schweiz. zool. Ges. Freiburg **1942**.

— Biologische Fragmente zu einer Lehre vom Menschen. Basel: Benno Schwabe & Co. 1951.

RIESE, W.: Structure et fonctions du cerveau de l'ours. C. r. Acad. Sci. Paris **206**, 1834 (1938).

ROBACK, H. N., u. H. J. SCHERER: Über die feinere Morphologie des frühkindlichen Gehirns. Virchows Arch. **294**, 365 (1935).

ROEDER, F., u. O. REHM: Die Cerebrospinalflüssigkeit. Berlin: Springer 1942.
ROMEIS, B.: Mikroskopische Technik. München: Leibnitz 1948.
ROTHSCHILD, F. S.: Symbolik des Hirnbaus. Berlin: Springer 1936.
ROULET, F.: Methoden der pathologischen Histologie. Wien: Springer 1948.
SCHARRER, E.: Vom Bau und Leben des Gehirns. Berlin: Springer 1936.
SCHELLENBERG, K.: Untersuchungen über das Großhirnmark der Ungulaten. Jena 1900.
SCHLACK, H.: Die organischen und funktionellen Nervenkrankheiten im Kindesalter. Stuttgart: Hippokrates 1951.
SCHLUEP, U.: Die Untersuchungstechnik des Liquor cerebrospinalis mittels der Elektrophorese bei ... Tieren. Zbl. Vet.-Med. **3**, 341 (1956).
SCHOLZ, W.: Pathologische Anatomie des Zentralnervensystems. In Lehrbuch für Nerven- und Geisteskrankheiten. Halle a. S.: Carl Marhold 1952.
SCHRÖDER, P.: Einführung in die Histologie und Histopathologie des Nervensystems. Jena: Gustav Fischer 1920.
SCHÜRMANN, H.-TH.: Die Topographie des Rückenmarks bei der Katze. Diss. Hannover 1951.
SCHWILL, A.: Untersuchungen über den Feinbau einiger Stammganglien des Großhirns beim Hund. Diss. Hannover 1951.
SEIFERLE, E.: Zur Rückenmarkstopographie von Pferd und Rind. Z. Anat. **110**, 371 (1939).
SEIFRIED, O.: Die Krankheiten des Kaninchens. Berlin: Springer 1936/37.
SEIFRIED, O., u. E. HEIDEGGER: Pathologische Mikroskopie. Stuttgart: Ferdinand Enke 1933.
SHERRINGTON, C. S.: The integrative action of the nervous system. Cambridge: Univ. Press 1950.
SPATZ, H.: Menschwerdung und Gehirnentwicklung. Nachr. Gießener Hochschulges. **1950**, 20.
SPERANSKY, A. D.: Grundlagen der Theorie der Medizin. Berlin: Saenger 1950.
SPIELMEYER, W.: Technik der mikroskopischen Untersuchung des Nervensystems. Berlin: Springer 1930.
STEPHAN, H.: Vergleichende Untersuchungen über den Feinbau des Hirnes von Wild- und Haustieren. Zool. Jb., Abt. Anat. u. Ontog. **71**, 487 (1951).
— Vergleichend-anatomische Untersuchungen an Hirnen von Wild- und Haustieren. Morph. Jb. **93**, 425 (1954).
— Vergleichend-anatomische Untersuchungen an Hirnen von Wild- und Haustieren. Biol. Zbl. **73**, 96 (1954).
UEBERREITER, O.: Neuro-Chirurgie in der Veterinärmedizin. Proc. XV. Int. Vet. Congr. Stockholm 1953. Part. I, p. 932.
— Beitrag zur Diagnostik und Therapie der chirurgischen Krankheiten des Gehirns und seiner Häute. Schweiz. Arch. Tierheilk. **98**, 321 (1956).
VERMEULEN, H. A.: Der Einfluß der Domestikation auf den Bau des Gehirns. Berl. tierärztl. Wschr. **1925**, 371.
VERSLUYS, W. A.: Hirngröße und hormonales Geschehen bei der Menschwerdung. Wien: Wilhelm Maudrich 1939.
VERWER, M. A. J.: Over punctie en onderzoek van de liquor cerebrospinalis bij de gezonde en de zieke hond. Akad. Proefschr. Utrecht 1952.
VOGT, O.: Die anatomische Vertiefung der menschlichen Hirnlokalisation. Klin. Wschr. **1951**, 111.
WARTENBERG, R.: Neurologische Untersuchungsmethoden in der Sprechstunde. Stuttgart: Georg Thieme 1954.
WATTERSON, R. L.: Development of the glycogen body of the chick spinal cord. J. of Morph. **85**, 337 (1949).
WINKLER, C., and A. POTTER: An anatomical guide to experimental researches on the rabbit's brain. 1911.
— An anatomical guide to experimental researches on the cat's brain. 1914.

I. Erbpathologie und Mißbildungen

ANDERS, M. V.: The histopathology of a new type of hereditary loss of coordination in the domestic rabbit. Amer. J. Anat. **76**, 183 (1945).
ANDRES, J.: Eine seltene Doppelmißbildung beim Kalbe. Arch. Tierheilk. **62**, 617 (1930/31).
BACHMANN, P.: Über Amelia posterior beim Schwein. Diss. Zürich 1945.
BALL, M.V., et L. AUGER: Encéphalopathies atrophiques du jeune âge. J. Méd. vét. **72**, 397 (1926).
BALTZER, F.: Erfahrungen der neueren Erbforschung. Sammelband I, Eidg. Veterinäramt Bern, 1942.
BENDA, CL. E.: Acromicria congenita or the mongoloid deficiency. The biology of mental health and disease. New York: Hoeber 1952.
— Structural cerebral histopathology of mental deficiencies. Atti 1. Congr. Int. Istopatol. Roma 1952.

BENESCH, F.: Lehrbuch der tierärztlichen Geburtshilfe und Gynäkologie. Wien: Urban & Schwarzenberg 1952.

BIVETTI, J. M.: Ein Beitrag zur Frage der Entstehung der Pseudocephalie. Schweiz. Arch. Neur. **73**, 17 (1954).

BLEULER, M.: Theoretische und klinische Erbpsychiatrie. Arch. Klaus-Stiftg **17**, 529 (1942).

BLUNN, C. T., and E. H. HUGHES: Hydrocephalus in swine. J. Hered. **29**, 203 (1938).

BONE, J. F.: Hydrocephalus in calves. N. Amer. Veterinarian **34**, 25 (1953).

BONNEVIE, K.: Vererbbare Mißbildungen und Bewegungsstörungen auf embryonale Gehirnanomalien zurückführbar. Erbarzt **10**, 145 (1935).

— Hereditary hydrocephalus in the house mouse. Skr. norske Vid.-Akad. Oslo **1944**, Nr 10.

BREMER, F. u. Mitarb.: Physiologie et pathologie du corps calleux. Réunion neurol. belgo-suisse Ostende, juin 1955. Schweiz. Arch. Neur. **1957**.

BRODAL, A.: The hippocampus and the sense of smell. Brain **70**, 179 (1947).

BUCHLI, W.: Zur Wasserkopffrage. Diss. Bern 1928.

BÜCHNER, F.: Zur Biologie und Pathologie der Entwicklung. Med. Klin. **1952**, 65.

CLARK, S. L., u. Mitarb.: A form of congenital myotonia in goats. J. Nerv. Dis. **90**, 297 (1939).

CURTIUS, F.: Die organischen und funktionellen Erbkrankheiten des Nervensystems. Stuttgart: Ferdinand Enke 1935.

— Allgemeine Vorbemerkungen zur Erbpathologie der Nervenkrankheiten. In Handbuch der inneren Medizin, Bd. 5. Berlin: Springer 1939.

DANFORTH, C. H.: Heredity of polydactyly in the cat. J. Hered. **38**, 107 (1947).

DEXLER, H.: Über konstitutionelle Hydrocephalie beim Hund. Prag. Arch. **1923**, 103.

DICE, L. R.: Inheritance of waltzing and of epilepsy in mice of the genus peromyscus. J. Mammal. **16**, 25 (1935).

DIECKMANN, E. M.: Mißbildungen beim Schwein. Mh. Vet.med. **8**, 347 (1953).

DOBBERSTEIN, J.: Über einen Fall von Leberkoller des Pferdes. Dtsch. tierärztl. Wschr. **1926**, 501.

EATON, O. N.: Abnormalities in the mouse. J. Hered. **43**, 159 (1952).

EGLI, J. F.: Über den „Zitterkrampf" der Kälber. Schweiz. Arch. Tierheilk. **78**, 235 (1936).

ELLINGER, T. U. H. u. Mitarb.: A report of the occurence of a median eye in a partially dicephalic cat. Anat. Rec. **107**, 67 (1950).

ERNST, P.: Mißbildungen des Nervensystems. In SCHWALBES Handbuch 1909.

FANCONI, G., u. W. ISLER: Erbleiden beim Kinde. Praxis (Bern) **42**, 890 (1954).

FANCONI, G., u. H. ZELLWEGER: Die bleibenden Schädigungen des Zentralnervensystems infolge Erkrankungen des Fötus und des Kleinkindes. Schweiz. Arch. Neur. **63**, 195 (1949).

FRAUCHIGER, E., u. R. FANKHAUSER: Arnold-Chiari-Mißbildung beim Kalb. Schweiz. Arch. Tierheilk. **94**, 145 (1952).

FREYE, H.: Anatomische und entwicklungsgeschichtliche Untersuchungen am Skelett normaler und oligodactyler Mäuse. Wiss. Z. Univ. Halle, Math.-naturwiss. Kl. **1954**, H. 4, 801.

FRITZ-NIGGLI H.: Vererbung bei Mensch und Tier. Zürich: Gutenberg 1948.

GODGLÜCK, G.: Partielle kongenitale Hydrocephalie bei einem Kalb. Mh. Vet.med. **7**, 250 (1952).

GÖTZE, R.: Spastische Parese der hintern Extremitäten bei Kälbern. Dtsch. tierärztl. Wschr. **1932**, 197.

GOLDSCHMITT, R.: Die Lehre von der Vererbung. Berlin: Springer 1952.

GRAU, H.: Über Schwanzmißbildungen bei der Hauskatze. Tierärztl. Rdsch. **1933**, 26—27.

GRÜNEBERG, H.: Animal genetics and medicine. London: Hamilton 1947.

HADORN, E.: Letalfaktoren in ihrer Bedeutung für Erbpathologie und Genphysiologie der Entwicklung. Stuttgart: Georg Thieme 1955.

HANHART, E.: Über die Kombination von Peromelie mit Mikrognathie. Arch. Klaus-Stiftg. **25**, H. 3/4 (1950).

— Die Rolle der Erbfaktoren bei den Störungen des Wachstums. Schweiz. med. Wschr. **1953**, 198.

— Aspects génétiques des myopathies primitives. Acta neurol. et psychiatr. belg. **2**, 91 (1954).

— Über 27 Sippen mit infantiler amaurotischer Idiotie. Acta Genet. Med. Gemell. **3**, 331 (1954).

HERTWIG, P.: Lehren und Probleme aus der vergleichenden und experimentellen Säugetiergenetik. Verh. dtsch. Ges. inn. Med. **1953**.

HOFFMANN, J. H.: Acephalus acardius biceps, eine seltene Ziegenmißgeburt. Berl. u. Münch. tierärztl. Wschr. **1952**, 252.

HOLZ, K.: Angeborene Mißbildung und akute Entzündung des Zentralnervensystems beim Schwein. Dtsch. tierärztl. Wschr. **1954**, 263.

HUTT, F.B., and G. P. CHILD: Congenital tremor in young chicks. J. Hered. **25**, 341 (1934).
ILANČIC, D.: Ein neuer Letalfaktor beim Rind. Züchtungskde **15**, 129 (1940).
INGALLS, TH. H.: Biological implications of mongolism. The biology of mental health and disease. New York: Hoeber 1952.
INNES, J. R.-M.: Sur certains aspects de la neuropathologie animale. Acta neurol. et psychiatr. belg. **7**, 373 (1952).
INNES, I. R. M., u. Mitarb.: Familial cerebellar hypoplasia and degeneration in hereford calves. J. of Path. **50**, 455 (1940).
JERVIS, G. A.: Mental deficiency and aberrant metabolism. The biology of mental health and disease. New York: Hoeber 1952.
— General and cellular pathochemistry of mental deficiencies. I. Congr. Int. Istopatol. Roma 1952.
KEELER, C. E.: Absence of the corpus callosum as a mendelizing character in the house mouse. Proc. Nat. Acad. Sci. U.S.A. **19**, 609 (1933).
KERSTEN, W.: Rückenmarksmißbildung bei Hund und Mensch. Dtsch. tierärztl. Wschr. **1954**, 338.
KING, L. S., and C. E. KEELER: Absence of corpus callosum, a hereditary brain anomaly of the house mouse. Proc. Nat. Acad. Sci. U.S.A. **18**, 525 (1932).
KIRSCHBAUM, W.: Agenesis of the corpus callosum and associated malformations. J. of Neuropath. **6**, 78 (1947).
KISSELEWA, Z. N.: Ein Fall von Balkenmangel bei der Katze. Anat. Anz. **78**, 331 (1934).
KOCH, P., u. H. FISCHER: Die Oldenburger Fohlenataxie als Erbkrankheit. Tierärztl. Rdsch. **7**, 244 (1952).
KÖHLER, H.: Zur Hyperkeratose bei Haustieren, eine Folge der Anwendung von Holzschutzmitteln. Arch. exper. Vet.med. **8**, 163 (1954).
KOLB, L. C.: Congenital myotonia in goats. Bull. Johns Hopkins Hosp. **63**, 221 (1938).
KOLLARITS, I.: Das Dauerzittern mancher Hunderassen als Heredodegeneration. Schweiz. med. Wschr. **1924**, 1131.
KRAUTWALD, FR.: Haube der Hühner und Enten. Diss. Bern 1910.
LAW, L. W.: Mouse genetic news. J. Hered. **39**, 300 (1948).
LEBER, TH.: Beiträge zur Kenntnis der atrophischen Veränderungen des Sehnerven. Arch. f. Ophthalm. **14**, 164 (1868).
LESBRE, F. X.: Traité de tératologie de l'homme et des animaux domestiques. Paris: Vigot 1927.
LIÉNAUX, E.: Un cas de syringomyélie chez le chien. Ann. Méd. vét. **46**, 486 (1897).
MARTINS e FERRI: Siringomielia en bovino. Rev. Fac. med. veterin. São Paulo **4**, 399 (1951).
METTLER, F. A.: Congenital malformation of the brain. J. of Neuropath. **6**, 98 (1947).
MILLEN, J. W. u. Mitarb.: Congenital hydrocephalus due to experimental hypovitaminosis A. Lancet **1954** I, 679.
MINKOWSKI, M.: Zur Kasuistik und biogenetischen Analyse von Mißbildungen des ZNS. Schweiz. Arch. Neur. **65**, 393 (1950).
MOLLARET, P. u. Mitarb.: Maladie héréditaire du chien. Rev. Neur. **1**, 172 (1933).
MONAKOW, C. v.: Über Mißbildungen des ZNS. Erg. Path. **1901**, 6.
MONNIER, M., u. H. WILLI: Die integrative Tätigkeit des Nervensystems beim meso-rhombo-spinalen Anencephalen. Mschr. Psychiatr. **126**, 239 (1953).
MORSIER, G. DE: Les syndromes vasculaires embryonnaires dans les malformations cérébrales. I. Congr. Int. Istopatol. Roma 1952.
— Etudes sur les dysrhaphies crânio-encéphaliques. (Agénésie des lobes olfactifs.) Schweiz. Arch. Neur. **74**, 309 (1954).
MORSIER, G. DE, et I. I. MOZER: Agénésie complète de la commissure calleuse. Arch. suisse Neur. **35**, H. 1/2 (1935).
MOSIMANN, W.: Ein eigenartiger Fall von Encephalocele beim Schaf. Schweiz. Arch. Tierheilk. **93**, 389 (1951).
NACHTSHEIM, H.: Schüttellähmung — ein Beispiel für ein einfach mendelndes rezessives Erbleiden beim Kaninchen. Erbarzt **1**, 36 (1934).
— Die Genetik einiger Erbleiden des Kaninchens verglichen mit ähnlichen Krankheiten des Menschen. Dtsch. tierärztl. Wschr. **1936**, 742.
— Erbpathologie des Kaninchens. Erbarzt **4**, 25 (1937).
— Erbpathologie der Haustiere. In Fortschritte der Erbpathologie. Leipzig: Georg Thieme 1938.
— Der Modellversuch am Tier in seiner Bedeutung für das Verständnis menschlicher Erbleiden. Experientia (Basel) **8**, 317 (1954).
NATHAN, P.W., and M. C. SMITH: Normal mentality associated with a maldevelopped „rhinencephalon". J. of Neur. a. Neurosurg. **13**, 191 (1950).
NEFF, E.: Sieben Fälle von Hyperdaktylie beim Rind. Diss. Zürich 1937.

OSTERTAG, B.: Weitere Untersuchungen über vererbbare Syringomyelie des Kaninchens. Dtsch. Z. Nervenheilk. **116**, 177 (1930).
— Mißbildungen. In Handbuch der speziellen pathologischen Anatomie, Bd. XIII/4. Berlin: Springer 1956.
PATTEN, B. M.: Embryological stages in the establishing of myeloschisis with spina bifida. Amer. J. Anat. **93**, 365 (1953).
PATZIG, B.: Erbbiologie und Erbpathologie des Gehirns. In Handbuch der Erbbiologie des Menschen, Bd. 5. 1939.
RANDOIN, L., et P. FOURNIER: Troubles de croissance par déficience vitaminique. 7. Congr. Int. Pathol. Comp. Lausanne 1955.
ROBERTS, L. D.: Microphthalmia in swine. J. Hered. **39**, 146 (1948).
ROSENBERGER, G.: Späterkrankungen an spastischer Parese der Hintergliedmaßen beim Rind. Dtsch. tierärztl. Wschr. **1939**, 18.
ROSENTHAL, H. L., and R. S.. ROSENTHAL: Lordosis—a mutation in the guppy. J. Hered. **41**, 217 (1950).
RUSSEL, D. S.: Observations on the pathology of hydrocephalus. Med. Res. Council No 265. London 1944.
SAINT-HILAIRE, G. DE: Histoire générale et particulière des anomalies de l'organisation, Bd. II. Bruxelles 1838.
SANTEMA, S.: Spina befida bij het rund. Tijdschr. Diergeneesk. **73**, 842 (1948).
SAUNDERS, L. Z.: Congenital optic nerve hypoplasia in collie-dogs. Cornell Vet. **42**, 67 (1952).
— A check list of hereditary and familial diseases of the central nervous system in domestic animals. Cornell Vet. **42**, 592 (1952).
— u. Mitarb.: Hereditary congenital ataxia in Jersey calves. Cornell. Vet. **42**, 559 (1952).
SCHÄPERCLAUS, W.: Fischkrankheiten. Berlin: Akademie-Verlag 1954.
SCHELLENBERG, K.: Über hochdifferenzierte Mißbildungen des Großhirns bei Haustieren. Arb. Hirnanat. Inst. Zürich 1909.
SCHULZ, L. CL.: Merencephalie (Anencephalia partialis) bei einem Kalb. Dtsch. tierärztl. Wschr. **1955**, 189.
SCHUMANN, H.: Die Letalfaktoren des Geflügels. Arch. Geflügelkde **18**, 65 (1954).
— Erbliche Störungen des ZNS beim Haushuhn. Arch. Geflügelkde **19**, 447 (1955).
— Die Letalfaktoren bei Hund und Katze. Berl. u. Münch. tierärztl. Wschr. **21**, 376 (1955).
SCHWALBE, E.: Allgemeine Mißbildungslehre. Jena: Gustav Fischer 1906.
SCHWEINITZ, G. E., and P. DE LONG: Blindness and papilledema in guernsey calves. Arch. of Ophthalm. **11**, 194 (1934).
SINGER, L.: Vergleichende Betrachtungen der pathologischen Anatomie und Physiologie des ZNS. Erg. Biol. **7**, 56 (1931).
SOKOLANSKY, G.: Über Anencephalie und das „Verhalten" der Anencephalen. Z. Neur. **145**, 576 (1933).
SORSBY, A.: Clinical Genetics. London: Butterworth 1953.
SPENGLER, H.: Brachiale Peromelie der Katze. Diss. Zürich 1950.
STEINER, A.: Über Syndactylie beim Rind. Diss. Zürich 1945.
STOCKARD, CH. R.: An hereditary letal factor for localized motor and preganglionic neurons. Amer. J. Anat. **59**, 1 (1936).
— The genetic and endocrinic basis for differences in form and behavior. Philadelphia 1941.
STRONG, L. C., and W. F. HOLLANDER: Hereditary loop-tail in the house mouse. J. Hered. **40**, 329 (1949).
TABUCHI, E., u. Mitarb.: Studies on hydrocephalus of new born calves. Exper. Rep. Goot. Exper. Stat. Anim. Hyg. Tokyo **26**, 21 (1953).
THALHAMMER, O.: Mißbildung. Vorschlag zu einer neuen Nomenklatur angeborener Störungen. Arch. Kinderheilk. **145**, 100 (1952).
TÖNDURY, G.: Zur Kenntnis der Embryopathien. Ciba-Symposium **2**, H. 5 (1954).
UEBERREITER, O.: Spina bifida occulta bei einem Fohlen. Tierärztl. Umschau **7**, 351 (1952).
VERAGUTH, O.: Über niederdifferenzierte Mißbildungen des ZNS. Roux' Arch. **12** (1901).
VERHAART, W. J. C.: Partial agenesis of the cerebellum and medulla and total agenesis of the corpus callosum in a goat. J. Comp. Neur. **77**, 49 (1942).
VERLINDE, J. D., u. J. G. OJEMANN: Eenige aangeboren misvormingen van het centrale zenuwstelsel. Tijdschr. Diergeneesk. **71**, 557 (1946).
WEBER, W.: Über Art, Häufigkeit und Genfrequenz der Mißbildungen unserer Haustiere. Schweiz. Arch. Tierheilk. **88**, 488 (1946).
— Gehirnmißbildung bei einem Rinderföten. Acta anat. (Basel) **7**, 207 (1949).
WINSSER, J.: Rachischizis bij een pasgeboren hondje. Tijdschr. Diergeneesk. **70**, 307 (1945).
WRIEDT, CH., and O. MOHR: Amputated, a recessive letal in cattle. J. Genet. **20**, 187 (1928/29).

Wunder, W.: Wirbelsäulenverkürzung als rassebildendes Merkmal beim aischgründer Karpfen. Roux' Arch. **114**, 1 (1949).

Zeitlinger, H.: Über die Ätiologie des Hydrocephalus der Zwerghunderassen. Diss. Wien 1925.

II. Stoffwechselerkrankungen

Abderhalden, E., u. G. Mouriquand: Vitamine und Vitamintherapie. Bern: Huber 1948.

Albert, E.: Wechselwirkung zwischen Gehirn und Leber. Aus: Die Chemie und der Stoffwechsel des Nervengewebes. Berlin: Springer 1952.

Alexander, L.: Wernickes Disease. Amer. J. Path. **16**, 61 (1940).

Bagedda, G.: Alcuni aspetti neuropsichici ed ormonali in ginecologia veterinaria. Zootecnica e Vet. **10**, 396 (1952).

Ball, M. V.: Contribution à l'étude anatomopathologique des cholestéatomes. J. Méd. vét. **54**, 344 (1903).

Barboni, E.: Empiema della sella turcica nei bovini. Riv. Biol. **20**, Nr 2 (1936).

— Ricerche istologiche sul cosidetto colesteatoma. Riv. Biol. **27**, Nr 1 (1939).

Bargmann, W., u. W. Hild: Über die Morphologie der neuro-sekretorischen Verknüpfung von Hypothalamus und Neurohypophyse. Acta anat. (Basel) **8**, 264 (1949).

Beijers, J. D.: Een geval van acromegalie bej een welsh-terrier. Tijdschr. Diergeneesk. **75**, 249 (1950).

Bertrand, I. u. Mitarb.: L'Ictère nucléaire. Paris: Masson & Cie. 1952.

Biondi, G.: Pathologische Anatomie der Wände der Hirnventrikel. In Handbuch der speziellen pathologischen Anatomie, Bd. XIII/4.

Blaxter, K. I.: Dystrophie musculaire chez les veaux en Ecosse. Méd. et Hyg. **307**, 396 (1955).

Bleuler, M.: Endokrinologische Psychiatrie. Stuttgart: Georg Thieme 1954.

Bloom, F.: The endocrine glands; und: Gerontology. In: Canine medicine. Evanston: Amer. vet. Publ. 1953.

Bogaert, L. v., u. G. Tverdy: Altérations du système nerveux central dans l'avitaminose E chez l'homme. Mschr. Psychiatr. **120**, Nov.-Dez. (1950).

Brach, F. A.: Hormones and behavior. London: Hoeber 1948.

Brandt, A. J.: Über Hypophysenadenome bei Hund und Pferd. Scand. Vet. Tidkr. **30**, 875 (1940).

Braunmühl, A. v.: „Kongophile Angiopathie" und „senile Plaques" bei greisen Hunden. Arch. f. Psychiatr. u. Z. Neur. **194**, 396 (1956).

Bürger, M.: Altern und Krankheit. Leipzig: Georg Thieme 1954.

Campbell, A. M. G., u. Mitarb.: Disease of the nervous system occurring among research workers on swayback in lambs. Brain **70**, 50 (1947).

Christensen, E., u. N. O. Christensen: Medføldt arveling lamhed hos kalve. Nord. Vet.-Med. **4**, 861 (1952).

Claireaux, A. E. u. Mitarb.: Icterus of the brain in newborn. Lancet **1953** II, 1226.

Coffin, D. L., and T. O. Munson: Endocrine diseases of the dog. associated with hair loss. J. Amer. Vet. Med. Assoc. **123**, 402 (1953).

Delong, V.: Gargoylismus. Schweiz. Z. Path. u. Bakter. **18**, 318 (1955).

Dexler, H.: Über Pachymeningitis ossificans chronica beim Hund. Wien. med. Presse **1893**, Nr 51/52.

— Über endemischen Kretinismus beim Tier. Berl. tierärztl. Wschr. **1909**, 375.

Dorssen, J. van: Über die Genese der Melanome in der Haut bei Schimmelpferden. Diss. Bern 1903.

Doxiades, Th., u. M. Tiliakos: Die „schwarze Haarzunge" (black tongue) als Mangelerscheinung beim Menschen. Schweiz. med. Wschr. **1948**, 1041.

Dubreuilh, N., et J. Devantour: Un cas de tumeur mélanique primitive de l'encéphale. Rev. Corps Vét. Armée **9**, 142 (1954).

Duerst, U.: Die Ursachen der Entstehung des Kropfes. Bern: Huber 1941.

Dujarric de la Rivière, R., et A. Eyquem: Les groupes sanguins chez les animaux. Paris: Flammarion 1953.

Einarson, L.: Critizing review of the concept of the neuromuscular lesions. Acta Psychiatr. (Københ.) Suppl. 78, **1952**.

Elliot, K. A. C.: Problems in neurochemistry. Canad. Med. Assoc. J. **1949**, 348.

Elste, R.: Multiple Sklerose und Schizophrenie als Syndrom bei Spurenelementmangelkrankheiten. Stuttgart: Hippokrates 1951.

Fankhauser, R., u. R. Wyler: Chromophobes Adenom der Hypophyse bei einem Hund. Schweiz. Arch. Tierheilk. **96**, 181 (1954).

Fischer, O.: Über Hypophysengeschwülste der weißen Ratte. Virchows Arch. **259**, 9 (1926).

Forenbacher, S.: Schachtelhalmvergiftung der Pferde — eine B_1-Avitaminose. Schweiz. Arch. Tierheilk. **94**, 153 (1952).

Frick, E., u. F. Lampl: Über die Entwicklung des Gehirns von Ratten bei Kupfermangel. Klin. Wschr. **1953**, 912.

Fritzsche, K.: Ein Spontanfall von Küken-Encephalomalacia. Tierärztl. Umschau 7/8, 119 (1954).

Georgi, F.: Zusammenhänge zwischen Leberfunktion und psychischen Störungen. Praxis (Bern) **17**, 339 (1951).

Hagen, L. O.: Lipid dystrophic changes in the central nervous system in dogs. Acta path. scand. (Københ.) **33**, 22 (1953).

Hanhart, E.: Die Rolle der Erbfaktoren bei den Störungen des Wachstums. Schweiz. med. Wschr. **1953**, 198.

Heinbecker, P. u. Mitarb.: Further clinical and experimental studies on the pathogenesis of Cushing's syndrome. Amer. J. Med. **9**, 3 (1950).

Höser, J.: Altersveränderungen der Hypophyse des Pferdes. Z. Altersforsch. **3**, 113 (1941).

Holz, K.: Endokranielle epidermoidale Cholesteatome des Pferdes. Berl. tierärztl. Wschr. **1934**, 804.

— Ein Beitrag zu den sog. epidermoidalen Cholesteatomen des Pferdes. Berl. tierärztl. Wschr. **1935**, 21.

Holz, K., u. W. Heutgens: Multiple Melanombildung bei einem Kaninchen. Dtsch. tierärztl. Wschr. **1955**, 146.

Hurst, E. W.: Calcification in the brain of equidae and of bovidae. Amer. J. Path. **10**, 795 (1934).

Innes, J. R. M.: Demyelinating diseases of animals. In „Multiple sclerosis and the demyelinating diseases". Baltimore: Williams & Wilkins Company 1950.

Innes, J. R. M., and G. D. Shearer: Swayback. J. Comp. Path. a. Ther. **53**, 1 (1940).

Jacob, H.: Über die Hirnschäden bei Icterus neonatorum gravis. Acta psychiatr. (Copenh.) **180**, 1 (1948).

Jervis, G. A.: General and cellular pathochemistry of mental deficiences. I. Congr. Int. Neuropathol. Roma 1952. Bd. II.

Jubb, K. V., L. Z. Saunders and H. V. Coates: Thiamine deficiency encephalopathy in cats. J. Comp. Path. a. Ther. **66**, 217 (1956).

Jungherr, E. u. Mitarb.: The present status of the encephalomalacia problem in chicks. Proceedings book Amer. Vet. Med. Assoc. **1952**, 301.

Kalm, H. u. Mitarb.: Klinik und Pathologie der neurologischen Störungen bei tierexperimentellen B_1-Avitaminosen. Dtsch. Z. Nervenheilk. **167**, 334 (1952).

Kemp, T.: Genetics and disease. Kopenhagen: Munksgaard 1951.

Kikuchi, K.: Über die Altersveränderungen am Gehirn des Pferdes. Arch. Tierheilk. **58**, 541 (1928).

Klenk, E.: Der chemische Aufbau der Nervenzellen und der Nervenfaser. Mosbacher-Koiloquium. Berlin: Springer 1952.

— Die Lipoide im chemischen Aufbau des Nervensystems. Naturwiss. **17**, 449 (1953).

— Die Chemie der Markreifung und das Problem der Entmarkung. 61. Tagg Dtsch. Ges. Inn. Med. Wiesbaden 1955.

Koch, W.: Hormone und Hormontherapie in der Tiermedizin. Stuttgart: Ferdinand Enke 1949.

Krücke, W.: Das ZNS bei generalisierter Paramyloidose. Arch. f. Psychiatr. u. Z. Neur. **185**, 165 (1950).

László, F.: Pinealom in der Zirbeldrüse eines Pferdes. Dtsch. tierärztl. Wschr. **1940**, 402.

— Gleichzeitiges Vorkommen von Adenom und Hämangiom in der Hypophyse des Pferdes. Dtsch. tierärztl. Wschr. **1941**, 256.

Lecarpentier, M.: Pachyméningite ossifiante de la tente du cervelet sur un jeune chien. J. Méd. vét. **1909**, 208.

Mason, M. M., and A. M. Scheflen: Senility in dogs. Cornell Vet. **43**, 10 (1953).

McAlpine, D. u. Mitarb.: Multiple sclerosis. Edinburgh: Livingstone 1955.

Mellanby, E.: Nutrition and disease. London: Oliver 1934.

Millar, R., and R. Tucker: Nervous symptoms developed in the chondrodystrophic dog. Brit. Vet. J. **108**, 293 (1952).

Millen, J. W. u. Mitarb.: Hydrocephalus associated with deficiency of vitamin A. Lancet **1953 II**, 1234.

Molnar, J.: Corpora amylacea in the central nervous system. Nature (Lond.) **168**, 39 (1951).

Morel, F.: Les troubles cérébraux d'origine endocrinienne et avitaminosiques. Genf: Presses académiques 1943.

Müller, B. u. Mitarb.: Innersekretorisch wirksame Nebennierenmarksgeschwulst bei einem Hund. Zbl. Vet.med. **2**, 289 (1955).

Müller, W.: Über Altersveränderungen des Gehirns. Zbl. Path. **71**, 521 (1939).

Newsom, I. E.: Sheep diseases. Baltimore: Williams & Wilkins Company 1952.

NICOD, J. L.: Quelques remarques sur les mélanomes. Bull. schweiz. Akad. Med. Wiss. 11, 357 (1955).

OBERSTEINER, H.: Über vergleichende pathologisch-anatomische Untersuchungen des Nervensystems. Arb. neur. Inst. Wien 1894, H. 2.

PALLASKE, G.: Epidermoidales Cholesteatom in der Schädelhöhle eines Pferdes. Arch. Tierheilk. 53, 362 (1926).

— Zur Kasuistik seltener Geschwülste bei Haustieren. Z. Krebsforsch. 36, 342 (1932).

— Über eine spontane Avitaminose bei Schafen. Arch. Tierheilk. 70, 278 (1936).

PAPPENHEIMER, A. M., and M. GOETTSCH: A cellular disorder in chicks. J. of Exper. Med. 53, 11 (1931).

PATAY, R., et A. DU CHALARD: A propos de l'épiphysectomie chez gallus domesticus. C. r. Acad. Sci. Paris 235, 498 (1952).

PENTSCHEW, A.: Über die Beziehungen zwischen Gehirn und Leber bei der Encephalopathia posticterica infantum. Nervenarzt 20, 220 (1949).

PETIT, G.: Les ostéomes de la dure-mère. Bull. Soc. centr. Méd. vét. 66, 425 (1912).

PFLUGFELDER, O.: Volumetrische Untersuchungen an den Corpora allata der Honigbiene. Biol. Zbl. 67, 223 (1948).

POLLOCK, S.: Diabetes insipidus in the dog. J. Amer. Vet. Med. Assoc. 118, 12 (1951).

PORTMANN, A.: Biologische Fragmente. Basel: Benno Schwabe & Co. 1951.

PUTNAM, T. J. u. Mitarb.: Studies in acromegaly. Arch. Surg. 1929, 1708.

QUERVAIN, F. DE, u. C. WEGELIN: Der endemische Kretinismus. Berlin: Springer 1936.

RINEHARD, J. F. u. Mitarb.: Effect of experimental thiamic deficiency. Arch. of Path. 48, 129 (1944).

RÖSSLE, R.: Natürliches und krankhaftes Altern bei Mensch und Tier. VI. Congr. Int. Patol. comp. Madrid 1952.

ROTHSCHILD, S.: Von der Übereinstimmung im Aufbau des ZNS und des Systems der Hormone. Z. Neur. 151, 54 (1934).

ROUSSY, G., et M. MOSINGER: Traité de neuro-endocrinologie. Paris: Masson et Cie. 1946.

SANTAMARINA, E., and W. G VENZKE: Physiological changes in the mammalian pineal gland. Amer. J. Vet. Res. 53, 555 (1953).

SAUNDERS, L. Z.: Cerebrovascular siderosis in horses. Arch. of Path. 56, 637 (1953).

— u. Mitarb.: Diabetes insipidus and adiposo-genital syndrome in a dog. Cornell Vet. 41, 445 (1951).

SCHEUNERT, A.: Die Sternguckerkrankheit junger Löwen. Zool. Gart. 6 (1933).

SCHLUMBERGER, H.: Neoplasia in the parakeet. Cancer Res. 14, 237 (1954).

SCHMIDT, H.: Über den Alterstod der Bienen. Z. Naturwiss. 1923, 59.

SEIFERLE, E.: Über Gehirnkrankheiten des Pferdes. Schweiz. Arch. Tierheilk. 90, 615 (1948).

SEIFRIED, O.: Vitamine und Vitaminmangelkrankheiten bei Haustieren. Stuttgart: Ferdinand Enke 1943.

SHARMAN, G. A. M.: Muscular dystrophy of beef-calves in the north of Scotland. Vet. Rec. 66, 275 (1954).

SHEEHAN, H. L.: L'insuffisance hypophysaire. Méd. et Hyg. 1955, Nr 294.

SHIMIZU, N., and T. KUMAMOTO: Histochemical studies on the glycogen of the mammalian brain. Anat. Rec. 114, 479 (1952).

SHOLL, L. B.: Stiff lamb disease in Michigan. J. Amer. Vet. Med. Assoc. 95, 108 (1939).

SINGSEN, E. P. u. Mitarb.: Studies in encephalomalacia in the chick. Poultry Sci. 33, 192 (1954).

SOMLOI, L.: Zur Kenntnis der „Pachymeningitis ossificans spinalis" beim Menschen. Wien. Z. Nervenheilk. 11, 235 (1955).

SOMOGYI, J. C.: Die Antianeurin-Faktoren. Beih. int. Z. Vitaminforsch. 1952, H. 6.

SPATZ, H.: Die systematischen Atrophien. Arch. f. Psychiatr. 108, 1 (1938).

— Das Hypophysen-Hypothalamus-System. Verh. anat. Ges. 1953.

STEIN, F.: Über hormonale und morphologische Malignität bei Nebennierengeschwülsten. Veröff. morphol. Path. 1954, H. 59.

STEPP, W. u. Mitarb.: Die Vitamine und ihre klinische Anwendung. Stuttgart: Ferdinand Enke 1938.

STOCKARD, CH. R.: The genetic and endocrine basis for differences in form and behavior. Wistar Institute, Philadelphia 1941.

VALADE, P.: Recherches histo-chimiques sur les lipides de l'écorce cérébrale. Bull. Soc. Sci. vét. France 22, 77 (1949).

VERMEULEN, H. A.: Epiphyse und Epiphysentumoren bei Tieren. Berl. tierärztl. Wschr. 1925, 717.

VERSTRAETE, A., u. J. THOONEN: Hypophysaire kachexie bij den hond. Vlaams. Diergeneesk. Tijdschr. 7, 186 (1938).

VISCHER, A. L.: Das Alter als Schicksal und Erfüllung. Basel: Benno Schwabe & Co. 1955.

WAGNER V. JAUREGG, J.: Kretinismus bei einem Hund. Wien. klin. Wschr. **1906**, 191.

WEIL-MALHERBE, H.: Der Energiestoffwechsel des Nervengewebes. Mosbach-Kolloquium. Berlin: Springer 1952.

WERTHAM, F.: Zur Frage des Eisenbefundes bei der Dementia paralytica. Z. Neur. **136**, 62 (1931).

WETZEL, J. O., and L. A. MOORE: Blindness in cattle due to papilledema. Amer. J. Ophthalm. **23**, 499 (1940).

WEYER, F.: Cytologische Untersuchungen am Gehirn alternder Bienen. Z. Zellforsch. **14**, H. 1/2 (1931).

WIGGLESWORTH, V. B.: The principles of insect physiology. London: Methuen 1950.

WILKE, G.: Über den Hirnbefund bei einem Heimkehrer mit schwerer Hungerdystrophie. Dtsch. Z. Nervenheilk. **171**, 388 (1954).

WILKINS, L.: Endocrine disorders in childhood and adolescence. Springfield: Ch. C. Thomas 1950.

ZONDEK, H.: Die Krankheiten der endokrinen Drüsen. Basel: Benno Schwabe & Co. 1953.

III. Die entzündlichen Erkrankungen des ZNS

ADAMS, J. M.: Comparative study of canine distemper and respiratory disease of man. Pediatrics **11**, 15 (1953).

AKÜN, R., u. F. SCHULTE: Die Gewebsalkaliphosphatase in Gehirn und Milz bei der Newcastle-Disease des Huhnes. Dtsch. tierärztl. Wschr. **1953**, 77.

D'ANTONA, D. u. Mitarb.: La rage. Techniques de laboratoire. Genève 1955. Monograph. O. M. S. No. 23.

Amer. Assoc. Nerv. Ment. Dis.: Multiple Sclerosis and the Demyelinating Diseases. Res. Publ. Assoc. Nerv. Ment. Dis. Vol. 28. Baltimore: Williams & Wilkins Company 1950.

ARMSTRONG, C., and R. D. LILLIE: Experimental lymphocytic choriomeningitis of monkeys and mice produced by a virus encountered in studies of the 1933 St. Louis encephalitis epidemic. Publ. Health Rep. **49**, 1019 (1934).

AUFDERMAUR, M. u. Mitarb.: Sporotrichose des Hirns. Schweiz. med. Wschr. **1954**, 167.

BAGOLAN, P.: Quadri morfologici della meningite tubercolare trattata con streptomicina con particolare riguardo alle alterazioni vasali. Osp. magg. **38**, 403 (1950).

BALOZET, L., et P. PERNOT: Méningite du chien causée par un actinomyces. Bull. Acad. vét. France **9**, 168 (1936).

BAMATTER, F.: Toxoplasmosis. Erg. inn. Med., N. F. **3**, 652 (1952).

BARBONI, E.: Meningo-encefalite fibrino-purulenta diplococcica in un vitello. Nuova Vet. **13**, 372 (1935).

— Emorragie encefaliche multiple e Theileriosi dei bovini da Theileria annulata. Nuova Vet. **20** (1942).

BARRON, CH. N.: Cryptococcosis in animals. J. Amer. Vet. Med. Assoc. **127**, 125 (1955).

BAUMANN, R.: Die Feststellung der ansteckenden Schweinelähme. Wien. tierärztl. Mschr. **29**, 49 (1942).

BAUMGARTNER, H.: Pathologisch-anatomische Untersuchungen über die Meningitis des Pferdes. Inaug.-Diss. vet. Berlin 1940. Mit Literatur über Meningitis beim Pferd.

BEAUDETTE, F. R. u. Mitarb.: Equine encephalomyelitis in pheasants from 1947 to 1951. J. Amer. Vet. Med. Assoc. **121**, 478 (1952).

BEAUTYMAN, W., and A. L. WOOLF: An ascaris larva in the brain in association with acute anterior poliomyelitis. J. of Path. **63**, 635 (1951).

BECK, A., u. H. FROHBÖSE: Die enzootische Encephalitis des Schafes. Arch. Tierheilk. **54**, 84 (1926).

BECKER, W.: Zur Pathogenität von Toxoplasma gondii für das Hausschwein. Mh. prakt. Tierheilk. **4**, 454 (1952).

BEDDARD, F. E.: Exhibition of the brain of a troupial (Quiscalus versicolor) infested by worms. Proc. Zool. Soc. Lond. **2**, 2 (1904).

BENDER, R.-M., u. H.-U. VIETZE: Tierexperimentelle Untersuchungen über Ätiologie und Verlauf der Leptospirenmeningitis. Dtsch. Z. Nervenheilk. **172**, 417 (1955).

BENSON, D. V.: The value of inclusion bodies in the diagnosis of hog cholera. Amer. J. Vet. Res. **13**, 304 (1952).

BERES, D., and TH. MELTZER: Tuberculous meningitis and it's relation to tuberculous foci in the brain. Amer. J. Path. **14**, 59 (1938).

BERTRAND, J. u. Mitarb.: La tremblante du mouton. Rec. Méd. vét. **113**, 586 (1937).

BERTRAND, L., et J. SALVAING: Les plexus choroides de la tuberculose méningée. Presse méd. **1951**, 230.

BEVERLEY, J. K. A. u. Mitarb.: Human toxoplasma infection. J. of Hyg. **52**, 37 (1954).

404 Literatur

BIESTER, H. E., and L. H. SCHWARTE: Listerella infection in swine. J. Amer. Vet. Med. Assoc. **96**, 339 (1940).

BINDRICH, H.: Beitrag zum Wesen der Staupevirusinfektion des Hundes und zu ihrer Bekämpfung. Arch. exper. Vet.med. **8**, 131, 263 (1954).

BÖHM, L. K., u. R. SUPPERER: Untersuchungen über Setarien (Nematoda) bei heimischen Wiederkäuern und deren Beziehung zur „epizootischen cerebrospinalen Nematodiasis" (Setariosis). Z. Parasitenkde **17**, 165 (1955).

BOGAERT, L. V.: Les aspects anatomo-cliniques d'une maladie démyélinisante observée chez le singe. Ann. Inst. Pasteur **63**, 315 (1939).

— Post-infectious encephalomyelitis and multiple sclerosis. J. of Neuropath. **9**, 219 (1950).

— Die Entmarkungskrankheiten. Nervenarzt **26**, 361 (1955).

BOLLE, W.: Zur vergleichenden Pathologie der Toxoplasmenenzephalitis. Zbl. Path. **89**, 313 (1952).

BORG, K.: Toxoplasmosis in hares and capercaillie in Sweden 1948—52. Proc. XV. Int. Vet. Congr. Stockholm 1953. Vol. I/1, p. 406.

BOSHES, L. D. u. Mitarb.: Fungus infections of the central nervous system. Arch. of Neur. **75**, 175 (1956).

BRAUDE, A. J., and D. ANDERSON: The pathogenesis and pathology of experimental brucellosis. In: Brucellosis, Nat. Inst. Health U.S.A., Washington 1950.

BRAUNMÜHL, A. V.: Encephalitis epidemica und Synäresislehre. Arch. f. Psychiatr. u. Z. Neur. **181**, 543 (1949).

BREWIS, E. T. u. Mitarb.: Another case of louping-ill in man. Lancet **1949I**, 689.

BRION, A., et M. BERTRAND: Paralysie leishmanienne du chien. Bull. Acad. vét. France **97**, 139 (1944).

BRION, A.: De l'encéphalomyélite équine française à la grass-disease. Rev. path. comp. et Hyg. gén. **48**, 189 (1948).

BROWNE, S. G.: Nematodiasis of the central nervous system. J. Trop. Med. Hyg. **57**, 229 (1954).

BROWNLEE, A., and W. S. GORDON: Studies in the histopathology of louping-ill. J. Comp. Path. a. Ther. **45**, 67 (1932).

BRUNSCHWILER, K.: Über Meningitis acuta und verwandte Zustände beim Schwein. Inaug.-Diss. Bern **1925**.

BÜNGER, P., u. W. GEIGER: Über einige neurologische Syndrome bei der mit Streptomycin behandelten Meningitis tuberculosa. Dtsch. Z. Nervenheilk. **164**, 427 (1950).

BUNZL, V.: Zur Parasitologie des Gehirns. Arb. neur. Inst. Wien **11**, 156 (1904).

BÜRGISSER, H.: La Listériose du mouton en Suisse. Schweiz. Arch. Tierheilk. **98**, 287 (1956).

BURNS, K. F., and M. MATUMOTO: Japanese equine encephalomyelitis. Review of the literature. J. Amer. Vet. Med. Assoc. **115**, 112 (1949).

BUSH, D.: Lumbar paralysis of ovine species in Japan reportedly caused by setaria digitata. J. Amer. Vet. Med. Assoc. **118**, 388 (1951).

CABASSO, V. J.: Canine distemper and "hard pad" disease. Med. Vet. **47**, 417 (1952).

CAHALL, W. C.: A parasite of a birds brain. J. Nerv. Dis. **16**, 361 (1889).

CAMPBELL, A. M. G.: Animal disease in relation to man. Bristol Med. Chir. J. **68**, 105 (1951).

—, and F. CLIFTON: Adult toxoplasmosis in one family. Brain **73**, 281 (1950).

— u. Mitarb.: Canicola fever in Bristol. Brit. Med. J. **336** (1950).

CAMPBELL, R. S. F. u. Mitarb.: Toxoplasmosis as a complication of canine distemper. Rec. Vet. **67**, 708 (1955).

CAPPE DE BAILLON, P.: Mycose des centres nerveux chez le grillon domestique (Gryllus domesticus L.). Ann. de Parasitol. **2**, 26 (1924).

CARRÉ, H.: La maladie des chiens. Rev. gén. Méd. vét. **35**, 545 (1926).

CEDERVALL, A.: Über Streptothrikose bei Karnivoren. Nord. Vet.-Med. **6**. 159 (1954).

CERLETTI, H.: Über verschiedene Encephalitis- und Myelitisformen bei an Staupe erkrankten Hunden. Z. Neur. **9**, 520 (1912).

CHAPMAN, M. P.: Listerellosis in a dog. N. Amer. Veterinarian **28**, 532 (1947).

CHRISTIANI, A.: Die Aetiologie der sporadischen und epidemischen Zerebrospinalmeningitis des Pferdes. Inaug.-Diss. Bern 1909.

CHRISTIANSEN, M., and J. CHR. SIIM: Toxoplasmosis in hares in Denmark. Lancet **1951I**, 1201.

CHRISTIANSEN, N.: Embolische Nekrosen im Gehirn bei Nekrobazillose der Kälber. Z. Inf.krkh. Haustiere **22**, 270 (1921).

COHRS, P.: Die Entmarkungs-Enzephalitis (Hard pad disease) des Hundes. Dtsch. tierärztl. Wschr. **1951**, 129.

— Frühstadien der Encephalomyelitis toxoplasmotica beim Tier. Dtsch. Z. Nervenheilk. **168**, 227 (1952).

COLE, C. R. u. Mitarb.: Histoplasmosis in animals. J. Amer. Vet. Med. Assoc. **122**, 471 (1951).

Cole, C. R.: Toxoplasmosis in domestic animals. Proc. XV. Int. Vet. Congr. Stockholm 1953. Part I, Vol. 1, pp. 401.

Conant, N. F. u. Mitarb.: Manual of clinical mycology. Philadelphia: W. B. Saunders Company 1954.

Crawford, T.: Acute hemorrhagic leucoencephalitis. J. Clin. Path. 7, 1 (1954).

Creech, G. T.: Brucella suis infection of the brain of swine. J. Amer. Vet. Med. Assoc. 89, 584 (1936).

Crowell, B. C.: The dangers of ascaris. Amer. J. Med. Sci. 159, 380 (1920).

Davison, G., u. Ch. Neubauer: Meningo-encephalitis in man due to the louping-ill virus. Lancet 1948 II, 453.

Decurtins, A.: Das bösartige Katarrhalfieber des Rindes. Diss. Zürich 1940.

Diezel, P. B.: Mikrogyrie infolge cerebraler Speicheldrüsenvirusinfektion im Rahmen einer generalisierten Cytomegalie bei einem Säugling. Virchows Arch. 325, 109 (1954).

—, u. F. Seitelberger: Erwachsenentoxoplasmose mit produktiv-granulomatöser Encephalitis vom Charakter einer reaktiven Retikulose. Verh. dtsch. Ges. Path. (37. Tagg) 1953.

Dobberstein, J.: Die entzündlichen Veränderungen des Zentralnervensystems beim Pferde. Habil.-Schr. Berlin (Manuskript).

— Anatomische Befunde bei einer infektiösen Gehirn-Rückenmarksentzündung der Pferde. Berl. tierärztl. Wschr. 1925, 177.

— Über Veränderungen des Gehirnes beim bösartigen Katarrhalfieber des Rindes. Dtsch. tierärztl. Wschr. 1925, 867.

— Encephalitis malleosa beim Pferde. Berl. tierärztl. Wschr. 1935, 545.

— Histopathologie des Zentralnervensystems bei der Poliomyelitis des Schweines. Z. Inf.krkh. Haustiere 59, 54 (1943).

—, u. U. Mashar: Über Veränderungen des zentralen Nervensystems bei der Rinderpest. Tierärztl. Rdsch. 34, 715 (1928).

Döring, G.: Pathologische Anatomie des Nervensystems bei Viruskrankheiten. Dtsch. Z. Nervenheilk. 167, 482 (1952).

Dogliani, P.: Un caso di meningoencefalite brucellare. Riv. Pat. nerv. 75, 302 (1954).

Dougherty, E., and L. Z. Saunders: Meningo-encephalitis in pigeons. Amer. J. Path. 29, 1165 (1953).

— u. Mitarb.: The pathology of infectious serositis of ducks. Amer. J. Path. 31, 475 (1955).

Doyle, L. P.: Meningoencephalomyelitis of swine. J. Amer. Vet. Med. Assoc. 75, 342 (1929).

Drobeck, H. P. u. Mitarb.: Further studies of toxoplasmosis in birds. Amer. J. Hyg. 58, 329 (1953).

Drouhet, E., et G. Segretain: Biologie et pouvoir pathogène de Torulopsis neoformans (= Torula histolytica). Rev. Path. comp. et Hyg. gén. 50, 37 (1950).

Eicke, W. J.: Gefäßveränderungen bei Meningitis und ihre Bedeutung für die Pathogenese frühkindlicher Hirnschäden. Virchows Arch. 314, 88 (1947).

Eisele, C. W. u. Mitarb.: Brucellosis and multiple sclerosis. J. Amer. Med. Assoc. 143, 1473 (1950).

Elsaesser, K. H.: Über die Aktinomykose und ihre Lokalisation im Zentralnervensystem. Dtsch. Z. Nervenheilk. 164, 123 (1950).

Emoto, O.: Untersuchungen über das Wesen der Lendenparalyse der Ziegen. Schweiz. Arch. Tierheilk. 69, 297 (1927).

Erichsen, St., u. A. Harboe: Toxoplasmosis in chickens. Acta path. scand. (Københ.) 33, 56 (1953).

Erickson, E. E. u. Mitarb.: Human rabies. Report of three cases. J. Amer. Med. Assoc. 155, 823 (1954).

Escalome, J., and F. Camargo: Bovine encephalomyelitis in Mexico. J. Amer. Vet. Med. Assoc. 88, 81 (1936).

Eyles, D. E.: Toxoplasmosis in the norvay rat. J. of Parasitol. 38, No 3 (1952).

Fankhauser, R.: Toxoplasmose-Encephalitis beim Hund. Schweiz. Arch. Tierheilk. 92, 217 (1950).

— Toxoplasmose beim Hund. Schweiz. med. Wschr. 1951, 336.

— Encephalitis und Hard-pard-Symptom beim Hund. Schweiz. Arch. Tierheilk. 93, 715, 796 (1951).

— Toxoplasmose auch beim Huhn. Schweiz. Arch. Tierheilk. 93, 823 (1951).

— La toxoplasmose spontanée du chien. C. r. VI. Congr. Int. Path. comp. Madrid. 1952. Vol. 2, p. 471.

— Die Toxoplasmose des Hundes. Wien. tierärztl. Mschr. 39, 457 (1952).

— Die Encephalitiden einheimischer Haustiere. Schweiz. Arch. Neur. 72, 395 (1953).

— Neuropathologische Befunde bei Wildtieren. Schweiz. Arch. Tierheilk. 97, 53 (1955).

—, u. R. Wyler: Zur Tuberkulose des Zentralnervensystems bei Fleischfressern. Schweiz. Arch. Tierheilk. 94, 547 (1952).

FANKHAUSER, R., u. R. WYLER: Die Nervenkrankheiten des Schweines. Schweiz. Arch. Tierheilk. **95**, 585 (1953).

FENNER, CH., u. R. SCHINDLER: Ein Beitrag zur Frage der Hartballenkrankheit (hard pad disease). Mh. prakt. Tierheilk. **4**, 289 (1952).

FERRARO, A., and L. ROIZIN: Neuropathologic variations in experimental allergic encephalomyelitis. J. of Neuropath. **13**, 60 (1954).

FIELD, H. I. u. Mitarb.: Studies on piglet mortality. 1. Streptococcal Meningitis and arthritis. Vet. Rec. **66**, 453 (1954).

FINDLAY, G. M.: Inclusion bodies and their relationship to viruses. In DOERR-HALLAUERS Handbuch der Virusforschung, 1. Hälfte. Wien: Springer 1938.

FINEGOLD, S. M. u. Mitarb.: Listeria monocytogenes meningitis. Summation of literature and report of two new cases. Arch. Int. Med. **93**, 515 (1954).

FISCHER, K.: Studien über den Wanderungsweg des Schweinelähmevirus. Arch. exper. Vet.med. **6**, 52 (1952).

FLAMM, H.: Die patho-histologische Diagnose der Listeriose im Tierversuch. Schweiz. Z. Path. u. Bakter. **18**, 270 (1955).

FLIR, K.: Das Ausstrichverfahren nach SELLERS in der Tollwutdiagnostik. Mh. Vet.med. **8**, 524 (1953).

— Zur Toxoplasmose des Hundes. Zbl. Vet.med. **1**, 810 (1954).

— Tuberkulose des Zentralnervensystems beim Hund. Dtsch. Z. Nervenheilk. **172**, 457 (1955).

— Zur Pathologie des Morbus Aujeszky beim Hund. Arch. exper. Vet. med. **9**, 949 (1955).

—, u. R. IPPEN: Atypische Tuberkulose mit Riesenzellbildung beim Hund. Zbl. Vet.med. **2**, 468 (1955).

FORTNER, J.: Experimentelle Untersuchungen über die ansteckende Schweinelähme. Z. Inf.krkh. Haustiere **59**, 81 (1943).

FRANCESCHETTI, A., et F. BAMATTER: Toxoplasmose oculaire. 1. Latein. Ophth. Kongr. Rom 1953.

FRANKE, H., u. H. G. HORST: Zur Frühdiagnose und Therapie der Erwachsenentoxoplasmose. Dtsch. med. Wschr. **1951**, 1049.

FRAUCHIGER, E., u. R. FANKHAUSER: Spontanencephalitis der Laboratoriumstiere und ihre Bedeutung für die experimentelle Forschung. In HENKE-LUBARSCH' Handbuch, Bd. XIII/2. 1956. Mit Literatur.

—, u. W. HOFMANN: Der erste Fall einer Pachymeningitis cervicalis hypertrophica beim Rind. Schweiz. Arch. Tierheilk. **82**, 1 (1940).

— Die epidemische Kinderlähmung und die Teschener Krankheit der Schweine. Schweiz. med. Wschr. **1941**, 584.

— Über infektiöse Lämmerlähmung. Schweiz. Arch. Tierheilk. **84**, 173 (1942).

—, u. W. MESSERLI: Weitere Fälle von spontaner Poliomyelitis bei Haustieren. Schweiz. med. Wschr. **1939**, 74.

—, u. G. SCHMID: Poliomyelitisgleiche Liquorbefunde bei Rindern in Gehöften mit Fällen von menschlicher Kinderlähmung. Schweiz. med. Wschr. **1949**, 316.

FRAUCHIGER, E., u. K. M. WALTHARD: Zur Histopathologie der nervösen Staupe. Arch. Tierheilk. **69**, 231 (1935).

FRENCH, G. H.: Worms in the brain of a bird. Science (Lancaster, Pa.) **21**, 304 (1893).

FRENKEL, J. K., and S. FRIEDLANDER: Toxoplasmosis. Publ. Health Serv. Publ. **1951**, No 141.

FREUDIGER, U.: Zur Leptospirose des Hundes. Arch. exper. Vet.med. **9**, 659 (1955).

—, u. A. KUSLYS: Untersuchungen über die Tuberkulose der Fleischfresser. Schweiz. Z. Tbk. **12**, 247 (1955).

GALLEGO, A.: Zur Kenntnis der pathologischen Histologie des Zentralnervensystems bei Hundestaupe. Z. Inf.krkh. Haustiere **34**, 38 (1928).

GALLI-VALERIO, B.: Parasitologische Untersuchungen. Zbl. Bakter. I Orig. **86**, 351 (1921).

— Les méningo-encéphalo-myélites dans les coccidiases. Schweiz. med. Wschr. **1935**, 213.

GARD, SV.: Purification of poliomyelitis viruses. Acta med. scand. (Stockh.) Suppl. **1943**, Nr 143.

GASPERI, F. DE, u. G. SANGIORGI: Die „Meerschweinchenpest", eine durch ein filtrierbares Virus hervorgerufene Meerschweinchenseuche. Zbl. Bakter. I Orig. **71**, 257 (1913).

GEISSLER, H.: Untersuchungen über die Toxoplasmose beim Huhn unter besonderer Berücksichtigung der Serodiagnostik. Zbl. Vet.med. **2**, 251 (1955).

GERLACH, F.: Leptospirose-Meningitis bei Rindern. Wien. tierärztl. Mschr. **43**, 65 (1956).

GIEDION, A.: Die haemorrhagische Encephalitis postvakzinalis. Schweiz. Z. Path. u. Bakter. **15**, 234 (1952).

GIGLIETTI, A.: Il morbo di Teschen. Veter. ital. **6**, 425 (1955).

GIRAUD, P. u. Mitarb.: Epidémiologie de la Leishmaniose viscérale humaine. Rapports avec la Leishmaniose canine. Rev. Path. comp. et Hyg. gén. **50**, 282 (1950).

GLAMSER, F.: Ein Beitrag zur Histopathologie des Zentralnervensystems beim bösartigen Katarrhalfieber des Rindes. Dtsch. tierärztl. Wschr. 1926, 312.

GLEISER, CH. A.: Mucormycosis in animals. J. Amer. Vet. Med. Assoc. 123, 441 (1953).

GODGLÜCK, G.: Zur Differentialdiagnose der ansteckenden Schweinelähme. Mh. prakt. Tierheilk. 4, 348 (1952).

GOERTTLER, V., u. E. WEBER: Bovine Tuberkulose als Ursache humaner Tuberkulose. Zusammengestellt aus dem internationalen Schrifttum bis 1952. Mh. prakt. Tierheilk., Sonderteil Rindertuberkulose 6, 29, 53 (1954).

GOHAR, N.: Mycoses and practical mycology. London: Ballière 1948.

GORDON, W. S. u. Mitarb.: Studies in louping-ill (an encephalomyelitis in sheep). J. Comp. Path. a. Ther. 45, 106 (1932).

GORET, P.: Experimental studies upon the canine distemper virus. Vet. Rec. 62, 67 (1950).

— Les méthodes de diagnostic de l'ornithose chez l'homme et chez les animaux. Rapp. VII. Congr. Int. Path. Comp. Lausanne 1, 31 (1955).

—, et L. JOUBERT: Contribution à l'étude de l'actinomycose du chien. Rev. Méd. vét. 100, 561 (1949).

GRAU, H.: Zur Diagnosestellung bei ansteckender Schweinelähmung in den Veterinäruntersuchungsämtern. Berl. u. Münch. tierärztl. Wschr. 1941, 85.

GRAY, M. L. u. Mitarb.: A four year study of listeriosis in Michigan. J. Amer. Vet. Med. Assoc. 118, 242 (1951).

GRINSCHGL, G.: Virus meningo-encephalitis in Austria. Bull. Org. mond. Santé 12, 521 (1955).

GSELL, O.: Leptospirosen. Bern: Huber 1952.

GUILHON, J., et F. LUCAM: Cénurose et tremblante du mouton. Bull. Acad. vét. France 26, 327 (1953).

GYLSTORFF-SASSENHOFF, I.: Gehirnveränderungen bei infektiöser Laryngoenteritis der Katze. Dtsch. tierärztl. Wschr. 1955, 57.

HABEGGER, H.: Le réservoir biologique animal et sa relation avec l'infection toxoplasmique humaine. Thèse, Genève 1953.

HAIGHT, T. H.: Anthrax meningitis. Amer. J. Med. Sci. 224, 51 (1952).

HALLERVORDEN, J.: Die multiple Sklerose als Viruskrankheit. Nervenarzt 23, 1 (1952).

— Anatomie und Pathogenese der multiplen Sklerose. Münch. med. Wschr. 1955, 509.

HARRIS, H. J.: Brucellosis, 2. Aufl. New York: Hoeber 1950.

HAUSER, H.: Zwei neurologische Fälle von Aktinomykose beim Rind. Schweiz. Arch. Tierheilk. 87, 51 (1945).

HAUSSMANN, H. G.: Welche Virus-Encephalitiden kommen in Europa vor? Schweiz. Z. Path. u. Bakter. 18, 1046 (1955).

HAYMAKER, W.: Cerebral involvement with advanced periventricular calcification in generalized cytomegalic inclusion disease in the newborn. J. of Neuropath. 13, 562 (1954).

HECKE, F.: Postvakzinale Lähmungen nach Wutschutzimpfung bei Hunden und ihre allergische Pathogenese. Wien. tierärztl. Mschr. 40, 266 (1953).

HELMBOLDT, C. F.: An outbreak of porcine listeriosis. Vet. Med. 96, 357 (1951).

—, and E. L. JUNGHERR: The neuropathologic diagnosis of hog cholera. Amer. J. Vet. Res. 11, 41 (1950).

— — Further observations on the neuropathological diagnosis of hog cholera. Amer. J. Vet. Res. 13, 309 (1952).

HENGEL, R. u. Mitarb.: Das Q-Fieber. Erg. inn. Med. 5, 219 (1954).

HERMUS, G.: Zur Häufigkeit und fleischbeschaulichen Behandlung der Gehirntuberkulose bei Rindern. Mh. Vet.med. 8, 252 (1953).

HILTY, H.: Zur Nomenklatur, Symptomatologie und Therapie der Brucellosen. Schweiz. Arch. Tierheilk. 92, 411, 481, 565 (1950).

HIRT, G.: Histologische Veränderungen des Zentralnervensystems bei der AUJESZKY'schen Krankheit. Arch. Tierheilk. 70, 323 (1936).

HJÄRRE, A.: Über Tuberkulose bei Hunden und Katzen. Acta tbc. scand. (København) 13, 103 (1939).

HOARE, C. A.: Medical Protozoology. London: Ballière 1949.

HÖRTNAGL, W., u. P. KREPLER: Zur Listeria Meningoencephalitis. Wien. klin. Wschr. 1955, 796.

HOLZ, J., u. M. ALBRECHT: Die Züchtung von Toxoplasma gondii in Zellkulturen. Z. Hyg. 136, 605 (1953).

—, u. G. BRINGMANN: Vergleichende elektronenmikroskopische Untersuchungen an Toxoplasmen und Sarkosporidien. Z. Hyg. 139, 239 (1954).

HOLZ, K.: Zur Histopathologie der Erkrankungen des Zentralnervensystems unter Berücksichtigung der ansteckenden Blutarmut der Einhufer. Berlin 1938.

— Aspergillose beim Schwan. Berl. u. Münch. tierärztl. Wschr. 1953, 111.

Holz, K.: Zur histologischen Differentialdiagnose der Gehirnentzündungen des Schweines. Zbl. Vet.med. **2**, 718 (1956).
—, u. B. Stitz: Zur Diagnostik der Hühnerpest. Dtsch. tierärztl. Wschr. **1952**, 260.
Holzworth, J.: Encephalitic toxoplasmosis in a cat. J. Amer. Vet. Med. Assoc. **124**, 313 (1954).
Hug, H.: Über die Einschlüsse in den Langhansschen Riesenzellen. Schweiz. Z. Path. u. Bakter. **18**, 223 (1955).
Hunt, W. E. u. Mitarb.: Cerebral schistosomiasis. J. Amer. Med. Assoc. **136**, 686 (1948).
Hurst, E. W.: The histology of equine encephalomyelitis. J. of Exper. Med. **59**, 529 (1934).
— „Nervous distemper" in dogs. Austral. J. Exper. Biol. a. Med. Sci. **21**, 115 (1943).
— The demyelinating diseases of man and animals. Proc. Roy. Soc. Med. **46**, 887 (1953).
Hussel, L.: Die Bekämpfung der Tollwut. Mh. Vet.med. **10**, 131 (1955).
Inagawa, Y.: One case of parasitic encephalomalacia in a horse observed in Hokkaido. Jap. J. Vet. Sci. **10**, 65 (1948).
Innes, J. R. M.: The relation of distemper infection to the etiology of canine encephalopathies. Vet. Rec. **61**, 73 (1949).
— Experimental „allergic" encephalitis: attempts to produce the disease in sheep and goats. J. Comp. Path. a. Ther. **61**, 241 (1951).
—, and P. C. Pillai: Kumri, so-called lumbar paralysis of horses in Ceylon. Brit. Vet. J. **111**, 223 (1955).
Ishii, S.: The experimental reproduction of so-called lumbar paralysis ... in goats in Japan. Brit. Vet. J. **109**, 160 (1953).
Iwamori, H., and S. Yamagiwa: Neurohistologische Untersuchungen über die Encephalitis wutkranker Hunde. I. Jap. J. Vet. Sci. **7**, 105 (1945).
— u. Mitarb.: Neurohistologische Untersuchungen über die Encephalitis wutkranker Hunde. II. Jap. J. Vet. Sci. **7**, 131 (1945).
Jahnel, F.: La syphilis expérimentale et le système nerveux. J. belge Neur. **36**, 281 (1936).
Jakob, Ch., u. H. Jakob: Über eine bisher beim Maulwurf (Talpa europaea) noch nicht beobachtete disseminierte Encephalitis. Dtsch. tierärztl. Wschr. **1938**, 5.
Jansen, J., u. C. A. van Dorssen: Meningo-encephalitis bij varkens door streptococcen. Tijdschr. Diergeneesk. **76**, 815 (1951).
Jensen, Rue M. S., and D. R. Mackey: Listerellosis in cattle and sheep. J. Amer. Vet. Med. Assoc. **114**, 420 (1949).
Jervis, G. A. u. Mitarb.: Demyelinating encephalomyelitis in the dog associated with antirabies vaccination. Amer. J. Hyg. **50**, 14 (1949).
Joest, E., u. K. Degen: Untersuchungen über die pathologische Histologie, Pathogenese und postmortale Diagnose der seuchenhaften Gehirnrückenmarksentzündung des Pferdes. Z. Inf.krkh. Haustiere **9**, 1 (1911).
Jones, E. E.: Epidemic tremor, an encephalomyelitis affecting young chickens. J. of Exp. Med. **59**, 781 (1934).
Jones, E. W.: Encephalitis due to Erysipelothrix monocytogenes (circling disease) in the ox. Vet. Rec. **66**, 296 (1954).
Jones, T. C.: Einige Pilzerkrankungen bei Tieren in USA. Dtsch. tierärztl. Wschr. **1953**, 512.
Juhasz, P.: Contributions to the clinical aspects and to the pathoanatomy of pachymeningitis spinalis externa. Mschr. Psychiatr. **120**, 152 (1950).
Jungherr, E.: Pathology of spontaneous and experimental cases of epidemic tremor. Poultry Sci. **18**, 406 (1939).
— Neuropathologic differentiation of symptomatic paralysis in fowl. Proc. XV. Int. Vet. Congr. Stockholm 1953. Vol. 2/1, p. 1062.
Kabat, E. A. u. Mitarb.: Studies on acute disseminated encephalomyelitis produced experimentally in rhesus monkeys. J. of Exper. Med. **93**, 615 (1951).
Kalm, H.: Zur Topik des anatomischen Prozesses bei der Heine-Medinschen Krankheit. Dtsch. Z. Nervenheilk. **164**, 93 (1950).
— Probleme der pathologischen Anatomie virusbedingter Erkrankungen des Nervensystems. 61. Tagg Dtsch. Ges. Inn. Med. Wiesbaden, April 1955 (Manuskript).
— Zur histologischen Diagnose Poliomyelitis im Tierversuch. Arch. Virusforsch. **6**, 183 (1955).
Kaplan, M. M., and D. R. Meranze: Porcine virus encephalomyelitis and its possible biological relationship to human poliomyelitis. Vet. Med. **43**, 330 (1948).
Karles, M.: Fatal ascariasis. Gastroenterology **16**, 497 (1950).
Keller, W., u. O. Vivell: Poliomyelitis-ähnliche Krankheitsbilder und ihre Erreger beim Menschen. Erg. inn. Med. **5**, 1 (1954).
Kennedy, P. C. u. Mitarb.: Neurofilariosis, a paralytic disease of sheep. I. Introduction, Symptomatology, and Pathology. Cornell Vet. **42**, 118 (1952).

Kersting, G.: Die experimentelle „allergische" Encephalomyelitis. 61. Tagg Dtsch. Ges. Inn. Med. Wiesbaden, April 1955.

King, L. S.: Studies on eastern equine encephalomyelitis. J. of Exper. Med. **68**, 677 (1938).

— Moose encephalitis. Amer. J. Path. **15**, 445 (1939).

— Disseminated encephalomyelitis of the dog. Arch. of Path. **28**, 151 (1939).

— Primary encephalomyelitis in goats associated with Listerella infection. Amer. J. Path. **16**, 467 (1940).

—, and M. C. Meehan: Spontaneous demyelinating diseases of animals. Arch. of Path. **46**, 567 (1948).

Kinzler, E.: Gehirntuberkulose bei einem Pferd. Mh. Vet.kunde **54**, 338 (1942).

Kissling, R. E.: Host-vector relationships in eastern equine encephalomyelitis. Proc. XV. Int. Vet. Congr. Stockholm 1953. Part. I, Vol. 1, p. 299.

—, and H. Rubin: Pathology of eastern equine encephalomyelitis. Amer. J. Vet. Res. **12**, 100 (1951).

Klenk, E.: Die Chemie der Markreifung und das Problem der Entmarkung. 61. Tagg Dtsch. Ges. Inn. Med. Wiesbaden, April 1955.

Kobliakov, A. V.: Gas gangrene of the brain. Arch. Pat. (Moskau) **13**, 77 (1951). Ref. Abstr. World. Med. **10**, 257 (1951).

Koch, F. u. Mitarb.: Über Toxoplasmose. Dtsch. Z. Nervenheilk. **166**, 315 (1951).

Köhler, H.: Die Bedeutung der Encephalitis bei der Diagnose der New Castle-Krankheit der Hühner. Dtsch. tierärztl. Wschr. **1953**, 261.

Környey, St.: Akute, nicht-spezifische, nichteitrige entzündliche Krankheiten des Gehirns und Rückenmarks beim Menschen. Erg. Path. **36**, 96 (1943).

—, u. P. Elek: Histologische Untersuchungen zur Pathogenese und Pathophysiologie der Teschener Krankheit (Ansteckende Schweinelähmung). Acta vet. hung. **2**, 143 (1952).

Kötsche, W.: Histopathologische Untersuchungen über die Lokalisation und die Pathogenese der Veränderungen bei der Poliomyelitis der Maus. Arch. exper. Vet.med. **7**, 247 (1953).

Koprowski, H. u. Mitarb.: A study of canine encephalitis. Amer. J. Hyg. **51**, 63 (1950).

Kraus, R. u. Mitarb.: Lyssa bei Mensch und Tier. Berlin u. Wien: Urban & Schwarzenberg 1926.

Krause, C.: Pathologie und pathologische Anatomie des Nutz- und Raubwildes. Erg. Path. **34**, 229 (1939).

Krembs, J.: Histopathologie der Ferkelgrippe. Arch. Tierheilk. **73**, 387 (1938).

Kretzschmar, Chr.: Zur pathologischen Histologie des Zentralnervensystems bei der nervösen Staupe des Hundes. Zbl. Vet.med. **1**, 366 (1954).

Krücke, W.: Pathologische Anatomie der Vaccinevirus-Encephalitis. Mschr. Kinderheilk. **100**, 182 (1952).

— Seröse Entzündung und Nervensystem. Dtsch. Z. Nervenheilk. **168**, 322 (1952).

Langeron, M.: Précis des Mycologie. Paris: Masson et Cie. 1945.

Larin, N. M., and S. F. J. Hodgman: A modern approach to canine virus distemper and its practical application. Vet. Rec. **66**, 339 (1954).

Larsen, N. B. u. Mitarb.: Cases of meningoencephalitis eosinophilica in pigs. Nord. Vet.-Med. **7**, 653 (1955).

Lauder, J. M. u. Mitarb.: A survey of canine distemper. Vet. Rec. **66**, 607, 623 (1954).

Lauterburg-Bonjour, M.: Über einen Fall von Myiasis durch eine Hypodermalarve. Schweiz. med. Wschr. **1946**, 168.

Lawson, J. H. u. Mitarb.: Louping-ill meningo-encephalitis. Lancet **1949 II**, 696.

Lépine, P., et O. Croissant: Microscopie électronique des corps de Negri. Ann. Inst. Pasteur **81**, 1 (1951).

Lesné, E.: Le role du bacille bovin dans l'étiologie de la méningite tuberculeuse de l'enfant. Vol. jubil. L. Dapples. Vevey (Nestlé) **1937**.

Lešničar, J.: Ein Beitrag zur Klinik, Epidemiologie und Ätiologie der endemischen Meningo-encephalitis in Slowenien. Medizinische **1955**, 1643.

Lhermitte, F.: Les Leuco-encéphalites. Paris: Flammarion 1950.

Lhoumeau, J. P. S.: L'actinomycose des carnivores domestiques. Thèse, Alfort 1941.

Lillie, R. D.: I. The pathology of psittacosis in man and II. The pathology of psittacosis in animals. Nat. Inst. of Health Bull. No 161, Washington 1933.

Löffler, W., u. F. Lüthy: Encephalitis (selbständige Formen). In Handbuch der inneren Medizin, Bd. I/1, S. 474—513. Berlin: Springer 1952.

Löffler, W., D. L. Moroni u. W. Frei: Die Brucellose als Anthropozoonose. Berlin: Springer 1955.

Lotmar, F.: Zur Frage der Verursachung von Herdsymptomen des Großhirns durch Ascaridiasis. Schweiz. Arch. Neur. **68**, 316 (1952).

Lynd, F. T., and G. E. Short: Microfilaria in brain tissue of a skunk. J. Amer. Vet. Med. Assoc. **120**, 297 (1952).

MACKERRAS, M. J., and D. F. SANDARS: Life-history of the rat lung-worm and its migration through the brain of its host. Nature (Lond.) **173**, 956 (1954).

MacINTYRE, A. B. u. Mitarb.: Observations on canine encephalitis. Vet. Rec. **60**, 635 (1948).

MANUELIDIS, E. u. Mitarb.: Pathology of Teschen disease. Amer. J. Path. **30**, 567 (1954).

MARCHAND, L. u. Mitarb.: Meningo-myélite bulbo-cervicale du chien. Rec. Méd. vét. **83**, 5 (1906).

— Enzootic encephalitis in cattle. J. Comp. Path. a. Ther. **40**, 241 (1927).

MARINESCO, G. u. Mitarb.: Recherches histo-pathologiques sur la maladie des jeunes chiens. Ann. Inst. Pasteur **51**, 193, 215 (1933).

MARTIN, L. A., et J. HINTERMANN: Une maladie non-décrite du chat: la myélite infectieuse. Maroc. méd. **31**, 1055 (1955).

McALPINE u. Mitarb.: Multiple Sclerosis. Edinburgh u. London: Livingstone 1955.

McGAUGHEY, C. A.: Infectious myelitis of cats: a preliminary communication. Ceylon Vet. J. **1**, 38 (1953).

— Infectious myelitis of felines. A note on two new cases in young leopards in Ceylon. Ceylon Vet. J. **2**, 18 (1954).

MELNICK, J. L., and J. T. RIORDAN: Latent mouse encephalomyelitis. J. of Immun. **57**, 331 (1947).

MENGES, R. W. u. Mitarb.: Sporadic bovine encephalomyelitis. J. Amer. Vet. Med. Assoc. **122**, 294 (1953).

— Sporadic bovine encephalomyelitis. Amer. J. Hyg. **57**, 1, 15 (1953).

MESSOW, C.: Das Ganglion cervicale craniale des Hundes bei Lyssa und Staupe. Dtsch. tierärztl. Wschr. **1953**, 515.

— Die Veränderungen der Ganglien des Schweines bei Schweinepest und Schweinelähme. Verh. 4. Tagg Vet. Pathol. Hamburg 1954.

MEYER, K. F.: The knowledge of human virus infections of animal origin. J. Amer. Med. Assoc. **133**, 822 (1947).

— Distribution and identification of psittacosis viral agents in the animal kingdom. Proc. XV. Int. Vet. Congr. Stockholm 1953. Vol. I, part 1, p. 338.

MICHALKA, J.: Tollwut beim Schwein. Wien. tierärztl. Mschr. **29**, 12 (1942).

— Die Krankheiten des Zentralnervensystems beim Schwein. Arch. Tierheilk. **78**, 87 (1944).

MINDER, W. H.: Die Ätiologie der Cytomegalia infantum. Schweiz. med. Wschr. **1953**, 1180.

MOCHIZUKI, H. u. Mitarb.: Cerebrospinal nematodiasis as a provoking factor in japanese encephalitis; experimental approach I. J. Inf. Dis. **95**, 260 (1954).

MOCSY, J. v.: Über die Wutschutzimpfkrankheit der Hunde. Arch. Tierheilk. **72**, 15 (1938).

MOHR, F.: Die Hühnerpestneuritis. Berl. u. Münch. tierärztl. Wschr. **1953**, 205.

MØLLER, T.: Toxoplasmosis vulpis vulpis. Acta path. scand. (København.) Suppl. **93**, 308 (1952).

MONBREUN, W. A. DE: The histopathology of natural and experimental canine distemper. Amer. J. Path. **13**, 187 (1938).

MOREL, P.: Toxoplasmose de lapin. Rec. Méd. vét. **130**, 371 (1954).

MOSONYI, L. u. Mitarb.: Über die Wirkung des Streptomycins auf gesunde Gewebe. Schweiz. Z. Path. u. Bakter. **16**, 245 (1953).

MOULTON, J. E.: A histochemical study of the NEGRI bodies of rabies. Amer. J. Path. **30**, 533 (1954).

MOUSSU, R., et L. MARCHAND: L'encéphalite enzootique du cheval. Rec. Méd. vét. **50**, 1, 65 (1924).

NICOLAU, S., et CH. PÉRARD: Etude histo-physio-pathologique de l'oeil et du système nerveux dans la leishmaniose généralisée du chien. Ann. Inst. Pasteur **57**, 463 (1936).

NIEBERLE, K.: Vergleichende pathologische Anatomie und Pathogenese des Milzbrandes bei Tieren und beim Menschen. Erg. Path. **21**, 611 (1926).

— Die Tuberkulose der Tiere. B. Pathologische Anatomie und Pathogenese. Erg. Path. **25**, 630 (1931).

— Die Tuberkulose der Tiere. Die Tuberkulose der Fleischfresser und Affen. Erg. Path. **26**, 711 (1932).

NOVY, F. G. u. Mitarb.: The rat virus. J. Inf. Dis. **93**, 111 (1953).

OLITZKY, P. K., and J. CASALS: Viral encephalitides. In RIVERS: Viral and Rickettsial Infections of Man. Philadelphia: J. B. Lippincott Company 1952.

PAARMANN, E.: Ein Beitrag zur Pathologie der Maul- und Klauenseuche. Zbl. Path. **89**, 286 (1952).

PALLASKE, G.: Hirnbefunde bei septischen Erkrankungen von Tieren mit cerebralen Erscheinungen. Arch. Tierheilk. **69**, 33 (1935).

— Weitere Untersuchungen über die Listerellainfektion der Schafe. Z. Inf.krkh. Haustiere **59**, 125 (1943).

—, u. CH. KRETZSCHMAR: Zur pathologischen Anatomie und Differentialdiagnose der Schweinepest. Berl. u. Münch. tierärztl. Wschr. **1955**, 1, 17.

PAPPENHEIMER, A. M.: Spontaneous demyelinating disease of adult rats. Amer. J. Path. 28, 347 (1952).

PAMUKCU, A. M.: Hemorrhagic encephalomyelitis due to botulism in cattle in Turkey. Zbl. Vet.med. 1, 707 (1954).

PENSO, G., e G. ROSA: Sull'esistenza di una particolare affezione morbosa dei suini da virus della malattia dei porcai. Rend. Ist. San. pubbl. Roma 1, 77 (1938).

PERDRAU, J. R., and L. P. PUGH: The pathology of disseminated encephalo-myelitis of the dog. J. of Path. 33, 79 (1930).

PÉRÓ, C.: Meningitis tuberculosa und Streptomycin. Dtsch. Z. Nervenheilk. 164, 321 (1950).

PERRIN, T.-L.: Toxoplasma and encephalitozoon in spontaneous and in experimental infections of animals. Arch. of Path. 36, 568 (1943).

PETERS, G.: Die Pathogenese der Entmarkungsencephalomyelitiden auf Grund ihrer pathologischen Anatomie. 61. Tagg Dtsch. Ges. Inn. Med. Wiesbaden, April 1955.

—, u. S. YAMAGIWA: Zur Histopathologie der Staupe-Encephalitis der Hunde und der epizootischen Encephalitis der Silberfüchse. Arch. Tierheilk. 70, 138 (1936).

PETIT, M. G.: Un fait sans doute unique de botryomycome intracranien, d'origine pharyngienne, chez un mulet. Bull. Soc. centr. Med. vét. 65, 349 (1911).

PETTE, H.: Die akut entzündlichen Erkrankungen des Nervensystems. Leipzig: Georg Thieme 1942.

— Die Virusmeningitis. Dtsch. Z. Nervenheilk. 171, 261 (1954).

PETTIT, A.: Contribution à l'étude des Spirochétidés. Vanves 1928.

PIEKARSKI, G.: Toxoplasma gondii als Parasit des Menschen und der Tiere. Z. Parasitenkde 14, 582 (1950).

PLOWRIGHT, W.: The pathology of infectious bovine malignant catarrh in cattle and rabbits. Proc. XV. Int. Vet. Congr. Stockholm 1953. Part 1, Vol. 1, p. 323.

—, and G. YEOMAN: Probable encephalitozoon infection of the dog. Vet. Rec. 64, 381 (1952).

PLUMMER, P. J. G.: Coccidioidomycosis with a pathological report of a case in a dog. Canad. J. Med. a. Vet. Sci. 5, 146 (1941).

POTEL, K.: Enzootische Enzephalitis bei jungen Silberfüchsen als Folge einer Paratyphusinfektion. Z. Inf.krkh. Haustiere 53, 88 (1938).

— Der gegenwärtige Stand der Staupeforschung am Friedrich-Löffler-Institut auf der Insel Riems bei Greifswald. Schweiz. Arch. Tierheilk. 96, 260 (1954).

— Enzephalitis bei klassischer Hundestaupe und bei Hardpad-Disease unter besonderer Berücksichtigung der entmarkenden Enzephalitis. Dtsch. tierärztl. Wschr. 1955, 9.

PROTIN, P.: Le Louping-ill et sa transmission à l'homme. Thèse, Alfort 1952.

Public Health Service USA.: A bibliography of toxoplasmosis and toxoplasma gondii. Redig. von D. E. EYLES u. J. K. FRENKEL: Memphis, Publ. Health Serv. Publ. No 247; Ist suppl. 1954.

PURCHASE, H. S.: Cerebral babesiosis in dogs. Vet. Rec. 59, 269 (1947).

RADMORE, R. C. S.: An unusual condition found in a dog. (Coccidioidomycosis.) Canad. J. Comp. Med. a. Vet. Sci. 5, 149 (1941).

RAEBIGER, H., and M. LERCHE: Ätiologie und pathologische Anatomie der hauptsächlichsten spontanen Erkrankungen des Meerschweinchens. Erg. Path. 21, 11, 686 (1926).

RAMSAY, F. K., and G. R. CARTER: Canine blastomycosis in the United States. J. Amer. Vet. Med. Assoc. 120, 93 (1952).

REICH, H.: Zur Histologie der Haut-Toxoplasmose. Arch. f. Dermat. 194, 193 (1952).

REMLINGER, P., et J. BAILLY: La Maladie d'AUJESZKY. Paris 1938.

— — La Rage. Paris: Maloine 1947.

RENOUX, G., et H. RAZAGHI AZAR: Fréquence et répartition de Brucella ... dans les tissus de caprins naturellement infectés. Rev. Path. comp. et Hyg. gén. 53, 1595 (1953).

REWELL, R. E.: Tuberculosis of the brain and ovary in a bird. J. of Path. 59, 677 (1947).

RHODES, A. J.: Virus infections of the central nervous system. Canad. Med. Assoc. J. 59, 32 (1948).

RIBELIN, W. E.: The incidence of distemper in canine encephalitis cases. Amer. J. Vet. Res. 14, 96 (1953).

RIMPAU, W.: Die Leptospirose. München: Urban & Schwarzenberg 1950.

RISER, W. H.: Progress in understanding canine distemper and associated ailments. J. Amer. Vet. Med. Assoc. 116, 221 (1950).

ROBINSON, V. B., and D. L. McVICKAR: Pathology of spontaneous canine histoplasmosis. Amer. J. Vet. Res. 13, 214 (1952).

RÖHRER, H.: Histologische Untersuchungen bei Schweinepest. II. Veränderungen im Zentralnervensystem in akuten Fällen. Arch. Tierheilk. 62, 439 (1930/31).

RÖMER, P. H.: Über eine der Kinderlähmung des Menschen sehr ähnliche Erkrankung des Meerschweinchens. Dtsch. med. Wschr. 1911, 1209.

Romanov, N. A.: Eine durch Meningitis komplizierte Schimmelpilzerkrankung der Stirnhöhle bei einem Pferde. Arch. Tierheilk. **58**, 634 (1928).

Rubarth, S.: An acute virus disease with liver lesion in dogs. (Hepatitis contagiosa canis.) Acta path. scand. (Københ.) Suppl. **69** (1947).

Ryff, J. F.: Encephalitis in a deer due to actinomyces bovis. J. Amer. Vet. Med. Assoc. **122**, 78 (1953).

Sabin, A. B.: Viral infections of the human nervous system; classification and general considerations. IV. Congr. Neurol. Int. Paris 1949. Vol. 1, p. 85.

— u. Mitarb.: Difference in dissemination of the virus of japanese B encephalitis among domestic animals and human beings in Japan. Amer. J. Hyg. **46**, 341 (1947).

Sályi, J.: Die histologischen Veränderungen im zentralen Nervensystem und in den Lymphknoten bei der Schweinepest und beim Paratyphus der Ferkel. Arch. Tierheilk. **68**, 250 (1935).

— Beitrag zur Pathohistologie der Aujeszkyschen Krankheit. Arch. Tierheilk. **69**, 55 (1935).

—, u. J. Hodosy: Untersuchungen über die Ätiologie und Pathohistologie der Lähmungen nach Impfung mit Hertfordshire Vakzine. Acta vet. hung. **2**, 169 (1952).

Saurat, P., et R. Lautié: Sur un cas d'actinomycose cérébrale du chien. Rev. Méd. vét. **104**, 264 (1953).

Scatozza, F.: La meningo-encefalomielite americana degli equini. Veter. ital. **5**, Suppl. 1 (1954).

Schäperclaus, W.: Fischkrankheiten. Berlin: Akademie Verlag 1954.

Schaltenbrand, G.: Die multiple Sklerose des Menschen. Leipzig: Georg Thieme 1943.

Scheitlin, M. u. Mitarb.: Klinische und pathologisch-anatomische Beobachtungen über die sog. „Hard pad Disease" beim Hund. Schweiz. Arch. Tierheilk. **93**, 91 (1951).

Schmidt-Hoensdorf, F., u. J. Holz: Infektionsversuche bei poikilothermen Tieren mit Toxoplasma gondii. Z. Tropenmed. **3**, 500 (1952).

Schreuder, J. Th. R.: Encephalomyelitis na besmetting met koepokken. Nederl. Tijdschr. Geneesk. **94**, 2603 (1950).

Schükri, A.: Über die Pathogenese der Lyssa. Arch. f. Psychiatr. u. Z. Neur. **107**, 339 (1937).

—, u. H. Spatz: Über die anatomischen Veränderungen bei der menschlichen Lyssa. Z. Neur. **97**, 927 (1925).

Schulte, F.: Diplokokken-Meningoencephalomyelitis bei Ferkeln. Dtsch. tierärztl. Wschr. **1955**, 364.

—, u. R. Akün: Der Nachweis der Kerneinschlußkörperchen, ihre morphologische Struktur und einige Gedanken über ihre Entstehung und chemische Zusammensetzung. Dtsch. tierärztl. Wschr. **1953**, 478.

Schulze, J.: Meningitis purulenta beim Pferde. Mh. Vet.med. **8**, 165 (1953).

Schwabe, C. W.: Present knowledge of the systemic mycoses in dogs; a review. Vet. Med. **49**, 479 (1954). Mit etwa 80 Literaturangaben.

Schwangart, F.: Über die endemische Parese des Rotwildes. Berl. u. Münch. tierärztl. Wschr. **1940**, 61.

Schweinburg, F.: Über Negri-negative Wutfälle. Virchows Arch. **265**, 210 (1927).

Seeliger, H.: Listeriose. Beitr. Hyg. Epidem. Heft 8. Leipzig 1955. Mit Literatur.

Seifried, O.: Die wichtigsten Krankheiten des Kaninchens. Erg. Path. **22**, 432 (1927).

— Pathologie neurotroper Viruskrankheiten der Haustiere. Mit Berücksichtigung der vergleichenden Pathologie. Erg. Path. **24**, 554 (1931).

— Zur histologischen Klassifikation nichteitriger Encephalitisformen der Haustiere. Arch. Tierheilk. **63**, 167 (1931).

— Histological studies on hog cholera. J. of Exper. Med. **53**, 277 (1931).

— Die Ausbreitung der „encephalitischen Reaktion" bei Schweinepest und deren Beziehungen zur Hundestaupe-Encephalitis. Arch. Tierheilk. **64**, 432 (1932).

— Vergleichende Histo- und Cytopathologie der Virus-Infektionskrankheiten. Erg. Path. **31**, 201 (1936).

—, u. H. Spatz: Die Ausbreitung der encephalitischen Reaktion bei der Bornaschen Krankheit der Pferde. Z. Neur. **124**, 317 (1930).

Semenitz, E., e F. Rusch: Ricerche di controllo su di una reazione di deviazione del complemento nella poliomielite anteriore acuta. Rend. Ist. sup. Sanità Roma **17**, 400 (1954).

Sexton, R. C.: Adult toxoplasmosis. Amer. J. Med. **14**, 366 (1953).

Shand, A., and L. M. Markson: Bacterial meningo-encephalitis in calves (Pasteurella Infection). Brit. Vet. J. **109**, 491 (1953).

Shapiro, J.-L. u. Mitarb.: Histoplasmosis of the central nervous system. Amer. J. Path. **31**, 319 (1955).

Shoho, Ch.: Epizootische cerebrospinale Nematodiasis (Setariasis) und ihre verzweigten Probleme. Dtsch. tierärztl. Wschr. **1954**, 25.

SHOHO, CH., and T. TANAKA: Further observations on cerebrospinal nematodiasis in animals. Brit. Vet. J. 111, 102 (1955).

SIIM, J. CHR.: Studies on acquired toxoplasmosis. Acta dermat.-vener. (Stockh.) 32, Suppl. 29, 323 (1952).

SPICKNALL, C. G. u. Mitarb.: Relation of brucellosis and multiple sclerosis. J. Amer. Med. Assoc. 143, 1470 (1950).

SPIELMEYER, W.: Die Trypanosomenkrankheit und ihre Beziehung zu den syphilogenen Krankheiten. Jena: Gustav Fischer 1908.

STENIUS, P. I.: Bovine malignant catarrh (a statistical, histopathological and experimental study). Proc. XV. Int. Vet. Congr. Stockholm 1953. Part I, Vol. 1, p. 320.

STEVENS, H.: Actinomycosis of the nervous system. Neurology 3, 761 (1953).

STRAUB, W.: Toxoplasmose des Auges. Experimentelle Untersuchungen. Basel: Karger 1955.

SYVERTON, J. T. u. Mitarb.: The transmission of the virus of lymphocytic choriomeningitis by trichinella spiralis. J. of Exper. Med. 85, 759 (1947).

SZLACHTA, H. L., and R. E. HABEL: Inclusions resembling NEGRI bodies in the brains of non-rabid cats. Cornell Vet. 43, 207 (1953).

TAJIMA, M.: Neuro-histological studies on epidemic equine encephalo-myelitis (japanese equine encephalitis). Vet. Res. Jap. 1, 1 (1953).

—, and A. UEDA: The microscopical observations ... on purulent encephalomyelitis in horses. Vet. Res. Jap. 1, 41 (1953).

—, and S. YAMAGIWA: On the histological changes in the brain of swine-encephalitis occurred in 1948 in Hokkaido. Jap. J. Vet. Sci. 12, 111 (1950).

TEUCHNER, K.: Über Gehirntuberkulose beim Rind. Schweiz. Arch. Tierheilk. 92, 23 (1950).

TEUSCHER, E.: Hirntuberkulose bei Hund und Katze. Schweiz. med. Wschr. 1955, 18.

THEILER, M.: Spontaneous encephalomyelitis of mice — A new virus disease — Science (Lancaster, Pa.) 80, 122 (1934).

TINER, J. D.: The migration, distribution in the brain, and growth of ascarid larvae in rodents. J. Inf. Dis. 92, 105 (1953).

TONGEREN, H. A. E. VAN u. Mitarb.: Serologische und epidemiologische Studien zur Meningo-enzephalitis des Jahres 1954 in der Steiermark. Wien. med. Wschr. 1955, 1046.

TORREY, J. P.: Further studies on canine encephalitis. N. Amer. Veterinarian 22, 39 (1941).

TRAUB, E.: Über eine mit Listerella-ähnlichen Bakterien vergesellschaftete Meningo-Encephalomyelitis der Kaninchen. Zbl. Bakter. I Orig. 149, 38 (1942).

TROLLDENIER: Über eine bei einem Hunde gefundene pathogene Streptothrix. Z. Tiermed. 7, 81 (1903).

TWORT, J. M., and C. C. TWORT: Disease in relation to carcinogenic agents among 60000 experimental mice. J. of Path. 35, 219 (1932).

TYZZER, E. E., and A. W. SELLARDS: The pathology of equine encephalomyelitis in young chickens. Amer. J. Hyg. Sect. B 33, 69 (1941).

UCHIMURA u. Mitarb.: Zur Histopathologie und Pathogenese der Entmarkungsencephalomyelitis mit bes. Berücksichtigung der Entmarkungsprozesse infolge der Lyssaschutzimpfungen. Psychiatr. Neurol. Japon., annus 56, No 10.

VERLINDE, J. D.: De vergelijkende histopathologie van het niet-etterige ontstekingen van het centrale zenuwstelsel. Leiden: Stenfert Kroese 1947.

— L'histopathologie des maladies spontanées ressemblant à la poliomyélite chez les animaux domestiques. Rapp. Congr. Int. Poliom. Paris, Mai 1949.

— Over myelitis bij het varken en de hond. Tijdschr. Diergeneesk. 75, 491 (1950).

— Encephalitis postvaccinalis. Nederl. Tijdschr. Geneesk. 99, 1020 (1955).

—, u. R. A. DE HAAS: Meningitis in the pig apparently due to trichosporon cutaneum. Tijdschr. Diergeneesk. 79, 106 (1954).

VETTERLEIN, W.: Das klinische Bild der Maul- und Klauenseuche beim Menschen, aufgestellt aus den bisher experimentell gesicherten Erkrankungen. Arch. exper. Vet.med. 8, 541 (1954).

VICTOR, J. u. Mitarb.: The comparative pathology of venezuelan equine encephalomyelitis. J. Inf. Dis. 98, 55 (1956).

WAHL, H. G.: Der Nachweis der Maul- und Klauenseuche beim Menschen. Z. Tropenmed. u. Parasitol. 4, 26 (1952).

WALTHARD, B.: Die pathologische Anatomie der Viruskrankheiten des Zentralnervensystems. Schweiz. Arch. Neur. 53, 202 (1944).

WALTON, K. W.: The pathology of a fatal case of psittacosis showing intracytoplasmic inclusions in the meninges. J. of Path. 68, 565 (1954).

WEGMANN, T.: Encephalitis nach ,,Q-Fever". Schweiz. med. Wschr. 1949, 690.

WEHRLIN, H.: Die Schweinehüterkrankheit. Erg. inn. Med. 58, 391 (1940).

WEISSE, K., u. W. KRÜCKE: Die Toxoplasmose-Encephalitis. Z. Kinderheilk. 72, 597 (1953).

WEISSE, K., u. R. SIEGRIST: Klinisch-anatomische und virologisch-bakteriologische Befunde bei Encephalomyelitiden nach Pockenschutzimpfung. Z. Kinderheilk. **73**, 23 (1953).

WERNER, H. A., and B. LASH: Chorio-meningo-encephalitis following inoculation of Newcastle disease virus in rhesus monkeys. Proc. Soc. Exper. Biol. a. Med. **70**, 263 (1949).

WERTHAM, F.: Zur Frage des Eisenbefundes bei der Dementia paralytica auf Grund vergleichend-histologischer Untersuchungen. Z. Neur. **136**, 62 (1931).

WESTPHAL, A.: Zur Systematik von Toxoplasma gondii. Z. Tropenmed. u. Parasitol. **5**, H. 2 (1954).

—, u. G. PALM: Latente Toxoplasmainfektionen im Tierversuch als diagnostisches Hilfsmittel. Z. Tropenmed. u. Parasitol. **4**, 322 (1953).

WETZEL, R., u. K. ENIGK: Zur Wurmfauna des Elches. Dtsch. tierärztl. Wschr. **1936**, 576.

WETZSTEIN, G.: Studien über Tuberkulose des zentralen Nervensystems beim Rind und Schwein. Diss. Zürich 1907.

WHITTEM, J. H., and D. C. BLOOD: Canine Encephalitis. Austral. Vet. J. **26**, 73 (1950).

WIDAKOWICH, V.: Über Nematoden an der Hypophysis cerebri von Felis domestica. Zbl. Bakter. I Orig. **38**, 447 (1905).

WIESMANN, E. u. Mitarb.: Q-Fieber in der Nordostschweiz. Schweiz. med. Wschr. **1956**, 60.

WILSON, D. R. u. Mitarb.: Studies in scrapie. J. Comp. Path. a. Ther. **60**, 267 (1950).

WINQUIST, G.: The histopathological changes of the central nervous system in canine distemper. Nord. Vet.-Med. **2**, 367 (1950).

WOLF, A.: The pathology of some viral encephalitides. In J. G. KIDD, The pathogenesis and pathology of viral diseases. New York: Columbia University Press 1950.

— u. Mitarb.: Toxoplasmic encephalomyelitis. Amer. J. Path. **15**, 657 (1939).

WYLER, R.: Multiple Gehirnabszesse bei einem Reh. Schweiz. Arch. Tierheilk. **95**, 120 (1953).

WYMAN, J.: On a threadworm (Filaria anhingae) infesting the brain of the snake-bird (Plotus anhinga). Proc. Boston Nat. Hist. Soc. **12**, 100 (1868).

YAMAMOTO, S. u. Mitarb.: Studies on toxoplasmosis in animals. I. Report of a case in the cat. II. Report on two canine cases. Jap. J. Vet. Sci. **17**, 13, 79 (1955).

YORK, CH. J.: Recent developments concerning the distemper complex. Vet. Med. **49**, 329 (1954).

ZANGERLE, O.: Über Veränderungen im Rückenmark bei pestkranken Hühnern. Berl. u. Münch. tierärztl. Wschr. **1953**, 39.

ZELLER, H.: Die Tuberkulose des Geflügels. Erg. Path. **26**, 804 (1932).

ZLOTNIK, J.: Cerebral piroplasmosis in cattle. Vet. Rec. **65**, 642 (1953).

ZOLLINGER, H. U.: Beitrag zur Pathogenese der Einschlußkörper. Schweiz. Z. Path. u. Bakter. **14**, 446 (1951).

ZSCHOCK, B. v.: Über den Nachweis des Virus der Poliomyelitis murium in heimischen Mäusezuchten. Arch. exper. Vet.med. **7**, 276 (1953). Hier und bei KÖTSCHE reichhaltige Literatur.

ZWICK, W. u. Mitarb.: Experimentelle Untersuchungen über die seuchenhafte Gehirn-Rückenmarksentzündung der Pferde (Bornasche Krankheit). Z. Inf.krkh. Haustiere **30**, 42 (1926).

IV. Pathologisch-anatomische Veränderungen bei Hyperkinesien, Hypo- und Dyskinesien

ANDERS, M. V.: The histopathology of a new type of hereditary loss of coordination in the domestic rabbit. Amer. J. Anat. **76**, 183 (1945).

ANDERSON, W. A., and C. L. DAVIS: Congenital cerebellar hypoplasia in a Holstein-Friesian calf. J. Amer. Vet. Med. Assoc. **117**, 460 (1950).

BAKER, R. C., and G. O. GRAVES: Partial cerebellar agenesis in a dog. Arch. of Neur. **36**, 593 (1936).

BELMONTE, VENTO: Die histologischen Veränderungen des Gehirns bei der Hydrocephalia acquisita des Pferdes. Diss. Berlin 1934.

BERTRAND, J. u. Mitarb.: Etude d'un cas d'agénésie du vermis cérébelleux chez le chien. Rev. neur. **66**, 716 (1936).

BIEMOND, A.: Les dégénérations spino-cérébelleuses. Fol. psychiatr., neurol. neurochir. neerl. **54**, 216 (1951).

— Hypoplasia ponto-neocerebellaris, with malformation of the dentate nucleus. Fol. psychiatr., neurol. neurochir. neerl. **58**, 1 (1954).

BING, R.: Bemerkungen zur Frühgeschichte der Epilepsie. Schweiz. med. Wschr. **85**, 97 (1955).

BLOOD, D. C.: Cerebellar hypoplasia and degeneration in the kitten. Austral. Vet. J. **22**, 120 (1946).

BOGAERT, L. VAN: L'épilepsie amaurotique aiguë du singe. J. belge Neur. **36**, 1 (1936).

— Sur une encéphalite cérébelleuse chez deux jeunes chats. Fol. psychiatr., neurol. neurochir. neerl. **53**, 165 (1950).

Bogaert, L. van, et M. J. Dallemagne: Etude anatomo-clinique d'une atrophie cérébelleuse corticale chez le singe manganique. J. belge Neur. 1943, 7.
—, and J. R. M. Innes: Cerebellar disorders in lambs. Arch. of Path. 50, 36 (1950).
— u. Mitarb.: L'hypogénésie cérébelleuse chez le chat. Rev. neur. 91, 175 (1954).
Bolk, L.: Das Cerebellum der Säugetiere. Harlem u. Jena: Gustav Fischer 1906/07.
Bonnevie, K.: Embryonale Gehirn- und Ohranomalien bei kurzschwänzigen Tanzmäusen. C. R. 12ème. Congr. Int. Zool. Lisbonne 1935.
Brenner, W., u. M. Hagedorn: Zur Diagnose des konnatalen Kleinhirnsyndroms beim Säugling. Z. Kinderheilk. 74, 209 (1954).
Brodal, A.: Neurological anatomy in relation to clinical medicine. Oxford: Clarendon Press 1950.
Brouwer, B.: Familial olivo-ponto-cerebellar hypoplasia in cats. Psychiatr. Bl. 1934.
— Cerebellar hypoplasia in cats without muscular hypotonia. Acta neuropath. in honor. L. Puusepp 60, 236 (1935).
—, et A. Biemond: Les affections parenchymateuses du cervelet... J. belge Neur. 1938, 691.
Brun, R.: Zur Kenntnis der Bildungsfehler des Kleinhirns. Schweiz. Arch. Neur. 1, 61 (1917).
Carpenter, M. B., and S. Penny: Feline truncal ataxia associated with degeneration of the cerebellar cortex and roof nuclei. J. of Neuropath. 11, 421 (1952).
Castrillón, A. H.: Über palaeocerebellare Aplasie des Kleinhirns. Z. Neur. 144, 113 (1933).
Chaillous, M. J. u. Mitarb.: Cataracte bilatérale et troubles cérébelleux congénitaux chez un jeune chat. Bull. Soc. Ophtalm. Paris 43, 53 (1931).
Cobb, S.: A case of cerebellar aplasia in a cat. Arch. of Neur. 19, 931 (1928).
Cohrs, P., u. L.-Cl. Schulz: Entwicklungsmechanisch bedingte partielle Aplasien der Rinde und von Windungsteilen des Kleinhirns beim Schwein. Dtsch. Z. Nervenheilk. 168, 135 (1952).
— Artspezifische Hypertrophie des Kleinhirnwurms bei Säugetieren, verbunden mit partiellen Rindenaplasien. Anat. Anz. 101, 23 (1954).
Cordy, R., and H. A. Snelbaker: Cerebellar hypoplasia and degeneration in a family of airedale dogs. J. of Neuropath. 11, 324 (1952).
Cornwall, L. H.: Cerebro-cerebellar agenesis in its relation to cerebellar function. The Cerebellum. Baltimore: Williams & Wilkins Company 1929.
Deganello e Spangaro: Aplasia congenitale del cervelletto in un cane. Arch. ital. Biol. 32, 165 (1899).
Dexler, H.: Die Nervenkrankheiten des Pferdes. Leipzig: Franz Deutike 1898.
— Anatomische Untersuchungen über den Hydrocephalus acquisitus des Pferdes. Z. Tiermed. 3, 241 (1899).
— Erkrankungen des Zentralnervensystems der Haustiere. In Handbuch der normalen und pathologischen Physiologie, Bd. 10. 1927.
Dickie, M.: A juvenile Wobbler-Lethal. J. Hered. 43, 283 (1952).
Dobberstein, J.: Über einen Fall von Leberkoller des Pferdes und die dabei gefundenen Gehirnveränderungen. Dtsch. tierärztl. Wschr. 1926, 501.
Dow, R. S.: Partial agenesis of the cerebellum in dogs. J. Comp. Neur. 72, 569 (1940).
Egli, J. F.: Über den „Zitterkrampf" der Kälber. Schweiz. Arch. Tierheilk. 78, 235 (1936).
Fankhauser, R.: Der Liquor cerebrospinalis in der Veterinärmedizin. Zbl. Vet.med. 1, 136 (1953).
Finley, K. H.: An anatomical study in familial olivo-ponto-cerebellar hypoplasia in cats. Proc. Kon. Akad. Wetensch. Amsterdam 38, 922 (1935).
Frauchiger, E.: Über den Dummkoller des Pferdes. Schweiz. Arch. Tierheilk. 75, 591 (1933); 76, 13, 72, 109 (1934).
— Kleinhirnaplasie bei einem Kalb. Schweiz. Arch. Tierheilk. 82, 425 (1940).
Fröhner, E.: Lehrbuch der Gerichtlichen Tierheilkunde. Herausgeg. von Neumann-Kleinpaul u. Dobberstein. Berlin: Parey 1955.
Gillilan, L. A., and I. Lockard: Correlation of certain neurological dysfunctions with congenital anatomical abnormalities of the central nervous system in five cats. Anat. Rec. 118, 302 (1954).
GodfreyE. F., u. Mitarb.: „Jittery" in the chick. J. Hered. 44, 108 (1953).
Greenfield, J. G.: The spino-cerebellar degenerations. Oxford: Blackwell 1954.
Gyarmati, E.: Heredo-Ataxia cerebellaris als Folge einer Kleinhirn-Hypoplasie bei Katzen. Allatorvosi Lapok (ungar.) 93 (1941). Ref. Dtsch. tierärztl. Wschr. 1941, 470.
Heidegger, E.: Das Zentralnervensystem bei parasitären Lebererkrankungen. Arch. Tierheilk. 69, 329 (1935).
Herringham, W. P., and F. W. Andrewes: Two cases of cerebellar disease in cats, with staggering. St. Barthol. Hosp. Rep. 1888, 24.

HERTWIG, P.: Die Genese der Hirn- und Gehörorganmißbildungen bei röntgenmutierten KREISLER-Mäusen. Z. menschl. Vererbgs- u. Konstit.lehre **28**, 327 (1944).
— Entwicklungsgeschichtliche Untersuchungen über Bewegungsstörungen bei Mäusen. Verh. Anat. Ges. Heidelberg 1951.
HOSHINO, T.: A study of brains and spinal cords in a family of ataxic pigeons. J. Comp. Neur. **31**, 111 (1919).
HUTT, F. B., and G. P. CHILD: Congenital tremor in young chicks. J. Hered. **25**, 341 (1934).
INNES, J. R. M.: The cerebellum and cerebellar ataxias. N. Amer. Veterinarian **33**, 694 (1952).
— u. Mitarb.: Familial cerebellar hypoplasia and degeneration in Hereford calves. J. of Path. **50**, 455 (1940).
— u. Mitarb.: An inherited form of cortical cerebellar atrophy in („Daft") lambs in Great Britain. Vet. Rec. **61**, 225 (1949).
—, and W. N. MACNAUGHTON: Inherited cortical cerebellar atrophy in Corriedale lambs in Canada identical with „daft lamb" disease in Britain. Cornell Vet. **40**, 127 (1950).
JELGERSMA, G.: Drei Fälle von Cerebellar-Atrophie bei der Katze. J. Psychol. u. Neur. **23**, 105 (1917).
JENNINGS, A. R., and G. R. SUMNER: Cortical cerebellar disease in an Ayrshire calf. Vet. Rec. **63**, 60 (1951).
JONG, H. H. DE: Experimental catatonia. Baltimore: Williams & Wilkins Company 1945.
KERNKAMP, H. C. H.: Myoclonia congenita, a disease of newborn pigs. Vet. Med. **45**, 189 (1950).
KETZ, H.-A.: Beitrag zur Anatomie und Histologie des Kleinhirns des Schweines. Wiss. Z. Humboldt-Univ. Berlin 2, Math.-naturwiss. Reihe **1952/53**, 91.
KOBOZIEFF, N., et J. GRUNER: Atrophie cérébelleuse familiale du chat. Rev. neur. **91**, 63 (1954).
KOCH, P., u. H. FISCHER: Die Oldenburger Fohlenataxie als Erbkrankheit. Tierärztl. Umschau 5, 317 (1950); **6**, 158 (1951); **7**, 244 (1952).
KOCH, P. u. Mitarb.: Die congenitale cerebelläre Ataxie bei Felis domestica als Erbleiden. Berl. u. Münch. tierärztl. Wschr. **1955**, 246.
KRAMER, W.: Malformation of the paraflocculus in man. Fol. psychiatr., neurol. neurochir. neerl. **57**, 298 (1954).
LANGELAAN, J. W.: On congenital ataxia in a cat. Verh. Kon. Akad. Wetensch. Amsterdam **13**, 1 (1907).
LESBRE, F. X., et FORGEOT: Anomalies multiples chez un veau. Rev. gén. Méd. vét. **6**, 198 (1905).
LICHTENSTEIN, B. W.: Cerebellar atrophy. J. of Neuropath. **4**, 379 (1945).
LYON, M. F.: Ataxia — A new recessive mutant of the house mouse. J. Hered. **46**, 77 (1955).
MARCHAND, L. u. Mitarb.: Méningo-encéphalite diffuse et hémiatrophie cérébelleuse chez un chien. Rec. Méd. vét. **82**, 419 (1905).
MEESSEN, H.: Experimentelle Histopathologie. Stuttgart: Georg Thieme 1952.
MINGAZZINI, G.: Symptomatic epilepsy in birds. Arch. of Neur. **9**, 576 (1923).
MINKOWSKI, M.: Neuer Beitrag zur pathologischen Anatomie der Epilepsie. Dtsch. Z. Nervenheilk. **116**, 68 (1930).
MOREL, F., u. E. WILDI: Sclérose ammonienne et épilepsies. Schweiz. Arch. Neur. **76**, 348 (1955).
MORSIER, G. DE: Etudes sur les dysraphies crânio-encéphaliques. II. Agénésie du vermis cérébelleux. Dysraphie rhombocéphalique médiane (rhomboschizis). Mschr. Psychiatr. **129**, 321 (1955).
NACHTSHEIM, H.: Erbpathologie der Haustiere. Fortschr. Erbpath. **1938**.
— Krampfbereitschaft und Lebensalter. Z. Altersforsch. **3**, 1 (1941).
— Der Modellversuch am Tier in seiner Bedeutung für das Verständnis menschlicher Erbleiden. Experientia (Basel) **10**, 317 (1954).
PALLASKE, G.: Hirnbefunde bei zwei Hunden mit klinisch typischer Epilepsie. Arch. Tierheilk. **69**, 43 (1935).
PANU, u. Mitarb.: Hypoplasia cerebellaris und Pachygyrie bei der Katze. Arh. veter. (rumän.) **31** (1939). Zit. nach SPUHLER.
PARRY, H. B.: Epileptic states in the dog with special reference to canine-hysteria. Vet. Rec. **61**, 23 (1949).
PIA, H.-W.: Die Verquellung der Cisterna basialis und ambiens im Hirngefäßbild. Acta neurochir. (Wien) **3**, 315 (1953).
POENARU, J., u. A. VECHIU: Über einen Fall congenitaler cerebellärer Ataxie bei der Katze. Arh. veter. (rumän.) **1922**. Zit. nach SPUHLER.

PUDER, H.: Untersuchungen über den Cholesteringehalt im Liquor gesunder Pferde. Diss. Hannover 1951.
REICHARDT, M.: Hirndruck, Hydrocephalus, Hirnschwellung. In Handbuch der normalen und pathologischen Physiologie, Bd. 10. 1927.
RILEY, H. A.: In: The Cerebellum. Proc. Assoc. Res. Nerv. Ment. Dis. 6 (1929).
RISIEN RUSSEL, J. S.: Defective development of the central nervous system in a cat. Brain 18, 37 (1895).
ROBIN, V.: Atrophie du cervelet chez un veau nouveau-né. Rev. vét. 36, 601 (1911).
RUMPF, TH.: Beiträge zur pathologischen Anatomie des centralen Nervensystems. Arch. f. Psychiatr. 16, 435 (1885).
SAUNDERS, L. Z. u. Mitarb.: Hereditary congenital ataxia in Jersey calves. Cornell Vet. 42, 559 (1952).
SCHEIDEGGER, S.: Zur pathologischen Anatomie der Epilepsie. Schweiz. Neurologen-Tagg Basel, Dez. 1954. Schweiz. Arch. Neur. 76, 308 (1955).
SCHEIDY, S. F.: Familial cerebellar hypoplasia in cats. N. Amer. Veterinarian 34, 118 (1953).
SCHERER, H. J.: Beiträge zur pathologischen Anatomie des Kleinhirns. 1. Mitt. Die lokalen Veränderungen der Kleinhirnrinde. Z. Neur. 136, 559 (1931).
— Beiträge zur pathologischen Anatomie des Kleinhirns. 2. Mitt. Die Erkrankungen des Kleinhirnmarkes und seiner Kerne, insbesondere des Nucleus dentatus. Z. Neur. 139, 337 (1932).
SCHOLZ, W.: Die Krampfschädigung des Gehirns. Berlin: Springer 1951.
— Kreislaufschäden des Gehirns und ihre Pathogenese. Verh. dtsch. Ges. Kreislaufforsch. 19, 52 (1953).
— Selective neuronal necrosis and its topistic patterns in hypoxemia and oligemia. J. of Neuropath. 12, 249 (1953).
SCHULZ, L.-CL.: Entwicklungsmechanisch bedingte physiologische Aplasien in der Kleinhirnrinde bei Haus- und Wildschwein. Anat. Anz. 100, 65 (1953).
SCHULZ, R., u. G. WILKE: Über die Autoxydation ungesättigter Bausteine des menschlichen Gehirns. Z. Naturforsch. 10b, 427 (1955).
SCHUT, J. W.: Olivopontocerebellar atrophy in a cat. J. of Neuropath. 5, 77 (1946).
SCOTT, H. M. u. Mitarb.: The ,,shaker'' fowl. J. Hered. 41, 255 (1950).
SEIFERLE, E.: Über Gehirnkrankheiten des Pferdes. Schweiz. Arch. Tierheilk. 90, 615 (1948).
SHOLL, L. B. u. Mitarb.: Three cases of cerebellar agenesia. J. Amer. Vet. Med. Assoc. 95, 229 (1939).
SINNIGE, J. L. M.: Anatomisch onderzoek over de verbindingen van de kleine hersenen bij den hond. Akad. Proefschr. Amsterdam 1938.
SPUHLER, V.: Über kongenitale, zerebellare Ataxie mit gleichzeitiger Affektion der Großhirnrinde bei Felis domestica. Schweiz. Arch. Tierheilk. 86, 359, 422, 463 (1944).
STEFANI: Aplasia congenitale del cervelletto in un cane. Arch. ital. Biol. 1898, 235.
SUTER, J.: Über die Ätiologie, Symptomatologie und Therapie der ,,Krämpfigkeit'' des Rindes. Diss. Zürich 1934.
ULE, G.: Über eine ungewöhnliche Form der Kleinhirnatrophie bei jugendlichen Schwachsinnigen. Verh. dtsch. Ges. Path. 33, 228 (1949).
— Die gekreuzten und andere sekundäre Kleinhirnatrophien. Dtsch. Z. Nervenheilk. 171, 490 (1954).
URBAIN, A. u. Mitarb.: Atrophie cérébelleuse observée chez un gélada (Theropithecus gelada). Rev. Path. comp. et Hyg. gén. 41, 176 (1941).
VERHAART, W. J. C.: Partial agenesis of the cerebellum and medulla and total agenesis of the corpus callosum in a goat. J. Comp. Neur. 77, 49 (1942).
— Cerebellar and cerebral cortical hypoplasia in a cat. Acta neerl. Morph. 6, 169 (1948).
VERLINDE, J. D.: Congenitale cerebellaire ataxie bij katten in samenhang met een vermoedelijke virusinfectie bij de moeder gedurende de graviditeit. Tijdschr. Diergeneesk. 74, 659 (1949).
—, u. J. G. OJEMANN: Eenige aangeboren misvormingen van het centraale zenuwstelsel. Tijdschr. Diergeneesk. 71, 557 (1946).
VOGT, H., u. M. ASTWAZATUROFF: Über angeborene Kleinhirnerkrankungen. Arch. f. Psychiatr. 49, 75 (1912).
WILKE, G. u. Mitarb.: Gehirnveränderungen bei Schwangerschaftstoxikose. Dtsch. Z. Nervenheilk. 172, 377 (1955).
WINTERFIELD, R. W.: Avian cerebellar hypoplasia and degeneration. J. Amer. Vet. Med. Assoc. 123, 136 (1953).
YERKES, R. M.: The dancing mouse. New York: Macmillan 1907.
ZELLWEGER, H.: Krämpfe im Kindesalter. Helvet. paediatr. Acta Suppl. 1948. 5.
ZÜLCH, K. J.: La pathogénie des atrophies cérébelleuses. Rev. neur. 86, 798 (1952).

V. Peripheres Nervensystem

ALTMANN, F.: Histologic picture of inherited nerve deafness in man and animals. Arch. of Otolaryngol. 51, 852 (1950).

AMMANN, K.: Über Neuritis caudae equinae. Tierärztl. Rdsch. 15, 281 (1936).

ANDERS, H.: Über einen Fall von retrookularem Gliom bei einem Wellensittich. Virchows Arch. 218, 359 (1914).

BAASCH, E.: Contribution à l'étude du syndrome paralytique unilatéral global des nerfs crâniens. Schweiz. Arch. Neur. 63, 5 (1949).

BEIN, H. J.: Über vererbliche Aplasie des Sehnerven bei der Maus. Ophthalmologica (Basel) 113, 12 (1947).

BING, R., u. R. BRÜCKNER: Gehirn und Auge. Basel: Benno Schwabe 1954.

BLAND SUTTON, J.: Tumours in animals. J. of Anat. 19, 414 (1885).

BRÜCKNER, R.: Über den ophthalmoskopischen Nachweis von Fovea und Area bei Tieren. Ophthalmologica (Basel) 118, 969 (1949).

— Spaltlampenmikroskopie und Ophthalmologie am Auge von Ratte und Maus. Doc. ophthalm. 5/6, 452 (1951).

BRÜCKNER, R., u. Mitarb.: Sur la signification biologique des régions principales de la rétine. Bull. Soc. Ophtalm. France 1954.

BULLOCK, F. D., and M. R. CURTIS: Spontaneous tumors of the rat. J. Canc. Res. 14, 1 (1930).

CATCOTT, C. J.: Ophthalmoscopy in canine practice. J. Amer. Vet. Med. Assoc. 121, 35 (1952).

CHEVKI, A.: Über ein intrabulbäres Gliom beim Hund. Berl. tierärztl. Wschr. 1928, 856.

COLE, R. K.: An avian retinoblastom. Cornell Vet. 36, 350 (1946).

COURRÈGES, P., u. Mitarb.: Contribution à l'étude de la neurofibromatose cutanée du cheval. Rev. vét. mil. 8, 156 (1953).

CZAPALLA, H.: Gliombildung im Wirbelkörper eines Rindes. Z. Fleisch- u. Milchhyg. 49, 433 (1939).

DEXLER, H.: Über die kombinierte chronische Schweiflähmung und Sphinkterenlähmung des Pferdes. Wien. klin. Rdsch. 1897.

— Die Nervenkrankheiten des Pferdes. Wien 1899.

DOBBERSTEIN, J., u. H. HAUPT: Ein Beitrag zur Polyneuritis des Geflügels. Z. Inf.krkh. Haustiere 31, 58 (1927).

DRIEUX, H., et M. A. MENDOZA: Quelques observations de neurofibromatose chez les bovidés. Bull. Acad. vét. France 10, 59 (1937).

FRAUCHIGER, E., u. ED. BOURGEOIS: Ist die Hühnerlähme eine der Poliomyelitis ähnliche Erkrankung? Schweiz. med. Wschr. 1938, 1057.

GORCEVSKIJ, S. A.: Die Veränderungen des peripheren Nervensystems bei der Leptospirose von Tieren [Russisch]. Ref. Ber. Path. 17, 126 (1953).

GILS, J. H. D. VAN: Neurofibromatosis bij het rund. Tijdschr. Diergeneesk. 80, 447 (1955).

HÄGGQUIST, G.: Nervenfaserkaliber bei Tieren verschiedener Größe. Anat. Anz. 96, 398 (1948).

HALLERVORDEN, J.: Bemerkungen zur zentralen Neurofibromatose und tuberösen Sklerose. Dtsch. Z. Nervenheilk. 169, 308 (1952).

HAMMER: Fünf Fälle von Rüssellähmung beim indischen Elefanten. Berl. tierärztl. Wschr. 1937, 502.

HATSCHEK, R.: Sehnervenatrophie bei einem Delphin. Arb. neur. Inst. Wien 1903.

HAUSER, H.: Zwei neurologische Fälle von Aktinomykose beim Rind. Schweiz. Arch. Tierheilk. 87, 51 (1945).

HAUSER, H., u. E. FRAUCHIGER: Die pathologisch-histologischen Veränderungen im ZNS bei der infektiösen Hühnerlähmung. Schweiz. Arch. Tierheilk. 87, 212 (1946).

HOFLUND, SV.: Untersuchungen über Störungen im Wiederkäuermagen, durch Schädigungen des N. vagus verursacht. Svensk Veterinärtidskr. Suppl. 45 (1940).

JÁRMAI, K.: Die Leukosen der Haustiere. Erg. Path. 28, 227 (1934).

KRAL, F.: Veterinary Dermatology. Philadelphia: J. B. Lipincott Company 1953.

KRÜCKE, W.: Histopathologische Untersuchungen bei Schußverletzungen des peripheren Nervensystems. Allg. Z. Psychiatr. 124, 361 (1949).

— Über Gefäßveränderungen bei Nervenverletzungen und Nervenerkrankungen. Verh. Dtsch. Ges. Pathol. Kiel 1949.

— Erkrankungen des peripheren Nervensystems. In Handbuch von LUBARSCH-HENKE-RÖSSLE, Bd. XIII/4 1955.

LAMBERS, K., u. J. C. ORTIZ: Zentrale und periphere Neurofibromatose in Beziehung zur hypertrophischen Neuritis. Dtsch. Z. Nervenheilk. 169, 289 (1952).

LÉGER, A. D.: Le cancer du globe oculaire chez les animaux. Diss. Lyon 1931.

LENT, C. C. VAN: Das Studium der Blutlinien für die Erblichkeit des Kehlkopfpfeifens. Diss. Bern 1933.

LHERMITTE, J., et J. O. TRELLES: Neurolymphomatose périphérique humaine. Presse méd. **1934**, 289.

LIÉNARD, J.: Quelques observations de Schwannomes cutanés chez le cheval et le chien. Diss. Paris 1947.

LOUF, R.: La neurofibromatose cutanée du cheval à caractère malin. Rev. Corps Vét. Armée. **9**, 138 (1954).

LYONS, W. R., and B. WOODHALL: Atlas of peripheral nerve injuries. London: W. B. Saunders Company 1949.

LÜTHY, F.: Die Nervenschädigungen nach intraglutaealer Injektion von Irgapyrin und ein Vorschlag zu ihrer Verhütung. Schweiz. med. Wschr. **1955**, 1065; **1955**, 1092.

LÜTHY, F., u. F. J. IRSIGLER: Beitrag zur Klinik und Histologie der Ependymome der Cauda equina. Acta neurochir. (Wien) **2**, 354 (1952).

MILLE, J. L.: Contribution à l'étude des tumeurs de la région oculaire. Diss. Alfort 1952.

MITCHELL, W. M.: „Rheumatic disease" in the horse. J. Comp. Path. a. Ther. **50**, 282 (1937).

MONLUX, A. W., and C. L. DAVIS: Multiple Schwannomas of cattle. Amer. J. Vet. Res. **53**, 499 (1953).

MÜLLER, F. L., u. R. FRITZSCH: Die Augenveränderungen bei der Bornaschen Krankheit. Wien. tierärztl. Mschr. **42**, 866 (1955).

PARRY, H. B.: Degenerations of the dog retina. Brit. J. Ophthalm. **37**, 385, 487, 670 (1953); **38**, 295, 545, 653 (1954); **39**, 29 (1955).

— Degeneration and pigment cell dystrophies of the dog retina. 2. Int. Congr. Neuropathol. London 1955.

PARRY, H. B. u. Mitarb.: Elektroretinogram during development of hereditary retinal degeneration in the dog. Brit. J. Ophthalm. **39**, 349 (1955).

PETTE, H.: Das Problem der Neuritis. Verh. Dtsch. Ges. Inn. Med. Wiesbaden 1949.

ROBERTSON, E. E.: Skin lesions in organic brain disease. Brit. Med. J. **1953**, 291.

ROESTI, W.: Über Drusenbildung am Sehnervenkopf des Pferdes. Diss. Bern 1941.

RUMMEL: Multiple Neurinombildung beim Pferd. Z. Vet.kde **50**, 463 (1938).

SACKMANN, M.: Über einen Fall von Retinitis pigmentosa beim Rind. Diss. Zürich 1953.

SAUNDERS, L. Z.: Congenital optic nerve hypoplasia in Collie dogs. Cornell Vet. **42**, 67 (1952).

SAUNDERS, L. Z., and M. G. FINCHER: Hereditary multiple eye defects. Cornell Vet. **41**, 351 (1951).

SCHALTENBRAND, G.: Die Beziehungen zwischen Hauterkrankungen und Nervenerkrankungen. Arch. f. Dermat. **187**, 506 (1949).

SCHLUMBERGER, H. G.: Limbus tumors as a manifestation of VON RECKLINGHAUSEN's Neurofibromatosis in goldfish. Amer. J. Ophthalm. **34**, 415 (1951).

— Nerve sheath tumors in an isolated goldfish population. Cancer Res. **12**, 890 (1952).

SCHWEINITZ, G. E., and P. DE LONG: Blindness and papilledema in Guernsey calves. Arch. of Ophthalm. **11**, 194 (1934).

SEIFERLE, E.: Über Nachtblindheit beim Hund. Dtsch. tierärztl. Wschr. **1949**, 42.

STEEL J. D. u. Mitarb.: Retinopathy in dogs. Austral. Vet. J. **1953**, 104.

TASSEL, J.: Contribution à l'étude de la névro-dermite dorso-lombaire du chien. Diss. Alfort 1939.

UEBERREITER, O.: Vergleichende Augenheilkunde. Schweiz. med. Wschr. **1939**, 44.

— Neurochirurgie in der Veterinärmedizin. 15. Int. Tierärztekongr. Stockholm 1953. Bd. II/2, S. 932.

VELHAGEN, K.: Beiträge zur Kenntnis der Retinitis pigmentosa beim Tier. Klin. Mber. Augenheilk. **111**, 265 (1946).

VERAGUTH, O.: Über Neuritis caudae equinae. Ars Medici **5**, 268 (1944).

VONWILLER, P.: Neue Methoden zur morphologischen Erforschung des Nervensystems. Bull. schweiz. Akad. Med. Wiss. **8**, 549 (1952).

— Histologische Beobachtungen an den Sinneszellen der Netzhaut. Z. wiss. Mikroskop. **62**, 14 (1954).

VRIES, J. P. DE: Congenitale paralyse van de tong bij een veulen. Tijdschr. Diergeneesk. **80**, 408 (1955).

VI. Muskelerkrankungen

BALL, M. V., et C. LOMBARD: Myopathie primitive progressive. Rev. vét. (Toulouse) **1922**, 613.

BECKER, P. E.: Dystrophia musculorum progressiva. Stuttgart: Georg Thieme 1953.

BEIJERS, J. A.: Een geval van enzoötische Myoglobinurie bij een Paard. Tijdschr. Diergeneesk. **72**, 449 (1947).

BENOIT, R., u. CHR. DAPPLES: Granulome de Roeckl. Schweiz. Arch. Tierheilk. **94**, 523 (1952).

BOGAERT, L. VAN, et M.-A.. RADERMECKER: De quelques affections musculaires primitives en dehors des myopathies. Acta neurol. et psychiatr. belg. **1954**, 3.

BOSANQUET, F. D., u. Mitarb.: Myopathy in sheep. Lancet **1956 II**, 737, 895.

BUNDESEN, H. N.: Control of trichinosis as a public health measure. J. Amer. Med. Assoc. **155**, 1392 (1954).

CLARK, S. L. u. Mitarb.: A form of congenital myotonia in goats. J. Nerv. Dis. **1939**, 297.

FRAUCHIGER, E.: Problèmes de la neurologie comparée. Acta neurol. et psychiatr. belg. **1954**, 52.

GAMPER, E., u. G. B.. GRUBER: Über Gehirnschäden bei menschlicher Trichinose. Virchows Arch. **266**, 731 (1927).

GÖTZE, R.: Spastische Parese der hinteren Extremitäten bei Kälbern und Jungrindern. Dtsch. tierärztl. Wschr. **1932**, 197.

HANHART, E.: Aspects génétiques des myopathies primitives. Acta neurol. et psychiatr. belg. **1954**, 91.

HÉBRANT, G., et F. LIÉGEOIS: Myosite atrophique progressive des masticateurs. Ann. Méd. vét. **73**, 401 (1928).

INNES, J. R. M.: Myopathies in animals. Brit. Vet. J. 4, 131 (1951).
— Sur certains aspects de la neuropathologie animale. Acta neurol. et psychiatr. belg. **7**, 373 (1952).

KIDWELL, J. F. u. Mitarb.: Muscular hypertrophy in cattle. J. Hered. **43**, 63 (1952).

KLARENBEEK, A. u. Mitarb.: Eine bemerkenswerte an schottischen Terriern wahrgenommene neurologische Abweichung. Dtsch. tierärztl. Wschr. **1943**, 71.

KOLB, L. C.: Congenital myotonia in goats. Bull. Johns Hopkins Hosp. **63**, 221 (1938).

MACKENZIE, L. E.: Über Dystrophie vereinzelter Muskeln beim Schwein. Diss. Bern 1912.

NEVINNY, H.: Über die Veränderungen der Skelettmuskulatur bei Trichinose. Virchows Arch. **266**, 185 (1927).

PÉRUSSET, K.: Un cas d'atrophie musculaire pseudo-hypertrophique chez le bœuf. Schweiz. Arch. Tierheilk. **57**, 121 (1915).

RITTERSHAUS, E.-V.: Enzootische Myoglobinurie bei einem Zebra. Wien. tierärztl. Mschr. **42**, 107 (1955).

ROBIN, V., et A. BRION: La myosite atrophique des masticateurs du chien. Rec. Méd. vét. **110**, 449, (1934).

ROSENBERGER, G.: Späterkrankungen an spastischer Parese der Hintergliedmaßen beim Rind. Dtsch. tierärztl. Wschr. **1938**, 18.

SAXER, E.: Über infektiöse Muskelerkrankungen beim Rind. Schweiz. Arch. Tierheilk. **77**, 174 (1935).

STOCKARD, CH. R.: An hereditary lethal factor for localised motor neurons. Amer. J. Anat. **59**, 1 (1936).
— The genetic and endocrinic basis for differences in form and behavior. Philadelphia 1941.

VOLLAND, W.: Beitrag zur Kenntnis der Gehirnschäden bei Trichinose. Arch. f. Psychiatr. **115**, 349 (1943).

WAGNER, J.: Beitrag zur Kenntnis des Sehnenstelzfußes des Rindes. Diss. Zürich 1955.

VII. Neurovegetative Störungen

ANDERSSON, B.: Om mjölknedsläppningens neurohormonella utlösning. Nord. Vet.-Med. **3**, 29 (1951).

BALL, M. V., et L. AUGER: Encéphalopathies atrophiques du jeune âge. J. Méd. vét. **72**, 397 (1926).

BAUMGÄRTNER, H.: Ein Fall von bösartigem Neuroblastom beim Rinde. Z. Krebsforsch. **34**, 174 (1931).

BÉRARD, P.: Les tumeurs communes au système nerveux sympathique et aux paraganglions. Paris: Davy 1930.

CLARA, M.: Die Anatomie der Sensibilität unter besonderer Berücksichtigung der vegetativen Leitungsbahnen. Acta neurovegetativa (Wien) 7, 4 (1953).

DIETZ, O.: Die Anästhesie des Ganglion stellatum beim Hund. Zbl. Vet.med. **2**, 569 (1955).

DOBBERSTEIN, J.: Wesen und Aufgaben einer vergleichenden Pathologie. Berlin: Akademie-Verlag 1951.

ECKSTEIN, A.: Spontane Erkrankung des vegetativen Nervensystems beim Affen (Macacus Rhesus). Z. exper. Med. **97**, 492 (1935).

FEYRTER, F.: Über die Pathologie der vegetativen nervösen Peripherie und ihrer ganglionären Regulationsstätten. Wien: Wilhelm Maudrich 1951.

FREI, W.: Vegetatives Nervensystem und Tierkrankheiten. Schweiz. Arch. Neur. **55**, 129 (1945).

FULTON, J. F.: Physiologie du système nerveux. Paris: Vigot 1947.

GLEES, P.: The central pain tract. Acta neurovegetativa (Wien) **7**, 160 (1953).

GODINA, G.: Osservazioni sulla struttura dei gangli sympatici dei mammiferi domestici. Acta vet. ital. **1**, 41 (1950).

GOZZANO, M.: Die Autoallergie in der Pathologie des Nervensystems. Mschr. Psychiatr. **119**, 328 (1950).

GRATIA: Hémiatrophie faciale chez un chien. Ann. Méd. vét. **38**, 247 (1889).

HESS, W. R.: Die funktionelle Organisation des vegetativen Nervensystems. Basel: Benno Schwabe & Co. 1948.

— Das Zwischenhirn. Basel: Benno Schwabe & Co. 1949.

— Vegetative Funktionen und Zwischenhirn. Helvet. physiol. Acta Suppl. **4** (1947).

JABANERO, V.: Der anatomische Aufbau des vegetativen Nervensystems. Acta neurovegetativa (Wien) Suppl. **4** (1953).

KALCHSCHMIDT, G.: Eine HEADsche Zone als diagnostisches Hilfsmittel bei der Fremdkörpererkrankung des Rindes. Wien. tierärztl. Mschr. **41**, 531 (1954).

KÖHLER, H.: Histologie und Histopathologie der wichtigsten vegetativen Ganglien unserer Haussäugetiere. Arch. exper. Vet.med. **6**, 373, 403 (1952).

— Mehrkernigkeit in sympathischen Ganglienzellen bei sehr alten Tieren. Z. Altersforsch. **7**, 18 (1953).

KÖPPS, E.: Zur Histopathologie vegetativer Ganglien gesunder Hunde. Diss. Hannover 1955.

LARUELLE, L.: Les bases anatomiques du système autonome cortical et bulbo-spinal. III. Congr. Neurol. Int. Copenhagen 1939.

LARUELLE, L., et M. REUMONT: Le système nerveux végétatif et son rôle dans la pathogénèse de l'ulcère gastro-intestinal. Rapp. Soc. belge Gastro-Entérol. **12**, 6 (1949).

MITCHELL, G. A. G.: Anatomy of the autonomic nervous system. Edinburgh: Livingstone 1953.

MONNIER, M.: Les centres du tronc cérébral. Arch. suisse Neur. **48** (1941).

— Le rôle du thalamus dans l'organisation de la douleur. Acta neurovegetativa (Wien) **7**, 84 (1953).

MOSIMANN, W.: Systématisation des ramifications du nerf vague dans le plexus solaire chez le rat blanc. Rev. suisse Zool. **61**, 323 (1954).

MÜLLER, B. u. Mitarb.: Innersekretorisch wirksame Nebennierenmarksgeschwulst (Phäochromocytom) bei einem Hund. Zbl. Vet.med. **2**, 289 (1955).

PÉCUS, M.: Etude de pathologie comparée sur le dermographisme du cheval et de l'homme. Bull. soc. centr. Méd. vét. **66**, 434 (1912).

POLLOCK, S.: Diabetes insipidus in the dog. J. Amer. Vet. Med. Assoc. **118**, 12 (1951).

SCHWARTZ, PH.: Entzündung, Entzündungsbereitschaft und Immunität. Acta neurovegetativa (Wien) Suppl. **3** (1953).

SPIEGEL, E. A.: Die Zentren des autonomen Nervensystems. Berlin: Springer 1928.

STÄTER, E. J.: Ein sympathogenes Ganglioneurom beim Pferd. Tierärztl. Rdsch. **52/53**, 854 (1939).

STÖHR jr., PH.: Mikroskopische Anatomie des vegetativen Nervensystems. Berlin: Springer 1928.

TAMASCHKE, CH.: Beiträge zur vergleichenden Onkologie der Haussäugetiere. Wiss. Z. Humboldt-Univ. Berlin **1951**, H. 1.

VEIL, W. H., u. A. STURM: Pathologie des Stammhirns. Jena: Gustav Fischer 1946.

WEBER, A.: Les synapses dans les glomerules olfactifs du cobaye adulte. Schweiz. Arch. Neur. **55**, 317 (1945).

VIII. Vasculäre Prozesse und Plexuspathologie

ACKERKNECHT, EB.: Zur Pathologie der Dura mater und des Gehirns. Tierärztl. Zbl. **1913**, H. 24.

ALBERTINI, A. v.: Zur Differentialdiagnose der Apoplexia sanguinea. Schweiz. med. Wschr. **1942**, 1213.

— Pathologie der entzündlichen nicht spezifischen Arterienerkrankungen. Helvet. med. Acta **11**, 233 (1944).

— Pathologische Anatomie der Endangiitis obliterans. Schweiz. Arch. Neur. **57**, 393 (1946).

ANTHONY, J.: Soulèvements corticaux d'origine vasculaire sur le cerveau de l'éléphant. C. r. Acad. Sci. Paris **224**, 1179 (1947).

ASK-UPMARK, E.: The carotid sinus and the cerebral circulation. Acta psychiatr. (Københ.) Suppl. **6** (1935).

BARBONI, E.: Emorrhagie encefaliche multiple e Theileriosi dei Bovini. Nuova Vet. **1942**.

BARONE, R., et H. SCHAFER: L'irrigation artérielle de l'encéphale chez les équidés domestiques. Sep. aus Bull. Soc. vét. Lyon (ohne Angaben).

BAUDET, E. A. R. F., u. J. H. P. VERWEY: Protostrongyloides cervi N.G.N.Sp. als oorzaak van een dodelijke bloeding in de schedelholte bij een hert (Cervus elaphus). Tijdschr. Diergeneesk. **76**, 485 (1951).

BERTRAND, L., et J. SALVAING: Les plexus choroides de la tuberculose méningée. Presse méd. **1951**, 230.

BEVANS, M. u. Mitarb.: The early lesions of canine arteriosclerosis. Arch. of Path. **51**, 278 (1951).

BING, R.: Lehrbuch der Nervenkrankheiten. Wien: Urban & Schwarzenberg 1937.

BIONDI, G.: Pathologische Anatomie und Histologie der membranösen (Paries chorioideus) und der nervösen Wände (Ependym) der Hirnventrikel. In Handbuch der speziellen pathologischen Anatomie, Bd. XIII/4. Berlin: Springer 1956.

BOGAERT, L. v., and J. R. M. INNES: Cerebellar disorders in lambs. Arch. of Path. **50**, 36 (1950).

BRAUNMÜHL, A. v.: ,,Kongophile Angiopathie'' und ,,senile Plaques'' bei greisen Hunden. Arch. f. Psychiatr. u. Z. Neur. **194**, 396 (1956).

BURG, W. B. v. D.: Lethal bleeding in the cranial cavity of deer (cervus elaphus) caused by a nematode, belonging to the family of the metastrongylidae. Proc. XV. Int. Vet. Congr. Stockholm 1953. Vol. 1, part 1, p. 414.

CAPDEBIELLE, et HUSSENET: Embolie cérébrale produite par Strongylus vasorum. Rev. vét. **1911**, 144.

COTCHIN, E.: Primary carcinoma of the choroid plexus of the fourth ventricle in a dog. J. of Path. **65**, 257 (1953).

DAVIS, CHR. L., and W. A. LEADBETTER: Fatal brain hemorrhage in a bull caused by the cattle grub (Hypoderma bovis). N. Amer. Veterinarian **33**, 703 (1952).

DOBBERSTEIN, J.: Wesen und Aufgaben einer vergleichenden Pathologie. Berlin: Akademie-Verlag 1951.

DUNN, J., and J. W. KERNOHAN: Histologic changes within the choroid plexus. Their relation to age. Proc. Staff Meet. Mayo Clin. **30**, 607 (1955).

— Observations on the origin of meningioma from the choroid plexus. Proc. Staff Meet. Mayo Clin. **31**, 25 (1956).

EICKE, W. J.: Gefäßveränderungen bei Meningitis und ihre Bedeutung für die Pathogenese frühkindlicher Hirnschäden. Virchows Arch. **314**, 88 (1947).

FOX, H.: Arteriosclerosis in wild animals. Amer. J. Med. Sci. **159**, 821 (1920).

— Arteriosclerosis in wild animals and birds. C. R. 2. Conf. Int. Pathol. Géogr. Utrecht 1934. S. 381.

FRAUCHIGER, E.: Phasenmikroskopische Untersuchungen am Plexus chorioideus. Schweiz. Arch. Neur. **58**, 182 (1946).

GÄUMANN, E.: Pflanzliche Infektionslehre. Basel: Birkhäuser 1951.

GLOBUS, J. H., e J. A. EPSTEIN: Massive cerebral hemorrhage: spontaneous and experimentally induced. I. Congr. Int. Neuropathol. Roma 1952.

HAMERTON, A. E.: Ann. Report. Soc. Garden. Proc. Zool. Soc. Lond. **3/4**, 680 (1936).

HAUSER, H.: Zahnfach-Nekrosebazillose mit venös-metastatischer Thrombose des Sinus circularis basilaris. Schweiz. Arch. Tierheilk. **93**, 326 (1951).

HENSCHEN, F.: Tumoren des Zentralnervensystems und seiner Hüllen. In Handbuch der speziellen pathologischen Anatomie, Bd. XIII/3. Berlin: Springer 1955.

HOLZ, K.: Spezifisch-infektiöse und apoplektische Insulte des Zentralnervensystems. Z. Inf.krkh. Haustiere **50**, 193 (1937).

— Zur Histopathologie der Erkrankungen des Zentralnervensystems unter Berücksichtigung der ansteckenden Blutarmut der Einhufer. Berlin 1938.

— Thrombangitis obliterans und Ependymitis granularis bei der ansteckenden Blutarmut des Pferdes. Berl. u. Münch. tierärztl. Wschr. **1938**, 257.

— Beiträge zur Pathologie des Zentralnervensystems. Berl. u. Münch. tierärztl. Wschr. **1938**, 413.

HURST, E. W., and B. T. COOKE: Capillary fat-embolism in the brain of sheep, pigs and monkeys. Austral. J. Exper. Biol. a. Med. Sci. **21**, 141 (1943).

HUTT, F. B. u. Mitarb.: Sex-linked Hemophilia in dogs. J. Hered. **39**, 3 (1948).

KARASSZON, D.: Beiträge zur Kenntnis der in den Epithelzellen des Plexus des Pferdehirns befindlichen Einschlüsse. Acta vet. (Budapest) **2**, 19 (1952).

KNEPPER, R.: Kreislaufbeziehungen zwischen Lymphe und Liquor. Dtsch. tierärztl. Wschr. **1953**, 345.

KÖHLER, H.: Endarteriitis obliterans der Zehenarterien beim Pferd. Frankf. Z. Path. **62**, 326 (1951).

KÖPPEN: Lähmung eines Fohlens durch ein Aneurysma der Gehirnarterie. Berl. tierärztl. Wschr. **1927**, 346.

KRAUSE, C.: Pathologie der Blutgefäße der Tiere. Erg. Path. **22**, 350 (1927).

— Arteriosklerose der Haustiere. C. R. 2. Conf. Int. Pathol. Géogr. Utrecht 1934. S. 381.

LINDENBERG, R., u. H. SPATZ: Über die Thromboendarteriitis obliterans der Hirngefäße. Virchows Arch. **305**, 531 (1940).

LLAVERO, F.: Thromboendangiitis obliterans des Gehirns. Basel: Benno Schwabe & Co. 1948.

LUCKE, B.: Spontaneous cerebral lesions in monkeys. Arch. of Neur. **10**, 212 (1923).

MEESSEN, H.: Experimentelle Histopathologie. Stuttgart: Georg Thieme 1952.

MINKOWSKI, M.: Über die zerebrale Form der Thromboendangiitis obliterans. Schweiz. Arch. Neur. **57**, 364 (1946).

MONAKOW, C. v., u. R. MOURGUE: Biologische Einführung in das Studium der Neurologie und Psychopathologie. Stuttgart: Hippokrates 1930.

NIEBERLE, K.: Periarteriitis nodosa unter dem Bild eines schweren Muskelrheumatismus beim Hund. Arch. Tierheilk. **72**, 333 (1938).

OPPERMANN, M.: Kleinhirnkarzinom beim Pferde. Dtsch. tierärztl. Wschr. **1939**, 473.

PETTE, H.: Kreislauf und Nervensystem. Klin. Fortbildg 8, Erg.-Bd. (1944).

PFEIFER, R. A.: Die Angioarchitektonik der Großhirnrinde. Berlin 1928.

— Die angioarchitektonische areale Gliederung der Großhirnrinde. Leipzig 1940.

PINUS, A.: Ein Fall von Hämangioma cavernosum hypophyseos beim Pferde. Berl. tierärztl. Wschr. **1931**, 133.

PLOWRIGHT, W.: Paralysis of sheep in Kenya due to focal and symmetrical spinal poliomalacia. Vet. Rec. **66**, 25 (1954).

SCHALTENBRAND, G.: Plexus und Meningen. In Handbuch der mikroskopischen Anatomie des Menschen. Berlin: Springer 1955.

SCHEIDEGGER, S.: Arteriosklerose bei Vögeln. Schweiz. med. Wschr. **1954**, 1325.

SCHLEGEL, M.: Berichte über die Tätigkeit des tierhygienischen Instituts. Z. Tiermed. **18**, 295 (1915).

— Plexuscholesteatome beim Pferd und Plexuskrebs beim Rind. Arch. Tierheilk. **50**, 499 (1924).

SCHLOTTHAUER, C. F.: The nervous system. Canine Medicine. Evanston: Amer. Vet. Publ. 1953.

SCHOLZ, W.: Kreislaufschäden des Gehirns und ihre Pathogenese. Verh. dtsch. Ges. Kreislaufforsch. **19**, 52 (1953).

SCHOLZ, W., u. J. JÖTTEN: Durchblutungsstörungen im Katzengehirn nach kurzen Serien von Elektrokrämpfen. Arch. f. Psychiatr. u. Z. Neur. **186**, 264 (1951).

SCHÖNBERG, F.: Lipoma durum im Gehirn. Berl. tierärztl. Wschr. **1926**, 120.

SCHÜRMANN, P., u. H. E. MACMAHON: Die maligne Nephrosklerose. Virchows Arch. **291**, 47 (1933).

SCHWARTZ, P., u. H. COHN: Eigenschaften der Ausdehnung anatomischer Erkrankungen im Zentralnervensystem. Z. Neur. **126**, 1 (1930).

SEIFERLE, E.: Über Gehirnkrankheiten des Pferdes. Schweiz. Arch. Tierheilk. **40**, 615 (1948).

STEINER, K.: Über ein papillomatöses Chorioidoepitheliom des Rautenhirnadergeflechtes beim Pferd. Diss. Hannover 1941.

STIETZ: Angiom des Gehirnanhanges beim Pferd. Z. Vet.kde **26**, 464 (1914).

STRASSMANN, G.: Die Rolle der Blutpigmente für die Altersbestimmung der Hirnblutungen. Dtsch. Z. gerichtl. Med. **39**, 561 (1949).

STÜNZI, H.: Die Periarteriitis nodosa des Schweines im Rahmen der allergischen Krankheiten der Haustiere. Schweiz. Arch. Tierheilk. **91**, 367 u. 436 (1949).

TSUKER, M.: Innervation of the choroid plexus. Arch. of Neur. **58**, 474 (1947).

TSUSAKI, T. u. Mitarb.: Über die Lymphocyten im Plexus chorioideus partis lateralis ventriculi telencephali. Yokohama Med. Bull. **2**, 234 (1951).

UEBERREITER, O.: Durch Thrombosierung der Extremitätenarterien verursachte Lahmheiten, sog. intermittierendes Hinken der Pferde. Wien. tierärztl. Mschr. **25**, 489 (1938).

URBAIN, A. u. Mitarb.: Etude histo-pathologique du cerveau d'un manchot Papou … Bull. Musée Hist. natur. Paris **12**, 140 (1940).

—, et J. NOUVEL: Tuberculose du plexus choroide chez le singe. Bull. Musée Hist. natur. Paris **12**, 232 (1940).

VERLINDE, J. D., u. J. G. OJEMANN: Eenige aangeboren Misvormingen van het centrale Zenuwstelsel. Tijdschr. Diergeneesk. **71**, 557 (1946).

VOSSHAGE: Ein Fall von zentraler Facialislähmung beim Pferd. Dtsch. tierärztl. Wschr. **1902**, 483.

WHISNANT, J. P. u. Mitarb.: Experimental production of central infarctation in animals. Proc. Staff Meet. Mayo Clin. **29**, 613 (1954).

WOLFFHÜGEL, K.: Paraplegia cruralis parasitaria felis durch Gurltia paralysans. Z. Inf.krkh. Haustiere **46**, 28 (1934).

YAMAGIVA, S., u. M. TAJIMA: Neurohistologische Studien über die Encephalomalacia bei Haustieren. Sep. von vergl. pathol. Inst. Univ. Hokkaido, Sapporo, Jap.

IX. Raumfordernde Prozesse (Tumoren)

ACKERKNECHT, EB.: Zur Pathologie der Dura mater und des Gehirns. Tierärztl. Zbl. 1913, H. 24.

AFFOLTER, H.: Endotheliom der Dura mater spinalis und Haematomyelie. Schweiz. Arch. Neur. 73, 5 (1954).

ARENDT: Ein Melanosarkom an der harten Hirnhaut einer Kuh. Z. Fleisch- u. Milchhyg. 1928, 154.

BAILEY, P.: Die Hirngeschwülste. Stuttgart: Ferdinand Enke 1936.

BARBONI, E.: Contributo allo studio dei gliomi dell'encefalo nei bovini. Tumori 26, H. 5/6 (1940). — Nuova Vet. 18 (1940).

— Ulteriori osservazioni sull'empiema della sella turcica nei bovini. Nuova Vet. 16, 285, 319 (1938).

BAUDET, E. A. R. F., u. J. H. P. VERWEY: Protostrongyloides cervi. Tijdschr. Diergeneesk. 76, 485 (1951).

BECKER, B. J. P., and S. JACOBSON: Infestation of the human brain with coenurus cerebralis. Lancet 1951 II, 198, 1202.

BERGHOLZ, F.: Über Cysticercus cellulosae im Zentralnervensystem des Menschen. Diss. Jena 1932.

BLOOD, D. C., and L. Z. SAUNDERS: Cerebral abscess in a calf. Cornell Vet. 40, 336 (1950).

BLOUNT, W. P.: Diseases of poultry. London: Baillière 1947.

BRANDT, A. J.: Über Hypophysenadenome bei Hund und Pferd. Skand. Vet.tidskr. 30, 875 (1940).

BRUN, R.: Ein Fall von Hirntumor bei der Ameise. Schweiz. Arch. Neur. 16, 86 (1925).

CARNAT, G.: Zur Kenntnis der Metastasenverteilung bösartiger Geschwülste bei Haustieren. Schweiz. Rdsch. Med. 1920, Nr. 45/46.

CHRISTELLER, E.: Die Formen der Ostitis fibrosa und der verwandten Knochenerkrankungen der Säugetiere. Erg. Path. 20, 1 (1923).

CHRISTIANSEN, N.: Embolische Nekrosen im Gehirn bei Nekrobazillose der Kälber. Z. Inf.krkh. Haustiere 22, 270 (1921).

CORDY, D. R.: Medulloblastoma in a steer. Cornell Vet. 43, 189 (1953).

COTCHIN, E.: Further observations on neoplasms in dogs. Brit. Vet. J. 110, 274 (1954).

COTCHIN, E., and L. W. HALL: A malignant meningioma invading the cerebellum of a dog. Brit. Vet. J. 109, 116 (1953).

CUSHING, H.: Tumeurs intracraniennes. Paris: Masson et Cie. 1937.

DAVIS, C. L. u. Mitarb.: Malignant meningioma in a dog. J. Amer. Vet. Med. Assoc. 112 367 (1948).

DAWES, H. W.: Tumours of the brain in the dog. Vet. Rec. 42, 717 (1930).

DEXLER, H.: Ein Fall von Cysticercus cellulosae im Gehirne des Hundes. Tierärztl. Zbl. 19, 137 (1896).

DIEZEL, P. B.: Die Geschwülste der Hirnhäute. Virchows Arch. 325, 441 (1954).

DOBBERSTEIN, J.: Zentrales Nervensystem. In JOESTS Handbuch der speziellen pathologischen Anatomie der Haustiere. Berlin: Schoetz 1937.

— Wesen und Aufgaben einer vergleichenden Pathologie. Berlin: Akademie-Verlag 1951.

— Zur vergleichenden Pathologie der Leukosen. Fol. haemat. (Lpz.) 71, 591 (1952).

— Vergleichende Pathologie der Geschwülste. Z. Krebsforsch. 59, 600 (1953).

DORNIS: Herdsymptome bei einem Pferde mit rotziger Gehirnerkrankung. Münch. tierärztl. Wschr. 1918, 291.

DUNN jr., J. u. Mitarb.: Pseudotumor cerebri: A review and report of four cases. Proc. Staff Meet. Mayo Clin. 30, 505 (1955).

ENGLERT, H. K.: Die Leukose des Schweines. Zbl. Vet.med. 2, 764 (1955).

ERICHSEN, ST., u. A. HARBOE: Toxoplasmosis in chickens. Acta path. scand. (Københ.) 33, 381 (1953).

ESSELLIER, A. F. u. Mitarb.: Längsschnittbetrachtung eines klinisch diagnostizierten Falles von chronischer Meningoencephalitis Besnier-Boeck-Schaumann. Schweiz. med. Wschr. 1951, 99.

— Die zentralnervösen Erscheinungsformen des Morbus Besnier-Boeck-Schaumann. Schweiz. med. Wschr. 1951, 376.

FANKHAUSER, R.: Gliome beim Rind. Schweiz. Arch. Tierheilk. 89, 430 (1947).

— Ein parasagittales Meningiom beim Rind. Schweiz. Arch. Tierheilk. 90, 729 (1948).

— Aktinomykom im Kleinhirn. Schweiz. Arch. Tierheilk. 92, 82 (1950).

— Coenurus cerebralis beim Rind. Schweiz. Arch. Tierheilk. 97, 16 (1955).

— Neuropathologische Befunde bei Wildtieren. Schweiz. Arch. Tierheilk. 97, 53 (1955).

FIEBIGER, J.: Tierische Parasiten. Wien: Urban & Schwarzenberg 1947.

FISCHER, W.: Die parasitären Erkrankungen des Zentralnervensystems und seiner Hüllen. In HENKE-LUBARSCH' Handbuch, Bd. XIII/3, S. 372. Berlin: Springer 1955.

Fisher, A. K.: A compact osteoma in the skull of a horse. J. Amer. Vet. Med. Assoc. 121, 42 (1952).
Fox, H.: Diseases in captive wild animals and birds. Philadelphia 1923.
Glokke: Abszeß und Echinococcen im Gehirn eines Pferdes. Arch. Tierheilk. 19, 98 (1895).
Grün, K.: Die Geschwülste des Zentralnervensystems und seiner Hüllen bei unseren Haustieren. Diss. Berlin 1936. Mit Literatur.
Grünthal, E.: Über den Hirnbefund bei Pagetscher Krankheit des Schädels. Z. Neur. 136, 656 (1931).
Hauser H.: Zwei neurologische Fälle von Aktinomykose beim Rind. Schweiz. Arch. Tierheilk. 87, 51 (1945).
Henneberg, R.: Die tierischen Parasiten des Zentralnervensystems. In Bumke-Foersters Handbuch der Neurologie, Bd. 14. 1936.
Henschen, F.: Tumoren des Zentralnervensystems und seiner Hüllen. In Henke-Lubarsch' Handbuch, Bd. XIII/3, S. 413. Berlin: Springer 1955.
Hjärre, A.: Das Vorkommen von Gliomen bei Tieren. Nord. med. Tidskr. 1938, 352.
Holz, K.: Latenz endokranieller Neubildungen beim Pferd. Berl. tierärztl. Wschr. 1935, 289.
— Über die Reticuloendotheliose des Gehirns bei Tieren. Berl. u. Münch. tierärztl. Wschr. 1952, 204.
— Über Gehirnreticuloendotheliosen der Tiere und des Menschen. Zbl. Vet.med. 1, 115 (1953).
Jackson, C.: Relationship of glioma to encephalitis in the domestic fowl and an associated parasitic agent. Nature (Lond.) 161, 441 (1948).
— Gliomas of the domestic fowl. Onderstepoort J. Vet. Res. 26, 501 (1954).
Jarmai, K.: Die Leukosen der Haustiere. Erg. Path. 28, 227 (1934).
Jentzer, A.: Klinische Neurochirurgie. In Lehrbuch der Chirurgie, Bd. 1. Basel: Benno Schwabe & Co. 1949.
Jéquier, M.: Encéphalites pseudo-tumorales. Schweiz. Arch. Neur. 71, 138 (1953).
Jungherr, E., and A. Wolff: Gliomas in animals. Amer. J. Canc. 37, 493 (1939).
Kernohan, J. W. u. Mitarb.: A simplified classification of the gliomas. Proc. Staff Meet. Mayo Clin. 24, 71 (1949).
Kersten, W.: Mammakarzinommetastasen im Gehirn beim Hund. Dtsch. tierärztl. Wschr. 1953, 496.
Ketz, E.: Pseudotumor cerebri. Dtsch. Z. Nervenheilk. 174, 331 (1956).
Kloss, K., u. J. Thurner: Aktinomykotische Hirnabszesse. Klin. Med. (Wien) 10, 489 (1955).
Knoll: Hirnbefund bei einer Kuh (Echinococcus). Berl. tierärztl. Wschr. 1900, 339.
Knuth, P., u. O. Volkmann: Untersuchungen über die Lymphozytomatose des Rindes. Z. Inf.krkh. Haustiere 17, 393 (1916).
Koch, W., u. B. Deimel: Über Krankheiten der Menschenaffen. Veröff. morph. Path. 1952, H. 57.
Krause, C.: Pathologie und pathologische Anatomie des Nutz- und Raubwildes. Erg. Path. 34, 226 (1939).
Künnemann: Sandgeschwulst (Psammom) der Dura mater bei einer Kuh. Dtsch. tierärztl. Wschr. 1898, 153.
Kuhlenbeck, H.: The transitory superficial granular layer of the cerebellar cortex. J. Amer. Med. Womans Assoc. 5, 347 (1950).
Leitner, St.: Der Morbus Besnier-Boeck-Schaumann. Basel: Benno Schwabe & Co. 1949.
Marchand, L. u. Mitarb.: Sarcome du lobe olfactif chez un chien. Rec. méd. vét. 1906, 81.
Marchand, L. u. Mitarb.: Epilepsie et stupeur symptomatiques d'un gliosarcome du lobule spénoidale chez un chien. Rec. Méd. vét. 84, 25 (1907).
Marchand, L. u. Mitarb.: Sarcome primitif du lobe temporal droit chez un cheval. Rec. Méd. vét. 88, 669 (1911).
Martin, M. A.: L'echinococcose des animaux domestiques. Rev. Méd. vét. 32, 668, 734, 800 (1907).
McGrath, J. T.: Neurologic examination of the dog with clinico-pathologic observations. Philadelphia: Lea a. Febiger 1956.
Medda, A.: Echinococcosi cerebrale nei bovini. Profilassi 12, 22 (1939).
Messner, E.: Ein Beitrag zu den Melanomen des Zentralnervensystems und seiner Hüllen beim Pferde. Z. Tiermed. 1911, 189.
Milks, H. J., and P. Olafson: Primary brain tumors in small animals. Cornell Vet. 26, 159 (1936).
Minkowski, M.: Über metastatische Hirngeschwülste. Schweiz. Arch. Neur. 47, H. 1/2 (1941).
Morel, F.: L'hyperostose frontale interne. Paris: Doin 1930. — Schweiz. med. Wschr. 1937, 1235.
Neubuerger, K. T., and C. L. Davis: Cerebral tumor in a dog resembling human medulloblastoma. Cancer Res. 3, 4 (1943).

Neveu-Lemaire, M.: Traité d'helminthologie médicale et vétérinaire. Paris: Vigot 1936.
Obersteiner, H.: Anleitung beim Studium des Baues der nervösen Centralorgane. Leipzig
    Franz Deuticke 1896.
Olivecrona, H.: Die parasagittalen Meningeome. Leipzig: Georg Thieme 1934.
Ott, Th., u. J. D. Buffat: Quelques considérations sur deux cas d'encéphalite pseudotu-
    morale. Schweiz. Arch. Neur. 65, 473 (1950).
Pallaske, G.: Intracerebrales Gliom beim Hund. Arch. Tierheilk. 69, 51 (1935).
Perlstein, Z.: Zur Pathologie der Gliome bei Haustieren. Diss. Zürich 1956.
Phillips, G.: Primary cerebral hydatid cysts. J. of Neur. 11, 44 (1947).
Plehn, M.: Geschwülste bei Kaltblütern. Z. Krebsforsch. 4, 525 (1906).
Pollock, S.: Diabetes insipidus in the dog. J. Amer. Vet. Med. Assoc. 118, 12 (1951).
Prévost, R.: Coenurus serialis. Thèse, Alfort 1949.
Quandt, J.: Beitrag zu den primären Retikuloendotheliosen des Gehirns und zu ihren
    Beziehungen zum Hypothalamus. Dtsch. Z. Nervenheilk. 167, 102 (1951).
Rodriguez, E. R.: Bibliografia neurologica uruguaya. Montevideo 1955.
Roth, W.: Über eine Exostose aus der Schädelhöhle einer Ziege. Schweiz. Arch. Tierheilk.
    30, 57 (1888).
Russel, D. S. u. Mitarb.: Microgliomatosis. A form of reticulosis affecting the brain. Brain
    71, 1 (1948).
Saunders, L. Z., and Ch. G. Rickard: Craniopharyngioma in a dog with apparent adiposo-
    genital syndrome and diabetes insipidus. Cornell Vet. 42, 490 (1952).
Schlotthauer, C. F.: Osteogenic sarcoma on the head of a dog. N. Amer. Veterinarian
    1934, 5.
— The nervous system. Canine Medicine. Evanston: Amer. Vet. Publ. 1953.
Schmid, F.: Die parasitären Krankheiten unserer Haustiere. Berlin: Schoetz 1942.
Schulz, K. C., and A. D. Thomas: An unusual osseous growth (osteoma) in the brain of a
    sheep. J. S. Afric. Vet. Med. Assoc. 26, 61 (1955).
Schwarz, J., y A. de Negri: Cysticercose des Gehirns. Rev. sudamer. Morf. 5, 69 (1947).
Scott, H. H.: Neoplasm in porose crocodile. J. of Path. 30, 61 (1927).
Seifried, O., u. J. Krembs: Die Veränderungen des Zentralnervensystems bei der infektiösen
    Anämie der Pferde. Z. Inf.krkh. Haustiere 56, 157 (1940).
Sellheim, A. P.: Une tumeur cérébrale chez un singe. J. belge Neur. 36, 240 (1936).
Singer, L.: Zur vergleichenden pathologischen Anatomie parasitärer Erkrankungen des
    Zentralnervensystems. Verh. dtsch. path. Ges. 1931, 357.
Slye, M. u. a.: Intracranial neoplasms in lower animals. Amer. J. Canc. 15, 1387 (1931).
Stepien, L., and J. Choróbski: Cysticercosis cerebri and its operative treatment. Arch. of
    Neur. 61, 499 (1949).
Stochdorph, O.: Die Gewebsbilder der Hirngewächse und ihre Ordnung. Veröff. morph.
    Path. 1955, H. 60.
Studer, Th.: Die prähistorischen Hunde in ihrer Beziehung zu den gegenwärtig lebenden
    Rassen. Abh. schweiz. paläont. Ges. 28 (1901).
Stünzi, H.: Vergleichende Betrachtungen zum Krebsproblem beim Tier. Schweiz. Arch.
    Tierheilk. 91, 292 (1949).
Tajima, M., and S. Yamagiwa: Histopathological studies on the central nervous system in
    equine infectious anemia. Jap. J. Vet. Sci. 15, 37 (1953).
Tamaschke, Ch.: Beiträge zur vergleichenden Onkologie der Haussäugetiere. Wiss. Z.
    Humboldt-Univ. Berlin 1 (1951/52).
— Die Spontantumoren der kleinen Laboratoriumssäuger in ihrer Bedeutung für die experi-
    mentelle Onkologie. Strahlenther. 96, 150 (1955).
Thurel, R.: Tumeurs intracraniennes. Paris: Masson & Cie. 1946.
Troy, M. A.: Adenocarcinoma of the frontal sinuses canine. J. Amer. Vet. Med. Assoc. 111,
    39 (1947).
Ueberreiter, O.: Neurochirurgie in der Veterinärmedizin. Proc. XV. Int. Vet. Congr.
    Stockholm 1953. Vol. II/2, p. 932.
— Beitrag zur Diagnostik und Therapie der chirurgischen Krankheiten des Gehirns und
    seiner Häute. II. Mitt.: Raumfordernde Prozesse: Tumoren, Pseudotumoren, Parasiten.
    Schweiz. Arch. Tierheilk. 99, 51 (1957) (mit ausführl. Literaturverzeichnis).
Vásquez-Añón J. J.: Quistes equinocócicos de localizacion cráneo-encéfalica. Rev. clin.
    españ. 49, 1 (1953).
Vlădutiu u. Mitarb.: Le traitement chirurgical de la cénurose cérébrale chez le mouton.
    Trav. Sess. Sci. Inst. agron. „N. Bălcescu" Bucarest 1, 379 (1955).
Wagner, O.: Die Gehirnblasenwurm-Erkrankung (Coenurosis) der Wiederkäuer. Vet. med.
    Nachrichten „Behringwerke" 1939, 1.
Walther-Büel H.: Die Psychiatrie der Hirngeschwülste und die cerebralen Grundlagen
    psychischer Vorgänge. Acta neurochir. (Wien) Suppl. 2 (1951).

WEBER, G.: Die Mithilfe des praktischen Arztes bei der Frühdiagnose der Hirntumoren. Schweiz. med. Wschr. **1956**, 185.

WEHRLI, K.: Cystische Parasiten im Zentralnervensystem. Diss. Zürich 1952.

WEPFER, J. J.: Observationes anatomicae. Amsterdam: Wettstein 1681.

WERRMANN: Ein Fall von Gehirnentzündung als Folge einer Erkrankung des linken Riechkolbens durch Botryomycespilze. Z. Vet.kde **23**, 467 (1911).

WHITE, E. G.: A suprasellar tumor in a dog. J. of Path. **47**, 323 (1938).

WILKE, G.: Über primäre Reticuloendotheliosen des Gehirns. Dtsch. Z. Nervenheilk. **164**, 332 (1950).

— Über Retothelsarkome des Gehirns. Verh. dtsch. Ges. Path. **35**, 178 (1951).

— Cerebrale Formen der BOECKschen Krankheit und ihre Beziehungen zu den Reticulosen des Gehirns. Verh. dtsch. Ges. Path. **37**, 259 (1953).

WINSSER, J., u. J. D. VERLINDE: Enige zeldsame tumoren en tumorlokalisaties bij hond en kat. Sep. Inst. Praevent. Geneesk. Leiden, Holland.

WYLER, R.: Multiple Gehirnabszesse bei einem Reh. Schweiz. Arch. Tierheilk. **95**, 120 (1953).

YAMANE, J.: Über die „Atresia coli" beim Pferd und ihre Kombination mit Gehirngliomen. Z. Abstammungslehre **46**, 188 (1928).

ZIMMERMANN, H. M.: The nature of gliomas as revealed by animal experimentation. Amer. J. Path. **31**, 1 (1955).

ZÜLCH, K. J.: Das Oligodendrogliom. Z. Neur. **172**, 407 (1941).

— Die Hirngeschwülste. Leipzig: Johann Ambrosius Barth 1951.

X. Traumatische Schädigungen

AMMANN, E.: Die Bedeutung des Elektrofanggerätes für die Bewirtschaftung der Fischereigewässer. Schweiz. Fischerei-Z. **1950**, Nr 1, 2, 3.

BRANDENBURG, W., u. J. HALLERVORDEN: Dementia pugilistica mit anatomischem Befund. Virchows Arch. **325**, 680 (1954).

BROUWER, B.: Traumatic changes in the brain after spontaneous delivery at full term. Proc. Roy. Soc. Med. **42**, 603 (1949).

—, u. C. DE LANGE: Traumatic microcephaly after spontaneous delivery at full term. Proc. Kon. Ned. Akad. Wetensch. **51**, Nr 8 (1948).

BRUN, R.: Katamnestische Untersuchungen über Verlauf und Spätfolgen von Schädel- und Gehirntraumen auf Grund eines Krankengutes von 1648 Fällen. Z. Unfallmed. **4**, 243 (1954).

BUMM, E.: Grundriß zum Studium der Geburtshilfe. Wiesbaden: J. F. Bergmann 1919.

DOBBERSTEIN, J., u. H. WILMES: Pathologisch-anatomischer Nachweis der gesetzlich vorgeschriebenen Betäubung bei Schlachttieren. Z. Fleisch- u. Milchhyg. **45**, 221 (1935).

EASTMAN, N. J., and M. DE LEON: The etiology of cerebral palsy. Amer. J. Obstetr. **69**, 950 (1955).

FANKHAUSER, R.: Hirntraumen beim Haustier. Schweiz. Arch. Neur. **66**, 460 (1950).

GÖLLNITZ, G.: Die Bedeutung der frühkindlichen Hirnschädigung für die Kinderpsychiatrie. Leipzig: Georg Thieme 1954.

HALLERVORDEN, J.: Hirnerschütterung und Thixotropie. Zbl. Neurochir. **6**, 37 (1941).

HANSEN, E. H., and D. L. COFFIN: Management of animals in an atomic emergency. Massachusetts S. P. C. A. Boston Mass. 1951.

HANSEN, H. J., u. ST. E. OLSSON: The effect of a single violent trauma on the spine of the dog. Acta orthop. scand. (Københ.) **24**, 1 (1954).

HOFMANN, W.: Therapeutische Lumbalpunktionen beim Rind. Festschr. O. BÜRGI, Zürich 1943.

JELLINEK, ST.: Durch Elektrizität verursachte anatomische und innerstrukturelle Gewebsveränderungen als Leitmotive einer Erkenntnistherapie. Neue med. Welt **1**, 661 (1950).

JENNY, F.: Der elektrische Unfall. Bern: Huber 1945.

KRAYENBÜHL, H., u. G. G. NOTO: Das intrakranielle subdurale Hämatom. Bern: Huber 1949.

LINDENBERG, R. u. Mitarb.: Lesions of the corpus callosum following blunt mechanical trauma to the head. Amer. J. Path. **31**, 297 (1955).

MARCHAND, L., et G. PETIT: La paraplégie par fracture de la colonne vertébrale chez le chien. Rec. Méd. vét. **88**, 469 (1911).

MORSIER, G. DE: Les troubles réflexes consécutifs aux traumatismes des membres. Schweiz. Arch. Neur. **59**, 239 (1947).

PANSE, F.: Über Schädigungen des Nervensystems durch Blitzschlag. Mschr. Psychiatr. **59**, 323 (1925).

PETERS, G.: Über gedeckte Gehirnverletzungen (Rindenkontusionen) im Tierversuch. Zbl. Neurochir. **8**, 172 (1943).

SCHNEIDER, P. A.: Fractures du crâne et lésions du cerveau chez le chevreuil. Schweiz. Arch. Tierheilk. **97**, 438 (1955).

SIEGMUND, H.: Die geburtstraumatischen Veränderungen des Zentralnervensystems einschließlich der Encephalitis congenita Virchow. In Handbuch der speziellen pathologischen Anatomie und Histologie, Bd. XIII/3. Berlin: Springer 1955.

STOSS, A. O.: Tierärztliche Geburtskunde. Stuttgart: Ferdinand Enke 1944.

STUDER, TH.: Die prähistorischen Hunde in ihrer Beziehung zu den gegenwärtig lebenden Rassen. Abh. schweiz. paläont. Ges. **28** (1901).

THUREL, R.: Traumatismes de la moelle et des racines. Paris: Masson & Cie. 1944.

UEBERREITER, O.: Frakturen des Hirnschädels. Wien. tierärztl. Mschr. **34**, 747 (1947).

— Neuro-Chirurgie in der Veterinärmedizin. Proc. XV. Int. Vet. Congr. Stockholm 1953. Teil I, Vol. 2, p. 932.

XI. Pathologie der Wirbelsäule und raumfordernde Prozesse im Wirbelkanal

ALLENDE, J. M., u. O. LUQUE: Rückenmarkskompression durch intradurale Echinococcuscyste. Arch. argent. Neur. **14**. 3 (1936).

AMMANN, K.: Über spinale Lähmungen des Pferdes und Rindes. Arch. Tierheilk. **70**, 175 (1936).

AUFDERMAUR, M.: Zur pathologischen Anatomie der Spondylosis deformans. Schweiz. med. Wschr. **1955**, 827.

BÄRTSCHI, W., u. J. DE LA CUADRA: Beitrag zur Kenntnis und Diagnostik der spinalen Cysticercose. Helvet. med. Acta **13**, 192 (1946).

BAUMANN, R., u. L. K. BÖHM: Cysticercose des Lendenmarkes beim Hunde. Wien. tierärztl. Mschr. **28**, 7 (1941).

BODDIE, G. F.: The differential diagnosis of canine paraplegia. Vet. Rec. **61**, 511 (1949).

BROCHER, J. E. W.: La sciatique d'origine vertébrale et nerveuse. Basel: Benno Schwabe & Co. 1940.

— Die Wirbelsäulentuberkulose und ihre Differentialdiagnose. Stuttgart: Georg Thieme 1953.

BROOK, G. B.: Experimental and clinical studies of the spine of the dog. London: Baillière 1936.

CORDIEZ, E.: Compréssion médullaire par des larves d'hypoderma bovis. Ann. Méd. vét. **86**, 161 (1942).

DEXLER, H.: Zwei Fälle von Tumoren der Rückenmarkshäute. Mh. Tierheilk. **7**, 112 (1895).

— Beiträge zur Kompressionsmyelitis des Hundes. Österr. Z. Vet.kde **7**, 1 (1896).

DIMOCK, W. W., and B. J. ERRINGTON: Incoordination of equidae; Wobblers. J. Amer. Vet. Med. Assoc. **95**, 261 (1939).

DORSSEN, J. VAN: Über die Genese der Melanome in der Haut bei Schimmelpferden. Diss. Bern 1903.

DOUGLAS, S. W.: Some observations on the use of myelography ... in the dog. Vet. Rec. **67**, 75 (1955).

DUUS, P.: Die Einengung der Foramina intervertebralia infolge degenerativer Wirbelsäulenprozesse. Nervenarzt **19**, 489 (1948).

— u. Mitarb.: Allgemeinpathologische Betrachtungen über die Einengung der Foramina intervertebralia. Langenbecks Arch. u. Dtsch. Z. Chir. **268**, 341 (1951).

FANKHAUSER, R.: Über die sogen. Dackellähmung. Schweiz. Arch. Tierheilk. **90**, 143 (1948).

— Zur Nachhandlähmung beim Hunde. Schweiz. Arch. Tierheilk. **90**, 494 (1948).

— Über den Bandscheibenprolaps beim Hunde. Schweiz. Arch. Neur. **62**, 415 (1948).

— Veränderungen im Bereich der Wirbelsäule beim alternden Hund. Schweiz. med. Wschr. **1955**, 845.

GOLDMANN u. SÖGEL: Echinokokken im Rückenwirbel eines Rindes. Z. Fleisch- u. Milch: hyg. 18, 35 (1908).

HAMERTON, A. E.: Cysticercus bovis in the spinal cord of a ring-tailed lemur (Lemur catta). Trans. Roy. Soc. Trop. Med. Lond. **28**, 2 (1934/35).

HANSEN, H.-J.: A pathologic-anatomical study on disc degeneration in dog. Acta orthop. scand. (København.) Suppl. **11** (1952). Mit ausführlichem Literaturverzeichnis.

—, u. ST.-E. OLSSON: The indications for disc fenestration in dog. Rep. XV. Int. Vet. Congr. Stockholm 1953. Part 1, Vol. 2, p. 938.

— — The effect of a single violent trauma on the spine of the dog. Acta orthop. scand. (København.) **24**, 1 (1954).

HENSCHEN, F.: Tumoren des Zentralnervensystems und seiner Hüllen. In Handbuch der speziellen pathologischen Anatomie und Histologie, Bd. XIII/3. Berlin: Springer 1955.

HOERLEIN, B. F.: Intervertebral disc protrusions in the dog. Amer. J. Vet. Res. **14**, 260 (1953).

Holz, K., u. W. Heutgens: Multiple Melanombildung bei einem Kaninchen. Dtsch. tier-
    ärztl. Wschr. **1955**, 146.
Innes, J. R. M., and P. C. Pillai: Kumri—so-called lumbar paralysis—of horses. Brit.
    Vet. J. **111**, 223 (1955).
Ipolyi, E.: Spondylitis ossificans deformans bei Hunden und Katzen. Ref. Jber. Vet.med.
    68, 355 (1941).
Jensen, Rue M. S., and D. R. Mackey: Listerellosis in cattle and sheep. J. Amer. Vet.
    Med. Assoc. **114**, 420 (1949).
Johnston, K. G.: Systemic nocardiosis in the dog. J. of Path. **71**, 7 (1956).
King, A. S., and R. N. Smith: A comparison of the anatomy of the intervertebral disc in
    dog and man. Brit. Vet. J. **111**, 135 (1955).
Kramer, W., u. J. D. Beijers: Een geval van een intraspinaal meningioom bij een hond.
    Tijdschr. Diergeneesk. **79**, 253 (1954).
Krayenbühl, H., u. E. Zander: Über lumbale und cervicale Diskushernien. Doc. rheu-
    matol. **1953**, Nr 1.
Krupski, A., u. H. Osterwalder: Ein Fall von Dassellarvenmeningitis spinalis beim Rind.
    Schweiz. Arch. Tierheilk. **78**, 18 (1936).
Lund, L.: Generalisierte Melanosarkomatose beim Schaf. Dtsch. tierärztl. Wschr. **1923**, 561.
Maleci, O.: I tumori spinali. Boll. Oncol. **28**, 231 (1954).
McGaughey, C.A.: Actinomycotic-like granulomatoma of the vertebral column in dogs
    infected with Spirocerca lupi. Ceylon Vet. J. **1**, 34 (1953).
Olsson, St.-E.; On disc protrusion in dog. (Enchondrosis intervertebralis.) Acta orthop.
    scand. (København.) Suppl. 8 (1951). Literatur.
— Observations concerning disc fenestration in dogs. Acta orthop. scand. (København.) **20**,
    349 (1951).
—, and H.-J. Hansen: Cervical disc protrusions in the dog. J. Amer. Vet. Med. Assoc. **121**,
    361 (1952).
Osawa: Untersuchungen über die Leitungsbahnen im Rückenmark des Hundes. Straßburg
    1882.
Petit, M. G.: Sur la mélanose du canal rachidien. Bull. Soc. centr. Méd. vét. **60**, 266
    (1906).
Petit, M., et R. Germain: Tumeur mixte sacro-coccygienne, propagée au canal rachidien.
    Bull. Soc. centr. Méd. vét. **65**, 366 (1911).
Petit-Dutaillis, D., et S. de Sèze: Sciatiques et lombalgies par hernie postérieure des
    disques intervertébraux. Paris: Masson & Cie. 1945.
Pette, H.: Rheumatische Erkrankungen des Nervensystems unter besonderer Berück-
    sichtigung des Diskusprolapses. Regensburger Jb. ärztl. Fortbildg 1, 1 (1950).
Pommer, A.: Die Spondylitis deformans und Spondylarthritis ankylopoetica bei Hunden
    und Katzen im Röntgenbild. Wien. tierärztl. Mschr. **20**, 129 (1933).
Priouzeau, M.: Mal vertébral des bovidés. Rec. Méd. vét. **128**, 683 (1952).
Redding, R. W.: Laminectomy in the dog. Amer. J. Vet. Res. **12**, 123 (1951).
Riser, W. H.: Posterior paralysis associated with intervertebral disc protrusion in the dog.
    N. Amer. Veterinarian **27**, 633 (1946).
Saunders, L. Z., and St. J. Roberts: A case of posterior paralysis in a cow. Cornell Vet.
    40, 283 (1950).
Schick, A.: Über das Vorkommen der deformierenden Spondylose bei kleinen Haustieren.
    Diss. Bern 1942.
Schlotthauer, C. F.: The nervous system. In: Canine Medicine. Evanston: Amer. Vet.
    Publ. 1953.
Schnelle, G. B.: Radiology in small animal practice. N. Amer. Veterinarian **1950**.
Schulz, L.-Cl.: Partielle Rückenmarkserweichung und Paralyse der Schulterextremitäten
    bei einem Schwein. Dtsch. tierärztl. Wschr. **1956**, 89.
Scott, J. R., and C. D. Clemente: Regeneration of spinal cord fibres in the cat. J. Comp.
    Neur. **102**, 633 (1955).
Smith, R. N., and A. S. King: Protrusion of the intervertebral disc in the dog. Vet. Rec.
    66, 2 (1954).
Stewart, H. L. u. Mitarb.: Report of two cases of identical primary tumors involving
    spinal nerve roots and meninges in strain HNO mice. J. Nat. Canc. Inst. **11**, 177 (1950).
Töndury, G.: Neuere Ergebnisse über die Entwicklungsphysiologie der Wirbelsäule. Arch.
    orthop. Unfall-Chir. **45**, 313 (1952).
— Über die Diskushernie beim Dackel. Z. Orthop. **83**, 184 (1953).
— Zur Anatomie und Entwicklungsgeschichte der Wirbelsäule mit besonderer Berück-
    sichtigung der Altersveränderungen der Bandscheiben. Schweiz. med. Wschr. **1955**, 825.
Wenger, F.: Beitrag zur Anatomie, Statik und Mechanik der Wirbelsäule des Pferdes.
    Arch. Entw.mechan. **41**, 323 (1915).

XII. Grundsätzliches zum Verhalten des Nervensystems bei Vergiftungen

CAMPBELL, A. M. G.: Neurological complications associated with Insecticides and Fungicides. Brit. Med. J. 1952, 415.

CORDY, D. R.: Nigropallidal encephalomalacia in horses associated with ingestion of yellow star thistle. J. of Neuropath. 13, 330 (1954).

DALLEMAGNE, M. J., u. Mitarb.: Surcharge lipidique de l'organisme dans l'intoxication chronique du chien par le gamma-Hexachlorcyclohexane. Experientia (Basel) 6, 274 (1950).

DOBBERSTEIN, J., u. C. PIENING: Botulismus bei Schwänen. Berl. tierärztl. Wschr. 1933, 549.

FRÖHNER, E., u. R. VÖLKER: Lehrbuch der Toxikologie für Tierärzte. Stuttgart: Ferdinand Enke 1950.

HARTWIGK, H.: Lähmungen bei Hühnern durch Weichigelit. Mh. Vet.med. 5, 53 (1950).

JÉQUIER, M., u. E. WILDI: MARCHIAFAVA-BIGNAMI's disease and laminar cortical sclerosis. Schweiz. Arch. Neur. 75, 386 (1955).

KING, L. S., and M. C. MEEHAN: The naturally occurring demyelinating diseases of animals. Res. Publ. Assoc. Nerv. Ment. Dis. 28, 357 (1950).

KÖHLER, H.: Zur Hyperkeratose bei Haustieren, eine Folge der Anwendung von Holzschutzmitteln. Arch. exper. Vet.med. 8, 163 (1954).

LEUENBERGER, M.: Experimenteller Beitrag zur Metavergiftung beim Hund. Schweiz. Arch. Tierheilk. 87, 357 (1945).

LIEBERMAN, L.: Lead poisoning as a cause of fits in dogs. N. Amer. Veterinarian 29, 574 (1948).

McALPINE, D. u. Mitarb.: Multiple Sclerosis. Edinburgh: Livingstone 1955.

MELLANBY, E.: Diet and canine hysteria. Vet. Rec. 59, 13 (1947).

MÉRY, F.: Le botulisme chez le chien. Bull. Acad. vét. France 20, 28 (1947).

MOESCHLIN, S.: Klinik und Therapie der Vergiftungen. Stuttgart: Georg Thieme 1952.

MÜLLER, P. u. Mitarb.: Dichlordiphenyltrichloraethan als Insektizid. Erg. Hyg. 26 (1949).

MUNCH, J. C.: Toxicology in canine medicine. Vet. Med. 47, 331 (1952).

NEWSOM, I. E.: Sheep diseases. Baltimore: Williams & Wilkins Company 1952.

PAMUKCU, A. M.: Hemorrhagic encephalomyelitis due to botulism in cattle in Turkey. Zbl. Vet.med. 1, 707 (1954).

REKO, V.: Magische Gifte. Stuttgart: Ferdinand Enke 1949.

RIX, E.: Experimentelle Untersuchungen zur Frage der Leuchtgasvergiftung. Virchows Arch. 283, 801 (1932).

ROBIN, V.: Les intoxications végétales. Rec. Méd. vét. 127, 733 (1951).

ROEMMELE, O.: Das Problem der Bleivergiftung bei Mensch und Tier. Tierärztl. Umschau 5, 109 (1950).

SCHRÖTER, A., u. M. DANNEEL: DDT-Vergiftung bei Hühnern. Berl. Münch. tierärztl. Wschr. 1951, 114.

SCHULTE, F.: Thalliumvergiftung beim Hund. Dtsch. tierärztl. Wschr. 1950, 92.

TEUCHNER, K.: The identification of metaldehyde by KOFLER's micro method. Acta pharmacol. (København) 8, 79 (1952).

TEUNISSEN, G. H. B., u. J. DE WAEL: Thalliumvergiftiging bij de kleine huisdieren. Tijdschr. Diergeneesk. 76, 534 (1951).

THÖLEN, H., u. E. METZELER: Über Vergiftungen mit Insektiziden. Schweiz. med. Wschr. 1955, 296.

VERGE, J.: Le botulisme. Rec. Méd. vét. 127, 767 (1951).

WALTHARD, B. u. K. M.: Triorthokresylphosphatvergiftung. Schweiz. Z. Path. u. Bakt. 4, 401 (1941).

Sachverzeichnis

Die *kursiv* gesetzten Seitenzahlen weisen auf die für das jeweilige Stichwort wichtigste Textstelle hin.

Berichtigung

In der Unterschrift zu Abb. 11 (S. 42) muß es in der zweitletzten Zeile „prä- oder post-*natal*" (statt „-mortal") heißen.